Rajesh Malhotra

Mastering Orthopedic Techniques
REVISION HIP ARTHROPLASTY

髋关节翻修手术精要

主　编　〔印〕拉杰什·马尔霍塔
主　译　蔡　谞

天津出版传媒集团
天津科技翻译出版有限公司

著作权合同登记号:图字:02-2018-71

图书在版编目(CIP)数据

髋关节翻修手术精要/(印)拉杰什·马尔霍塔(Rajesh Malhotra)主编;蔡谞主译. —天津:天津科技翻译出版有限公司,2021.3

书名原文:Mastering Orthopedic Techniques:Revision Hip Arthroplasty

ISBN 978-7-5433-4055-8

Ⅰ.①髋… Ⅱ.①拉… ②蔡… Ⅲ.①髋关节置换术 Ⅳ.①R687.4

中国版本图书馆 CIP 数据核字(2020)第 189825 号

Rajesh Malhotra

Mastering Orthopedic Techniques:Revision Hip Arthroplasty

ISBN 978-93-5152-486-1

Originally published in India by Jaypee Brothers Medical Publishers(P) Ltd. New Delhi, India

授权单位:Jaypee Brothers Medical Publishers(P) Ltd.
出　　版:天津科技翻译出版有限公司
出 版 人:刘子媛
地　　址:天津市南开区白堤路 244 号
邮政编码:300192
电　　话:(022)87894896
传　　真:(022)87895650
网　　址:www.tsttpc.com
印　　刷:北京博海升彩色印刷有限公司
发　　行:全国新华书店
版本记录:889mm×1194mm　16 开本　28.5 印张　500 千字
2021 年 3 月第 1 版　2021 年 3 月第 1 次印刷
定价:280.00 元

(如发现印装问题,可与出版社调换)

主译简介

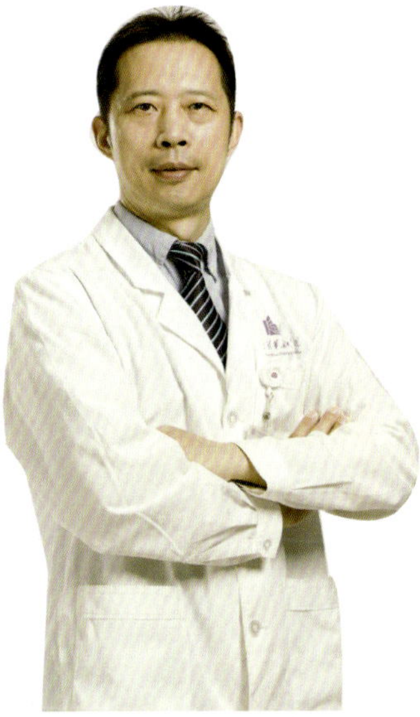

蔡谞，主任医师，教授，北京清华长庚医院骨科副主任，关节中心主任，北京美德瑞骨科医生集团首席专家。中国医药教育协会骨科专业委员会(COAME)创始主任委员，中国医药教育协会骨科专业委员会关节分会主任委员，中国研究型医院学会关节外科分会常务委员，北京医学会肩肘医学分会常务委员，北京医学会骨科分会关节外科学组委员，北京医师协会运动医学分会常务委员，中国医师协会骨科医师分会关节外科工作委员会(CAOS)委员，中国医师协会骨科医师分会肩肘外科工作委员会委员，中国膝关节外科学会(CKS)执行委员，中国中西医结合学会骨伤科分会运动损伤与关节镜工作委员会委员，中国康复医学会骨与关节专业委员会常务委员，白求恩精神研究会矫形分会副会长。

在骨关节疾病及人工关节等方面做了大量临床和基础研究工作，获国家自然科学基金资助2项，发表论文62篇，编、译专著和教材6部，获成果奖3项(分别为:2006年，参与并获得关节镜技术治疗部队骨关节训练伤的系列研究，获军队科技进步奖一等奖;2007年，人工关节假体无菌性松动机制及预防研究，获解放军总医院科技进步奖一等奖;2009年，战创伤关节毁损人工关节置换后假体松动机制及预防研究，获军队科技进步奖二等奖)。具有德国法兰克福巴德科尔兹纳赫-德尔康尼医院、汉堡ENDOCLINIC医院、法国鲁昂市La Cedre医学中心、巴黎Cabinet Goethc医院、美国纽约特种外科医院ROC关节中心、荷兰拉德保德大学附属医院、美国坦帕中心医院等进修人工关节置换、翻修手术、关节镜手术经历。

掌握目前世界前沿水平的大部分关节外科诊疗及手术技术，能够采用关节矫形、关节置换以及关节镜微创技术治疗各类关节疾病，在关节运动损伤微创治疗、膝关节骨关节炎的阶梯治疗、复杂人工髋/膝关节置换，以及高难度人工髋/膝关节翻修手术等方面有较深的造诣。

译者名单

主 译 蔡 谞

译 者 (按姓氏汉语拼音排序)

蔡 谞 清华大学附属北京清华长庚医院，北京美德瑞骨科医生集团
曹建华 南通市第四人民医院
陈 骁 河南省人民医院
崔 强 陕西省中医院
邓 攀 宝鸡中医医院
窦 勇 北京积水潭医院
杜瑞勇 北京美德瑞骨科医生集团，北京王府中西医结合医院
付立功 清华大学附属北京清华长庚医院
耿 宵 北京大学第三医院
黄德勇 北京积水潭医院
黄迅悟 解放军309医院
及松洁 北京积水潭医院
金 毅 河南省人民医院
景 峰 北京美德瑞骨科医生集团，焦作中站区人民医院
李 超 解放军309医院
李 军 宝鸡中医医院
李 伟 山东省立医院
李 钊 运城市中心医院
李松林 山东大学齐鲁医院
刘 璐 天津市骨植入物界面功能化与个性化研究企业重点实验室
刘 璞 北京美德瑞骨科医生集团，北京王府中西医结合医院
刘培来 山东大学齐鲁医院
马海涛 北京美德瑞骨科医生集团
满振涛 山东省立医院
孟洪正 山东第一医科大学第一附属医院
全 健 陕西省中医院
尚 凯 太康县济民骨科医院
尚守禄 太康县济民骨科医院
石东平 中日友好医院

石晶磊　北京美德瑞骨科医生集团
史法见　南京医科大学第四附属医院
史振才　中日友好医院
孙长鲛　清华大学附属北京清华长庚医院
田　华　北京大学第三医院
王　程　北京大学第三医院
王金良　河南大学附属郑州市骨科医院
魏　瑄　河南大学附属郑州市骨科医院
吴　厦　北京美德瑞骨科医生集团,北京红十字会和平骨科医院
吴　旋　东南大学附属中大医院
邢　丹　北京大学人民医院
徐　辉　北京积水潭医院
余　鹏　北京美德瑞骨科医生集团
袁　振　山东第一医科大学第一附属医院
张　纪　北京积水潭医院
张　蒙　山东大学齐鲁医院
张　威　北京美德瑞骨科医生集团,北京红十字会和平骨科医院
张殿英　北京大学人民医院
张二洋　运城市中心医院
张世通　北京美德瑞骨科医生集团,焦作中站区人民医院
张晓萌　北京大学人民医院
赵　罡　周口协和骨科医院
赵　然　北京大学第三医院
赵开晨　周口协和骨科医院
周殿阁　北京大学人民医院
朱小建　南通市第四人民医院

协译单位

天津市骨植入物界面功能化与个性化研究企业重点实验室

编者名单

Aditya V Maheshwari MD
Director
Adult Reconstruction and Musculoskeletal Oncology
Department of Orthopedic Surgery and Rehabilitation Medicine
SUNY Downstate Medical Center/University Hospital Brooklyn
Brooklyn, New York, USA

Adolph V Lombardi MD FACS
President
Joint Implant Surgeons, Inc
Attending Surgeon
Mount Carmel Health System
Clinical Assistant Professor
Department of Orthopedics
The Ohio State University
7277 Smith's Mill Road, Suite 200
New Albany, OH 43054, USA

Akos Zahar
Helios Endo Klinik
Hamburg, Germany

Allan Gross MD FRCSC O Ont
Professor of Surgery
Faculty of Medicine
University of Toronto
Orthopedic Surgeon
Granovsky Gluskin Division of Orthopedics
Mount Sinai Hospital
Toronto, Canada

Amol Chitre MBChB MRCS FRCS (Tr&Orth)
Consultant Trauma and Orthopedic Surgeon
The Center for Hip Surgery
The North West Pelvi-acetabular and Young Adult Hip Surgery Service
Wrightington Hospital, UK

Amrit Goyal MBBS MS McH (Ortho)
Ranawat Fellow in Joint Replacement
Lenox Hill Hospital, New York, USA
Fellow in Joint Replacement
Columbia University Medical Center, New York
Lecturer Orthopedic Surgery
SN Medical College
Agra, Uttar Pradesh, India

Anthony Clayson MBChB FRCS FRCS (Tr&Orth)
Consultant Trauma and Orthopedic Surgeon
The Center for Hip Surgery
The North West Pelvi-acetabular and Young Adult Hip Surgery Service
Wrightington Hospital, UK

Ari D Seidenstein MD
Attending Physician
Hackensack University Medical Center, USA
Attending Physician
Holy Name Medical Center
New Jersey, USA

Artit Laoruengthana MD
Assistant Professor
Department of Orthopedics
Faculty of Medicine
Naresuan University Phitsanulok
Thailand

Arun Kannan MS (Ortho)
Consultant Orthopedic Surgeon
Apollo Hospitals
Adjunct Faculty
Indian Institute of Technology
Chennai, Tamil Nadu, India

AV Gurava Reddy MB D Ortho DNB (ortho) FRCS (Edin) FRCS (Glasgow) FRCS (London) MCh (Liverpool)
Chairman and Chief
Joint Replacement Surgeon
Sunshine Bone and Joint Institute
Managing Director
Sunshine Hospitals
Hyderabad, Telangana, India

Benjamin M Frye MD
Joint Implant Surgeons, Inc.
7277 Smith's Mill Road, Suite 200
New Albany, OH 43054, USA

Bishoy Youssef FRCS (Tr&Orth), MBChB
Fellow in Adult Hip Reconstruction
The Center for Hip Surgery
The North West Pelvi-acetabular and

Young Adult Hip Surgery Service
Wrightington Hospital, UK

Bo Nivbrant MD PhD
University of Western Australia
Perth, Australia

Bob Jang
Orthopedics Registrar
Department of Orthopedics
Concord Hospital
New South Wales, Australia

Chandrasekhar Dannana MS FRCS Trauma and Orthopedics
Consultant Orthopedic Surgeon
Maxcure Hospital
Hyderabad, Telangana, India

Daniel Kendoff MD PhD
Helios Klinikum Berlin Buch
Berlin, Germany

David AF Morgan OAM MB BS BSc FRACS FRCSEd (Or FAOrthA CIME
Associate Professor
Consultant Orthopedic Surgeon
Director, Queensland Bone Bank
Brisbane Private Hospital
Brisbane, Queensland, Australia

Deepak Gautam MBBS MS (Ortho) (AIIMS)
Hip and Knee Expert Fellow
Germany
Wellcome Trust Fellow
UK-India Alliance
Department of Orthopedics
All India Institute of Medical Sciences
New Delhi, India

Gauguin P Gamboa MD
Consultant Orthopedic Surgeon
Brisbane Private Hospital
Australia

Geert Meermans MD
Lievensberg Ziekenhuis
Bergen op Zoom
Netherlands

Gregg R Klein
Vice Chairman
Department of Orthopedics
Hackensack University Medical Center, USA
Attending, Holy Name Medical Center
New Jersey, USA

Hannah M Bruce
Medical Student
University of New South Wales
Sydney, Australia

Harlan B Levine
Co-Director
Reconstructive Joint Surgery
Hackensack University Medical Center
Attending, Holy Name Medical Center
New Jersey, USA

Henry Wynn-Jones MBChB FRCS (Tr&Orth)
Consultant, Trauma and Orthopedic Surgeon
The Center for Hip Surgery
The North West Pelvi-acetabular and
Young Adult Hip Surgery Service
Wrightington Hospital, UK

Himanshu Gupta MBBS (AIIMS) MS (Ortho) (AIIMS)
Assistant Professor
Sports Injury Center
Vardhman Mahavir Medical College and
Safdarjung Hospital
New Delhi, India

Iulian Nusem
Department of Orthopedics
Logan Hospital
Queensland
School of Medicine
Griffith University, Queensland
Queensland Bone Bank
Queensland, Australia

James Forsyth MRCS
The Center for Hip Surgery
The North West Pelvi-acetabular and
Young Adult Hip Surgery Service
Wrightington Hospital, UK

Javad Parvizi MD FRCS
James Edwards Professor of Orthopedic Surgery
Sidney Kimmel Medical College
Rothman Institute at Thomas Jefferson University Hospital
Philadelphia, PA 19107, USA

Jeroen Neyt MD
UZ Pellenberg
Leuven, Belgium

John H Cooper MD
Center for Joint Preservation and Reconstruction
Department of Orthopedic Surgery
New York Orthopedics
Lenox Hill Hospital
Northwell Health
New York, USA

Jose Rodriguez MD
Vice Chairman
Department of Orthopedic Surgery
Lenox Hill Hospital/Northwell Health
Program Director
Lenox Hill Fellowship in Minimally Invasive and
Complex Hip and Knee Reconstruction
New York, USA

Kamal Bali MBBS MS DNB
Division of Orthopedic Surgery
Department of Surgery
Schulich School of Medicine and Dentistry
Western University, London, Ontario
Canada, N6A 5A5

Karthikeyan Chinnakkannu MBBS MS (Ortho)
Associate Professor
Department of Orthopedics
Shri Sathya Sai Medical College and
Research Institute
Kanchipuram, Tamil Nadu, India

Kenneth J Jahng MD
Arrowhead Orthopedics
Assistant Clinical Professor
Department of Orthopedic Surgery
Loma Linda University School of Medicine
California, USA

Krishna Kiran Eachempati MS (AIIMS)
Director Orthopedics
Maxcure Hospital
Hyderabad, Telangana, India

Kris Govaers MD PhD
Department of Orthopedic Surgery
Sint Blasius Hospital
Dendermonde, Belgium

Lawrence D Dorr MD
Professor of Orthopedic Surgery
University of Southern California
Los Angeles, USA

Lorcan McGonagle MBChB (Hons) MSc FRCS (Tr & Orth)
Consultant Orthopedic Surgeon
Geraldton Hospital
Geraldton, Australia

Mark Hartzband MD
Director
Hartzband Center for Hip and
Knee Replacement LLC
Director
Total Joint Replacement Center
Hackensack University Medical Center
Medical Director of Bone and Joint Center
Holy Name Medical Center
New Jersey, USA

Michael Drexler MD
Hip and Knee Arthroplasty and
Reconstructive Surgery
Division of Orthopedic Surgery
Sourasky Medical Center
Tel Aviv, Israel

Mittal Patel MBBS MS (Ortho)
Fellowship in Adult Hip Reconstruction at
Lenox Hill Hospital, New York, USA
Fellowship in Muskuloskeletal Tumor at
University of Washington
Seattle, USA

Mohammad Nademi
Clinical Research Fellow
Wrightington Hospital
Wigan, WM6, 9EP, UK

Mojieb Manzary MD CM FRCSC
Consultant
Orthopedic/Arthroplasty Surgeon
Head of Orthopedics
The John Hopkins Aramco Healthcare Center
Dhahran, Saudi Arabia

Neil P Sheth MD
University of Pennsylvania
Assistant Professor of Orthopedic Surgery
Department of Orthopedic Surgery
Philadelphia, PA 19107, USA

Nikhil Shah
Consultant Trauma and Orthopedic Surgeon
Wrightington Hospital
Wigan, WM6, 9EP, UK

Niladri Basu MD
Department of Orthopedic Surgery and
Rehabilitation Medicine
SUNY Downstate Medical Center/University
Hospital Brooklyn
Brooklyn, New York, USA

Rajesh Chakravertty MD MSc FRCSC
Lecturer
Department of Surgery
University of Toronto
Toronto, Canada

Rajesh Malhotra MBBS (AIIMS) MS (AIIMS) FRCS (Glasg)
FICS FACS FIMSA MNASc
Professor and Head
Department of Orthopedics
All India Institute of Medical Sciences
New Delhi, India

Richard W McCalden MD MPhil (Edin) FRCSC
Consultant
Orthopedic Surgeon
London Health Sciences Center
University of Western Ontario
Canada

Robert Pivec MD
Department of Orthopedic Surgery and
Rehabilitation Medicine
SUNY Downstate Medical Center/University
Hospital Brooklyn
Brooklyn, New York, USA

Shivanand Gamanagatti MD MNAMS
Additional Professor
Department of Radiology
Jai Prakash Narayan Apex Trauma Center
All India Institute of Medical Sciences
New Delhi, India

Sunil Apsingi
Joint Director Orthopedics
Head of Arthroscopy and Sports Injuries
Consultant, Arthroplasty and Trauma Surgeon
Max Cure Hospitals
Hyderabad, Telangana, India

Thanainit Chotanaphuti
Professor and Chairman
Department of Orthopedic
Phramongkutklao Medical College
Bangkok, Thailand

Thorsten Gehrke
Helios Endo Klinik Hamburg
Hamburg, Germany

Timothy E Ekpo DO
Adult Hip and Knee Reconstruction
Fellow, Joint Implant Surgeons, Inc.
New Albany, Ohio, USA

Warwick JM Bruce
Clinical Professor
Concord Hospital Clinical School
University of Sydney
New South Wales, Australia

Wayne G Paprosky MD
Rush University
Professor of Orthopedic Surgery
Midwest Orthopedics, USA

William A Jiranek MD
Professor
Department of Orthopedic Surgery
Virginia Commonwealth University
Richmond, Virginia, USA

William A Jiranek MD
Professor
Department of Orthopedic Surgery
Virginia Commonwealth University
Richmond, Virginia, USA

William Macaulay MD
Nas S Eftekhar Professor of Clinical Orthopedic Surgery
Chief, Department of Orthopedic Surgery
New York-Presbyterian Lawrence Hospital
Director, Center for Hip and Knee Replacement
Columbia University
Director, CHKR Clinical Fellowship
Columbia University
Associate Chief
Division of Hip and Knee Reconstruction
Presbyterian Hospital at Columbia University
New York, USA

Yevegiy A Korshinov MD
Faculty Member
Lenox Hill Fellowship in Minimally Invasive and Complex Hip and Knee Reconstruction
Lenox Hill Hospital/Northwell Health
New York, USA

中译本序言

今年国庆中秋双节期间，我收到蔡谞教授之邀，让我为他翻译的《髋关节翻修手术精要》一书写个序言。考虑到本人资历及学术影响远远不够，本该婉言谢绝。但翻阅译稿后，我被其文字、图片及相关技术深深吸引，遂提笔写下自己的感受，是为序。

一、关于人工全髋关节翻修

人工全髋关节置换被誉为20世纪最成功的手术，成熟度极高，并发症概率也低；近20多年来，我国的髋关节置换手术量也在迅速增加，也从另外一方面印证了这项手术的成功。但随着初次手术患者数量的累积，人工髋关节假体寿命、材料磨损、手术技术、围术期处理等多种原因导致的失败需要翻修手术的病例也相应增加。

McLaughin 2017年报道美国髋关节翻修手术占总全髋关节置换的10%，并将进一步增长。国内近年来初次髋关节置换手术也逐年增加。据笔者统计，2019年我国髋关节置换手术已经超过50万例。所以，人工髋关节翻修手术无论是在国外还是在国内，都将是一个常见的手术类型。然而，髋关节翻修手术又不同于初次置换手术，尤其是对于初学者而言。一方面的困难来自"无知"，对于髋关节翻修的失败原因、标准诊断和处理程序。翻修工具及假体的准备等知识储备不足，不懂得选择合适的翻修策略；另外一方面是"无能"，从事该手术的医生常常会面临手术显露、假体取出、骨缺损处理、确保假体初次稳定性等困难，甚至会遇到其他"难以下台"的技术挑战。因此对于髋关节翻修手术必须有各种充分的准备，其中相关知识的学习、各种技术的实践与应用，以及临床经验的积累是不可获缺的。

二、关于原文

本书主编是来自印度的Rajesh Malhotra教授，他是印度及全世界著名的髋关节外科医生之一，在印度创造了多个第一，包括髋臼和股骨远端异体骨植骨、骨小梁金属假体应用、骨小梁金属臼杯-笼式支架(cup-cage)处理复杂髋臼骨缺损等，创建了印度第一个导航尸体髋关节置换培训中心，多次参与并组织过国际大型学术会议。因此，原著中很多内容是他本人多年来的实践经验总结。另外一个特点是，他同时邀请了来自北美、欧洲、澳洲及亚洲的专家编写相关章节，兼容并蓄，博采众长，有助于读者进一步开阔视野，更为灵活地处理翻修难题。全书分为44个章节，详细介绍了髋关节翻修手术的常见失败原因、入路选择技巧、股骨侧和髋臼侧翻修策略与技巧、巨大骨缺损、骨盆不连续的处理、术后并发症的预防与处理。因此，本书的知识、技术内容丰富,来源广泛,使读者通过一本书可以了解当今世界范围内的相关技术。

三、关于译文

蔡谞教授组织翻译并即将出版的《髋关节翻修手术精要》中文版,在忠实于原文的基础上,结合自己多年的临床实践及对原文的综合理解,使译文翻译准确,文字精练。本书不仅介绍了相关知识,还介绍了一系列的实际操作技术,为我们呈现了一本易读易懂且实用的精美之作。本书对于进行髋关节翻修手术的关节外科医生来说是非常有益的。

2020年10月12日 于北京

中译本前言

自20世纪60年代低摩擦型髋关节假体成功应用于临床以来，人工髋关节置换术已成为晚期髋关节疾病难以替代的有效治疗手段。经过50多年的发展，虽然髋关节假体在材料、设计以及手术技术等多个方面仍在持续改进，但是，早年完成的髋关节置换由于摩擦界面的磨损以及磨损颗粒引起的生物学反应造成的骨溶解而最终导致的骨床破坏、假体松动、骨折等因素使假体陆续到达使用终点；手术技术的传承和进步仍然存在学习曲线，置换后假体位置不良、软组织不平衡导致不稳定，以及发生率不高但仍然存在的假体周围感染(PJI)等，使人工髋关节置换术后翻修手术成为我们始终需要面对的问题和需要深入研究掌握的必备技术。

人工髋关节翻修手术从术前的评估、感染的判断、翻修假体和器械的选择及准备、手术入路、原有假体的取出、病灶的清理、骨缺损的重建、翻修假体的植入及稳定，乃至软组织的重建等，每个方面都有可能面临着困难、陷阱抑或挑战。尽管当今由于髋关节翻修假体设计的进步使我们可以有更大的假体选择余地，3D打印技术也使我们可以做到更精准的术前规划和更匹配的骨床重建，但是任何一台髋关节翻修手术仍然需要术者加倍慎重地对待，从而最大限度地实现手术的顺利、关节的原位稳固重建，切实为患者解除疼痛、恢复关节功能。

本书依据作者长期的临床工作经验，同时综合了众多学者在髋关节翻修方面的观点，从病因、翻修策略的制订、手术入路的选择、手术技术、各种复杂情况的应对措施至术后并发症的管理等许多方面对人工髋关节失败后翻修手术进行了详尽的阐述，对从事关节外科工作的医生具有重要的参考价值。

《髋关节翻修手术精要》作为一本实战型参考书籍，其译者团队在翻译过程中力求准确地呈现作者在髋关节翻修方面的经验、手术技巧以及灵活应对问题的思路；在文字方面力求符合我国医生的阅读习惯和理解方式。衷心期待本书成为各位同道在髋关节翻修方面的益友，指导大家进行髋关节翻修手术的临床实践。

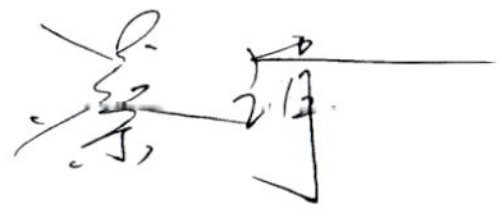

2020年10月

序言一

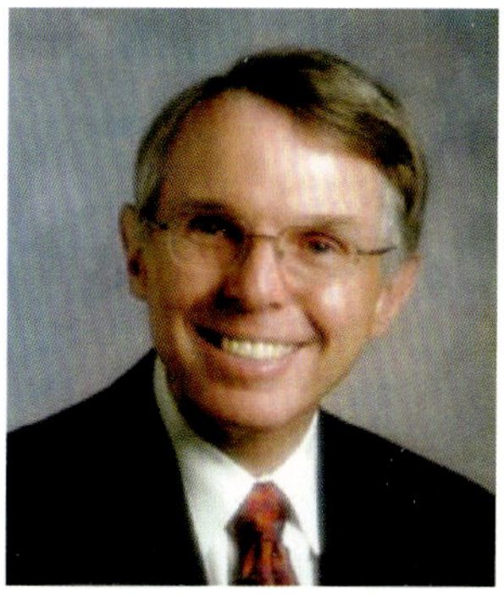

全髋关节置换术(THA)的出现已经对终末期髋关节炎患者的治疗产生了革命性的影响。在过去50年中,THA日趋流行,不仅在手术技术和术后护理方面取得了显著进步,而且在假体设计、材料学、固定方式、手术器械、摩擦界面等方面也有了巨大进展,使得THA手术得到了极大的优化。THA手术临床效果优异,成本-效益比合理,在这一点上,几乎很难找到能够与之相媲美的手术或治疗方法。如今,全世界每年有超过100万名患者接受全髋关节置换手术,这也从另一方面印证了这一手术的成功。

很多长期随访的病例报告显示,虽然其中有很多大于60岁的患者,但THA的10年甚至是20年的在体生存率仍可超过90%。当我们对THA失败的原因进行逐一分析时,可以发现早期失败的主要原因是感染和失稳,而晚期失败则往往与摩擦组件失败相关[如磨损、骨溶解和(或)骨折等]。国家登记系统也证实,在没有国家登记系统反馈的国家,髋关节翻修率更高,而且髋关节的总体翻修率在国家与国家之间也存在巨大差异(例如,在既定年份,不同国家的髋关节翻修率可为6%~18%)。

对髋关节翻修手术的需求日益增加,既是患者(如疼痛、失稳、不适、临床效果差、并发症发生率高等)和医生(如名誉受损、手术过程漫长而艰难等)需要共同面对的挑战,也是医疗服务机构需要面临的挑战(如机构荣誉受损、高昂的费用等)。每一名从事THA翻修的髋关节外科医生都会面临一系列潜在的难题,包括显露、假体的去除、骨缺损处理、选择合适的翻修假体、确保假体有足够的初始稳定性以及尽可能降低并发症的风险等。

全髋关节翻修术是一个不断发展进步的学术领域,从事这一手术的医生还需要持续更新自身的技能,以充分了解本领域的新进展并在临床实践中加以应用。祝贺Rajesh Malhotra教授主持编写了此部全髋关节翻修术方面的著作,许多世界顶尖的全髋关节翻修领域大师亦在本书中详细阐述了自己的经验和理念。我相信本书一定会被众多骨科临床医生、住院医生以及髋关节进修医生奉为经典,广为应用。

Robert B. Bourne
韦仕敦大学名誉教授
加拿大安大略省伦敦市

序言二

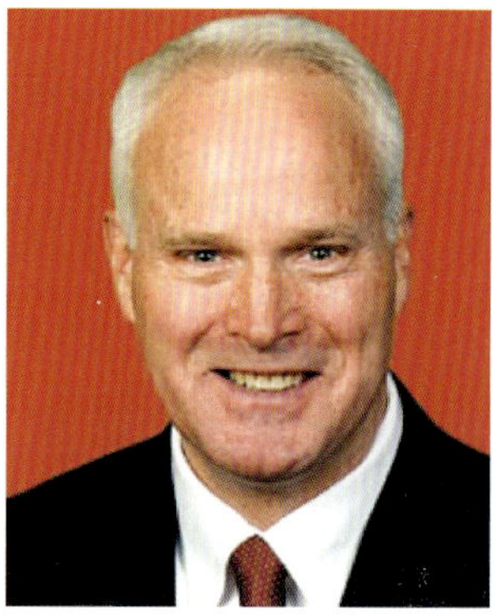

在过去的20年，髋关节翻修手术取得了巨大的进展。20年前，全髋关节翻修术还处于相对原始的阶段，在面对困难病例时，所能采用的技术或可供选择的技术都非常有限，所以往往有很高的并发症发生率，远期效果不佳。现在，全髋关节翻修术已经成为一种高度成熟的手术，并发症发生率很低，而且有很好的远期效果。将来，随着更好的技术、器械和翻修假体的出现，可以使我们能够更有效地处理临床中所面临的各种困难局面。

《髋关节翻修手术精要》由Rajesh Malhotra教授编写，将带给读者全髋关节翻修手术的研究进展。本书详尽描述了治疗策略和手术技术，这两方面内容均是确保翻修手术效果的关键。同时，内容全面、翔实也是本书最大的闪光点。全书包括了全髋关节置换术失败的原因分析、髋关节翻修手术的入路选择、假体取出技巧、股骨侧和髋臼侧翻修的策略和技术、骨缺损的处理、骨盆不连续的处理、髋关节置换术的转归和并发症的管理等。尤其是对于引起髋关节置换术后翻修的相关并发症，如感染、假体周围骨折、下肢不等长及髋关节失稳等，本书中都有相应的章节进行细致讲述。本书吸取了来自亚洲、澳洲、欧洲和北美的众多学者的观点和建议，具有国际化的视野。这种开阔的视野，将有助于医生在临床实践中更为灵活地处理各种难题，如骨缺损的处理、髋关节失稳的处理等。

通读全书，读者将更为充分和深刻地了解现阶段髋关节翻修手术的各种技术和策略，以本书为指导进行临床实践，亦将对书中所讲述的内容有更为深刻的理解，也更能体会到本书的价值。这是一本非常贴合实践的书籍，从事髋关节翻修手术的医生将从中获得无数有价值的资源。

Daniel J. Berry

医学博士

梅奥诊所LZ Gund骨科教授

美国明尼苏达州罗切斯特市

前　言

对髋关节置换失败病例进行翻修手术是一项非常艰巨的任务，对术者的技术要求非常高，其原因在于手术操作非常复杂、并发症发生率高，以及远期有再次翻修的可能性等。即使是经验极其丰富的医生，在面对某个特定患者时仍然可能无法从容应对，毕竟需要考虑的因素太多，包括如何获取足够的就诊信息、患者的基本情况、翻修器械和假体的准备等，上述这些均受限于患者的经济实力和保险支付情况，从全球范围看，这些差异是非常巨大的。因此，在面临这些挑战时，全球不同地域的医生会结合自己的经验，制订出相应的治疗策略和方式。

我们将上述这些内容分门别类地呈现在本书的不同章节中，并进行了充分的阐述。通过我们详细的描述，希望读者能够从中找到最为合理的应对方法，如科学的术前规划、安全移除原植入物而不造成更多的骨损伤、确立和不断创新技术来应对骨损伤、顺利和无痛的术后康复和功能恢复等。随着髋关节置换手术量的日趋庞大，翻修手术的数量必然大幅增加，对于这样的指南性书籍的需求也是与日俱增的。本书阐述了多种手术方式，将有助于医生根据自身经验、可获得的手术器械和假体，同时结合患者本身的经济实力做出最明智的选择。在本书中，我们集大家之所长，尽可能清楚地阐述髋关节翻修术中所面临的挑战和问题，我们也希望读者通过阅读和实践发现新问题并找到新方法。

我希望本书是一本易读、易懂、实用的指南性书籍，也希望所有的关节外科医生在阅读本书后有所收获。

Rajesh Malhotra

目　录

第 1 章

全髋关节置换术失败的原因

Lawrence D. Dorr

概述

目前，全髋关节置换术失败的原因与 20 年前相比同中有异。如今，许多失败的髋关节置换手术均源自医生的失误或错误。假体的材料和设计在过去 15 年间已有了极大的进步，由聚乙烯材料本身的缺陷所导致的手术失败已经鲜有发生。其次，医生对手术技术的认知也有了进一步深入，使得假体的安放更加完美和精准。在本章中，我们将对上述这些变化进行讨论，并对 4 个最常见的导致翻修手术的原因进行分析。在本章的结尾还将介绍如何利用计算机导航工具，提高翻修手术的精准性。

高交联聚乙烯的出现，极大地提高了临床效果。它降低了翻修率，使得翻修手术具有更长的生存期。而硬对硬摩擦界面，如金属对金属和陶瓷对陶瓷，也暴露出一系列与之相关的并发症，包括磨损碎片、金属假瘤、钴中毒以及陶瓷的破裂和噪声等，从而失去了一些医生的青睐[1-6]。同时，由于硬对硬界面的假体对安放位置的精准性要求更高（或者说其容错度更低），也使手术医生面临着更大的压力。

假体设计方面的进步，包括了组配式股骨假体、更大尺寸的股骨头以及更多限制性假体的出现。随之而来的则是更复杂的手术技术，而传统的假体安放标准也受到了挑战，或许单一的标准或范围并不适用于所有的患者。假体的安放位置也可以有多种选择。

随着假体设计的进步，目前假体的失败多源自手术医生的误判或某些手术技术的失误。术前，手术医生必须了解臀中肌和臀大肌的肌力，髋关节是否存在畸形，以及脊柱–骨盆的稳定性以确定臼杯的外展角度。在术中，手术医生必须综合考虑柄的前倾与臼杯的前倾；除了髋臼发育异常和严重的髋臼侵袭外，要求尽可能将髋关节旋转中心在向上和向内方向上恢复到 3mm 范围内。重建髋关节长度控制在 3mm 以内，偏距误差控制在 5mm 以内。为了实现这些解剖学目标，我们可以借助于影像学检查（X 线透视或数字 X 线）和计算机导航/机器人。

如我们所知，非骨水泥股骨柄的前倾角度，需要根据其设计或形态的不同，在安放时有所调整[7]。使用骨水泥柄时，医生可以决定柄的前倾；使用非骨水泥假体时，柄的前倾角度由柄的形状和股骨的形状所决定。如锥形柄比压配填充柄可以提供更多的前倾（尽管 Zweymuller 假体由于近端外侧翼的设计，看起来像是压配填充柄）。而刀形柄则可能增加前倾。Emerson 等使用这种柄，平均前倾角达到了 22°[8]。但是前倾角过大是不利的，因为这种情况下大转子的位置偏后，从而减小偏心距（降低臀中肌肌力）。所以手术医生必须对所使用的柄充分了解。此外，在放置股骨柄试模时，除了需要考虑股骨的解剖外，还需要结合髋臼前倾角来确定股骨柄试模的前倾角，即“联合前倾角”的概念。

影响臼杯安放的前倾角和联合前倾角的第二个因素是坐位时骨盆向后倾斜的角度。确定臼杯的外展角和前倾角,需要考虑到脊柱骨盆活动度的影响。我们已经认识到,臼杯 45°外展和 15°前倾对某些人来说并不正确。臼杯的安放位置也应该因人而异。已有研究确定了这一对应关系[9]。在正常的脊柱活动度时,患者坐位,骨盆向后倾斜 25°~30°。如果脊柱僵直,骨盆的后倾角度是 5°~20°。如果脊柱松弛,骨盆的后倾角度可以高达 40°~70°。骨盆后倾的增加会伴随着髋臼外展角的增加。因此,也就很容易理解僵直的骨盆臼杯外展角应该增加 45°~50°,以弥补髋臼外展角的损失,而松弛的脊柱臼杯外展角的安放应该接近 35°,以抵消髋臼外展角过大。

当患者坐位时,髋臼的前倾也会增加。坐位时骨盆后倾每增加 30°,臼杯前倾就会增加 15°(1:2 的比例)[9]。在脊柱僵直的患者,需要适度增加臼杯的前倾角度(增至 25°±3°)。因为这类患者相对于正常患者,在坐位时脊柱的后倾角度小,髋臼的生理前倾也相对变小,同时,股骨内旋也会进一步抵消髋臼前倾(股骨内旋会抵消股骨假体的前倾角,进而减小综合前倾角)。因此,对这类患者,在术中必须增加臼杯前倾,以弥补患者髋臼生理性前倾的丢失。相反,对于脊柱活动度大的患者,由于骨盆倾斜角度更大,在坐位时髋臼生理前倾角度更大,因此,安放臼杯时可适度减小前倾角。

必须记住,在坐位或身体前屈时,股骨会随之内旋 5°~20°。所以在生理状态下,坐位时髋臼前倾会随之增加,以抵消股骨头内旋所产生的后脱位倾向。当患者处于坐位并内旋股骨时,如果股骨和臼杯的联合前倾角不足以补偿骨盆的后倾不足,就会发生脱位。

我们通常会通过比较术前站立和坐位脊柱-骨盆侧位 X 线片上骶骨倾斜的变化来确定假体位置[9]。对于脊柱活动度正常的患者,我们选择 40°臼杯外展角,并根据股骨前倾的情况选择 15°~20°前倾角,确保联合前倾角达到 30°~35°;如果是脊柱活动度较大的患者,则需要达到 25°~35°;脊柱僵直的患者则需要达到 30°~45°,并结合所采用的股骨柄的前倾角和性别特点进行调整(男性由于髋关节屈曲更少,因此需要的前倾更少一些)。综合起来就是:坐位时髋臼前倾角的确定需要参考脊柱的活动度(见前述内容)、股骨内旋和屈曲程度(男性患者内旋和屈曲范围更小一些),并进行相应的调整。

所以,一般原则是:如果股骨假体前倾 15°±3°,则僵硬脊柱(活动度低)的患者需要确保臼杯达到 45°~50°的外展角(外展角不能超过 50°)、25°±3°的前倾角;脊柱活动度正常的患者,需要臼杯达到 40°的外展角、15°~20°的前倾角;如果脊柱活动度大,则要求臼杯达到 35°的外展角、15°±3°的前倾角(因为这些患者的股骨内旋和屈曲度更大)。

脱位

脱位有两个原因:头脱出和撞击。其中头脱出最常见,多见于术中选择颈长过短的病例(更糟糕的情况是颈长短且偏距减小)。即使生物力学得到正确的重建(颈长和偏距都正常),而臼杯外展角和联合前倾角不正确,随着骨盆的活动,髋关节也会发生股骨头脱出性脱位。这也意味着股骨内旋状态下,臼杯外展、前倾角和骨盆后倾无法匹配时就会发生股骨头脱出(图 1.1A~D)。

艾奥瓦大学的 Brown 等的研究[10]表明,对股骨头脱出部位的限制不足就会发生股骨头脱位(图 1.2)。此类限制性因素相对比较明晰,机械性因素主要是髋臼的安放位置,生物性因素则主要是关节囊及周围软组织的张力。因此,很容易理解当骨盆位置改变时,不合适的联合前倾角和臼杯外展角将会降低机械稳定性。同时,如果关节囊缺失或薄弱,则会影响生物学稳定性。

肌肉无力和关节囊松弛或缺失的患者需要更强的机械性限制,此时多需要选用相应类型的限制性髋臼内衬。患者方面的脱位风险因素包括神经损伤、复发性脱位并伴有关节囊缺失或臀中肌无力、关节过度松弛以及认知功能障碍等。这些均须在术前和术中进行考量,并采取恰当的措施予以克服。如果你作为医生都没有选取正确的方案或措施进行处理,请不要抱怨你的患者。

对于老年女性和一些关节过度松弛的年轻患者,因髋臼尺寸不够大而只能使用 28mm 或 32mm 的股骨头假体,在这种情况下,我们会使用高边内

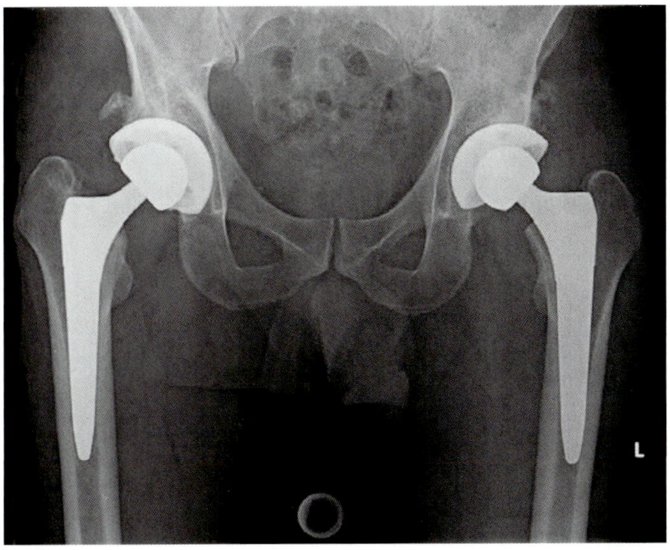

图 1.1A　髋关节正位片显示左髋臼杯外展角 30°(经过电脑测量)。在认识到坐位脊柱骨盆活动度对臼杯位置有影响之前,我们对于所有患者都选择 30°~40°外展角。但这例患者脊柱僵直,坐下时骨盆后倾角度小,就需要髋关节屈曲度更大,30°外展角的臼杯就可能导致撞击及脱位（看坐位脊柱 X 线片，股骨头后方覆盖较差),在翻修术中,髋关节内旋同时屈曲超过 90°就发生了脱位。我们根据患者脊柱骨盆的活动度确定臼杯的正确位置,使这一脱位问题得到了解决。

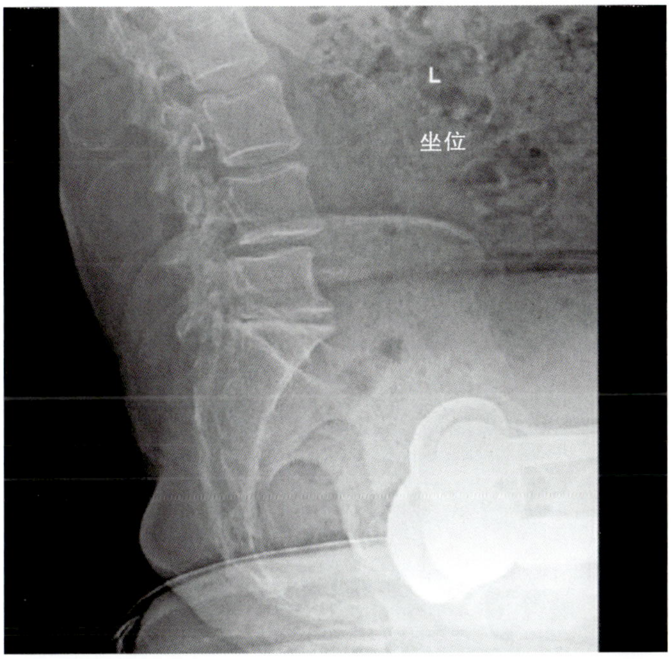

图 1.1B　坐位脊柱骨盆侧位 X 线片显示脊柱强直,骶骨倾斜角为 0°。

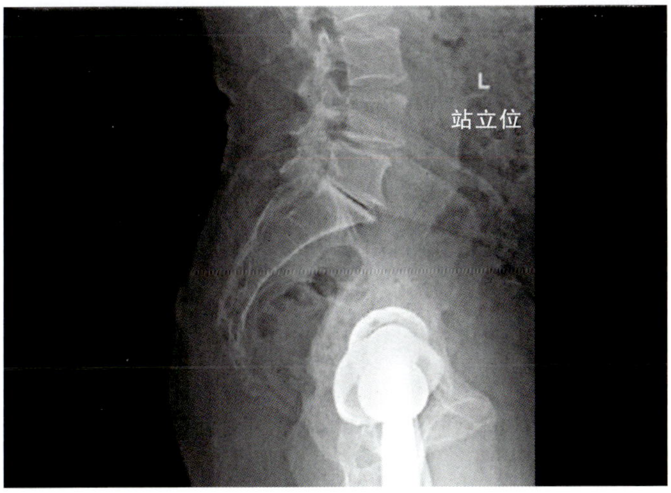

图 1.1C　站立位脊柱骨盆侧位 X 线片上 S1 倾斜角度代表脊柱的动态活动度,站立时脊柱前凸,骶骨斜向下方。

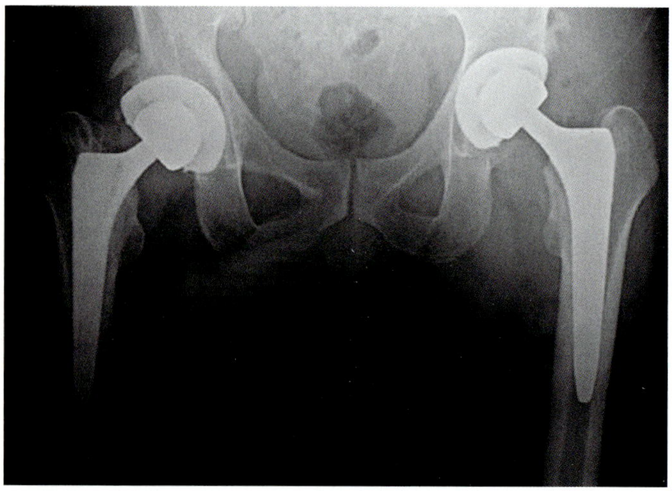

图1.1D 翻修手术将臼杯外展角改为46°。

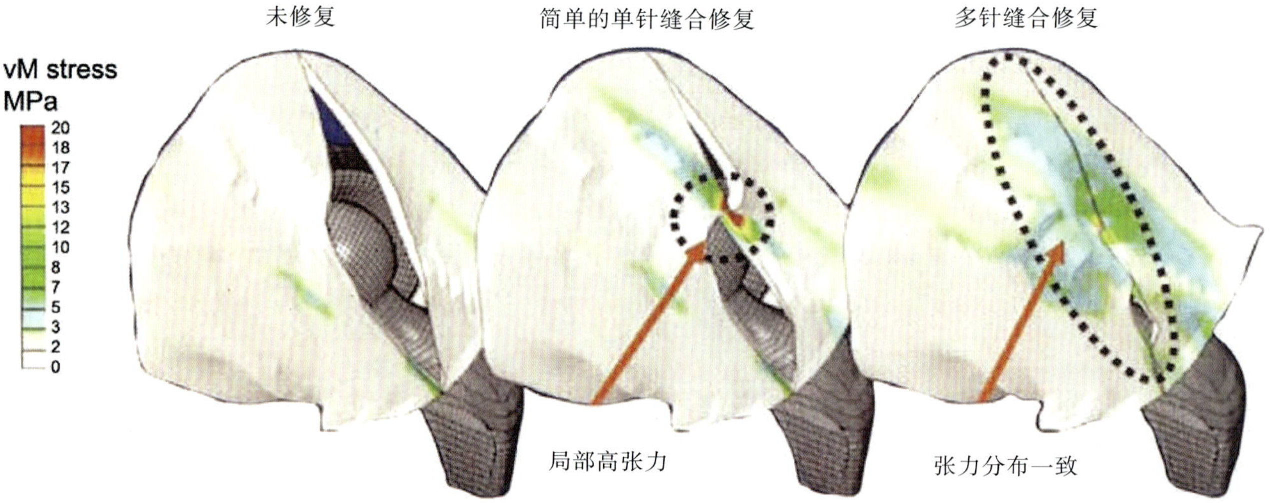

图 1.2 撞击本身不会导致脱位。脱位是由股骨头脱出方向的限制失效所导致。如因坐位时臼杯前倾过小,难以限制股骨过度内旋(机械性因素),或因关节结构囊愈合不良/薄弱而无法维持髋关节的稳定(生物学因素)。

衬,并将高边放在左髋4点钟和右髋8点钟方向。这样,当髋关节屈曲超过90°时可以提供额外的机械性限制。如果能够选用36~40mm的股骨头,则很少需要使用高边内衬。我们常用的测试方法是,在术中最大限度屈髋,使膝盖尽可能接触到胸部,如果发生股骨头脱出,则改用高边内衬。也可以这样理解,对于使用小直径股骨头假体的患者,我们都预防性使用高边内衬。而将高边放在左髋4点钟和右髋8点钟方向,则是为了不对步态循环中的伸髋运动造成阻挡,如果高边安放于2点或10点位置,可能与股骨颈发生撞击。

采用大直径股骨头假体,能减小股骨头从臼杯脱出的“跳出距离”,从而降低脱位风险。同时,大直径股骨头假体发生髋臼撞击的风险也更低,而撞击是脱位的另一个原因。

撞击

撞击作为脱位的唯一原因更少见一些。它可能是股骨头脱出的一个促发因素。金属股骨颈和臼杯的撞击只在假体位置特别差的情况下发生。更常见的是颈长过短或偏距减少导致的骨与骨之间的撞击。未能正确恢复髋关节旋转中心是撞击发生的最常见原因，此时即使选用高偏距股骨柄假体，也不一定能完全避免。需要再次强调的是，发生脱位的最终原因并不是撞击，而是由脱出位置上的限制不足导致。

选择正确的股骨头与臼杯的尺寸比可以预防股骨颈与臼杯撞击。大多数股骨颈从基底部到锥度中心的长度为 30~35mm。以长度为 30mm 为例，再减去股骨头覆盖的 4mm，颈部长度将接近 25mm。因此，从股骨头边缘到臼杯的最小距离应为 25mm。这样的话，如果选择 32mm 的股骨头，臼杯的最大直径应该是 57mm(32+25=57)。而通常情况下，54mm 的臼杯就可以使用 36mm 的股骨头。当股骨头直径是 28mm 时，臼杯的最大尺寸应为53mm(28+25=53)，但实际上臼杯超过 50mm 之后我们就可以使用 32mm 的股骨头了。确定股骨头假体直径时，还需要考虑聚乙烯内衬的厚度问题，为保证其厚度大于 5mm，我们通常会选用厚度为 3.5~4mm 的金属外杯。

松动

假体松动可以由机械性因素或感染导致。感染在本书会有单独章节阐述，这里主要讲述机械性松动(无菌性松动)。臼杯和股骨柄的机械性松动均可分为早期松动和晚期松动。早期松动的原因包括：手术技术不佳而导致假体的早期稳定性不够(非骨水泥假体未达到充分的压配或骨水泥技术不佳)；或是重建技术较差而导致的持续性撞击(包括假体安放位置不佳和生物力学重建不良)。晚期松动是由磨损碎片引起的骨溶解和固定界面的生物关联性失效所导致的。

早期松动的发生可归为手术失误或错误。包括假体尺寸选择过小或安放位置不佳。股骨柄过小是股骨假体无菌性松动最常见的原因。150μm 的连续微动即会导致广泛松动。如果股骨柄下沉达到 4~5mm，将预示长期稳定性较差。选用的臼杯过小往往需要使用多枚螺钉方能达到术中的即刻稳定，并且患者会因为启动痛和跛行而产生严重的不适感，且这一症状会持续至少半年。同时，臼杯可能会逐渐松动，进而从 X 线片上会观察到贯穿髋臼 3 个区域的进展性透亮线，以及透亮线逐渐变宽等征象[11]。

假体安放位置不佳可以导致持续撞击，特别是会发生股骨柄松动。松动的股骨柄多处于外旋状态，侧位 X 线片可显示柄的前后面。外观上患者的脚会发生外旋，下肢可能会短缩。臼杯松动时，X 线检查会提示臼杯移位，同时也可能伴有患肢短缩。

无论是臼杯侧还是股骨柄发生松动，都可能出现启动痛或行走痛等症状，在患肢单腿站立时会出现腿发软的症状。而直腿抗阻抬高运动时出现疼痛，常预示着股骨柄松动；侧卧抗阻外展运动如果出现疼痛，则提示了臼杯松动；如果患者从弯腰前屈恢复直立过程中出现明显的髋部疼痛也提示了臼杯松动。

当磨损碎屑积聚并超过关节囊的吸收能力时，就会发生晚期松动。关节中的碎屑会促进关节滑液的分泌，在静水压的作用下，含有磨损碎屑的滑液会向周围的低压区渗透。这种情况常见于带有部分多孔涂层的假体柄周围。而更常见的是，含有磨损碎屑的滑液顺着螺钉孔和假体周围间隙蔓延。使用非骨水泥臼杯时，骨-假体界面的骨长入可以阻挡磨损碎屑进入，所以非骨水泥臼杯周围很少出现线性骨溶解，这种现象更多见于骨水泥臼杯周围。相反，碎屑往往会渗入臼杯或钉孔周围的间隙，进而发生膨胀性骨溶解。在 X 线片上则表现为臼杯上方或后方出现囊肿样的骨丢失区。股骨柄周围的骨溶解最常发生在大转子松质骨区和对股骨颈内侧的腐蚀样改变。如果是全涂层多孔表面的股骨假体，磨损碎屑则很难渗透到柄周围区域。

碎屑由巨噬细胞吞噬然后形成异物性肉芽肿，最终发展为厚的纤维组织[12]。同时，巨噬细胞也会释放骨吸收细胞因子，进而导致骨溶解[13]。

最后，患者对骨溶解造成的骨破坏和疼痛的耐受能力是不同的。一些患者显示内衬有数毫米的磨损，但令人惊讶的是完全没有骨溶解的放射学迹象。还有部分患者虽然出现了明显的骨溶解，却完全没有疼痛感(图 1.3)。我们还观察到，许多患者可以完全耐受进行性骨溶解，直到假体发生松动(图 1.4)。因此，是否对发生骨溶解的患者进行手术干预，最好根据患者的症状来决定。但是，进展性骨溶解如果已经威胁到假体的稳定性,尤其是可能导致臼杯移位穿透周围的骨壁,进而影响后续翻修手术假体的固定时,应该在真正出现临床失败前解决骨溶解问题。

对伴有骨溶解的翻修病例,我们通常会遵循下面的方案:如果患者关节疼痛,假体未发生松动,我们会进行手术并保留固定良好的假体。去除充满碎屑的组织,特别是髋臼前面的囊肿,这些囊肿甚至可以一直延展到髂腰肌。然后更换一个新的内衬和股骨头,必要时可将内衬通过骨水泥固定到金属臼杯上。如果关节囊缺失和(或)臀中肌较弱,则使用限制性内衬。我们使用骨水泥型的内衬非常成功,但只有一种技术可行。我们已经在 JBJS 文章中描述了这一技术。骨水泥的厚度无关紧要,重点是将新内衬压配在金属杯的边缘上,使其既不低于也不突出于金属杯的外缘。如果金属杯的边缘有防旋钮,用高速钨钢钻将其取下。如果决定保留固定良好的假体,也无须植骨填充骨溶解造成的骨缺损。因为从个人经验上,我们并未观察到临床预后存在差异,但也没有已发表的准确数据。

如果髋臼或股骨侧假体松动,就要采用合适的技术进行翻修(本书中会有描述)。

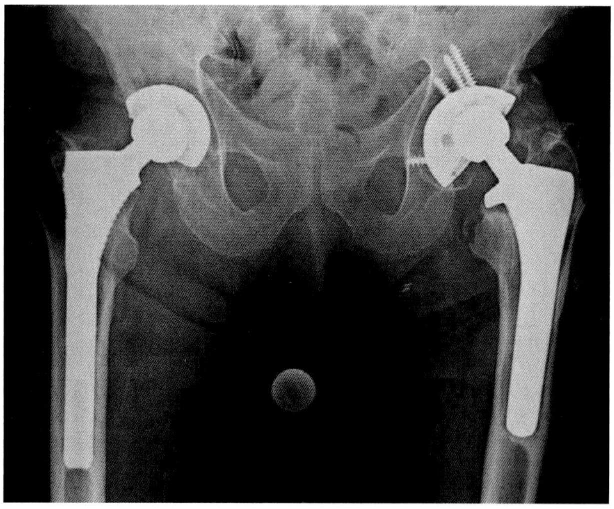

图1.3 X线片显示双髋关节置换25年,左髋内衬严重磨损,但骨盆没有出现明显的骨溶解和侵袭。很显然,该患者具有抵抗骨溶解的能力。在股骨侧,股骨柄的多孔涂层区与宿主骨固定紧密,但是长期形成的碎屑仍然使非涂层区周围出现了分界和骨溶解。该患者的临床症状是左大腿的间歇性疼痛。

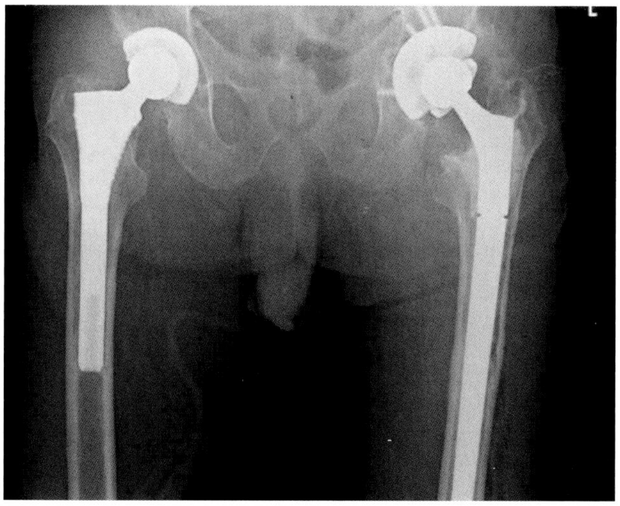

图1.4 X线片显示髋关节置换25年,股骨柄由于骨溶解导致松动。臼杯固定良好,骨盆侧仅有少许骨溶解征象,碎屑主要分布到股骨周围。患者87岁,关节囊破坏,通过骨水泥将限制性内衬固定到臼杯上。股骨柄股骨干部分通过组配式股骨柄进行非骨水泥压配固定,干骺端部分使用骨水泥固定增加股骨柄的旋转稳定性。

假体周围骨折通常发生于非骨水泥股骨柄的病例,我们会集中进行讲述,结合美国梅奥医学中心的经验,我们的假体周围骨折发生率为 0.5%~1%。

股骨距处的骨折可以用钢丝或钢缆进行保护。如果不这样做,假体会发生下沉。其次,要抬高股外侧肌探查,确定骨折线没有延伸到或超出转子间脊。如果超过,需要在小转子下面加用钢丝固定。如果发生长的股骨干未移位骨折,则需要换用长股骨柄翻修并捆绑钢丝或钢缆进行保护,防止松动。

温哥华分型已经得到验证,该分型的处理原则是合理的[15]。今天我们认识到,假体周围骨折需要使用长钢板。请记住,股骨柄尖端(假体最远端)处的骨折仅用钢板固定很难愈合,如果是粉碎性骨折,应该使用长柄假体进行翻修,甚至还需要增加钢板固定。

髋臼骨折,特别是完全骨折,要同时获得假体和骨的稳定很困难。如果在手术中不能获得令人满意的稳定,不要犹豫,必须使用长达 3 个月的髋部石膏来进行保护,这也是骨折治疗的基本原则。

感染

感染和感染导致的失败会在其他章节单独讨论。我们对感染的诊断和治疗按照德国汉堡 Endo Klinik 医院的标准和流程进行。如果术前已明确致病菌或感染源，我们更倾向于在彻底清除感染和坏死组织的基础上进行一期翻修。如果无法确定，我们会选择二期翻修。

精准的翻修手术技术

与初次置换相比，翻修手术中准确安放假体会更困难，因为骨缺损导致解剖学标志物难以辨认。而关节囊的缺失和肌肉功能的恶化也会使我们更难以在术中获得假体的可靠稳定。关节的生物限制性丧失，在翻修术中获得更精准的假体安放位置就显得更为重要。

股骨假体相对更容易判断和植入。无论采用前方还是后方切口，股骨远端的髁上部位均可用于判断股骨假体的前倾，应将前倾定为 10°~20°。如果前倾超过 20°，外观上可能导致患者出现内八字脚，这是患者极不喜欢的。如今的组配式假体可以很容易控制前倾，如果使用整体式股骨假体则相对困难。其重点在于，将股骨假体的前倾角度与臼杯的前倾角度进行良好的匹配。所有股骨侧的技术工作都依赖于手工假体植入技术和手术医生的判断。也可以对股骨假体的前倾角度进行可靠的预估。

在翻修术中，精确安放髋臼假体会更加困难。决定是否进行翻修手术主要取决于原先髋臼假体的位置。如果仅仅更换内衬或股骨头，脱位仍将是最常见的并发症。这是因为在翻修术中，关节囊通常被破坏，对脱位的生物学限制会进一步减弱。如果初次安放的髋臼假体位置不良，无法提供良好的机械限制，一旦同时失去了生物学限制，脱位的概率会明显升高。翻修术中，臼杯的安放位置还是应该参照前面讲到的标准，详见“脱位”部分中所讨论的内容。手术医生还需要考虑，自初次髋关节置换术后脊柱的状况是否发生变化。如果行初次关节置换后的患者脊柱保持正常，仅更换内衬或股骨头即可获得足够的稳定性和耐久性。如果患者随后出现了脊柱融合，在翻修术中则需要对臼杯位置进行判断和甄别。仅更换内衬和股骨头可能会增加脱位风险。手术医生需要综合上述因素进行考量。

其次，随着髋臼的侵袭，解剖标志也将难以辨认。髋臼横韧带、髋臼前壁等均可能出现缺损。如果前壁缺损，将无法通过髋臼的最大直径来定位臼杯。臼杯的位置仅能通过手术医生的经验和术中假体活动范围测试时的稳定性来确定。然而，这种定位方法并不完全准确，在身体姿态发生改变（如站位改变为坐位）时，臼杯的相对位置也会随之变化，人工关节的稳定性就有可能改变。在此，希望读者再次回顾一下初次置换臼杯安放的要求。

基于上述这些原因，我们通常会在翻修手术时借助计算机导航技术。与初次置换相比，翻修手术中使用计算机导航可能更有意义。在初次置换时，假体安放位置的失误，可以通过关节囊和肌肉良好的生物性限制作用进行弥补。而在翻修手术中，这种生物性限制作用可能完全消失。因此，翻修术中假体位置的容错度将大大减小。相对于正确的外展角和前倾角，翻修假体定位的容错度可能只有 5°左右，其中臼杯假体最多不会超过 10°，而股骨假体则在 5°以内[13]。

在翻修手术中使用计算机导航，应该遵循与初次置换相同的技术，并提供相同的量化指标。外展和前倾仍应综合考虑患者的脊柱骨盆运动度和股骨柄的前倾或联合前倾角。对于关节囊缺失的患者，这一点至关重要，因为在生物性限制缺失时，只能增加股骨头脱位区的机械性限制或保护。所以，关节囊缺失和臀中肌功能较差的患者，即使翻修假体安放位置良好，我们也会选择使用限制性内衬。目前已有多种限制性装置，手术医生完全可根据其个人偏好进行选择。笔者从个人角度更偏爱选用限制性内衬，特别是强生公司的 Duraloc™ 限制性内衬。要注意的是，用骨水泥固定内衬时，要确保内衬的圆环仅部分嵌入外杯，以避免骨水泥进入圆环的沟槽。

在翻修术中使用计算机导航技术明显降低了我院的再翻修率，在 20 世纪 90 年代，我院翻修手术的再翻修率为 8%。近 10 年来，我院翻修术后的脱位率低于 3%。这均得益于更精确的假体安放位置，以及对限制性内衬的合理使用。

结论

总之，当代髋关节置换失败的主要原因是手术技术的失误和手术医生的误判。当今的假体材料良好，如果假体位置正确，生物力学重建(长度和偏距)也是正确的，则假体可以长期保持良好的功能和稳定性，且磨损率极低。正确的臼杯安放位置需要参考患者的脊柱–骨盆状况以及髋关节本身的情况。目前，假体放置的精度也在进一步提高，对于臼杯的前倾或外展角度，误差范围均可降至 5°以内。术中骨盆的倾斜角度和身体姿态改变后骨盆倾斜角度的变化需要重点考虑，处理不当或误判将会严重增加髋臼侧的磨损，进而影响臼杯的使用寿命。正是基于上述原因，我们已经认识到，假体的精确定位和安放非常重要和关键。已有不少骨水泥固定假体的在体生存寿命达到 30 年或更长[16,17]，这也证实了植入它们的手术医生具有良好的技术水准和判断能力。不幸的是，手术医生的能力变化往往遵循钟形曲线理论，正是由于这个原因，使用计算机工具辅助手术，对于手术医生和患者双方均是有益的。我预测，伴随着假体材料的进一步改进，以及更易于手术医生理解和使用的智能化工具的出现，未来髋关节置换的失败率会进一步降低。

(孙长鲛　译　蔡谞　审)

参考文献

1. Dastane M, Wan Z, Deshmane P, et al. Primary hip arthroplasty with 28-mm Metasul articulation. J Arthroplasty. 2011;26:662-4.
2. Pandit H, Glyn-Jones S, McLardy-Smith P, Gundle R, Whitwell D, Gibbons CL, et al. Pseudotumours associated with metal-on-metal hip resurfacings. J Bone Joint Surg Br. 2008;90:847-51.
3. Shahrdar C, Campbell P, Mirra J, et al. Painful metal-on-metal total hip arthroplasty. J Arthroplasty. 2006;21:289-93.
4. Williams DH, Greidanus NV, Masri BA, et al. Prevalence of pseudotumor in asymptomatic patients after metal-on-metal hip arthroplasty. J Bone Joint Surg Am. 2011;93:2164-71.
5. Owen DH, Russell NC, Smith PN, et al. An estimation of the incidence of squeaking and revision surgery for squeaking in ceramic-on-ceramic total hip replacement: a meta-analysis and report from the Australian Orthopaedic Association National Joint Registry. Bone Joint J. 2014;96-B:181-7.
6. Pivec R, Johnson AJ, Mears SC, et al. Hip arthroplasty. Lancet. 2012;380:1768-77.
7. Dorr LD, Wan Z, Malik A, Zhu J, Dastane M, Deshmane P. A comparison of surgeon estimation and computed tomographic measurement of femoral component anteversion in cementless total hip arthroplasty. J Bone Joint Surg Am. 2009;91:2598-604.
8. Emerson RH Jr. Increased anteversion of press-fit femoral stems compared with anatomic femur. Clin Orthop Relat Res. 2012;470:477-81.
9. Kanawade V, Dorr LD, Wan Z. Predictability of Acetabular Component Angular Change with Postural Shift from Standing to Sitting Position. J Bone Joint Surg Am. 2014;96:978-86.
10. Elkins JM, O'Brien MK, Stroud NJ, Pedersen DR, Callaghan JJ, Brown TD. Hard-on-hard total hip impingement causes extreme contact stress concentrations. Clin Orthop Relat Res. 2011;469:454-63.
11. Udomkiat P, Wan Z, Dorr LD. Comparison of preoperative radiographs and intraoperative findings of fixation of hemispheric porous-coated sockets. J Bone Joint Surg Am. 2001;83-A:1865-70.
12. Willert HG, Bertram H, Buchhorn GH. Osteolysis in all arthroplasty of the hip. The role of ultra-high molecular weight polyethylene wear particles. Clin Orthop Relat Res. 1990.pp.95-107.
13. Brown TD, Elkins JM, Pedersen DR, et al. Impingement and dislocation in total hip arthroplasty: mechanisms and consequences. Iowa Orthop J. 2014;34:1-15.
14. Haft GF, Heiner AD, Callaghan JJ, Dorr LD, Wan Z, Long W, et al. Polyethylene liner cementation into fixed acetabular shells. J Arthroplasty. 2002;17:167-70.
15. Duncan CP, Masri BA. Fractures of the femur after hip replacement. Instr Course Lect. 1995;44:293-304.

16. Warth LC, Callaghan JJ, Liu SS, Klaassen AL, Goetz DD, Johnston RC. Thirty-five-year results after Charnley total hip arthroplasty in patients less than fifty years old. A concise follow-up of previous reports. J Bone Joint Surg Am. 2014;96:1814-9.
17. Wroblewski BM, Siney PD, Fleming PA. The Charnley hip replacement—43 years of clinical success. Acta Chir Orthop Traumatol Cech. 2006;73:6-9.

第 2 章

髋关节疼痛的评估

Arun Kannan, William A. Jiranek

全髋关节置换术(THA)已被公认为世纪性手术,这在众多成功的医学创举的衬托下,格外引人注目[1]。一系列报道均证实,全髋关节置换术的长期生存率极其优异。而随着时间的推移和技术的进步,其对患者功能的改善也越加明显。在最新的评估中,有93%的患者可以达到"忘记"做过这类手术的程度[2]。但随着接受THA手术的患者迅速增加[3],即使残留术后疼痛的患者比例很小,绝对数量依然巨大。在本章中,我们将讨论THA术后疼痛的发病率、病因、临床评估、实验室检查、影像学检查技术和治疗方面的选择。

病例介绍

一例43岁女性,在初次非骨水泥THA术后3年,出现大腿持续性疼痛合并股骨近端骨折。一系列X线片显示股骨假体下沉,缺乏骨内焊点样骨长入,同时股骨柄周围可见大量透亮线。准备按照股骨假体松动进行髋关节翻修手术(图2.1)。

术前常规筛查感染的检查显示红细胞沉降率(ESR)和C反应蛋白(CRP)升高。髋关节穿刺液白细胞(WBC)计数升高,并培养出表皮葡萄球菌,最后以感染性松动进行了二期翻修手术(图2.2)。

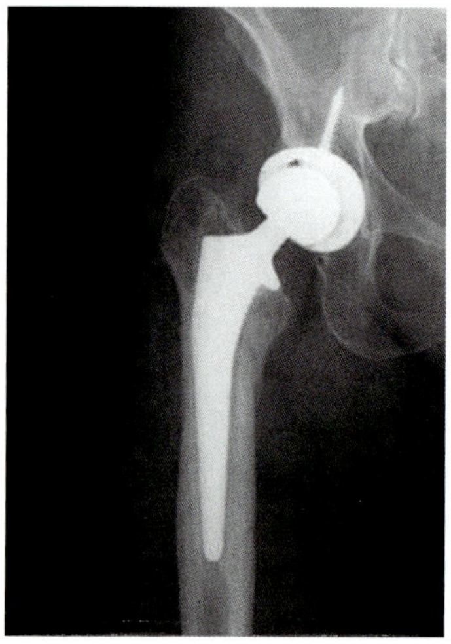

图2.1 非骨水泥THA术后,有明显的股骨柄松动迹象,股骨柄周围缺乏骨内焊点样骨长入,同时可见大量透亮线。

发生率

THA术后疼痛的发生率很难估计。它可能会受到一系列变量的影响,包括患者群的不同、手术医生以及假体本身的因素等(表2.1)。因此很难概括这一比例。一项横断性研究对来自4例三级医院的THA患者进行了最短1年的随访,疼痛(任何原因)的发生率为38%[4]。所以,将"任何原因"的疼痛作为随访和评估终点,其临床意义还有待商榷。而最近的一项研究指出,93%的THA患者会忘记做过这一手术,与之前报道的传统THA术后疼痛发生

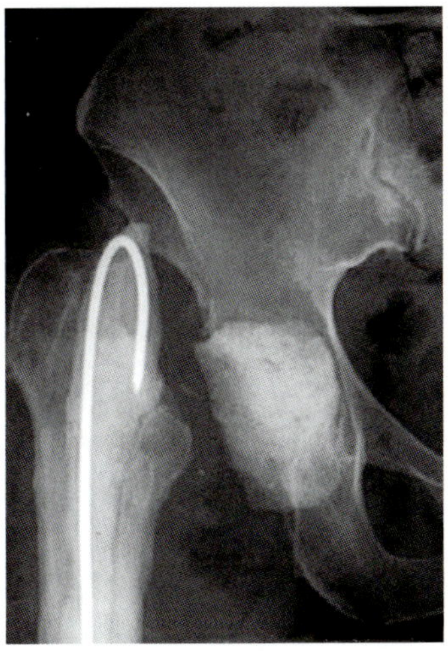

图2.2　与图2.1同一例患者，已取出感染的假体。

率很低是一致的[5,6]。

全髋关节置换术后疼痛的病因学

THA 术后疼痛可能源自髋关节外在或内在的病理改变。最重要的内因是感染和松动。疼痛的其他内因在表 2.2 列出。并非所有与股骨假体相关的大腿疼痛均伴有假体松动，也有可能源自假体与股骨的硬度不匹配。外源性疼痛可能由于肌肉骨骼系统的原因或肌肉骨骼系统之外的一些原因造成(表2.2)。在外在病因中，脊柱疾病和大转子疼痛可能是最重要的。一些作者报道了髂腰肌肌腱炎[5,7]，多源自髋臼假体向前方突出或大直径股骨头所导致的撞击[9]，相对少见的原因还包括突出的股骨距、骨水泥鞘或螺钉所形成的撞击等[8]。肌腱切断术和髋臼翻修术通常都可以获得良好结果[8]。异位骨化在成熟过程中也可能导致疼痛，这可能是另外一个外在病因。

表2.1　髋关节置换术后持续疼痛的相关因素[7-10]

患者因素
• 年龄
• 性别
• 患者期望值
• 社会心理因素
–抑郁
–焦虑
• 合并症
手术因素
• 手术入路
• 手术技术
• 术后镇痛和康复措施
假体相关因素
• 固定类型(骨水泥或非骨水泥)
• 界面类型
• 柄的设计类型

临床评估

临床评估可能是 THA 术后疼痛检查最重要的部分。病史的重点在于明确引起疼痛的部位、疼痛的

表2.2　THA疼痛的原因

外在因素
肌肉骨骼
• 脊柱疾病
• 腰神经根疾病
• 大转子滑囊炎
• 臀中肌/臀小肌无力、肌腱炎
• 髂腰肌肌腱炎
• 异位骨化
• 髋关节弹响综合征
• 邻近骨病损
非肌肉骨骼
• 局部神经原因(例如，神经瘤形成)
• 局部血管原因(例如，动静脉瘘、假性血管瘤)
• 复杂区域疼痛综合征
• 腹股沟疝/股疝
• 腹膜后病变
内在因素
• 感染
• 无菌性松动
• 金属或聚乙烯碎屑导致的滑膜炎
• 骨溶解
• 隐蔽性假体周围骨折
• 骨骼和假体的硬度不匹配
• 撞击
–骨和骨
–骨和假体
–假体和假体

特征、严重性和频率。在对 THA 术后疼痛进行评估之前充分了解患者并评估心理社会因素有一定意义，对于存在的“持续疼痛倾向”不应过分强调[10,11]。应详细记录初次手术日期、手术入路、使用的假体和症状持续时间等数据。

转子区域疼痛或膝关节下方放射性疼痛可能分别由外展肌腱或脊柱的病变引起。虽然腹股沟疼痛多提示髋关节病变，但应通过仔细检查排除腹股沟淋巴结病、疝或神经瘤等局部疾病。在极少数情况下，腹股沟疼痛可能与腰椎神经根病导致的股神经分布区疼痛相混淆，这种情况可以进行反向直腿抬高试验来鉴别。防痛步态可能预示存在感染、松动或滑膜炎。摇摆蹒跚步态应怀疑存在外展肌肌腱病。

亚急性或急性疼痛应怀疑感染或骨折。感染也可能表现为慢性疼痛，在任何情况下都要排除感染。与关节或假体相通的窦道是假体关节感染的病理学表现。红斑、硬结和触痛更常见，但特异性较差。

启动痛一般会在行走数步后消失，如果在长距离行走后疼痛再次出现，多提示假体松动。抗阻直腿抬高可诱发疼痛，极度股骨内外旋转运动诱发疼痛也提示假体松动，应足够警惕。与活动相关的大腿疼痛可能表明假体和骨骼之间硬度不匹配或股骨假体松动。

患有髂腰肌撞击的患者可表现为腹股沟疼痛，且做深度屈髋运动可加重这一症状，包括爬楼梯、坐于矮凳上站起等。患者偶尔会闻及清脆或混沌的弹响，且在坐位时行抗阻屈髋可诱发疼痛。

影像学评估

全面临床评估后，X 线片通常是评估 THA 术后疼痛的第一步。一系列完整的 X 线检查应包括骨盆前后位 X 线片、患髋前后位和穿桌侧位 X 线片。如果临床上怀疑股骨柄远端有病变，建议获得整个股骨的影像学资料。骨盆伪侧位和穿桌侧位 X 线片对于评估髋臼假体的翻转非常有用。Judet 位 X 线对于观察界面透亮线和骨盆连续性非常有用。连续的、相同投照位置的 X 线检查是必要的，因其可以很好地显示假体的变化情况。

假体松动的影像学评估：假体的松动通常通过假体位置变化和(或)骨–假体、骨–骨水泥或骨水泥–假体之间界面的变化来诊断。在功能良好的骨水泥和非骨水泥假体周围也可以看到界面区的透亮线。髋臼透亮线情况通常使用 deLee 和 Charnley 系统进行描述，在前后位 X 线片上，髋臼周围区域从外向内分为 3 个相等的区域，分别标记为Ⅰ、Ⅱ和Ⅲ[12]。Gruen 等[13]在前后位 X 线片上将股骨界面分为 7 个区域：股骨柄外侧从近端到远端是 1~3 区，柄远端是 4 区，柄内侧从远端到近端是 5~7 区。下面列出了普遍接受的假体松动的影像学征象。虽然全髋关节置换假体在二次稳定之前的一段时期内可能会发生初始位移[14]，但在初始位移之后，任何位移都可以诊断为假体松动。骨内膜焊点样成骨(在骨内表面和假体之间形成新的骨桥）是非骨水泥假体骨整合的一个明显征象[15]。骨水泥鞘的断裂或假体的断裂则是假体松动的明确征象。表 2.3 中还描述了其他一些正电子发射计算机断层扫描(PET)的影像学特点，均属于非特异性改变，必须结合其他影像资料和临床特征进行解释。

假体松动的征象：骨水泥假体[12,13,16,17]（图2.3A和B）

- 柄的位置改变：下沉或成角。
- 骨水泥鞘断裂。
- 股骨柄变形或断裂。
- 在骨水泥–骨界面新发或进展性透亮线。
- 在假体–骨水泥界面新发或进展性透亮线。
- 骨水泥–骨或假体–骨界面透亮线>2mm。

假体松动征象：非骨水泥假体[14,15,18-20]（图2.4）

- 进行性位移：下沉或成角(在 2 年内发生假体位移后可能会出现二次稳定)。
- 在假体–骨界面新发或进展性透亮线。
- 透亮线厚度>2mm。
- 缺乏骨内膜焊点样成骨或骨桥形成。

表2.3 THA的PET表现(Reinartz)[57]

分型	描述	解释
1	假体–骨界面无摄取增加	无松动
2	仅股骨颈处摄取增加	无松动
3a	部分臼杯–骨界面摄取增加,未覆盖全部	无松动
3b	部分近端股骨假体–骨界面摄取增加	无松动
3c	3a+3b	无松动
4a	整个臼杯–骨界面摄取增加，无明显的软组织摄取增加	松动
4b	股骨假体–骨界面广泛摄取增加，无明显软组织摄取增加	松动
4c	4a+4b	松动
5	假体周围软组织摄取增加	感染
THA,全髋关节置换;PET,正电子发射计算机断层扫描。		

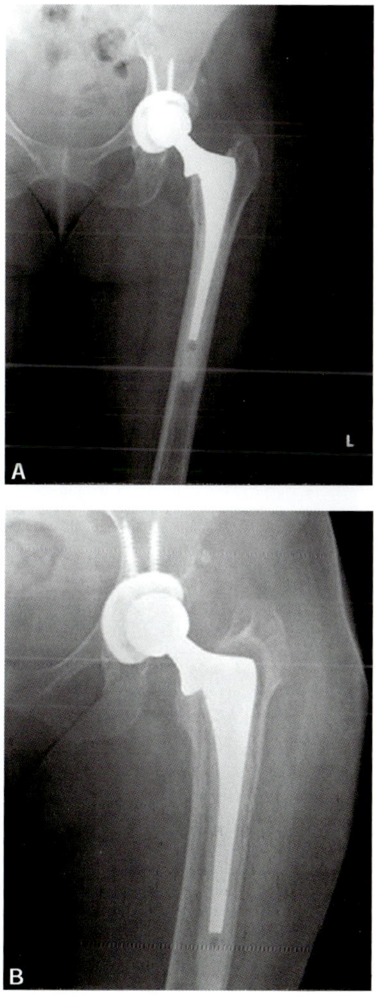

图2.3A和B 69岁女性患者行左侧全髋关节置换术,髋臼非骨水泥固定,股骨骨水泥固定。(A)术后3个月X线片。(B)术后5年X线片显示股骨柄内翻同时下沉,骨水泥–骨界面广泛透亮线,股骨重新内翻塑形,说明股骨假体松动。

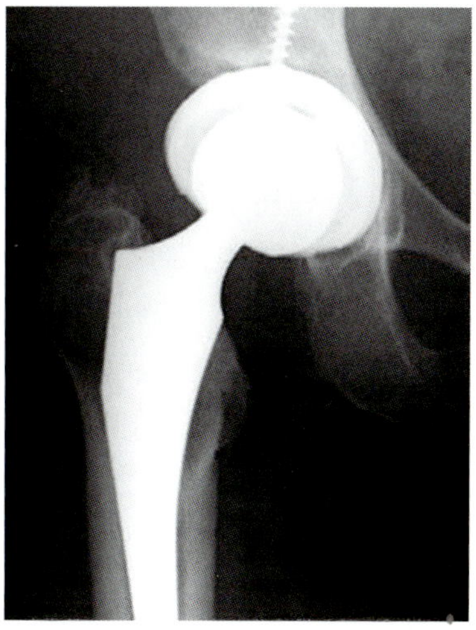

图2.4 60岁女性患者THA术后2年持续腹股沟疼痛。疼痛性质为典型的启动痛,休息时无疼痛。X线片显示髋臼假体周围透亮线,但是臼杯位置没有改变,螺钉周围未见透亮线。感染的指标是阴性的。怀疑髋臼假体无菌性松动。术中髋臼假体完全松动,对其进行了翻修。

- 假体表面的晚期颗粒样脱落。
- 仅适用于髋臼假体:
  – 髋臼螺钉断裂。
- 仅适用于股骨柄假体(图 2.5):
  – 股骨距肥大。
  – 基座形成(在 4 区的柄尖端下方出现横行硬化线/带,横跨髓腔)。

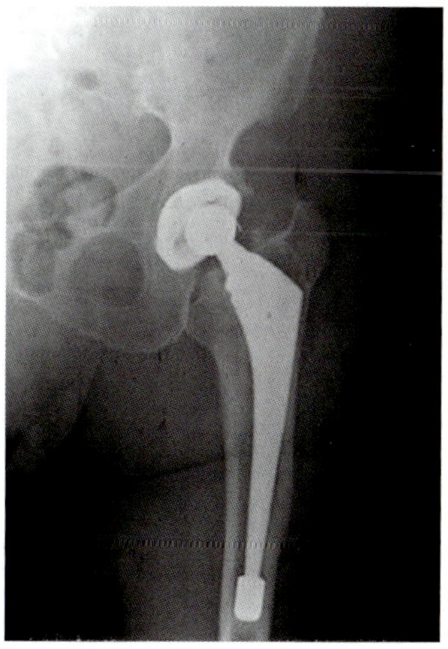

图2.5 初次THA术后18年,由于股骨假体松动而失败。X线上显示的松动迹象包括:下沉;缺乏骨内膜焊点样成骨;骨–假体界面透亮线;基座形成。

除了松动，其他THA疼痛的放射诊断包括假体周围骨折、异位骨化、肢体不等长、偏心距异常、假体突出、聚乙烯磨损、骨溶解和应力遮挡等。

假体位置：髋臼假体的角度和位置最好通过泪滴连线进行评估。必须注意髋臼假体的倾斜、翻转和内外侧位置。穿桌(真实)侧位片可用于评估髋臼窝后倾或向前突出。肢体不等长可以通过比较两侧小转子最突出部分和泪滴连线之间的垂直距离进行评估[21]。水平偏心距可以通过髋关节中心与股骨解剖轴线之间的垂直距离进行评估[22]。偏心距增加可能与转子区疼痛综合征有关[23]。

磨损和骨溶解：线性磨损可以通过X线片上测量股骨头在臼杯内离心性上移的距离进行评估[24]。虽然放射性定量分析(RSA)[25]和基于边界检测的软件程序[26,27]是更准确的评估磨损的方法，但这些方法在临床中并不常规使用。传统的方法仍然是通过X线片进行测量。但X线片会低估骨溶解造成的骨丢失量[28,29]。结合斜位X线片可能会使其更为准确[30]。CT扫描对评估病变的程度和位置更为敏感。骨溶解并不总会导致疼痛，在评估伴有疼痛的骨溶解病时，必须排除关节内疼痛的其他原因。

实验室检查

在大多数THA术后疼痛病例中，为了排除感染，需要进行一系列实验室检查。已经证实，一些炎性生物标志物增高可以帮助诊断感染，但特异性不佳。对于需要排除感染的病例，推荐使用红细胞沉降率(ESR)和C反应蛋白(CRP)进行评估[31]。ESR和CRP的诊断阈值不是普遍标准化的，而是取决于实验室标准。结合ESR和CRP两项检查(单独一项诊断价值很低)对于检测感染的敏感性很高，为89%~94%[32,33]。我们建议，如果ESR和CRP在正常范围内[31]，则无须进一步排查感染。尽管这两项检查特异性较低，但是只要有一个指标超出正常范围，就应考虑进行关节穿刺。白细胞介素-6是另一种血清学标记，在检测假体周围感染方面具有良好的敏感性，但是特异性较低[34,35]。髋关节穿刺液需进行细胞计数和分类计数，并进行细菌培养。白细胞总数超过每毫升3000个或中性粒细胞百分比超过80%提示感染[36,37]。对髋关节穿刺液培养价值的Meta分析发现，它具有69%的敏感性和93%的特异性[38]。在炎症性关节炎的患者，如果血清学标志物异常，必须进行关节腔穿刺，而不仅仅将ESR和CRP值升高归因于炎症性疾病[39]。目前正在对滑液中对感染诊断有高度敏感性和特异性的生物标志物进行研究，包括α防御素和toll样受体(TLR)[40]。

金属对金属界面THA疼痛的评估

与常规THA相比，金属对金属界面的THA发生腹股沟疼痛的概率要更高[6,41]。对此类患者的评估和管理近来已成为焦点。通常还是应该从常规评估开始；必须对关节内或关节外因素引发的疼痛进行鉴别，如果疼痛来自关节内，必须逐一排查感染、松动、髂腰肌肌腱炎、骨溶解等原因。随后再对钴和铬等金属离子的血液/血清水平进行进一步评估。目前金属离子水平对于预测局部组织不良反应(ATLR)的敏感性和特异性还无法令人满意[42,43]。目前将金属离子水平上升超过7/10^{9}水平作为异常阈值[44]。另外，对于有症状的金属对金属界面THA，或者无症状但金属离子水平显著增高的患者，还应增加髋关节金属伪影消减序列磁共振(MRI-MARS)和超声[43,45]检查。在MRI中，需要关注是否存在异常的厚壁积液或与髋关节直接连通的软组织块[43,47]。肌肉周围脂肪萎缩或水肿、肌腱的撕裂或脱离，可能预示存在软组织损伤[43,48]。髋臼假体外展、前倾角以及所涉及假体的召回状态等也是需要重点考虑的因素，在制订此类患者的治疗策略时需要足够重视[44]。目前已经观察到局部组织不良反应(ALTR)与臼杯外展大于50°或联合前倾角超过40°有关[49]。另一项研究报告提示，臼杯外展角与金属离子水平相关，但臼杯前倾角与金属水平之间无相关性[50]。

核医学成像

在更早的时期，核医学成像技术还没有普遍应用于评估THA术后疼痛，但是三相骨扫描、白细胞(WBC)成像和正电子发射断层扫描(PET)等技术可用于检测松动和感染，并区分无菌性松动和感染性松动。在许多医院或中心都可以进行三相骨扫描检查，其具有很高的敏感性和阴性预测值[51]。目前已有区分感染与无菌性松动之间差异的定性和定量标准。股骨柄顶端和股骨柄内侧区域同时出现摄入增加表明股骨柄假体松动[52]。在臼杯–骨界面处的病理性摄取提示髋臼松动[52]。如果在骨扫描和血池相(特别是动脉相)都出现这种病理性摄取，则提示感染[53]。同样，广泛的摄取增加也被认为是感染的征象[54]。体外标记 WBC(^{99m}Tc–HMPAO 或 ^{111}In–oxin）的白细胞成像已被认为是诊断感染最准确的核成像技术[55]，但由于需要使用血液制品以及 24 小时延迟成像，使得该成像技术执行起来具有难度。标记的 WBC 不仅在炎性组织中积累也在正常骨髓中积累，这也阻碍了该方法的广泛应用[56]。加入 ^{99m}Tc 硫胶体的骨髓扫描可以增加 WBC 成像的准确性。Tc 硫胶体会选择性地在骨髓中积累，结合 WBC 标记扫描减影就可以暴露感染的区域[56]。PET 在 THA 疼痛的评估中已经成为诊断手段的最新补充。Reinartz 等提出了相应的方法，用 ^{18}F–脱氧葡萄糖(FDG)–PET 检查来区分感染与松动[57](表2.3)。在一项 Meta 分析中发现 PET 在诊断假体周围感染上具有 82.8%的敏感性和 87.3%的特异性。

(孙长鲛　译　蔡谞　审)

参考文献

1. Learmonth ID, Young C, Rorabeck C. The operation of the century: total hip replacement. Lancet. 2007;370(9597):1508-19.
2. Behrend H, Giesinger K, Giesinger JM, Kuster MS. The “forgotten joint” as the ultimate goal in joint arthroplasty: validation of a new patient-reported outcome measure. J Arthroplasty. 2012;27(3):430-6.e1.
3. Kurtz S, Ong K, Lau E, Mowat F, Halpern M. Projections of primary and revision hip and knee arthroplasty in the United States from 2005 to 2030. J Bone Joint Surg Am. 2007;89(4):780-5.
4. Liu SS, Buvanendran A, Rathmell JP, Sawhney M, Bae JJ, Moric M, et al. A cross-sectional survey on prevalence and risk factors for persistent postsurgical pain 1 year after total hip and knee replacement. Reg Anesth Pain Med. 2012;37(4):415-22.
5. O’Sullivan M, Tai CC, Richards S, Skyrme AD, Walter WL, Walter WK. Iliopsoas tendonitis a complication after total hip arthroplasty. J Arthroplasty. 2007;22(2):166-70.
6. Bartelt RB, Yuan BJ, Trousdale RT, Sierra RJ. The prevalence of groin pain after metal-on-metal total hip arthroplasty and total hip resurfacing. Clin Orthop. 2010;468(9):2346-56.
7. Ala Eddine T, Remy F, Chantelot C, Giraud F, Migaud H, Duquennoy A. Anterior iliopsoas impingement after total hip arthroplasty: diagnosis and conservative treatment in 9 cases. Rev Chir Orthopédique Réparatrice Appar Mot. 2001;87(8):815-9.
8. Dora C, Houweling M, Koch P, Sierra RJ. Iliopsoas impingement after total hip replacement: the results of non-operative management, tenotomy or acetabular revision. J Bone Joint Surg Br. 2007;89(8):1031-5.
9. Browne JA, Polga DJ, Sierra RJ, Trousdale RT, Cabanela ME. Failure of larger-diameter metal-on-metal total hip arthroplasty resulting from anterior iliopsoas impingement. J Arthroplasty. 2011;26(6):978.e5-8.
10. Rolfson O, Dahlberg LE, Nilsson J-A, Malchau H, Garellick G. Variables determining outcome in total hip replacement surgery. J Bone Joint Surg Br. 2009;91(2):157-61.
11. Classen T, Zaps D, Landgraeber S, Li X, Jager M. Assessment and management of chronic pain in patients with stable total hip arthroplasty. Int Orthop. 2013;37(1):1-7.
12. DeLee JG, Charnley J. Radiological demarcation of cemented sockets in total hip replacement. Clin Orthop. 1976;121:20-32.
13. Gruen TA, McNeice GM, Amstutz HC. “Modes of failure” of cemented stem-type femoral components: a radiographic analysis of loosening. Clin Orthop. 1979;141:17-27.
14. Krismer M, Biedermann R, Stöckl B, Fischer M, Bauer R, Haid C. The prediction of failure of the stem in THR by measurement of early migration using EBRA-FCA. Einzel-Bild-Roentgen-

Analyse-femoral component analysis. J Bone Joint Surg Br. 1999;81(2):273-80.
15. Engh CA, Massin P, Suthers KE. Roentgenographic assessment of the biologic fixation of porous-surfaced femoral components. Clin Orthop. 1990;257:107-28.
16. DeSmet AA, Kramer D, Martel W. The metal-cement interface in total hip prostheses. Am J Roentgenol. 1977;129(2):279-82.
17. Wixson RL, Stulberg SD, Mehlhoff M. Total hip replacement with cemented, uncemented, and hybrid prostheses. A comparison of clinical and radiographic results at two to four years. J Bone Joint Surg Am. 1991;73(2):257-70.
18. Engh CA, Griffin WL, Marx CL. Cementless acetabular components. J Bone Joint Surg Br. 1990;72(1):53-9.
19. Kattapuram SV, Lodwick GS, Chandler H, Khurana JS, Ehara S, Rosenthal DI. Porous-coated anatomic total hip prostheses: radiographic analysis and clinical correlation. Radiology. 1990;174(3 Pt 1):861-4.
20. Kaplan PA, Montesi SA, Jardon OM, Gregory PR. Bone-ingrowth hip prostheses in asymptomatic patients: radiographic features. Radiology. 1988;169(1):221-7.
21. Konyves A, Bannister GC. The importance of leg length discrepancy after total hip arthroplasty. J Bone Joint Surg Br. 2005;87(2):155-7.
22. McGrory BJ, Morrey BF, Cahalan TD, An KN, Cabanela ME. Effect of femoral offset on range of motion and abductor muscle strength after total hip arthroplasty. J Bone Joint Surg Br. 1995;77(6):865-9.
23. Iorio R, Healy WL, Warren PD, Appleby D. Lateral trochanteric pain following primary total hip arthroplasty. J Arthroplasty. 2006;21(2):233-6.
24. Livermore J, Ilstrup D, Morrey B. Effect of femoral head size on wear of the polyethylene acetabular component. J Bone Joint Surg Am. 1990;72(4):518-28.
25. Selvik G. Roentgen stereophotogrammetry. A method for the study of the kinematics of the skeletal system. Acta Orthop Scand Suppl. 1989;232:1-51.
26. Martell JM, Berdia S. Determination of polyethylene wear in total hip replacements with use of digital radiographs. J Bone Joint Surg Am. 1997;79(11):1635-41.
27. Devane PA, Bourne RB, Rorabeck CH, Hardie RM, Horne JG. Measurement of polyethylene wear in metal-backed acetabular cups. I. Three-dimensional technique. Clin Orthop. 1995;319:303-16.
28. Carlsson AS, Gentz CF. Radiographic versus clinical loosening of the acetabular component in noninfected total hip arthroplasty. Clin Orthop. 1984;185:145-50.
29. Hodgkinson JP, Shelley P, Wroblewski BM. The correlation between the roentgenographic appearance and operative findings at the bone-cement junction of the socket in Charnley low friction arthroplasties. Clin Orthop. 1988;228:105-9.
30. Southwell DG, Bechtold JE, Lew WD, Schmidt AH. Improving the detection of acetabular osteolysis using oblique radiographs. J Bone Joint Surg Br. 1999;81(2):289-95.
31. Della Valle C, Parvizi J, Bauer TW, DiCesare PE, Evans RP, Segreti J, et al. American Academy of Orthopaedic Surgeons clinical practice guideline on: the diagnosis of periprosthetic joint infections of the hip and knee. J Bone Joint Surg Am. 2011;93(14):1355-7.
32. Ghanem E, Antoci V Jr, Pulido L, Joshi A, Hozack W, Parvizi J. The use of receiver operating characteristics analysis in determining erythrocyte sedimentation rate and C-reactive protein levels in diagnosing periprosthetic infection prior to revision total hip arthroplasty. Int J Infect Dis IJID Off Publ Int Soc Infect Dis. 2009;13(6):e444-9.
33. Costa CR, Johnson AJ, Naziri Q, Maralunda GA, Delanois RE, Mont MA. Efficacy of erythrocyte sedimentation rate and C-reactive protein level in determining periprosthetic hip infections. Am J Orthop Belle Mead NJ. 2012;41(4):160-5.
34. Di Cesare PE, Chang E, Preston CF, Liu C. Serum interleukin-6 as a marker of periprosthetic infection following total hip and knee arthroplasty. J Bone Joint Surg Am. 2005;87(9):1921-7.
35. Glehr M, Friesenbichler J, Hofmann G, Bernhardt GA, Zacherl M, Avian A, et al. Novel biomarkers to detect infection in revision hip and knee arthroplasties. Clin Orthop. 2013;471(8):2621-8.
36. Spangehl MJ, Masri BA, O'Connell JX, Duncan CP. Prospective analysis of preoperative and intraoperative investigations for the diagnosis of infection at the sites of two hundred and two revision total hip arthroplasties. J Bone Joint Surg Am. 1999;81(5):672-83.
37. Schinsky MF, Della Valle CJ, Sporer SM, Paprosky WG. Perioperative testing for joint infection in patients undergoing revision total hip arthroplasty. J Bone Joint Surg Am. 2008;90(9):1869-75.
38. Della Valle C, Parvizi J, Bauer TW, Dicesare PE, Evans RP, Segreti J, et al. Diagnosis of periprosthetic joint infections of the hip and knee. J Am Acad Orthop Surg. 2010;18(12):760-70.
39. Cipriano CA, Brown NM, Michael AM, Moric M, Sporer SM, Della Valle CJ. Serum and synovial fluid analysis for diagnosing chronic periprosthetic infection in patients with inflammatory arthritis. J Bone Joint Surg Am. 2012;94(7):594-600.

40. Cipriano CA, Maiti A, Hale G, Jiranek WA. The Host Response: Toll Like Receptor Expression in Periprosthetic Tissues as a Biomarker for Deep Joint Infection. Dallas, Texas; 2013.
41. Bin Nasser A, Beaule PE, O'Neill M, Kim PR, Fazekas A. Incidence of Groin Pain After Metal-on-Metal Hip Resurfacing. Clin Orthop. 2010;468(2):392-9.
42. Macnair RD, Wynn-Jones H, Wimhurst JA, Toms A, Cahir J. Metal ion levels not sufficient as a screening measure for adverse reactions in metal-on-metal hip arthroplasties. J Arthroplasty. 2013;28(1):78-83.
43. Malek IA, King A, Sharma H, Malek S, Lyons K, Jones S, et al. The sensitivity, specificity and predictive values of raised plasma metal ion levels in the diagnosis of adverse reaction to metal debris in symptomatic patients with a metal-on-metal arthroplasty of the hip. J Bone Joint Surg Br. 2012;94(8):1045-50.
44. Lombardi AV Jr, Barrack RL, Berend KR, Cuckler JM, Jacobs JJ, Mont MA, et al. The Hip Society: algorithmic approach to diagnosis and management of metal-on-metal arthroplasty. J Bone Joint Surg Br. 2012;94(11 Suppl A):14-8.
45. Nawabi DH, Gold S, Lyman S, Fields K, Padgett DE, Potter HG. MRI Predicts ALVAL and Tissue Damage in Metal-on-Metal Hip Arthroplasty. Clin Orthop. Rel Res. 2014;472(2):471-81.
46. Nishii T, Sakai T, Takao M, Yoshikawa H, Sugano N. Ultrasound screening of periarticular soft tissue abnormality around metal-on-metal bearings. J Arthroplasty. 2012;27(6):895-900.
47. Hayter CL, Gold SL, Koff MF, Perino G, Nawabi DH, Miller TT, et al. MRI findings in painful metal-on-metal hip arthroplasty. Am J Roentgenol. 2012;199(4):884-93.
48. Hayter CL, Koff MF, Shah P, Koch KM, Miller TT, Potter HG. MRI after arthroplasty: comparison of MAVRIC and conventional fast spin-echo techniques. Am J Roentgenol. 2011;197(3): W405-411.
49. Schmalzried TP, Tiberi JV. Metal-metal reactivity: Houston, we have a problem! Orthopedics. 2010;33(9):647.
50. Desy NM, Bergeron SG, Petit A, Huk OL, Antoniou J. Surgical variables influence metal ion levels after hip resurfacing. Clin Orthop. 2011;469(6):1635-41.
51. Segura AB, Muñoz A, Brulles YR, Hernandez Hermoso JA, Díaz MC, Bajen Lazaro MT, et al. What is the role of bone scintigraphy in the diagnosis of infected joint prostheses? Nucl Med Commun. 2004;25(5):527-32.
52. Wilson M. Musculoskeletal system. In: Wilson M, (Ed). Textbook of nuclear medicine. Philadelphia: Lippincott-Raven; 1997. pp. 3-32.
53. Nagoya S, Kaya M, Sasaki M, Tateda K, Yamashita T. Diagnosis of peri-prosthetic infection at the hip using triple-phase bone scintigraphy. J Bone Joint Surg Br. 2008;90(2):140-4.
54. Palestro CJ. Nuclear medicine, the painful prosthetic joint, and orthopedic infection. J Nucl Med Off Publ Soc Nucl Med. 2003;44(6):927-9.
55. Reinartz P. FDG-PET in patients with painful hip and knee arthroplasty: technical breakthrough or just more of the same. Q J Nucl Med Mol Imaging. 2009;53(1):41-50.
56. Palestro CJ, Kim CK, Swyer AJ, Capozzi JD, Solomon RW, Goldsmith SJ. Total-hip arthroplasty: periprosthetic indium-111-labeled leukocyte activity and complementary technetium-99m-sulfur colloid imaging in suspected infection. J Nucl Med Off Publ Soc Nucl Med. 1990;31(12):1950-5.
57. Reinartz P, Mumme T, Hermanns B, Cremerius U, Wirtz DC, Schaefer WM, et al. Radionuclide imaging of the painful hip arthroplasty: positron-emission tomography versus triple-phase bone scanning. J Bone Joint Surg Br. 2005;87(4):465-70.
58. Zoccali C, Teori G, Salducca N. The role of FDG-PET in distinguishing between septic and aseptic loosening in hip prosthesis: a review of literature. Int Orthop. 2009;33(1):1-5.

第 3 章

失败髋关节的影像学表现

Deepak Gautam, Shivanand Gamanagatti, Rajesh Malhotra

概述

全髋关节置换术(THA)被认为是最成功的骨科手术之一,能够明显减轻疼痛并尽快恢复关节功能,从而提高患者的生活质量。现代 THA 系统是组配式的,意味着股骨柄、头、臼杯和内衬都是独立的组件,在制订人工关节假体的尺寸和组配上具有更大的灵活性。摩擦面即为人工关节的关节面,其构型不同,X 线片上的表现也各异。摩擦面的组合包括金属对聚乙烯、金属对金属、陶瓷对陶瓷和陶瓷对聚乙烯。随着全球范围内初次髋关节置换手术量越来越大,需要接受翻修手术的患者数量也日益增多。在 6 个人工关节注册中心的累计分析中,髋关节置换的年翻修率为 1.29%[1], 翻修手术的主要原因包括无菌性松动(55.2%)、失稳、感染和假体周围骨折[2]。多种影像学检查技术和方法已被用于失败髋关节的评估。

传统 X 线片

X 线检查通常是最先使用的影像学检查。其优点包括普及率广、低成本、无金属伪影以及方便纵向比较[3]。缺点包括难以区分感染或无菌性松动、无法显示软组织情况、无法精确量化髋臼部的骨缺损等。常规的 X 线片包括骨盆的前后位片、髋关节标准侧位片和蛙式侧位片,范围必须包含股骨柄假体下缘以远(图 3.1)。其他 X 线片(如髋关节斜位片和伪斜位片等)有助于评估髋臼骨缺损和髋臼假体位置[4]。初次 X 线片检查的结果可以用于基线研究,也可作为后续研究的参照,对连续的系列 X 线检查结果进行分析是发现并发症最有效的方法。术后早期的 X 线检查可以明确有无骨折或脱位,并判断假体安放位置是否良好。

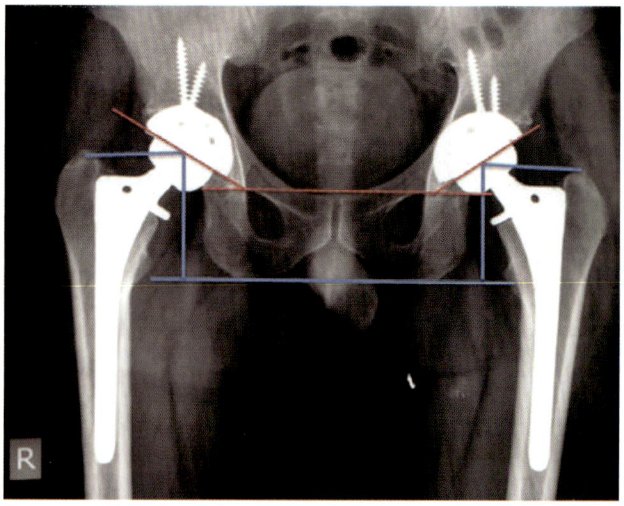

图3.1 患者先后接受了双侧髋关节置换(非骨水泥型),术后关节功能良好。骨盆正位片显示双侧臼杯的倾角和偏距正常,肢体长度一致。没有骨溶解或松动的迹象。

计算机断层扫描

计算机断层扫描(CT)对于评估髋关节置换术后疼痛非常有意义,尤其是当 X 线片检查结果是正常或是模棱两可时。CT 可以发现假体周围积液和软组织团块形成。CT 的主要优点是消除了重影。其他优点包括髋臼骨丢失的定位和量化、准确测量髋臼前倾角(图 3.2)。缺点包括增加成本、更多辐射以及金属伪影 (现代的多层螺旋 CT 已通过增加 mAs 或扩大 CT 值范围减少金属伪影)。双能 CT(DECT)扫描可以减少金属植入物的伪影,优化影像[5-7]。

磁共振成像

尽管传统的 X 线检查和 CT 是非常有用的,但它们的软组织对比度、空间分辨率和特异性均较差[8]。磁共振成像(MRI)无电离辐射风险,具有更高的软组织对比度, 能更好地解析软组织团块的轮廓,而且能够早期发现关节囊内的颗粒磨损(可进一步进展为骨溶解)等优点[9]。传统的 MRI 技术被金属伪影所限制,影响了图像的解析[10]。然而,最新引入的金属伪影消减序列(MARS)在探查和解析细微软组织病变方面作用很大[11]。MRI 不常用于关节置换并发症的评估,但它可以在一些特殊情况中应用,如评估假体周围的积液和检查髋关节周围肌肉肌腱袖套质量等(图 3.3A 和 B)[12,13]。

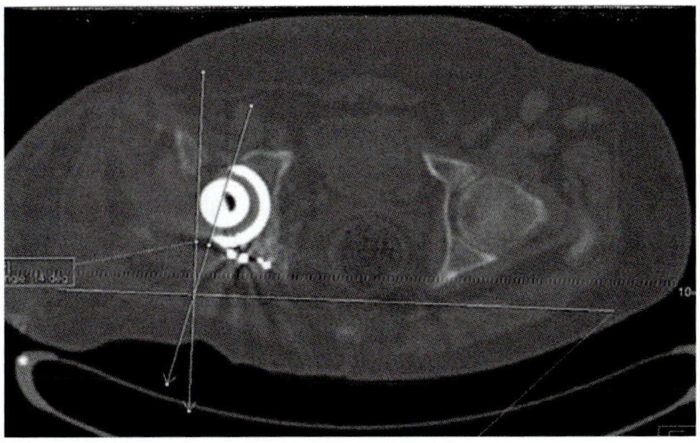

图3.2 在轴位CT图像上测量全髋关节置换术后髋臼假体的前倾角度。

超声

超声检查(USG)由于显示效果不佳,不适合髋关节置换手术并发症的评估。然而,它可以被用作关节周围软组织团块的初筛工具,并进行超声引导下髋关节周围穿刺(图 3.4)。

放射性核素显像

传统的放射性核素骨显像使用 ^{99m}Tc-亚甲基二磷酸盐(Tc-MDP),已被用于无菌性松动和感染的诊断(见图 6.9A~C)。它有较高的敏感性,但特异性不高。三相骨扫描可以提高特异性,在 3 个时相中,放射性核素序列性摄取增加被认为是感染的表现[14]。在没有并发症的情况下,骨水泥假体在植入一年内, 普遍会检测到放射性核素摄取的增加,且有10%的患者可能会超过一年。使用 ^{99m}Tc/67Ga(枸橼酸镓)的双同位素扫描技术可以进一步提高诊断准确率[15]。^{111}In 和六甲基丙二基胺肟(HMPAO)也可以同 ^{99m}Tc 用于双同位素扫描。

正常影像学表现

无论采用何种假体(骨水泥型或非骨水泥型),基本的安放位置要求是一致的,在进行影像学评估时,测量指标也基本类似,是 THA 术后随访的重要参照。

正常股骨假体

股骨假体分为骨水泥型和生物型。股骨柄应该与股骨干轴线一致或呈轻微外翻,当放置在内翻位时(尖端向外)则有松动的倾向。在前后位和侧位 X 线片中(图 3.4),股骨假体可分为 7 个区域。评估时应逐一记录是否存在松动或其他并发症的表现。行 X 线摄片时, 应包含假体尖端以远 5cm 的范围,以确保评价的全面性。

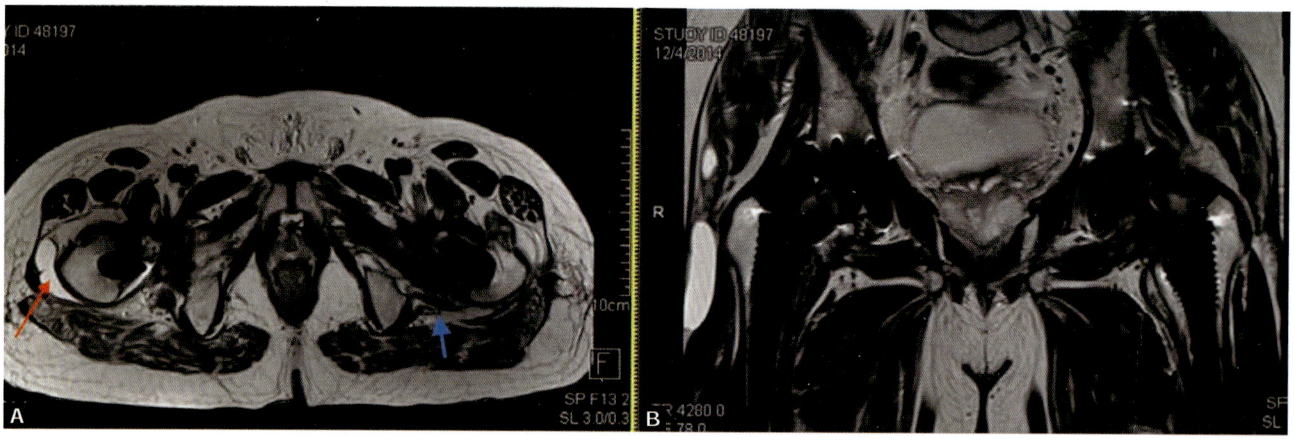

图3.3A和B (A)和(B)为双侧THA术后的轴位和冠状位磁共振T2加权像，显示右侧大转子周围积液(红色箭头)以及完整的髋关节后方肌肉肌腱袖套(蓝色箭头)。

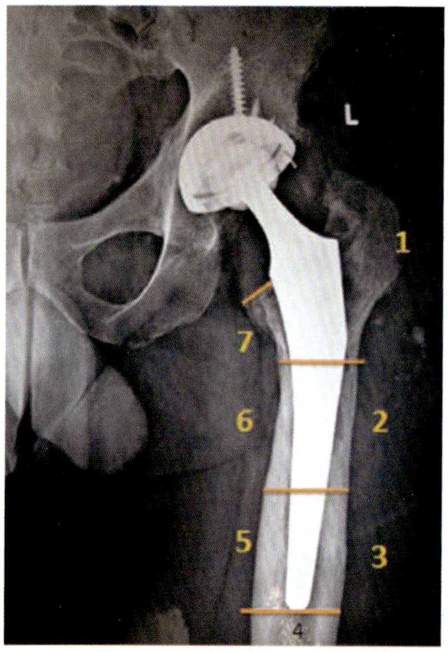

图3.4 正位X线片显示股骨假体的分区。

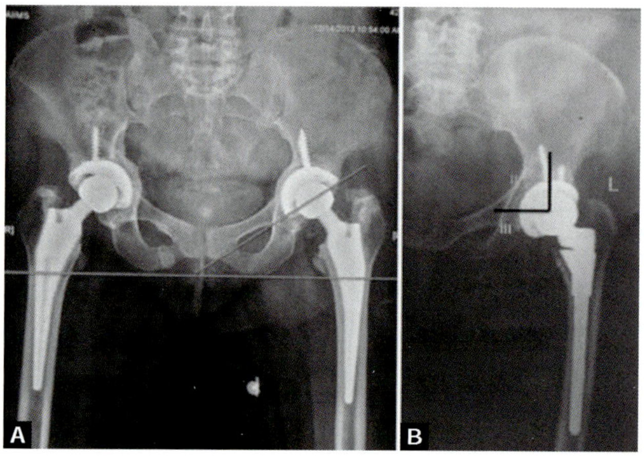

图3.5A和B 正常髋臼假体的特点。由内到外有3个区域(Ⅰ~Ⅲ，图B)，髋臼假体的倾角(坐骨结节连线和臼杯边缘连线，图A)大约是45°，范围是35°~55°。

正常髋臼假体

在前后位X线片上，臼杯外展角(臼杯开口最长轴与坐骨结节连线)大约为45°(35°~55°)，而在侧位上应呈10°~20°前倾。同股骨假体类似，髋臼假体在前后位X线片上被分为3个区域，以便评估和记录(图3.5A和B)。基线值测量非常重要，有助于发现髋臼假体相关的潜在并发症。

行单极或双极人工股骨头置换的患者，无髋臼假体，随访中应对髋臼软骨厚度(关节间隙)进行评估。

并发症

髋关节置换并发症和影像学方法

表3.1为髋关节置换术并发症和影像学检查方法。

表3.1 髋关节置换术并发症和影像学检查方法

并发症发生率(%)	影像学检查
松动 髋臼侧(6%~28%) 股骨侧(6%~18%)	系列 X 线检查,CT
深部感染(2%~3%)	系列 X 线检查,核素扫描,PET,关节穿刺
脱位(3%~7%)	系列 X 线检查
骨溶解(5%~9%)	系列 X 线检查,CT
假体周围骨折(1%~2%)	系列 X 线检查
异位骨化(8%~90%)	系列 X 线检查,CT
炎性假瘤(1%~69%)	超声,磁共振(金属伪影消减序列,MARS)

失败类型

无菌性松动或骨质溶解[16-19]

在骨-骨水泥界面或骨水泥-假体界面出现透光带,是骨水泥假体出现松动的表现。松动是 THR 术后最常见的并发症之一。据报道,股骨侧假体和髋臼侧假体松动的发生率分别是 6%~18%和 6%~28%,这也正是翻修术的最常见原因。系列 X 线检查具有诊断价值(表 3.2 和表 3.3)。

表3.2 股骨侧假体

骨水泥型	非骨水泥型
• 骨-骨水泥界面或金属-骨水泥界面的透亮带>2mm • 进展性透亮带或异常新增透亮带 • 假体移位尤其是内翻 • 骨水泥壳断裂 • 股骨柄断裂	• 骨-金属界面透亮带>2mm 或进行性增加, 或术后 2 年新发的>1mm 透光带 • 进行性下沉 • 移位>2° • 多孔涂层从金属基质层脱落

表3.3 髋臼侧假体

骨水泥型	非骨水泥型
• 透亮带>2mm,尤其在 2 区 • 进行性增宽的透亮带 • 骨水泥壳断裂 • 髋臼假体移位或内陷 • 假体断裂	• 透亮带>2mm 或进行性增加 • 假体移位 • 涂层脱落

无菌性松动的影像学特点[20,21]（图3.6至图3.8）

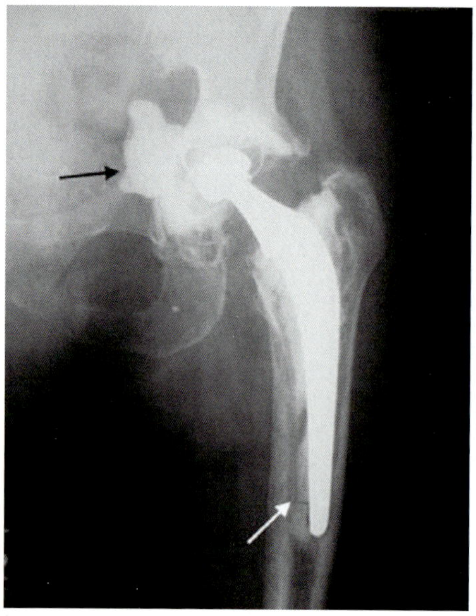

图3.6 左髋关节正位片显示松动的髋臼和股骨侧假体，髋臼侧2区透亮带，髋臼侧骨水泥壳内移（黑色箭头），股骨柄周围的骨水泥壳断裂（白色箭头）。

感染

髋关节置换术后感染的发生率为2%~3%。感染发生时，一定有假体松动的迹象，连续的影像学检查结果有助于诊断，而关节穿刺和培养对于明确病原微生物是很有帮助的，但并不是每次都能获得准确的结果（准确率28%~92%）。放射性核素研究对确诊感染很有帮助，某些影像学特征性改变也很有用。在感染病例中，MRI有助于发现软组织团块，而放射性核素扫描虽然对感染非常敏感，但却不容易区分感染或是无菌性松动[22-26]。

THR术后感染的影像学特征（图3.9A和B）：

- 松动的迹象。
- 在骨–骨水泥界面或金属–骨界面的异常透光带。
- 骨溶解或区域性骨破坏。
- 骨膜反应。

明确的感染需要积极治疗，包括取出假体和一期或二期翻修。

不稳和脱位

股骨假体脱位的发生率为3%~7%[27]。这是翻修术的第二大原因，其中大部分的脱位发生在术后早期的负重训练阶段。

容易导致脱位的危险因素包括[28]：

- 小直径球头。
- 后侧手术入路。

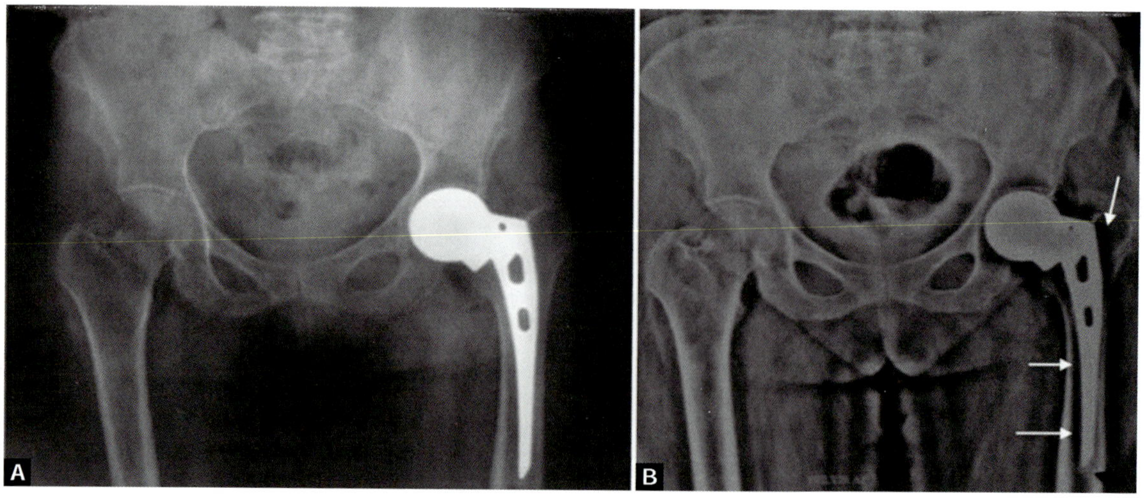

图3.7A和B 左侧半髋置换术后系列X线检查显示股骨侧1、5、6三个区域透光带（白色箭头），股骨假体尖端外侧骨皮质增厚（黑色箭头），均提示假体松动。

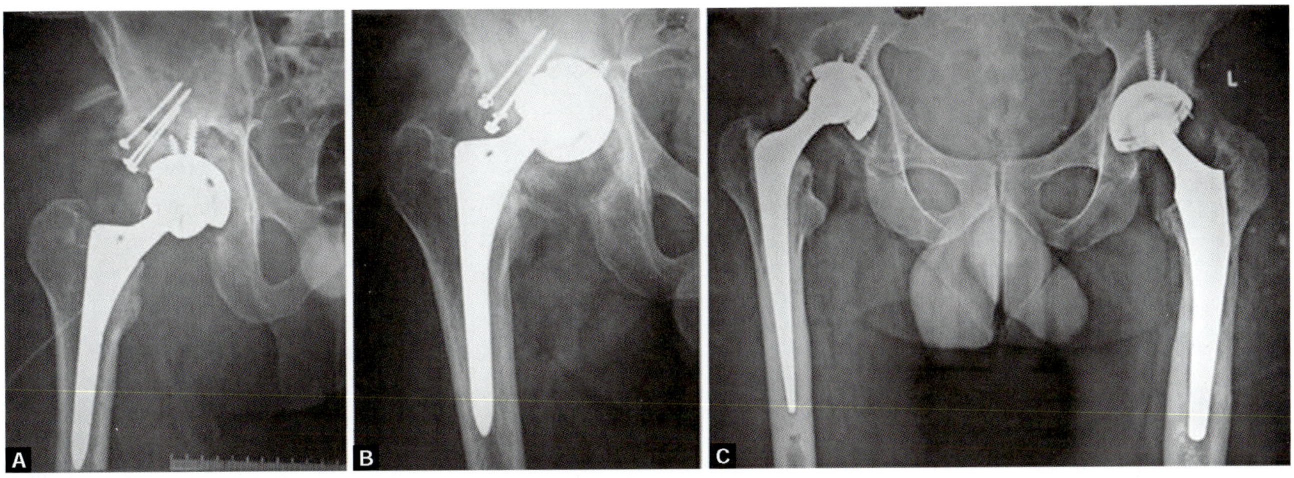

图3.8A~C　(A和B)支持不足导致非骨水泥型髋臼假体失败。假体移位是松动的特征性改变。(C)另外一例髋臼失败病例，髋臼侧假体上方和下方可见较大的骨溶解区域，以及坐骨溶解和聚乙烯内衬磨损。

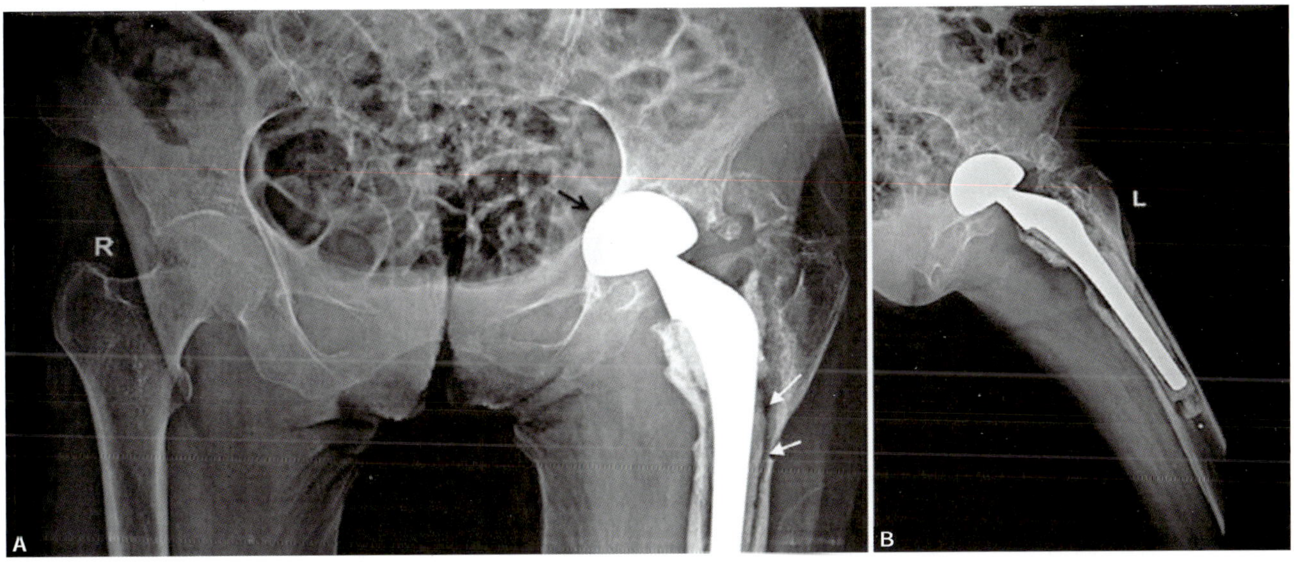

图3.9A和B　左侧半髋关节置换术后正、侧位片显示骨水泥型双极股骨头假体松动，股骨侧骨水泥柱周围完整透光带（白色箭头）和皮质骨破坏是典型的松动表现，髋臼侧骨溶解提示化脓性感染（黑色箭头）。

- 老年患者。
- 大转子撕脱。
- 假体位置不良。

脱位很容易通过 X 线片进行诊断，也能从 X 线片上发现一些增加脱位风险的特征性变化（图 3.10A~C）。臼杯的前倾在侧位 X 线片上很难测量，CT 可以更好地测量髋臼假体的前倾角度(图 3.2)。过度的前倾增加了前脱位的风险，而前倾不足甚至后倾则会导致后脱位。臼杯倾角过大是导致上方脱位的危险因素。撞击也增加了脱位的风险(图 3.11A 和 B)。

异位骨化

15%~50%的髋关节置换术后患者会出现异位新骨形成，但需要临床干预的发生率较低(1%~5%)[29]。感染、创伤性关节炎、强直性脊柱炎以及既往髋部手术史都是诱因。如果需要进行手术干预或对此类患者进行翻修手术，术前的 CT 检查是有必要的。

术前抗感染治疗或低剂量放射治疗，可能会减少高危险患者的异位骨化，而系列 X 线检查可用于诊断和分型。

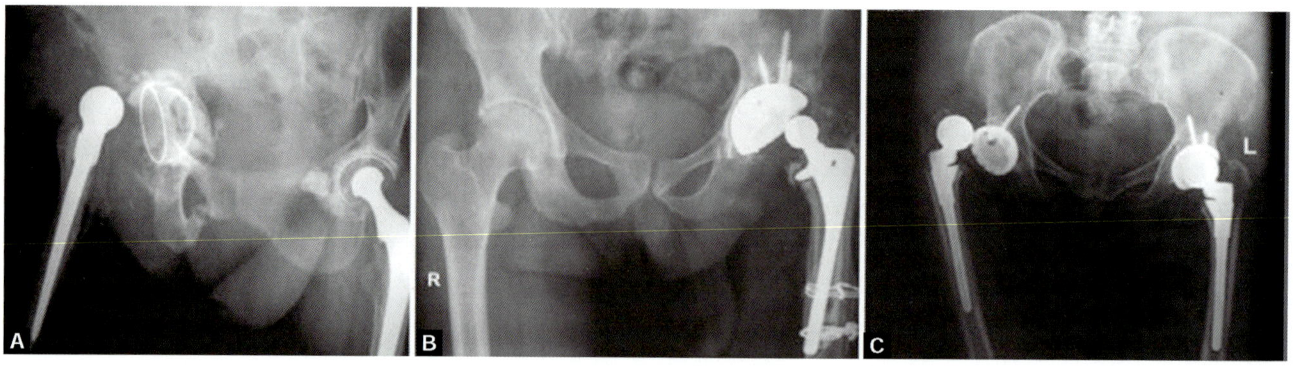

图3.10A~C X线片显示的假体脱位原因:(A)骨水泥臼杯放置角度太过垂直。(B)软组织张力不足。(C)大转子骨折。

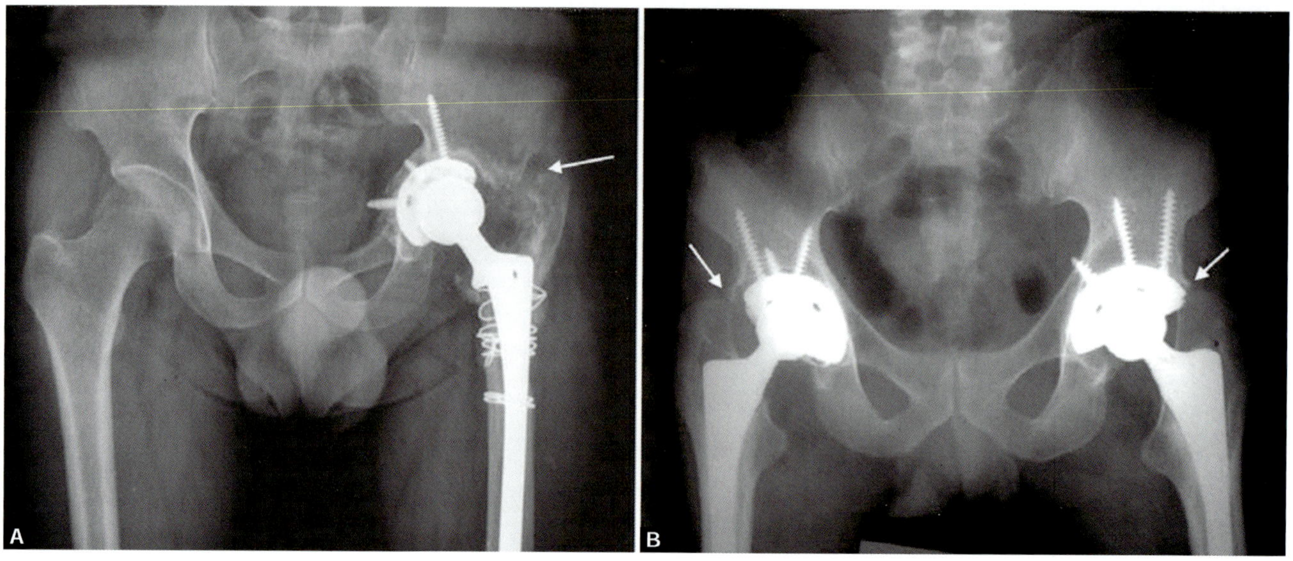

图3.11A和B THR术后正位X线片显示大转子撞击(箭头),是导致脱位的一个重要危险因素。

Brooker 依据髋关节正位 X 线片上的影像学表现对异位骨化进行分型(图 3.12A 和 B)[30]:

- 0 级,无异位骨化。
- 1 级,1~2 个孤立骨岛,均小于 1cm。
- 2 级,异位成骨或骨赘形成范围不超过股骨和骨盆间距的 50%。
- 3 级,异位成骨或骨赘形成范围超过股骨和骨盆间距的 50%。
- 4 级,骨盆和股骨间形成桥接。

炎性假瘤

大量金属离子的释放是全髋关节置换术后特殊的一类并发症,仅见于使用金属对金属假体或金属对聚乙烯假体的病例。金属离子释放所导致的假体周围软组织损伤被进一步细分为金属沉着病[31]、无菌性淋巴细胞性血管炎相关病变(ALVAL)[32]、金属粒子不良反应(ARMD)[33]和炎性假瘤[34]。

炎性假瘤呈团块状表现,可为囊性或实性,组织病理学上表现为无菌性淋巴细胞性血管炎和组织坏死[34]。

X 线检查通常缺乏特征性表现[35]。在 MRI、CT 和超声检查中可以发现囊性或固体的包块,其中根据 MRI 检查的分型包括(图 3.13A 和 B):1 型(薄壁的囊性肿块,囊壁厚度小于 3mm);2 型(厚壁囊肿,囊壁厚度大于 3mm,但小于囊性部分的直径);3 型(偏实性包块)[36]。

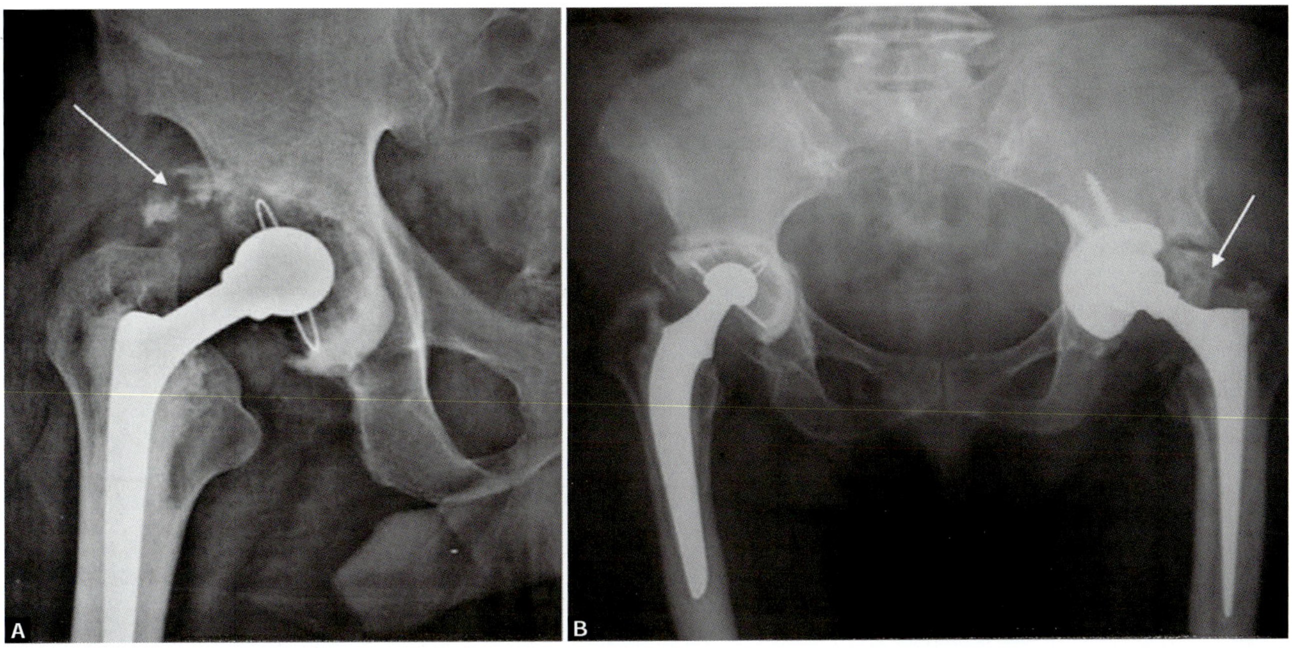

图3.12A和B THR术后正位X线片显示异位骨化(箭头)病例:(A)Brooker 2型。(B)Brooker 3型。

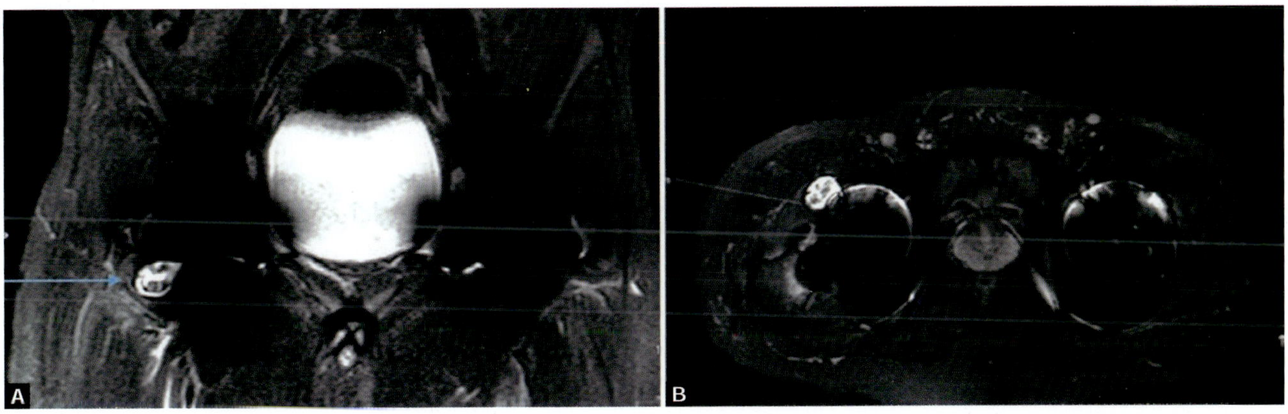

图3.13A和B MRI冠状位和轴位片显示假体周围软组织的异常高信号,提示炎性假瘤形成(箭头)。

假体周围骨折

假体周围骨折的发生率为 1%~2%, 其中更多发生于股骨侧。Vancouver 分型(Duncan 和 Masri)[37]基于骨折位置(图 3.14A 和 B)、近端骨量和假体稳定性将骨折分为 3 型:

A 型:骨折位于假体近段,大转子或小转子骨折(转子周围骨折)。

B 型:骨折位于股骨柄周围或刚好在其下端。

C 型:骨折发生在股骨柄尖端较远的部位。

与骨水泥型假体相比,非骨水泥假体发生术中股骨假体周围骨折的概率更高。而术后的股骨假体周围骨折则可能发生在手术后的任何时间,但更多地发生于股骨柄尖端水平,其原因可能是股骨假体与骨的硬度差异极大,进而导致局部"应力集中"[38]。

骨盆不连续

骨盆不连续是髋臼骨缺损的一种极端情况。术前明确诊断对于避免翻修手术失败极其重要。

建议进行系列 X 线检查[39,40](骨盆正位片、侧

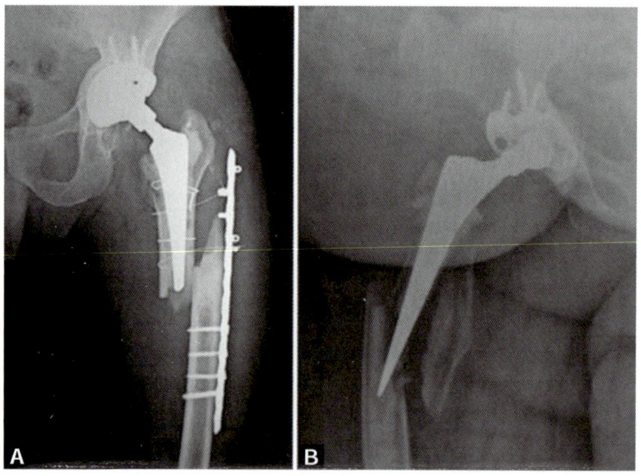

图3.14A和B　THR术后正位X线片显示B型假体周围骨折：(A)B型假体周围骨折内固定失败，可能由于对近端骨块把持不足。(B)B型假体周围骨折。股骨假体松动，近端股骨骨量不足。

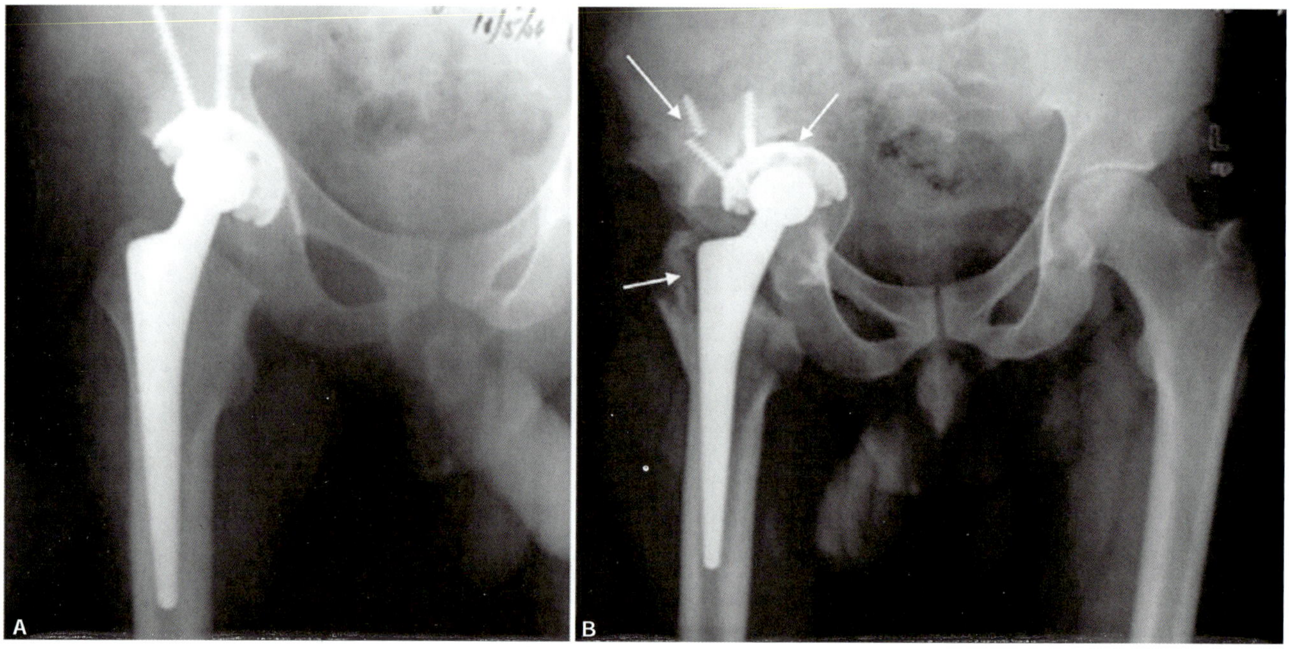

图3.15A和B　系列正位X线片显示非骨水泥髋臼杯松动并发展成为骨盆不连续的过程。注意螺钉断裂、臼杯移位以及严重的骨溶解(箭头)。

位片和两个 Judet 位片)，关键征象为明显的骨折线、闭孔环不对称、下半骨盆的内移(图 3.15A 和 B)。如果初查的 X 线片有疑问,建议进行三维重建 CT 检查,可以进一步明确髋臼侧的骨缺损情况。

结论

尽管磁共振成像、CT 和超声在关节上的应用越来越广泛，但系列 X 线检查仍是评估和诊断 THA 失败的主要手段。

(刘璞　译　蔡谞　审)

参考文献

1. Labek G, Thaler M, Janda W, Agreiter M, Stockl B. Revision rates after total joint replacement: cumulative results from worldwide joint register datasets. J Bone Joint Surg (Br). 2011;93:293-7.
2. Sadoghi P, et al. Revision surgery after total joint arthroplasty: a complication-based analysis using worldwide arthroplasty registers. J Arthroplasty. 2013;28:1329-32.
3. Vanrusselt J, Vansevenant M, Vanderschueren G, Vanhoenacker F. Postoperative radiograph of the hip arthroplasty: what the radiologist should know. Insights Imaging. 2015;6:591-600.
4. Mason B, Wardell SR, Stamos VP, et al. Radiographic assessment of posterolateral acetabular defects in revision total hip arthroplasty: a cadaveric study. Presented at annual meeting of the American Academy of Orthopaedic Surgeons; San Francisco. March 19-23, 1997.
5. Leung S, Naudie D, Kitamura N, Walde T, Engh CA. Computed tomography in the assessment of periacetabular osteolysis. J Bone Joint Surg Am. 2005;87(3):592-7.
6. Looney RJ, Boyd A, Totterman S, et al. Volumetric computerized tomography as a measurement of periprosthetic acetabular osteolysis and its correlation with wear. Arthritis Res. 2002;4(1):59-63.
7. Puri L, Wixson RL, Stern SH, Kohli J, Hendrix RW, Stulberg SD. Use of helical computed tomography for the assessment of acetabular osteolysis after total hip arthroplasty. J Bone Joint Surg Am. 2002;84-A(4):609-14.
8. Aliabadi P, Tumeh SS, Weissman BN, et al. Cemented total hip prosthesis: Radiographic and scintigraphic evaluation. Radiology. 1989;173(1):203-6.
9. Cooper HJ, Ranawat AS, Potter HG, Foo LF, Jawetz ST, Ranawat CS. Magnetic resonance imaging in the diagnosis and management of hip pain after total hip arthroplasty. J Arthroplasty. 2009;24(5):661-7.
10. Lemmens JA, Horn JR, Boer J, Riet W, Ruljs JH. MR imaging of 22 Charnley-Muller total hip prostheses. Rofo Fortschr Geb Rontgenstr Nuklearmed. 1986;145:311-5.
11. Cahir JG, Toms AP, Marshall TJ, Wimhurst J, Nolan J. CT and MRI of hip arthroplasty. Clin Radiol. 2007;62(12):1163-71; discussion 1172-63.
12. Hayter CL, Potter HG, Su EP. Imaging of metal-on-metal hip resurfacing. Orthop Clin North Am. 2011;42(2):195-205.
13. Mistry A, Cahir J, Donell ST, Nolan J, Toms AP. MRI of asymptomatic patients with metal-on-metal and polyethylene-on-metal total hip arthroplasties. Clin Radiol. 2011;66(6):540-5.
14. Rubello O, Borsulo N, Chierichetti F, Zanco P, Ferlin G. Three phase bone scintigraphy by pattern of loosening in uncemented prostheses. Eur J Nucl Med. 1995;22:299-301.
15. Palestro CJ, Kim CK, Swyer AJ, Capozzi JD, Solomon RW, Goldsmith SJ, et al. Total hip arthroplasty: periprosthetic indium 111 labeled leukocyte activity and complementary technetium 99m sulfur colloid imaging in suspected infection. J Nucl Med. 1990;31:1950-7.
16. Clohisy JC, Calvert G, Tull F, McDonald D, Ma-loney WJ. Reasons for revision hip surgery: a retrospective review. Clin Orthop Relat Res. 2004;429:188-92.
17. Ollivere B, Wimhurst JA, Clark IM, Donell ST. Current concepts in osteolysis. J Bone Joint Surg Br. 2012;94:10-5.
18. Harris WH. The problem is osteolysis. Clin Orthop Relat Res. 1995;311:46-53.
19. Masterson EL, Masri BA, Duncan CP. Treatment of infection at the site of total hip replacement. Instr Course Lect. 1998;47:297-306.
20. DeLee JG, Charnley J. Radiological demarcation of cemented sockets in total hip replacement. Clin Orthop Relat Res. 1976;121:20-32.
21. Pluot E, Davis ET, Revell M, Davies AM, James SL. Hip arthroplasty. Part 2. Normal and abnormal radiographic findings. Clin Radiol. 2009;64:961-71.
22. Urban JA, Garvin KL. Infection after total hip arthroplasty. Curr Opin Orthop. 2001;12:64-70.
23. Huo MH, Dumont GD, Knight JR, Mont MA. What's new in total hip arthroplasty. J Bone Joint Surg Am. 2011;93:1944-50.
24. Berbari E, Mabry T, Tsaras G, et al. Inflammatory blood laboratory levels as markers of prosthetic joint infection: a systematic review and meta-analysis. J Bone Joint Surg Am. 2010;92:2102-9.
25. Miller TT. Imaging of hip arthroplasty. Semin Musculoskelet Radiol. 2006;10:30-46.
26. Cyteval C, Hamm V, Sarrabere MP, Lopez FM, Maury P, Taourel P. Painful infection at the site of hip prosthesis: CT imaging. Radiology. 2002;224:477-83.
27. Fricka KB, Marshall A, Paprosky WG. Constrained liners in revision total hip arthroplasty: an overuse syndrome: in the affirmative. J Arthroplasty. 2006;21:121-5.

28. Parvizi J, Picinic E, Sharkey PF. Revision total hip arthroplasty for instability: surgical techniques and principles. J Bone Joint Surg Am. 2008;90:1134-42.
29. Keogh CF, Munk PL, Gee R, Chan LP, Marchinkow LO. Imaging of the painful hip arthroplasty. AJR. 2003;180:115-20.
30. Brooker AF, Bowerman JW, Robinson RA, Riley LH Jr. Ectopic ossification following total hip replacement: incidence and a method of classification. J Bone Joint Surg Am. 1973;55:1629-32.
31. Korovessis P, Petsinis G, Repanti M, Repantis T. Metallosis after contemporary metal-on-metal total hip arthroplasty:five to nine-year follow-up. J Bone Joint Surg Am. 2006;88:1183-91.
32. Willert HG, Buchhorn GH, Fayyazi A, et al. Metal-on-metal bearings and hypersensitivity in patients with artificial hip joints: a clinical and histomorphological study. J Bone Joint Surg Am. 2005;87:28-36.
33. Langton DJ, Jameson SS, Joyce TJ, Hallab NJ, Natu S, Nargol AV. Early failure of metal-on-metal bearings in hip resurfacing and large-diameter total hip replacement: a consequence of excess wear. J Bone Joint Surg Br. 2010;92:38-46.
34. Pandit H, Glyn-Jones S, McLardy-Smith P, et al. Pseudotumours associated with metal-on-metal hip resurfacings. J Bone Joint Surg (Br). 2008;90:847-51.
35. Grammatopoulos G, Pandit H, Murray DW, Gill HS. The relationship between head-neck ratio and pseudotumour formation in metal on metal resurfacing arthroplasty of the hip. J Bone Joint Surg (Br). 2010;92:1527-34.
36. Hauptfleisch J, Pandit H, Grammatopoulos G, Gill HS, Murray DW, Ostlere S. A MRI classification of periprosthetic soft tissue masses (pseudotumours) associated with metal-on-metal resurfacing hip arthroplasty. Skeletal Radiol. 2012;41:149-55.
37. Duncan CP, Masri BA. Fractures of the femur after hip replacement. Instr Course Lect. 1995;44: 293-304.
38. Berry DJ. Epidemiology: hip and knee. Orthop Clin North Am. 1999;30:183-90.
39. Martin JR, Barrett IJ, Sierra RJ, Lewallen DG, Berry DJ. Preoperative radiographic evaluation of patients with pelvic discontinuity. J Arthroplasty. 2016;31(5):1053-6.
40. Joshua K L lee, Sardana V, White C, Speirs A, Beaule PE. Cup version can be accurately measured on the false profile view. Hip Int. 2014;24(4):347-54.

第 4 章

髋关节翻修术中髋臼和股骨缺损的分型

Amrit Goyal

对庞大的临床数据进行系统分析，需要使用分型系统。理想的分型系统可以指导医生对不同的病情进行诊断和分类，协助术前规划、选择术式、预测预后，并便于相互交流和进行临床研究[1]。分型系统应易于理解，并具有良好的观察者内和观察者间的可靠性和有效性。此外，利用分型系统归纳分析手术结果时，还应具有良好的一致性。任何单个分型都很难包含所有要素，因而出现了大量的分型系统。在本章中，我们将讨论髋关节置换翻修术中常用的髋臼和股骨骨缺损的分型系统，分别进行比较，并试图对这些骨缺损的治疗要点进行概述。

髋臼侧

髋臼侧解剖结构复杂，相应的治疗方式也很多，髋臼骨缺损分型一直比较困难。细致分析和明确患者的解剖学和影像学特点是制订髋臼重建手术计划的前提。与非骨水泥髋臼杯相比，骨水泥固定髋臼并未表现出很好的临床结果[2]。目前大多数髋臼骨缺损分型系统中，早期骨缺损较少时，可以使用简单的半球形臼杯翻修。对于相对晚期骨缺损严重时，则需要使用各种加强环、加强块或骨小梁金属臼杯进行翻修。无论是初次置换或者翻修术，成功与否均取决于可获得的最大宿主骨量。不同的作者报道，为获得非骨水泥髋臼杯骨长入的满意结果，至少需要 50%的宿主骨支撑[3-5]。

Engh 和 Glassman[6]（表 4.1）的髋臼骨缺损分型系统是基于 X 线片的分型系统，可简单分为 3 级。髋臼缘和髋臼窝的形态是其参考的重点。髋臼边缘是宿主骨能否提供支撑的标志，一个半球形髋臼窝松质骨床是良好的骨长入所必需的。在这一分型系统中，如果髋臼缘和髋臼窝都是完整的，则归为轻度；如果髋臼边缘完整，但髋臼窝为非半球形的，或存在硬化和（或）穿孔，则为中度；如果两者都有损伤，则归为重度。此分型方法的缺点是没有将术中的发现纳入考虑范围，以改良和修正分型结果。他们研究了 160 个病例，发现轻度的骨缺损可以按照初次髋关节置换术处理，仅需适当地植骨、采用正常的臼杯即可。对于严重的骨缺损，则可能需要同种异体骨植骨并采用特殊的假体。

D'Antonio 等[7]（表 4.2）提出了美国矫形外科学会（AAOS）髋臼骨缺损分型系统。这是一个基于节段性或腔隙性骨缺损的简单分型。节段性（或Ⅰ型）骨缺损中，髋臼周围边缘的结构部分在前壁、后壁、上壁或内壁存在缺失。腔隙性（或Ⅱ型）骨缺损指的是髋臼缘完整但臼底松质骨缺失，包括髋臼假体内陷等情况。Ⅲ型指同时有节段性和腔隙性的骨缺损，Ⅳ型则是骨盆连续性中断。髋关节融合病例虽然没有特定位置的骨质丢失，但由于手术困难，被归为Ⅴ型[8]。该系统主要通过术前的影像学评估进行分型，并在术中得到证实。但是，Campbell 和 Gozzard[9,10]发现，与其他分型系统相比，该系统的可重复性较差，且观察者组间及组内的可靠性较差。

Gustilo 等[11]（表 4.3）提出了一种基于正侧位 X 线片的分型方法，并结合了髋臼窝的剩余骨量进行考量。Ⅰ型是指假体松动，并有髋臼窝轻度扩大，Ⅱ型髋臼窝变薄但未穿孔。Ⅲ型存在前壁、后壁、上壁和臼底的缺损，Ⅳ型为累及单侧或双侧髋臼柱的严重骨缺损。

Tanzer 等[12]根据术中发现对髋臼缺损进行了分型，有助于评估预后和随访转归。Ⅰ型和Ⅱ型缺损微小，可以以初次置换的方式处理。在Ⅱ型中，如果髋臼磨锉之后仍有小的缺损，可以进行植骨填充。Ⅲ型为结构性缺损，髋臼完整性破坏，需要植骨或采取其他方法处理。Ⅳ型为骨盆连续性中断。他们研究了 140 例髋关节翻修术的病例，其中大多数为Ⅲ型，对其中 127 例进行了植骨。除了 2 例Ⅳ型的病例预后较差之外，大多数转归良好。

表4.1 Engh分型法[3]

轻度	髋臼窝=半球形、松质骨、完整 髋臼缘=圆形、坚固、完整
中度	髋臼窝=非半球形、硬化、穿孔 髋臼缘=圆形、坚固、完整
重度	髋臼窝=非半球形、硬化、穿孔 髋臼缘=圆形、薄弱或缺损
Reprinted from Johanson NA, Driftmeir RK, Cerynik LD, Stehman CC. Grading acetabular defects: the need for a universal and valid system. J Arthroplasty. 2010;25(3):425-31, with permission from Elsevier	

表4.2 AAOS分型法

Ⅰ型	节段型缺损 A.外周型 B.中央型(内侧壁缺如)
Ⅱ型	腔隙性骨缺损
Ⅲ型	混合型骨缺损
Ⅳ型	骨盆连续性中断型
Ⅴ型	关节融合型
AAOS，美国矫形外科学会。 Reprinted from Campbell DG, Garbuz DS, Masri BA, Duncan PC. Reliability of acetabular bone defect classification systems in revision total hip arthroplasty. J Arthroplasty. 2001;16(1):83-6, with permission from Elsevier	

表4.3 Gustilo分型法[1]

Ⅰ型	髋臼窝轻度扩大，骨水泥-假体界面松动
Ⅱ型	髋臼壁变薄但未穿孔，骨水泥-假体界面松动
Ⅲ型	局部髋臼壁缺损 A.前壁 B.后壁 C.上壁 D.内壁
Ⅳ型	前柱和或后柱结构大部缺损或完全崩解
Reprinted from Johanson NA, Driftmeir RK, Cerynik LD, Stehman CC. Grading acetabular defects: the need for a universal and valid system. J Arthroplasty. 2010;25(3):425-31, with permission from Elsevier	

Saleh 等[13,14](表 4.4) 设计了一种基于术前 X 线片的评估骨质丢失严重程度的分型系统,发现了良好的术中相关性。该系统也有助于制订针对髋臼骨缺损的术前计划和治疗指南。根据这一分型,Ⅰ型仅有微小缺损,可以按照初次髋关节置换进行处理。Ⅱ型为髋臼内的骨缺损,包括髋臼内陷,髋臼缘仍保持完整,大多数时可以通过植骨来处理。如果缺损大于 50%,则可能需要加强环或者进行打压植骨填充并使用骨水泥臼杯[15]。Gross 等[16]对 Saleh 的分型系统进行了部分改良,对于Ⅱ型髋臼骨缺损大于 50%和小于 30%的病例,建议直接采用金属骨小梁臼杯,而不是使用传统的加强环或者打压植骨。这种金属骨小梁材料与人类骨组织类似,按照体积计算有接近 75%~80%的高孔隙度,仅需要将近 30%的宿主骨接触即可完成骨整合[17]。

Saleh 等的分型系统中的Ⅲ型,存在前柱或者后柱的缺损,但骨丢失小于髋臼的 50%,可以保留 50%以上的宿主骨接触面以实现骨长入,可以使用非骨水泥髋臼假体。Ⅲ型病例可以采用椭圆形臼杯、高旋转中心置臼等方式处理,也可以结合同种异体骨移植或金属骨小梁补块,使用传统的骨水泥或非骨水泥髋臼。高旋转中心置臼技术可能会增加脱位率,同时松动率也增高。Gross 等[16]更倾向于对年轻患者进行植骨填充,以保留和恢复骨量,便于后续的翻修手术。此分型系统中的Ⅳ型和Ⅴ型,分别指缺损大于 50%的结构性骨丢失病例和骨盆连续性中断的病例。这些都需要结构性植骨、同种异体骨移植或更复杂的手术操作进行重建,是预后最差的一型骨缺损。Gross 等[15]建议使用笼式支架或钛板对同种异体植骨进行支持,以避免早期失败,因为同种异体骨无法与非骨水泥臼杯整合。他们发现,未使用笼式支架时,有极高的植骨失败率。使用笼式支架,既可以作为植骨支架,提高植骨效率,也可以使髋臼重建于正常的解剖位置。此种手术可以使用骨水泥臼杯,优势在于它的位置调整不受笼式支架限制。据报道,在平均为 4.6 年的随访中这些笼式支架的成功率仅有 76%[18]。失败原因可能是由于没有骨长入而出现破碎和松动。Gross 等[16]现在更推荐使用金属骨小梁杯笼填充(cup-in-cup),这种结构可以与任何骨床完成压配并用螺钉固定,包括颗粒植骨骨床、自体或同种异体骨植骨重建的骨床等。这样,与宿主骨接触很少甚至无接触的臼杯被有效支撑和保护,直至出现生物性骨长入。也可将骨水泥臼杯放入这种金属骨小梁杯。一旦骨小梁金属臼杯与骨完成整合,其承受的应力会极大降低,松动失败率也随之下降。

Saleh 等[13]研究了 45 例髋关节翻修手术,发现术前分型与术中发现具有良好的相关性。Gozzard 等[9]研究了多种针对髋关节翻修术骨缺损的分型,认为该系统具有良好的观察者内和观察者间可靠性,且与术中发现有良好的相关性。Barett 等[8]同样推荐该系统,认为其简单易行,可以协助术前计划、预测预后并指导治疗指南的制订。

Paprosky 分型[19,20](表 4.5)是最流行、使用最广泛的分型系统。他们研究了 147 例翻修病例,通过术前影像学评估结合术中发现,以及髋臼骨丢失类型进行了归纳和总结。主要通过是否存在髋臼的骨支撑结构进行分型,包括内壁(泪滴)、上方负重区(髋关节中心上移)、前柱(Kohler 线)和后柱(坐骨骨溶解)等 4 部分。在临床研究中,该系统具有可接

表4.4　Saleh分型[11]

Ⅰ型	无明显的骨丢失
Ⅱ型	髋臼窝扩大,呈包容性骨丢失,不伴有髋臼壁缺损
Ⅲ型	累及髋臼前柱或后柱的节段性骨丢失,范围<50%髋臼,髋臼包容性丧失
Ⅳ型	累及髋臼前柱和后柱的节段性骨丢失,范围>50%髋臼,髋臼包容性丧失(如果髋臼缺损>50%但主要累及髋臼内壁,仍有完整的髋臼柱可进行髋臼重建,属Ⅱ型缺损)
Ⅴ型	髋臼非包容性骨丢失严重,骨盆连续性中断
Reprinted from Johanson NA, Driftmeir RK, Cerynik LD, Stehman CC. Grading acetabular defects: the need for a universal and valid system. J Arthroplasty. 2010;25(3):425–31, with permission from Elsevier	

受的可靠性和有效性[9,13,14]。

具体内容包括：Ⅰ型(图 4.1)是指极少量骨量缺损，髋臼支撑结构完整，可以使用加大的初次置换臼杯。Ⅱ型为中度骨缺损，指前后柱完整，假体移位<2cm。ⅡA 型(图 4.2A 和 B)髋臼上缘完整，臼顶有骨溶解，假体有上移；Ⅱ2B 型(图 4.3A 和 B)臼顶有骨溶解，累计髋臼后上缘，假体向外上方移位；ⅡC 型(图 4.4A 和 B)髋臼内侧壁骨缺损，泪滴溶解，旋转中心内移。所有Ⅱ型病例均可获得 70%以上的宿主骨接触，可以通过颗粒骨打压植骨或其他植骨方式填充骨缺损，并使用非骨水泥臼杯。对于ⅡA 和ⅡB 型骨缺损，Paprosky 等[20]的填充方法是将同种异体股骨头修整呈“7”字(字母 L)型，并用松质骨螺钉固定于髋臼后上缘。对于内侧骨缺损，可以使用颗粒骨打压植骨或修整为片状的同种异体股骨头进行填充。ⅡA 型骨缺损也可以采用高位置杯即上移髋关节旋转中心的方法来处理[21,22]。

Ⅲ型指存在严重骨丢失、累及髋臼周围的支撑结构，造成泪滴、坐骨支溶解，髋臼假体移位通常>2cm。ⅢA 型(图 4.5A 和 B)指前柱和后柱的中重度骨缺损，但 Kohler 线仍保持完整，阻挡髋臼假体向内侧移位，骨丢失范围为 10 点到 2 点，丧失了 30%~60%宿主骨支撑，假体外上方移位。ⅢB 型(图 4.6)为重度骨缺损，60%以上支撑骨结构受损，累及整个髋臼；骨缺损范围为 9 点到 5 点。Kohler 线破坏，髋臼假体向内上移位，可能同时伴有骨盆连续性中断。

表4.5 Paprosky分型

分型	髋中心移位	内壁	前柱	后柱	骨缺损	剩余骨床情况
Ⅰ型	无移位	完整	完整	完整	轻度	>50%，松质骨
ⅡA 型	轻度，内上移位<2cm	完整	完整	完整	中度	<50%，松质骨
ⅡB 型	中度，外上移位<2cm	完整	完整	完整	中度	<50%，松质骨
ⅡC 型	轻度，内移<2cm	中度骨溶解	破损	完整	中度	<50%，松质骨
ⅢA 型	重度，外上移位>2cm	中度骨溶解	完整	中度骨溶解	10 点到 2 点位置严重	40%~70%硬化
ⅢB 型	重度，内上移位>2cm	重度骨溶解	破损	重度骨溶解	9 点到 5 点位置严重	30%硬化

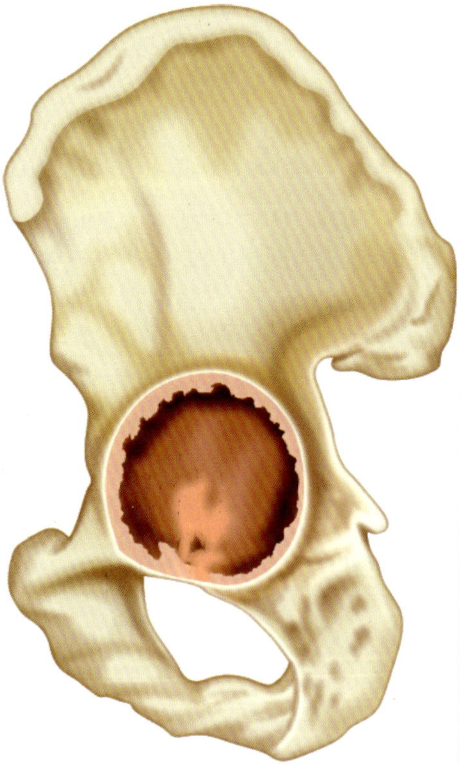

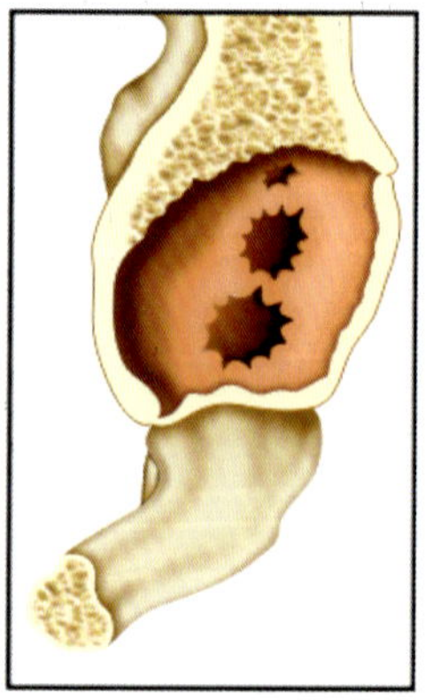

图4.1 Ⅰ型髋臼缺损表现为髋臼边缘微小骨破坏，多为骨水泥锚定孔处的骨溶解。[Reprinted from Paprosky WG，Perona PG，Lawrence JM. Acetabular defect classification and surgical reconstruction in revision arthroplasty. A 6-year follow-up evaluation. J Arthroplasty. 1994;9(1):33-44，with permission from Elsevier]

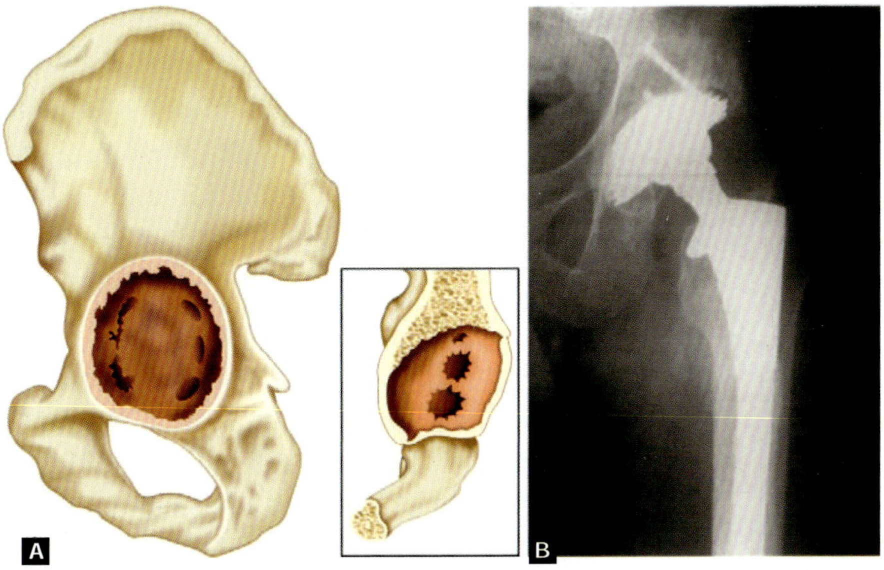

图4.2 A和B （A）ⅡA型骨缺损显示髋臼的整体扩大、臼顶轻度骨溶解和臼杯轻度内上移位。（B）假体上移，泪滴、坐骨支存在。注意上方的髋臼边缘防止了假体的外移。[Reprinted from Paprosky WG, Perona PG, Lawrence JM. Acetabular defect classification and surgical reconstruction in revision arthroplasty. A 6-year follow-up evaluation. J Arthroplasty. 1994;9（1）:33-44, with permission from Elsevier]

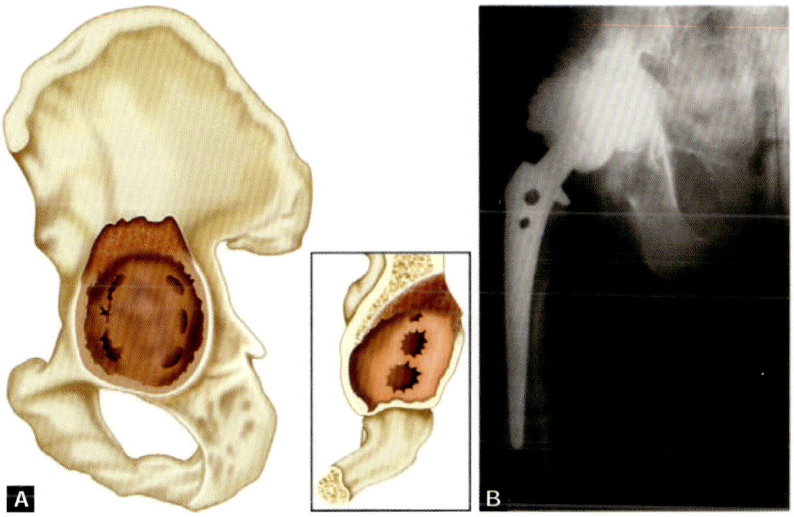

图4.3 A和B （A）ⅡB型类似于ⅡA型骨缺损，但臼顶破坏更严重。（B）影像学上，假体外上移位，并有轻度旋转移位。泪滴和坐骨支保留。[Reprinted from Paprosky WG, Perona PG, Lawrence JM. Acetabular defect classification and surgical reconstruction in revision arthroplasty. A 6-year follow-up evaluation. J Arthroplasty. 1994;9(1):33-44, with permission from Elsevier]

这几型的治疗相对困难，需要采用结构植骨、笼式支架、金属骨小梁臼杯和（或）前面提到的金属骨小梁杯笼及楔形补块等进行填充。

受髋关节复杂的解剖结构和治疗方案所限，髋关节翻修髋臼侧的分型相对困难。目前趋于使用像钽金属这样的新材料来进行重建。Sporer 和 Paprosky[23]报告了 13 例 Paprosky ⅢB 型病例，使用带补块组配式钽金属骨小梁翻修系统翻修，2.6 年随访时 12 例结果为良好。依照旧的分型系统，使用非骨水泥臼杯仍需要 50%的宿主骨接触面积，而钽金属骨小梁臼杯并非如此，因此需要对现有系统进行修改或提出新的分型系统。

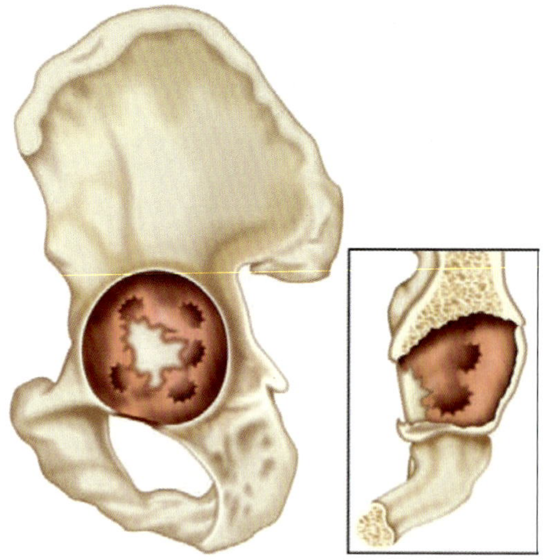

图4.4 ⅡC型骨缺损包括内壁破坏及臼缘整体扩大。[Reprinted from Paprosky WG, Perona PG, Lawrence JM, Acetabular defect classification and surgical reconstruction in revision arthroplasty. A 6-year follow-up evaluation. J Arthroplasty. 1994;9(1):33-44, with permission from Elsevier]

股骨侧

与髋臼侧骨缺损一样,股骨侧的骨缺损同样有多个分型系统,下面介绍常用的分型系统。

D'Antonio[24](表4.6)提出了AAOS分型系统,描述了骨缺损的厚度、垂直位置,并根据残留宿主骨对假体的支撑能力进行分型:Ⅰ型为节段性缺损,包括非环形缺损和中间段缺损。Ⅱ型为腔隙性缺损,包括松质骨缺损和皮质骨内侧面缺损。Ⅲ型为混合型缺损。Ⅳ型为股骨对线不佳,出现旋转或成角。Ⅴ型为股骨髓腔狭窄。Ⅵ型为股骨不连续或骨折。对骨缺损垂直位置的具体定义是:第1平面缺损位于小转子下缘近侧;第2平面缺损位于小转子下缘远侧10cm以内;第3平面缺损位于小转子下缘远侧10cm以外。按照残留宿主骨腔隙是否能够接受假体再次植入以及是否需要植骨进行了分级,其中Ⅰ级和Ⅱ级缺损,假体再次植入均能获得良好的固定,与宿主骨接触良好。Ⅱ级缺损可能在假体植入后仍残留部分缺损,需要进行颗粒植骨填充。Ⅲ级则骨缺损程度较重,难以支撑假体,需要异体骨移植。该分型系统对股骨侧骨缺损进行了详细的描述,但较为复杂,在术前计划中作用有限。

Engh[6](表4.7)根据160例THR术后4.4年的随访经验,提出了一个简化版的分型系统,对骨缺损进行了分级,并做出了相应的治疗建议。Engh分型根据股骨柄近端及远端的骨缺损程度,分为轻、中、重3型。Ⅰ型为轻度缺损,可以按照初次置换来处理,选择常规的近段多孔涂层的股骨柄假体。Ⅱ型为中度缺损,股骨近端有缺损但未超过小转子,可以使用普通多孔全涂层的股骨柄假体来加强假体远端的稳定。Ⅲ型为干骺端和股骨干均严重缺损,需要多孔全涂层的加长柄,并需要植骨。Lawrence等[25]用该系统进行骨缺损分型,报告了174例使用多孔全涂层非骨水泥假体翻修的病例,其中轻度43例,中度92例,重度39例。在平均7.4年的随访中,100%轻度、97.8%中度和76.9%的重度股骨侧骨缺出现了植入失败。与其他两种类型相比,重度骨缺损的预后较差。

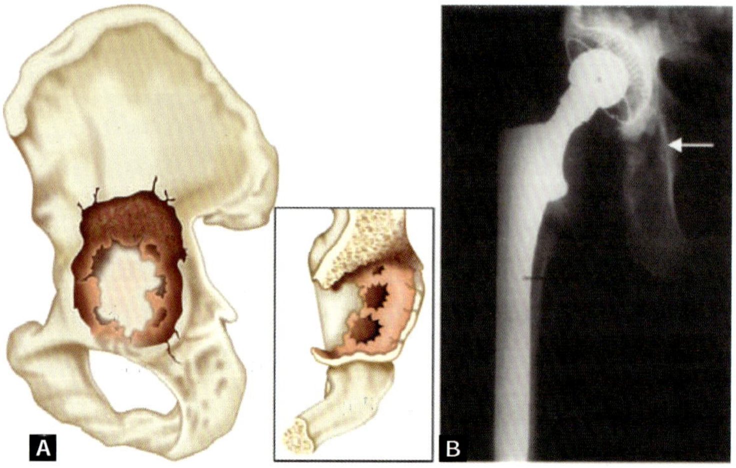

图4.5 A和B (A)ⅢA型骨丢失模型,累及髋臼上缘10点到2点位置,常伴有内壁损伤。(B)假体上移或外上方移位。注意泪滴的位置(箭头)。[Reprinted from Paprosky WG, Perona PG, Lawrence JM, Acetabular defect classification and surgical reconstruction in revision arthroplasty. A 6-year follow-up evaluation. J Arthroplasty, 1994;9(1):33-44, with permission from Elsevier]

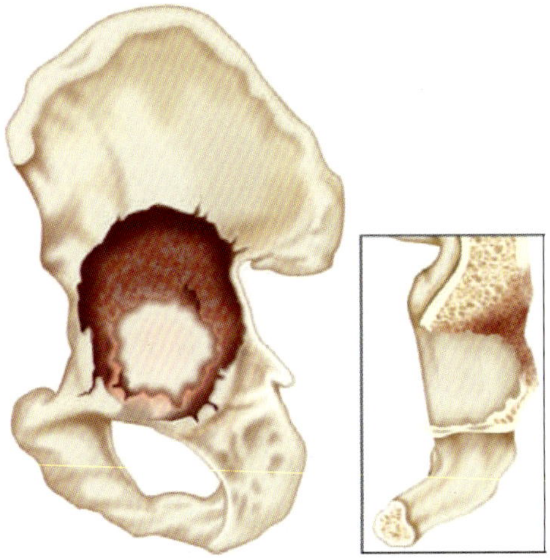

图4.6　ⅢB型类似于ⅢA型骨缺损，但臼缘缺损从9点一直延伸至5点位置。[Reprinted from Paprosky WG, Perona PG, Lawrence JM. Acetabular defect classification and surgical reconstruction in revision arthroplasty. A 6-year follow-up evaluation. J Arthroplasty, 1994;9(1):33-44, with permission from Elsevier]

Mallory 分型[26](表 4.8)也是基于剩余骨量的分型系统。他们研究了 160 例髋翻修病例,发现骨缺损大致可归为以下几种类型：Ⅰ型类似于初次置换,髓腔内仍保留有接近正常的松质骨隧道,骨皮质完整。Ⅱ型缺损骨皮质仍完整,但髓腔内松质骨隧道有部分缺损。Ⅲ型缺损则指骨皮质和松质骨隧道均有缺损。ⅢA 型骨缺损指缺损区域仅位于股骨近端至小转子水平,ⅢB 型骨缺损则位于或从股骨近端延伸至小转子与股骨峡部之间,ⅢC 型骨缺损位于或延伸至股骨峡部以远区域。Mallory 等推荐使用非骨水泥远端固定长柄假体 （植骨或不植骨）来处理严重缺陷,可以联合或不联合使用植骨填充等方法。他们的研究中,90%的病例取得了满意的效果,5%的病例由于无菌性松动而需要再次翻修。他们发现,骨缺损严重情况与临床不良结果存在相关性。Later Head 等[27]报告了 160 例 Mallory 骨缺损分型为Ⅲ型的病例，翻修术中均使用皮质骨板植骨,随访发现 10 年生存率为 96%。Mallory 分型是一种基于解剖标志的简单的分型方法,有助于术前规划,同时也能预测不同类型的预后。

Saleh 等[13](表 4.9)的分型系统,通过术前 X 线评估对骨缺损进行分型，并给出了相应的治疗方案。他们发现该分型系统与术中所见也有良好的对应性。Ⅰ型指无明显的骨缺损,可以通过常规的初次骨水泥或非骨水泥假体来进行翻修。Ⅱ型指(图4.7A)有髓内松质骨缺损,但有完整的皮质骨管,可以打压植骨填充后采用近端固定假体翻修,或使用远端固定骨水泥假体,也可以使用远端固定长柄非骨水泥假体。有良好骨量的假体周围骨折也属于该型。Ⅲ型(图 4.7B)为骨干区以近,长度<5cm 的非包容性骨缺损。如果是非环形的骨缺损,他们建议使用异体骨板或远端固定假体进行桥接固定;而对于环形骨缺损，则可以使用股骨距替换型假体进行修复。Ⅳ型骨缺损指(图 4.7C)有长度超过 5cm 的股

表4.6　AAOS股骨侧骨缺损分型系统

Ⅰ型	节段性骨缺陷包括股骨皮质丧失支撑力
Ⅱ型	腔隙性骨缺损,髓内松质骨缺损但骨皮质仍保持完整
Ⅲ型	混合型缺损(节段+腔隙)
Ⅳ型	股骨对线不佳(旋转或成角)
Ⅴ型	股骨狭窄(髓腔狭窄或闭塞)
Ⅵ型	股骨骨不连(继发于股骨连续性中断伴或不伴假体植入)

表4.7　Engh股骨侧骨量破坏分型系统

骨	破坏程度
轻度	轻度或无破坏
中度	仅近端破坏(股骨颈或转子间区)
重度	股骨近端和股骨干同时破坏

表4.8 Mallory股骨侧骨缺损分型系统

Ⅰ型	皮质骨管状结构完整，仍残留松质骨
Ⅱ型	皮质骨管状结构完整，无松质骨残留
ⅢA 型	皮质骨缺损扩大到小转子
ⅢB 型	皮质骨缺损扩大到小转子与股骨峡部之间
ⅢC 型	皮质骨缺损超过股骨峡部

表4.9 Saleh股骨侧骨缺损分型系统

Ⅰ型	无明显的骨缺损，可能有骨内板的侵袭，但是没有累及皮质骨
Ⅱ型	松质骨缺损，骨皮质变薄，骨隧道扩大，但皮质骨管完整
Ⅲ型	累及股骨距和小转子的非包容性骨缺损；皮质骨完全破坏，为非环形或环形的骨缺损，但必须位于峡部以近长度<5cm
Ⅳ型	长度>5cm 的股骨近端非包容性环形骨缺损，并延伸至骨干
Ⅴ型	合并假体周围骨折，同时近骨折段呈环形骨缺损；Ⅴ型是Ⅳ型的基础上合并有假体周围骨折的一型。有假体周围骨折，但骨缺损未达到Ⅳ型标准，不应归为Ⅴ型骨缺损，这种特殊类型未包含在此系统中

骨近端环形缺损，从股骨近端延伸至骨干，可使用股骨近端异体移植或股骨近端替代假体进行翻修。Ⅴ型(图 4.7D)是指Ⅳ型骨缺损且合并有假体周围骨折，处理方式同Ⅳ型。与 Mallory 的分型法类似，该分型系统简单明了，同时提供了相应的处理方案。

Paprosky 等[28](表 4.10)也设计了一种基于骨缺损程度的分型系统，同样给出了相应的治疗建议。他们发现在多数情况下，采用远端固定(股骨干部固定)非骨水泥股骨假体可以得到满意的结果。Paprosky Ⅰ型(图 4.8A)较为少见，为股骨干骺端或骨干部的微小骨缺损，不需要特殊的翻修假体即可处理。Paprosky Ⅱ型(图 4.8B)为股骨干骺端存在骨缺损，但骨干仍完整；常见于骨水泥/非骨水泥假体的早期松动病例，可以采用远端固定或长的全多孔表面涂层的非骨水泥股骨假体翻修。Ⅲ型缺损为干骺端缺损严重，骨干仅部分完整，但仍能满足远端固定的情况。其中，ⅢA 型(图 4.8C1)股骨峡部保留了长度≥4cm 的骨干，并有足够的把持力，可以保证植入假体的初始稳定性。此时，建议采用全多孔表面涂层的股骨柄或锥形柄翻修，以获得良好的宿主骨接触。ⅢB 型中(图 4.8C2)，股骨峡部保留的骨干长度<4cm，推荐选用组配式非骨水泥锥形柄。这些组配式股骨柄可直接打入未受累的股骨干远端，获得足够的宿主骨接触，从而获得轴向稳定性，其远端部分多采用沟槽设计，以提供旋转稳定。打压植骨、异体骨板移植以及钛网+植骨等技术常用于此型骨缺损的年轻患者，以最大限度恢复骨量。Paprosky 等倾向于采用非骨水泥股骨假体进行翻修，认为能获得比骨水泥型假体更好的结果。Ⅳ型骨缺损(图 4.8D)指干骺端和骨干峡部均有严重缺损，股骨隧道严重增宽，处理时需要同种异体股骨移植-假体复合体(APC)技术，或使用肿瘤/特制假体。对于低要求的老年患者，可以考虑使用骨水泥型长柄股骨假体进行翻修。这一分型系统可以帮助外科医生进行术前计划，并结合最新的治疗指南指导医生开展手术。

髋关节翻修手术是一项高难度和具有挑战性的手术。即使有如此多的分型系统，仍无法找到一个理想的、适合每个病例的系统。这些分型系统只是对外科医生的宽泛的指导，帮助其在多种翻修方案中进行选择，并向患者解释预后情况。关于技术方面的细节可以在后面的章节中找到。在应对这些极具挑战性的病例时，合理的术前计划、精细的手术技术和对各种翻修方案选择的充分理解都是必不可少的。

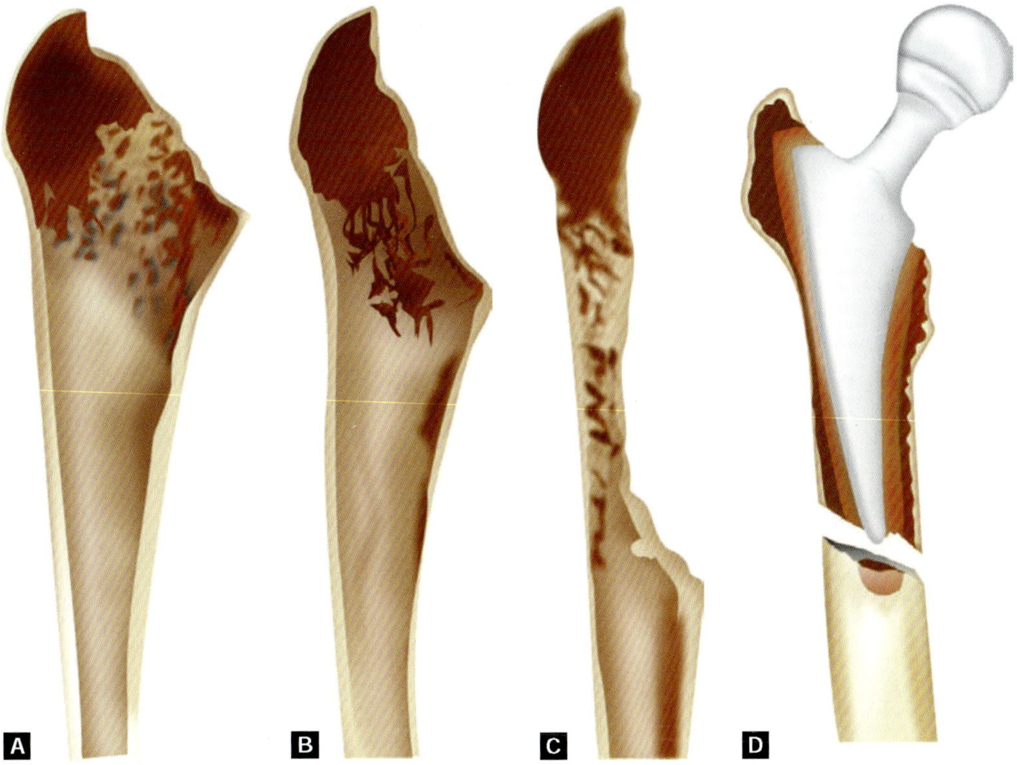

图4.7 A~D　(A)Saleh Ⅱ型股骨：包容性骨缺损，骨皮质变薄。(B)Saleh Ⅲ型股骨：非包容性骨缺损累及股骨距及小转子。(C)Saleh Ⅳ型股骨：非包容性环形骨缺损，长度>5cm，延伸至骨干。(D)Saleh Ⅴ型股骨：合并假体周围骨折，近折段呈环形骨缺损。

表4.10　Paprosky股骨侧骨缺损分型系统

分型	定义	近端干骺端	骨干	近端重塑
Ⅰ	近端干骺端的微小骨折	完整	完整	无
Ⅱ	近端干骺端中重度骨缺损	缺损	完整	轻微
ⅢA	近端干骺端重度骨缺损，骨干仍有一段保持完整	缺损	峡部残留正常皮质骨≥4cm	明显
ⅢB	近端干骺端重度骨缺损，骨干仍有一段保持完整	缺损	峡部残留正常皮质骨<4cm	明显
Ⅳ	干骺端和骨干均缺损	缺损	缺损	轻微

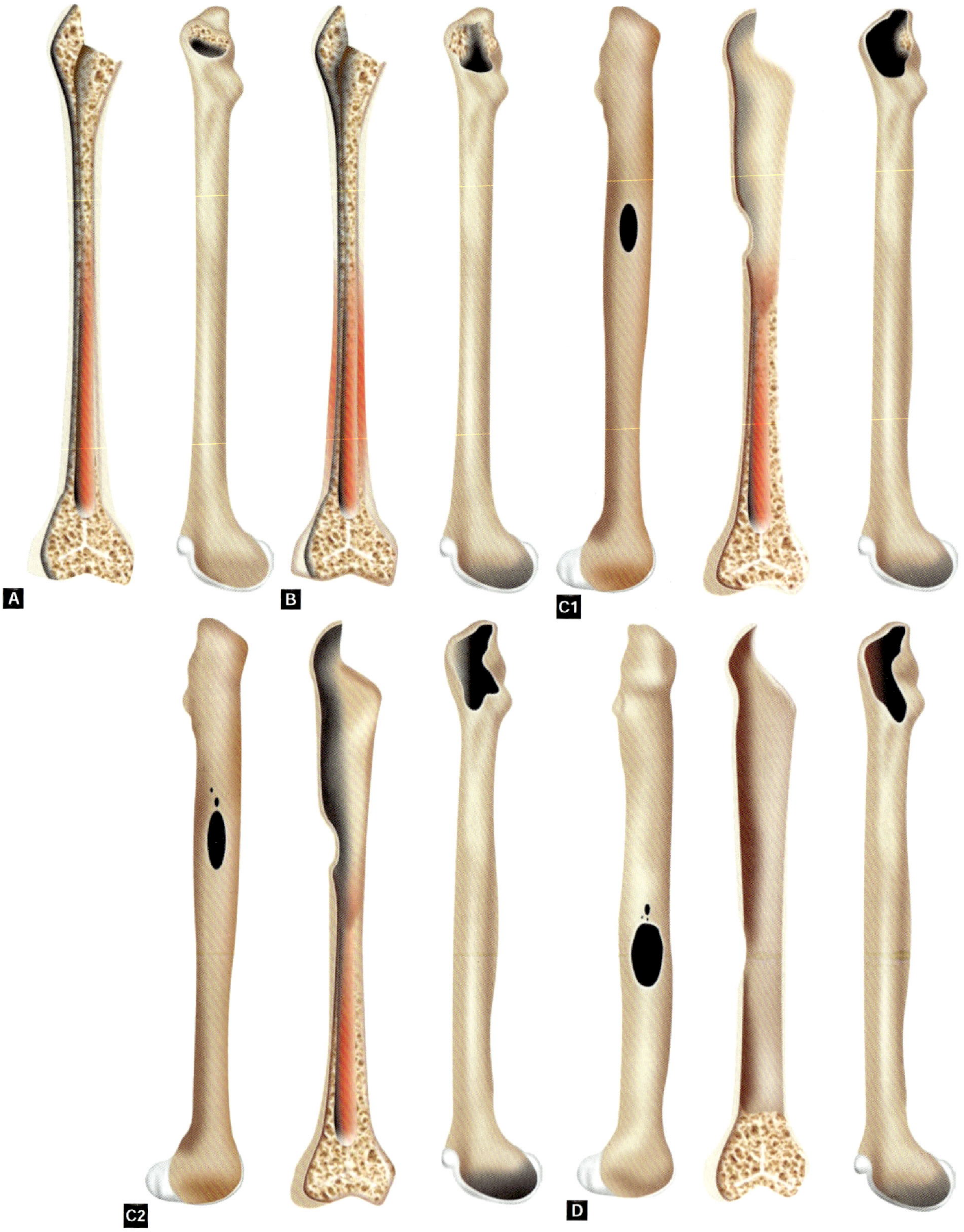

图4.8 A~D (A)Paprosky Ⅰ型:近端干骺端的轻微骨缺损。(B)Paprosky Ⅱ型:近端干骺端中重度骨缺损。(C1)Paprosky ⅢA型:近端干骺端重度骨缺损,峡部骨皮质保留≥4cm。(C2)Paprosky ⅢB型:近端干骺端重度骨缺损,峡部骨皮质保留<4cm。(D)Paprosky Ⅳ型:干骺端和骨干完全性缺失。

(刘璞 译 蔡谞 审)

参考文献

1. Johanson NA, et al. Grading acetabular defects: the need for a universal and valid system. J Arthroplasty. 2010;25(3):425-31.
2. Callaghan JJ, et al. Results of revision for mechanical failure after cemented total hip replacement, 1979 to 1982: A two to five-year follow-up. J Bone Joint Surg Am. 1985;67(7):1074-85.
3. Gross AE, et al. Bone grafts in hip replacement surgery: The pelvic side. Orthop Clin North Am. 1993;24(4):679-95.
4. Harris WH. Management of the deficient acetabulum using cementless fixation without bone grafting. Orthop Clin North Am. 1993;24(4):663-5.
5. Kwong LM, Jasty M, Harris WH. High failure rate of bulk femoral head allografts in total hip acetabular reconstructions at 10 years. J Arthroplasty. 1993;8(4):341-6.
6. Engh CA, et al. Results of cementless revision for failed cemented total hip arthroplasty. Clin Orthop Relat Res. 1988;235:91-110.
7. D'Antonio JA, et al. Classification and management of acetabular abnormalities in total hip arthroplasty. Clin Orthop Relat Res. 1989;243:126-37.
8. Barrett SE RH. Classification of acetabular and femoral bone loss in total hip arthroplasty. In: RA Callaghan JJ, Rubash HE (Eds). The Adult Hip. Lippincott Williams & Wilkins; 2006. pp. 859-83.
9. Gozzard C, et al. A comparison of the reliability and validity of bone stock loss classification systems used for revision hip surgery. J Arthroplasty. 2003;18(5):638-42.
10. Campbell DG, et al. Reliability of acetabular bone defect classification systems in revision total hip arthroplasty. J Arthroplasty. 2001;16(1):83-6.
11. Gustilo RB, Pasternak HS. Revision total hip arthroplasty with titanium ingrowth prosthesis and bone grafting for failed cemented femoral component loosening. Clin Orthop Relat Res. 1988;235:111-9.
12. Tanzer M, et al. Revision of the acetabular component with an uncemented Harris-Galante porous-coated prosthesis. J Bone Joint Surg Am. 1992;74(7):987-94.
13. Saleh KJ, et al. Reliability and intraoperative validity of preoperative assessment of standardized plain radiographs in predicting bone loss at revision hip surgery. J Bone Joint Surg Am. 2001; 83-A(7):1040-6.
14. Saleh KJ, et al. Development, test reliability and validation of a classification for revision hip arthroplasty. J Orthop Res. 2001;19(1):50-6.
15. Gross AE, Goodman S. The current role of structural grafts and cages in revision arthroplasty of the hip. Clin Orthop Relat Res. 2004;429:193-200.
16. Gross AE. Restoration of acetabular bone loss 2005. J Arthroplasty. 2006;21(4 Suppl 1):117-20.
17. Bobyn JD, et al. Characteristics of bone ingrowth and interface mechanics of a new porous tantalum biomaterial. J Bone Joint Surg Br. 1999;81(5):907-14.
18. Goodman S, et al. Complications of ilioischial reconstruction rings in revision total hip arthroplasty. J Arthroplasty. 2004;19(4):436-46.
19. Paprosky WG, Perona PG, Lawrence JM, Acetabular defect classification and surgical reconstruction in revision arthroplasty. A 6-year follow-up evaluation. J Arthroplasty. 1994;9(1): 33-44.
20. Telleria JJ, Gee AO. Classifications in brief: Paprosky classification of acetabular bone loss. Clin Orthop Relat Res. 2013;471(11):3725-30.
21. Lachiewicz PF, McCaskill B, Lnglis A, et al. Total hip arthroplasty in juvenile rheumatoid arthritis: two to eleven year results. J Bone Joint Surg. 1986;64A:502.
22. Ranawat CS, Dorr LD, Inglis AE. Total hip arthroplasty in protrusio acetabuli of rheumatoid arthritis. J Boric Joint Surg. 1980;62A:1059.
23. Sporer SM, Paprosky WG. The use of a trabecular metal acetabular component and trabecular metal augment for severe acetabular defects. J Arthroplasty. 2006;21(6 Suppl 2):83-6.
24. D'Antonio JA, McCarthy JC, Bargar WL, et al. Classification of femoral abnormalities in total hip arthroplasty. Clin Orthop. 1993;296:133-9.
25. Lawrence J, Engh C, Macalino G. Revision total hip arthroplasty: Long-term result without cement. Orthop Clin North Am. 1993;24:635-44.
26. Mallory T. Preparation of the proximal femur in cementless total hip revision. Clin Orthop. 1988;235:47-60.
27. Head WC, Malinin TI, Emerson RH. Restoration of bone stock in revision surgery of femur. Int

Orthop. 2000;24:9-14.
28. Della Valle CJ, Paprosky WG. The femur in revision total hip arthroplasty evaluation and classification. Clin Orthop Relat Res. 2004;(420):55-62.

第 5 章

髋关节翻修术前的骨质量评估

Mojieb Manzary

概述

典型的髋关节置换术(THA)后患者,一般在初次髋关节置换术后 10 年或更多年后才需要接受翻修手术,此时,大多数患者会合并一些其他疾病。

术前评估是髋关节置换术前必不可少的工作,而其中最重要的一项是评估患者的骨质和骨缺损情况,以确定翻修假体的固定方式,并判断是否还需要准备其他的器械或采取其他的手术方式。

无菌性松动是人工髋关节置换失败的最主要原因,其他原因还包括关节不稳和感染等[1-4]。

髋关节假体在体使用的过程中,不可避免地会产生颗粒状磨屑,这些颗粒可导致骨溶解,进而导致关节假体松动[1,3,4]。

这些颗粒主要来源于髋关节假体磨损,这种磨损可发生于假体的摩擦面、组配式假体的不同组件间和非关节界面之间[2-5]。不同类型的聚乙烯内衬产生磨损颗粒的量级和比率也不同,与传统聚乙烯内衬相比,当代的高交联内衬有更强的抗磨损能力,产生的磨损颗粒更少[6]。

陶瓷髋臼内衬是目前最耐磨损的髋关节假体关节面,其磨损率甚至低于高交联的聚乙烯内衬[7]。

假体周围骨溶解是由这些磨损颗粒迁移至与骨相连的区域所导致,这些颗粒会在局部引起宿主的细胞反应,这些区域即“有效关节间隙”[8]。

有效关节间隙与关节腔相通,可延伸至假体周围,这就解释了为什么骨溶解既可以发生在髋臼周围,也可以发生在股骨柄远端[8,9]。

这些磨损颗粒可以引起局部炎症反应,其主要特征是成纤维细胞和巨噬细胞富集[1,3,5,10]。

直径为 0.2~10μm 的颗粒一般被巨噬细胞吞噬。而这些磨损颗粒能够抵抗巨噬细胞内的酶解、消化和细胞因子反应。由于这些磨损颗粒长期存在于巨噬细胞内,进而不断激活炎性反应,导致巨噬细胞释放各种细胞因子(TNF、RANKL、IL-6、IL-1 以及 IL-11),并促进破骨细胞的分化、活化[1,3-5,9,10-13]。

这一过程,就是持续的炎性反应最终会导致进行性骨溶解的原因[1,3,4]。

如上所述,骨溶解可无临床症状,仅影像学发现有骨溶解,也可表现为与机械性松动相关的一些症状和体征,如进行性加重的机械性疼痛等[14-16]。

另外,股骨假体远比骨更加坚硬,会产生应力遮挡效应,进而导致骨量减少甚至骨丢失[13,15,16]。

由磨损或应力遮挡所导致的骨溶解最常发生于股骨大转子区域[3,17,18]。

术者需要特别关注大转子,因为在取假体或再次植入翻修假体过程中均可能造成大转子骨折。在必要的时候,需要在翻修术中植骨填充大转子区的骨溶解区域。

对于大转子区骨量减少的病例,计划行大转子截骨时需要特别小心,有时需要采取大转子延展截骨的方式进行。在髋关节置换失败病例中，骨溶解也可发生在小转子，X线片可表现为小转子骨质减少，同时在其周围形成厚的骨皮质壳。在术前评估时，这种表现极易引起误判。因为该区域通常较脆弱、柔软，术中往往需要采用股骨距替代型的股骨翻修柄(图5.1A和B)[3,4,16–18]。

评估、量化骨溶解情况是髋关节翻修手术的术前规划和准备中最重要的一环[9,18,19]。

髋臼内衬磨损的最早期表现是在连续复查的X线片上逐渐发现股骨头处于偏心位置（图5.2和图5.3）[20,21]。

如果已经发现内衬发生对称或非对称性磨损，手术医生应该进行更全面的影像学检查，以明确是否存在骨溶解。仅依靠传统X线检查并不足以排除骨溶解[18,22]。传统X线通常看不到髋臼后方(即反髋臼侧)，特别是髋臼后壁[9,19,23]。传统X线也不能发现一些小的骨溶解病变，而且通常会低估骨缺损的严重程度(图5.4A~C)[22,24]。

在评估和定量骨溶解病变方面，MRI是效率最高的影像学评估方法，敏感性和特异性分别为95%、98%，其准确性可达到96%(图5.5A~C)[22,24]。

CT扫描的敏感性仅为75%，而X线片的敏感性更低，仅为52%[8,11,22]。

病变位置并不影响MRI的敏感性(图5.6)[22]。

但是，骨溶解病变的大小与影像学检查的检出率相关[22]。例如，对于体积大于3.0cm³的病变，

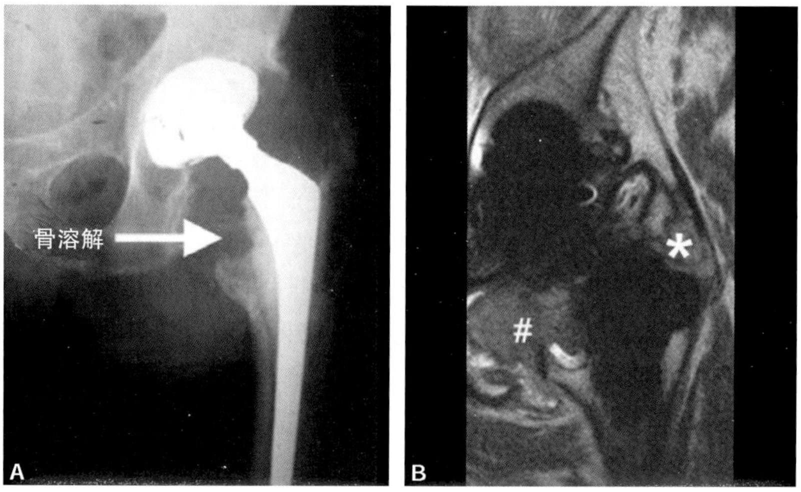

图5.1A和B （A)骨溶解累及小转子(箭头)。(B)小转子骨溶解的MRI表现(图A中长白色箭头所指区域)(*=大转子；#=小转子)。

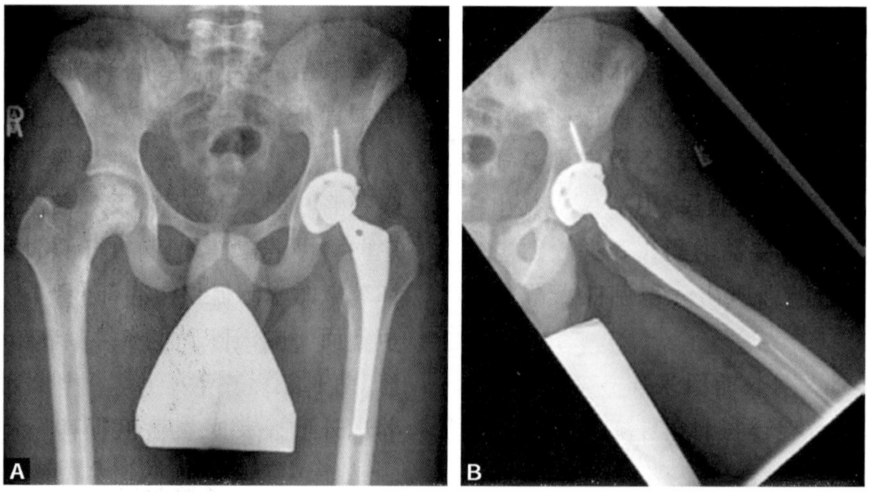

图5.2A和B 采用传统聚乙烯内衬(无交联)的全髋关节置换术，出现了内衬偏向性磨损。

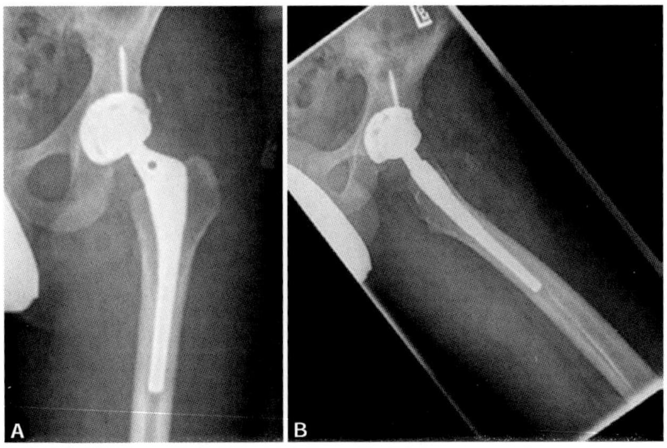

图5.3A和B 聚乙烯内衬磨损病例，采用大直径股骨头和高交联聚乙烯内衬进行翻修。

MRI[22]和 CT 都可以发现，但对于体积小于 3.0cm³ 的病变，MRI 是目前最有效的检查手段[22,24,25]。

与 MRI 不同，病变的位置确实影响 CT 检查对骨溶解病变的敏感性，这一点与传统 X 线检查类似[26]。

但是，在测量病变体积方面，CT 比 MRI 更加准确[22]。因为临床中我们最关心的是那些体积大于 3.0cm³ 的病变，此方面 CT 和 MRI 的检出效率是相似的，那么术者应根据检查费用、病变位置以及患者的症状情况决定采用哪种检查方式（图 5.7A 和 B）[9,14,26-28]。

如果 X 线片上可见骨溶解，并且患者存在症状，则需要进一步的影像学检查，此时该检查不仅是为了诊断，更多是为了便于术前计划的制订[22,27]。

与股骨及髋臼假体造成应力遮挡一样，高龄也可导致髋臼和股骨假体周围骨量减少[23,29]，所以也可能是假体无菌性松动的原因之一。Nixon 等比较了一组骨水泥型 THA 假体置换的患者，结果显示：与功能良好、无假体松动组的患者相比，假体松动组患者的假体周围及腰椎的骨密度更低，同样，其股骨皮质也更薄弱[29]。

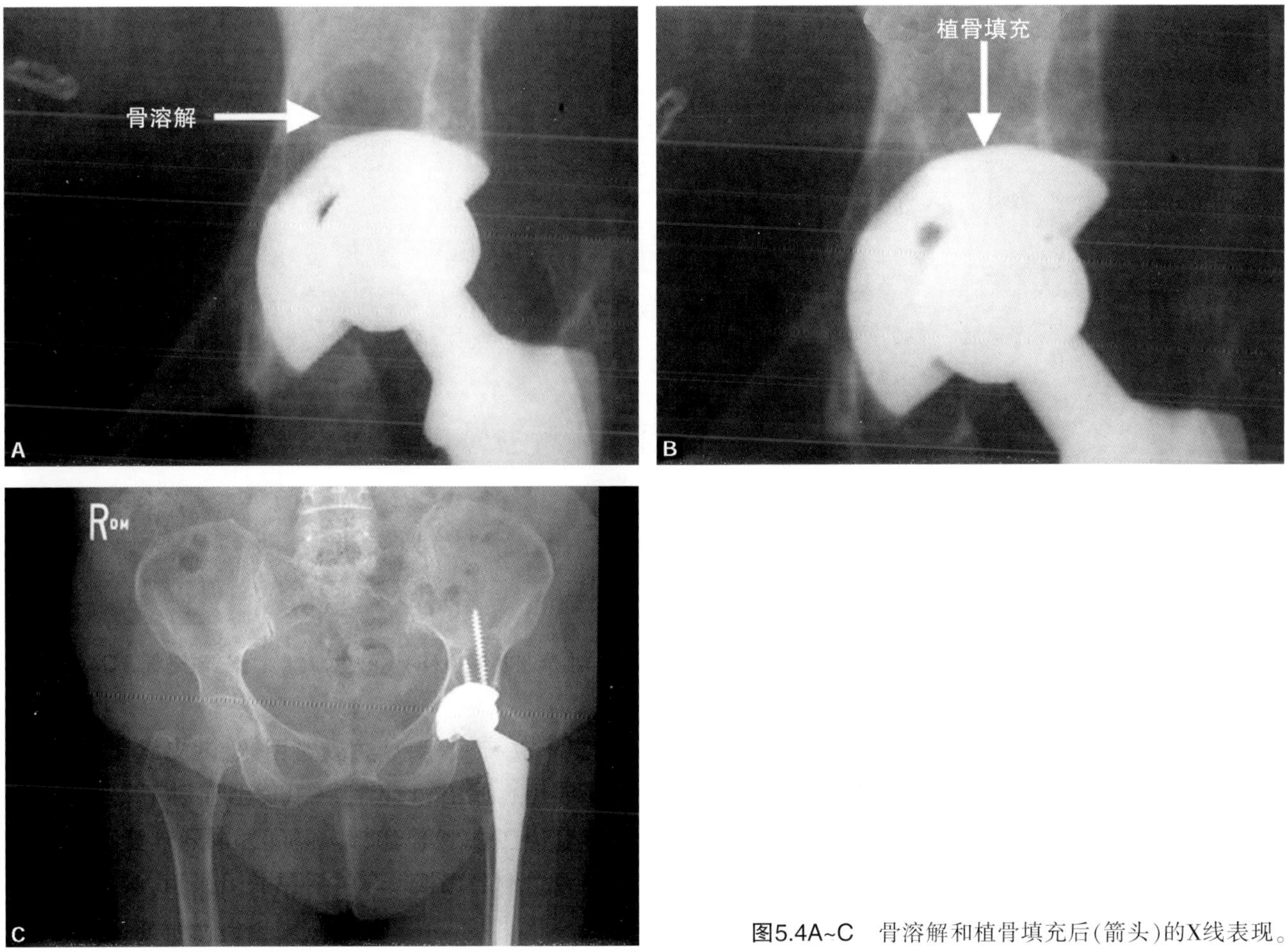

图5.4A~C 骨溶解和植骨填充后（箭头）的X线表现。

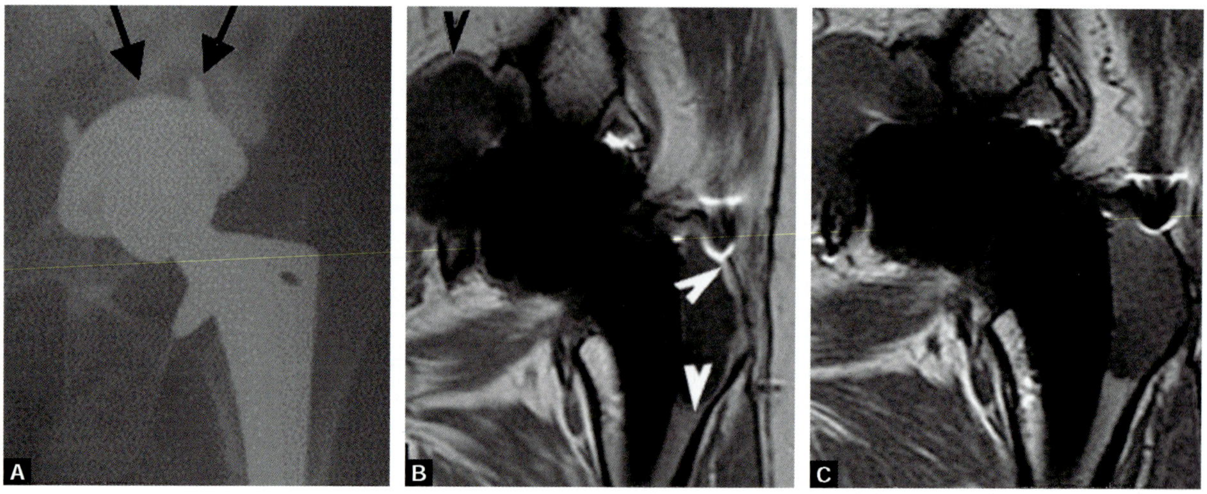

图5.5A~C 骨溶解的MRI表现。

金属对金属髋关节置换失败患者的骨溶解

金属对金属髋关节置换术，无论是表面置换还是大头金属对金属全髋置换，生物学介导的过敏反应都是导致骨溶解的最主要方式[30-32]。这种特殊类型的骨溶解在普通 X 线片上的表现与其他原因的骨溶解相类似，但其病因学及病理学反应则完全不同(图 5.8)。

此类骨溶解引起的临床症状一般发生在术后 5 年内，但骨溶解在术后 24~27 个月内就可以被发现[16,32,33]。股骨侧骨溶解通常发生在大转子。

该类型骨溶解是由 T-淋巴细胞为主的细胞介导的迟发型过敏反应所导致的[16,32]。

在这些情况下，MRI 检查的另一优势是可以评估软组织损伤程度。这一类由过敏反应介导的软组织损伤，也称为"局部组织不良反应"(ALTR)，临床表现包括了局部软组织金属颗粒沉积、炎性假瘤和无菌性淋巴细胞性脉管炎(ALVAL)等[16,32]。

因为金属对金属髋关节假体术后所导致的软组织损伤的研究尚不全面，所以 MRI 的结果可能并不足以明确软组织损伤的范围。致力于 THA 翻修的术者，在开始处理金属对金属髋关节假体的翻修时，仍需要改变思维方式以探寻新的评估手段[16,30-33]。

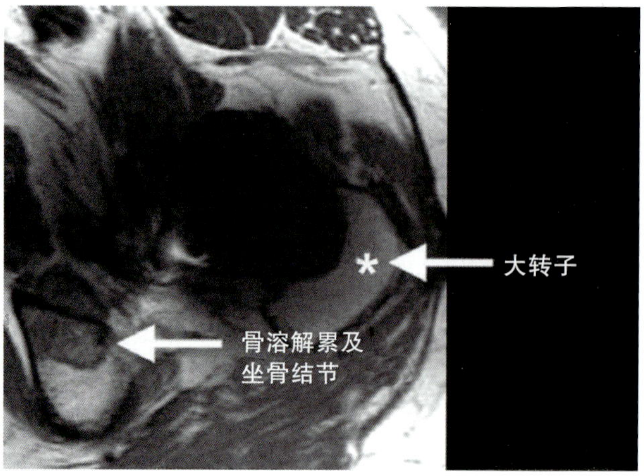

图5.6 MRI提示骨溶解累及坐骨结节(*，大转子)。

SPECT-CT 在评估全髋关节置换失败患者的应用

尽管单光子发射计算机断层成像联合 CT 扫描已在其他领域应用了很长时间，比如甲状旁腺腺瘤、肿瘤学、心肌灌注等，但其在骨科方面的应用仍处于发展阶段[34]。

与其他检查手段相比，SPECT-CT 可以提供更多的信息，包括骨结构的异常、功能性成像等。同时，产生的金属伪影也远低于 MRI[34,35]。

由于 SPECT-CT 可以多维重建影像数据，目前

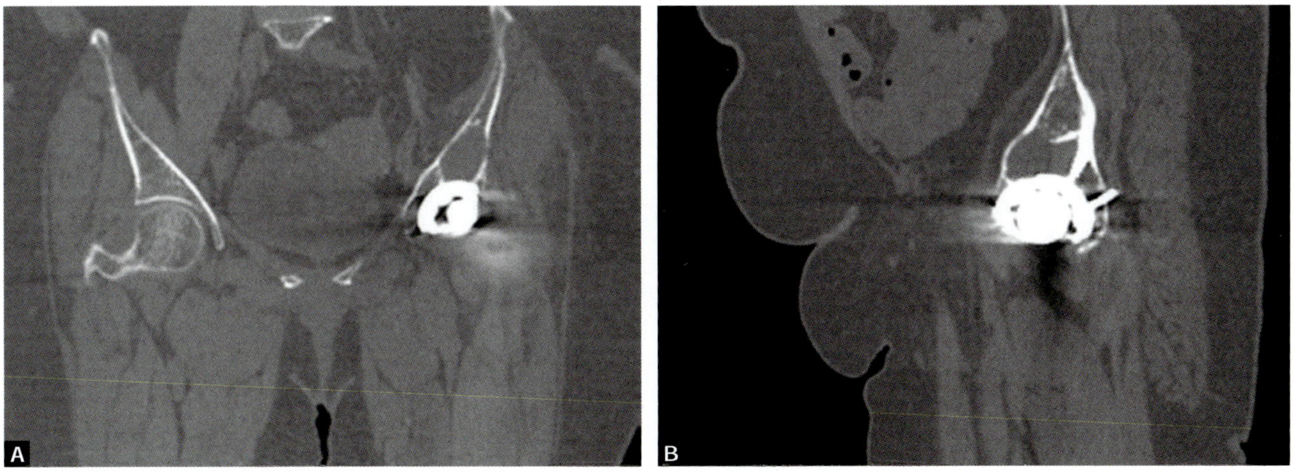

图5.7A和B CT检查进一步评估骨溶解情况。

也越来越多地应用于评估 THA 术后并发症和术前规划[34]。SPECT-CT 常见的应用如下。

无菌性松动

假体松动通常表现为在 CT 上可见假体周围大于 2mm 的局灶透亮带，同时，SPECT 在相应位置上可见摄取增加。

在无菌性假体松动病例，只有假体位置已发生改变时，CT 和普通 X 线片才可能有阳性发现，而 SPECT-CT 的优势在于在无菌松动早期就可以发现功能成像的异常[34]。

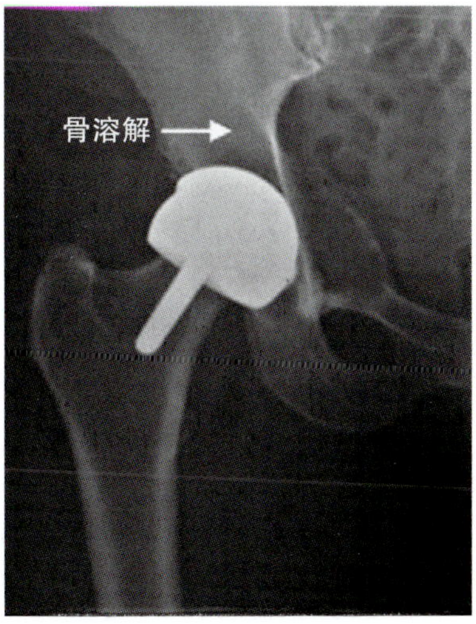

图5.8 X线片提示金属对金属THA出现骨溶解。

假体周围感染

感染性假体松动和无菌性假体松动在治疗策略上完全不同，鉴别松动的原因对临床治疗方案的选择至关重要。

在感染导致的假体松动患者中，放射性核素骨扫描血池相摄取强度明显强于无菌性假体松动。另外，CT 扫描可发现骨膜反应以及软组织团块影[8,34]。

假体周围骨折

THA 翻修患者有较高的假体周围骨折发生率，这类患者通常为高龄患者，有更多的合并症或存在其他骨代谢性疾病，如类风湿性关节炎、Paget 病等。

针对该类骨折的分型有很多，目前应用最广泛的分型是 Vancouver 分型。

虽然金属假体会对 CT 扫描产生伪影，但 CT 仍可以提供骨折程度、骨折范围等重要信息。

骨折部位血流增加可促进骨折愈合，骨闪烁显像血池相可显示骨折部位血流增加情况，因此，SPECT-CT 可以用于评估骨折的愈合程度。

异位骨化

通常，异位骨化(HO)在其形成 4~6 周后才能在普通 X 线被发现，目前报道的异位骨化(HO)发生率存在很大差异，为 5%~90%。而 SPECT-CT 可以发现 HO 的进展区或者不成熟区，表现为该区域在血池相摄取增加。

尽管 SPECT-CT 可以提供很多有用的信息，但当有金属假体存在时，我们仍然需要获取多方面人工假体伪影的标准数据，以进一步降低伪影的影响，优化我们通过 SPECT-CT 获取信息的能力。

典型病例

病例 1：初次骨水泥型髋关节假体置换失败病例，采用非骨水泥型髋臼杯和组配型股骨假体进行翻修（图 5.9A~D）。

病例 2：左侧全髋人工关节置换失败患者，髋臼侧存在严重骨缺损，在翻修手术时加用了多孔钽金属垫块填充骨缺损（图 5.10A~C）。

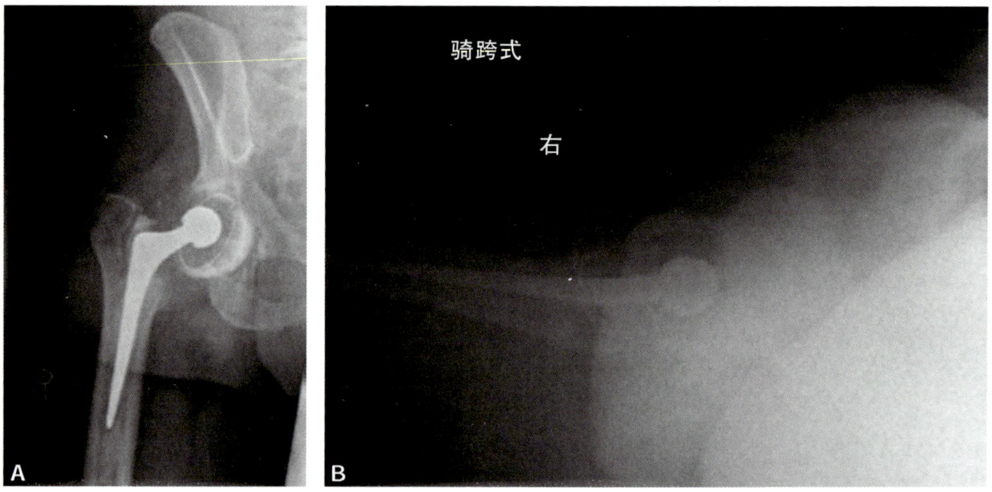

图5.9A和B　骨水泥型THA术后出现骨溶解。需要说明的是，由于骨水泥壳起到了屏障作用，阻止磨损颗粒进入骨水泥-骨界面，因此骨溶解的范围相对较小。

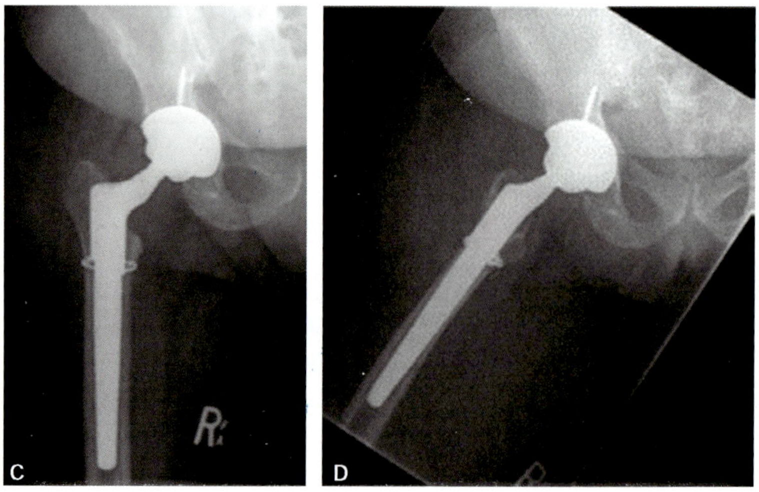

图5.9C和D　翻修术后X线片，需要指出的是，并非所有骨缺损均需要植骨或用补块填充。

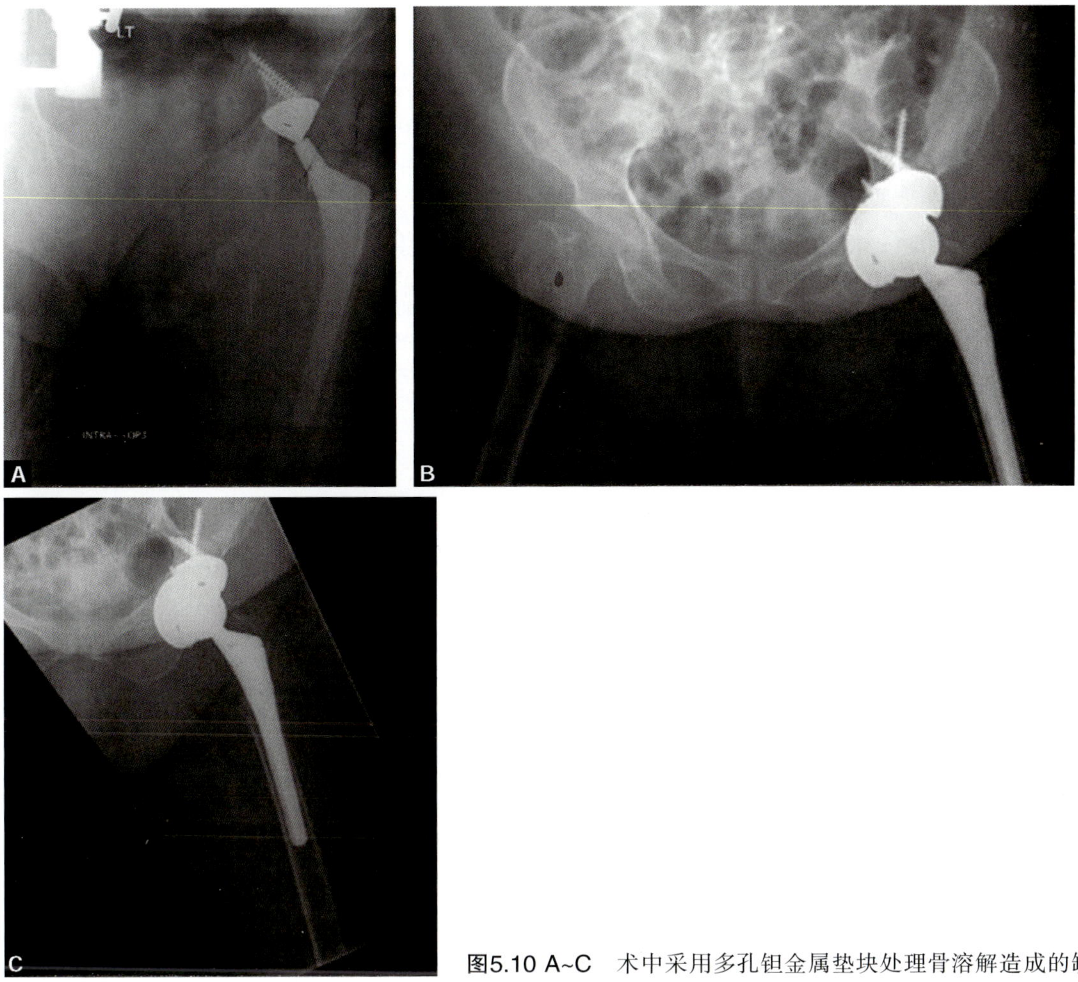

图5.10 A~C 术中采用多孔钽金属垫块处理骨溶解造成的缺损。

（付立功 译 蔡谞 审）

参考文献

1. Abu-Amer Y, Darwech I, Clohisy JC. Aseptic loosening of total joint replacements: mechanisms underlying osteolysis and potential therapies. Arthritis Res Ther. 2007;9(Suppl 1):S6.
2. Garvin KL, Hanssen AD. Infection after total hip arthroplasty. Past, present, and future. J Bone Joint Surg Am. 1995;77(10):1576-88.
3. Harris WH. Osteolysis and particle disease in hip replacement. A review. Acta Orthop Scand. 1994;65(1):113-23.
4. Harris WH. The problem is osteolysis. Clin Orthop Relat Res. 1995;(311):46-53.
5. Hirakawa K, Bauer TW, Stulberg BN, et al. Characterization and comparison of wear debris from failed total hip implants of different types. J Bone Joint Surg Am.1996;78(8):1235-43.
6. García-Rey E, García-Cimbrelo E, Cruz-Pardos A, et al. New polyethylenes in total hip replacement: a prospective, comparative clinical study of two types of liner. J Bone Joint Surg Br. 2008;90(2):149-53.
7. Lang JE, Whiddon DR, Smith EL, et al. Use of ceramics in total hip replacement. J Surg Orthop Adv. 2008;17(1):51-57.5.
8. Schmalzried TP, Jasty M, Harris WH. Periprosthetic bone loss in total hip arthroplasty. Polyethylene wear debris and the concept of the effective joint space. J Bone Joint Surg Am. 1992;74(6):849-63.

9. Paprosky WG, Perona PG, Lawrence JM. Acetabular defect classification and surgical reconstruction in revision arthroplasty. A 6-year follow-up evaluation. J Arthroplasty. 1994;9(1):33-44.
10. Aspenberg P, Herbertsson P. Periprosthetic bone resorption. Particles versus movement. J Bone Joint Surg Br. 1996;78(4):641-6.
11. Howie DW, Neale SD, Stamenkov R, McGee MA, Taylor DJ, Findlay DM. Progression of acetabular periprosthetic osteolytic lesions measured with computed tomography. J Bone Joint Surg Am. 2007;89(8):1818-25.
12. Hozack WJ, Mesa JJ, Carey C, et al. Relationship between polyethylene wear, pelvic osteolysis, and clinical symptomatology in patients with cementless acetabular components. A framework for decision making. J Arthroplasty. 1996;11(7):769-72.
13. Maloney WJ, Smith RL, Schmalzried TP, Chiba J, Huene D, Rubash H. Isolation and characterization of wear particles generated in patients who have had failure of a hip arthroplasty without cement. J Bone Joint Surg Am. 1995;77(9):1301-10.
14. Lavernia CJ. Cost-effectiveness of early surgical intervention in silent osteolysis. J Arthroplasty. 1998;13(3):277-279.3.
15. Lyons CW, Berquist TH, Lyons JC, et al. Evaluation of radiographic findings in painful hip arthroplasties. Clin Orthop Relat Res. 1985;195:239-51.
16. Potter HG, Nestor BJ, Sofka CM, Ho ST, Peters LE, Salvati EA. Magnetic resonance imaging after total hip arthroplasty: evaluation of periprosthetic soft tissue. J Bone Joint Surg Am. 2004;86(9):1947-54.
17. Della Valle CJ, Paprosky WG. The femur in revision total hip arthroplasty evaluation and classification. Clin Orthop Relat Res. 2004;420:55-62.
18. Talmo CT, Shanbhag AS, Rubash HE. Nonsurgical management of osteolysis: challenges and opportunities. Clin Orthop Relat Res. 2006;453:254-64.
19. Engh CA, McGovern TF, Bobyn JD, et al. A quantitative evaluation of periprosthetic bone-remodeling after cementless total hip arthroplasty. J Bone Joint Surg Am. 1992;74(7):1009-20.
20. Bauer TW, Schils J. The pathology of total joint arthroplasty, II: mechanisms of implant failure. Skeletal Radiol. 1999;28(9):483-97.
21. Berquist TH. Imaging of joint replacement procedures. Radiol Clin North Am. 2006;44(3):419-37.
22. Weiland DE, Walde TA, Leung SB, Sychertz CJ, Ho S, Engh CA, et al. Magnetic Resonance Imaging in the Evaluation of Periprosthetic Acetabular Osteolysis: a Cadaveric Study. Journal of Orthopedic Research. 2005;23(4):713-9.
23. Buckwalter KA. Optimizing imaging techniques in the postoperative patient. Semin Musculoskelet Radiol. 2007;11(3):261-72.
24. Walde TA, Weiland DE, Leung SB, Kitamara N, Sychetz CJ, Engh CA Jr, et al. Comparison of CT, MRI and Radiographs in Assessing Pelvic Osteolysis. Clinical Orthopedic and Related Research. 2005;437:138-44.
25. Puri L, Wixson RL, Stern SH, Kohli J, Hendrix RW, Stulberg SD. Use of helical computed tomography for the assessment of acetabular osteolysis after total hip arthroplasty. J Bone Joint Surg Am. 2002;84(4):609-14.
26. Kitamura N, Leung SB, Engh CA Sr. Characteristics of pelvic osteolysis on computed tomography after total hip arthroplasty. Clin Orthop Relat Res. 2005;(441):291-7.
27. Garcia-Cimbrelo E, Tapia M, Martin-Hervas C. Multislice computed tomography for evaluating acetabular defects in revision THA. Clin Orthop Relat Res. 2007;463:138-43.
28. Tam HH, Bhaludin B, Rahman F, Weller A, Ejindu V, Parthipun A. SPECT-CT in Total Hip Arthroplasty. Clinical Radiology. 2014;69(1):82-95.
29. Nixon M, Taylor G, Sheldon P, et al. Does bone quality predict loosening of cemented total hip replacement. J Bone Joint Surg Br. 2007;89(10):1303-8.
30. Carr AM, DeSteiger R. Osteolysis in patients with a metal-on-metal hip arthroplasty. ANZ J Surg. 2008;78(3):144-7.
31. Chatrath V, Beaule' PE. The Changing Paradigm of revision of total hip replacement in the presence of osteolysis. Instr Course Lectures. 2013;62:215-27.
32. Walde TA, Weiland DE, Leung SB, et al. Comparison of CT, MRI, and radiographs in assessing pelvic osteolysis: a cadaveric study. Clin Orthop Relat Res. 2005;437:138-44.
33. Park YS, Moon YW, Lim SJ, Yang JM, Ahn G, Choi YL. Early Osteolysis Following Second Generation Metal-on-Metal Hip Replacement. J Bone Joint Surg Am. 2005;87(7):1515-21.
34. Toms AP, Marshall TJ, Cahir J, et al. MRI of early symptomatic metal-on-metal total hip arthroplasty: a retrospective review of radiological findings in 20 hips. Clin Radiol. 2008;63(1):49-58.
35. Lee MJ, Kim S, Lee SA, et al. Overcoming artifacts from metallic orthopedic implants at high-field-strength MR imaging and multi-detector CT. Radiographics. 2007;27(3):791-803.

第 6 章

全髋关节置换术后感染性失败的鉴别诊断

Karthikeyan Chinnakkannu, Javad Parvizi

概述

全世界范围内,接受全髋关节置换术的患者数量正在逐年增加,并且还会继续增加[1-4]。随着髋关节置换手术数量的增加,因无菌性或感染性关节置换失败而进行的翻修手术的数量也在不断增加[5,6]。髋关节置换感染性失败或人工关节感染(7.5%~14.8%)是导致髋关节翻修的第三大原因,仅次于无菌性松动和髋关节脱位[4,5]。尽管感染导致髋关节置换失败的发生率仅为0.3%~2%[7-10],却大大地增加了医疗财政负担[11]。髋关节置换术后感染的治疗方案及预后与无菌性假体松动截然不同[12,13],因此,鉴别感染或非感染因素导致髋关节置换失败至关重要。诊断髋关节置换术后感染或假体周围感染非常具有挑战性,通常需要联合多种检查手段。尽管目前鉴别感染和非感染缺乏金标准,但在诊断或排除感染方面已达成一些共识。本章将对THA术后感染的相关诊断方法进行讨论。

假体周围感染的定义

假体周围感染诊断标准包括[14]:

- 两次假体周围细菌培养阳性,且培养的细菌表型相同,或
- 存在与关节腔相通的窦道,或
- 包含3项次要诊断标准:
  - –血沉(ESR)和C反应蛋白(CRP)升高
  - –关节液白细胞(WBC)计数升高或白细胞酯酶试纸++
  - –关节液中性粒细胞百分比(PMN%)升高
  - –假体周围组织组织学分析结果阳性
  - –单次细菌培养阳性

上述诊断标准是在假体周围感染国际共识会议(ICM PJI 2013)上制订的,以肌肉骨骼感染学会(MSIS)的诊断标准为基础,并对其进行了改良。

假体周围感染诊断流程

诊断假体周围感染/感染性失败采用改良的美国骨科医师学会(AAOS)诊断流程(流程图6.1)。

临床问诊和体格检查

完整的病史询问和关节相关的体格检查对于鉴别感染性失败是必不可少的。所有的相关症状、持续时间及严重程度都不容忽视,同时还包括了所有易感因素、前期手术情况及感染相关的问诊。

如果患者术后存在持续性疼痛或者僵硬,同时合并有以下情况,将高度怀疑感染,例如,同一关节多次手术史,曾经发生过假体周围感染,近期发生过菌血症(尿路感染、感染性心内膜炎、牙科操作),

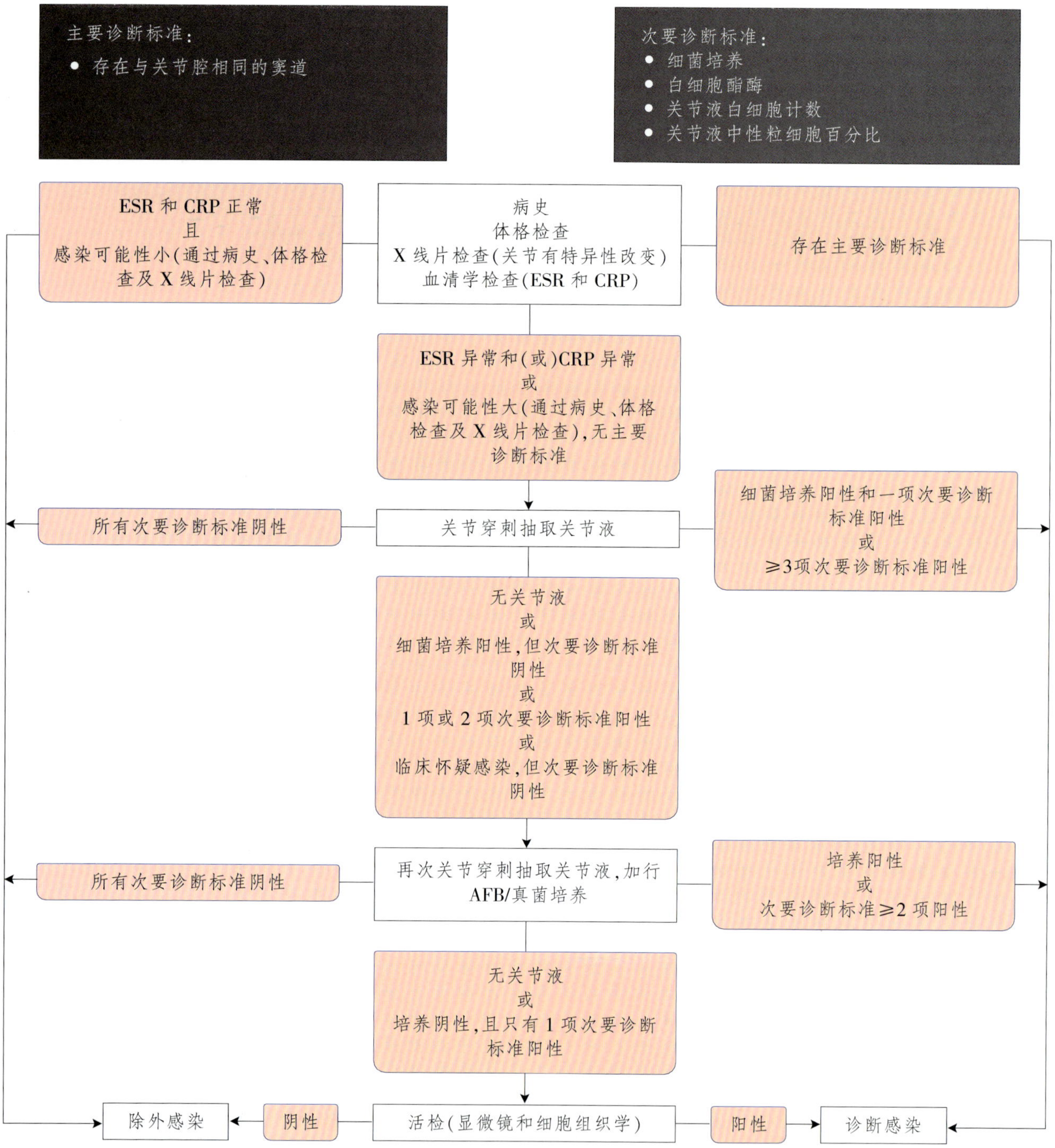

流程图6.1 改良的美国骨科医师协会诊断假体周围感染流程图。

合并一些导致免疫功能不全的情况，如糖尿病、炎症性关节病、营养不良、激素使用史、透析等。另外，存在吸烟、肥胖、静脉吸毒史、伤口愈合不良、银屑病、慢性静脉曲张、皮肤溃疡、关节周围浅表手术部位感染等情况时，我们要高度怀疑假体周围感染[7,16,17]。

如果体格检查发现伤口发炎或裂开、关节皮温升高、红肿或有窦道，则发生感染性失败的可能性更大。窦道是假体周围感染的确切证据(图 6.1)。

需要特别注意痛风性关节炎和金属对金属人工髋磨损造成的炎症，其临床表现与感染相似。甚至在少数情况下，金属对金属人工髋关节置换患者在没有感染的情况也可能出现窦道[18]。大部分金属

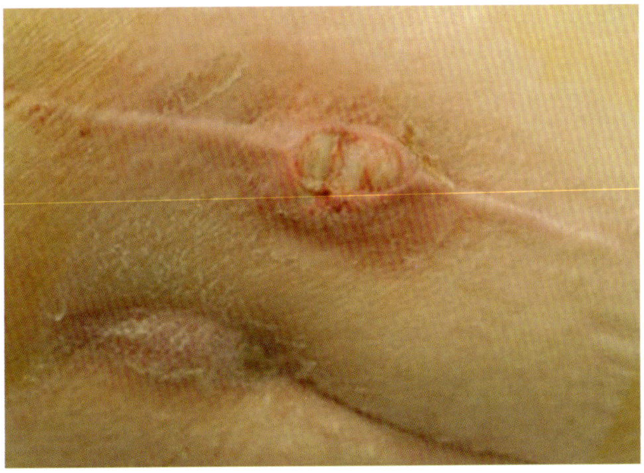

图6.1　窦道是假体周围感染(PJI)的确切证据。

对金属人工髋磨损的临床表现与慢性感染相似，而痛风性关节患者则与急性感染相似。对于这些患者，排除感染至关重要。

血清学检查

进行临床检查后，就需要进行血清学检查，如ESR、CRP以及普通X线片检查。根据AAOS的假体周围感染诊断指南，可疑假体周围感染患者的ESR、CRP均应升高[19]。上述指标敏感性很高，但特异性较差[20-24]。同时观察ESR和CRP的变化情况能更准确地鉴别PJI[22]。

几乎所有手术患者，术后ESR、CRP均会立刻升高，在THA手术患者中，ESR在术后5~7天达到高峰，术后3个月恢复至正常。而CRP在术后3天内达到峰值，术后3周内恢复正常。

尽管不同医院或实验室的CRP、ESR正常阈值不同，但目前关于诊断感染的临界值已达成共识。对于大部分术后大于6周的患者，诊断PJI的阈值为ESR>30mm/hr，CRP>10mg/L。而对于术后小于6周的患者，诊断PJI的阈值为CRP>100mg/L。尽管这些指标在炎性疾病中也会升高，但筛查感染的临界值仍然相同。

ESR、CRP在排除感染方面要优于诊断感染，而且在排除感染及诊断感染方面，CRP均优于ESR[19,25,26]。尽管这些指标在炎性疾病中同样会升高，但在筛查感染时我们仍采用上述的临界值。

采用上述ESR、CRP临界值，ESR的敏感性为94%，CRP的敏感性为91%，而联合ESR、CRP的敏感性高达97%[24]。在Schinsk的研究中采用相同的临界值，ESR、CRP的敏感性稍高，分别为97%和94%[22]。

对急性PJI，如果单独采用ESR或CRP中的某一项时，应采用更高的阈值[25,33]。对于慢性髋关节和膝关节假体周围感染，ESR和CRP的阈值范围也不同，在诊断髋关节假体周围感染时，应采用更

血清学指标

适应证：

- 临床怀疑感染[19]

优势：

- 获取方便、性价比高
- 联合ESR、CRP可有效排除感染[27]

缺点：

- 受年龄和性别影响[28]
- 在急性感染情况中，ESR的作用有限[29]*
- ESR不能用于确诊感染[25]*
- 在其他炎性疾病(如类风湿性关节炎、肿瘤、冠状动脉疾病，风湿性多肌痛，炎性肠病等)，这些指标也会升高[28,30]#
- 不能评估感染控制情况[31,32]
- 在不同的研究机构、实验室，化验值存在差异

* 在术后2~3个月，ESR、CRP均会升高，术后急性期，CRP在诊断感染方面更加可靠。

\# 在筛查PJI时，上述指标的阈值没有变化[30]。

高的 ESR、CRP 阈值[33]。但 2013 年 ICM-PJI 会议上，建议对髋关节、膝关节采用相同的 ESR、CRP 阈值。

血象的作用：白细胞计数和分类计数

由于白细胞计数和分类计数的敏感性及特异性均较低，因此不建议应用于 PJI 的诊断[22,34,35]。髋关节置换和膝关节置换术后一段时间内，发热和白细胞计数升高是正常现象[36,37]。

关节穿刺

可疑 PJI 时，关节穿刺抽取关节液进行细胞计数和细菌培养是目前最重要的、公认的诊断手段之一。联合 ESR、CRP、关节液细胞计数、分类计数和细菌培养可有助于诊断 PJI。根据 AAOS 临床指南，建议选择性进行髋关节穿刺，不建议对所有患者进行关节穿刺[19]。

穿刺步骤

髋关节穿刺一般采用局部麻醉。尽管有多种穿刺技术，但前入路是目前最常用的技术。通常穿刺不需要引导，但影像引导可以提高穿刺的准确度。在我们医院，我们采用髋关节镜的前外侧入路，以及影像引导。患者采用仰卧位，局部无菌消毒，将影像增强器倾斜至与垂直轴成 15°~30°角，采用 18/16 号穿刺针进行穿刺（图 6.2A~C）。保持穿刺针与股骨颈近乎平行，在确认穿刺入关节后，抽取关节液。不推荐进行关节造影，因为关节造影会影响培养结果。

抽取的关节液需要进行白细胞计数和分类计数，并化验白细胞酯酶、CRP 和进行细菌培养。建议将抽取的关节液放入血培养瓶进行细菌培养，以提高细菌培养的诊断率，特别是革兰阴性菌[39,40]。或者另一种方法是，采用 BACTEC 培养瓶的辐射灭菌肉汤培养基进行细菌培养，两者选其一[41]。抽取关节液后需要立刻进行细胞计数或者先将关节液储存于 EDTA 管内[42,43]。至少留取 3 份样本进行培养。

细胞自动计数比人工计数更加快捷、准确[42,44]。如果关节液出现凝结，可加入透明质酸酶[45]。

穿刺抽取积液的优点包括简单、成本低、术者就可操作。同样，在翻修手术前，可进行关节穿刺抽取积液，以诊断是否存在持续性感染[32]。

缺点包括：干抽，关节液内混有血液，在金属对金属假体、耳轴磨损和晶体沉积性疾病患者可能存在假阳性。上述情况不仅会导致穿刺培养结果假阳性，而且临床体格检查也符合感染表现。

关节穿刺的替代方法

采用前入路时，穿刺点位于股动脉与腹股沟韧

关节穿刺

适应证[19,27]：

- 临床高度怀疑感染或 ESR 和（或）CRP 异常、感染可能性高的患者
- 感染可能性低，但 ESR、CRP 均异常
- 普通 X 线片可见异常

禁忌证：

- 穿刺部位存在蜂窝织炎
- 严重凝血障碍*
- 严重血小板减少症患者*

预防/计划：

- 穿刺之前应停用抗生素 2 周[19]

（*注意：轻度凝血障碍/血小板减少症或者接受抗凝治疗不是关节穿刺的禁忌证。这些患者仍然可以进行关节穿刺，操作后可以延长加压时间）

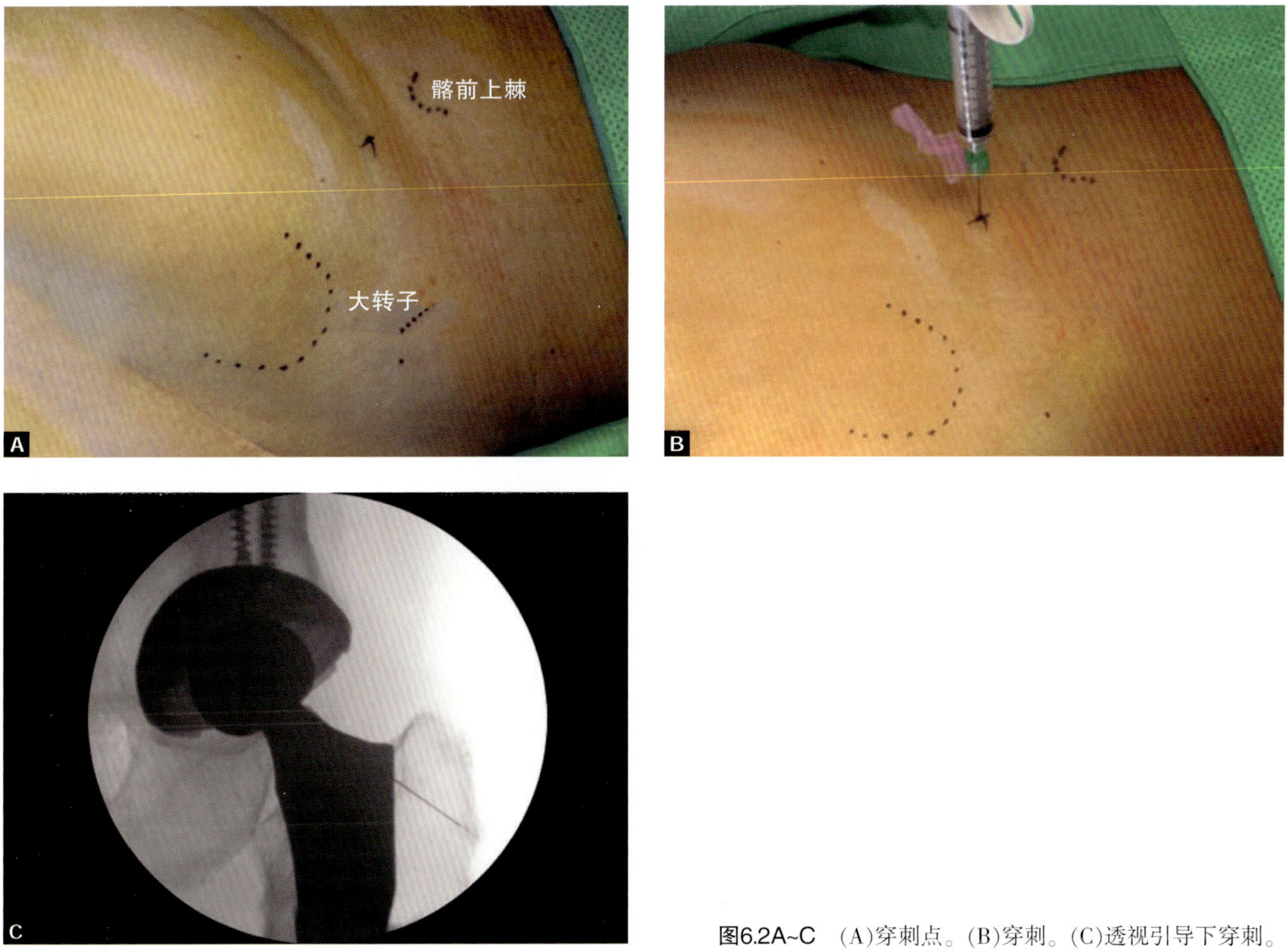

图6.2A~C　(A)穿刺点。(B)穿刺。(C)透视引导下穿刺。

关节穿刺

陷阱

- 干抽
- 在金属对金属假体[38]、耳轴磨损以及晶体沉积疾病中，容易发生假阳性
- 抽出血
- 假阴性

带交叉点外下方 2cm，穿刺方向向后朝向股骨头，针尖朝向股骨头外侧面与股骨颈交界处。有时需要改变一下穿刺点，将穿刺针放置在假体稍外侧，利于在透视下观察[49,50]。

可以用超声替代透视。最新的随机对照研究表明，超声引导下关节穿刺的敏感性、特异性以及准确度比透视下穿刺更高[51]。超声不仅使患者避免接受射线暴露，而且还可以定位积液位置，因此可以减少干抽的发生率。另外超声还可以发现表浅积液，避免穿刺时通过表浅积液而导致关节感染[52]。但是超声引导穿刺对技术要求比较高，需要术者有丰富的操作经验。

如果患者存在一些并发症，如异位骨化，可以采用 CT 引导穿刺。

目前采用的临界值

AAOS 指南建议 PJI 的诊断标准：穿刺液 WBC 计数>1700/μL，中性粒细胞比例>65%。ICM PJI

技巧

干抽时的处理

- 屈曲、内旋、外展髋关节，再进行抽吸[46]
- 在不同方向进行多次穿刺[46]
- 用无菌盐水进行灌洗[40,47]**
- 在超声或 CT 引导下进行穿刺

如何避免假阳性(金属对金属假体患者)

- 如果白细胞计数和中性粒细胞计数不相符，需要进行人工计数(自动计数设备会将破碎的单核细胞当成中性粒细胞)
- 在怀疑晶体沉积性疾病时，需要对晶体进行化验检查

抽取关节液内混有血液时，计数时需要采用脑脊液计数的纠正公式进行矫正[48]

降低假阴性率

- 不要将局麻药注射到过深的位置(局麻药对细菌有抑制作用)
- 在关节穿刺抽取积液前不要进行关节造影检查

如果抽取的积液量过少，则只进行细菌培养

如果培养结果与之前培养结果不符，需要重复穿刺抽取积液进行培养[19]

** 如果在穿刺抽取积液过程中应用了生理盐水，则白细胞计数和分类计数结果不可靠。

2013 对上述标准进行了改良，其建议的临界值见下表。

在 Schinsky 等的研究中，对于术前 ESR、CRP 升高的髋关节翻修患者，关节液白细胞计数>3000/μL 是诊断 PJI 最有预测价值的术前检查项目[22]。Della Valle 的研究也得出同样的结论。表 6.1 列出了一些采用不同 WBC、中性粒细胞计数界值的研究结果。

并发症

并发症包括导致关节感染、血肿以及由于穿刺导致的不适或疼痛。罕见情况下会导致其他结构损伤，另外还有可能出现由于局部麻醉药导致的股神经暂时性麻痹。

重复关节穿刺指征

重复关节穿刺指征包括：干抽；细菌培养阳性但缺少其他次要诊断标准；1 或 2 项次要诊断标准阳性；临床高度怀疑 PJI，但缺少阳性诊断标准。在重复穿刺时需要采取同样的预防措施。

表 6.2 列出了一些关于髋关节穿刺抽取积液进行细菌培养的研究。

PJI 诊断标准

术后 6 周内：

- CRP>100mg/L
- 关节液 WBC 计数>10 000/μL，且
- 关节液 PMN%>90%

术后 6 周以上：

- ESR>30mm/hr
- CRP>10mg/L
- 关节液 WBC 计数>3000/μL，且
- 关节液 PMN%>80%

表6.1　关节液WBC计数诊断PJI的可靠性

研究	临界值	敏感性	特异性	PPV	NPV	准确度
Schinsky 等[22]	*WBC>4200/μL	84	93	81	93	90
	PMN>80%	84	82	65	93	83
Chalmers 等[53]	WBC>1700/μL	92	72	93	71	89
	PMN>65%	90	35	91	64	85
Spangehl 等[27]	WBC>50 000/μL	36	91	99	90	
	PMN>80%	89	85	59	98	
DellaValle 等[54] (knee)	WBC>3000/μL	100	98.1	97.6	100	98.9
	PMN>65%	97.6	84.9	83.3	97.8	90.4

*ESR、CRP 升高，最佳滑液细胞计数为>3000WBC/mL。
NPV，阴性预测值；PPV，阳性预测值；PMN，中性粒细胞；WBC，白细胞。

关节液CRP

血清 CRP 是诊断 PJI 的重要指标，但缺乏准确性。考虑到感染部位的炎性指标也会升高，以此理念为基础，研究者开始尝试将关节液 CRP 作为 PJI 的一项诊断指标。在 Parvizi 等的研究中，将膝关节液 CRP 浓度 3.7mg/dL 作为诊断标准，其敏感性、特异性以及准确度分别为 84%、97% 和 92%[55]。Jacovides 等对髋关节、膝关节 PJI 的分子指标进行了研究，也得出了相同的研究结果[56]。

以前将关节脓液作为 PJI 的诊断标准，现在将此条诊断标准去除，这是由于在金属对金属假体患者中，高敏反应[57]也会导致产生脓液，而且每个人对脓液的诊断标准也不同。

影像学研究

在诊断 PJI 时，影像学表现的作用有限。虽然有 USG、放射性核素扫描、CT 以及 MRI 等检查的辅助，但 X 线片检查仍然是目前最重要的影像学检查。

X线片检查

对于怀疑 THA 术后感染患者，应常规进行 X 线片检查，而且至少进行两个方向的投照检查，采用合适的曝光强度。尽管 X 线片检查的作用有限，但通过 X 线片可以发现一些感染征象，另外还可以排除一些其他导致假体失败的原因，如脱位、位置不良以及假体周围骨折。大部分 THA 感染患者的 X 线片检查表现正常[58]。

表6.2　髋关节穿刺细菌培养研究的可靠性

研究	病例数	敏感性	特异性	PPV	NPV	准确度
Spangehl 等[27]	180	86	94	67	98	
Williams 等[34]	273	80	94	81.4	93.1	90.1
Ali 等[40]	77	82	91	74	94	89
Muller 等[47]	50	57	50	78	29	54
Battaglia 等[51]*	30	69	94			83

*超声引导。上述所有研究将术中细菌培养作为参照。
NPV，阴性预测值；PPV，阳性预测值。

感染性失败或松动的X线征象表现为骨内膜扇贝样改变、多部位急性骨膜反应(图6.3)、穿皮质骨窦道、假体周围骨吸收[58](图6.4)、假体下沉(图6.5和图6.6)以及原本固定良好的假体出现松动的征象[沿骨水泥-骨界面或骨长入表面透亮线宽度>2mm，复查X线片提示骨水泥-骨界面近段或外侧面的透亮线较前进展，形成基座[59](图6.7)，假体内翻(图6.8)，假体旋转，髋臼假体移位>2mm或外展角度改变>4°，尤其是术后早期的数年内][60]。尽管这些征象不具有特异性[61]，但仍应排除感染的可能。所以建议行关节造影以诊断股骨假体松动或感染[62]。

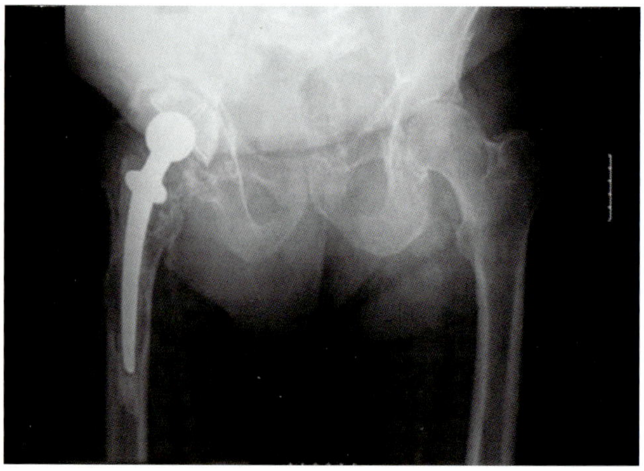

图6.4　股骨柄松动、下沉，股骨柄周围骨溶解。

超声表现

一些研究结果表明超声检查有助于诊断假体周围感染[51,52]。不仅在于帮助诊断渗出，还可帮助进行髋关节穿刺抽取积液。一项研究显示，超声检查中关节外液体增加、骨关节囊距离大于3.2mm也可提示假体周围感染[63]。但在其应用于常规检查之前，需要进行更深入的研究。

CT、MRI检查

由于假体在CT检查时会产生伪影，因此CT在诊断假体周围感染的作用有限。但CT有助于发现窦道、渗出、脓肿、骨质破坏，并且可以在CT引导下进行关节穿刺。

最近的研究结果显示，CT在评估软组织异常、关节扩张、滑囊水肿(髂腰肌或大转子滑囊)、肌肉水肿和肌肉周围脂肪的敏感性为100%，特异性为87%[64]。CT不推荐用于常规评估。

MRI在诊断假体周围感染方面的作用还不明确，但其可能对诊断炎性假瘤、内衬磨损以及关节周围积液有帮助。

核素显像

核素显像技术首先将被放射性元素标记的标记物注入体内，然后测量不同部位的放射活性，其结果不受金属假体的影响[65]。其适用于高度怀疑感染，但多次关节穿刺培养结果阴性的患者。

目前主要的显像模式包括：^{99m}Tc骨显像、镓-

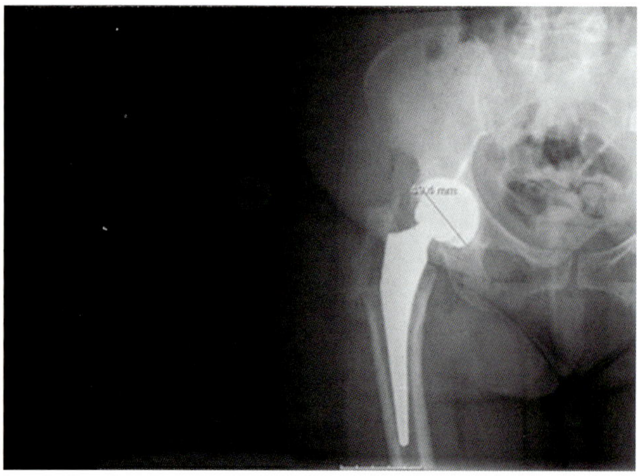

图6.3　骨膜反应及髋臼杯松动。

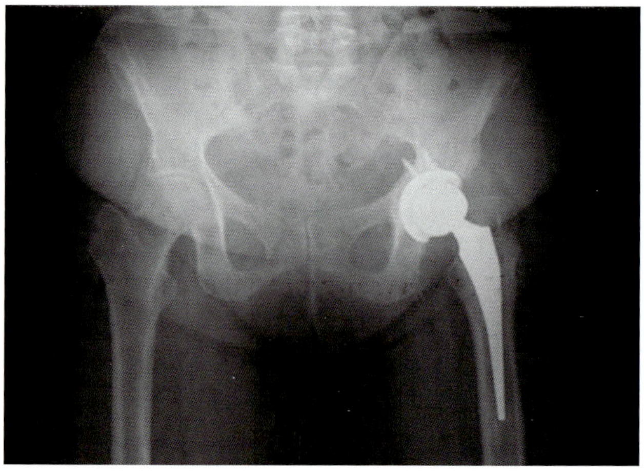

图6.5　股骨柄下沉、松动。

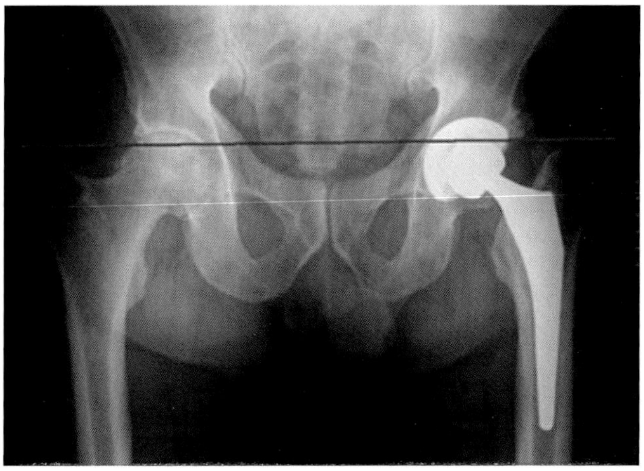

图6.6　股骨柄下沉。

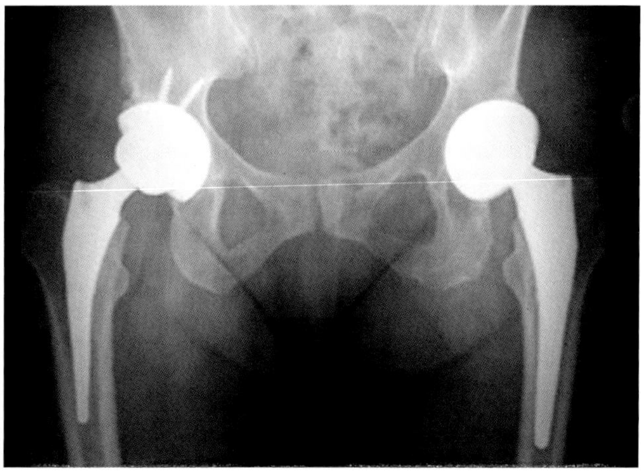

图6.8　右侧股骨柄内翻。

67、^{111}In 或者 ^{99m}Tc 标记的白细胞，以及联合白细胞骨髓显像和 FDG-PET[66-69]。目前，骨显像主要采用 ^{99m}Tc 标记双膦酸盐，进行三时相（血流相，血池相，延迟相）扫描。如果三时相扫描均表现为核素浓聚则提示感染。在 THA 患者假体周围表现为弥散性摄取增加，则提示假体松动，但无法鉴别感染性松动或无菌性松动[70]（图 6.9A~C）。骨显像的敏感性为 68%~88%，特异性为 76%~90%[71,72]。

^{67}Ga 骨显像可单独应用，或在 ^{99m}Tc 三相骨扫描检查之后应用，但其特异性低。虽然序贯扫描可以提高特异性，但也增加了放射性暴露[65]。

铟或锝标记白细胞显像的原理是利用白细胞在炎性部位聚集[73]。研究表明铟标记白细胞显像的敏感性为 77%~100%，特异性为 73%~100%。

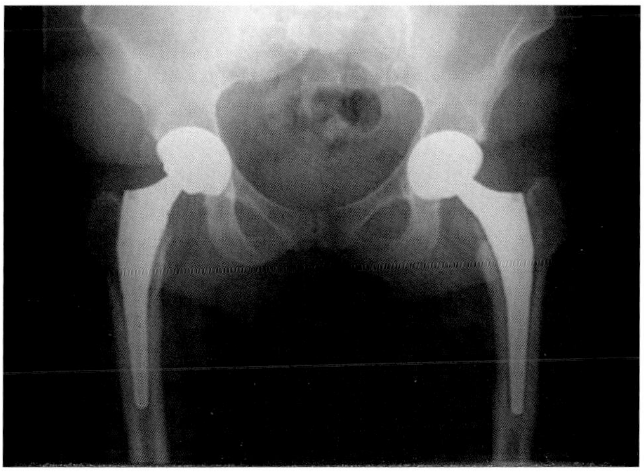

图6.7　基座形成（左侧）。

白细胞/骨髓显像（^{111}In 标记白细胞/^{99m}Tc-SC 骨髓）诊断 PJI 的准确度高达 90%以上，是目前核素显像检查的金标准[65,67,69,74-76]。但最近研究结果显示 FDG-PET 更加准确。该检查的原理是根据标记的白细胞和纳米胶体在骨髓聚集，但只有白细胞在感染部位聚集。尽管该检查具有很高的敏感性和特异性，但其有一些缺点，包括需要体外标记、处理血液制品、增加辐射量以及价格昂贵[65]。其他类似的检查还包括：延迟白细胞显像，连续白细胞显像以及体内白细胞显像/抗粒细胞扫描显像。

抗粒细胞抗体逐渐被用于诊断 PJI，主要采用的单克隆抗体包括 BW250/183 和硫索单抗[77]。它们克服了一些核素扫描显像的缺点。一项 Meta 分析结果显示，Tc 标记抗粒细胞抗体在诊断 PJI 的敏感性和特异性分别为 90%和 80%[77]。

联合 SPECT/CT 和 ^{99m}Tc 标记抗粒细胞抗体可提高诊断低度 PJI 的敏感性和特异性。它有助于描绘病变的特征和范围，为手术规划或活检提供帮助[68]。

在最近几年，研究表明 FDG-PET 诊断 PJI 的敏感性更高[78]。该检查以 ^{18}F-脱氧葡萄糖为示踪剂，依靠细胞的葡萄糖代谢为基础。感染在 PET-CT 上表现为骨假体界面摄取增加，而无菌性松动则表现为股骨颈或软组织摄取增加[78,79]（图 6.10）。摄取的部位比摄取的密度更加重要[80]。目前的研究结果显示，其敏感性和特异性为 84%~95%和 92%~95%[78,79,81-83]。其准确度比三相骨扫描[81]和铟标记白细胞[82]的准确度高。Chryssikos 等的研究结果显示，FDG-PET 诊断

影像学表现
• 骨内膜扇贝样改变/假体周围骨吸收/局灶骨溶解
• 穿皮质骨窦道
• 骨膜反应
• 固定良好的假体在术后几年内出现松动征象

骨显像
优点
• 应用广泛,操作快捷
• 价格低?
缺点
• 特异性低
• 骨折、异位骨化、生理性重塑等骨转化增加的情况,其摄取增加
• 在磨损颗粒聚集区以及无菌性松动区也表现为核素浓聚
• 具有放射性
• 在术后几年内骨显像作用有限

THA 假体周围感染的敏感性为 84.8%, 特异性为 92.6%[78]。

FDG-PET 的优点包括:成像效果好,检查时间短以及有助于 PJI 组织准确取样[84]。缺点包括:应用不广泛,价格昂贵,需要接受严格培训的核医学放射科医生出示报告结果。

细菌培养

取两份或更多标本进行感染微生物培养是诊断假体周围感染的金标准。细菌培养结果不仅是诊断所必需的,也有助于选择合适的抗生素治疗。细菌培养的标本主要包括关节液、术中拭子、假体周围组织以及假体超声裂解液。

细菌培养通常培养 5 天,对于怀疑低毒性感染患者或者术前高度怀疑 PJI, 但术前培养阴性的患者,培养应持续至 14 天。研究结果显示增加培养时间至 14 天不会对培养结果产生不利影响, 而且可以提高培养的敏感性[85-87]。对于痤疮丙酸杆菌,通常需要培养至 13 天。有研究表明,如果不延长培养时间,在培养阴性患者中会遗漏 24%的感染患者[87]。

抗酸杆菌培养(AFB)和真菌培养目前只推荐在高度怀疑由非典型微生物感染的患者中应用。

活检

软组织培养是明确感染微生物最确切的方法,已取得很多证明。取活检进行细菌培养可于术前或术中进行。

目前术前取活检进行细菌培养,较多采用关节镜下操作而非切开操作。通常采用仰卧位,牵引床牵引。为避免牵引导致神经麻痹,需要选择适当的内衬,并且尽量不要过度牵引。入路通常选择大转子前上入路和后上入路。关节镜取活检的优点包括:微创;可直观看到炎性区域,活检靶向性高;可查看金属或聚乙烯表面的磨损情况,并且术中可以取出游离的碎片。另外,关节镜可发现假体松动。缺点包括: 关节镜操作需要在关节内注入生理盐水,可能导致细菌培养出现假阴性; 牵引导致神经麻痹;假体划伤。

Malhotra 等采用前外侧入路,在透视引导下进行粗针或空心活检针进行穿刺活检,这也是一种可用的方法[88]。

全麻或脊髓麻醉下,患者采用仰卧位,常规碘

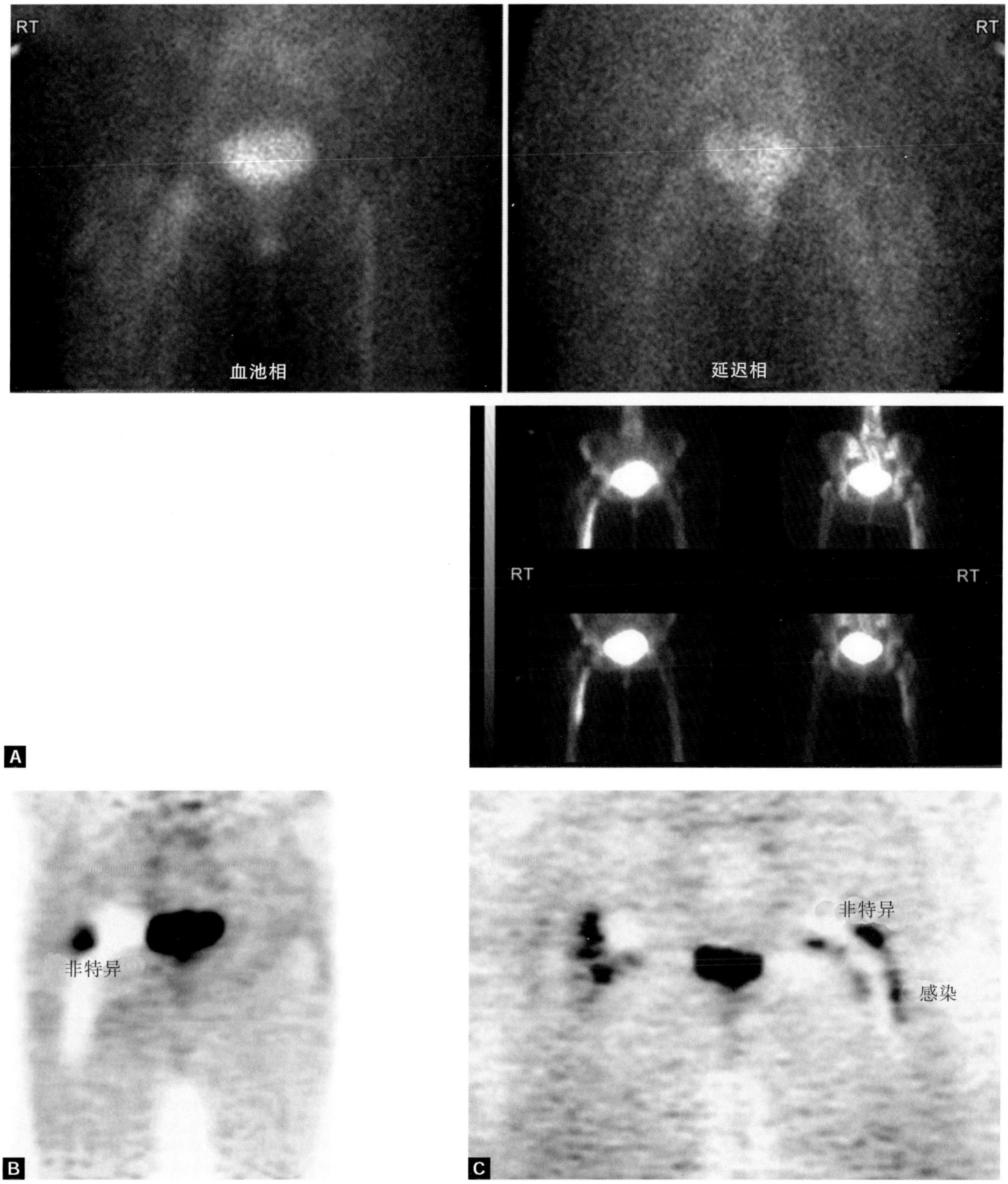

图6.9A~C　骨扫描提示：(A)血池相。(B)右侧可见充血(股骨柄内侧)，右侧延迟相摄取增加。(C)假体周围弥散性摄取增加。

酊、乙醇消毒皮肤，采用常规关节镜入路，并于皮肤处做标记。于标记处切开一小切口，在影像引导下，朝向关节囊与假体之间插入带套管针的工作套管。为预防感染，可采用外层保护套。到达目标位置后，旋转针芯，获得活检组织。

另外还可以采用前入路，切口位于腹股沟韧带中点下、外 2.5cm，牵引床牵开后，插入活检针，采用接触技术，从骨和关节囊获得活检组织。

不同的研究显示，活检的敏感性、特异性和准确度分别为 80%~88%、91%~100%和 81%~97%[88-90]。

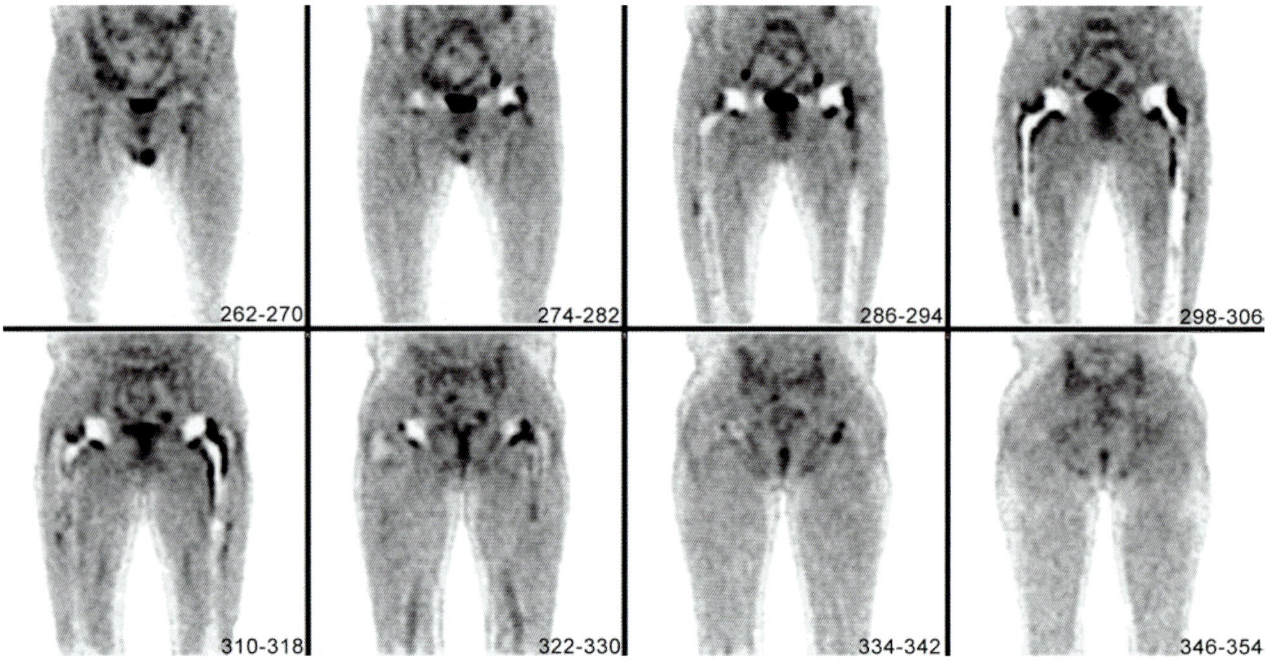

图6.10 PJI的FDG-PET表现。骨假体交界处可见明显的摄取增加。

对关节液或假体周围软组织进行微生物学和组织学检查可以提高诊断 PJI 的准确率[91]。活检的并发症包括感染、周围组织结构损伤。而且不能用于判断感染的治疗情况[88]。

术中组织标本需要分别从假体骨界面、股骨侧以及髋臼侧留取。推荐至少留取 5 份假体周围标本,以提高培养阳性率。需要注意的是,如果已经鉴定出感染菌,术前无须停用抗生素。研究显示术前抗生素对术中标本培养结果无影响[92,93]。

假体超声降解

由于病原菌经常存在于体内假体表面的生物膜中,因此培养时鉴别细菌非常困难。为克服这一难点,建议对假体进行超声降解,然后再进行培养。超声降解可破坏生物膜,因此可以更容易采集到细菌,提高培养阳性率[94]。

目前超声降解只适用于怀疑 PJI、但术前关节穿刺细菌培养阴性的患者或 2 周内应用抗生素的患者。

尽管不同的研究采用的超声裂解方法存在不同,但一项研究推荐的最合适的裂解条件为:在 22℃温度下,在薄壁玻璃管内进行超声裂解 7 分钟,从而最大限度地分离出微生物。研究表明,温度以及超声裂解时间可以影响微生物的复苏[95]。

很多研究结果显示,假体超声裂解液培养/PCR

细菌培养

需要

- 获得关节穿刺液或术前或术中获取的组织样本
- 应该行需氧和厌氧细菌培养
- 通常培养 5~14 天
- 对可疑病例,需要进行 AFB(抗酸杆菌)或真菌培养
- 可以采用声波降解和 PCR 技术,以提高鉴定微生物的准确度

不需要

- 如果之前已诊断出感染菌,则在术前不需要停用抗生素
- 无须对窦道进行革兰染色、拭子或细菌培养等检查

检查结果优于传统穿刺活检或假体周围取样的培养/PCR 结果[94,96,97](见“聚合酶链反应 PCR”章节)。另一优点在于,该方法可以适用于 2 周内应用过抗生素的患者。推荐留取多次超声降解液进行培养,以提高诊断准确性。另外,还可以对假体生物膜进行评估,进一步提高 PJI 的诊断率[98]。

不推荐拭子以及革兰染色检查

尽管拭子检查有很高的特异性(98%~99%),而且其操作方便,性价比高,被广泛应用。但由于其敏感性低(53%~61%)[27,39,99],增加污染风险,减小培养细菌生长的体积,抑制微生物,而且其与软组织培养相比没有额外优势,因此在 PJI 的国际共识会议上强烈不推荐采用该检查方法[99-101]。正常情况下,如果采用拭子的话,一般推荐在髋臼、股骨和关节囊或滑膜组织的每一部位至少留取 3~5 份样品[99]。

通常不推荐对窦道分泌物进行培养,因为其培养结果与深层培养结果的一致性较差[102],容易造成混淆,误导抗生素治疗。

革兰染色检查有很高的特异性 (92%~100%)[21,103-108],但其敏感性低(12%~43%),而且由于容易受到污染而导致出现假阳性结果,因此术中革兰染色检查的作用非常有限。

组织病理学检查

少量研究认为,术中冰冻切片在诊断 PJI 方面能起到重要作用[109-113]。通常,也需要从关节囊(伪关节囊,即关节周围炎性包膜)、滑膜、骨假体界面、软组织、股骨和髋臼区域留取冰冻切片或永久切片。从一些相关文献来看,作为组织学检查最好的标本是选择假体周围界面的膜性组织[114,115]。作为永久切片的标本通常需要经过福尔马林处理。

疑似或可能感染区域的切片标本,至少 5 个高倍镜视野内分类计数出现超过 5~10 个中性粒细胞,通常提示感染[94,97]。有研究建议,应该排除嵌入纤维蛋白的中性粒细胞[27]。文献报道中,冰冻切片的敏感性和特异性存在明显差异, 分别为 43%~100%和 81%~98%[109-112]。该检查可以作为诊断 PJI 的一项次要诊断标准。

与术前活检相比,术中冰冻活检不增加患者创伤,而且其操作快捷,结果可靠。其缺点包括:如果留取标本不准确会导致该检查失败;送标本延迟会导致结果假阴性;变形的淋巴细胞可被当作中性粒细胞,导致假阳性结果[110];假体周围骨折也可以导致假阳性结果[116]。该检查需要有丰富经验的病理科医生对标本进行评估。

Tsaras 等的一项 Meta 分析显示,存在一些无法确定 PMN 数目的情况,无法区分感染和非感染。而且研究发现,其诊断感染的可信度高,但在排除感染方面其作用有限[112]。

分子生物学方法和分子标记物

为了找到诊断 PJI 的确诊检查方法或诊断标记物,最近人们对很多分子生物学方法进行了研究。目前包括:PCR、IL-1、IL-6、IL-8、IL-17、降钙素原、α-2 巨球蛋白以及血管内皮生长因子(VEGF)[23,56,96,117-122]。除了 PCR 是直接鉴别微生物外,其他检查方法(白细胞酯酶、IL-1、IL-6、IL-8、IL-17、降钙素原、VEGF、TNF-α)均是针对宿主对感染的免疫反应强度或产物进行检测。这些检查可在关节液、超声降解液、组织培养液或血液上进行。

白细胞酯酶

只要存在感染,白细胞和中性粒细胞就会迁移至感染部位, 而且中性粒细胞会分泌白细胞酯酶。Parvizi 等在膝关节中用白细胞酯酶试纸条检测白细胞酯酶,检验其鉴别感染和非感染的能力,结果为++才认为结果阳性。研究显示该检查方法的敏感性、特异性、阳性预测值以及阴性预测值令人满意,并且与 ESR、CRP、关节液 WBC 和 PMN 百分比存在相关性。该检查可以作为诊断 PJI 的一项次要诊断标准。优点包括简单、性价比高、快捷。采集标本时避免混入血液,因为其可能会影响检测结果[123]。如果混入血液,关节液需要进行微离心,然后再进行该检查[124]。研究表明,该检查的敏感性、特异性分别为 80%~100%、87%~100%[123-125]。

聚合酶链反应

目前 PCR 只推荐应用于那些高度怀疑感染但其他检测方法未能鉴别出感染菌的患者。从假体上刮下的碎屑或超声降解下的标本都可进行 PCR 检查[119,126-129]。Bergin 等的研究显示超声降解的结果优于刮下的碎屑[127]。假体超声降解液行 PCR 检查的敏感性高于关节液培养和组织培养的敏感性[96,118,128-131]。

PCR 检查快捷，1 天内即得到结果，而且不受之前应用过抗生素的影响[119,120]。PCR 不仅可以鉴别感染和非感染性失败[119]，而且还可以识别抗生素耐药基因(如 MRSA 的 Mec A 基因)[128]。因此可以在很短的时间内对感染患者应用一线抗生素治疗，从而降低广谱抗生素的应用[128]。目前将其作为常规临床检查仍然受到质疑。

PCR 是一种复杂的检查手段，存在比较高的假阳性率。因为 PCR 只能检测细胞核相关物质，对于一些培养结果阴性的患者，很难判断病原菌的生物活性[129]。因此，当没有感染征象的患者 PCR 检测结果为阳性时，需要仔细进行鉴别。传统 PCR 除了不能鉴别多重细菌感染[118]，往往需要按顺序多次进行检查，才能鉴别出病原菌。但多重 PCR 技术可以克服上述缺点[119]。

白细胞介素

IL-1、IL-6 和 IL-8 是由单核巨噬细胞和淋巴细胞产生的炎性细胞因子，是一种抵抗感染的炎性反应。IL-7 是由 T-辅助细胞产生，作用是增加炎性介质。其中，1L-6 已通过研究进行了评估，结果显示其可被用于 PJI 的诊断[23,26]。

一些研究对滑液中 IL-1β 水平在诊断 PJI 的作用进行了分析。一项研究结果显示，感染组滑液 IL-1 水平较非感染组升高了 258 倍。如果取 112pg/mL 为界值的话，其敏感性、特异性、阳性预测值、阴性预测值均达到 100%[122]。而另外两项采用较低临界值的研究，结果显示敏感性较差[132,133]。

正常血清 IL-6<10pg/mL，在术后 6~12 小时达到峰值，术后 2~3 天恢复至正常水平[134,135]。因此其有助于术后判断是否处于感染状态[23]。Di Cesare 等发现取 IL-6 10pg/mL 作为诊断 PJI 的临界值，其敏感性、特异性、PPV(阳性预测值)和 NPV(阴性预测值)结果令人满意[23]。由于不同研究采用 IL-6 的临界值不同，报道的敏感性、特异性也存在较大差异，分别为 60%~100%和 50%~100%[23,26,121]。目前认为，IL-6 联合 CRP 可以提高诊断 PJI 的特异性[136]。

聚合酶链式反应

优点

- 敏感性更高?
- 检查结果快[118,129]
- 不受抗生素治疗影响[119,120,127,131]
- 可以鉴别非感染性松动? [119]
- 可以识别抗生素耐药基因[128]
- 可以诊断出像 AFB 等微生物

缺点

- 检查复杂
- 成本高和可实用性差[118]
- 容易被污染[126]，假阳性结果[118]
- 需要按顺序进行多次检查，才能鉴定出病原菌(多重 PCR 已克服该缺点)[119]
- 很难判断细菌生存能力
- 很难判断抗生素敏感性[126]

在 Berbari 等的 Meta 分析中，结果显示血清 IL-6 水平联合 CRP、ESR 以及 WBC 计数诊断 PJI 的准确度最高[20]。

但是目前在炎性关节病、术前应用抗生素、多发性硬化、Paget 病以及免疫缺陷紊乱等情况下，IL-6 诊断 PJI 的作用还没有得到评估[23]。同样，在聚乙烯垫片磨损的情况，其有可能产生错误的结果[26]。

目前将滑液 IL-6 水平作为感染指标的研究已经有了文献报道[56,122,132,133]。文献中采用的临界值从 1826pg/mL 到 13 350pg/mL 不等，其敏感性、特异性也存在较大差异，分别为 60%~100%、94%~100%[56,122,133]。因此采用滑液 IL-6 作为诊断 PJI 指标仍需要进行更深入的研究。

除了 IL-6、IL-1β 外，研究显示，滑液 IL-8 也可被用于诊断 PJI。Jacovides 等发现，选取滑液 IL-8 的临界值为 8790pg/mL 时，其敏感性、特异性、PPV、NPV 以及准确度结果均令人满意[56]。

Golwitzer 等对血清和滑液 IL-4 水平以及其他指标进行了研究，结果显示 IL-4(血清、滑液临界值分别为 7.79pg/mL、13.50pg/mL）有助于诊断 PJI，其敏感性、特异性、PPV 和 NPV 均令人满意，而且滑液 IL-4 水平有很高的诊断准确率[133]。

VEGF，α-2 巨球蛋白

Jacovides 等评估了滑液中 46 种蛋白在诊断 PJI 的作用，发现 5 种蛋白(IL-8、VEGF、α-2 巨球蛋白、CRP、IL-6)有较好的准确度(IL-8、VEGF、α-2 巨球蛋白的准确度分别为 94.6%、85.9%和89.5%)。表 6.3 列出了它们的临界值、敏感性、特异性、PPV、NPV 和准确度。

这些指标在临床常规应用之前需要进行更加深入的研究。

降钙素原

降钙素原是由甲状腺 C 细胞合成的一种激素，在细菌感染 2~4 小时后开始升高，6 小时后达到高峰。在不同的文献报道中，由于采用的临界值不同，降钙素原诊断 PJI 的敏感性、特异性也存在较大差异，分别为 30%~100%和 30%~98%[26,121]，由于缺乏标准的阈值，以及其敏感性较差，因此限制了其在诊断 PJI 中的应用。

肿瘤坏死因子-α（TNF-α）和干扰素-γ(IFN-γ)

滑液 TNF-α、IFN-γ、IL-3 和 HHD-3 水平在 PJI 患者中会升高[132,133]。Golwitzer 等联合应用滑液 IL-4、IL-6、LL-3 和 HHD-3 可以提高诊断 PJI 的准确度。需要注意的是，上述研究只纳入了葡萄球菌感染的病例，并且排除了翻修感染患者、近期抗生素或手术治疗患者、炎性疾病患者以及对骨水泥、金属过敏患者[133]。

α-防御素

α-防御素的应用是 PJI 诊断领域中的一项巨大进步。α-防御素是一种抗菌肽，也叫作自身抗生素。在遇到病原菌时，其由中性粒细胞分泌至滑液。关节液内 α-防御素水平大幅度升高提示感染存在。文献报道的滑液 α-防御素诊断 PJI 的敏感性、特异性分别为 97%和 96%[137]。另外，α-防御素在阴性结果和阳性结果之间存在巨大差异，为双峰分布，阴性提示非感染，阳性提示 PJI。α-防御素诊断 PJI 的临界值为 5.2μg/mL，与半定量信号的比值为

表6.3　VEGF、α-2巨球蛋白和IL-8在诊断PJI中的作用

指标	临界值	敏感性	特异性	PPV	NPV	准确度
VEGF(pg/mL)	9745	77.4	91.5	85.7	86.0	85.9
α-2M(mg/mL)	0.262	80.6	95.6	92.6	87.8	89.5
IL-8(pg/mL)	8790	90.3	97.7	96.6	93.5	94.7

1.0。α-防御素检验在一些存在混杂因素情况下仍然有效，如之前应用过抗生素、血液污染以及炎性关节炎。但在金属沉积或无菌性松动的病例中，α-防御素检验会出现假阳性结果。在这些病例中，联合检测滑液 CRP 可以大大提高 α-防御素诊断 PJI 的准确度。如果患者滑液 α-防御素水平升高，但滑液 CRP 浓度<3.0mg/L，则提示 α-防御素结果为假阳性。

一些商业化的 α-防御素(Synovasure™)检测方法已经可以在床旁对关节穿刺的关节液进行检测，而不需要在实验室进行，其更加快捷、方便，而且具有很高的敏感性和特异性。该检测方法还可以同时检测滑液 CRP 水平，从而为临床医生提示哪些标本结果很可能是假阳性结果，这些假阳性结果可能发生在一些特定情况，如金属沉积。

典型病例

一例 69 岁男性患者，于 7 年前接受左侧 THA，现出现左侧髋部疼痛。该患者在 THA 术后 5 年内假体功能良好，后在接受牙科操作后出现左髋关节疼痛。感染相关检查提示阴性，后在应用克林霉素的情况下多次接受牙科操作，左髋关节疼痛间断出现。该患者既往有高胆固醇血症，曾接受右臂黑色素瘤切除术以及右肩部团块切除术。

体格检查可见手术部位愈合良好，未见明显感染征象。髋部活动未引起疼痛，但直腿抬高抗阻可诱发疼痛。患者的髂腰肌、股四头肌以及跖屈肌力量可，双下肢等长。

之前患者曾行 ^{99m}Tc-MDP 骨扫描，结果显示，髋臼边缘以及大小转子区域放射性核素摄取增加，考虑术后改变伴滑囊炎或假体松动。

1 年后患者行 CT 检查，未见假体松动、骨溶解征象，与术后 CT 相比，没有明显渗出改变。

X 线检查提示除了髋臼假体稍微突出外，其余完全正常。因此诊断考虑隐性感染或髂腰肌肌腱炎，并且完善了 ESR、CR 以及髋关节超声检查。

6 个月后患者复查，化验结果：ESR 28mm/h，CRP 18.42mg/L，超声提示股骨颈内、下方可见一异质性团块，周围形成增厚的假包膜，团块内可见散在回声焦点。该团块与髂腰肌滑囊相连，但未见液体成分。

^{111}In-羟喹啉白细胞扫描成像显示髋臼上方及内侧面、股骨头和股骨颈内下方并延伸至小转子区域可见摄取明显增加。大转子尖以及股骨假体尖可见轻度摄取增加。检查报告考虑术后改变、像异位骨化的炎性改变、滑囊炎等或者是由于感染导致的假体松动。

股骨颈和髋臼内下方的骨髓扫描结果与 WBC 扫描结果并不一致，该发现提示感染可能。

为了除外炎性假瘤、感染，还进行了 MRI、髋关节穿刺以及检测钴铬水平等检查。MRI 提示术后改变，伴多发性团块，延伸至腰大肌、臀肌以及股外侧肌，且骨假体界面可见密度增加，考虑颗粒性疾病，或者松动，或者感染。血清中钴(Co)含量为 4.3μg/L(正常值<1.3μg/L)，铬(Cr)含量为 3.6μg/L(正常值<1.5μg/L)。血液中钴含量为 7.0μg/L(正常值<1.9μg/L)，铬含量为 0.9μg/L(正常值<1.3μg/L)。

髋关节穿刺采用前外侧入路，抽取出 2mL 黄色的混浊液体。WBC 计数为 66 562/μL，红细胞计数为 32 000/μL，中性粒细胞百分比为 85%。关节液内未见结晶体。厌氧培养结果为放线菌，该病原菌对青霉素敏感。

该患者接受了二期翻修手术，并取得成功。这个病例体现了诊断流程、血清指标以及关节穿刺的重要性，同时也体现了影像学检查的局限性。

结论

PJI 诊断或除外感染主要依据临床症状，并随之进行有序且有针对性的一系列检查和检验，需要结合临床需要、操作的便利性和可获得性进行选择，并极大依赖于医生自身的经验。尽管这些检查手段可以帮助诊断感染性失败，但我们需要牢记一点，它们仍然不能百分之百地诊断出 PJI。

(付立功 译 蔡谞 审)

参考文献

1. Singh JA, Vessely MB, Harmsen WS, et al. A population-based study of trends in the use of total hip and total knee arthroplasty, 1969-2008. Mayo Clin Proc. 2010;85(10):898-904.
2. Singh JA. Epidemiology of knee and hip arthroplasty: a systematic review. Open Orthop J. 2011;5:80-5.
3. Kim SH, Gaiser S, Meehan JP. Epidemiology of primary hip and knee arthroplasties in Germany: 2004 to 2008. J Arthroplasty. 2012;27(10):1777-82.
4. Bozic K, Kurtz S, Lau E, Ong K, Vail T, Berry D. The epidemiology of revision total hip arthroplasty in the United States. J Bone Jt Surgery Am. 2009;91(1):128-33.
5. Sadoghi P, Liebensteiner M, Agreiter M, Leithner A, Böhler N, Labek G. Revision surgery after total joint arthroplasty: a complication-based analysis using worldwide arthroplasty registers. J Arthroplasty. 2013.pp.10-3.
6. Villanueva-Martınez M, Hernandez-Barrera V, Chana-Rodríguez F, et al. Trends in incidence and outcomes of revision total hip arthroplasty in Spain: a population based study. BMC Musculoskelet Disord. 2012;13:37.
7. Pulido L, Ghanem E, Joshi A, et al. Periprosthetic joint infection: the incidence, timing, and predisposing factors. Clin Orthop Relat Res. 2008;466(7):1710-5.
8. Kurtz S, Lau E, Schmier J, et al. Infection burden for hip and knee arthroplasty in the United States. J Arthroplasty. 2008;23(7):984-91.
9. Phillips JE, Crane TP, Noy M, et al. The incidence of deep prosthetic infections in a specialist orthopaedic hospital: a 15-year prospective survey. J Bone Joint Surg Br. 2006;88(7):943-8.
10. Renaud A, Lavigne M, Vendittoli P-A. Periprosthetic joint infections at a teaching hospital in 1990-2007. Can J Surg. 2012;55(6):394-400.
11. Hellmann M, Mehta S, Bishai D, et al. The estimated magnitude and direct hospital costs of prosthetic joint infections in the United States, 1997 to 2004. J Arthroplasty. 2010;25(5): 766-71.e1.
12. Boettner F, Cross MB, Nam D, Kluthe T, Schulte M, Goetze C. Functional and emotional results differ after aseptic vs septic revision hip arthroplasty. HSS J. 2011;7(3):235-8.
13. Romanò CL, Romanò D, Logoluso N, et al. Septic versus aseptic hip revision: how different? J Orthop Traumatol. 2010;11(3):167-74.
14. Proceedings of the International Consensus Meeting on Periprosthetic Joint Infection.workgroup 7. In: Diagnosis of periprosthetic infection. Philadelphia; 2013.
15. Bauer TW, Parvizi J, Kobayashi N, et al. Diagnosis of periprosthetic infection. J Bone Joint Surg Am. 2006;88(4):869-82.
16. Bozic KJ, Lau E, Kurtz S, et al. Patient-related risk factors for periprosthetic joint infection and postoperative mortality following total hip arthroplasty in medicare patients. J Bone Jt Surg Am. Vol. 2012;94:794-800.
17. Sendi P, Banderet F, Graber P, et al. Clinical comparison between exogenous and haematogenous periprosthetic joint infections caused by *Staphylococcus aureus*. Clin Microbiol Infect. 2011;17(7):1098-100.
18. Earll M, Earll P, Rougeux R. Wound drainage after metal-on-metal hip arthroplasty secondary to presumed delayed hypersensitivity reaction. J Arthroplasty. 2011;26(2):e5-7.
19. Della Valle C, Parvizi J, Bauer TW, et al. American Academy of Orthopaedic Surgeons clinical practice guideline on: the diagnosis of periprosthetic joint infections of the hip and knee. J Bone Joint Surg Am. 2011;93(14):1355-7.
20. Berbari E, Mabry T, Tsaras G, et al. Inflammatory blood laboratory levels as markers of prosthetic joint infection: a systematic review and meta-analysis. J Bone Joint Surg Am. 2010;92(11):2102-9.
21. Parvizi J, Ghanem E, Menashe S, et al. Periprosthetic infection: what are the diagnostic challenges? J Bone Joint Surg Am. 2006;88(Suppl 4):138-47.
22. Schinsky BMF, Valle CJ Della, Sporer SM, Paprosky WG, Schinsky MF. Perioperative testing for joint infection in patients undergoing revision total hip arthroplasty. J Bone Joint Surg Am. 2008;90(9):1869-75.
23. Di Cesare PE, Chang E PC, Preston CF, Liu C-J. Serum Interleukin-6 as a marker of periprosthetic infection following total hip and knee arthroplasty. J Bone Joint Surg Am. 2005;87-A(9):1921-7.
24. Ghanem E, Antoci V, Pulido L, et al. The use of receiver operating characteristics analysis in determining erythrocyte sedimentation rate and C-reactive protein levels in diagnosing

periprosthetic infection prior to revision total hip arthroplasty. Int J Infect Dis. 2009;13(6):e444-9.
25. Yi PH, Cross MB, Moric M, Sporer SM, Berger RA, Della Valle CJ. The 2013 Frank Stinchfield Award: Diagnosis of infection in the early postoperative period after total hip arthroplasty. Clin Orthop Relat Res. 2014;472(2):424-9.
26. Bottner F, Wegner A, Winkelmann W, Becker K, Erren M, Götze C. Interleukin-6, procalcitonin and TNF-alpha: markers of peri-prosthetic infection following total joint replacement. J Bone Joint Surg Br. 2007;89(1):94-9.
27. Spangehl MJ, Masri BA, O'Connell JX, Duncan CP, Spangehl MJ, Masri BA, et al. Prospective analysis of preoperative and intraoperative investigations for the diagnosis of infection at the sites of two hundred and two revision total hip arthroplasties. J Bone Joint Surg Am. 1999;81(5): 672-83.
28. Olshaker JS, Jerrard DA. The erythrocyte sedimentation rate. J Emerg Med. 1997;15(6):869-74.
29. Bedair H, Ting N, Jacovides C, et al. The Mark Coventry Award: Diagnosis of early postoperative TKA infection using synovial fluid analysis. Clin Orthop Relat Res. 2011;469(1):34-40.
30. Cipriano CA, Brown NM, Michael AM, Moric M, Sporer SM, Valle CJ Della. Serum and synovial fluid analysis for diagnosing inflammatory arthritis. J Bone Joint Surg Am. 2012;94:594-600.
31. Kusuma SK, Ward J, Jacofsky M, et al. What is the role of serological testing between stages of two-stage reconstruction of the infected prosthetic knee? Clin Orthop Relat Res. 2011;469(4):1002-8.
32. Shukla SK, Ward JP, Jacofsky MC, Sporer SM, Paprosky WG, Della Valle CJ. Perioperative testing for persistent sepsis following resection arthroplasty of the hip for periprosthetic infection. J Arthroplasty. 2010;25(6 Suppl):87-91.
33. Alijanipour P, Bakhshi H, Parvizi J. Diagnosis of periprosthetic joint infection: the threshold for serological markers. Clin Orthop Relat Res. 2013;471(10):3186-95.
34. Williams JL, Norman P, Stockley I. The value of hip aspiration versus tissue biopsy in diagnosing infection before exchange hip arthroplasty surgery. J Arthroplasty. 2004;19(5):582-6.
35. Toossi N, Adeli B, Rasouli MR, et al. Serum white blood cell count and differential do not have a role in the diagnosis of periprosthetic joint infection. J Arthroplasty. 2012;27(8 Suppl):51-4.e1.
36. Deirmengian GK, Zmistowski B, Jacovides C, et al. Leukocytosis is common after total hip and knee arthroplasty. Clin Orthop Relat Res. 2011;469(11):3031-6.
37. Czaplicki AP, Borger JE, Politi JR, et al. Evaluation of postoperative fever and leukocytosis in patients after total hip and knee arthroplasty. J Arthroplasty. 2011;26(8):1387-9.
38. Wyles C, Larson D, Houdek M, et al. Utility of synovial fluid aspirations in failed metal-on-metal total hip arthroplasty. J Arthroplasty. 2013;28(5):818-23.
39. Font-Vizcarra L, García S, Martínez-Pastor JC, et al. Blood culture flasks for culturing synovial fluid in prosthetic joint infections. Clin Orthop Relat Res. 2010;468(8):2238-43.
40. Ali F, Wilkinson JM, Cooper JR, et al. Accuracy of joint aspiration for the preoperative diagnosis of infection in total hip arthroplasty. J Arthroplasty. 2006;21(2):221-6.
41. Roberts P, Walters AJ, Mcminn D. Diagnosing infection in hip replacements. The use of fine-needle aspiration and radiometric culture. J Bone Joint Surg Br. 1992;74-B(2):265-9.
42. Salinas M, Rosas J, Iborra J, et al. Comparison of manual and automated cell counts in EDTA preserved synovial fluids. Storage has little influence on the results. Ann Rheum Dis. 1997;56(10):622-6.
43. Pascual E, Jovaní V. Synovial fluid analysis. Best Pract Res Clin Rheumatol. 2005;19(3):371-86.
44. De Jonge R, Brouwer R, Smit M, et al. Automated counting of white blood cells in synovial fluid. Rheumatology (Oxford). 2004;43(2):170-3.
45. Trampuz A, Hanssen AD, Osmon DR, Mandrekar J, Steckelberg JM, Patel R. Synovial fluid leukocyte count and differential for the diagnosis of prosthetic knee infection. Am J Med. 2004;117(8):556-62.
46. Tigges S, et al. Hip aspiration: a cost-effective and accurate method of evaluating the potentially infected hip prosthesis. Radiology. 1993;189:485-8.
47. Müller M, Morawietz L, Hasart O, Strube P, Perka C, Tohtz S. Diagnosis of periprosthetic infection following total hip arthroplasty—evaluation of the diagnostic values of pre- and intraoperative parameters and the associated strategy to preoperatively select patients with a high probability of joint infection. J Orthop Surg Res. 2008;3:31.
48. Ghanem E, Houssock C, Pulido L, Han S, Jaberi FM, Parvizi J. Determining "true" leukocytosis in bloody joint aspiration. J Arthroplasty. 2008;23(2):182-7.
49. Masala S, Fiori R, Bartolucci DA, et al. Diagnostic and therapeutic joint injections. Semin Intervent Radiol. 2010;27(2):160-71.
50. Malfair D. Therapeutic and diagnostic joint injections. Radiol Clin North Am. 2008;46(3): 439-53, v.

51. Battaglia M, Vannini F, Guaraldi F, Rossi G, Biondi F, Sudanese A. Validity of preoperative ultrasound-guided aspiration in the revision of hip prosthesis. Ultrasound Med Biol. 2011;37(12):1977-83.
52. Fessell DP, Jacobson JA, Craig J, et al. Using sonography to reveal and aspirate joint effusions. AJR. Am J Roentgenol. 2000;174(5):1353-62.
53. Chalmers PN, Sporer SM, Levine BR. Correlation of aspiration results with periprosthetic sepsis in revision total hip arthroplasty. J Arthroplasty. 2014;29(2):438-42.
54. Della Valle CJ, Sporer SM, Jacobs JJ, Berger RA, Rosenberg AG, Paprosky WG. Preoperative testing for sepsis before revision total knee arthroplasty. J Arthroplasty. 2007;22(6 Suppl 2):90-3.
55. Parvizi J, Jacovides C, Adeli B, Jung KA, Hozack WJ. Mark B. Coventry Award: synovial C-reactive protein: a prospective evaluation of a molecular marker for periprosthetic knee joint infection. Clin Orthop Relat Res. 2012;470(1):54-60.
56. Jacovides CL, Parvizi J, Adeli B, et al. Molecular markers for diagnosis of periprosthetic joint infection. J Arthroplasty. 2011;26(6 Suppl):99-103.e1.
57. Blumenfeld T, Bargar W, Campbell P. A painful metal-on-metal total hip arthroplasty: a diagnostic dilemma. J Arthroplasty. 2010;25(7):1168. e1-4.
58. Tigges S, Stiles RG, Roberson JR. Appearance prostheses of septic hip on plain radiographs. AJR. 1994;163:377-80.
59. Weissman BN. Imaging of total hip replacement. Radiology. 1997;202:611-23.
60. Lee Y, Lee KH, Nho J-H, et al. Retaining well-fixed cementless stem in the treatment of infected hip arthroplasty. Acta Orthop. 2013;84(3):260-4.
61. Keogh CF, Munk PL, Gee R, et al. Imaging of the painful hip arthroplasty. Am J Roentgenol. 2003;180(1):115-20.
62. Berquist TH, Bender CE, Maus TP, et al. Pseudobursae: in patients arth roplasty with painful hip finding. AJR. 1987;148:103-6.
63. Van Hosbeeck MT, Eyler WR, Sherman LS, et al. Detectionof infection in hip loosened prostheses: efficacy of sonography. AJR. 1994;163:381-3.
64. Cyteval C, Hamm V, Sarrabère MP, Lopez FM, Maury P, Taourel P. Painful infection at the site of hip prosthesis: CT imaging. Radiology. 2002;224(2):477-83.
65. Gemmel F, Van den Wyngaert H, Love C, Welling MM, Gemmel P, Palestro CJ. Prosthetic joint infections: radionuclide state-of-the-art imaging. Eur J Nucl Med Mol Imaging. 2012;39(5): 892-909.
66. Glithero P, Grigoris P, Harding L, et al. White cell scans and infected joint replacements. J Bone Jt Surgery(Br). 1993;75-B(3):371-4.
67. Love C, Marwin SE, Tomas MB, et al. Diagnosing infection in the failed joint replacement: a comparison of coincidence detection 18F-FDG and ^{111}In-labelled leukocyte/^{99m}Tc-sulfur colloid marrow imaging. J Nucl Med. 2004;45(11):1864-71.
68. Graute V, Feist M, Lehner S, et al. Detection of low-grade prosthetic joint infections using ^{99m}Tc-antigranulocyte SPECT/CT: initial clinical results. Eur J Nucl Med Mol Imaging. 2010;37(9):1751-9.
69. Sousa R, Massada M, Pereira A, Fontes F, Amorim I, Oliveira A. Diagnostic accuracy of combined ^{99m}Tc-sulesomab and 99mTc-nanocolloid bone marrow imaging in detecting prosthetic joint infection. Nucl Med Commun. 2011;32(9):834-9.
70. Love C, Tomas MB, Marwin SE, et al. Role of nuclear medicine in diagnosis of the infected joint replacement. Radiographics. 2001;21:1229-38.
71. Prandini N, Lazzeri E, Rossi B, et al. Nuclear medicine imaging of bone infections. Nucl Med Commun. 2006;27(8):633-44.
72. Nagoya S, Kaya M, Sasaki M, et al. Diagnosis of peri-prosthetic infection at the hip using triple-phase bone scintigraphy. J Bone Joint Surg Br. 2008;90(2):140-4.
73. Scher DM, Pak K, Lonner JH, Finkel JE, Zuckerman JD, Di Cesare PE. The predictive value of indium-111 leukocyte scans in the diagnosis of infected total hip, knee, or resection arthroplasties. J Arthroplasty. 2000;15(3):295-300.
74. Joseph T, Mujtaba M, Chen A, et al. Efficacy of combined technitium-99m sulfur colloid/ indium-111 leukocyte scans to detect infected total hip and knee arthroplasties. J Arthroplast. 16(6):753-8.
75. Van Acker F, Nuyts J, Maes A, et al. FDG-PET, ^{99m}Tc-HMPAO white blood cell SPET and bone scintigraphy in the evaluation of painful total knee arthroplasties. Eur J Nucl Med. 2001;28(10):1496-504.
76. Segura AB, Munoz A, Brulles RY, et al. What is the role of bone scintigraphy in the diagnosis of infected joint prostheses? Nucl Med Commun. 2003;25:527-32.

77. Pakos EE, Trikalinos TA, Fotopoulos AD, et al. Prosthesis infection: diagnosis after total joint arthroplasty with antigranulocyte scintigraphy with 99mTc-labelled monoclonal antibodies-a meta-analysis. Radiology. 2007;242(1):101-8.
78. Chryssikos T, Parvizi J, Ghanem E, Newberg A, Zhuang H, Alavi A. FDG-PET imaging can diagnose periprosthetic infection of the hip. Clin Orthop Relat Res. 2008;466(6):1338-42.
79. Delank K-S, Schmidt M, Michael JW-P, Dietlein M, Schicha H, Eysel P. The implications of 18F-FDG PET for the diagnosis of endoprosthetic loosening and infection in hip and knee arthroplasty: results from a prospective, blinded study. BMC Musculoskelet Disord. 2006;7:20.
80. Chacko TK, Zhuang H, Stevenson K, et al. The importance of the location of fluorodeoxyglucose uptake in periprosthetic infection in painful hip prostheses. Nucl Med Commun. 2002;23(9):851-5.
81. Reinartz P, Mumme T, Hermanns B, et al. Radionuclide imaging of the painful hip arthroplasty: positron-emission tomography versus triple-phase bone scanning. J Bone Joint Surg Br. 2005;87(4):465-70.
82. Pill S, Parvizi J, Tang P, et al. Comparison of fluorodeoxyglucose positron emission tomography and 111Indium-white blood cell imaging in the diagnosis of periprosthetic infection of the hip. J Arthroplasty. 2006;21(suppl 2):91-7.
83. HSu W, Hearty TM. Radionuclide imaging in the diagnosis and management of orthopaedic disease. J Am Acad Orthopeic Surg. 2012;20:151-9.
84. Choe H, Inaba Y, Kobayashi N, et al. Use of 18F-fluoride PET to determine the appropriate tissue sampling region for improved sensitivity of tissue examinations in cases of suspected periprosthetic infection after total hip arthroplasty. Acta Orthop. 2011;82(4):427-32.
85. Schäfer P, Fink B, Sandow D, Margull A, Berger I, Frommelt L. Prolonged bacterial culture to identify late periprosthetic joint infection: a promising strategy. Clin Infect Dis. 2008;47(11):1403-9.
86. Larsen LH, Lange J, Xu Y, et al. Optimizing culture methods for diagnosis of prosthetic joint infections: a summary of modifications and improvements reported since 1995. J Med Microbiol. 2012;61(Pt 3):309-16.
87. Butler-Wu SM, Burns EM, Pottinger PS, et al. Optimization of periprosthetic culture for diagnosis of Propionibacterium acnes prosthetic joint infection. J Clin Microbiol. 2011;49(7):2490-5.
88. Malhotra R, Morgan DA. Role of core biopsy in diagnosing infection before revision hip arthroplasty. J Arthroplasty. 2004;19(1):78-87.
89. Sadiq S, Wootton JR, Morris CA, et al. Application of core biopsy in revision arthroplasty for deep infection. J Arthroplasty. 2005;20(2):196-201.
90. Meermans G, Haddad FS. Is there a role for tissue biopsy in the diagnosis of periprosthetic infection? Clin Orthop Relat Res. 2010;468(5):1410-7.
91. Fink B, Gebhard A, Fuerst M, et al. High diagnostic value of synovial biopsy in periprosthetic joint infection of the hip. Clin Orthop Relat Res. 2013;471(3):956-64.
92. Tetreault MW, Wetters NG, Aggarwal V, et al. The Chitranjan Ranawat award: should prophylactic antibiotics be withheld before revision surgery to obtain appropriate cultures? Clin Orthop Relat Res. 2014;472(1):52-6.
93. Burnett RSJ, Aggarwal A, Givens SA, McClure JT, Morgan PM, Barrack RL. Prophylactic antibiotics do not affect cultures in the treatment of an infected TKA: a prospective trial. Clin Orthop Relat Res. 2010;468(1):127-34.
94. Trampuz A, Piper KE, Jacobson MJ, et al. Sonication of removed hip and knee prostheses for diagnosis of infection. N Engl J Med. 2007;357(7):654-63.
95. Monsen T, Lövgren E, Widerström M, et al. In vitro effect of ultrasound on bacteria and suggested protocol for sonication and diagnosis of prosthetic infections. J Clin Microbiol. 2009;47(8):2496-501.
96. Cazanave C, Greenwood-quaintance KE, Hanssen AD, et al. Rapid molecular microbiologic diagnosis of prosthetic joint infection. J Clin Microbiol. 2013;51(7):2280-7.
97. Holinka J, Bauer L, Hirschl AM, Graninger W, Windhager R, Presterl E. Sonication cultures of explanted components as an add-on test to routinely conducted microbiological diagnostics improve pathogen detection. J Orthop Res. 2011;29(4):617-22.
98. Janz V, Wassilew GI, Hasart O, et al. Improvement in the detection rate of PJI in total hip arthroplasty through multiple sonicate fluid cultures. J Orthop Res. 2013;31(12):2021-4.
99. Aggarwal VK, Higuera C, Deirmengian G, et al. Swab cultures are not as effective as tissue cultures for diagnosis of periprosthetic joint infection. Clin Orthop Relat Res. 2013;471(10):3196-203.
100. Wilson ML, Winn W. Laboratory diagnosis of bone, joint, soft-tissue, and skin infections. Clin Infect Dis. 2008;46(3):453-7.

101. Perry JL, Ballou DR, Salyer JL. Inhibitory properties of a swab transport device. J Clin Microbiol. 1997;35(12):3367-8.
102. Tetreault MW, Wetters NG, Aggarwal VK, et al. Should draining wounds and sinuses associated with hip and knee arthroplasties be cultured? J Arthroplasty. 2013;28(8 supplement):133-6.
103. Spangehl MJ, Masterson E, Masri BA, Duncan CP, et al. The role of intraoperative Gram stain in the diagnosis of infection during revision total hip arthroplasty. J Arthroplasty. 1999;14(8):952-6.
104. Morgan PM, Sharkey P, Ghanem E, et al. The value of intraoperative Gram stain in revision total knee arthroplasty. J Bone Joint Surg Am. 2009;91(9):2124-9.
105. Ghanem E, Ketonis C, Restrepo C, Joshi A, Barrack R, Parvizi J. Periprosthetic infection: where do we stand with regard to Gram stain? Acta Orthop. 2009;80(1):37-40.
106. Oethinger M, Warner DK, Schindler SA, et al. Diagnosing periprosthetic infection: false-positive intraoperative Gram stains. Clin Orthop Relat Res. 2011;469(4):954-60.
107. Della Valle CJ, Scher DM, Kim YH, et al. The role of intraoperative Gram stain in revision total joint arthroplasty. J Arthroplasty. 1999;14(4):500-4.
108. Banit D, Kaufer H, Hartford J. Intraoperative frozen section analysis in revision total joint arthroplasty. Clin Orthop Relat Res. 2002;401:230-8.
109. Lonner JH, Desai P, Dicesare PE, et al. The reliability of analysis of intraoperative frozen sections for identifying active infection during revision hip or knee arthroplasty. J Bone Joint Surg Am. 1996;78(10):1553-8.
110. Ko PS, Ip D, Chow KP, Cheung F, Lee OB, Lam JJ. The role of intraoperative frozen section in decision making in revision hip and knee arthroplasties in a local community hospital. J Arthroplasty. 2005;20(2):189-95.
111. Ghanem E, Parvizi J, Burnett RSJ, et al. Cell count and differential of aspirated fluid in the diagnosis of infection at the site of total knee arthroplasty. J Bone Joint Surg Am. 2008;90(8):1637-43.
112. Tsaras G, Maduka-ezeh A, Inwards CY, et al. Utility of intraoperative frozen section. J Bone Joint Surg Am. 2012;94-A(18):1700-11.
113. Tohtz SW, Müller M, Morawietz L, et al. Validity of frozen sections for analysis of periprosthetic loosening membranes. Clin Orthop Relat Res. 2010;468(3):762-8.
114. Bori G, Muñoz-Mahamud E, Garcia S, et al. Interface membrane is the best sample for histological study to diagnose prosthetic joint infection. Mod Pathol. 2011;24(4):579-84.
115. Stroh DA, Johnson AJ, Naziri Q, et al. How do frozen and permanent histopathologic diagnoses compare for staged revision after periprosthetic hip infections? J Arthroplasty. 2012;27(9):1663-8.e1.
116. Muñoz-Mahamud E, Bori G, García S, Ramírez J, Riba J, Soriano A. Usefulness of histology for predicting infection at the time of hip revision for the treatment of vancouver B2 periprosthetic fractures. J Arthroplasty. 2013:16-9.
117. Mariani BD, Martin DS, Levine MJ, et al. The Coventry Award. Polymerase chain reaction detection of bacterial infection in total knee arthroplasty. Clin Orthop Relat Res. 1996;(331):11-22.
118. Gomez E, Cazanave C, Cunningham SA, et al. Prosthetic joint infection diagnosis using broad-range PCR of biofilms dislodged from knee and hip arthroplasty surfaces using sonication. J Clin Microbiol. 2012;50(11):3501-8.
119. Portillo ME, Salvadó M, Sorli L, et al. Multiplex PCR of sonication fluid accurately differentiates between prosthetic joint infection and aseptic failure. J Infect. 2012;65(6):541-8.
120. Esteban J, Alonso-Rodriguez N, Del-Prado G, et al. PCR-hybridization after sonication improves diagnosis of implant-related infection. Acta Orthop. 2012;83(3):299-304.
121. Glehr M, Friesenbichler J, Hofmann G, et al. Novel biomarkers to detect infection in revision hip and knee arthroplasties. Clin Orthop Relat Res. 2013;471(8):2621-8.
122. Deirmengian C, Hallab N, Tarabishy A, et al. Synovial fluid biomarkers for periprosthetic infection. Clin Orthop Relat Res. 2010;468(8):2017-23.
123. Parvizi J, Jacovides C, Antoci V, et al. Diagnosis of periprosthetic joint infection: the utility of a simple yet unappreciated enzyme. J Bone Joint Surg Am. 2011;93-A(24):2242-8.
124. Aggarwal VKV, Tischler E, Ghanem E, et al. Leukocyte esterase from synovial fluid aspirate: a technical note. J Arthroplasty. 2013;28(1):193-5.
125. Wetters NG, Berend KR, Lombardi AV, Morris MJ, Tucker TL, Della Valle CJ. Leukocyte esterase reagent strips for the rapid diagnosis of periprosthetic joint infection. J Arthroplasty. 2012; 27(8 Suppl):8-11.
126. Suda AJ, Kommerell M, Geiss HK, et al. Prosthetic infection: improvement of diagnostic procedures using 16S ribosomal deoxyribonucleic acid polymerase chain reaction. Int Orthop. 2013;37(12):2515-21.
127. Bergin PF, Doppelt JD, Hamilton WG, et al. Detection of periprosthetic infections with use of ribosomal RNA-based polymerase chain reaction. J Bone Joint Surg Am. 2010;92(3):654-63.

128. Titécat M, Loïez C, Senneville E, et al. Evaluation of rapid mecA gene detection versus standard culture in staphylococcal chronic prosthetic joint infections. Diagn Microbiol Infect Dis. 2012;73(4):318-21.
129. Kobayashi N, Inaba Y, Choe H, et al. Rapid and sensitive detection of methicillin-resistant Staphylococcus periprosthetic infections using real-time polymerase chain reaction. Diagn Microbiol Infect Dis. 2009;64(2):172-6.
130. Tunney MM, Patrick S, Curran MD, et al. Detection of prosthetic hip infection at revision arthroplasty by immunofluorescence microscopy and PCR amplification of the bacterial 16S rRNA gene. J Clin Microbiol. 1999;37(10):3281-90.
131. Achermann Y, Vogt M, Leunig M, et al. Improved diagnosis of periprosthetic joint infection by multiplex PCR of sonication fluid from removed implants. J Clin Microbiol. 2010;48(4):1208-14.
132. Nilsdotter-Augustinsson A, Briheim G, Herder A, Ljunghusen O, Wahlström O, Ohman L. Inflammatory response in 85 patients with loosened hip prostheses: a prospective study comparing inflammatory markers in patients with aseptic and septic prosthetic loosening. Acta Orthop. 2007;78(5):629-39.
133. Gollwitzer H, Dombrowski Y, Prodinger PM, et al. Antimicrobial peptides and proinflammatory cytokines in periprosthetic joint infection. J Bone Joint Surg Am. 2013;95(7):644-51.
134. Kragsbjerg P, Holmberg H, Vikerfors T. Serum concentrations of interleukin-6, tumour necrosis factor-alpha, and C-reactive protein in patients undergoing major operations. Eur J Surg. 1995;161(1):17-22.
135. Baigrie R, Lamont P, Kwiatkowski D, et al. Systemic cytokine response after major surgery. Br J Surg. 1992;79(8):757-60.
136. Buttaro MA, Tanoira I, Comba F, et al. Combining C-reactive protein and interleukin-6 may be useful to detect periprosthetic hip infection. Clin Orthop Relat Res. 2010;468(12):3263-7.
137. CD Diagnostic: A new paradigm for the diagnosis of Periprosthetic Joint Infection—White Papter, 2013, revised 2014.

第 7 章

全髋关节置换翻修术中的软组织挑战

Mojieb Manzary

目前,全髋关节置换翻修手术中的主要软组织挑战，在于髋关节外展肌群和髋关节囊的缺损,这可以看作前次手术的自然生物性转归。

而其他的软组织挑战,则是源自前次手术中对软组织张力恢复不佳,这可以看作生物力学方面的挑战。

全髋关节置换术相关的软组织破坏——生物学方面的考虑

随着病例的积累和研究的深入,全髋关节置换术后关节周围软组织的破坏已吸引了足够多的目光,也成为翻修手术中最尖锐的挑战之一。其中,髋关节的外展肌群是最主要的受累软组织结构,主要是由源自血清钴和铬离子的水平升高导致的炎性假瘤造成的，所以更多见于采用金属对金属假体的病例[1]。

在 21 世纪最初的 10 年,金属对金属全髋关节假体常被用在年轻和比较活跃的患者当中。保守地估计,目前,全世界范围内已经开展了大约 50 万例第二代金属对金属假体的全髋关节置换术[1-3]。

尽管金属对金属假体宣称具有低磨损率和稳定的优点,但在应用于临床不久,即有研究显示,与之相关的炎性假瘤形成可能会造成髋关节周围软组织的严重破坏。

髋关节置换术相关的炎性假瘤形成被定义为“一种特发性的关节周围软组织团块”,由机体对金属颗粒产生的延迟超敏反应导致,是一种免疫学介导的炎性反应,即“金属碎屑不良反应”(ARMD)。后者是更专业的学术术语[1-3]。

无菌性淋巴细胞血管炎相关病变 (ALVAL)有时被当作炎性假瘤的同义词使用;但是,从更准确的意义上看,ALVAL 更适于用作对组织学变化的描述和解释,而不是临床诊断[1-5]。

一般来说,T-淋巴细胞血管周围浸润是炎性假瘤的主要组织学特征[3,6]。

血清钴铬离子水平升高与内植物松动之间存在强烈的相关性。金属对金属假体松动患者的血清钴铬离子水平可达到功能良好患者的 2 倍,是正常人群水平的 6 倍[2,3,6,7]。

炎性假瘤的症状非常多变,可能仅仅有非常轻微的不适感,也可能仅表现为关节弹响,严重者可表现为半脱位甚至是脱位,也可能是腹股沟区的肿胀或者肿块。

炎性假瘤包块可以是实性的、囊性的或者混合性的。它们的大小各不相同,小的可能仅能通过影像学检查发现,没有任何不适症状(图 7.1A 和 B),而一些大的病变则可能造成严重的软组织破坏,并产生严重的临床症状,通常需要翻修手术处理(图 7.2A 和 B)。

是否实施翻修手术,一般需要结合临床症状和

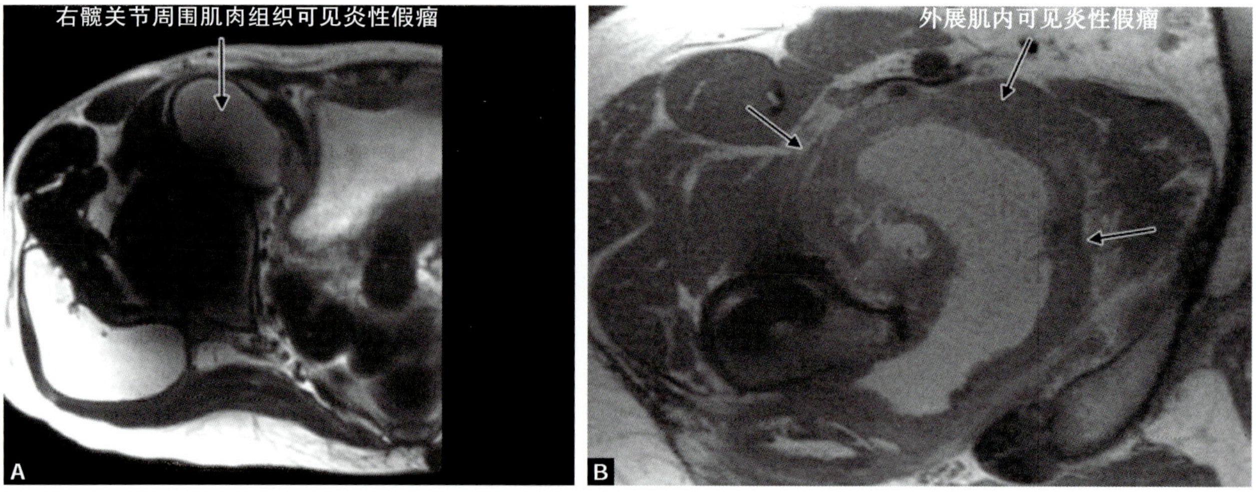

图7.1A和B 炎性假瘤累及髋关节周围肌肉袖套结构。

影像学检查中受累组织结构的范围进行考量。研究发现,男性患者中由炎性假瘤所致的翻修手术风险要明显低于女性患者,二者的概率分别是 0.5%和 4%~8%[1,3,6]。

需要指出的是,大多数经报道的发病率是对实际已经发生的翻修病例进行统计和估计出来的,这极有可能低估了真实的发病率。

全髋关节置换术后发生软组织病损的危险因素包括但不限于:女性,年龄小于 40 岁,假体尺寸小,股骨颈部与髋臼假体存在撞击和因发育性髋关节发育不良而接受置换手术等[3,6,8]。

这些因素是相互关联的,例如,在术后 8 年,发生炎性假瘤的累积风险在男性中为 0~5%,在年龄超过 40 岁以上的女性中为 6.2%。但在年龄不足 40 岁的女性却高达 13.1%[3,8]。

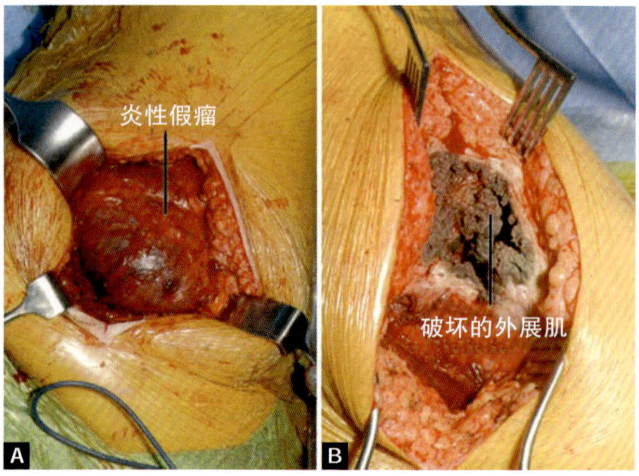

图7.2A和B 被炎性假瘤破坏的外展肌组织。

有一种假说认为,女性中炎性假瘤的发病率较高,可能是由于女性更喜欢佩戴首饰进而导致金属过敏的发病率较高,或者女性患者的髋关节活动范围更大,从而发生撞击的可能性更高。与之类似的,更年轻、更活跃的患者由于关节活动范围更大,也就更容易发生撞击[3,8]。

小尺寸假体发生对线不良的概率更高,进而可能导致假体摩擦界面润滑不足,或者在上方及外上方的覆盖不足[3,8]。

发育不良的髋关节发生对线不良及撞击的可能性更高。

而假体对线不良的患者,发生超高血清金属离子浓度的概率更高,二者间存在明确的相关性。

诊断软组织病损的影像学方式包括超声、CT 扫描和磁共振成像(MRI)。超声有助于鉴别囊性或实质性肿块的性质和质地的一致性。同时,也可用于超声引导下的穿刺活检术。

由于金属伪影的存在,在磁共振成像中设置了专门的金属抑制程序,称为"金属伪影消减序列"(MARS)[9,10]。

不同软组织病变的 MRI 影像存在明显差异,所以有学者根据这些差异对软组织病变进行了分类。

Hauptfleisch 等[10]推荐的基于 MRI 影像的分类方法是:

(1)薄壁囊性肿块(囊壁<3mm)。

(2)厚壁囊性肿块(囊肿肿块>3mm,但比囊性成分的直径小得多)。

(3)以实质成分为主的肿块。

这些金属离子的另一个来源可能是假体组件连接区的腐蚀和侵袭,包括头颈连接区,即俗称为"耳轴区"的磨损,和组配式股骨柄的不同部分的交联区磨损等[12-14]。

组配式股骨柄假体,应力更多集中于颈柄交联区,在杠杆作用下造成偏心负荷,所以更容易被侵袭。而头颈部交界区,更多地承受中心性负荷,所以承受应力较小。

一些研究者发现,大头金属对金属髋关节的紧固袖套磨损会造成大量金属离子释放,进而诱发机体产生超敏反应,并导致假体周围骨溶解和髋关节置换术失败[13]。

一些用于初次全髋关节置换术(THA)的组配式股骨假体已经由于频发的假体结构腐蚀和断裂,而退出市场。

上述这些软组织病变(炎性假瘤)的治疗手段和措施只能是清创和切除病变组织,并更换摩擦界面。

最后的结果非常依赖于外展肌和骨的受损程度。

Grammatopolous 等进行了一项配对研究,比较了因为炎性假瘤而行翻修的髋关节表面置换患者和因为骨折或者其他原因而行翻修的表面置换患者,发现因为炎性假瘤而行翻修手术的那组患者,翻修术后并发症发生率更高[8]。

发生的并发症包括:假体稳定性差,神经麻痹,较长的手术时间,再次翻修。

在为这些病例制订术前计划时,磁共振检查的主要作用在于能够更好地评估病变的范围和大小。

在进行这样的翻修手术时,常常会使用限制性内衬,尤其是在面对外展肌损伤严重的病例时。

Whiteside 描述了一种使用臀大肌和阔筋膜来重建外展肌的技术[15]。此项研究除进行了尸体标本研究外,仅纳入了 5 例真实的外展肌撕裂的患者,但均不是患有炎性假瘤且外展肌被侵袭的患者。

对这类患者进行翻修手术,通常需要采用常规股骨柄进行翻修(如果初次置换采用的是髋关节表面置换),并采用金属对高交联聚乙烯摩擦界面或陶瓷对陶瓷摩擦界面[3-5,16,17]。

如果采用高交联聚乙烯髋臼内衬,还可以酌情选用限制性或高限制性内衬,相对灵活性更高。

在翻修手术中采用陶瓷股骨头假体,将有助于减少金属离子的释放。在翻修这些髋关节时,应该进行广泛彻底的清创,如果局部仍持续释放金属离子等生物学致病因素,炎性假瘤可能持续存在并导致复发。因此,一些研究人员建议,应该翻修所有假体组件,而不是仅仅更换髋臼或股骨假体[3-5,16,17]。

全髋关节置换术中周围软组织的力学考量

股骨偏心距的恢复是所有全髋关节置换术中都应遵循的力学原则之一。

虽然大多数当代全髋关节置换系统提供了各种各样的选择以恢复股骨偏心距,但是许多早期的全髋关节内植物没有这样的选择。

已经有大量文献证实[18,19]了恢复或重建股骨偏距的价值。

Sakalkale 等[19]对接受双侧全髋关节置换的患者进行了观察,结果显示:与未完全恢复股骨偏距的一侧相比,完全恢复股骨偏距的一侧磨损更小。

恢复股骨偏距的意义在于:恢复外展肌肉的张力,从而减少肌肉收缩时的关节应力,使磨损减少。

恢复外展肌张力也能提高关节的稳定性并降低脱位风险。

恢复股骨偏距也可以避免骨对骨和组件对组件的撞击,这样可以继发性的减少脱位的发生。

传统上,增加假体头颈长度可以恢复股骨的偏心距,但有可能导致手术侧下肢增加,这是在初次置换或翻修术中都需要注意的地方。

另外一种选择是小颈干角的股骨假体,通常在标准的 135°颈干角股骨假体之外,还有 127°颈干角的股骨假体可选,以增大股骨偏距。

而当前的观点认为:选择假体时,应尽量保持相同的颈干角,从而避免术侧肢体的过多延长(图 7.3A 和 B)。

在翻修术中,可以选择使用模块化的股骨翻修假体来恢复股骨的偏心距,这些假体有多种股骨近端模块（干骺端）可选，以便于灵活调整股骨偏距［增加和（或）减少］（图 7.4A 和 B）。

同样的，如果股骨假体组件固定良好，而只有髋臼假体组件需要翻修，或者仅仅实施内衬的更换，则可以选择带偏距的内衬以恢复股骨偏距，尤其是翻修相对早期的人工髋关节假体，无法通过颈长或颈干角的调整以获得良好的偏距重建时。

有了这些假体系统后，我们在面对仅仅是关节失稳，而假体骨长入、对位及对线均满意的翻修病例时，可以仅仅更换股骨头假体或者内衬，即可获得良好的预后，极大地降低了翻修难度（图 7.5 至图 7.7）。

与之相类似，在面对股骨侧骨溶解而髋臼侧假体固定良好的翻修病例时，可以考虑采用带偏距的髋臼内衬以调整股骨偏距，从而保留髋臼假体。

偏距或偏心内衬可以是单纯水平方向上的，也可以是水平和垂直双方向上的，而偏心距离大小可以在上述任一或两个方向上进行 4~7mm 的调节。

尽管偏距内衬改变了髋关节的旋转中心，但是它确实能够避免撞击并确切地增加或恢复髋外展肌的张力。

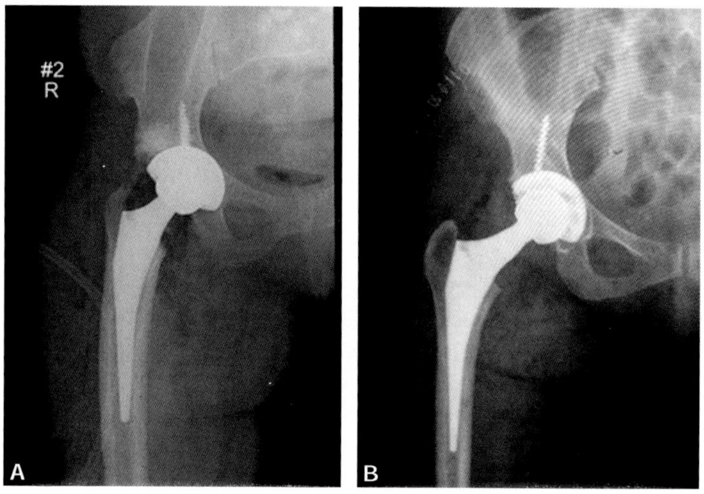

图7.3A和B　标准的和加长的偏心距柄。(A)标准偏心距主锥楔形柄。(B)高偏心距主锥楔形柄。

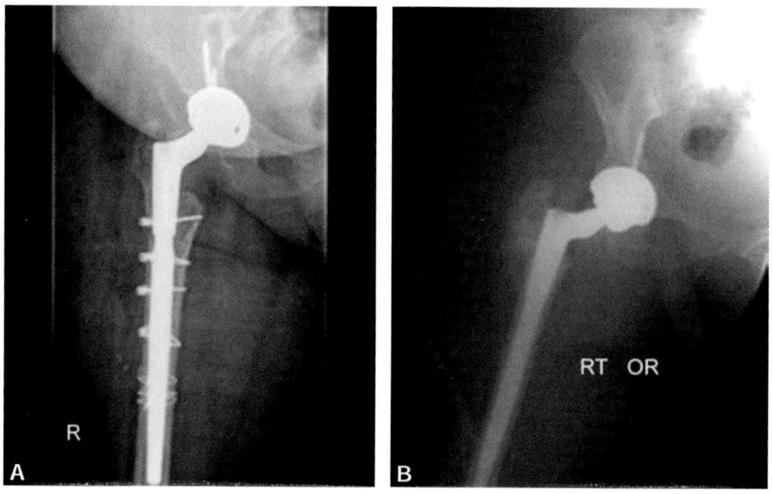

图7.4A和B　模块化(组配式)翻修股骨柄中的标准和扩展偏心距近端组件。

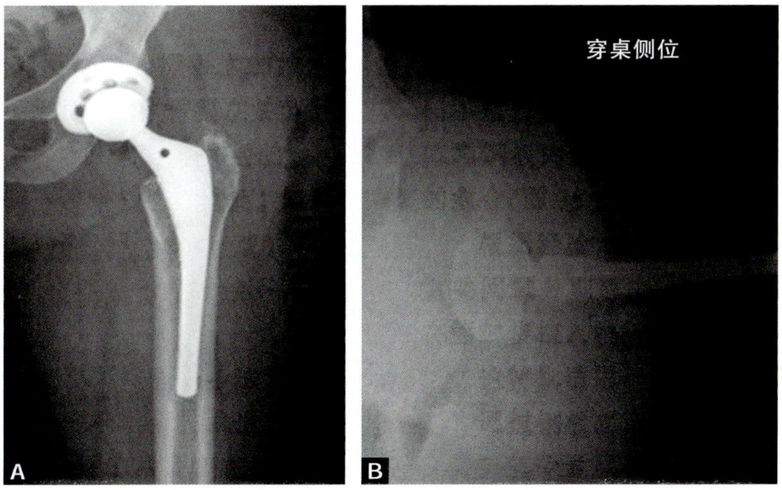

图7.5A和B　偏心距髋臼内衬的前后位及侧位X线。

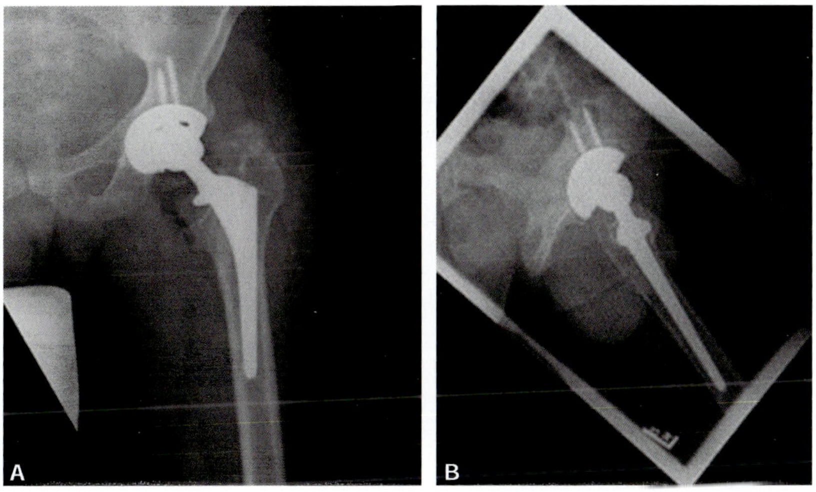

图7.6A和B　偏心距髋臼内衬。

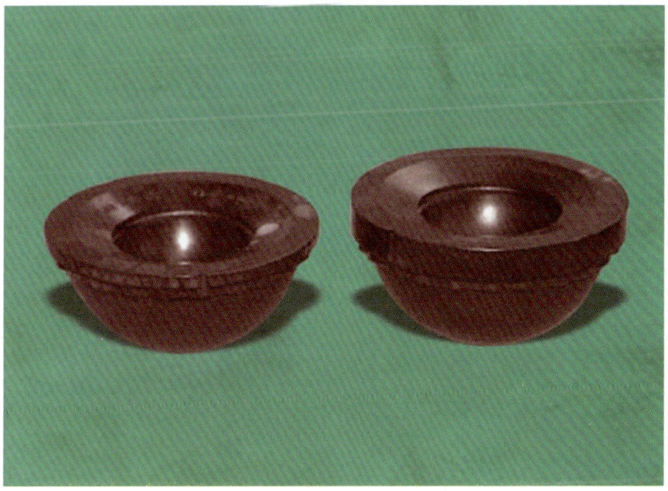

图7.7　标准的和偏侧化的或者偏心距髋臼内衬。

（石晶磊　译　蔡谞　审）

参考文献

1. A survey on the prevalence of pseudotumors with metal-on-metal hip resurfacing in Canadian academic centers. The Journal of bone and joint surgery. American volume. 2011;93(Suppl 2):118-1.
2. Bosker BH, Ettema HB, Boomsma MF, Kollen BJ, Maas M, Verheyen CC, PM. High incidence of pseudotumour formation after large-diameter metal-on-metal total hip replacement: A prospective cohort study. Journal of Bone and Joint Surgery-British Volume, 2012.
3. Pandit H, Glyn-Jones S, McLardy-Smith P, Gundle R, Whitwell D, Gibbons CLM, et al. Pseudotumours associated with metal-on-metal hip resurfacings. The Journal of bone and joint surgery. British Volume. 2008;90(7):847-51.
4. Chatrath V, Beaulé PE. The changing paradigm of revision of total hip replacement in the presence of osteolysis. Instructional course lectures. 2013;62:215-27.
5. Youn-Soo Park, Young-Wan Moon, Seung-Jae Lim, Jun-Mo Yang, GeunghwanAhn MD; Yoon-La Choi, (2012). Early Osteolysis Following Second-Generation Metal-on-Metal Hip Replacement. J Bone Joint Surg Am. 2005;87(7):1515-52.
6. Glyn-Jones S, Pandit H, Kwon YM, Doll H, Gill HS, Murray DW. Risk factors for inflammatory pseudotumour formation following hip resurfacing. The Journal of bone and joint surgery. British Volume. 2009;91(12):1566-74.
7. Chana R, Esposito C, Campbell PA, Walter WK, Walter WL. Mixing and matching causing taper wear: Corrosion associated with pseudotumour formation. Journal of Bone and Joint Surgery-British Volume, 2012.
8. Grammatopolous G, Pandit H, Kwon YM, Gundle R, McLardy-Smith P, Beard DJ, Murray DW, et al. Hip resurfacings revised for inflammatory pseudotumour have a poor outcome. The Journal of bone and joint surgery. British Volume. 2009;91(8):1019-24.
9. Olsen RV, Munk PL, Lee MJ. Metal artifact reduction sequence: early clinical applications. Radiographics : a review publication of the Radiological Society of North America, Inc. 2000;20(3): 699-712.
10. Ostlere S. How to image metal-on-metal prostheses and their complications. American Journal of Roentgenology, 2011.
11. Hauptfleisch J, Pandit H, Grammatopolous G, Gill HS, Murray DW, Ostlere S. A MRI classification of periprosthetic soft tissue masses (pseudotumours) associated with metal-on-metal resurfacing hip arthroplasty. Skeletal Radiology. 2012;41(2):149-55.
12. Cook RB, Bolland BJRF, Wharton JA, Tilley S, Latham JM, Wood RJK. Pseudotumour formation due to tribocorrosion at the taper interface of large diameter metal on polymer modular total hip replacements. Journal of Arthroplasty. 2013;28(8):1430-6.
13. Garbuz DS, Tanzer M, Greidanus NV, Masri BA, Duncan CP. The john charnley award: Metal-on-metal hip resurfacing versus large-diameter head metal-on-metal total hip arthroplasty: A randomized clinical trial. Clinical Orthopaedics and Related Research. 2010;468:318-25.
14. Gill IPS, Webb J, Sloan K, Beaver RJ. Corrosion at the neck-stem junction as a cause of metal ion release and pseudotumour formation. Journal of Bone and Joint Surgery-British Volume, 2012.
15. Whiteside LA. Surgical technique: Gluteus maximus and tensor fascia lata transfer for primary deficiency of the abductors of the hip. Clinical Orthopaedics and Related Research. 2014;472:645-53.
16. Liddle AD, Satchithananda K, Henckel J, Sabah SA, Vipulendran KV, Lewis A, et al. Revision of metal-on-metal hip arthroplasty in a tertiary center: a prospective study of 39 hips with between 1 and 4 years of follow-up. Actaorthopaedica. 2013;84(3):237-45. Department of Orthopaedic Surgery, Imperial College, Charing Cross Hospital, London, UK.
17. Munro JT, Masri BA, Duncan CP, Garbuz DS. High complication rate after revision of large-head metal-on-metal total hip arthroplasty. Clinical Orthopaedics and Related Research. 2014;472: 523-8.
18. Charles MN, Bourne RB, Davey JR, Greenwald AS, Morrey BF, Rorabeck CH. Soft-tissue balancing of the hip: the role of femoral offset restoration. Instructional course lectures. 2005;54:131-41.
19. Sakalkale DP, Sharkey PF, Eng K, Hozack WJ, Rothman RH. Effect of femoral component offset on polyethylene wear in total hip arthroplasty, 2001.

第 8 章

全髋关节置换翻修术前评估

Himanshu Gupta, David A.F. Morgan

全髋关节置换术翻修(THR)的术前计划和评估要比初次置换更为重要。模板测量只是术前计划的一部分。全面评估患者的身体状况、优化患者的一般情况、精心规划手术的各个方面都是至关重要的。具体到翻修手术本身,术前计划应该包括手术入路的选择,如何取出失效的假体和骨水泥、准备新的假体以及骨缺损的处理方式,良好的术前计划将有助于减少术中和术后潜在的并发症。

术前计划还应结合患者的年龄和性别、精神状态、活动水平、预期寿命等因素,而最重要的则是患者对手术的期望值。患者的经济和保险状况也是需要考虑的重要因素,在确定手术方式和选择内植物时应有所考量。部分患者可能需要从政府机构获得资助,这往往需要一段时间,翻修手术的日期应该相应地进行计划。

明确诊断

明确初次置换失败的原因是成功规划翻修手术的第一步。应该复核患者的病史和症状,并再次进行细致的体格检查。体格检查中还应该包括对对侧髋关节和脊柱的评估。术前必须明确,人工髋关节失效是造成当前症状的真正原因。

还应该确定患者是否需要翻修臼杯、股骨柄或者整个假体。往往腹股沟疼痛提示髋臼有病理改变,而大腿疼痛则提示股骨柄有病理改变。应对前次手术和所有围术期事件进行细致的研究。应尽可能收集到前次置换手术的相关记录,包括植入组件的精确描述。

复发性脱位或半脱位的评估

如果患者有多次人工髋关节脱位史或导致脱位的高危因素,通常需要外科手术干预。在术前,就应该对导致脱位或关节松弛的原因进行评估。假体位置不佳、假体选择不当、外展肌无力、软组织松弛,或者患者方面的因素,如药物滥用、癫痫发作或者不正确的肢体位置都可能与之相关。没有明显的假体位置不良的患者或者那些病程中有关节弹响症状提示关节半脱位的患者,在翻修术前进行动态的荧光透视检查将有助于翻修手术计划的确定。在外展肌无力的患者当中,翻修时可能需要进行大转子外移。在手术计划中,应规划好相应的手术入路和大转子截骨方式。对于髋关节外展肌薄弱或者软组织松弛的患者,应考虑使用限制性髋臼杯或者大头。但是,对于假体安放位置不佳的脱位病例,不建议单独使用限制性髋臼杯进行翻修,这样通常会导致复发性脱位的不良结局[1]。纠正安放位置不良的假体并做出相应的计划非常重要。

外展肌功能的评估

在髋关节翻修手术之前，通过 Trendelenburg 试验和侧卧外展试验来评估患者的外展肌功能是非常重要的，对于复发性脱位的病例更是如此。复发性髋关节脱位所导致的主要组织损伤之一便是外展肌的功能。因复发性失稳而需要多次手术的患者中，超过 90%均有外展肌无力。同样，即使是在翻修手术之后，软组织不平衡或者外展肌无力的患者仍有 40%的概率会发生复发性脱位[1]。在髋关节外展肌条件比较差的患者，应该考虑到使用限制性髋臼杯或者大头。对于可能存在的外展肌转子间区止点损伤或愈合不良，应该寻求解决。外展肌力量缺乏的患者可以做一个术前的肌电图(EMG)检查，以评估和记录肌力缺失程度。

肢体长度差异的评估

肢体绝对长度差异的评估，应首先摆正骨盆并纠正关节畸形，并在患者平卧位状态下进行测量。而更重要的是患者对肢体长度的主观感受，即功能性肢体长度，所以功能性肢体长度差异的评估应在站立位时用垫块法进行评估，直到患者感觉肢体“等长”[2]。需要注意的是，部分因骨盆或下肢原因引起的骨盆倾斜可能在坐位时消失。还有其他原因可能导致患者存在骨盆上或骨盆下倾斜，如下肢骨折畸形愈合、儿童时期的骨骺损伤或者小儿麻痹后遗症等，此时，在保证人工关节的稳定性不受影响的前提下，保持双下肢相对均衡的“功能性”肢体长度可以获得更好的步态和患者舒适度[3]。制订术前计划时即应该注意到肢体长度不一致的情况，在进行模板测量时，应将预期的矫正长度考虑在内。

过度延长会增加坐骨神经麻痹的风险。据报道，全髋关节翻修术中，发生坐骨神经麻痹的风险是 2.6%~7.6%[4]。所以，有建议认为，在一些困难的翻修病例中，可进行坐骨神经监测，对体感诱发电位(SSEP)或者运动诱发电位(MEP)进行实时测量。此种脊髓监测已在脊柱侧弯矫形手术当中常规使用。Sutter 等报道，在全髋关节置换术时使用上述监测，预测术后出现坐骨神经损伤的敏感性和特异性可达 100%[5]。然而，目前尚不清楚监测是否确实降低了全髋关节置换术中神经损伤的发生率。在诱发电位潜伏期增加与肢体延长之间并未发现相关性[4]。目前，术中神经监测仅作为一种研究工具使用，其在全髋关节置换术中预防坐骨神经损伤的作用需要进一步明确[4,6]。

排除细菌感染

病史和体格检查

鉴别感染性和无菌性松动是髋关节翻修患者术前诊断的重点。虽然没有某项检查具有足够的敏感性和特异性，能够作为感染性诊断的金标准，但完善的病史搜集、细致的体格检查和各种相关检查，将有助于感染或非感染的鉴别。任何伤口延迟愈合或伤口渗出的病史、血肿负压引流手术史、同一部位多次手术史或静息痛病史均提示可能存在感染。

实验室化验

假体周围感染患者常会出现红细胞沉降率(ESR)或者 C 反应蛋白(CRP)水平升高。红细胞沉降率和 C 反应蛋白水平均正常的病例，通常可以排除假体周围感染，这一点具有较高的可靠性[7]。然而，少部分轻度感染病例，其红细胞沉降率和 C 反应蛋白水平也会接近于正常水平。此外，这两种检验都是高度非特异的，并且与身体中的任何炎症反应有关，比如结缔组织病，并发其他部位感染(例如尿路感染)、损伤或者最近接受过手术等。C 反应蛋白水平通常在术后 3 天后开始下降，术后 6 周内恢复正常，血沉指标恢复正常则需要更长的时间。

白细胞计数对于诊断感染的帮助很少，且特异性和敏感性均较差。只有大约 20%的感染患者会出现有白细胞计数升高，毕竟出现全身性感染的病例相当少见[7]。

感染病例中，血清白细胞介素-6(IL-6)水平也会升高。C反应蛋白和白细胞介素-6同时升高,已被证明与深部感染有良好的相关性,但是白细胞介素-6与其他实验室检验一样缺乏特异性。它的敏感性仅为0.57,并且也可能因各种疾病引起的急性炎症反应而升高。而相对较高的成本,也限制了其在临床诊断中的应用[8]。

影像学研究

X线片在诊断感染方面的敏感性和特异性均较低(图8.1和图8.2)。而计算机断层扫描(CT)和MRI(磁共振成像)等常规的横断面成像检查,则受到了金属伪影的限制。而放射性核素显像不受金属硬件的影响,是目前评价可疑关节置换术感染的首选成像方式[9]。^{99m}Tc-MDP骨显像在鉴别假体失败方面具有良好的敏感性,但无法确定失败的原因(感染或松动)。它通常用于人工关节假体失败的筛选试验。这种失败可能是感染性的,也可能是无菌性的。一些学者认为假体周围弥散性摄取增加提示存在感染[10]。然而,在全髋关节置换术后的第一年,假体周围的摄取模式非常多变。即使在超过这个时间段之后,多达10%的无症状患者会有持续性的假体周围摄取增加,这种情况更常见于采用非骨水泥假体的患者。即使三相骨显像也只有53%~68%的准确率[9]。全髋关节置换术后感染的患者,镓成像检查通常呈阳性,而无菌性松动的患者则一般为阴性。为了提高准确度,通常会将锝和镓成像的结果进行综合评估。但准确率也只能保持在65%~80%,仅比单独使用骨显像略有改善[9]。虽然还有其他的放射性核素研究,包括^{111}In标记的多克隆免疫球蛋白和^{99m}Tc标记的环丙沙星等,但是它们仍然无法区分感染与无菌性炎症,所以,这些新型放射性核素检查的意义和价值仍不明确。

标记白细成像检查在诊断全髋关节置换术后感染上具有较高的敏感性,但特异性很低[9,11]。但结合骨显像检查结果进行评估时,白细胞成像检查可达到95%的特异性和88%的敏感性。白细胞-骨髓成像是另一种正在研究的诊断感染的方法。对于正常人和潜在骨髓异常的人,白细胞和骨髓成像的两种图像中,骨髓活性分布应该是相似的。这种现象称为白细胞和骨髓成像的"空间一致性"。然而,在骨髓炎患者中,由于白细胞受到激惹,白细胞成像中硫胶体摄入增加,而骨髓成像中则表现为硫胶体摄入被抑制。因此,对于骨髓炎患者,其白细胞成像和骨髓成像中的骨髓活性分布不同或者"空间不一致"。这就是这种检查的理论基础[9]。它被认为是目前诊断关节假体周围感染的最佳放射性核素显像方法,已经被证实有很高的敏感性、特异性和准确度,分别为100%、91%和95%。但体外标记过程是劳动强度极大的,而且未必有效。而需要与骨髓成像

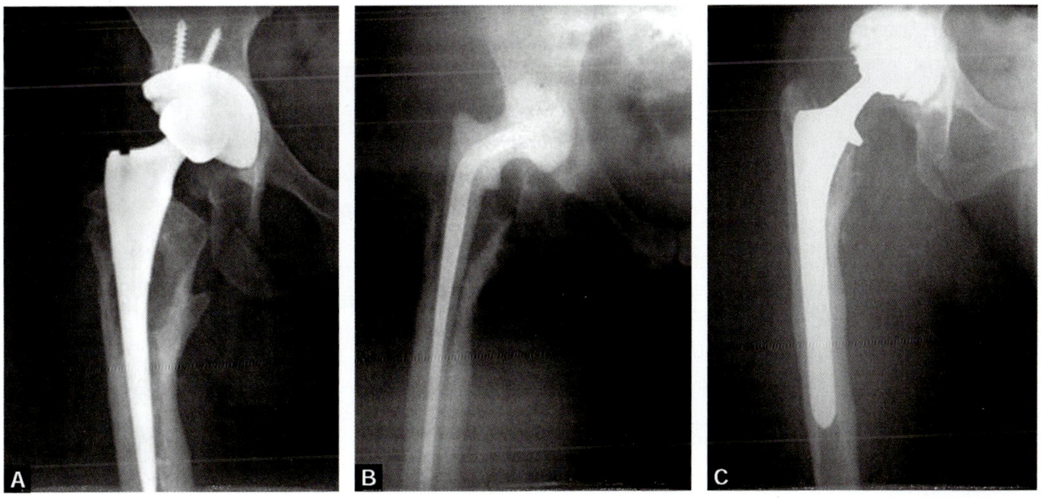

图8.1A~C (A)39岁女性患者的X线片,右髋关节置换术后感染性松动。(B)Ⅰ期翻修,取出内植物并植入商品化的敏感抗生素骨水泥占位器。(C)同一患者,Ⅱ期翻修后5年随访。

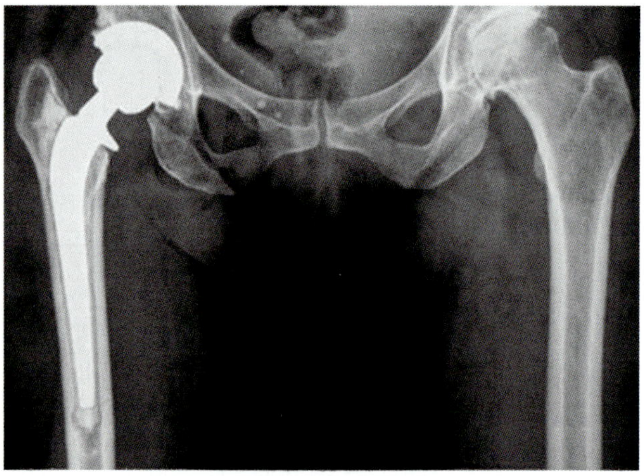

图8.2 右侧全髋关节置换术后无菌性松动。在普通X线片上难以区分无菌性和感染性松动。

进行比对,也增加了这种检查的复杂性和总费用[12]。

^{18}F-脱氧葡萄糖正电子发射断层扫描

^{18}F-脱氧葡萄糖正电子发射断层扫描,或FDG-PET,也是一种正在研究中的评估假体周围感染的诊断方法,其诊断效率尚不明确。在PET图像上,假体周围FDG摄取模式(不仅仅是摄取强调)的差异,有助于鉴别感染和无菌性松动。有研究认为,在股骨假体的骨-假体界面出现FDG摄取增加表现时,则提示感染存在,其敏感性和特异性均较高。但在另外一些研究中无法证实这一结果,无法根据FDG摄取模式来区分感染和无菌性松动[12]。所以,需要更多的研究来明确FDG-PET以及白细胞标记技术在诊断假体周围感染当中的作用。

髋关节穿刺

翻修术前诊断为"无菌性"松动的患者,通常需要满足如下条件:血沉低于30mm/h,血清CRP水平低于1.3mg/100mL,且骨显像或标记的白细胞成像结果均为阴性。对于那些已经发现ESR或CR升高、放射性核素筛查阳性或在临床上强烈怀疑感染的患者,后续应常规进行髋关节穿刺检查。革兰染色具有较高的接近100%的特异性,但它是一个非常不可靠的测试,因为其具有宽泛的报告敏感性值,甚至可低至9.8%[7,14-16]。在穿刺之前没有给予足够的"抗生素假期"(译者注:此处指的是在穿刺之前尚未使用抗生素的这段时间)可能只是敏感性差的原因之一。穿刺有时候抽不出东西(干性穿刺),或者穿刺液的常规检查不能检测出那些已经嵌入附着于内植物表面的生物膜的细菌[17]。假阳性也已有报道,可能是由于浅表细菌污染、实验室污染或者报告错误造成的[7]。

据报道,滑膜液中的中性粒细胞计数升高,具有更好的(高达89%)敏感性,但仍有假阴性。假阳性率也很高,阳性预测值仅为50%左右[7]。一些作者发现滑膜液白细胞计数与ESR和CRP水平相结合有助于预测感染的存在[18]。然而,考虑到敏感性低、干性穿刺的出现频率以及存在假阳性,在确认或者排除感染方面,仅凭穿刺是不可靠的。不推荐用于全髋关节置换翻修术的感染诊断[15]。

术前穿刺活检和组织病理学

在诊断隐匿性感染以及鉴别机械性松动方面,翻修术前对假体周围的软组织或者假体周围界膜组织进行经皮穿刺活检是一种简单、准确以及高特异性的研究工具,具有100%的特异性以及80%~88.2%的良好敏感性[14,16]。对于高度怀疑感染的病例,建议进行穿刺活检和相关组织学检查[16]。淋巴细胞和组织细胞在骨-骨水泥界面膜的浸润提示存在机械松动,而感染与以多形核白细胞浸润为特征的急性炎症是相关的[16,19]。Mirra等提出的标准,是最常见的用于诊断感染的组织病理学标准——在至少5个不同的显微视野当中,每个高倍视野(×500)可见5个或更多的中性粒细胞[20]。也有其他学者认为,在假体周围组织当中,检查完至少10个高倍视野之后,平均每个高倍视野(×400)有两个或两个以上中性粒细胞的多形体,也足以区分感染性和无菌性松动[21]。

据报道,经皮获得的样本培养具有高度的敏感性和特异性(分别为88.2%和100%)[14]。所获得的组织也可以通过聚合酶链反应(PCR)分析来检测微生物核酸。PCR检测扩增受感染部位的细菌DNA,能识别出细菌种类,并能快速识别出包括能够分泌黏液的菌株在内的所有毒力菌株[22]。然而，它的成本仍是阻碍临床应用的因素[16]。对于既往已存在人工假体感染性失败的患者，术前穿刺活检对于感染的组织学确诊是不可靠的[16]。这可能是由此类患者大面积的瘢痕造成的。

冰冻切片

术中冰冻切片可用于模棱两可的病例，或者合并有炎症或其他并发症而导致血液炎性标志物升高的病例。但必须在术前做出相应的安排，并联系病理学家。它对诊断感染有非常高的阴性和阳性预测值。据报道，冰冻组织分析和永久石蜡包埋组织切片的组织学一致性为 97%~100%[7,23,24]。它也有助于在实施二期翻修手术时，确定患者是否可进行假体植入。如果冰冻切片分析是阴性的，患者可以安全地接受再次植入[23,24]。假体周围界膜是进行冰冻切片检查最好的标本，准确性优于假体伪包膜[25]。当术中冰冻切片分析、血沉和 CRP 水平均为阴性时，感染的概率为 0；当所有 3 个测试都是阳性时，感染的可能概率为 0.93[7]。术中冰冻切片的评估诊断价值较高，但需要经验丰富的肌肉骨骼病理学家才能给出相对准确的结论。

如果发现髋关节深部的感染，患者通常需要一期行清创和占位器植入，二期再进行关节重建。与一期翻修的 82%的成功率相比，先植入临时的抗生素骨水泥占位器，再进行二期翻修可以获得最高的成功率，超过 90%应作为首选的治疗措施[26,27]（图 8.1A~C）。

即使术前未发现感染，也要做好植入抗生素骨水泥占位器的准备。没有术前评估能够非常有信心地排除感染。即使假定是一个无菌性的松动，仍然有可能在术中遇到感染的情况，所以，始终应有相应的处置计划。

合并症

应整体评估手术患者的情况，包括年龄、一般健康情况及所有合并症。其包括神经肌肉功能紊乱、药物滥用和癫痫发作等合并症，可能导致术后人工关节脱位高发，在选择内植物时应重点考虑。对于既往有深静脉血栓形成（DVT）病史的患者，应该对 DVT 情况进行筛查。在手术前，DVT 患者应该接受一个完整的抗血栓治疗疗程，除非是在假体周围骨折或者急性内植物失败等紧急状况下。在前述紧急情况下，可以在患者接受手术前植入腔静脉滤器。在存在抗栓药物禁忌证的患者中采用此类腔静脉滤器植入，其预防作用尚不明确。在此类病例当中更倾向于使用机械性预防措施[28,29]。存在高出血风险的患者，包括出血性疾病或者活动性肝病病史等，也应该仔细斟酌。对于此类患者，其 DVT 预防治疗需要进行相应的调整，使之更利于机械性预防措施的实施[29]。应停用抗血小板药物，氯吡格雷至少应在手术前 7 天停用。如果停药期间仍需要使用抗凝剂，可使用低分子量肝素替代。应该评估下肢血管以便排除动脉或静脉疾病，如果需要，可申请血管外科会诊。未经处理的静脉曲张与全髋置换术后 DVT 的风险增加有关[30]。因此，在计划行髋关节置换手术之前应该对静脉曲张进行恰当的治疗。对于发生过手术后异位骨化病史的患者，也应该提前采用预防性治疗。

应该进行全面的麻醉前评估，并完善相关术前准备和筛查。对于合并有高血压或者冠心病的老年患者，建议进行完善的心血管相关检查。基于现有的资料，除增加麻醉风险外，包括心血管疾病、高血压、糖尿病、癌症、抑郁症、精神病性疾病和神经退行性疾病等在内的多种合并症，均与髋关节置换术后假体的生存率呈负相关[31]。合并心血管疾病的患者，髋关节置换术后翻修的风险可升高 1.19 倍[31]。众所周知，糖尿病会增加感染的风险，也增加了置换术后翻修的发生率。据报道，糖尿病患者深部感染的发生率为 2.6%，而在非糖尿病患者中仅为 0.49%[32]。

应该排除任何潜在的感染经血源性播散的源头。在手术前应对牙齿和牙周感染或者尿路感染进行治疗，应在感染控制后进行手术。类风湿性关节炎或者其他全身性疾病的患者也需要进行专门的评估。

营养状况不良和贫血是全髋关节置换术非常确定的危险因素。营养不良会增加术后并发症的发生，例如感染和伤口愈合延迟等。可以通过术前血白蛋白水平和淋巴细胞总数来初步估计患者的营养状况。一项由 Ozturk 等进行的研究发现,在因髋部骨折行半髋置换的老年患者中,术前血白蛋白水平低于 3.5g/dL 以及总淋巴细胞计数少于每毫升1500个的患者,围术期死亡率更高[33]。

在初次全髋关节置换术中使用自体血回输系统的费效比仍然受到质疑。但在翻修手术中,常常会面临手术时间延长和失血量大的情况。而且,由于以往的多次手术,患者的血红蛋白水平通常较低。因此,在翻修手术中采用自体血回输系统还是有价值的。自体血回输系统也常用于拒绝异体输血的患者,或者因害怕传播传染病而不愿意接受异体输血等。自体血回输包括术前储血、术中自体血回输(IAT)与术后自体血回输(PAT)[34]。在术中自体血回输时,术中流失的血液通过吸引器回收,并通过自体血回输替代系统(比如 the Cell Saver®和 the OrthoPat®)返回患者体内。在术后自体血回输时,引流管中收集的术后出血被回收并回输到患者体内。术中自体血回输已经替代了超过 40%的术中异体输血,同时也使术中同种异体输血的需求减少了 30%[35]。同样,在对全髋关节置换翻修术后自体血回输的评估研究中,与对照组相比,需要同种异体输血的患者数量减少了 35%[34]。与那些没有接受自体血回输的患者相比,接受术后自体血回输的患者术后血红蛋白水平更高、发热反应发生率更低,住院时间也更短[34]。同时,研究结果还显示,行术后自体血回输,不会增加术后感染的发生率[34]。有作者认为术后自体血回输相对更有效、更安全以及问题更少,而其他作者则认为术中自体血回输对于减少最终失血量更有效[36,37]。所以,仍需要一个随机对照试验来比较这些方法[36]。上述两种自体血回输技术的应用取决于使用的便利性和成本因素,这是这些技术的两个主要限制条件。

在诱导期间进行氨甲环酸(TXA)注射明显减少了术中及术后的失血量,可使输血需求减少将近一半。在初次全髋关节置换术的病例中,可使总失血量减少约 300mL[38,39]。根据当前的报道,不同作者使用的注射剂剂量和注射频次各不相同。一些作者会在诱导期间以 10~20mg/kg 的剂量使用单次注射,而另外一些作者则选择以每 3 小时一次的频次连续注射或者以 1mg/(kg·h)的速率持续输注[38,40,41]。氨甲环酸主要通过竞争性抑制纤溶酶原的激活来起到抗纤溶的作用。它在体外的效能比氨基己酸强约 10 倍,其生物学半衰期约为 3 小时。与其他一些药物如纤维蛋白喷雾剂[40]相比,氨甲环酸非常廉价,即使在初次全髋关节置换术中常规使用,也是一种极具费效比的选择[42]。当然,也有不同的声音存在,有学者认为:氨甲环酸可能会促进血液的高凝状态,进而造成潜在的静脉血栓形成风险,但在充分的术后静脉血栓预防的情况下,尚未发现使用氨甲环酸会增加深静脉血栓、肺栓塞、感染率或者类似并发症的风险[38,39]。

一些作者认为,维生素 D 缺乏症患者在全髋关节置换术后很难获得良好的结果。虽然需要进一步的研究来证实这一结论,但术前纠正低维生素 D 水平仍是可取的[43]。

在翻修手术前对患者进行充分的宣教并进行相应的物理治疗或康复指导是非常有必要的。虽然个别研究结果对于术前物理治疗的有效性方面仍存在争议,但最近两项系统性的研究均表明,以运动为基础的干预措施确实可以减轻准备接受全髋关节置换手术的患者的疼痛并改善其身体功能。它们也有助于术后更快的功能恢复[44,45]。

有时候患者需要急诊入院,以便进行翻修,例如,当患者因假体周围骨折或者突发假体断裂或脱位等情况,并引起剧烈的疼痛时。与那些择期入院待翻修的患者相比,急诊入院患者在围术期死亡率方面并无明显差异,但其平均住院时间却是平诊患者的两倍以上。而且,他们中的更多人在术后无法返回家庭生活,而只能进入康复机构行后续康复和护理[46]。在接诊患者时应该考虑到这些问题。

评估现有内植物的类型、对线和状态

在翻修术前,仔细查阅前期的手术治疗(OT)记录和近期的 X 线片资料非常重要,需要明确前次手术采用的假体和其他所有内植物的情况,包括假体系统和其他内植物的形状、类型以及尺寸大小等

(图 8.3)。对每个组件的位置(对线、对位)、松动和磨损情况都要进行评估。然后术者需要决定翻修股骨柄、髋臼杯或两者都需要翻修。有时,即使其中一个组件固定良好并且对线尚可接受,但受限于现有翻修假体系统无法与该组件兼容,仍须进行全面的翻修。术者应该为这种可能发生的情况做好充分的准备。对于骨水泥型假体,还需要重视骨水泥壳的分布问题,应将其视作一种异形内植物,极有可能阻碍远端骨水泥的去除。

切口与手术入路规划

有 3 种类型的显露途径可以被利用。它们被描述为标准入路、延展及扩大入路或特殊入路。显露途径的确定是基于:

(1)哪些组件需要更换,它们是否松动,通过标准入路是否能够较容易地清理所有的骨水泥。

(2)需要重建的骨丢失的程度。

(3)外展肌是否需要紧缩。

(4)前次手术所采用的入路[47,48]。

应尽可能采用前次手术的切口。但有时会存在

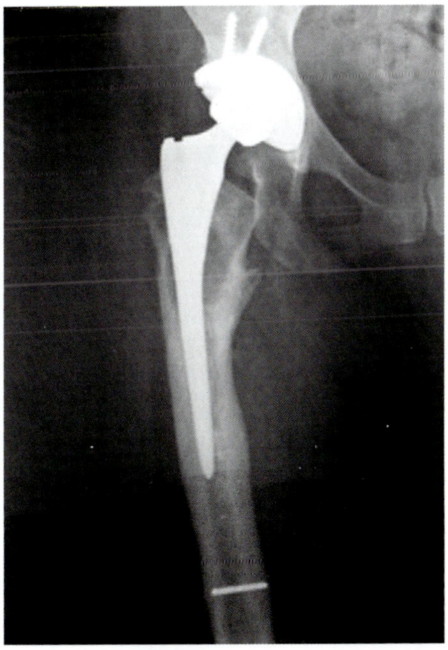

图8.3 上一次手术中断裂的股骨干螺钉导致全髋关节置换手术失败。不了解螺钉的存在(例如,X线片不完善或范围不够大)可能增加手术难度或者导致灾难性的并发症。

困难,尤其是在前次手术切口定位不准确的情况下。如果只能选择新的皮肤切口,则应保证切口间的皮瓣足够宽大,以防止皮瓣顶端的缺血性坏死。如果前次手术切口只是稍微偏离标记,则可以考虑使用相同的皮肤切口,然后改变深部入路的方向。

在面对相对简单的翻修病例时,标准的前外侧或后外侧入路都是可以采用的。标准的前外侧入路相对更容易,且术后早期的关节稳定性更高。但应用于翻修手术时也存在一些缺点。该入路向近端的延展能力有限,无法超出髋臼上缘以上约 4cm,否则有损伤臀上神经的风险。对髋臼后柱和髋臼壁的显露也比较困难。所以,不适用于一些困难的翻修病例,如可能存在髋臼杯取出困难或者需要笼式支架、异体骨、后柱加固或者其他复杂髋臼固定的患者。另外,采用前外侧入路时,虽然可以通过股部肌肉滑动技术显露股骨干,但无法通过大转子延展截骨(ETO)来显露髓腔[48]。而标准的后外侧入路适用性更好,如果术中出现某些困难或者发生并发症,还可以向任一方向进行延长[49]。标准入路的适应证包括:①单独的股骨头和内衬更换;②无节段性骨缺损且不需要笼式支架或者结构性同种异体骨移植的髋臼翻修术;③无股骨干畸形的股骨翻修术,股骨假体是松动的,且术者有足够的信心和能力从顶部取出股骨柄(如果是骨水泥型的,还包括所有的骨水泥)[48]。

感染病例的翻修,需要行广泛的清创并取出所有的内植物,最好使用可延展的切口和入路。如果仅仅是早期感染,可以直接采用前次手术的切口。如果需要取出或植入笼式支架,则需要充分显露髂骨和坐骨,这种情况必须采用后外侧入路,以便于向近端延伸切口。转子截骨可以增加髋臼的显露。而任何存在节段性骨缺损的病例,都需要选择可延展的切口。

取出带有长的骨水泥鞘且与骨黏合良好的骨水泥型股骨假体,往往需要采用大转子延展截骨,此时应该选择可延展的手术入路。有时候,取出远端骨水泥塞/骨水泥鞘,需要在同一平面上进行骨干开窗,也需要足够长的切口以便于显露。同样,取出广泛骨长入的多孔表面涂层股骨柄,有时也需要进行大转子延展截骨,所以也应该采用可延展入

路。可延展入路的其他适应证还包括因为软组织松弛而计划行外展肌紧缩的病例,这种紧缩多通过转子截骨或转子滑移截骨来完成[48]。多发骨折或者重塑导致股骨干过度屈曲或者成角畸形的病例中,需要进行复杂的截骨以调整股骨对线。上面所提到的这些情况,均需要进行详细的术前规划,包括手术切口和入路的选择。需要指出的是,对于大转子区骨溶解的病例,传统的转子区截骨可能并不适用,而需要采用大转子延展截骨,在进行手术计划时应仔细斟酌。总的原则是,术者应确保截骨平面足够长,能够使用至少 3 道钢丝或者钢缆进行环扎固定,同时也不能过长,需在峡部以远保留至少 5cm 完整骨干,以保证假体柄的初始稳定[48]。在选择柄的长度以及截骨的平面时必须兼顾上述两点。类似的,应该根据远端骨水泥塞的位置,在 X 线片上标记出股骨开窗的确切平面和范围[47]。此外,还应该决定截骨的固定方法以及准备必需的内植物,比如环扎钢丝、钢缆和转子环抱钢板等。

在骨水泥或者其他内植物侵入骨盆内的翻修病例,在术前评估时都需要引起足够的重视,尤其是排除感染[50]。CT 扫描有助于评估骨水泥或内植物与其他器官的关系,但是如果有疑问,应该行静脉肾盂造影和(或)CT 血管造影来减少术中的意外[51]。采用髂腹股沟入路可以安全地移除假体,但会影响患者的体位摆放和无菌铺单。如果需要的话,还可以请普通外科医生会诊。应该确保在手术中遇到任何困难时,可以很容易地获得普通外科医生的帮助。

取出内植物和骨水泥的计划

对需要取出的内植物和骨水泥进行预排序,是明智的做法。仔细复习既往的手术记录,将有助于制订这一计划。如果股骨柄是可以保留的,应注意选择合适的去除股骨头的器械,避免损伤假体柄的耳轴。不同的股骨柄也有不同的取出方法。有些假体在耳轴区有一个可以接合取出器的凹槽,而另外一些假体则在柄的肩部有一个带螺纹的孔可以与取出器连接。应该准备用于内衬和臼杯的通用取出系统,比如“拔出器套件”,以及合适的抓钳(图 8.4)。在取出非骨水泥型假体或骨水泥时,还可能用到薄骨凿。对于骨水泥型假体系统应该准备骨水泥去除装置,包括长柄骨凿、骨水泥分割器、钩针、环锯和刮匙。

超声波水泥去除装置是另一种骨水泥去除方法。其原理是将机械振动转化为热能,使骨水泥液化。可以选择性地去除骨水泥并保留宿主骨量。这也降低了骨皮质穿孔的风险[52,53]。因为高温有造成骨骼、软组织和神经损伤的风险,在使用这种装置时需要持续用水冷却和仔细操作[54]。骨水泥液化还会产生烟雾,虽然对其安全性尚存质疑,但有研究结果表明,尚在可接受范围之内[55]。激光骨水泥去除装置也正在研制中,根据现有的体外研究结果,基于激光的工具能更好地去除骨水泥,对宿主骨的损伤也更小[56]。

骨缺损的评估和计划

应对股骨和髋臼侧的骨缺损程度应该进行评估和分型。Paprosky 分型是最常用的一个分型系统。一般的包容性骨缺损仅采用同种异体颗粒骨植骨(包括打压植骨技术)即可以解决,而节段性的骨缺损的处理则会复杂得多,所以在术前应进行详细的评估。髋臼侧骨缺损的处理包括打压植骨和骨水泥型臼杯填充、上下方骨缺损的结构性植骨、金属垫块填充、笼式支架或臼杯-笼式支架技术等[57]。在股骨侧,干骺端或者有限的骨干骨缺损可以用广泛涂层的加长柄来解决。节段性丢失或者广泛的骨干

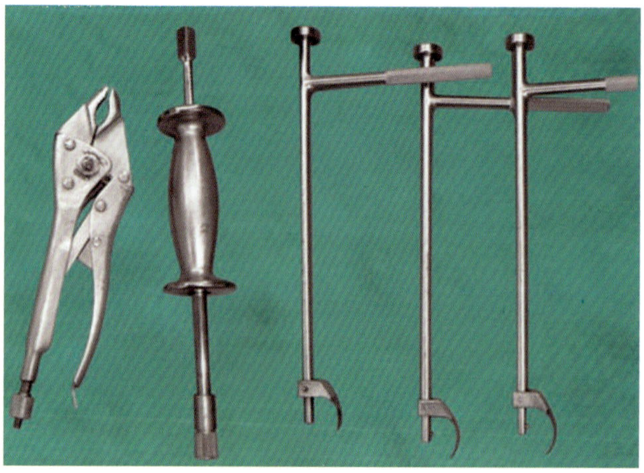

图8.4 一些用于去除髋臼组件的基础器械。

丢失可能需要同种异体骨结构性移植或者组配式肿瘤假体。所有这些都需要进行详细的规划（图 8.5A 和 B）。骨缺损的处理将在另一章中详细介绍。

模板

在使用模板之前,应进行全面而详细的 X 线检查。常规包括:①骨盆前后(AP)位 X 线片;②髋关节前后位片,股骨侧摄片范围应超过股骨假体远端;③穿桌侧位片(Danelius-Miller 改良自劳伦兹位平片,常规髋关节侧位片)以及④Lowenstein 侧位平片(蛙式位侧位片)。摄片时应避免骨盆在轴向和矢状面的旋转,否则可能导致髋臼形状的改变,亦可能导致泪滴等解剖标志的位置改变,进而影响模板测量的准确性。为了准确评估偏心距,肢体需要放置在 15°内旋位置,使股骨颈垂直于 X 射线束。同时,可通过测量 X 线片上小转子的大小来确认肢体是否摆放于正确的位置。Lowenstein 位侧位片(蛙式位)测量主要用于股骨前弓的判断,在预期需使用长柄股骨假体时必须重视。

就像在初次全髋关节置换术的病例当中一样,模板的使用与手术步骤一致——先使用髋臼侧模板测量,其次是股骨侧。3 个最重要的测量指标分别是髋关节中心、肢体长度和髋关节水平偏心距,这是术中必须重建或恢复的。

由于骨溶解和骨缺损,一些影像学解剖标志物可能模糊不清。此时,依然应从绘制水平基准线开始。所选择的解剖标志应尽可能靠近髋部中心,以减少骨盆旋转引起的潜在误差[3]。泪滴的基底线以及闭孔内线通常是最合适的。如果因为骨溶解而导致解剖标志不清,其他可以作为水平线参考的是坐骨结节下缘以及骶髂关节的最远端部分。尽管应该寻求更多的远端差异评估方法,下肢不等长可通过测量水平参考线与小转子近端的垂直距离来评估。

最重要的髋臼模板测量时,3 个最重要的影像学标志是泪滴、科勒线(髂坐线)和髋臼的上外侧缘。同时,也不应忽视对正常侧的测量,尤其是髋关节旋转中心与水平参考线的垂直距离及其与泪滴的水平距离,翻修手术中应尽可能根据这两个数据来重建髋关节旋转中心。例如,如果存在上方的骨丢失,那么一个大的髋臼杯要优于一个向近端移位的更小的臼杯,尽管大臼杯也可能导致髋关节中心的些许抬高。其他选择包括椭圆形臼杯、上方的结构性植骨以及上方的金属加强环。同样的,髋臼杯的内侧缘应刚好与科勒线的外侧相接,以便在水平位上恢复髋关节旋转中心。如果存在内突,那么髋臼杯需要外移放置。根据髋臼骨质丢失的程度,少量缺损可通过臼底打压植骨来实现,存在大量骨缺损则可能需要使用笼式支架之类的结构性填充。如果使用打压植骨,需要估计髋臼杯和内侧壁之间需

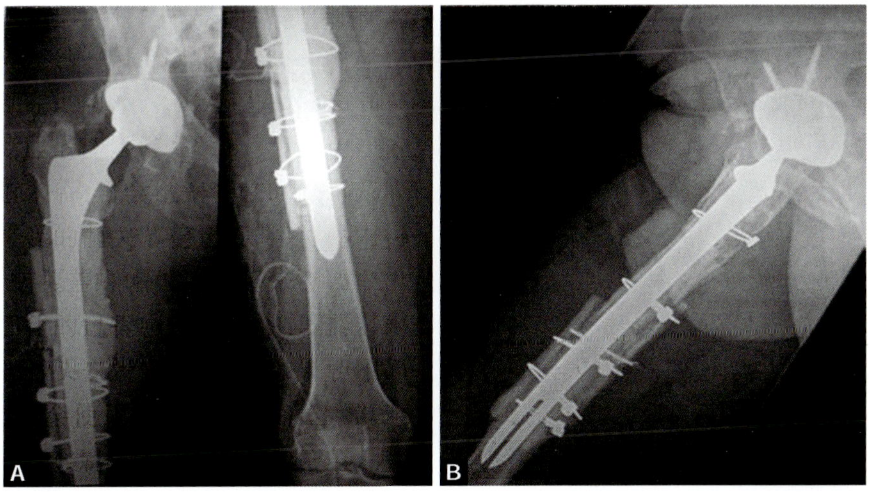

图8.5A和B　一些在股骨侧翻修当中可能会需要的器械或内植物——长柄内植物、环扎钢丝或者钢缆、支撑植骨和股骨近端结构性植骨。

要植骨的间隙，并进行相应的准备。当存在髋臼内突时，髋臼杯外移不足可能导致软组织不平衡和股骨–骨盆撞击。

翻修术中，髋臼外上象限往往无法完全包容或覆盖臼杯。如果不超过30%的外侧方覆盖不良是可以接受的，可以选用非骨水泥多孔涂层髋臼杯，并使用螺钉进行加强。而更大面积的覆盖不良将需要结构性植骨。

在正位片上选择好的髋臼杯模板也应该在穿桌侧位片上进行验证，以确保按照所选髋臼杯尺寸进行髋臼磨锉时不会影响到前柱或者后柱。髋臼内移并合并有前柱或后柱结构缺损(Paprosky ⅢB 型缺损)的病例，需要笼式支架或者髋臼的结构性植骨。

经模板测量，所预定的髋臼旋转中心应该在X线片上标示出来。下肢不等长的纠正程度，除根据前述模板测量结果进行确定之外，还需结合临床体格检查的大体测量结果（可能存在腰椎代偿等情况）。如果健侧或对侧肢体存在股骨颈的内翻或者外翻，或者术侧有转子截骨术的病史，仍以大转子尖作为确定股骨头旋转中心的参考时，应该慎重。这种特殊情况下，依据小转子的位置测量垂直方向的偏心距是一个更好的指标。

存在股骨干骺端近端骨缺损的病例也是很常见的，往往需要选择全长多孔表面涂层股骨柄，这样可以确保在股骨干区域足够的宿主骨接触。柄的长度应超过股骨缺损区最远端或者截骨平面最远端，并达到至少3倍的髓腔直径或者5cm。

在侧位X线片上，股骨侧模板测量的重点在于股骨干和加长股骨柄的前弓是否匹配。任何可能需要大转子延展截骨或者股骨截骨的病例，这一步骤都是必要的。同时，应该评估内侧皮质骨丢失情况。许多股骨翻修假体都有“股骨距替代”模块。如果骨缺损仅延伸到小转子上缘，选用15mm的股骨距替代模块即可恢复肢体长度。如果骨丢失延伸至小转子下缘，则需要选用30mm的股骨距替代模块。除此之外，也可以考虑直接使用组配式股骨假体或者采用结构性植骨来获得稳定的重建(图8.6A~C)。

部分翻修病例中，髋臼假体旋转中心上移严重，垂直方向偏距过大，即使用最大颈长的假体也无法纠正，也可以考虑选用股骨距替代模块，使股骨头升高，以匹配非解剖位重建的髋臼旋转中心。同样的，如果髋臼翻修假体不能足够外移放置(髋臼内陷严重的翻修病例)，或者为了改善侧方覆盖而进行了适当的内置处理，也可能需要用到高偏心距的股骨柄。

计划采用骨水泥固定假体进行翻修的病例，模板测量时，应确保翻修假体周围有2mm厚度的骨水泥鞘。如果患侧关节无法进行标准位置的X线片，可以用对侧的健康髋关节X线片进行测量。

结论

整个髋关节翻修手术的规划或流程，很多工作在进入手术室之前就应该完成。并且只有经过精心策划，才能够改善翻修患者的预后。在进入手术室之前，术者及整个手术团队就应该逐步推演整个手术过程。这一步骤可提示整个手术团队全面考虑翻修术中或术后可能发生的潜在并发症，以采取相应的措施避免并发症的发生或为此类并发症制订应对计划，并尽可能完善地进行手术器械和内植物准备。

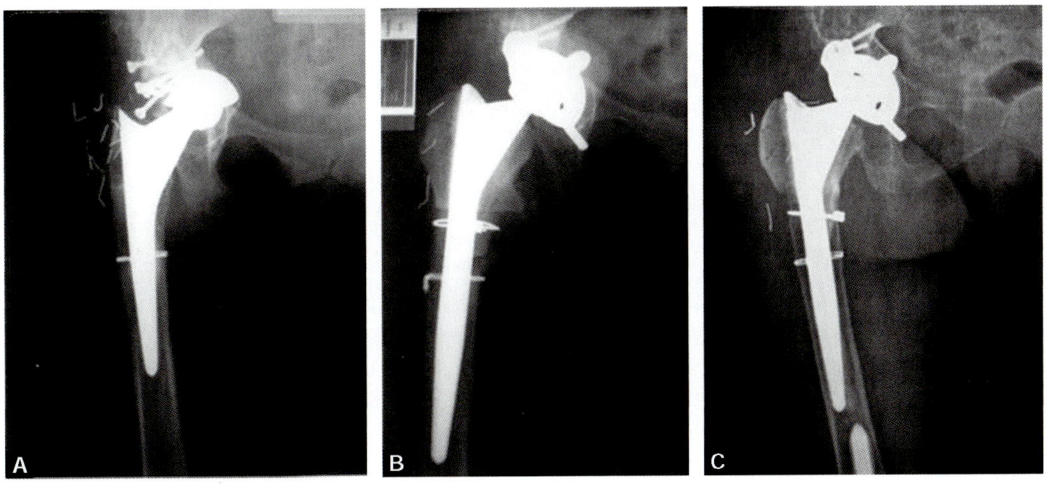

图8.6A~C (A)一例53岁的女士，右侧全髋关节置换术后失败，X线片显示髋臼和股骨近端的大量骨丢失。(B)翻修术中使用髋臼笼式支架和股骨近端异体骨移植填充骨缺损。(C)同一例患者随访18年，显示的是同种异体骨的融合。

(杜瑞勇 译 蔡谞 审)

参考文献

1. Dorr LD, Wan Z. Causes of and treatment protocol for instability of total hip replacement. Clin Orthop Relat Res. 1998;355:144-51.
2. Zoppi A, Peterson MGE, Salvati EA, Gonzalez Della Valle A. Age affects the perception of limb length discrepancy in patients with and without a total hip arthroplasty. Hip International. 2004;14(4):249-53.
3. Della Valle AG, Padgett DE, Salvati EA. Preoperative planning for primary total hip arthroplasty. J Am Acad Orthop Surg. 2005;13(7):455-62.
4. Shiramizu K, Naito M, Akiyoshi Y, Yamaguchi T. Acute effects of hip and knee positions on motor-evoked potentials of the sciatic nerve in total hip arthroplasty. Int Orthop. 2003;27(4):211-3.
5. Sutter M, Hersche O, Leunig M, Guggi T, Dvorak J, Eggspuehler A. Use of multimodal intra-operative monitoring in averting nerve injury during complex hip surgery. J Bone Joint Surg Br. 2012;94(2):179-84.
6. Satcher RL, Noss RS, Yingling CD, Ressler J, Ries M. The use of motor-evoked potentials to monitor sciatic nerve status during revision total hip arthroplasty. J Arthroplasty. 2003;18(3):329-32.
7. Spangehl MJ, Masri BA, O'Connell JX, Duncan CP. Prospective analysis of preoperative and intraoperative investigations for the diagnosis of infection at the sites of two hundred and two revision total hip arthroplasties. J Bone Joint Surg Am. 1999;81(5):672-83.
8. Buttaro MA, Tanoira I, Comba F, Piccaluga F. Combining C-reactive protein and interleukin-6 may be useful to detect periprosthetic hip infection. Clin Orthop Relat Res. 2010;468(12):3263-7.
9. Love C, Marwin SE, Palestro CJ. Nuclear medicine and the infected joint replacement. Semin Nucl Med. 2009;39(1):66-78.
10. Mountford PJ, Hall FM, Wells CP, Coakley AJ. ^{99}Tc m-MDP, ^{67}Ga-citrate and ^{111}In-leucocytes for detecting prosthetic hip infection. Nucl Med Commun. 1986;7(2):113-20.
11. Palestro CJ, Swyer AJ, Kim CK, Goldsmith SJ. Infected knee prosthesis: diagnosis with In-111 leukocyte, Tc-99m sulfur colloid, and Tc-99m MDP imaging. Radiology. 1991;179(3):645-8.
12. Love C, Marwin SE, Tomas MB, Krauss ES, Tronco GG, Bhargava KK, et al. Diagnosing infection in the failed joint replacement: a comparison of coincidence detection 18F-FDG and 111In-labeled leukocyte/99mTc-sulfur colloid marrow imaging. J Nucl Med. 2004;45(11):1864-71.
13. Chryssikos T, Parvizi J, Ghanem E, Newberg A, Zhuang H, Alavi A. FDG-PET imaging can diagnose periprosthetic infection of the hip. Clin Orthop Relat Res. 2008;466(6):1338-42.
14. Corona P, Gil E, Guerra E, Soldado F, Amat C, Flores X, et al. Percutaneous interface biopsy in

dry-aspiration cases of chronic periprosthetic joint infections: a technique for preoperative isolation of the infecting organism. Int Orthop. 2012;36(6):1281-6.
15. Johnson AJ, Zywiel MG, Stroh DA, Marker DR, Mont MA. Should gram stains have a role in diagnosing hip arthroplasty infections? Clin Orthop Relat Res. 2010;468(9):2387-91.
16. Malhotra R, Morgan DAF. Role of core biopsy in diagnosing infection before revision hip arthroplasty. J Arthroplasty. 2004;19(1):78-87.
17. Tunney MM, Patrick S, Curran MD, Ramage G, Anderson N, Davis RI, et al. Detection of prosthetic joint biofilm infection using immunological and molecular techniques. Meth Enzymol. 1999;310: 566-76.
18. Schinsky MF, Della Valle CJ, Sporer SM, Paprosky WG. Perioperative testing for joint infection in patients undergoing revision total hip arthroplasty. J Bone Joint Surg Am. 2008;90(9):1869-75.
19. Charosky CB, Bullough PG, Wilson PD Jr. Total hip replacement failures: a histological evaluation. J Bone Joint Surg Am. 1973;55(1):49-58.
20. Mirra JM, Amstutz HC, Matos M, Gold R. The pathology of the joint tissues and its clinical relevance in prosthesis failure. Clin Orthop Relat Res. 1976;(117):221-40.
21. Pandey R, Drakoulakis E, Athanasou NA. An assessment of the histological criteria used to diagnose infection in hip revision arthroplasty tissues. J Clin Pathol. 1999;52(2):118-23.
22. Arciola CR, Collamati S, Donati E, Montanaro L. A rapid PCR method for the detection of slime-producing strains of *Staphylococcus epidermidis* and *S. aureus* in periprosthesis infections. Diagn Mol Pathol. 2001;10(2):130-7.
23. Bori G, Soriano A, García S, Mallofré C, Riba J, Mensa J. Usefulness of histological analysis for predicting the presence of microorganisms at the time of reimplantation after hip resection arthroplasty for the treatment of infection. J Bone Joint Surg Am. 2007;89(6):1232-7.
24. Stroh DA, Johnson AJ, Naziri Q, Mont MA. How do frozen and permanent histopathologic diagnoses compare for staged revision after periprosthetic hip infections? J Arthroplasty. 2012;27(9):1663-8.e1.
25. Bori G, Muñoz-Mahamud E, Garcia S, Mallofre C, Gallart X, Bosch J, et al. Interface membrane is the best sample for histological study to diagnose prosthetic joint infection. Mod Pathol. 2011;24(4):579-84.
26. Garvin KL, Hanssen AD. Infection after total hip arthroplasty: past, present, and future. J Bone Joint Surg Am. 1995;77(10):1576-88.
27. McKenna PB, O'Shea K, Masterson EL. Two-stage revision of infected hip arthroplasty using a shortened postoperative course of antibiotics. Arch Orthop Trauma Surg. 2009;129(4):489-94.
28. Barrack RL. Current guidelines for total joint VTE prophylaxis: dawn of a new day. J Bone Joint Surg Br. 2012;94(11 Suppl A):3-7.
29. Jacobs JJ, Mont MA, Bozic KJ, Della Valle CJ, Goodman SB, Lewis CG, et al. American Academy of Orthopaedic Surgeons Clinical Practice Guideline on: preventing venous thromboembolic disease in patients undergoing elective hip and knee arthroplasty. J Bone Joint Surg Am. 2012;94(8): 746-7.
30. Dua A, Neiva S, Sutherland A. Does previous varicose vein surgery alter deep vein thrombosis risk after lower limb arthroplasty? Orthop Surg. 2012;4(4):222-6.
31. Jämsen E, Peltola M, Eskelinen A, Lehto MUK. Comorbid diseases as predictors of survival of primary total hip and knee replacements: a nationwide register-based study of 96754 operations on patients with primary osteoarthritis. Ann Rheum Dis. 2013;72(12):1975-82.
32. Iorio R, Williams KM, Marcantonio AJ, Specht LM, Tilzey JF, Healy WL. Diabetes mellitus, hemoglobin A1C, and the incidence of total joint arthroplasty infection. J Arthroplasty. 2012;27(5):726-9.e1.
33. Oztürk A, Ozkan Y, Akgöz S, Yalçýn N, Ozdemir RM, Aykut S. The risk factors for mortality in elderly patients with hip fractures: postoperative one-year results. Singapore Med J. 2010;51(2):137-43.
34. Haien Z, Yong J, Baoan M, Mingjun G, Qingyu F. Postoperative autotransfusion in total hip or knee arthroplasty: a meta-analysis of randomized controlled trials. PLoS ONE. 2013;8(1):e55073.
35. Garvin KL, Feschuk CA, Sekundiak TD, Lyden ER. Blood salvage and allogenic transfusion needs in revision hip arthroplasty. Clin Orthop Relat Res. 2005;441:205-9.
36. Mason L, Fitzgerald C, Powell-Tuck J, Rice R. Intraoperative cell salvage versus postoperative autologous blood transfusion in hip arthroplasty: a retrospective service evaluation. Ann R Coll Surg Engl. 2011;93(5):398-400.
37. Newman JH, Bowers M, Murphy J. The clinical advantages of autologous transfusion: a randomised, controlled study after knee replacement. J Bone Joint Surg Br. 1997;79-B(4):630-2.
38. Kagoma YK, Crowther MA, Douketis J, Bhandari M, Eikelboom J, Lim W. Use of antifibrinolytic therapy to reduce transfusion in patients undergoing orthopedic surgery: a systematic review of randomized trials. Thromb Res. 2009;123(5):687-96.

39. Sukeik M, Alshryda S, Haddad FS, Mason JM. Systematic review and meta-analysis of the use of tranexamic acid in total hip replacement. J Bone Joint Surg Br. 2011;93(1):39-46.
40. McConnell JS, Shewale S, Munro NA, Shah K, Deakin AH, Kinninmonth AWG. Reduction of blood loss in primary hip arthroplasty with tranexamic acid or fibrin spray. Acta Orthop. 2011;82(6): 660-3.
41. Zufferey PJ, Miquet M, Quenet S, Martin P, Adam P, Albaladejo P, et al. Tranexamic acid in hip fracture surgery: a randomized controlled trial. Br J Anaesth. 2010;104(1):23-30.
42. Panchmatia JR, Chegini S, Lobban C, Shah G, Stapleton C, Smallman JMB, et al. The routine use of tranexamic acid in hip and knee replacements. Bull NYU Hosp Jt Dis. 2012;70(4):246-9.
43. Nawabi DH, Chin KF, Keen RW, Haddad FS. Vitamin D deficiency in patients with osteoarthritis undergoing total hip replacement: a cause for concern? J Bone Joint Surg Br. 2010;92(4):496-9.
44. Gill SD, McBurney H. Does exercise reduce pain and improve physical function before hip or knee replacement surgery? A systematic review and meta-analysis of randomized controlled trials. Arch Phys Med Rehabil. 2013;94(1):164-76.
45. Sharma V, Morgan PM, Cheng EY. Factors influencing early rehabilitation after THA: a systematic review. Clin Orthop Relat Res. 2009;467(6):1400-11.
46. Sams JD, Milbrandt JC, Froelich JM, Rainville AD, Allan DG. Hospital outcome after emergent versus elective revision total hip arthroplasty. J Arthroplasty. 2010;25(5):826-8.
47. Jiranek W. Approaches for revision total hip replacement. Instr Course Lect. 2012;61:295-302.
48. Toms A, Greidanus N, Garbuz D, Masri BA, Duncan CP. Optimally invasive exposure in revision total hip arthroplasty: a guide to selection and technique. Instr Course Lect. 2006;55:245-55.
49. Schmidt RD. Preoperative planning for revision total hip arthroplasty. Am J Orthop. 2002;31(4): 179-81.
50. Stiehl JB. Acetabular prosthetic protrusion and sepsis: case report and review of the literature. J Arthroplasty. 2007;22(2):283-8.
51. Shoenfeld NA, Stuchin SA, Pearl R, Haveson S. The management of vascular injuries associated with total hip arthroplasty. J Vasc Surg. 1990;11(4):549-55.
52. Fletcher M, Jennings GJ, Warren PJ. Ultrasonically driven instruments in the transfemoral approach: an aid to preservation of bone stock and reduction of implant length. Arch Orthop Trauma Surg. 2000;120(10):559-61.
53. Goldberg SH, Studders EM, Cohen MS. Ultrasonic cement removal in revision arthroplasty. Orthopedics. 2007;30(8):632-5.
54. Goldberg SH, Cohen MS, Young M, Bradnock B. Thermal tissue damage caused by ultrasonic cement removal from the humerus. J Bone Joint Surg Am. 2005;87(3):583-91.
55. Shewale SB, Briggs RD. Gas chromatography-mass spectroscopy analysis of emissions from cement when using ultrasonically driven tools. Acta Orthop. 2005;76(5):647-50.
56. Birnbaum K, Gutknecht N. Scanning electron microscopy investigation of PMMA removal by laser irradiation (Er:YAG) in comparison with an ultrasonic system and curettage in hip joint revision arthroplasty. Lasers Med Sci. 2010;25(4):595-603.
57. Sheth NP, Nelson CL, Springer BD, Fehring TK, Paprosky WG. Acetabular bone loss in revision total hip arthroplasty: evaluation and management. J Am Acad Orthop Surg. 2013;21(3):128-39.

第 9 章

髋关节翻修术的假体选择：髋臼

James Forsyth, Henry Wynn-Jones, Anthony Clayson, Nikhil Shah

概述

髋臼假体翻修的主要原因是松动、不稳定、磨损和感染。假体和重建方式的选择主要取决于骨丢失的程度，但也取决于术者的理念、循证医学证据和经验。假体和器械种类繁多，我们不可能孤立地考虑假体选择而不考虑骨缺损的重建方法[1-11]。

长期随访的结果和经验可以指导假体选择。我们认为，术者应该熟悉多种手术技术。本章节的目的是讨论我们常用的一些假体选择和手术技术，并且在恢复骨量、为患者下次翻修准备条件的理念指导下，尽量简化这一选择过程。

分型系统

目前有很多骨缺损分型系统有助于评估骨丢失的程度和部位，并且指导术者做出决策，以获得可靠的固定。Paprosky 分型系统，关注髋关节旋转中心相对于闭孔上切线的关系、泪滴破坏的程度、坐骨支骨溶解的程度和科勒线的完整性。那些熟悉髋臼创伤的医生则更接受髋臼的双柱理论，我们也认为这一理论有助于进行髋臼重建的术前计划，尤其是对于累及前柱或后柱的广泛节段性缺损和骨盆不连续的病例。AAOS 分型系统将骨缺损分为节段性（Type 1：中心型或周围型骨丢失）、包容性（Type 2：容积性膨胀）、混合性（Type 3：包容性和节段性共存）和骨盆不连续（Type 4）。

评估和计划

周密的术前评估、充分的风险收益权衡和细致的术前设计非常重要。翻修手术之前首先需要除外感染。术前计划需要重点考虑的因素有骨缺损的性质（节段性或包容性）、骨缺损的位置和大小、骨缺损的填充方法（垫块或植骨）、所需的假体等。高质量的 X 线片（一般是前后位 X 线片，我们认为 Judet 位 X 线片对评估髋臼前后柱的状态非常有用）有助于我们准确地判断骨缺损。CT 和三维重建通常可对复杂病例提供更直观的效果。了解还剩多少可提供支撑的骨质尤为重要。有些病例可能需要做血管造影检查。髋臼重建需要将髋臼假体放置于合适的位置，恢复旋转中心，以避免不稳定并恢复良好的生物力学环境。

手术显露

手术入路的选择主要取决于术者的偏好和经验，当然选择的入路应当可以根据需要延长。我们认为后外侧入路最为方便，可以对髋臼和髂骨翼提供良好的显露，在骨盆不连续的病例也更适合做髋臼前后柱的重建。在髋臼假体翻修病例中，最重要的是取假体时尽可能少地损失骨量，并保留关键部位的骨质。在显露髋臼并取出髋臼假体之后，需要评估骨量。主要目标是获得牢固的长期固定、良好的假体位置、正常的髋关节旋转中心、恢复足够的骨量和满意的肢体长度。

原则和技术

非骨水泥固定依赖于假体与宿主骨之间坚强的骨整合。1 型和 2 型骨缺损通常可以采用非骨水泥固定，而对于大量骨丢失或盆腔放疗导致的髋臼骨坏死病例，如果采用非骨水泥固定则容易失败。非骨水泥固定通常需要稳定的初始固定，且假体与有活力的宿主骨之间有足够的接触面积(通常至少50%~60%)以减少微动，促进骨长入。

近十年来，对高孔隙率材料，如多孔钽金属臼杯和组配式钽金属垫块使用经验日趋丰富，拓宽了非水泥髋臼的使用范围，即使在宿主骨接触很少的病例中也可以获得良好固定[12-15]。

骨水泥固定依赖于坚强的骨水泥界面来提供机械稳定，在翻修手术中通常需要通过打压植骨来实现良好的固定[16-21]。在严重骨丢失病例，可能需要用到非生物型固定方式如应用笼式支架[22]或定制假体。我们发现在严重骨丢失病例中，可以应用骨水泥结合骨移植的方式重建。

对于内衬磨损而臼杯固定良好且位置良好的病例，单独更换聚乙烯内衬是合理的选择。对骨溶解伴髋臼假体松动病例，需要进行髋臼翻修。对于存在骨溶解但髋臼假体稳定的病例，则将面临保留假体和取出假体两种选择。保留假体更换内衬手术相对简单，中期随访结果良好，但存在不稳定的风险。另一方面，翻修髋臼可以更好地处理骨溶解病灶，稳定性更好，从而可以获得更好的临床结果[23-27]。

骨水泥重建

骨水泥-in-骨水泥(cement-in-cement)髋臼翻修[28]

只有少量文献报道髋臼翻修采用骨水泥-in-骨水泥(cement-in-cement)技术，即翻修时保留放射学和临床固定良好的骨水泥鞘，直接再用骨水泥固定一个新的骨水泥假体。对于翻修时骨水泥鞘完整，但髋臼磨损、股骨假体翻修时需要使用大头或假体位置不良导致不稳定等病例，我们采用这种翻修方式，手术相对更快。

采用这一技术很重要的一点是：在取出磨损的或位置不良的聚乙烯臼杯时，避免损伤原来的骨水泥鞘。我们使用标准的髋臼锉逐号扩大，将聚乙烯臼杯磨下来，这样不容易损伤骨水泥鞘。髋臼周围应预先放好湿纱布以方便取出聚乙烯碎屑，同时辅以彻底冲洗。一旦聚乙烯臼杯的金属标记线外露，则磨锉停止，剩下的聚乙烯可以轻易刮除或撬出。

骨水泥鞘需要仔细检查有无断裂或损坏，一旦发现有瑕疵或者断裂，则必须完全去除。如果骨水泥鞘确实完好，则骨水泥鞘表面被原臼杯压出的嵴线正好可以更好地与新的骨水泥形成交锁。如有需要，也可以用磨钻修整骨水泥鞘表面，使之形成厚度不均的凹槽以利于新骨水泥的固定。新的骨水泥厚度以 2mm 为宜，新的髋臼杯按合适的外倾角和前倾角安放，并固定在旧的骨水泥鞘上。这一技术的短期疗效令人满意，但缺乏长期的、多中心的临床随访结果。

骨水泥结合骨移植重建髋臼

采用打压植骨作为翻修术中一种处理骨缺损的技术并用骨水泥固定髋臼已被详细描述，已有多中心(如 Nijmegen 和 Exeter)研究报道了优良的长期临床结果[29-31]。节段性骨缺损也可以通过使用支撑性金属网(环和支架)、髋臼钢板、结构性植骨或多孔金属垫块等方式将其转换为包容性骨缺损。这一技术可以提供一个稳定的支架结构,改善对骨水泥假体的支撑。

我们已经在本书其他章节详述了这一技术,并展示了一些病例。

我们更愿意用植骨的方式重建骨缺损,这样在以后再次翻修时可以获得更多的骨量,尤其是对于年轻的或日后很可能需要再次翻修的患者而言。我们相信这种生物性重建方式优于采用大的非骨水泥臼杯的重建方式,后者为了获得满意的固定通常需要过多地磨锉髋臼骨质。骨水泥假体结合打压植骨技术可以获得更好的长期生存率、更好的临床功能和更好的影像学表现。

我们还应用这一技术成功地处理了急性或慢性骨盆不连续,不连续部位获得了骨性愈合,重建了稳定的骨性结构,获得了良好的中期随访结果。这种病例我们更愿意用新鲜冷冻异体股骨头进行植骨,解冻之后可以用作结构植骨或颗粒植骨。

关于应用这一技术处理急性假体周围骨折和骨盆不连续的内容已经在本书其他章节描述过。

根据 Sloof 等所描述的,当骨缺损为包容性缺损时,可以用松质骨颗粒进行打压植骨。这种情况下髋臼边缘基本完好,植骨颗粒可以被很好地填入缺损(图 9.1A~C)。对于节段性骨缺损的病例,我们通常会用小的结构性植骨或多孔金属垫块进行重建(一般在后上方),将其转换为包容性骨缺损,然后用松质骨颗粒进行打压植骨。髋臼内壁或髋臼底的缺损也可以用松质骨颗粒植骨进行重建。部分病例可能需要使用金属网(图 9.2A 和 B)。多孔金属垫块也适用于这种情况。

对于节段性骨缺损,我们喜欢用螺钉将一块异体股骨头植在髋臼顶部,将其转化为包容性骨缺损。股骨头被修整为合适的大小,挤压进缺损部位,然后用 1~2 枚螺钉将其与髂骨紧密固定。接着用髋臼锉修整植骨块下方,再进行打压植骨和骨水泥臼的固定(图 9.3A 和 B)。如果节段性骨缺损位于后方,我们会先用一块后柱钢板支撑植骨块,然后对其进行磨锉修整。

Nijmegen 和其他中心报道了 90.8% 的短期(24~56 个月)生存率和 80%~94%的长期(11.8~20 年)生存率。我们应用这一技术也获得了类似的令人满意的长期结果。即使对于 AAOS 3 型和 4 型这些广泛骨缺损的病例,也可以获得良好的结果,我们也将这一技术应用于骨盆不连续和髋臼骨折不愈合。

非骨水泥重建

这一理念在北美和欧洲部分地区比较流行,他们通常用半球形或椭圆形非骨水泥臼杯进行髋臼翻修。如果采用非骨水泥重建,我们喜欢用多孔材料非骨水泥臼杯结合植骨或金属垫块进行髋臼重建。很多厂家提供多孔材料,但疗效不尽相同。多孔钽金属制成的非骨水泥臼杯和组配式金属垫块已经获得了良好的中长期临床结果[13,15]。

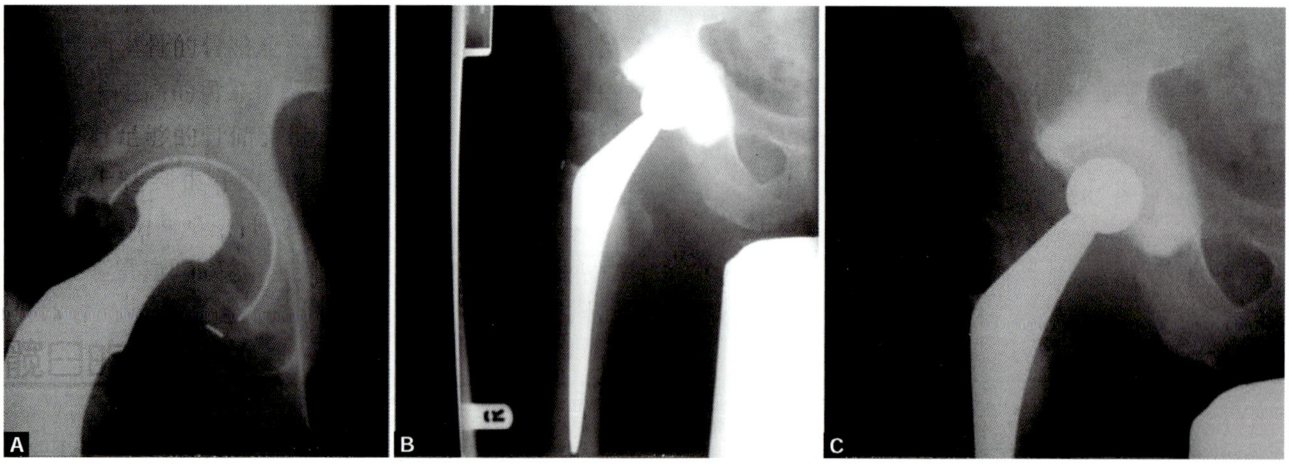

图9.1 A~C 骨水泥翻修结合打压植骨技术。

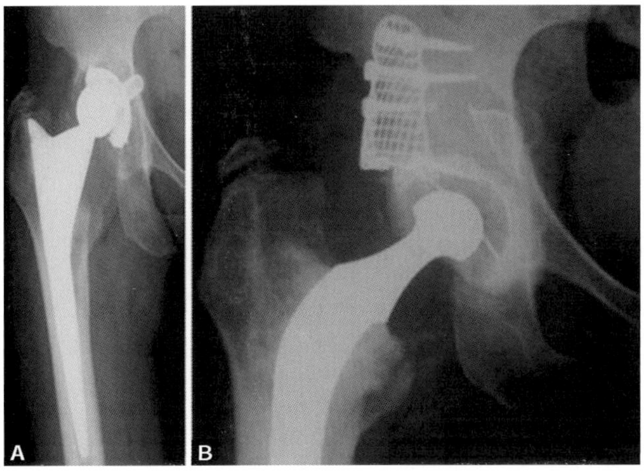

图9.2 A和B 髋臼骨丢失病例采用金属网和打压植骨技术。

如果没有大的骨丢失,应用初次置换的非骨水泥臼杯辅以螺钉固定可以获得良好的中期临床结果。这一类型的骨缺损应用骨水泥假体重建结合植骨也是一种有效的解决方案。

如果是轻微骨丢失,使用非骨水泥臼杯结合颗粒骨植骨可以获得优异的临床结果。大部分可以采用多孔喷涂半球形金属臼杯进行髋臼重建。后方和上方的宿主骨对提供支撑和长期骨整合非常重要。

非骨水泥重建技术包括彻底清除肉芽组织,显露新鲜宿主骨,确保假体与宿主骨的最大接触。螺钉可以提供额外的固定,需要注意确保安全,避开

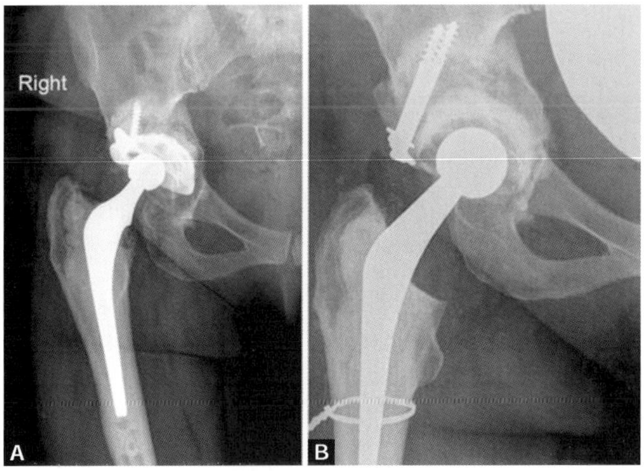

图9.3 A和B 41岁患者,多次翻修术后,应用臼顶加强环失败,广泛混合性骨缺损,用异体股骨头进行结构性植骨结合打压植骨技术进行重建,股骨侧采用骨水泥-in-骨水泥(cement-in-cement)技术翻修。

神经血管。将一把尖撬插入闭孔可以帮助辨认泪滴,从而恢复理想的髋关节旋转中心。接下来用大号髋臼锉磨锉髋臼,直到髋臼锉与髋臼前后柱贴合。相对于前方,髋臼后柱骨质要尽可能保留。试模复位时通常髋臼假体后方和上方会有一定程度覆盖不全,如果假体放置在外倾40°~45°、前倾15°,一般会有10%~20%的面积无骨质覆盖(图9.4A和B)。

为了增加覆盖而将髋臼假体垂直放置将增加不稳定的风险,应该避免。植骨需要压实或用髋臼锉反向磨锉,假体的大小通常比最后一个髋臼锉的直径大2mm,这样才能通过压配获得初始稳定性。这一步需要很小心,避免因磨锉不够而出现术中假体周围骨折。向上方的穹顶部和下方的坐骨支拧入螺钉可以加强固定。非骨水泥髋臼假体辅以螺钉固定可以获得良好的中长期临床结果。

然而,如果髋臼顶部外上方或后柱存在骨缺损,则不能按常规植入半球形臼杯。在严重骨丢失(Paprosky Ⅲ型或更重)或假体与宿主骨接触<50%的病例,使用半球形非骨水泥臼杯失败率很高。对髋臼上方缺损的病例,单纯使用半球形臼杯并不能获得足够的稳定性。

对这种病例,文献报道可以选择不同的重建方式,比如高位髋臼[32]、超大髋臼[33-35]、双球形髋臼、椭圆形髋臼[36,37]等。对Paprosky ⅡB和ⅢA型骨缺损病例我们不愿意用这些重建方式。

当髋臼出现上方局部节段性骨缺损或包容性骨缺损时,我们一般用组配型金属垫块、结构植骨(有时须用后柱钢板),结合打压植骨增加髋臼骨量。

目前,一些中心已经报道了使用多孔钽金属垫块和翻修髋臼假体的优良临床结果。很多其他厂家也提出了类似的概念,但在选择一套合适的翻修系统时,应该先看一下它的长期临床结果如何。

更高的孔隙率、更高的摩擦系数和骨传导作用可以提供广泛而快速的骨长入以及良好的初始稳定性(图9.5A和B)。金属垫块或支撑物可以有不同的形态,成为一套组合系统的一部分,术中可以根据需要填充骨缺损。

髋臼磨锉按照常规方式进行即可,但是这时候髋臼只能获得部分稳定。节段性骨缺损可以通过加用金属支撑物转变为包容性骨缺损,包容性骨缺损

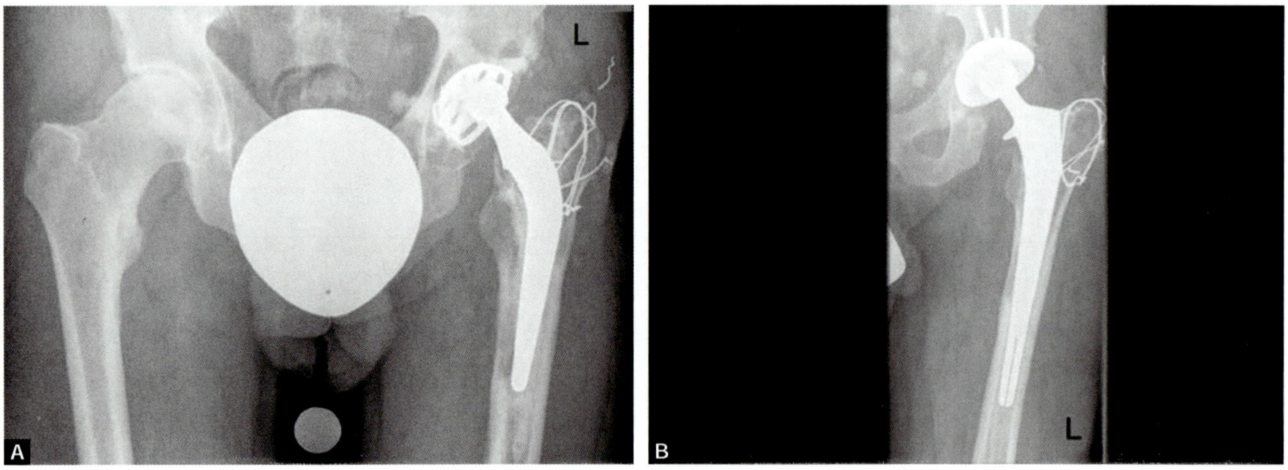

图9.4 A和B 非骨水泥重建。

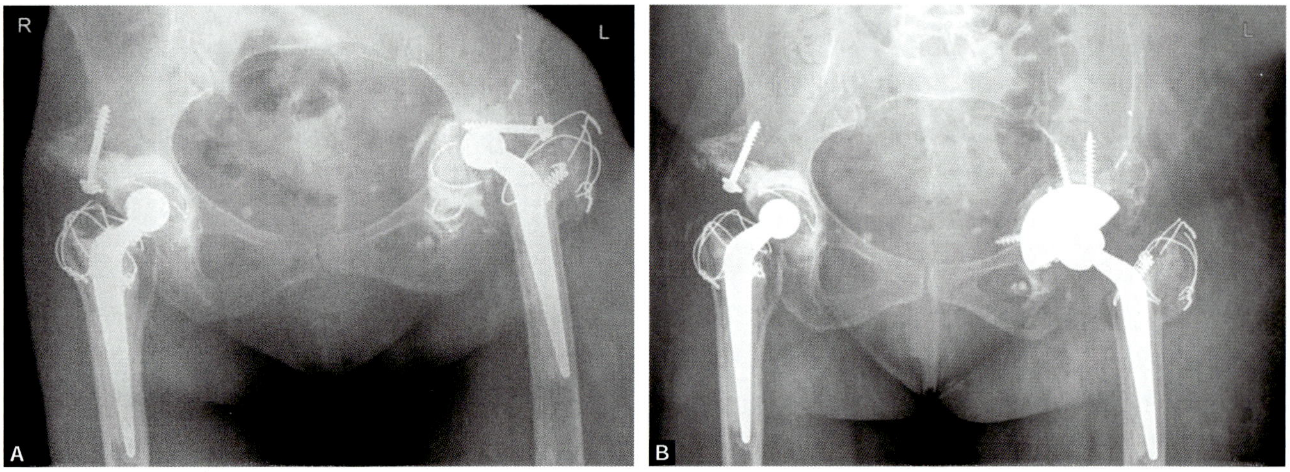

图9.5 A和B 采用超多孔材料髋臼假体辅助螺钉固定进行翻修。

可以用金属垫块来处理，就像结构性植骨一样。髋臼内壁和前后柱的缺损也可以用不同形态的金属垫块来处理。先将髋臼假体试模放入预定位置，然后用螺钉固定金属垫块，这样不至于由于金属垫块位置不当而调整髋臼假体的位置。金属垫块和髋臼假体之间需要用骨水泥(PMMA)连接，骨水泥仅需要放置在两者接触的地方。这样髋臼假体就获得了固定，如有必要，聚乙烯内衬可以用骨水泥固定在髋臼假体内。髋臼假体可以提供固定角度的钉孔。有些还可以用合适的钻头钻透多孔材料本身直达宿主骨，可以获得更好的辅助固定。

在更为严重的骨丢失病例，可以先用笼式支架固定在髂骨上，以分散髋臼假体受力，促使骨长入和稳定。这种所谓的臼杯-笼式支架(cup-cage)技术有较好的短-中期结果。

其他理念

为力求完善，我们也提到了一些其他的技术，但这并不是我们在处理髋臼翻修时的首选。这些技术包括高位髋臼、椭圆形髋臼或超大型髋臼假体。

当骨缺损严重(Paprosky ⅡC 或Ⅲ型)以致非骨水泥髋臼假体不能获得稳定，或由于宿主骨缺损而很难获得生物固定时，可以使用防内陷笼式支架[38,39]。目前的笼式支架可以使用颗粒骨或大块异体骨植骨。如果同时有包容性和节段性缺损，也可以使用打压植骨。好的宿主骨可用笼式支架桥接，这样在髋臼骨床整合之前可以保护植骨区域。使用笼式支架需要广泛暴露髋臼，而且笼式支架的上下都应与宿主骨贴合，中间桥接髋臼骨缺损。髋臼穹顶部和后柱对笼式支架形成支撑，才能获得安全的固定。

由于存在断裂、松动、移位、不稳定和神经损伤等并发症，我们没有看到应用笼式支架有良好的长期临床结果，在严重骨盆不连续病例，其长期疗效更差，因此我们很少会用到这种材料。

我们处理骨盆不连续不用笼式支架，而是用后柱钢板结合骨水泥或非骨水泥假体重建。我们处理骨盆不连续的方法会在本书一个单独的章节讲到。

最近我们在应用定制三翼形髋臼假体治疗严重髋臼骨丢失和骨盆不连续病例方面有少许经验，这里说的严重骨丢失是指用其他技术无法解决的那种。假体本身根据患者骨盆的 CT 重建进行个体化定制，CT 重建可以显示骨丢失的程度和位置[40]。首先制作一个虚拟模型，最终做成定制的、多孔或羟基磷灰石喷涂的带翼的钛合金假体。这些个体化重建材料有可能与髂骨、坐骨和耻骨形成生物固定。Christie 等[41]在大的髋臼骨缺损病例中用定制三翼形假体桥接骨缺损。在严重髋臼周围骨丢失病例中使用定制三翼形假体是一种可行的选择，但术者和患者都不应对其有过高的期望值[42,43]。

结论

髋关节翻修术中，髋臼假体的成功重建对矫形外科医生是一种很大的挑战。完善的病史和体格检查、仔细的推敲和正确的计划非常重要。骨缺损的分型有助于指导重建方式，而正确的重建方式可以获得良好的长期固定。

对于髋臼轻微骨丢失的病例，使用初次全髋置换的材料足矣，不管是骨水泥重建还是非骨水泥重建。

对于更大程度的骨丢失，我们的长期临床经验和文献报道的结果支持我们继续使用打压植骨技术处理包容性骨丢失，如果是节段性骨缺损，则将其转换为包容性骨丢失之后再进行打压植骨，这在前面已经介绍过。

我们认为，在复杂病例中使用非骨水泥假体重建结合金属垫块技术是近十年来的主要发展。

虽然应用骨水泥髋臼进行翻修的临床结果曾经不那么令人满意，尤其是在北美的一些中心，但我们仍对骨水泥固定假体结合传统打压植骨技术的表现甚为满意，来自 Nijmegen、Exeter 和其他一些中心的长期临床结果支持我们继续使用这一技术。当然，这一技术要求较高，需要经过正规的训练和指导。通过改进的骨水泥技术和使用高交联聚乙烯的骨水泥髋臼假体，即使在年轻病例也能获得良好的翻修结果，而年轻病例恰恰最需要保留和恢复骨量。

这一技术的难点在于并发症和失败的风险。然而，通过详细的计划和准备，以及正确选择翻修策略，结合细致的手术技术，翻修获得长期成功的概率将大大增加。

（及松洁　译　徐辉　审）

参考文献

1. Sheth NP, Nelson CL, Springer BD, Fehring TK, Paprosky WG. Acetabular bone loss in revision total hip arthroplasty: evaluation and management. J Am Acad Orthop Surg. 2013;21(3):128-39.
2. Taylor ED, Browne JA. Reconstruction options for acetabular revision. World J Orthop. 2012;3(7):95-100.
3. Johanson NA, Driftmier KR, Cerynik DL, Stehman CC. Grading acetabular defects: the need for a universal and valid system. J Arthroplasty. 2010;25(3):425-31.
4. Telleria JJM, Gee AO. Classifications in brief: Paprosky classification of acetabular bone loss. Clin Orthop Relat Res. 2013;471(11):3725-30.
5. D'Antonio JA. Periprosthetic bone loss of the acetabulum: classification and management. Orthop Clin North Am. 1992;23(2):279-90.

6. Burns AWR, McCalden RW. Current techniques and new developments in acetabular revision surgery. Current Orthopaedics. 2006;20(3):162-70.
7. Deirmengian GK, Zmistowski B, O'Neil JT, Hozack WJ. Management of acetabular bone loss in revision total hip arthroplasty. J Bone Joint Surg Am. 2011;93(19):1842-52.
8. Issack PS, Nousiainen M, Beksac B, Helfet DL, Sculco TP, Buly RL. Acetabular component revision in total hip arthroplasty. Part I: cementless shells. Am J Orthop. 2009;38(10):509-14.
9. Hallstrom BR, Golladay GJ, Vittetoe DA, Harris WH. Cementless acetabular revision with the Harris-Galante porous prosthesis results after a minimum of ten years of follow-up. J Bone Joint Surg Am. 2004;86(5):1007-11.
10. Trumm BN, Callaghan JJ, Liu SS, Goetz DD, Johnston RC. Revision with cementless acetabular components: a concise follow-up, at a minimum of twenty years, of previous reports. J Bone Joint Surg Am. 2012;94(21):2001-04.
11. Hendricks KJ, Harris WH. High placement of non-cemented acetabular components in revision total hip arthroplasty: a concise follow-up, at a minimum of fifteen years, of a previous report. J Bone Joint Surg Am. 2006;88(10):2231-6.
12. Lachiewicz PF, Soileau ES. Tantalum components in difficult acetabular revisions. Clin Orthop Relat Res. 2010;468(2):454-8.
13. Bobyn JD, Stackpool GJ, Hacking SA, Tanzer M, Krygier JJ. Characteristics of bone ingrowth and interface mechanisms of a new porous tantalum biomaterial. J Bone Joint Surg Br. 1999;81(5):907-14.
14. Flecher X, Paprosky W, Grillo JC, Aubaniac JM, Argenson JN. Do tantalum components provide adequate primary fixation in all acetabular revisions? Orthop Traumatol Surg Res. 2010;96(3):235-41.
15. Skytta ET, Eskelinen A, Paavolainen PO, Remes VM. Early results of 827 trabecular metal revision shells in acetabular revision. J Arthroplasty. 2011;26(3):342-5.
16. Isaak PS, Beksac B, Helfet DL, Buly RL, Sculco TP. Reconstruction of the failed acetabular component using cemented shells and impaction grafting in revision hip arthroplasty. Am J Orthop. 2008;37(10):510-2.
17. Callaghan JJ, Salvati EA, Pellicci PM, Wilson PD Jr, Ranawat CS. Results of revision for mechanical failure after cemented total hip replacement, 1979 to 1982: a two to five-year follow-up. J Bone Joint Surg Am. 1985;67(7):1074-85.
18. Katz RP, Callaghan JJ, Sullivan PM, Johnston RC. Long-term results of revision total hip arthroplasty with improved cementing technique. J Bone Joint Surg Br. 1997;79(2):322-6.
19. Van Egmond N, De Kam DC, Gardeniers JW, Schreurs BW. Revisions of extensive acetabular defects with impaction grafting and a cement cup. Clin Orthop Relat Res. 2011;469(2):562-73.
20. Schreurs BW, Bolder SBT, Gardeniers JWM, Verdonschot N, Slooff TJJF, Veth RPH. Acetabular revision with impacted morsellised cancellous bone grafting and a cemented cup: a 15- to 20-year follow-up. J Bone Joint Surg Br. 2004;86(4):492-7.
21. Schreurs BW, Luttjeboer J, Thien TM, Malefijt MCW, Buma P, Veth RPH, Slooff TJJH. Acetabular revision with impacted morselized cancellous bone graft and a cemented cup in patients with rheumatoid arthritis: a concise follow-up, at eight to nineteen years, of a previous report. J Bone Joint Surg Am. 2009;91(3):646-51.
22. Hansen E, Shearer D, Ries MD. Does a cemented cage improve revision THA for severe acetabular defects? Clin Orthop Relat Res. 2011;469(2):494-502.
23. Haidukewych GJ. Osteolysis in the well-fixed socket: cup retention or revision? J Bone Joint Surg Br. 2012;94(11):65-9.
24. Lie SA, Hallan G, Furnes O, Havelin LI, Engesaeter LB. Isolated acetabular liner exchange compared with complete acetabular component revision in revision of primary cementless acetabular components: a study of 1649 revisions from the Norwegian arthroplasty register. J Bone Joint Surg Br. 2007;89(5):591-4.
25. Restrepo C, Ghanem E, Houssock C, Austin M, Parvizi J, Hozack WJ. Isolated polyethylene exchange vs acetabular revision for polyethylene wear. Clin Orthop Relat Res. 2009;467(1):194-8.
26. Terefenko KM, Sychterz CJ, Orishimo K, Engh CA Sr. Polyethylene liner exchange for excessive wear and osteolysis. J Arthroplasty. 2002;17(6):798-804.
27. O'Brien JJ, Burnett RS, McCalden RW, MacDonald SJ, Bourne RB, Rorabeck CH. Isolated liner exchange in revision total hip arthroplasty: clinical results using the direct lateral surgical approach. J Arthroplasty. 2004;19(4):414-23.
28. Brogan K, Charity J, Sheeraz A, Whitehouse SL, Timperley AJ, Howell JR, Hubble MJ. Revision total hip replacement using the cement-in-cement technique for the acetabular component: technique and results for 60 hips. J Bone Joint Surg Br. 2012;94(11):1482-6.
29. Schreurs BW, Slooff TJ, Buma P, Gardeniers JW, Huiskes R. Acetabular reconstruction with

impacted morsellised cancellous bone graft and cement: a 10- to 15-year follow-up of 60 revision arthroplasties. J Bone Joint Surg Br. 1998;80:391-5.
30. Slooff TJ, Huiskes R, et al. Bone grafting in total hip replacement for acetabular protrusion. Acta Orthop Scand. 1984;55(6):593-6.
31. Nienke van Egmond, Daniel CJ De Kam, Jean WM Gardeniers, B Willem Schreurs. Revisions of extensive acetabular defects with impaction grafting and cement cup. Clin Orthop Relat Res. 2011;469(2):562-73.
32. Dearborn JT, Harris WH. High placement of an acetabular component inserted without cement in a revision total hip arthroplasty: results after a mean of ten years. J Bone Surg Am. 1999;81(4): 469-80.
33. Wedemeyer C, Neuerburg C, Heep H, Knoch F, Knoch M, Loer F, Saxler G. Jumbo cups for revision of acetabular defects after total hip arthroplasty: a retrospective review of a case series. Arch Orthop Trauma Surg. 2008;128(6):545-50.
34. Patel JV, Masonis JL, Bourne RB, Rorabeck CH. The fate of cementless jumbo cups in revision hip arthroplasty. J Arthroplasty. 2003;18(2):129-33.
35. Gustke KA. Jumbo cup or high hip centre. Is bigger better? J Arthroplasty. 2004;19(4):120-3.
36. Fousek J, Vašek P. Oblong cup in the management of aseptic loosening of the acetabular component in total hip replacement. Scand J Surg. 2007;96(4):319-24.
37. Civinini R, Capone A, Carulli C, Villano M, Gusso MI. Acetabular revisions using a cementless oblong cup: five to ten year results. Int Orthop. 2008;32(2):189-93.
38. Coscujuela-Mañá A, Angles F, Tramunt C, Casanova X. Burch-Schneider antiprotrusio cage for acetabular revision: a 5- to 13-year follow-up study. Hip Int. 2010;20(7):112-8.
39. Wachtl SW, Jung M, Jakob RP, Gautier E. The Burch-Schneider antiprotrusio cage in acetabular revision surgery: a mean follow-up of 12 years. J Arthroplasty. 2000;15(8):959-63.
40. Holt GE, Dennis DA. Use of custom triflanged acetabular components in revision total hip arthroplasty. Clin Orthop Relat Res. 2004;(429):209-14.
41. Christie MJ, Barrington SA, Brinson MF, Ruhling ME, DeBoer DK. Bridging massive acetabular defects with the triflange cup: 2- to 9-year results. Clin Orthop Relat Res. 2001;(393):216-27.
42. Wind MA Jr, Swank ML, Sorger JI. Short-term results of a custom triflange acetabular component for massive acetabular bone loss in revision THA. Orthopedics. 2013;36(3):260-5.
43. Colen S, Harake R, De Haan J, Mulier M. A modified custom-made triflanged acetabular reconstruction ring (MCTARR) for revision hip arthroplasty with severe acetabular defects. Acta Orthop Belg. 2013;79(1):71-5

第 10 章

髋关节翻修术的假体选择：股骨

Ari D. Seidenstein, Mark Hartzband

概述

全髋关节翻修术是一项极具挑战的手术。在术前确定使用何种类型的假体是医生的责任。选择合适的假体可以保证手术的顺利进行。翻修手术的首要目的是获得一个稳定且固定良好的关节，以恢复髋关节的生物力学。需要进行全髋关节置换的患者越来越多，翻修患者的构成也开始趋于年轻化[1]。许多医生更倾向于在初次置换时采用近端固定股骨假体，这样可以为日后可能出现的翻修保留更多的远端骨量。翻修手术中选择合适的股骨假体是处理股骨侧骨缺损的第一步。Paprosky 分型是最简单常用的分型系统[2,3]。这种分型是基于远端固定理念，Paprosky 在总结使用全涂层 10cm 柱形柄的临床经验基础上提出了这一分型系统。医生可以有许多选择，比如水泥或非水泥柄、近端固定柄或远端固定柄、柱形柄或锥形柄、组配柄、打压植骨、异体骨假体复合物和超大假体等。

术前计划

所有做过髋关节置换术的患者有髋部疼痛时，均需要拍摄包含骨盆的髋关节正位和患髋的侧位 X 线片。X 线片要足够清晰，以确保能观察到骨-水泥界面和水泥-假体界面的任何细微变化。股骨的峡部和干部也要包括在片中，因为大部分的翻修假体需要在此部位获得固定。注意不要漏掉已经存在的骨缺损。系列的 X 线检查对判断假体是否松动极为有用。评估股骨的骨质和骨量是最为关键的。大转子处的骨质可能会过度生长，覆盖假体肩部，会影响假体的取出，要引起注意(图 10.1)。如果假体的长度超过 6in(1in=2.54cm)，术者应更仔细评估股骨前弓的大小，判断是否需要使用带前弓的假体。

术前测量不但对判断假体的大小有帮助，而且可以明确股骨的重塑，是必须进行的步骤。假体会引起股骨的重塑，大多会造成股骨内翻和向后弯曲，也有 6%的病例会外翻。造成股骨近端重塑的危险因素包括严重的骨缺损、假体松动、水泥假体、全涂层的骨干固定型假体[4]。测量时假体外侧缘的延长线经过股骨皮质，说明出现股骨内翻(图 10.2)。股骨的重塑不一定会在 X 线上表现出来，所以术者需要在术中进行检查。股骨近端重塑的发生率是 21%~42%[4]。当发生明显重塑时，大转子延展截骨(ETO)是必要的，以免发生假体过小或术中骨折。ETO 也可以使假体或水泥的取出更加容易。

所有的患者都应该检查血常规、血沉和 C 反应蛋白来排除感染。如果检查结果怀疑感染，应该进行髋关节穿刺。骨扫描也有助于感染和(或)无菌性松动的鉴别。

应该获取前次手术的资料，包括手术时间、假体厂家、型号等。这对于术前评估的准确性和术中

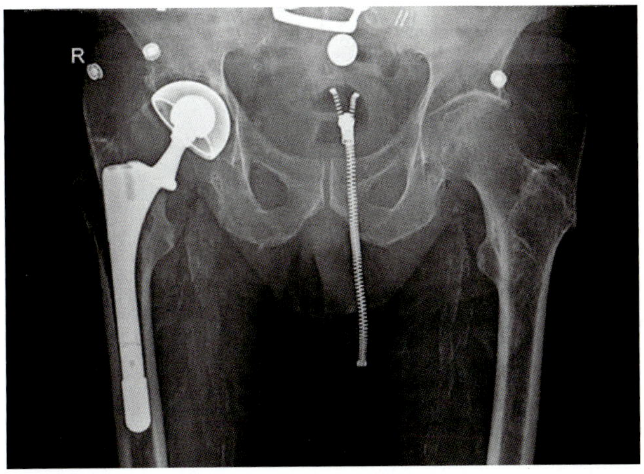

图10.1　仔细判断假体肩部的位置是否有骨覆盖、是否影响假体取出是必要的。

假体的取出都有帮助。

股骨骨缺损的 Paprosky 分型

Paprosky 分型出现在 2003 年[2]，虽然也有其他分型方法，但是该分型由于对翻修假体的指导作用而被广泛采用。它最早是基于 Paprosky 对全涂层柱形钴铬假体的使用[5,6]。从那时起，假体的选择出现了革新，钴铬柄逐渐消失[7,8]。分型的理论基础是假体要超过不良骨质，利用远段固定。术前 X 线有时会低估骨缺损的程度，因此医生应做好准备，以应对更严重的骨缺损。

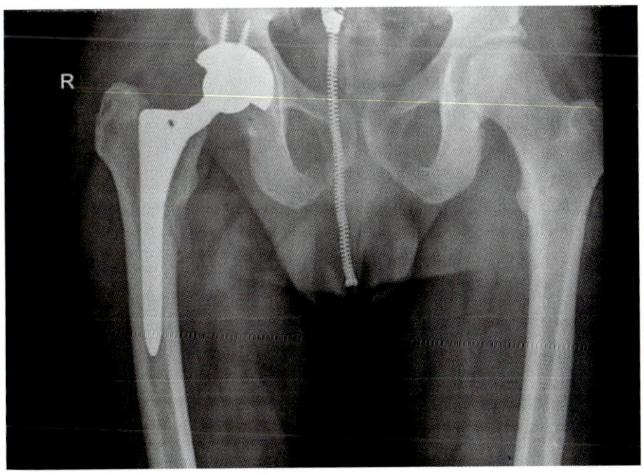

图10.2　术前X线片评估不需要做大转子延展截骨。但假体外侧缘的延长线经过股骨皮质，股骨内翻明显，为了防止假体过小或者术中骨折，ETO是必要的。

Ⅰ 型缺损

Paprosky Ⅰ 型的缺损，即干骺端的松质骨有少量的骨丢失，骨干部分保持完整。常见于没有骨长入界面的生物型股骨假体（如 Austin Moore 股骨柄）的翻修病例。这种病例，可以选用水泥假体、近端或远端固定的非水泥假体进行翻修。但是，在 Ⅰ 型缺损中使用骨水泥假体或近端固定假体进行翻修，随访统计结果并不理想[9-11]。如果选择骨水泥假体翻修，应使用小磨钻将股骨近端髓腔彻底打毛糙，以增加骨水泥与骨的结合。

Ⅱ 型缺损

Ⅱ 型缺损，即干骺端松质骨广泛的缺损，但骨干基本保持完整。这是股骨侧翻修手术中最常遇到的情况，大多水泥假体和生物假体早期松动时都是此种类型（图 10.3A）。

不推荐使用骨水泥假体进行此类病例的翻修。干骺端的松质骨缺失使得近端残留的骨皮质表面过于光滑，骨水泥的锚固微交锁十分困难。使用骨水泥假体进行此类病例的翻修将面临很高的失败率[12-14]。如果初次置换中使用的是生物假体，那么使用水泥型假体翻修的失败率会更高[15]。虽然水泥技术的提高使水泥假体的 10 年生存率大大改善，但是翻修中水泥假体的生存率仍然不及生物假体。

虽然一些病例的 X 线评估显示，股骨近端仍有足够的骨量，可以使用近端固定的假体。但根据 Berry 等的观点，这些病例中，股骨近端的骨质量会明显变差，并不能提供很好的环境达到初始稳定性和远期的生物学固定（8 年达到 58%）[11]。为了预防术中骨折（30%），或者早期松动，可以考虑使用近端固定的假体。Khanuja 等的近期研究表明，近端涂层的初次置换假体用于 Ⅰ 型和 Ⅱ 型骨缺损的翻修病例，假体的生存率可以达到 95%，而且降低了术中骨折的发生率[16]。

在这类病例中通常会选用近端涂层远端固定的生物假体，组配或非组配的锥形柄，以及广泛涂

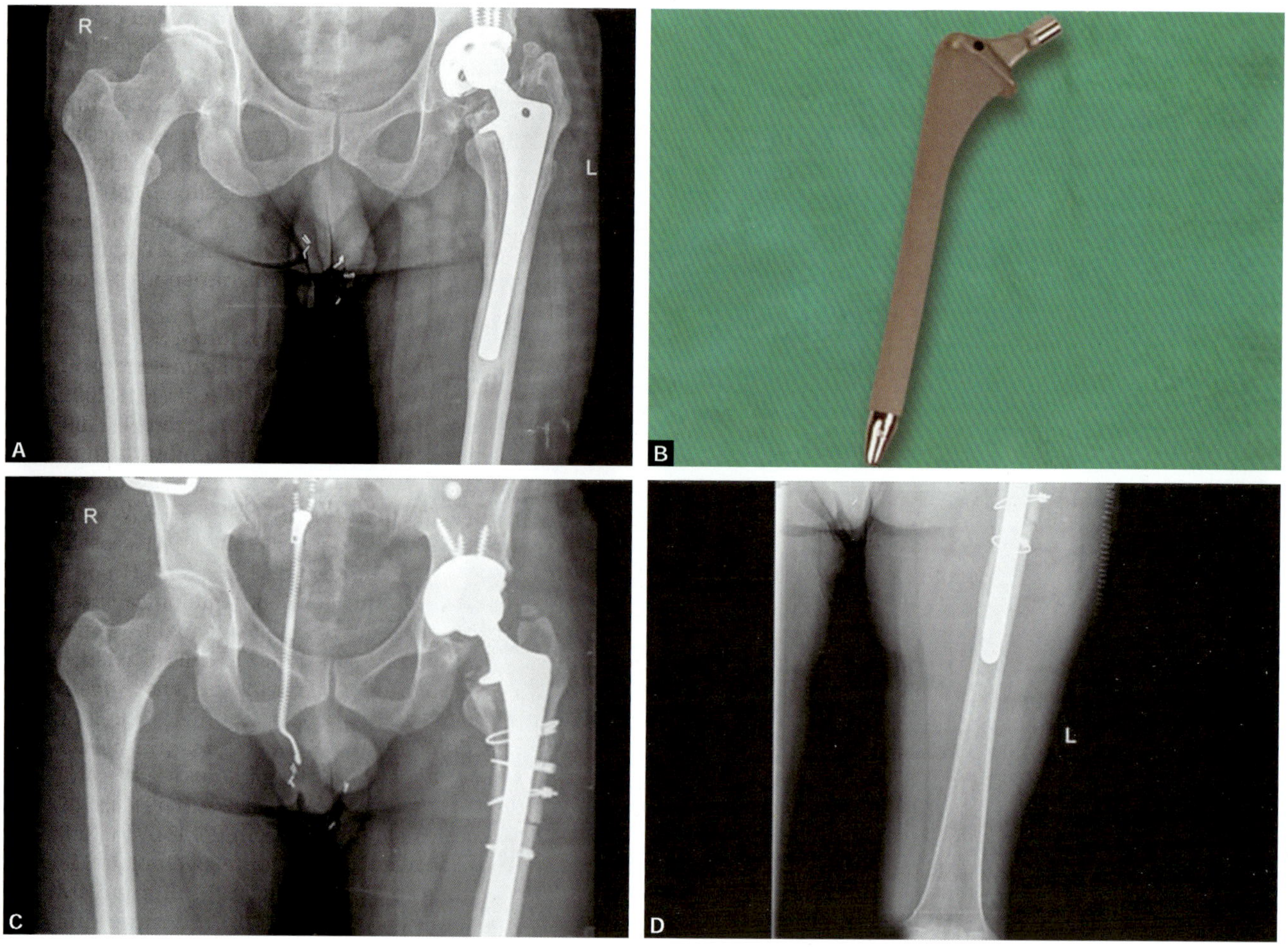

图10.3A~D (A)Paprosky Ⅱ型骨缺损表现为近端广泛的骨丢失，股骨干保持完整，常见于非水泥假体松动的早期。(B~D)患者成功地使用广泛微孔涂层假体翻修。

层的柱形柄进行翻修。这些假体的临床结果都是很好的。再次强调，术前评估是否有股骨的重塑是非常重要的。如果出现明显的股骨重塑，ETO 是需要的，而且应该选用远端固定的柱形或者锥形假体（图 10.4A 和 B）。

近端涂层远端固定假体最早由 Konstantin Silvash 在 1967 年介绍并逐渐发展成新一代假体[17]。总的来说，这类近端组配的生物假体是由一个近端带涂层的袖套与干骺段接触，一个抛光的带槽的假体穿过袖套，提供垂直和扭转的稳定性[18]。通常，开槽的假体比传统钴铬全涂层柱状假体发生大腿痛的概率要低。但是，如果假体直径超过 17mm，这种优势就不明显了[19,20]。组配的假体可以适应各种畸形。在股骨明显重塑和（或）股骨干弓形明显时容易出现术中骨折[21]。组配假体连接处的机械性失败是少见的[20,22]。应力遮挡会导致近端一定程度的骨丢失[23]。这种柄用于可以在干骺段获得固定的病例，成功率较高，但是对于近端无法获得可靠固定的病例，不应使用。在 Paprosky Ⅰ型和Ⅱ型缺损的病例中，这种柄有非常好的中期生存率（6~7 年 96%~100%），下沉、松动、再翻修的发生率都很低[21,22,24]。但是在 ETO 的病例中不要使用这种假体。

大量研究表明，在翻修手术中采用广泛涂层股骨假体，有良好的远期生存率（95%>14 年）[25]。但这类假体可能产生明显的应力遮挡，并引起继发性的近端骨丢失（图 10.3B~D）。应力遮挡在使用大号假体或骨质疏松的病例中更常见[26,27]。应力遮挡的临床意义尚未完全阐明。此类假体发生断裂的翻修病例相对少见，但是也会发生在采用小尺寸假体的病例中（<13.5mm）[28]。大腿痛的发生与骨质疏松、与假

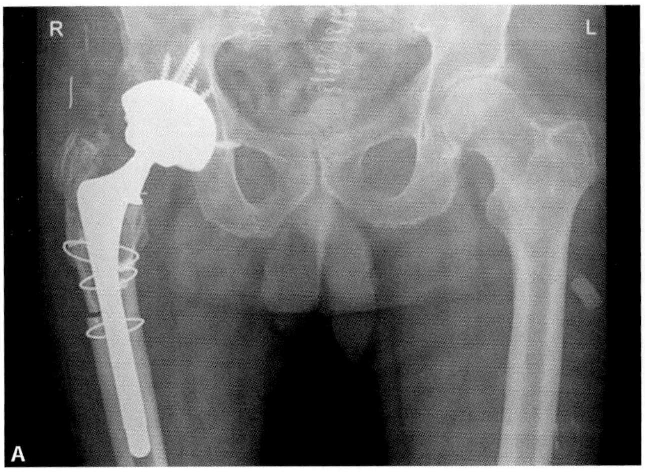

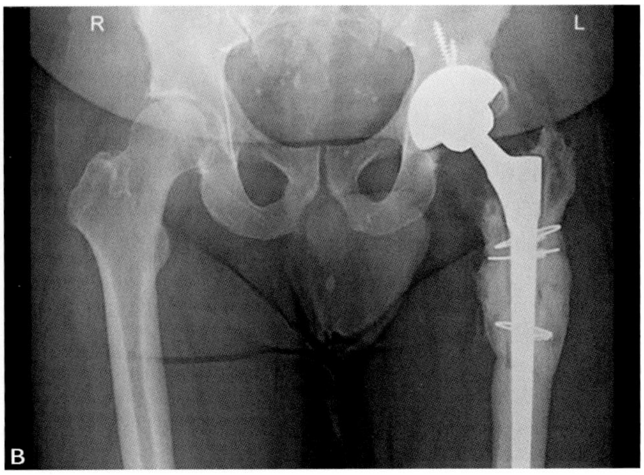

图10.4A和B　进行ETO后，应使用柱形（A）或锥形（B）远端固定的股骨假体。

体柄的弹性模量与骨之间的差异过大有关（假体直径越大，其刚度越大），同时也与翻修术后假体表面缺乏足够的骨长入有关（可能由于选用的假体尺寸过小所引起）[28-30]。但大多数病例中，大腿痛均比较轻微，不会造成再翻修。Krishnamurthy 报道，31%的病例发生大腿痛，但是只有 9%的患者比较明显[8]。严重大腿痛的患者中，可能有 1/3 是因为假体不稳定。McAuley 和 Engh 的经验表明，没有病例单纯因为采用广泛涂层假体这一单一因素引起的大腿痛而需要翻修[31]。

全涂层柱状假体的脱位率较高。这种假体的近端需要一定的骨质支撑，这就导致安放时可能出现假体后倾，从而引起关节不稳定。而且，8in 或 10in 长度的带前弓股骨假体需要按照股骨前弓的方向进行安放，无法调整旋转。因此，如果股骨近端有扭转畸形，最好选择其他类型的假体，以避免脱位风险[32]。

锥形带凹槽股骨柄最早由 Heinz Wagner 在 1987 年提出[33]。从那时起，很多研究都表明，在中期随访时就可以观察到此类股骨柄存在很好的自发性骨生长[34,35]。新骨的形成受很多因素影响，包括低弹性模量和机械稳定性等。Sangiorgio 近期的一个体外实验表明，锥形柄比柱形柄有更好的轴向稳定性[36]。在近端骨缺损达到 105mm 时，只有锥形柄能够获得稳定性。锥形的楔面可以获得轴向的稳定，而凹槽可以增加旋转稳定性[32]。

翻修中使用一体锥形柄的临床结果还是很好的，但是也出现了一些并发症（图 10.5A 和 B）。一些研究表明，大约有 10%~20%的病例在术后 6~12 个月时发生假体下沉，但是极少需要进行翻修[34,35]。假体下沉多因为选择的假体尺寸过小或者安装时没有坐实。明显下沉会造成双下肢不等长，进而引起跛行和脱位。同时，跛行还可能因为臀肌无力或假体外翻引起。

使用一体锥形柄进行翻修，脱位是相对常见的并发症，发生率大约是 12%~21%[34,35]。这是由于此类假体的偏距不足。组配型锥形柄在这方面有了改善。一体锥形柄多用于股骨近端骨缺损的翻修病例，但是，这种假体仅能调节近端锥度的大小，以适应不同部位和范围的骨缺损，而无法选择合适的假体前倾角度。所以组配型锥形柄，对于那些使用锥形柄较少的医生更有帮助，更容易获得良好的初始稳定和假体前倾角度。同时，组配式股骨假体还可以分别调整假体偏距和长度，灵活性上更大（图 10.6A~D）。使用组配柄时，如果远端模块比计划多打入了 1~2cm 才获得固定，可以使用更长的近端模块来进行长度上的调整，反之亦然。因此，术前设计，估计假体型号时要留有余地。

组配锥槽钛柄（TFMT）比一体柱形钴铬柄（CNCC）的 2 年随访结果要好[37]。这是由于组配性增加了选择，减少了假体与宿主骨的不匹配，更好地改善了髋关节的生物力学环境。锥形柄的几何构型打入时受到的应力比柱形柄小，因此 TFMT 柄还减少了术中骨折的发生[37]。还有证据表明，TFMT 柄

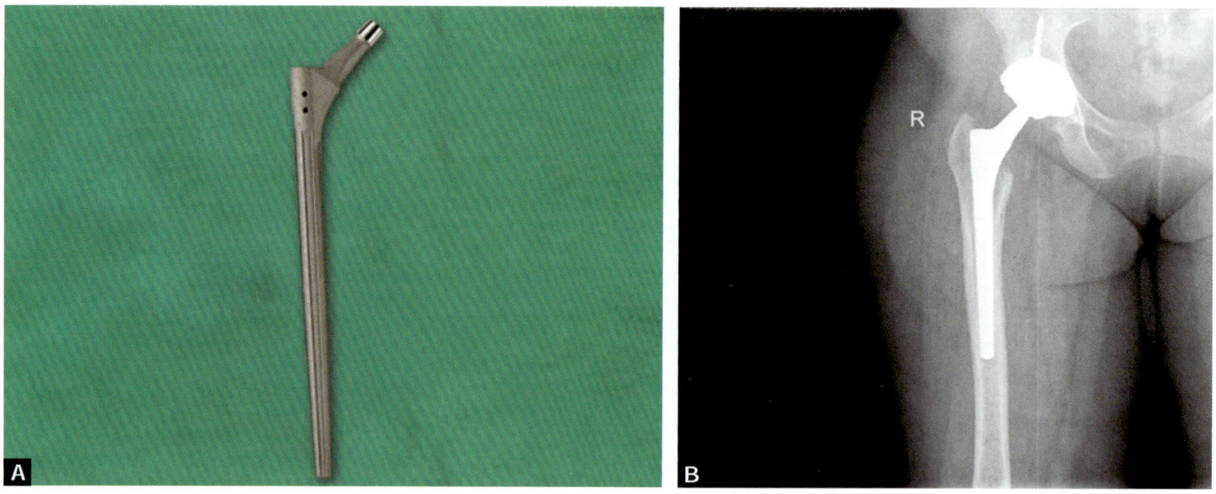

图10.5A和B　非组配的锥槽设计的柄在Ⅱ型缺损中应用有着很好的临床结果。

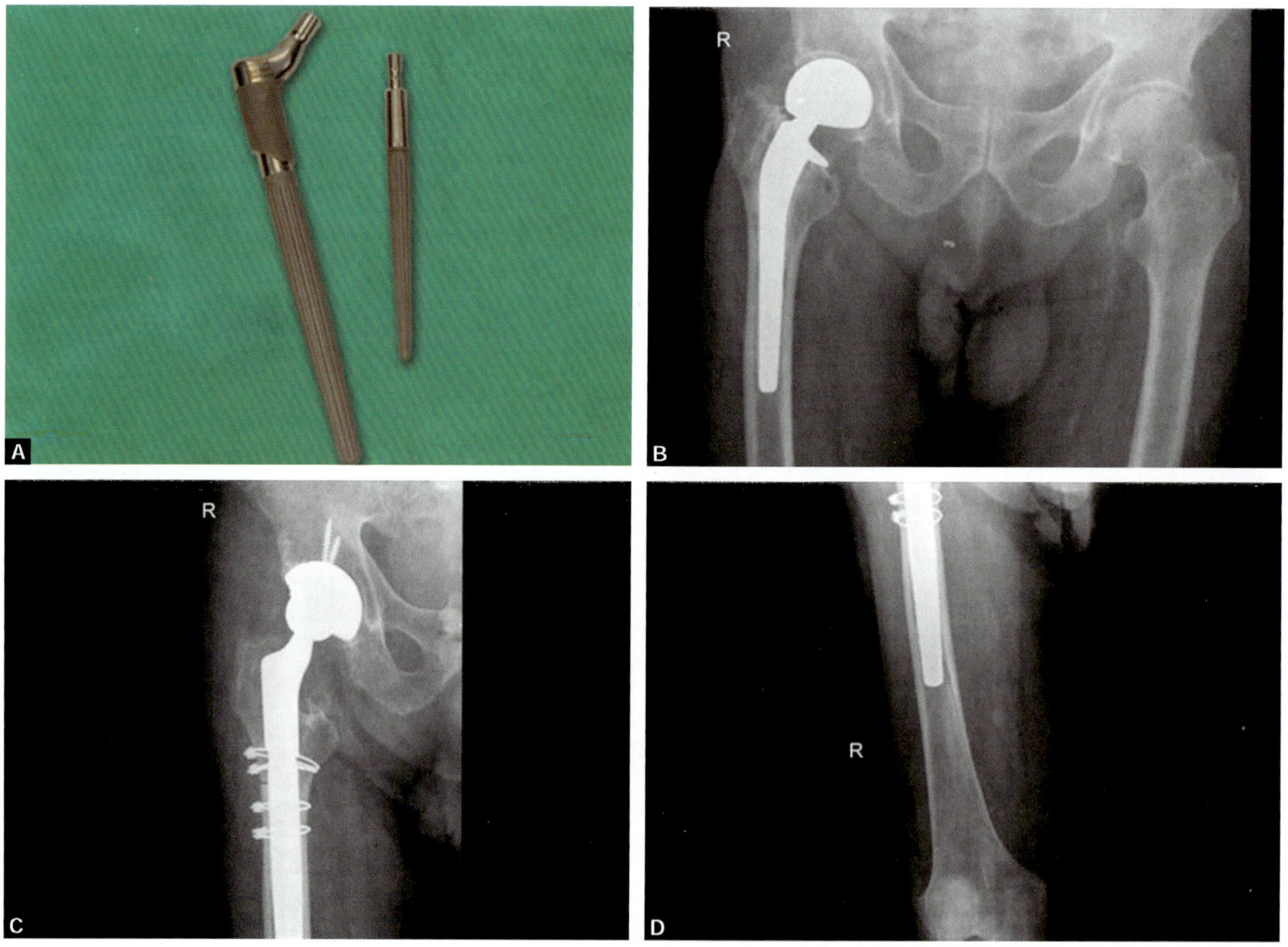

图10.6A~D　组配锥槽钛柄给医生更多的选择，在Ⅱ型缺损的翻修中取得了良好的结果。

在术后 2 年时就表现出更好的股骨近端的骨量恢复[37]。但是，早期 TFMT 柄有组件连接处下方假体断裂的风险，且体重指数越大的患者，发生率越高[37-39,41,45]。

多个研究表明，TFMT 柄早期和中期的松动率都很低[38-41]。锥形柄的松动主要是与所选尺寸过小有关。选号过小和术中骨折的平衡性很微妙。使用手动工具，术中预绑钢丝都可以减少术中骨折的发生率。下沉虽然会发生，但是一般是无症状的[42-45]。Park 等报道采用 ETO 结合 TFMT 柄方案进行翻修，发生术中骨皮质穿孔和术后假体明显下沉的风险均显著降低[46]。同时，还有很多研究表明，使用 TFMT 柄的病例，术后的功能性表现更好。术后脱位率方面，现有的报道差异很大，这是让我们惊讶的地方，毕竟 TFMT 柄在调整股骨偏距和下肢长度方面有足够的灵活性[38-41]。但是即使因为不稳定需要再翻修，采用 TFMT 假体的病例，也仅需更换近端组件。

Ⅲ型缺损

Paprosky Ⅲ型缺损表现为严重的干骺端缺损，近端完全没有支撑，同时骨干部分也存在严重的缺损，仅在峡部仍保留一定骨量可以获得稳定性。Ⅲ型缺损按照股骨峡部的完整性是否大于 4cm 可以分为ⅢA 型和ⅢB 型(图 10.7A 和 B)。这种亚型是依据 Paprosky 的临床经验，他发现峡部完整性小于 4cm 的病例预后较差[7]。

对于ⅢA 型缺损，可以使用广泛涂层的柱形柄，一体或组配的锥形柄来翻修。有报道使用近端

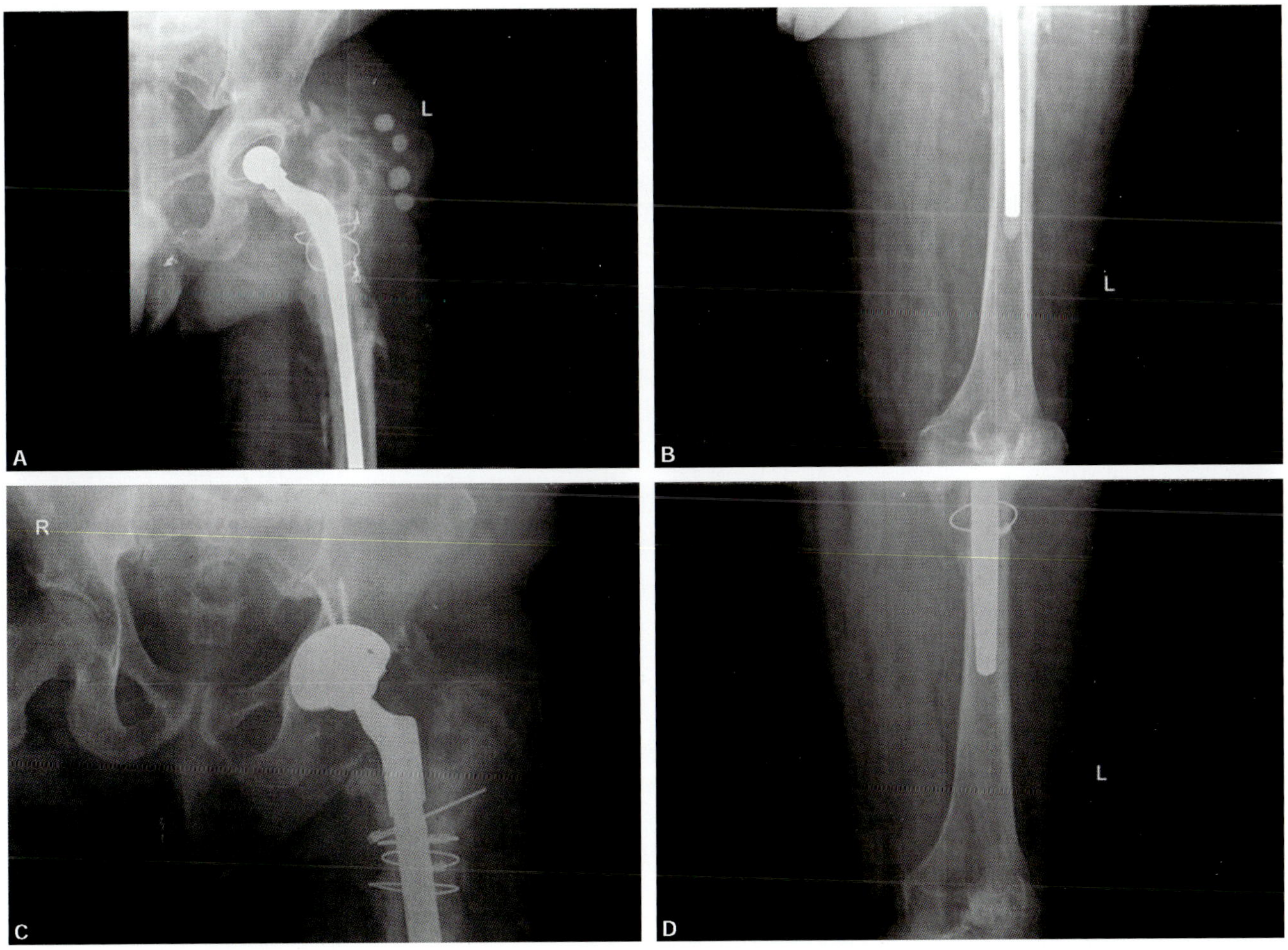

图10.7A~D (A和B)Paprosky ⅢB型骨缺损股骨近端缺损严重，干骺端没有骨支撑。股骨干部位虽然有缺损，仍有4cm以上的峡部可以利用。(C和D)组配锥槽假体可以很好地处理这类缺损。

涂层假体获得良好的结果。Bolognesi 等报道近端使用羟基磷灰石袖套比多孔袖套有着更好的近端固定[7]。但是，Ⅲ型缺损的定义就是干骺端没有骨支撑，因此实际上能够依靠近端袖套固定的病例并不应该被划分到Ⅲ型缺损中来。

广泛多孔涂层柱形假体(EPC)处理Ⅲ型骨缺损有很好的临床结果。Sporer 等报道 EPC 柄处理此类缺损 14 年的生存率超过 95%。Sporer 报道 EPC 柄处理此类缺损 14 年的生存率超过 95%。根据其报道，EPC 柄至少需要长于 6in，但在大多数病例中会采用更长的 EPC 柄(带前弓的弧形柄)。这样可以确保在股骨远端获得至少 4cm 的固定区域[32]。McAuley 等报道 EPC 处理Ⅲ型缺损时骨长入的发生率(75%)比处理Ⅰ型和Ⅱ型骨缺损时要低(98% vs 85%)。但是，他并没有阐明这种影像学上的表现是否与再翻修率有关[31]。

组配或一体的锥形柄在用于Ⅲ型缺损时，与用于Ⅱ型缺损时的临床结果相近(图 10.7C 和 D)[33-35,42-45]。在体重大或髓腔窄的病例中选择使用一体锥形柄可以避免组配接口处发生假体断裂[37-39,41]。此外，组配柄的近端相对较粗，如果不做 ETO，较难放置在髓腔细小的病例中。

ⅢB 型缺损常见于带远端塞的骨水泥假体的翻修或由远端骨溶解的生物假体的翻修(图 10.8)。如前所述，ⅢB 型缺损可利用峡部长度小于 4cm 的股骨。Sproer 等建议使用广泛多孔涂层的柱形假体来翻修股骨内髓腔直径小于 19mm 的病例[29]。股骨髓腔直径超过 19mm 的病例骨长入的失败率是 18%。失败的原因是没有获得良好的初始稳定性出现微动，导致出现纤维长入。有学者建议在这种情况下使用带前弓的柱形柄，髓腔少量的过度磨锉会减少穿出的风险，使髓腔和假体更为匹配。也有学者认为过度磨锉会影响假体的稳定性，而且柱形柄更难取出。

锥形柄常用于髓腔大于 19mm 的病例中。几位作者都报道了组配锥形柄和一体锥形柄的早期、中期的假体生存率很好，但是目前还缺乏远期结果的报道[34,35,37-45,48]。但随着患者平均寿命的延长，锥形柄的在体生存率有望进一步提高。锥形假体的楔面设计可保证假体的轴向稳定性，而锥形假体表面的

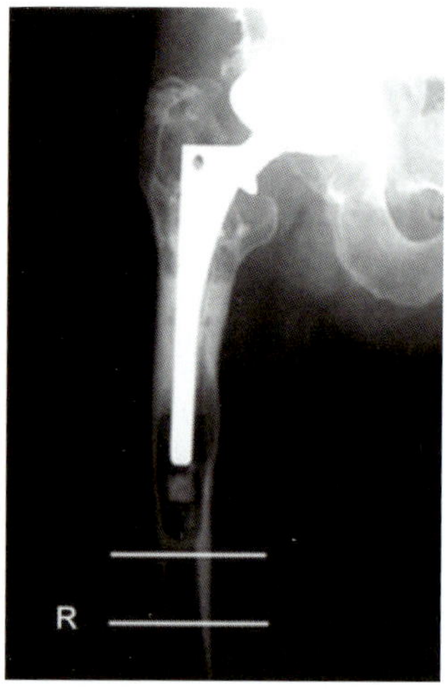

图10.8 PaproskyⅢB型缺损干骺端和股骨干都存在广泛的缺损。股骨干保留完好的峡部不足4cm。

脊或凹槽设计则可提供扭转稳定性(图 10.9A~C)。锥形柄与 EPC 柄一样存在缺乏干骺端的骨支撑，但是锥形柄不像 EPC 柄那样对扭转要求严格，可以在一定程度内调整股骨前倾角，这样对一些股骨近端畸形的病例就可以更好地匹配。由于分散了应力，这种假体表面的骨整合是很好的。Jibodh 等认为良好的骨长入是由于近端组配设计使宿主骨与假体更加贴合获得的[39]。应力遮挡只在柄的直径大于18mm 的病例中见到[44]。下沉在组配柄和一体柄都能见到，一体柄的发生率更高。组配柄的安放更加简单，因为肢体长度和关节稳定性更好控制。现在最粗的锥形柄直径可以达到 30mm。对于在使用大直径锥形柄时，是否应在扩髓和打入假体前，对股骨近端进行钛缆捆绑以防止发生术中骨折，普遍的观点均认为是有效的，但尚无明确的研究结果可以证实。

有些医生存在疑虑和担忧，组配式股骨假体组件连接处发生金属疲劳，进而断裂。而假体断裂的危险因素主要有患者体重大、假体柄过细、ETO 等因素相关[37-39,41,45]。Van Houwelingen 等主张在股骨近端较细的患者中使用一体柄，以避免假体断裂[43]。

Paprosky 建议用打压植骨技术或同种异体骨段移植结合抛光柄来处理髓腔直径超过 19mm、年龄小于 65 岁的ⅢB 型骨缺损患者(图 10.10)[29,49]。打压植骨可以恢复骨量，对于ⅢB 型缺损、髓腔内

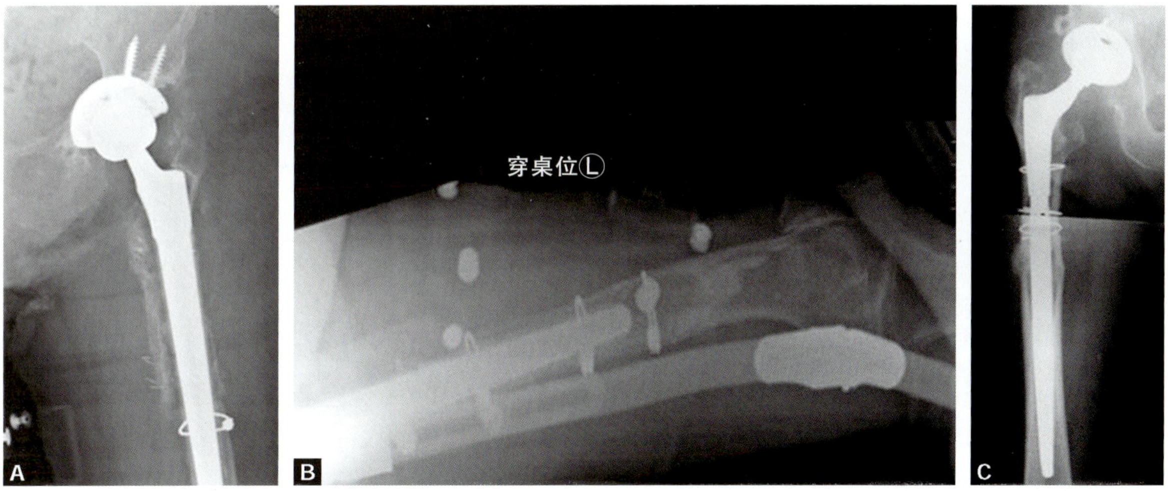

图10.9A~C 组配锥槽钛柄是处理ⅢB型缺损的可行的选择。

径超过19mm、髓腔内壁不规则或扩张的病例很有用处。使用颗粒骨打压植骨,股骨近端需要有完整的皮质,如果骨皮质不完整,则需要使用异体骨板加捆绑钛缆或使用金属网进行重建,为颗粒植骨创造条件。打压植骨的结果有争议。支持者认为术后患者疼痛明显缓解,同时股骨近端得到重建[50]。但是,没有充足的证据表明冻干骨或者新鲜冷冻骨是否能够再血管化。而且这是一个需要很多人手的手术,学习曲线很长。所以一些学者认为打压植骨的并发症较高是因为其陡峭的学习曲线,而且所处理的病例也是ⅢB 和Ⅳ型的复杂骨缺损[50,51]。打压植骨最常见的并发症包括骨折(11%)、感染、无菌松动和假体下沉(33%)[49,52]。虽然假体本身不贵,但是

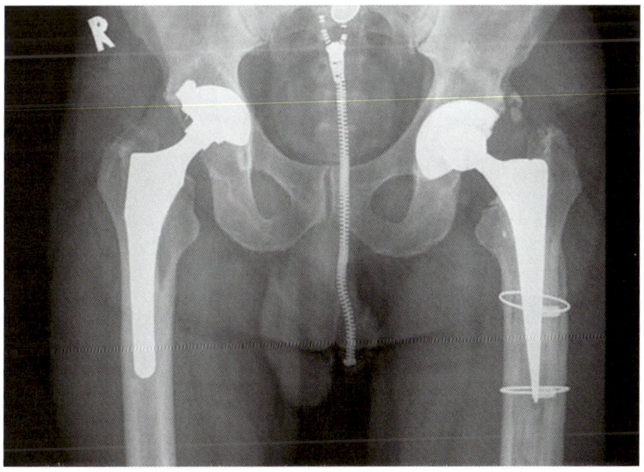

图10.10 打压植骨可以恢复骨量,适用于小于65岁、髓腔直径大于19mm的ⅢB型缺损患者。

由于手术时间偏长和需要使用大量异体骨,使得手术整体花费并不低。虽然近年来有一些令人鼓舞的报道,但是患者的选择是最为重要的[53,54]。

这一类患者还可以选择同种异体骨段移植+股骨翻修假体的策略(APC,同种异体骨假体复合技术)[29]。与打压植骨相同,这种技术也为医生提供了重建股骨近端的方法。缺损的股骨近端首先被截掉,股骨柄通过骨水泥固定在异体骨结构重建的股骨近端,远端依靠水泥或非水泥固定在宿主骨上,并希望宿主骨和异体结构植骨能够愈合(图 10.11A 和 B)。假体安装结合的稳定性与假体远端的压配、宿主骨与异体骨的结合方式(台阶、斜形、横形)以及钢丝环扎和(或)钢板螺钉的固定方式有关。所有残留的有活力的骨组织和髋关节外展肌,都应该和 APC 结合在一起。这种技术的并发症包括植骨吸收(27%~58%)、假体松动 (5%~13%)、植骨未整合(6%)、感染(7%~8%)、骨折[55,56]。大量的研究表明 APC 的生存率差异很大,包括骨肿瘤的患者在内,10~15 年的生存率约为 69%~82%[55,57,58]。

Ⅳ型缺损

Paprosky Ⅳ型缺损最为复杂,包括股骨近端和股骨干广泛的骨丢失、没有峡部、无法提供支撑。一般来说,非水泥假体不能用在这种缺损(图 10.12)。虽然有时候会有锥形生物柄能够借助干骺端远端的残留骨获得稳定。此时,能获得三点固定已经是

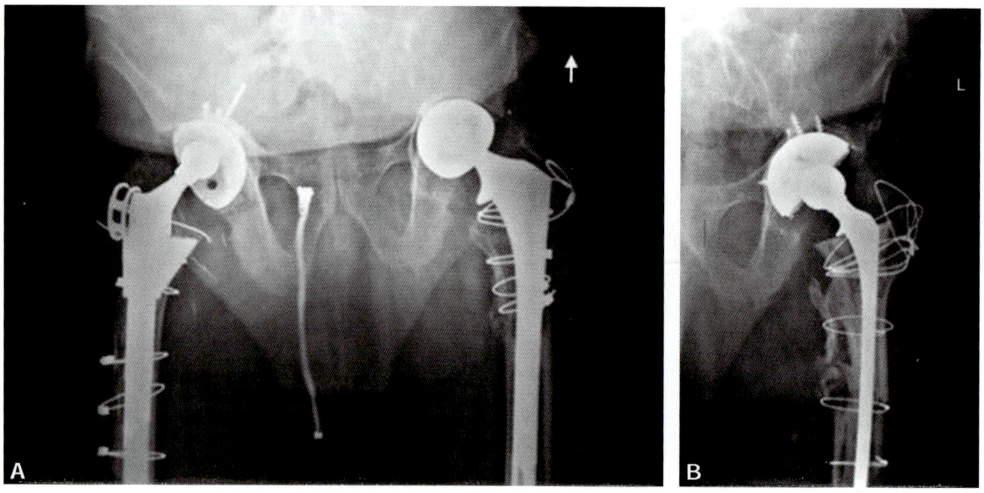

图10.11A和B 一个水泥型的APC用于翻修并恢复近端骨量。

最好的结果，而希望能够依靠骨长入获得稳定性几乎不可能。Sporer 和 Paprosky 只推荐在大于 65 岁的Ⅳ型缺损病例中使用这种锥形柄[29,32]。

其他的重建方法包括打压植骨和 APC，与ⅢB型缺损类似[59]。如果近端股骨完整或是新生骨内膜存在，可以尝试打压植骨。如果不是这种情况，就只能考虑 APC 或者巨大假体（近端替代远端水泥固定型假体）。

使用 APC 进行翻修的优点是对于年轻的患者可以重建股骨近端骨量。但是 APC 对手术技术的要求也高于股骨近端的置换（PFP），如何获得与患者股骨相匹配的同种异体骨段也是难题。另外，APC 还有传播病毒的风险（1:500 000）[60]。虽然死骨也可能成为感染灶，但是没有证据表明 APC 细菌感染风险高于 PFP。

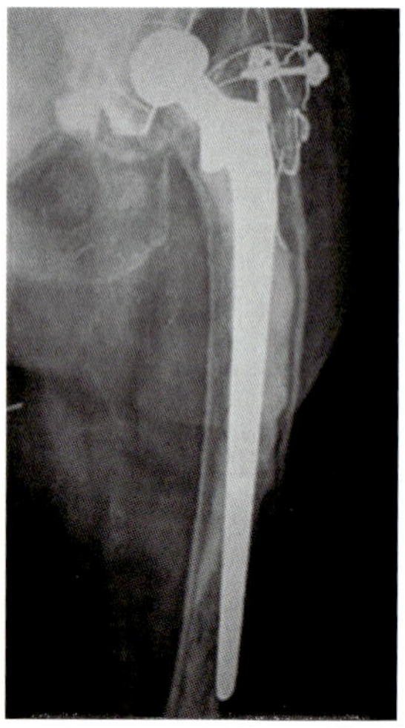

图10.12 PaproskyⅣ型缺损，干骺端和股骨干广泛的骨丢失，无法提供支撑。

巨大假体应该用于年龄偏大而且要求偏低的患者，应该被视为一种挽救性手术（图 10.13A 和 B）[29,59]。这种假体的安装比起 APC 要简单，可以缩短手术时间，这对于高龄或者有着其他疾病的患者十分重要。虽然会将外展肌固定在假体上，但是肌腱很难生长在金属表面，这可能导致跛行和髋关节不稳定[61]。Malkani 等报道了术后疼痛的发生率为 27%，12 年的生存率是 64%[62]。大概 48%的患者出现跛行或是不能行走，22%的患者出现脱位。限制性内衬可以用来防止脱位。术后 Harris 评分提高了 30 多分。Haentjens 等报道所有 16 个患者在使用 PFP 翻修之后疼痛都较术前减轻[63]。但是依然有术中骨折、脱位、深部感染和术后功能不良的问题。

水泥-水泥固定技术

在一些情况下，直接水泥固定假体是最明智的办法[64]。高龄不能适应长时间手术的患者，初次置换的水泥柄出现了无菌性松动，就可以考虑这种方法。取出全部的骨水泥（PMMA）是一个非常有挑战的过程，经常发生骨折或穿孔。甚至需要 ETO 才能取出全部水泥。如果骨水泥套仍然完整，就可以考虑直接植入一个无领的抛光锥形柄（图 10.14A 和B）[64]。

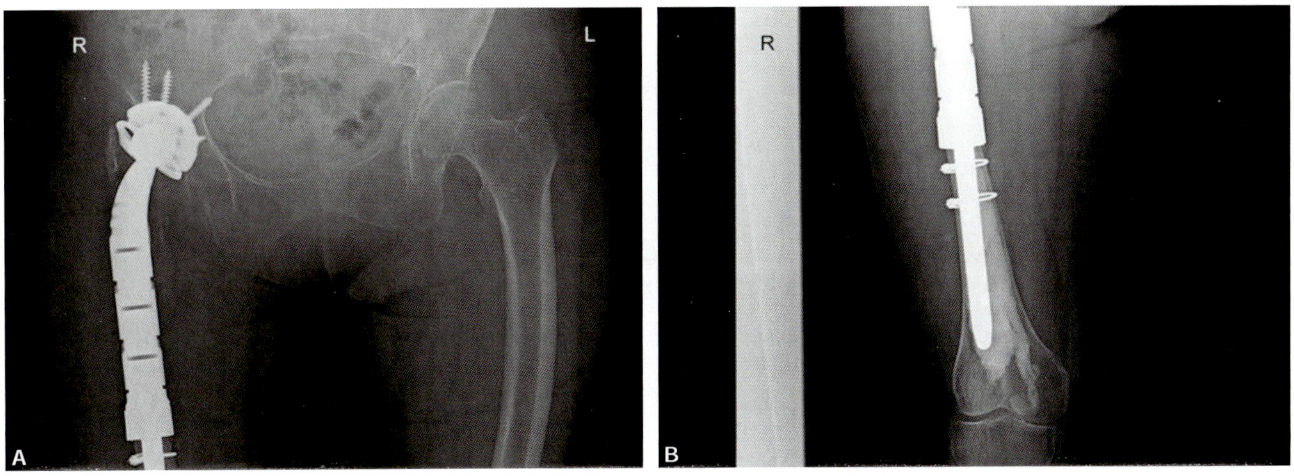

图10.13A和B 巨型假体可以作为一种挽救性手术来处理Ⅳ型骨缺损。其应用于高龄低需求的病例。限制性内衬可以一起使用加强稳定性。

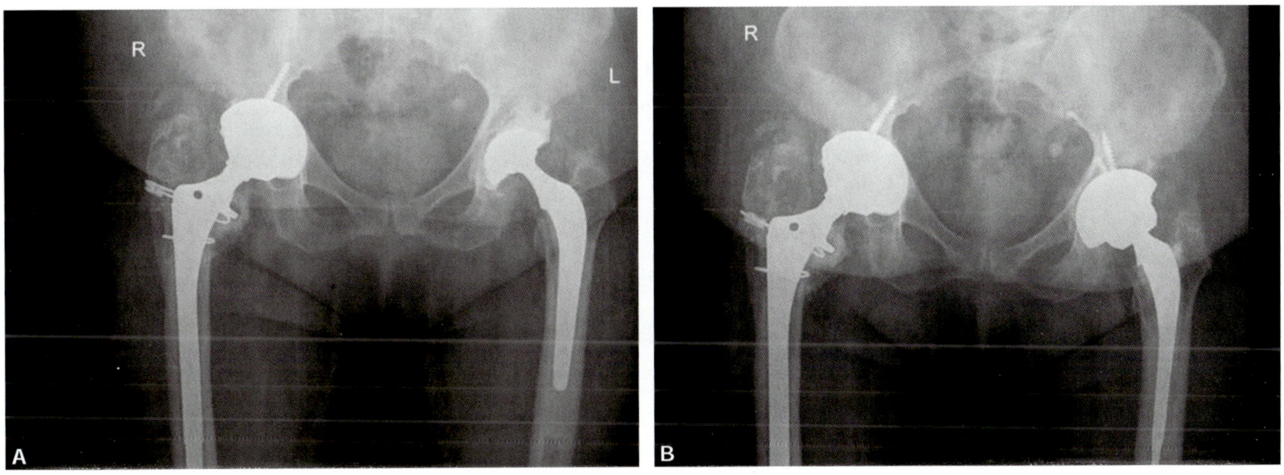

图10.14A和B 对于高龄或一般情况差的患者,可以考虑抛光柄水泥固定在已有的水泥套中。

在植入之前,原有的水泥套应该打毛,这样可以增加新水泥和旧水泥的接触面积。这种方法可以方便地调整柄的方向、偏距和肢体的长度。很多研究报道,这种方法的早期和中期失败率是很低的。

结论

重建股骨有很多方法。术前计划十分重要,Paprosky 分型对治疗方案的确定有很大帮助。术者一定要注意股骨重塑,以避免误判导致翻修假体后倾安放,同时,术者还须精通 ETO 技术,以备不时之需。锥形柄的使用会越来越多,并逐渐超过远端固定柱形柄。翻修的首要目的是获得一个固定良好的假体,并重建髋关节的生物力学,但是尽量保留远端的骨量以备日后再次翻修也很重要。

(张纪 译 徐辉 审)

参考文献

1. Kurtz SM, et al. Hip and knee revisions: US projections from 2005–2030. Scientific Exhibit SE53. Presented at the 73rd Annual Meeting of the American Academy of Orthopaedic Surgeons, Chicago, IL. March 22-26, 2006.
2. Della Valle CJ, Paprosky WG. Classification and an algorithmic approach to the reconstruction of femoral deficiency in revision total hip arthroplasty. J Bone Joint Surg Am. 2003;85-A (Supp 4):1-6.
3. Della Valle CJ, Paprosky WG. The femur in revision total hip arthroplasty evaluation and classification. Clin Orthop. 2004;420:55-62.
4. Foran JRH, et al. Prevalence, risk factors, and management of proximal femoral remodeling in revision hip arthroplasty. J Arthoplasty. 2013;28:877-81.
5. D'Antonio J, et al. Classification of femoral abnormalities in total hip arthroplasty. Clin Orth Rel Res. 1993;296:133-9.
6. Gozzard C. A comparison of the reliability and validity of bone stock loss classification systems used for revision hip surgery. J Arthroplasty. 2003;18:638-42.
7. Paprosky WG, Krishnamurthy A. A 5- to 14-year follow-up on cementless femoral revisions. Orthopedics. 1996;19(9):765-8.
8. Krishnamurthy AB, MacDonald SJ, Paprosky WG. A 5- to 13-year follow-up study on cementless femoral components in revision surgery. J Arthroplasty. 1997;12(8):839-47.
9. Trumm BN, et al. Minimum 20-year follow-up results of revision total hip arthroplasty with improved cementing technique. J Arthroplasty (2013), *http://dx.doi.org/10.1016/j.arth.* 2013.04.040:1-6.
10. Haydon CM, et al. Revision total hip arthroplasty with use of a cemented femoral component. J Bone Joint Surg. 2004;86-A,Num 6:1179-85.
11. Berry DJ, et al. Survivorship of uncemented proximally porous-coated femoral implants. Clin Orth Rel Res. 1995;319:168-77.
12. Eisler T, et al. Revision total hip arhtroplasty using third-generation cementing technique. J Arthroplasty. 200;15:974-81.
13. Dohmae Y, et al. Reduction in cement-bone interface shear strength between primary and revision arthroplasty. Clin Orth Rel Res. 1988;236:214-20.
14. Sierra RJ, Cabanela ME. Conversion of failed hip hemiarthroplasties after femoral neck fractures. Clin Orth Rel Res. 2002;399:129-39.
15. Davis CM, Berry DJ, Harmsen WS. Cemented revision of failed uncemented femoral components of total hip arthroplasty. J Bone Joint Surg. 2003;85-A,Num 7:1264-9.
16. Khanuja HS, et al. Results of a tapered proximally-coated primary cementless stem for revision hip surgery. J Arthroplast (2013), http://dx.doi.org/10.1016/j.arth. 2013.04.025:1-4.
17. Spitzer AI. The S-ROM cementless femoral stem: history and literature review. Orthopedics. 2005;28,9:s1117-s1124.
18. Ohl MD, et al. Torsional fixation of a modular femoral hip component. Clin Orth Rel Res. 1993;287:135-41.
19. Chandler HP, et al. Revision total hip replacement using the S-ROM femoral component. Clin Orth Rel Res. 1995;319:130-40.
20. Christie MJ, et al. Clinical experience with a modular noncemented femoral component in revision total hip arhtroplasty. J Arthroplasty. 2000;25,7:840-8.
21. McCarthy JC, Lee J. Complex revision total hip arthroplasty with modular stems at a mean of 14 years. Clin Orth Rel Res. 2007;465:166-9.
22. Iorio R, Healy WL, Presutti AH. A prospective outcomes analysis of femoral component fixation in Revision Total Hip Arthroplasty. 2008;23,5:662-9.
23. Rosenthall L, Bobyn JD, Brooks CE. Temporal changes of periprosthetic bone desity in patients with a modular noncemented femoral prosthesis. J Arthroplasty. 1999;14,1:71-6.
24. Cameron HL. The long-term success of modular proximal fixation stems in revision total hip arthroplasty. J Arthroplasty. 2002;17,4(Suppl 1):138-41.
25. Weeden SH, Paprosky WG. Minimal 11-year follow-up of extensively porous-coated stems in femoral revision total hip arthroplasty. J Arthroplasty. 2002;17,4(Suppl 1):134-7.
26. Moreland JR, Bernstein ML. Femoral revision hip arthroplasty with uncemented porous-coated stems. Clin Orth Rel Res. 1995;319:141-50.

27. Hamilton WG, et al. Extensively porous-coated stems for femoral revision. J Arthroplasty. 2007;22,4 (Suppl 1):106-10.
28. Engh Jr CA, Hopper RH, Engh Sr CA. Distal ingrowth components. Clin Orthop. 2004;420: 135-41.
29. Sporer SM, Paprosky WG. Revision total hip arthroplasty the limits of fully coated stems. Clin Orth Rel Res. 2003;417:203-9.
30. Engh CA, Culpepper WJ, Kassapidis E. Revision of loose cementless femoral prostheses to larger porous coated components. Clin Orth Rel Res. 1998;347:168-78.
31. McAuley JP, Engh Jr CA. Femoral fixation in the face of considerable bone loss. Clin Orth Rel Res. 2004;429:215-21.
32. Sporer SM, Paprosky WG. Femoral fixation in the face of considerable bone loss. Clin Orth Rel Res. 2004;429:227-31.
33. Wagner H. Revision prosthesis for the hip joint in severe bone loss. Orthopade. 1987;16:295-300 (in German).
34. Alamo JG, et al. Radiographic bone regeneration and clinical outcome with the Wagner SL Revision Stem. J Arthroplasty. 2007;22(4):515-24.
35. Regis D, et al. Femoral revision with the Wagner Tapered stem. J Bone Joint Surg [Br]. 2011;93-B:1320-6.
36. Sangiorgio SN, et al. Fixation of non-cemented total hip arthroplasty femoral components in a simulated proximal bone defect model. J Arthroplasty. 2013, http://dx.doi.org/10.1016/j.arth.2013.01.017.
37. Richards CJ, et al. Femoral revision hip arthroplasty a comparison of two stem designs. Clin Orth Rel Res. 2010;468:491-6.
38. Ovesen O, et al. Revision total hip arthroplasty using a modular tapered stem with distal fixation. J Arthroplasty. 2010;25(3):348-54.
39. Jibodh SR, et al. Revision hip arthroplasty with a modular cementless stem: mid-term follow up. J Arthroplasty. 2013;28:1167-72.
40. Klauser W, et al. Medium-term follow-up of a modular tapered noncemented titanium stem in revision total hip arthroplasty. J Arthroplasty. 2013;28(1):84-9.
41. Rodriguez JA, et al. Two-year to five-year follow-up of femoral defects in femoral revision treated with the link mp modular stem. J Arthroplasty. 2009;24(5):751-8.
42. Lakstein DL, et al. Revision total hip arthroplasty with a porous-coated modular stem. Clin Orth Rel Res. 2010;468:1310-5.
43. Van Houwelingen AP, et al. High survival of modular tapered stems for proximal femoral bone defects at 5 to 10 years followup. Clin Orth Rel Res. 2013;471:454-62.
44. Rodriguez JA, et al. Patterns of osseointegration and remodeling in femoral revision with bone loss using modular, tapered, fluted, titanium stems. J Arthroplasty. 2011;26(8):1409 17.
45. Munro JT, et al. Role and results of tapered fluted modular titanium stems in revision total hip arthroplasty. J Bone Joint Surg Br. 2012;94-B,SupplA:58-60.
46. Park Y, Moon Y, Lim S. Revision total hip arhtroplasty using fluted and tapered modular distal fixation stem with and without extended trochanteric osteotomy. J Arthroplasty. 2007;22(7):993-9.
47. Bolognesi MP, et al. Comparison of a hydroxyapatite-coated sleeve and a porous-coated sleeve with a modular revision hip stem. J Bone Joint Surg. 2004;86-A(12):2720-5.
48. Palumbo BT, et al. Results of revision total hip arthroplasty with modular, titanium-tapered femoral stems in severe proximal metaphyseal and diaphyseal bone loss. J Arthroplasty. 2013;28:690-4.
49. Schreurs BW, et al. Femoral component revision with use of impaction bone-grafting and a cemented polished stem. J Bone Joint Surg. 2005;87-A(11):2499-507.
50. Lamberton TD, et al. Femoral impaction grafting in total hip arthroplasty. J Arthroplasty. 2011;26(8):1154-60.
51. Garcia-Cimbrelo E, Garcia-Rey E, Cruz-Pardos A. The extent of the bone defect affects the outcome of femoral reconstruction in revision surgery with impacted bone grafting. J Bone Joint Surg Br. 2011;93-B:1457-64.
52. Ornstein E, et al. Femoral impaction bone grafting with the exeter stem—the Swedish experience. J Bone Joint Surg Br. 2009;91-B:441-6.
53. Oshima S, et al. Midterm results of femoral impaction bone grafting with an allograft combined with an allograft combined with hydroxyapatite in revision total hip arthroplasty. J Arthroplasty. 2012;27(3):470-6.
54. Ten Have BLEF, et al. Femoral revision surgery with impaction bone grafting. J Bone Joint Surg Br. 2012;94-B:615-8.

55. Safir O, et al. Revision of the deficient proximal femur with a proximal femoral autograft. Clin Cor Rel Res. 2009;467:206-12.
56. Lee SH, et al. The use of allograft prosthesis composite for extensive proximal femoral bone deficiencies. J Arthroplasty. 2009;24(8):1241-8.
57. Blackley HRL, et al. Proximal femoral allografts for reconstruction of bone stock in revision arthroplasty of the hip. J Bone Joint Surg. 2001;83-A(3),346-54.
58. Babis GC, et al. Proximal femoral allograft prosthesis composites inrevision hip replacement. J Bone Joint Surg Br. 2010;92-B:349-55.
59. Male Jr RE, Paprosky WG. Massive bone loss, allograft-prosthetic composites and beyond. J Bone Joint Surg Br. 2012;94-B,Supp A:61-4.
60. Tomford WW. Transmission of disease through transplantation of musculoskeletal allografts. J Bone Joint Surg. 1995;77-A(11):1742-54.
61. Parvizi J, Sim FH. Proximal femoral replacements with megaprostheses. Clin Orthop. 2004;420:169-75.
62. Malkani AL, et al. Long-term results of proximal femoral replacement for non-neoplastic disorders. J Bone Joint Surg Br. 1995;77-B:351-6.
63. Haentjens P, De Boeck H, Opdecam P. Proximal femoral replacement prosthesis for salvage of failed hip arthroplasty: Complications in 2-11 year follow-up study in 19 elderly patients. Acta Orthop Scand. 1996;67:37-42.
64. Holt G, Hook S, Hubble M. Revision total hip arthroplasty: the femoral side using cemented implants. International Orthopaedics (SICOT). 2011;35:267-73.

第 11 章

全髋关节翻修术中不同限制性翻修假体的选择

Kamal Bali, Richard W. McCalden

概述

全髋关节置换术后的髋关节脱位或失稳是最常见和最严重的并发症之一。据报道,初次置换后的脱位发生率为 0.2%~0.7%,翻修术后为 10%~25%[1]。随着全髋关节置换术翻修率的增加,脱位的发生率也可能增加,因此,深入了解髋关节不稳定的处理仍然是重要的。

髋关节置换术后反复脱位,经保守治疗无效,就需要进行手术治疗。明确反复脱位的原因并采用合适的措施进行治疗始终是最重要的。反复脱位或失稳的原因应从手术技术、假体和(或)患者自身因素等方面进行分析,可能包括假体放置位置不佳、经常导致撞击和(或)软组织张力不足等。但是,髋关节置换术后反复脱位和失稳,通常是多因素联合所导致的。而且,在翻修手术时,不仅要逐一纠正这些问题,而且常常需要采取额外措施进行某些方面的强化。这些额外的措施,通常体现在选择更高限制性的翻修假体上,包括应用大直径的股骨头、双动头、二明治结构的头臼组合和全限制性假体等。每一种方法都有其自身的优点和缺点,选择正确的手术方法和恰当限制性的翻修假体对翻修手术至关重要。

本章重点介绍髋关节置换术后脱位或失稳的各种病因和翻修手术的指导原则,在此之后,我们将讨论相应的翻修手术原则,以及限制性髋关节翻修假体的设计原理。

髋关节失稳的分类

Wera 等[2]将髋关节不稳定分为以下 6 型:

Ⅰ 型

由髋臼假体位置不良所导致。髋臼假体安放的安全区应是前倾角 15°±10°,外展角 40°±10°[3]。此型中,外展肌-转子复合体结构功能完整,股骨假体的方向也是正确的,这种失稳通常与撞击无关,仅须对髋臼侧进行翻修即可纠正。

Ⅱ 型

由股骨假体位置不良所导致。股骨假体前倾 20°±10°通常认为是可以接受的,股骨假体前倾角度可通过测量 CT 图像上股骨假体与股骨髁的夹角确定。此型中,外展肌-转子复合体结构功能完整,没有撞击,通常仅对股骨侧进行翻修即可纠正。

Ⅲ 型

由外展肌力量不足或软组织修复重建效果不

佳导致。前者通常由外展肌-转子复合体功能不佳或结构缺失引起。后者则见于后方入路后关节囊薄弱的患者。此型中股骨和髋臼假体的位置是正确的,翻修时通常需要使用限制性髋臼内衬。

Ⅳ型

由骨、软组织或假体之间的撞击所导致。此型中,所有假体的位置都是正确的,外展肌复合体的结构功能也是完好的。潜在的病因是头颈比率不佳或假体偏距不足。翻修时,除须去除所有导致撞击的因素外,还可能需要更换为更大直径的股骨球头和内衬。

Ⅴ型

由聚乙烯内衬的晚期偏心磨损导致。此型中,髋臼和股骨假体的位置良好, 外展肌-转子复合体结构功能完好。翻修时,主要是更换新的股骨头和内衬,同时应尽可能采用更大直径的球头和内衬。

Ⅵ型

此型失稳为排除性诊断。逐一排除了前述所有导致失稳的因素后,将归为这一类型。翻修时,多需要采用限制性内衬。

术中对髋关节稳定性的评估

术中对髋关节稳定性的评估非常主观,但在全髋关节置换翻修术时,是正确选择翻修假体限制性的关键。翻修术中,对外展肌-转子区结构完整的患者, 评估方式和原则与初次髋关节置换术相似,主要取决于手术入路的选择,通过变换术侧下肢的位置来确定髋关节的稳定性,更多的是依赖于术者自己的判断。采用后入路的患者,通常需要通过屈髋90°位、术侧下肢中立内收和中立外展3种体位(在无牵引前提下)评估术侧髋关节的稳定性。若在3种体位下患侧股骨内旋60°均未出现脱位或失稳,则认为关节是稳定的。如果采用直接外侧入路手术,则须在患髋完全伸直、中立内收和中立外展3种体位下,外旋股骨至70°并予以轴向牵引,如此时患髋未出现脱位和失稳,则认为患髋的前方稳定性良好。在假体位置良好的情况下,后侧入路出现前方失稳或直接外侧入路出现后方失稳的情况非常少见。因为对于后侧入路或直接外侧入路而言,其前方或后方的软组织结构均是完整的,能起到完全的限制作用。术中的髋关节稳定性测试方式也很明确,分别在极度内旋和屈髋(直接外侧入路)或极度外旋和伸髋(后侧入路)观察髋关节是否脱位或失稳即可。

全髋关节置换术后关节失稳的翻修策略——限制性翻修假体的选择原则

无限制或轻微限制性的假体(从限制性强弱上看,可基本等同于初次置换假体):多数类型的全髋关节置换术后失稳的病例均应首先采用(除了Ⅲ型和Ⅵ型)。

- 调整假体的位置。
  - 髋臼假体(Ⅰ型)的翻修
  - 股骨假体(Ⅱ型)的翻修
  - 更换内衬(Ⅰ型或Ⅱ型)
- 更换股骨头或内衬(Ⅴ型)。
- 采用大直径股骨头(大多数类型)。
- 采用带偏距的髋臼内衬(大多数类型)。
- 去除撞击因素(Ⅳ型)。
- 软组织强化(Ⅲ型)。
- 大转子滑移截骨(Ⅲ型)。

软组织限制作用轻度受损:

- 双动式全髋关节假体(所有类型)。
- 双极人工股骨头置换术(所有类型)。
- 非限制性的三极结构假体(所有类型)。
- 高边内衬(所有类型)。

软组织限制作用中度受损:

局部超增高髋臼内衬(半限制性内衬)(所有类型,特别是Ⅲ型和Ⅵ型)。

软组织限制作用完全丧失:

- 全锁定聚乙烯防脱环。
- 限制性三极内衬。

手术方式的选择和决策

纠正假体安放位置

这可能需要去除固定牢固的假体（包括髋臼侧、股骨侧或两者都要去除），是非常有挑战性的工作，去除此类假体的手术技术和与之相关的重建策略不在本章节的讨论范围之内，会在本书的其他部分描述。先天性髋关节发育不良或与之类似的股骨近端解剖异常的病例，股骨颈前倾角度可能会非常大，应准备可调节前倾角度的远端固定翻修假体，组配式（图 11.1A~D）或一体式的（图 11.2）假体都可以选择。

对于安放位置不佳的骨水泥髋臼假体，只能选择完整的髋臼翻修。然而，对于固定良好的非骨水泥髋臼，仅更换内衬（使用偏心、高边或异形内衬）有时也能恢复髋关节的稳定性。需要提醒的是，髋臼翻修术中还可能无法获得与金属外杯相匹配的内衬，或术中发现金属外杯的锁定机制被破坏而无法装入新的内衬。此时，如果很确定髋臼金属外杯无须去除，也可用骨水泥将新的聚乙烯内衬与金属外杯直接固定。

高偏距内衬

这种内衬可是股骨头旋转中心外移，其外形可

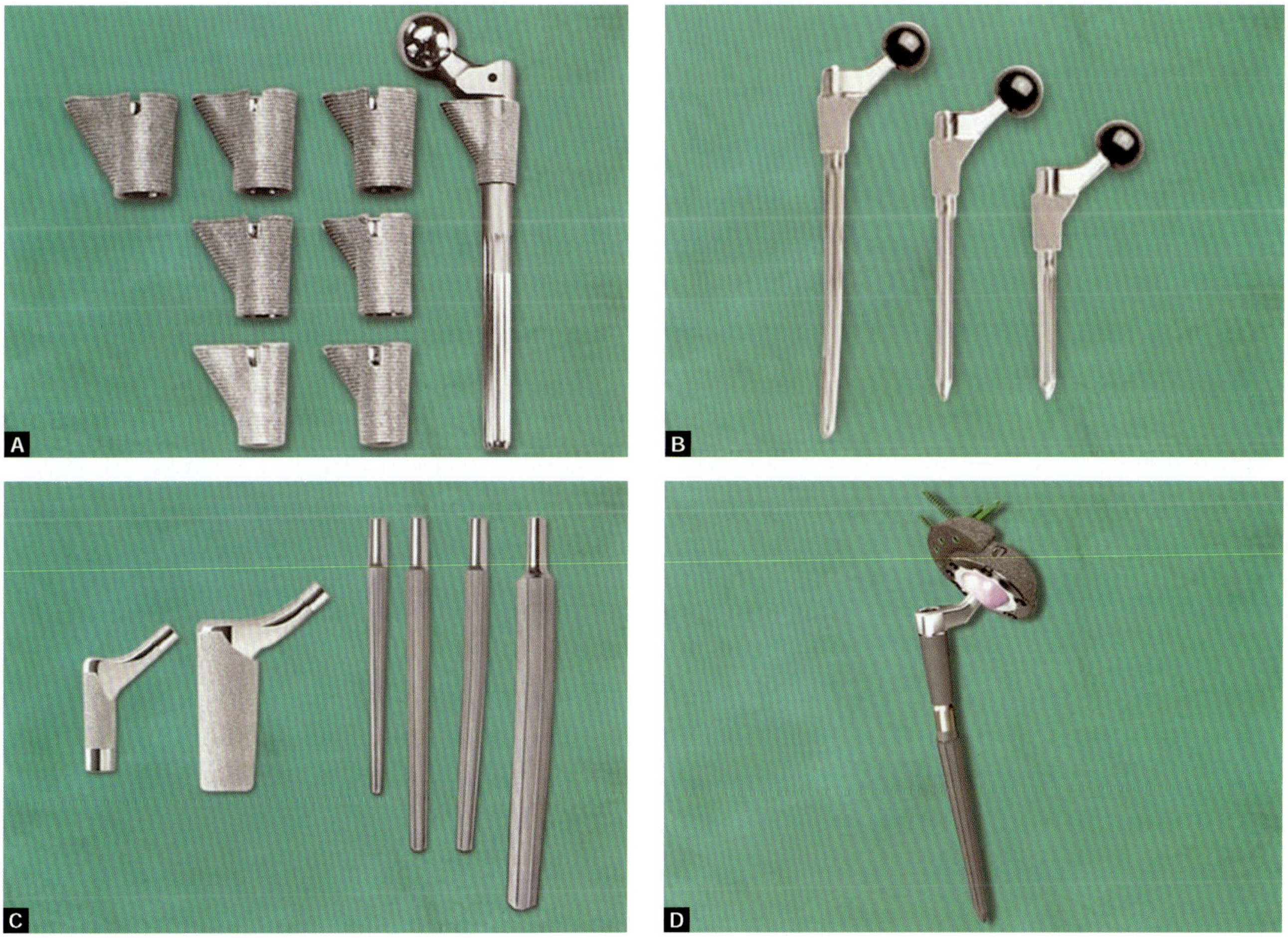

图11.1A~D　几种组配式股骨柄。(A)S-ROM(*Courtesy*:Depuy, Warsaw, IN)。(B)Emperion产品(*Courtesy*:Smith and Nephew, Memphis, TN)。(C)Restoration modular产品(*Courtesy*:Howmedica, Rutherford,NJ)。(D)Reclaim产品(*Courtesy*:Depuy, Warsaw, IN)。

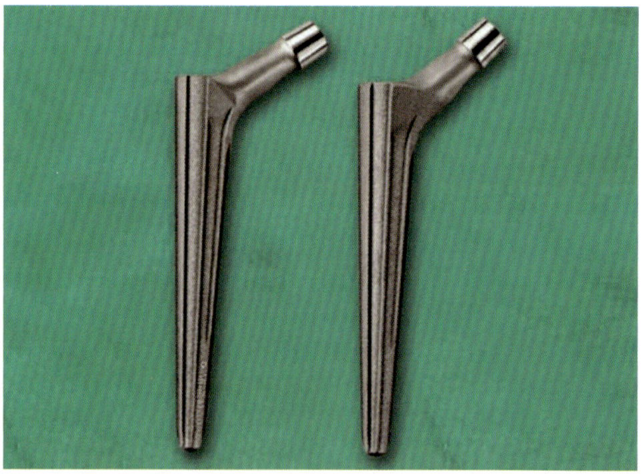

图11.2 一体式Wagner锥形柄。(*Courtesy*:Zimmer,Warsaw,IN)

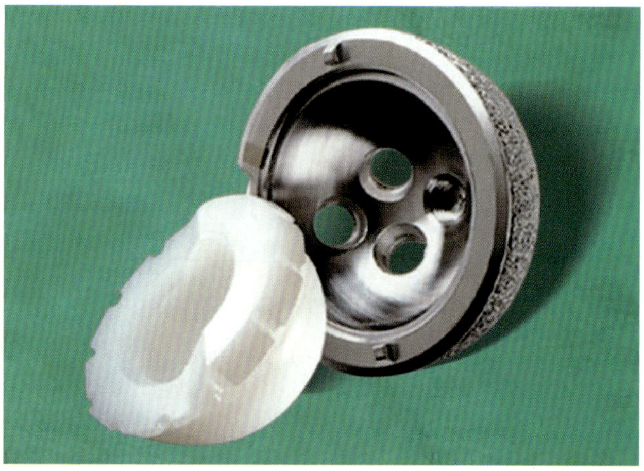

图11.3 高边髋臼内衬。(*Courtesy*:Depuy,Warsaw,IN)

以是中心性、带高边的或是异形的。中心性高偏内衬,一般不会减少人工关节的活动范围,可作为无法获得更长颈长股骨头假体时的补救措施,以避免使用股骨颈加长裙边。尤其适用于偏距不足导致的失稳翻修病例(Ⅳ型)。在其他类型的失稳翻修病例中,此类高偏距内衬的使用也很频繁。

异形内衬

类似于中心性高偏距内衬,这种内衬装入半球形臼杯后,对股骨头的覆盖约为180°角。但内衬的开口平面并不平行于髋臼外杯,可与之呈10°~20°的夹角,通过放置于臼杯内的不同位置,可在一定程度上修正髋臼的倾角或前倾角。这种内衬更适用于轻中度髋臼位置不良的翻修病例,通过前倾角的改变增加翻修关节的稳定性。

高边内衬

除了提供180°股骨头覆盖外,这种内衬还增加了几毫米垂直高边以增强稳定性(图11.3),尽管这种内衬能使稳定性增强,但有可能影响翻修假体的活动范围,并导致撞击。

图11.4与Pinnacle外杯相配套的不同内衬。图中所示的均为28mm直径股骨头假体和AML股骨柄(Depuy公司假体)。

用骨水泥将髋臼内衬固定于髋臼外杯

这种技术适用于髋臼外杯位置良好、仅髋臼内衬锁定机制失效的翻修病例,或者是无法找到与外杯相匹配的髋臼内衬的情况。尤其是Ⅴ型失稳的病例,本身髋臼内衬存在偏心性磨损,而翻修术中又发现髋臼外杯过于老旧或无法辨别其型号。此时,如果能够确保髋臼假体固定良好,则可先用高硬度钻头将原髋臼外杯内壁打磨成粗糙面,再钻数个孔,然后根据情况选用前述的不同类型的髋臼内衬,并用骨水泥进行固定。需要注意的是,新髋臼内衬应较原外杯直径小2~4mm。如果所选用的新内衬,不是专为骨水泥固定设计的(背面有细密的突起),还要对内衬背面进行粗糙化处理。新内衬较原假体直径小2~4mm通常认为是最合适的选择,研究表明2mm厚度的骨水泥壳,所产生的抗拔出强度要高于标准的内衬锁定机制。如果需要改变原髋臼假体的前倾或外倾角度,可选用较原假体直径小6~8mm的内衬,并按照前述技术进行骨水泥固定。但是,此时往往需要改用更小直径的球头,可能适得其反。

大直径的股骨头

应用大型或巨型股骨头假体可增加人工髋关

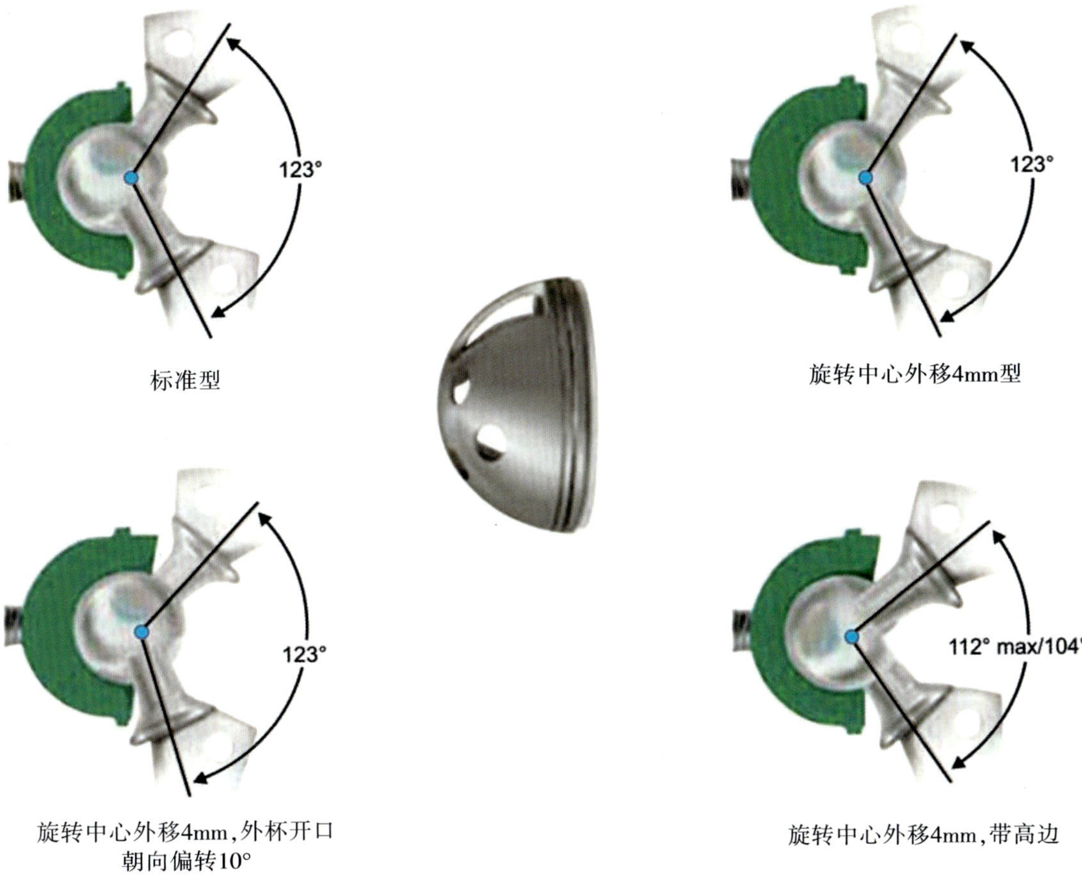

图11.4　以Pinnacle杯+28mm直径股骨头+AMI股骨柄为例，说明选择不同内衬对髋关节活动的影响。(*Courtesy*：Depuy，Warsaw，IN)

节的运动范围，并增加人工关节的脱位跳出距离。已经证实，换用 32mm 或更大直径的股骨头，可以明显降低翻修术后假体的脱位率，唯一例外的是因外展肌功能不全而导致的反复脱位翻修病例[5-7]。有些作者甚至报道，在处理复发性脱位病例时，采用巨大头(≥40mm)进行翻修，并取得了不错的成功率[8]。虽然股骨头直径由 28mm 增加到 36mm 会使关节稳定性增加，但是还用研究表明，在金属头-聚乙烯内衬的病例中，无论采用 36mm 或 40mm 的大直径金属股骨头，其脱位率并无明显差异[9]。采用大直径股骨头假体，往往会因为运动范围过大，因骨性撞击产生杠杆力并导致假体脱位。而传统人工髋关节假体，则往往因为股骨颈与臼杯间的撞击而脱位[10]。大直径股骨头潜在的缺点还包括增加了容积性磨损，需要采用更大直径的外杯或采用更薄的内衬。它不可能适用于所用类型的翻修病例。现在，关于金属碎屑导致耳轴腐蚀和损坏报道越来越多，作者建议在翻修术中，应彻底清洁耳轴，并在更换内衬和球头时，保持其干燥。这一点对于采用大直径股骨头假体翻修的病例可能更有意义，因为更大直径的股骨头假体会在头颈交界区产生更大的扭矩[11]。

去除骨/软组织撞击

骨和软组织撞击导致人工髋关节失稳，相对罕见。其中，骨性撞击通常由髋臼骨赘引起，前上方的骨赘可引起屈髋内旋位撞击，并导致髋关节后脱位，然而后下的骨赘可引起伸髋外旋位撞击，并可导致髋关节前脱位。有时大转子也可能与髂骨间发生撞击。在Ⅳ型失稳病例中，应仔细鉴别骨性撞击成因，并细致地去除导致撞击的骨赘或骨结构。有时软组织肥厚或关节囊撞击也可能导致失稳，翻修时只要去除这些软组织即可。但在切除关节囊时，一定要小心，一旦过度，将可能因为关节周围软组织限制作用不足，导致再次失稳。

软组织强化

翻修术中，很少需要进行软组织强化操作。仅仅在部分Ⅲ型失稳病例中，需要对外展肌或后关节囊的软组织进行强化，可选择的方法包括同种异体跟腱移植(图 11.5A 和 B)、同种异体髌腱胫骨结节移植，还包括阔筋膜、腘绳肌肌腱或人工肌腱移植等。在采用同种异体腱骨移植加强外展肌时，可用螺钉将移植物的骨结构固定于大转子上，移植物的肌腱结构则可以与外展肌进行编织缝合以增加外展肌的强度(图 11.5A 和 B)。但是，对于Ⅲ型失稳病例，采用这种软组织强化技术，其有效性尚存顾虑，直接更换为限制性内衬可能更加可靠。

大转子滑移截骨

在因人工髋关节失稳而进行翻修的年轻患者中，如果原假体位置良好，可以考虑进行大转子截骨并向远端进行滑移，以恢复关节张力。根据部分作者的报道，临床效果很好[12,13]。滑移截骨后，可采用螺钉或转子稳定钢板进行固定。其潜在并发症包括了截骨区不愈合、转子区疼痛等。而且，这种技术禁用于老年患者。

采用双极人工股骨头假体翻修

双极人工股骨头假体通过 2 个摩擦界面完成运动，整体运动范围更大，所以达到脱位位置的运行轨迹也更长，或者说更难于达到脱位位置。同样，双极头假体的直径比常规股骨头假体更大，其脱位的跳出距离也更大。翻修术中，去除原髋臼假体，将双极人工股骨头假体放置在原股骨柄上，使其与髋臼侧残留骨床直接形成关节面，可以在很大程度上恢复人工关节的稳定性[14,15]。如果需要，还可以在髋臼侧进行植骨处理。然而，作者认为，这仅仅是一种应急方案，潜在的问题包括随着双极头的移动导致髋臼骨床磨损和持续的腹股沟疼痛等。

无限制性的三级结构

这是一种更好利用双极头优势的方法。它既保留了传统的髋臼外杯和内衬，同时将球头更换为双极人工股骨头假体，使之与内衬形成关节面。已有研究表明，采用此类无限制性的三极结构对失稳病例进行翻修，可以获得良好的临床效果[16,17]。采用这种技术，首先要在髋臼金属外杯内置入一个大直径的内衬(>36mm)，同时将股骨头更换为双极头。

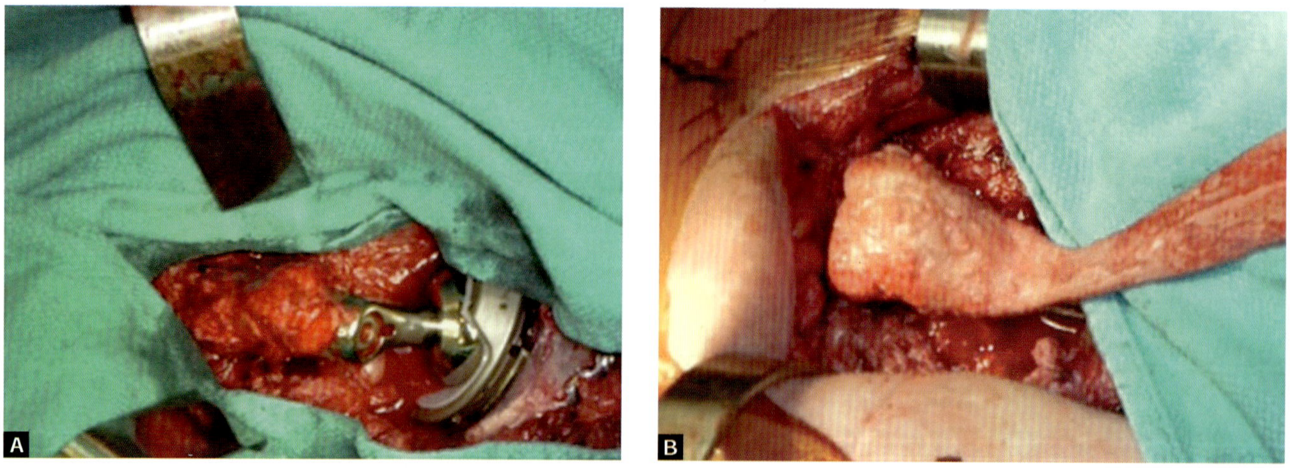

图11.5A和B 用同种异体跟腱-骨强化外展肌。(A)移植前。(B)移植后。(*Courtesy*:Dr Kelly Johnston, Consultant Orthopedic Surgeon, University of Calgary, Alberta, Canada)

将双极头固定于股骨假体后，再使其复位进大直径内衬。采用这种非限制性三极结构，可以增加翻修后的髋关节偏距，进一步增加稳定性。而且，如果需要进行更为复杂的髋臼重建，采用这种三极结构可以减少对髋臼外杯剪切应力（与采用限制性内衬相比），非限制性三极结构可用于翻修固定良好的一体式股骨假体的病例，也包括虽然采用了头颈组配式股骨假体，但无法找到相匹配的大直径球头的翻修病例。

双动式髋关节系统

双动式髋关节系统与三极头髋关节系统相类似。但是，此系统中的聚乙烯内衬和金属内衬是可以自由活动的（图 11.6）。聚乙烯内衬与股骨头假体间存在锁定结构，确保在一定范围内，股骨头假体仍可在聚乙烯内衬内旋转，一旦超过这一范围，聚乙烯内衬亦可以在金属内衬内进行旋转活动。长期随访结果显示，双动式髋关节系统的效果令人满意[18,19]。虽然仍有观点认为，此类系统的全活动聚乙烯内衬存在边缘磨损的问题（尤其是在股骨头假体达到最大活动范围时，股骨假体的耳轴会与聚乙烯内衬边缘相接触，这就导致了潜在的边缘磨损问题），但近期发表的研究显示，双动式髋关节系统的线性磨损或包容性磨损并没有升高[20]。

半限制性髋臼内衬

衍生于全限制性髋臼内衬，其主要理念是切割掉全限制性聚乙烯内衬上可能与股骨假体的耳轴发生撞击的部分（图 11.7），而保留的突起部分仍能对股骨头起到限制作用。同时，在髋臼外杯的对应部分增加了金属护墙，以支撑聚乙烯内衬的突起部（图 11.7）。Zimmer 公司的长寿命的约束性内衬，可以选择骨水泥或非骨水泥两种固定方式，内衬的内径需要根据髋臼外杯的直径进行选择，外杯直径≤52mm，只能选择 28mm 内径的内衬，对应28mm 人工股骨头假体，髋臼外杯达到 54mm 和 56mm，则可选用 32mm 股骨头，外杯直径≥58mm 时，则可选用 36mm 股骨头。理论上，这种半限制性髋臼内衬可以减少内衬撞击和破损，并降低因耳轴和髋臼沿发生撞击进而出现关节脱位的风险。虽然这个理念相对较新，但 Munro 等[21]证实，在复发性脱位的翻修病例中，采用这种半限制性内衬，可以降低翻修术后再脱位的风险。

全限制性内衬或抓持型内衬

通常是解决髋关节失稳的终极手段，也是最有效的手段。全限制性内衬的适应证包括Ⅲ型（外展肌不足）或Ⅵ型失稳，神经或认知功能障碍疾病患者等。对于低要求的患者，在翻修术中发现原假体

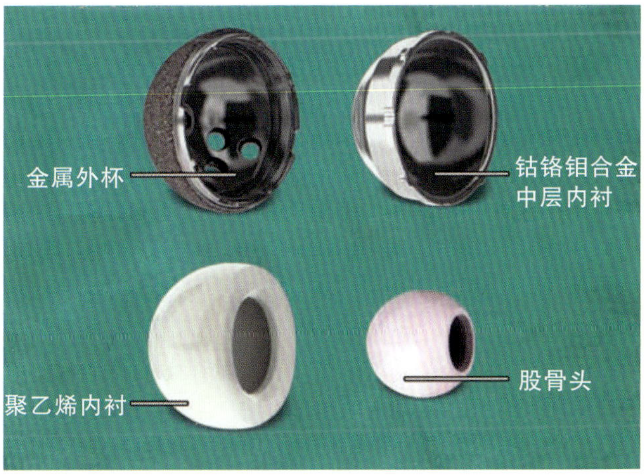

图11.6　双动式髋关节系统的组成。(*Courtesy*:Howmedica, Rutherford, NJ)

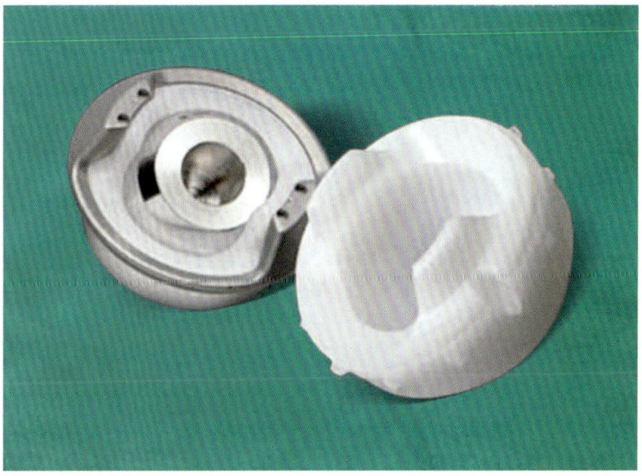

图11.7　点限制型内衬。(*Courtesy*:Zimmer, Warsaw, IN)

固定良好，但无法采用其他策略纠正关节失稳，也可以考虑改用全限制性内衬。全限制性内衬是带有锁定机制，能将股骨头完全抓持于髋臼内，避免其发生脱位。但普遍的情况，都需要加高聚乙烯内衬的边缘，所以术后关节的活动范围会明显受限。但是，当关节达到最大活动范围而发生撞击时，力会传导到内衬/外杯界面和外杯/宿主骨界面。因此早期松动、骨质溶解和聚乙烯内衬过度磨损是使用全限制性内衬的潜在问题。而且，对于那些需要切开复位的复发性脱位病例，其作用也是有限的。尽管如此，全限制性内衬的作用已经在很多报道中得到肯定[22-25]。

目前，全限制性内衬的设计包括锁定环内衬和限制性三极内衬，前者的效果稍弱于后者[22]。

锁定环内衬

此种产品由美国 Depuy 设计制造，polydial 限制性内衬是最新的版本(图 11.8)，在设计理念上与以前所用的 Duraloc 和 SROM 的限制性组件类似。仍是通过加高聚乙烯内衬的边缘，形成一个类似于口袋的结构以增加对股骨头假体的包容，并在口袋结构的开口处用钛环进行加强，以进一步增加锁定的强度。这个内衬可应用 28mm 股骨头来匹配 48~66mm 的髋臼外杯，32mm 股骨头来匹配 54~75mm 的髋臼假体。此类设计的优势在于：聚乙烯内衬的厚度不会减少，所有型号的内衬均能保证至少 5mm 的厚度。

限制性三极内衬

此产品由美国 Stryker 公司设计制造，已经上市十余年，其有效性已经在多篇文献中进行了概述[26-27]。Triden 限制性髋臼内衬(图 11.9)的组成由两个预组装的组件组成：一个外插组件以及内镶的UHR(通用头)组件(图 11.10)。UHR 组件包括一个外壳和其内部的可活动关节面结构，在出厂前就已经封装完成。UHR 的可活动关节面结构，已经预装了超高分子量聚乙烯(UHMWPE)限位环，而在外插组件上还带有一个钛合金锁定环，可以进一步锁紧UHR开口区的弹性部分。UHR 结构可以匹配直径为 22mm、28mm 或 32mm 的股骨头假体。允许股骨头假体在其内部自由地旋转，UHR 的直径大于外插件入口处的直径，因此可以起到限制脱位的作用。

使用限制性假体：外科技术

在我们的中心，限制性内衬一直作为终极武器来使用，以应对最难处理的髋关节失稳翻修病例。最常见的适应证包括外展肌功能严重不足的病例和(或)功能要求较低或手术耐受性差而假体固定良好的失稳翻修病例。当准备使用限制性内衬时，手术前必须了解前次手术假体的构造和尺寸。这确保了髋臼外杯、内衬、股骨头假体和股骨假体耳轴锥度的相容性，而且我们对所有的翻修病例，均采

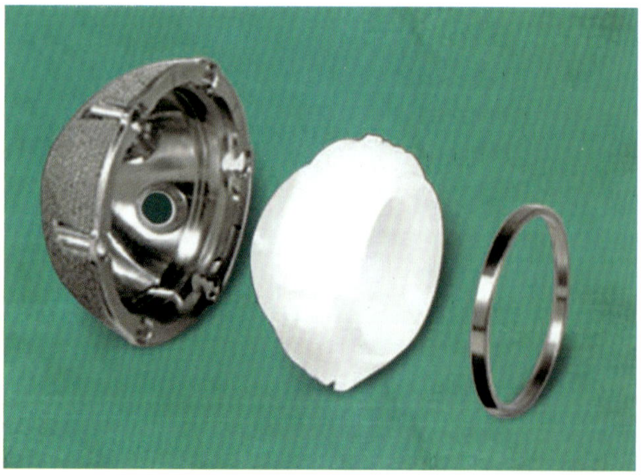

图11.8 Polydial限制性内衬。(*Courtesy*:Depuy,Warsaw,IN)

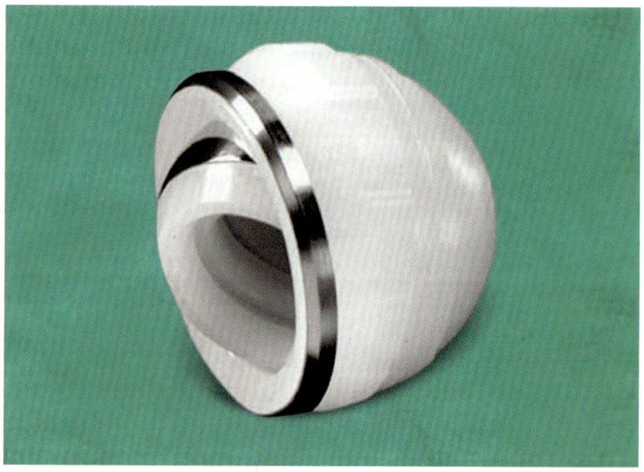

图11.9 Trident限制性髋臼内衬。(*Courtesy*:Howmedica, Rutherford,NJ)

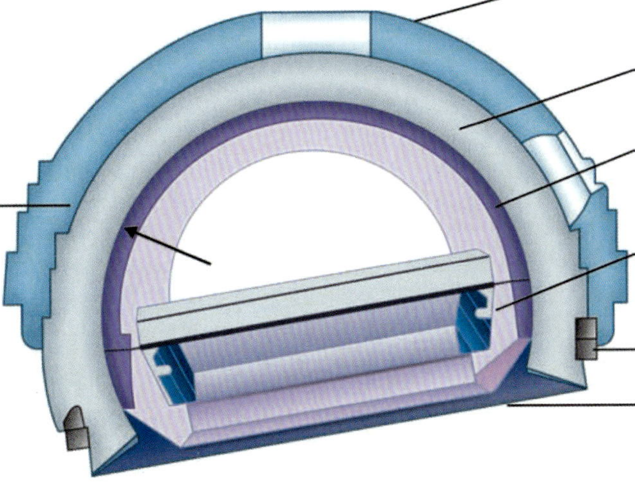

图11.10 Trident 限制性髋臼内衬的设计特征。（*Courtesy*：Howmedica，Rutherford，NJ）

用直接外侧入路进行手术。我们的经验显示，与后方入路相比，采用外侧入路进行翻修可以降低翻修术后脱位的发生率。

一般来说，对于限制性内衬，只能匹配特定厂家的髋臼外杯，所以在术中可能会面临以下几种情况：

- 非骨水泥的限制性内衬植入相匹配的固定良好的髋臼外杯。
- 对髋臼假体进行了翻修，更换为新的髋臼外杯并植入与之相匹配的非骨水泥限制性内衬。
- 通过骨水泥将限制性内衬固定于不同厂家的髋臼外杯内（限制性内衬可以是组配式的或是转用于骨水泥固定的版本）。
- 去除前次手术的髋臼假体，并用骨水泥将全聚乙烯限制性内衬直接固定于髋臼窝骨床上（不推荐）。
- 前次手术残留的髋臼外杯固定良好，用骨水泥将新的髋臼金属外杯与之固定，然后装入专门的限制性内衬。

所选择的植入方法主要取决于现有髋臼杯的固定情况、大小和位置。应尽可能保留固定良好、位置适当的髋臼外杯。在这种情况下如果无法获得与之相匹配的限制性内衬，我们更倾向于采用骨水泥固定的方式植入新的限制性内衬。如果原髋臼外杯已经有明显的错位或松动，我们则更倾向于翻修髋臼，并配以与之相匹配的限制性内衬。

当使用限制性内衬时，最终的股骨头大小很大程度上取决于髋臼外杯的外径（以及相应的内径）。我们不用带裙边（转换锥度或延长颈长）的股骨头假体去减少假体撞击的风险。闭合伤口时，应细致地缝合关节囊与重建外展肌止点。翻修术后 6 周，仅进行部分负重功能锻炼，其他预防脱位措施均同于常规髋关节置换。

结论

对失稳病例的全髋关节翻修，主要取决于对潜在失稳原因的鉴别和处理，这可能是多因素的。基于对病因的分析，并按照基本外科原则制订合理的流程，可满足大多数病例的诊治。在我们看来，大直径的股骨头的出现，对失稳性髋关节病例的翻修术产生了积极的影响。限制性内衬和双极/三极关节则应主要用于原因不明的失稳病例翻修或外展肌力量严重不足病例的翻修。

（景峰 译 蔡谞 审）

参考文献

1. Patel PD, Potts A, Froimson MI. The dislocating hip arthroplasty: prevention and treatment. J Arthroplasty. 2007;22(4 Suppl 1):86-90.
2. Wera GD, Ting NT, Moric M, Paprosky WG, Sporer SM, Della Valle CJ. Classification and management of the unstable total hip arthroplasty. J Arthroplasty. 2012;27(5):710-5.
3. Lewinnek GE, Lewis JL, Tarr R, et al. Dislocations after total hip-replacement arthroplasties. J Bone Joint Surg Am. 1978;60(2):217-20.
4. Bensen CV, Del Schutte H Jr, Weaver KD. Mechanical stability of polyethylene liners cemented into acetabular shells. Crit Rev Biomed Eng. 2000;28(1-2):7-10.
5. Berry DJ, von Knoch M, Schleck CD, et al. Effect of femoral head diameter and operative approach on risk of dislocation after primary total hip arthroplasty. J Bone Joint Surg Am. 2005;87(11): 2456-63.
6. Smit MJ. Hip stability in primary total hip arthroplasty using an anatomically sized femoral head. Orthopedics. 2009;32(7):489.
7. Amstutz HC, Le Duff MJ, Beaulé PE. Prevention and treatment of dislocation after total hip replacement using large diameter balls. Clin Orthop Relat Res. 2004;(429):108-16.
8. Beaulé PE, Schmalzried TP, Udomkiat P, et al. Jumbo femoral head for the treatment of recurrent dislocation following total hip replacement. J Bone Joint Surg Am. 2002;84-A(2):256-63.
9. Lachiewicz PF, Soileau ES. Dislocation of primary total hip arthroplasty with 36 and 40-mm femoral heads. Clin Orthop Relat Res. 2006;453:153-5.
10. Scifert CF, Noble PC, Brown TD, Bartz RL, Kadakia N, Sugano N, Johnston RC, Pedersen DR, Callaghan JJ. Experimental and computational simulation of total hip arthroplasty dislocation. Orthop Clin North Am. 2001;32(4):553-67, vii.
11. Smith J, Lee D, Bali K, Railton P, Kinniburgh D, Faris P, Marshall D, Burkart B, Powell J. Does bearing size influence metal ion levels in large-head metal-on-metal total hip arthroplasty? A comparison of three total hip systems. J Orthop Surg Res. 2014;9:3.
12. Ekelund A. Trochanteric osteotomy for recurrent dislocation of total hip arthroplasty. J Arthroplasty. 1993;8(6):629-32.
13. Kaplan SJ, Thomas WH, Poss R. Trochanteric advancement for recurrent dislocation after total hip arthroplasty. J Arthroplasty. 1987;2(2):119-24.
14. Alberton GM, High WA, Morrey BF. Dislocation after revision total hip arthroplasty : an analysis of risk factors and treatment options. J Bone Joint Surg Am. 2002;84-A(10):1788-92.
15. Rogers M, Blom AW, Barnett A, et al. Revision for recurrent dislocation of total hip replacement. Hip Int. 2009;19(2):109-13.
16. Beaulé PE, Roussignol X, Schmalzried TP, Udomkiat P, Amstutz HC, Dujardin FH. Tripolar arthroplasty for recurrent total hip prosthesis dislocation. Rev Chir Orthop Reparatrice Appar Mot. 2003;89(3):242-9.
17. Levine BR, Della Valle CJ, Deirmengian CA, Breien KM, Weeden SH, Sporer SM, et al. The use of a tripolar articulation in revision total hip arthroplasty: a minimum of 24 months' follow-up. J Arthroplasty. 2008;23(8):1182-8.
18. Adam P, Farizon F, Fessy MH. Dual articulation retentive acetabular liners and wear: surface analysis of 40 retrieved polyethylene implants. Rev Chir Orthop Reparatrice Appar Mot. 2005; 91(7):627-36.
19. Philippot R, Adam P, Farizon F, et al. Survival of cementless dual mobility sockets: ten-year follow-up. Rev Chir Orthop Reparatrice Appar Mot. 2006;92(4):326-31.
20. Adam P, Farizon F, Fessy MH. Dual mobility retentive acetabular liners and wear: surface analysis of 40 retrieved polyethylene implants. Orthop Traumatol Surg Res. 2014;100(1):85-91.
21. Munro JT, Vioreanu MH, Masri BA, et al. Acetabular liner with focal constraint to prevent dislocation after THA. Clin Orthop Relat Res. 2013;471(12):3883-90.
22. Bremner BR, Goetz DD, Callaghan JJ, et al. Use of constrained acetabular components for hip instability: an average 10-year follow-up study. J Arthroplasty. 2003;18(7 Suppl 1):131-7.
23. Shrader MW, Parvizi J, Lewallen DG. The use of a constrained acetabular component to treat instability after total hip arthroplasty. J Bone Joint Surg Am. 2003;85-A(11):2179-83.
24. Berend KR, Lombardi AV Jr, Mallory TH, Adams JB, Russell JH, Groseth KL. The long-term outcome of 755 consecutive constrained acetabular components in total hip arthroplasty examining the successes and failures. J Arthroplasty. 2005;20(7 Suppl 3):93-102.

25. Callaghan JJ, O'Rourke MR, Goetz DD, Lewallen DG, Johnston RC, Capello WN. Use of a constrained tripolar acetabular liner to treat intraoperative instability and postoperative dislocation after total hip arthroplasty: a review of our experience. Clin Orthop Relat Res. 2004;(429):117-23.
26. Goetz DD, Bremner BR, Callaghan JJ, et al. Salvage of a recurrently dislocating total hip prosthesis with use of a constrained acetabular component. A concise follow-up of a previous report. J Bone Joint Surg Am. 2004;86(11):2419-23.
27. Shapiro GS, Weiland DE, Markel DC, Padgett DE, Sculco TP, Pellicci PM. The use of a constrained acetabular component for recurrent dislocation. J Arthroplasty. 2003;18(3):250-8.

第 12 章

组配式锥形股骨柄在股骨侧翻修中的应用

Benjamin M. Frye, Adolph V. Lombardi

概述

髋关节翻修手术的主要目标是缓解疼痛和获得长期稳定的假体固定。翻修术中,股骨侧骨量往往存在明显的不足,其常见的原因包括骨溶解、应力遮挡和假体取出操作中的骨量丢失,经历了多次翻修手术的病例尤其如此。通常,股骨近端骨量缺失会更为明显,可能无法形成足够的填充和压配,以获得足够的初始稳定。这样也促进了远端固定假体的发展,此类假体可以跨越股骨近端的骨缺损区,在股骨干区域获得良好的固定。具体而言,远端固定股骨假体包括整体广泛多孔表面股骨柄、一体式凹槽锥形柄和新近出现的组配式凹槽锥形柄。

股骨侧翻修所面临的挑战还包括骨皮质扩张、内翻重塑、下肢不等长和假体失稳等。正是因为存在这些挑战,在采用单体式股骨假体进行翻修时,将很难兼顾假体的初始稳定和整个关节的稳定性。而采用组配式股骨柄,则有助于术者通过骨干部的良好固定,获得良好的初始稳定,适度纠正下肢不等长,并保证髋关节的稳定性。目前,作者在大多数股骨翻修病例中均会使用带凹槽的组配式锥形股骨柄。

适应证/禁忌证

组配式锥形柄的适应证取决于骨量丢失的程度和术者的手术哲学。包括作者在内的一些术者,在大多数翻修病例中均会使用这一类股骨假体,主要看中的是这类假体的植入操作相对简便,并且适用于多种类型和程度的骨缺损病例。一些术者会选择近端负重股骨假体,用于干骺端完整的 Paprosky Ⅰ[1]型(表 12.1)和 Mallory Ⅰ[2]型(表 12.2)骨缺损病例。另外一些术者,可能选择广泛多孔表面股骨柄用于 Paprosky Ⅱ型、ⅢA 型和 Mallory Ⅱ型骨缺损病例,这类病例的股骨干骨量均保持完整,并且至少保留了 4cm 以上长度的股骨峡部,能保证股骨假体获得足够的压配。

然而,骨干部分缺损更加严重的病例,我们推荐采用组配式锥形股骨柄。包括 Paprosky ⅢA 型骨缺损且股骨直径大于 19mm 的病例或 Paprosky ⅢB 型骨缺损,股骨峡部少于 4cm 的病例。临床研究表明,在上述这些类型的病例中,采用广泛多孔表面股骨柄进行翻修,失败率较高而无法令人满意。一些术者成功采用组配式锥形柄对 Paprosky Ⅳ型股骨侧存在大量骨干区缺损的病例进行了翻修。但需要强调的是,如果无法获得足够稳定的初始固定,应避免使用组配式锥形柄假体。在这种情况下,应考虑使用超大型股骨假体或采用打压植骨技术重

表12.1 Paprosky股骨缺损的分型[1]

Ⅰ型：微小的骨缺损，类似于初次置换。
Ⅱ型：干骺端骨缺损，微小的骨干损伤。
ⅢA型：干骺端骨丢失，峡部可获得至少4cm的支撑。
ⅢB型：干骺端骨丢失，峡部无法获得4cm的支撑。
Ⅳ型：广泛的干骺端损伤，皮层薄，髓腔扩大。

表12.2 Mallory股骨缺损的分型[2]

Ⅰ型：皮质骨完整，松质骨存在。
Ⅱ型：皮质骨完整，松质骨缺失。
ⅢA型：延伸至小转子的骨皮质缺失。
ⅢB型：延伸至小转子和峡部之间的骨皮质缺失。
ⅢC型：延伸至峡部和峡部以下的骨皮质缺失。

建骨量并选择骨水泥固定假体。

因假体周围骨折导致的股骨翻修病例，通常可采用组配式股骨假体。在完成显露并拔除旧的股骨假体后，可首先使用锥形铰刀对股骨干区的髓腔进行很好的成形，将组配式股骨柄的远端部分打入并确保其拥有足够的初始稳定，然后通过选择合适尺寸的近端部分调整恢复下肢长度，确保关节的稳定性。最后复位骨折端，并用钛缆将其捆绑于假体周围。

设计原理

Heinz Wagner 发明了一种钛质带凹槽的锥形柄，其表面被处理成砂砾状粗糙面。使用锥形铰刀进行骨干区髓腔准备，直至合适的尺寸。将锥形柄打入准备好的骨干髓腔中，即可获得初始轴向稳定，而初始旋转稳定则通过锥形柄表面的深槽获得。经砂砾状粗糙面处理的钛柄，除允许骨长上作用之外，其弹性模量也更接近于人体骨结构，这一点也优于全多孔表面处理的钴铬合金柄，其应力遮挡效应更小一些。

现代组配柄的设计也是基于这一理念，并增加了模块化的近端，使组配柄在应对复杂翻修病例时，更具灵活性。在将组配柄的远端部分打入股骨干区域后，可以通过选择合适尺寸的近端组件，调整恢复下肢长度、股骨假体前倾角和偏距，并保证髋关节的稳定性，最后只需将组配柄的两部分锁紧即可。不同的厂商均会提供多种几何外形的近端组件（图 12.1）。圆锥结构的近端组件使用起来更具灵活性，可以应对多种骨缺损情况。锥形结构的近端组件则能将股骨近端应力分散到干骺端区域。带股骨距设计的近端组件则可以将股骨近端应力分散到残余的内侧支撑骨区域。

这种设计最受质疑的是在远端和近端组件交界区缺乏足够的支撑和保护，在应力的反复刺激下，机械强度会被明显削弱。在多篇发表的文献中，

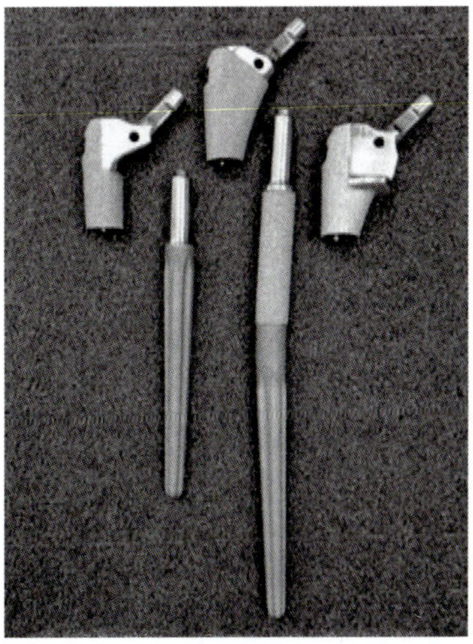

图12.1 来自不同厂家多个近端组件的外形。

均报道了此类假体在组件交界区发生断裂的情况，包括了多种不同设计特点的组配式锥形柄[3-7]。厂家已经开发出了加强锥形组配柄组件交界区的方法。作者目前使用的锥形组配柄对组件交界区进行了轧辊淬火处理(Zimmer-Biomet,Inc,Warsaw,IN)。这种处理方式可以使交界区的强度提高3.5倍。

术前准备

术前准备仍然应该从详细的病史获取和体格检查以及恰当的影像学检查开始。所有的翻修病例都必须进行相应的评估以排除关节假体周围感染。通过对X线片的测量，以确定股骨骨溶解的程度和残留皮质骨的状态，明确是否存在股骨近端畸形、骨水泥的分布情况以及是否需要进行股骨截骨。模板测量则可用于预判翻修柄的长度和直径，还有近端组件的大小和偏距。

手术技术

股骨翻修的手术方法取决于多种因素，包括外科医生的喜好和经验、被翻修股骨假体的类型、骨缺损的情况以及是否需要髋臼翻修等。是否需要股骨近端截骨，则取决于被翻修股骨假体的固定方式和稳定性，还需要考虑股骨近端畸形的情况。作者更偏好使用从前外侧劈开外展肌的入路进行显露。股外侧肌和臀中肌的前1/3和臀小肌被整体剥离，作为完整的软组织袖套从股骨前方牵开(图12.2)。如果必须进行股骨近端截骨，作者更倾向于使用Wagner的股骨横行截骨术或前方大转子延展截骨，这些从前方进行的截骨术，可以方便地显露被翻修假体或是假体取出后残留的骨水泥壳。而另外一个优势在于，在股骨前方进行截骨后，术者使用直的铰刀进行骨干区髓腔准备时，不容易从股骨前弓处穿出骨皮质。

在取出股骨假体和残留的骨水泥壳之后，就可以用直的锥形铰刀进行股骨扩髓(图12.3)，直到铰刀能感受到足够大的阻力为止。作者更喜欢用手动铰刀技术进行这一操作，反馈的感觉更为真实可靠(图12.4)。扩髓过小，意味着选择的假体型号较小，

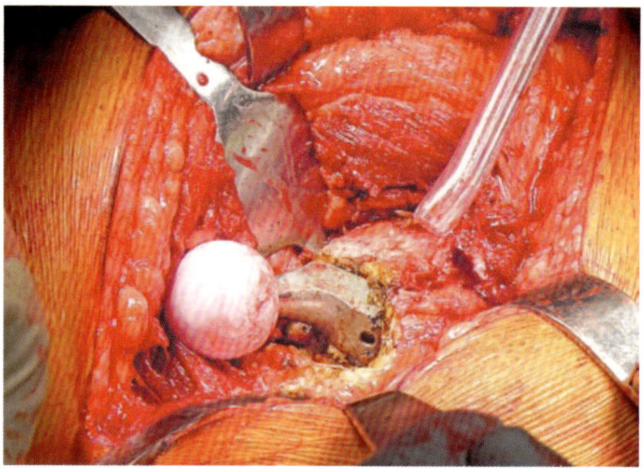

图12.2 骨外侧肌和臀中肌的前1/3和臀小肌被完整剥离，作为整体的软组织袖套从股骨前方牵开，完成近端假体的显露。

容易在术后出现下沉；而扩髓过度，则需要去除过多的骨，会降低骨干区的骨强度，甚至导致骨折或穿孔。应仔细观察每一次铰刀所带出的骨量，以监测去除骨质的多少(图12.5)。操作中，还需要确保铰刀的前进方向与股骨髓腔一致，在使用长铰刀扩髓时，可以通过术中透视明确是否发生远端穿孔，并判定铰刀是否已经通过了所有骨皮质缺损区。

大多数假体系统在铰刀上都有标记，可以根据大转子的尖端来判断深度(图12.6)。一旦有足够的深度和大小，就可以将试模或锥形柄假体打入骨干(图12.7)。如果做了股骨截骨术，应在截骨区以远预捆一根钛缆，这将有助于抵抗这一区域的膨胀应力，避免发生股骨干的骨折。长柄通常会设计成弓形，正好位于凹槽和锥形区域的稍近端，以匹配股骨的生理前弓。在打入股骨柄时，应采用相对温和的力量锤击，直至股骨柄无法进一步打入(图12.8)。之后就可以用对应的近端组件铰刀进行近端髓腔的准备，直至最大尺寸(图12.9A和B)。

然后打入近端组件试模，并调整至合适的长度、偏距和前倾角(图12.10)，并记录下此时近端组件试模的安放位置。取出试模，根据这一位置，安放近端组件并根据不同厂家的说明，将其与远端组件锁定(图12.11)。最后选择安放合适尺寸的股骨头假体并复位髋关节(图12.12)。如果进行了大转子延展截骨，此时可以复位截骨块并用钛缆捆扎固定。

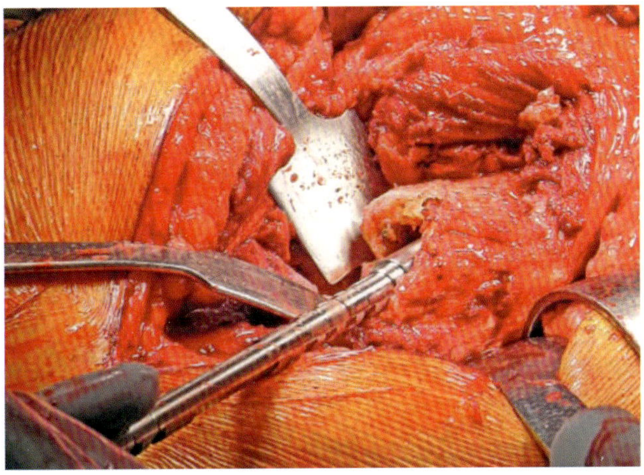

图12.3　直的锥形铰刀进行股骨髓腔准备。

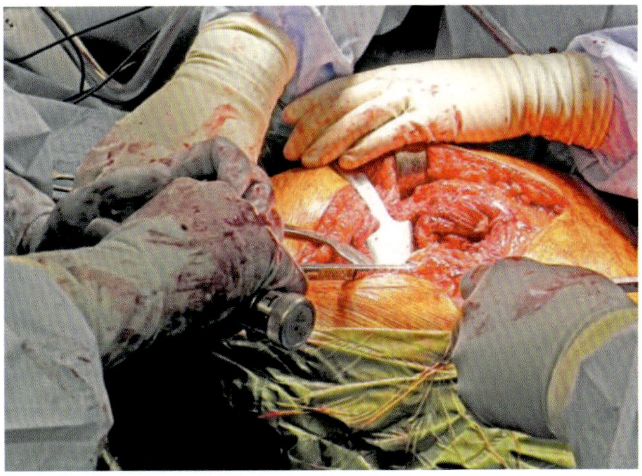

图12.4　手动铰刀扩髓可以获得更准确的反馈。

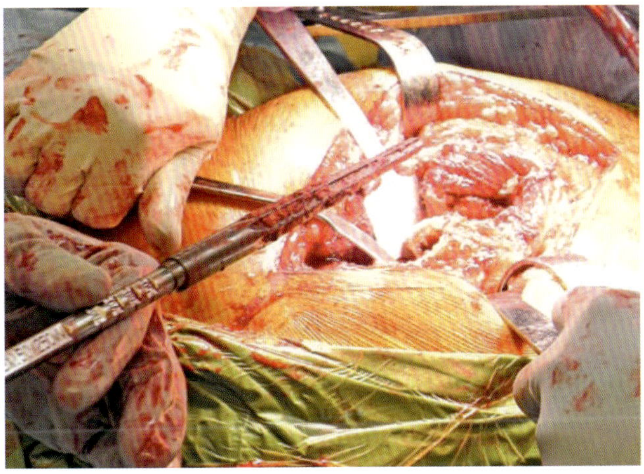

图12.5　拔出铰刀后，检查带出的骨量，间接监测扩髓效果。

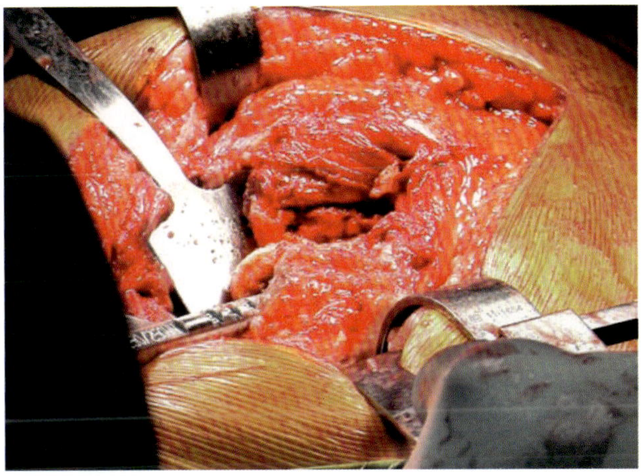

图12.6　通过铰刀上的刻度判断扩髓深度。

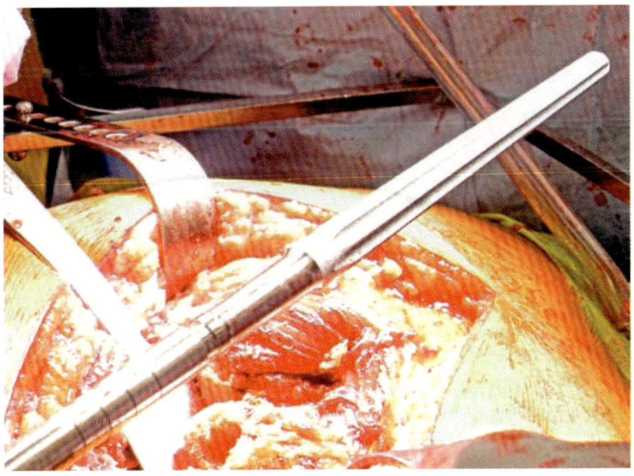

图12.7　(试模或)假体已经准备好。

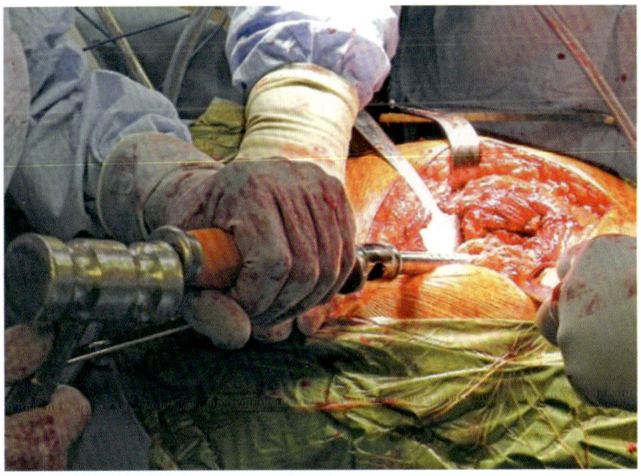

图12.8　用锤子轻柔敲击，将远端假体打入髓腔。

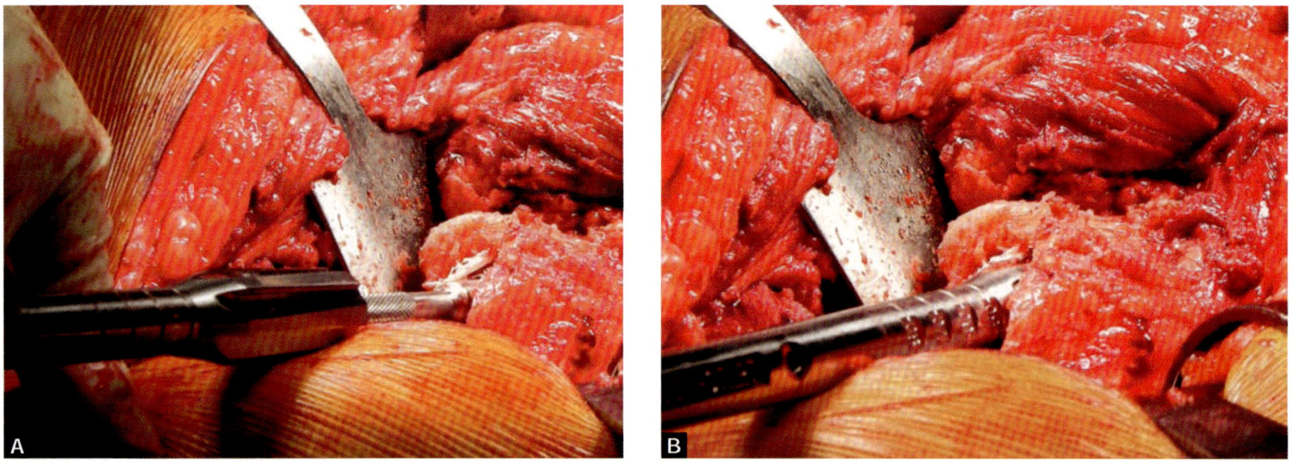

图12.9A和B 专用铰刀进行近端髓腔准备(Source:Joint Implant Surgens,Inc.)。

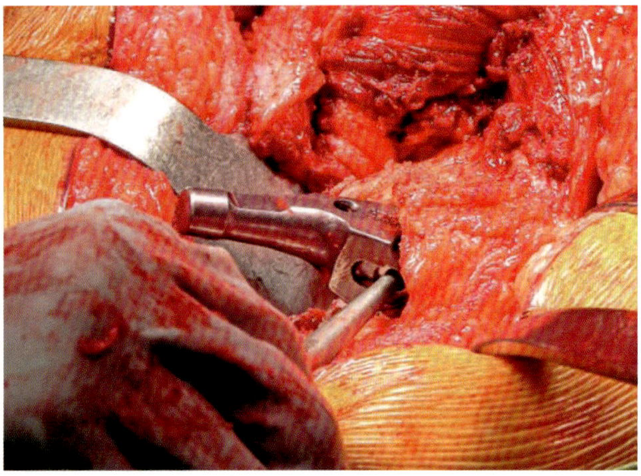

图12.10 装入近端组件试模,以确定适当的长度、偏距和前倾角。

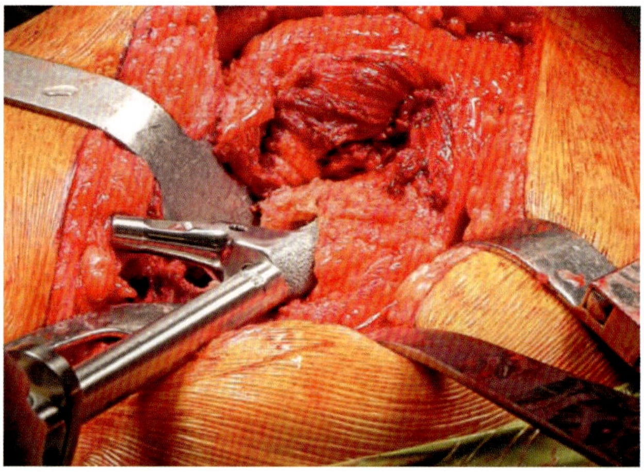

图12.11 将近端组件打入理想位置。

如果截骨块不够贴服,可以用骨锉进行适度修整。

术后管理

患者应在6周内限制负重,然后根据愈合程度和翻修的复杂程度进行相应的康复训练。

并发症

组配式锥形柄常见的术中并发症是在钻孔和打入过程中发生股骨干穿孔和骨折。如上所述,基于前方的股骨近端截骨和透视监测下的扩髓可以减少因股骨前弓而导致前皮质穿孔的风险。在股骨截骨区的远端,预捆钛缆将有助于抵抗该区域的膨胀应力,进而预防骨折。

组配式锥形柄特有的主要术后并发症是假体下沉和组件交界区断裂。如上所述,手工铰刀扩髓可以让术者有更清晰的感受。有助于在不去除多余的骨质的情况下,最大限度地避免假体下沉。术中透视也有助于评估铰刀与髓腔隧道的匹配关系,以决定是否采用更大直径的铰刀。制造商已经对组件交界区的结构进行了改进, 以降低发生断裂的风险。尽管如此,但股骨近端骨缺损严重,无法对其提供良好的支撑, 组件交界区仍有发生断裂的风险。这类病例应该考虑进行股骨近端置换。

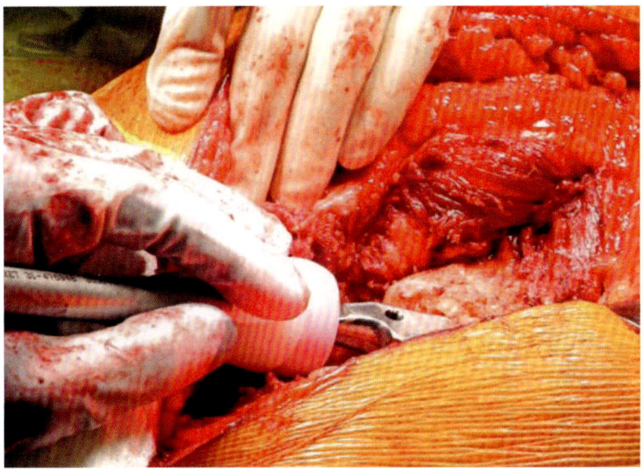

图12.12　安装股骨头并复位髋关节。

结果

采用组配柄进行股骨侧翻修的早中期随访结果现在已经发表[5,6,8-15]。其中一项研究表明，对于各种 Paprosky 分型的股骨翻修病例，组配式股骨假体表现出了良好的稳定性和骨整合能力，在恢复下肢长度和偏距等指标上也令人满意[15]。来自一个中心的多份报告证明：组配式锥形柄在股骨近端骨缺损病例中也获得了很好的临床效果。在这组病例中，假体的中期生存率高达 90%~94%，骨量均得到了保持或改善，同时假体沉降率较低[4,10]。还有研究表明，与全多孔表面涂层的钴铬合金柄相比，组配式锥形柄的临床结果评分更高，骨量恢复程度更好，术中骨折的发生率更低[8,9]。此外，组配式锥形柄通常用于更严重的股骨骨缺损病例。另外两篇文献则报道了，在 Mallory ⅢC 型、Paprosky Ⅲ型和Ⅳ型股骨骨缺损病例中，使用组配置锥形柄翻修并获得了良好的中期结果[13,14]。

我们中心分析了使用组配式锥形柄进行股骨侧翻修病例的早期临床结果。从 2009 年 12 月至 2012 年 4 月，共计 61 例髋关节，包括了股骨侧翻修、全髋翻修和感染二期翻修病例，平均随访 1.3 年（最大 3.3 年），股骨假体无再次翻修或失效。疼痛和功能得分比术前水平显著提高。

使用组配式锥形柄翻修股骨假体周围骨折的病例报道中，其早期效果也是令人鼓舞的。研究结果表明，在 Vancouver B_2 和 B_3 假体周围骨折的翻修病例中使用组配式锥形柄，骨折愈合率高，并表现出良好的骨整合能力，最大限度地保留了骨量[16,17]。

结论

组配式锥形柄是进行股骨侧翻修的利器，远端组件和近端组件的灵活组合有利于同时实现股骨假体的初始固定和整个关节假体的稳定，这一点对于一体式股骨柄而言，可能是巨大的挑战。其具有的锥形几何外形，使其能够用于股骨严重骨缺损的翻修病例，在这类病例中，几乎无法使用全涂层多孔表面股骨柄进行翻修。新近在设计方面的改进，也进一步降低了组配式锥形柄发生断裂的概率。

典型病例（图 12.13A 和 B）

一例 71 岁男性，右侧全髋关节置换术 12 年，右侧大腿重度疼痛 1 年且持续加重。所有活动均有疼痛，伴有明显跛行，生活质量明显下降。术前 X 线片显示股骨骨溶解和股骨假体松动，并伴有明显的下肢不等长（A），用钛制组配式锥形柄进行股骨侧翻修术。下肢的长度得以恢复（B），去除前次假体后，在其末端残留了溶解性骨皮质缺损。采用 250mm 带前弓的加长股骨柄翻修，并在骨皮质缺损局部用同种异体皮质骨板捆绑加强。

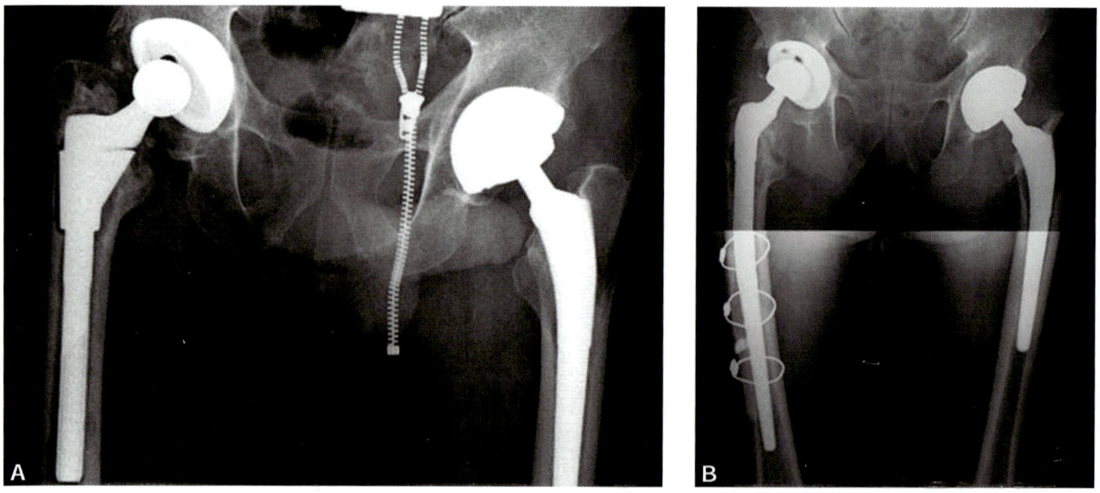

图12.13 A和B (A)右侧股骨溶解全髋关节置换术失败,股骨假体松动和下沉,肢体短缩。(B)使用带前弓的加长组配式锥形柄进行翻修。

(张世通 译 蔡谞 审)

参考文献

1. Sporer SM, Paprosky WG. Revision total hip arthroplasty: the limits of fully coated stems. Clin Orthop Relat Res. 2003;417:203-9.
2. Mallory TH. Preparation of the proximal femur in cementless total hip revision. Clin Orthop. 1988;235:47-60.
3. Lombardi AV Jr, Berend KR, Mallory TH, Adams JB. Modular calcar replacement prosthesis with strengthened taper junction in total hip arthroplasty. Surg Technol Int. 2007;16:206-9.
4. Van Houwelingen AP, Duncan CP, Masri BA, Greidanus NV, Garbuz DS. High survival of modular tapered stems for proximal femoral bone defects at 5 to 10 years follow-up. Clin Orthop Relat Res. 2013;471(2):454-62.
5. Lakstein D, Kosashvili Y, Backstein D, Safir O, Lee P, Gross AE. Revision total hip arthroplasty with a modular tapered stem. Hip Int. 2010;20(2):136-42.
6. Lakstein D, Eliaz N, Levi O, Backstein D, Kosashvili Y, Safir O, Gross AE. Fracture of cementless femoral stems at the mid-stem junction in modular revision hip arthroplasty systems. J Bone Joint Surg Am. 2011;93(1):57-65.
7. Efe T, Schmitt J. Analyses of prosthesis stem failures in noncemented modular hip revision prostheses. J Arthroplasty. 2011;26(4):665.
8. Richards CJ, Duncan CP, Masri BA, Garbuz DS. Femoral revision hip arthroplasty: a comparison of two stem designs. Clin Orthop Relat Res. 2010;468(2):491-6.
9. Garbuz DS, Toms A, Masri BA, Duncan CP. Improved outcome in femoral revision arthroplasty with tapered fluted modular titanium stems. Clin Orthop Relat Res. 2006;453:199-202.
10. Munro JT, Garbuz DS, Masri BA, Duncan CP. Role and results of tapered fluted modular titanium stems in revision total hip arthroplasty. J Bone Joint Surg Br. 2012;94(11 Suppl A):58-60.
11. McInnis DP, Horne G, Devane PA. Femoral revision with a fluted, tapered, modular stem seventy patients followed for a mean of 3.9 years. J Arthroplasty. 2006;21(3):372-80.
12. Wang L, Dai Z, Wen T, Li M, Hu Y. Three to seven year follow-up of a tapered modular femoral prosthesis in revision total hip arthroplasty. Arch Orthop Trauma Surg. 2013;133(2):275-81.
13. Rodriguez JA, Fada R, Murphy SB, Rasquinha VJ, Ranawat CS. Two-year to five-year follow-up of femoral defects in femoral revision treated with the Link MP modular stem. J Arthroplasty. 2009;24(5):751-8.
14. Palumbo BT, Morrison KL, Baumgarten AS, Stein MI, Haidukewych GJ, Bernasek TL. Results of revision total hip arthroplasty with modular, titanium-tapered femoral stems in severe proximal

metaphyseal and diaphyseal bone loss. J Arthroplasty. 2013;28(4):690-4.
15. Restrepo C, Mashadi M, Parvizi J, Austin MS, Hozack WJ. Modular femoral stems for revision total hip arthroplasty. Clin Orthop Relat Res. 2011;469(2):476-82.
16. Abdel MP, Lewallen DG, Berry DJ. Periprosthetic femur fractures treated with modular fluted, tapered stems. Clin Orthop Relat Res. 2014;472(2):599-603.
17. Munro JT, Garbuz DS, Masri BA, Duncan CP. Tapered fluted titanium stems in the management of Vancouver B2 and B3 periprosthetic femoral fractures. Clin Orthop Relat Res. 2014;472(2): 590-8.

第 13 章

全髋关节翻修术中手术入路的选择

Artit Laoruengthana, Thanainit Chotanaphuti

概述

全髋关节翻修术是最具挑战性的髋部手术之一。尚有许多问题亟待解决,包括髋臼侧或股骨侧原有假体或骨水泥的取出、大块骨缺损的处理,以及再次植入稳定的新假体。为解决上述问题,术者需要一个便于延长的手术入路。目前,根据患者的病情特点和术者的爱好，已有许多具备不同优缺点、可方便延伸的手术入路供医生选择。在本章中,我们将讨论 THA 翻修术中多种手术入路的选择,以及选择手术入路时的影响因素。

术前评估和计划

笔者认为，术前计划对于 THA 翻修术非常重要。术前骨盆前后位、Judet 位 X 线片以及骨盆 CT 扫描等影像学资料对于全面评估病情是必要的。笔者赞同通过术前细致的 X 线片模板重现髋关节的中心、偏心距和肢体长度,并且评估髋臼和股骨侧假体的大小,评估是否需要重建环、笼式支架、组配式金属垫块和组配式股骨柄等。术者应认识到术中可能行大量的颗粒植骨或大块的结构性植骨。如果需要植骨,应准备充足的移植骨来源,尤其是同种异体骨。

手术入路的选择

无论初次 THA 还是 THA 翻修术，均有多种手术入路可显露髋关节。总体而言,这些手术入路可分为标准手术入路和可延长手术入路两大类。根据手术入路方向的不同，标准手术入路和可延长手术入路又可细分为多种手术技术(详见表 13.1)。每一种手术技术的优缺点已有详细报道,本文不再赘述[1-3]。

选择手术入路时须考量的因素

通常而言,在 THA 翻修术中,术者会有一个熟悉或喜欢的手术入路。然而,THA 翻修术通常较为复杂,会有多种因素或特殊情况影响术者对于手术入路的选择。对于下文中将讨论的这些特定情况,选用特定的手术入路可能优于选用其他入路。

原有的手术瘢痕

如果可能,尽量使用原切口,通过滑动皮肤和浅筋膜层,尤其当皮肤切口延长时,可满足各个方向的深层切开。如果患肢已有多条陈旧性手术瘢痕，再次手术时应沿着最近一次手术的瘢痕切开。在特殊情况下,初次 THA 或翻修 THA 须在几天或几周后再次行翻修术时,使用上次的手术入路会更方便，组织损伤会更轻。然而，上次的手术切口或入路不能作为决定一切的因素，如果上次的手术切口或入路不能很好地显露髋关节，则翻修术中不能选用此切口或入路(图 13.1A 和 B)。

患者的解剖特点

髋部疾病会导致髋关节解剖异常，例如，先天性髋关节发育不良的患者需要把髋臼假体植入假臼的位置。当翻修此类髋臼假体时，需要广泛显露髋臼上方区域，使用后外侧入路或经转子入路可安全地实现。但是，如果使用前外侧入路或经臀肌入路显露髋臼上方区域，可能会损伤臀上神经。既往手术导致的解剖异常，例如股骨内翻畸形，在 THA 翻修术中可能需要先行截骨矫形，以植入加长股骨翻修柄。异位骨化可能会在某些方向上妨碍手术操作，尤其是后方，并会导致髋关节僵硬。因此，对于异位骨化患者应考虑使用经转子截骨或大转子延展截骨术(ETO)。某些患者可能有转子间骨溶解，这类患者应避免使用经转子截骨术。

原有假体的取出或保留部分假体

一般情况下，通过各种手术入路，髋臼的四周均可获得良好的显露，除非髋臼上壁或坐骨支有重建环或笼式支架(图 13.2)。另外，髋臼后柱骨折或骨盆不连续时植入了钢板和螺钉进行固定，行 THA 翻修术时，由于螺钉阻挡髋臼假体植入等原因，需要将钢板和螺钉取出。采用后方入路或可延长手术入路能方便术者取出植入物；另一方面，后方入路或可延长手术入路也能方便术者安全地植入髋臼假体(图13.3A 和 B)。如果髋臼假体需要保留，髋臼

表13.1 THA翻修术的手术入路可分为标准手术入路和可延长手术入路两大类[4]

分类	具体手术入路分型
标准手术入路	前方入路(Smith Peterson)
	前外侧入路(Watson–Jones)
	经臀肌或直接外侧入路(Hardinge)
	经转子入路(转子截骨/滑移)
	后方或后外侧入路(Moore，Kocher–Langenbeck)
可延长手术入路	转子延展截骨(使用后方或前外侧入路)
	广泛显露髋臼入路(髂腹股沟入路，延长髂股入路，三射线式入路)
	腹膜后入路

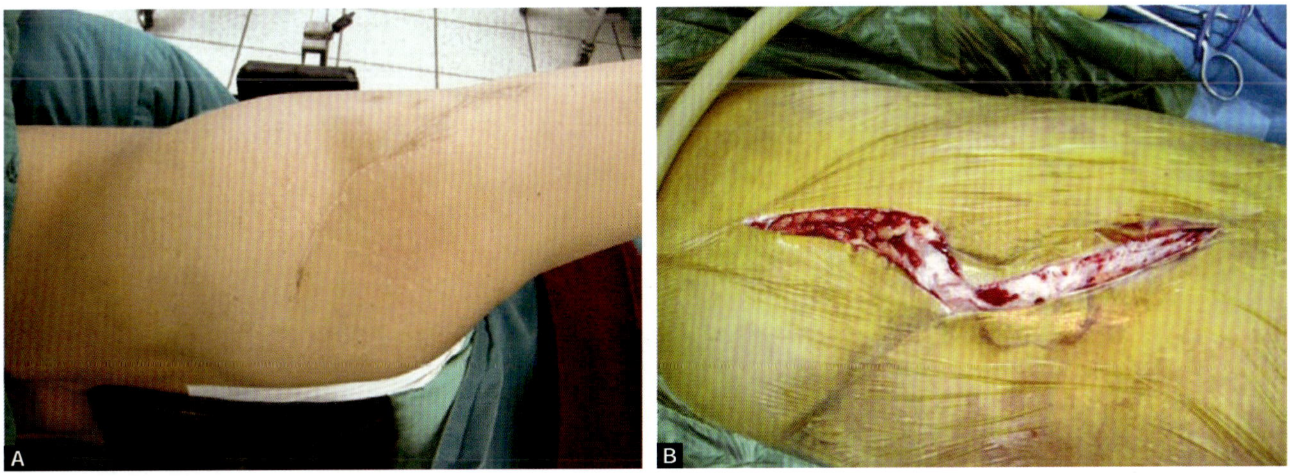

图13.1A和B (A)患者有一个向后延伸至右侧臀部的陈旧性手术瘢痕。(B)在翻修术中，由于选用了直接外侧入路，所以远端的切口沿着陈旧性手术瘢痕的远端部分切开，而近端的切口转向了前方。

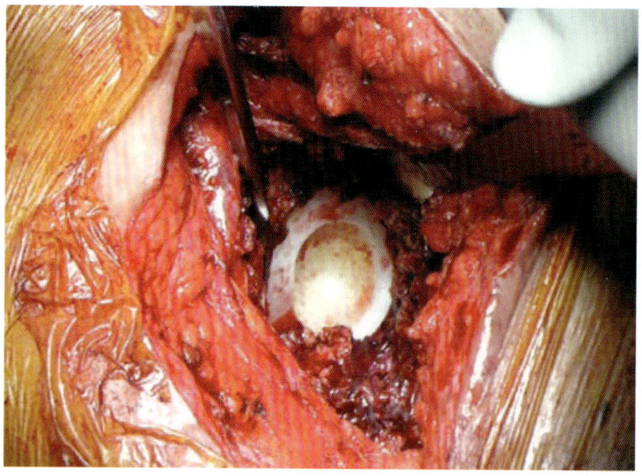

图13.2 通过直接外侧入路，髋臼的四周均获得良好的显露。

假体的方向会影响手术入路的选择。当保留的髋臼假体呈后倾位时，行 THA 翻修术时，最好避免使用后方入路。向内侧移位的髋臼假体通常可以由常规手术入路从骨盆外安全取出(图 13.4A 和 B)。如果植入物牢固地黏附于盆腔内组织上，可能需要采用腹膜后入路[5]。

股骨假体组件的固定方式很重要，尤其是固定良好的骨水泥柱或生物型股骨柄，会影响手术入路的选择。可延长手术入路，尤其是转子延展截骨(ETO)，能更快取出固定良好的植入物，避免意外骨折，并能保持肌肉与转子间截骨块相连，这将有助于截骨块的愈合和功能恢复(图 13.5A~G)。

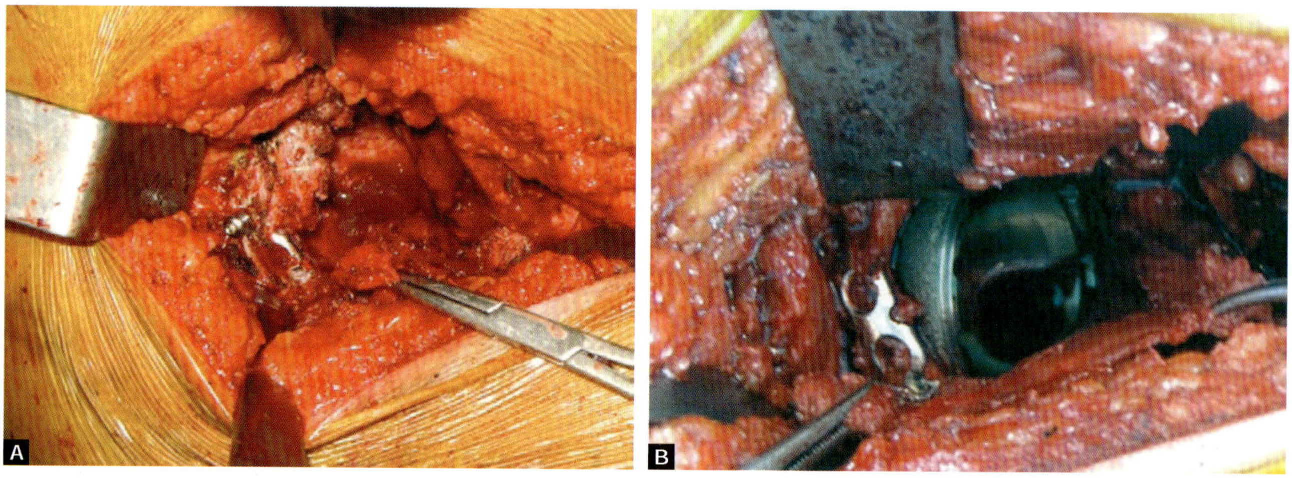

图13.3A和B (A)由于髋臼骨折，该患者髋臼处已有钢板和螺钉固定，且螺钉已穿透关节面。(B)经后方入路去除螺钉，并植入生物型髋臼杯。

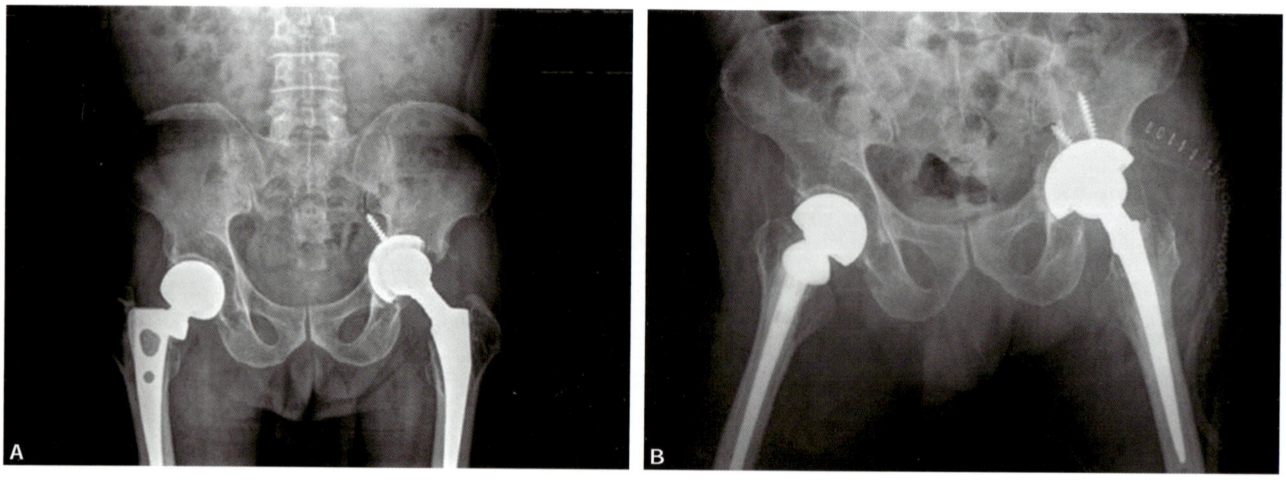

图13.4A和B (A)一例72岁男性患者的X线片，显示左髋臼假体内移。(B)经直接外侧入路，从盆腔外将原有髋臼假体安全地取出，并植入一个更大的生物型髋臼假体。

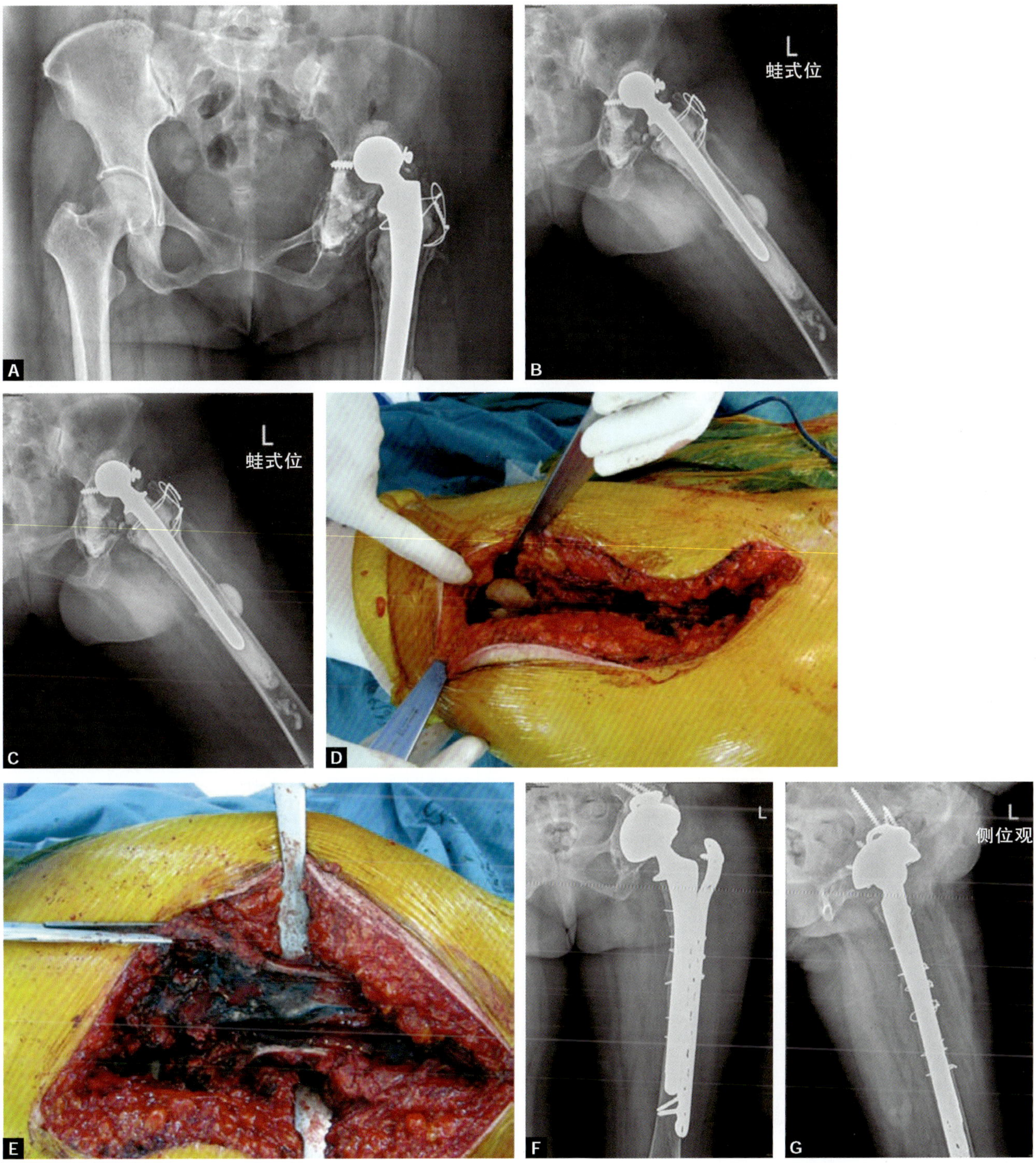

图13.5A~G　(A)X线片显示左侧骨水泥型髋臼杯的无菌性松动和断裂，伴严重的骨丢失。(B和C)X线片显示骨水泥柱向股骨远端延伸，并在左股骨干中段处穿透。(D)穿出骨髓腔的骨水泥。(E)采用直接外侧入路，通过转子延展截骨术将骨水泥柱取出，并确诊金属沉着病。(F和G)通过在髋臼上壁使用金属垫块联合生物型髋臼假体翻修髋臼。股骨侧通过骨干固定技术植入组配式生物型股骨柄。最终，使用环扎钢丝和加强钢板将转子延展截骨块复位固定。

骨缺损

THA 翻修术中，术者经常需要处理不同程度的骨缺损。严重的骨缺损要求更广泛的显露，并且骨缺损的位置是影响手术入路选择的一个重要因素。例如，当髋臼后上壁的严重骨缺损需用大块同种异体骨或金属垫块填充时，选用后方入路或延长手术入路会更便利(图 13.6)。当术者遇到骨盆不连续、需要用钢板固定髋臼后柱时，选用后方入路或可延长手术入路也至关重要，相对来说，股骨侧骨缺损较少影响手术入路的选择。

髋关节的稳定性

普遍观点认为，THA 翻修术后髋关节的脱位率高于初次 THA。研究发现，前方入路、前外侧入路和经臀肌入路的髋关节脱位率低于后方入路。对于有高脱位风险的患者，例如患者神经肌肉不平衡、患者依从性较差和髋关节后方组织缺损，术者可能要避免使用后方入路。经转子截骨术和转子延展截骨术后，如果发生软组织张力不足，使用转子推移术会改善髋关节的稳定性和外展功能。

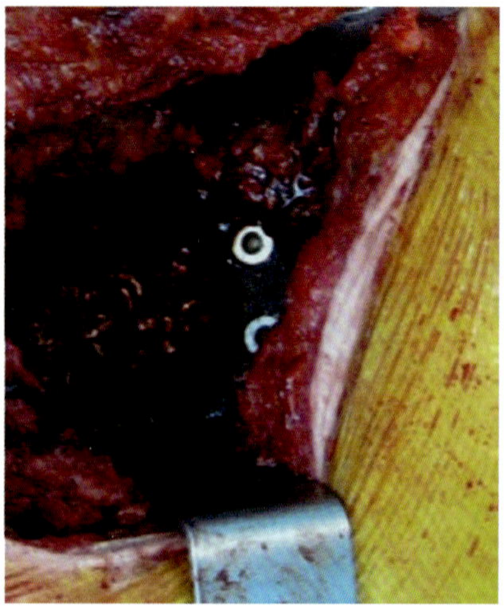

图13.6 经后方入路，使用金属垫块填充髋臼后上壁严重的骨缺损。

术者的培训和经验

笔者认为，从事 THA 翻修术的医生能熟练掌握所选用的手术入路是至关重要的。所选用的手术入路应该能够显露充分、节约手术时间、减少失血，并且能可靠地恢复关节功能。然而，任一手术入路都有一定的局限性，因此，术者应该掌握多种手术入路，以解决术中难题。

手术技术

笔者认为，当患者侧卧位时，优先选用改良 Hardinge 入路，此手术入路能够充分显露髋臼和股骨侧，并完成关节重建。具体而言，改良 Hardinge 入路的操作步骤如下：切开皮肤后，继续切开阔筋膜张肌，显露股外侧肌和外展肌群。然后，标记好计划的切开区域，进一步切开前方的股外侧肌，并保持股外侧肌与止于大转子的臀中肌的前半部分的连续性(图 13.7A)。使用牵引线提起由股外侧肌和臀中肌组成的软组织袖套，在缝合切口时，将软组织袖套缝回原位(图 13.7B)。

如果臀小肌可以辨认，则标记好，否则在切除髋关节前方关节囊时容易被切除。如果关节囊和瘢痕组织不是特别肥厚，笔者赞成保留关节囊，并缝回原位。如果关节囊妨碍手术操作，则予以切除。然后，向前方脱位股骨头并予以切除(图 13.8)。

切除阻碍髋关节显露的肥厚的纤维组织，直至能清晰地分辨股骨和髋臼假体(图 13.9A)。分别使用标准流程取出股骨和髋臼组件(图 13.9B)。全面评估骨缺损情况，并以合适的方式植入髋臼和股骨假体(图 13.10A~G)。

当遇到股骨假体固定良好、取出困难的情况时，笔者建议转用 MacDonald 等学者描述的手术入路[7]。此手术入路是经直接外侧入路下的转子延展截骨术改良而来，即通过向远端切开前侧股外侧肌，保持近端与外展肌群袖套的连续性，可获得延长的股骨侧入路(图 13.7A 和 B)。由前向后进行转子延展截骨术，从而可获得股骨外侧 1/3 的截骨块，注意保护后方软组织，并保持截骨块向后方开

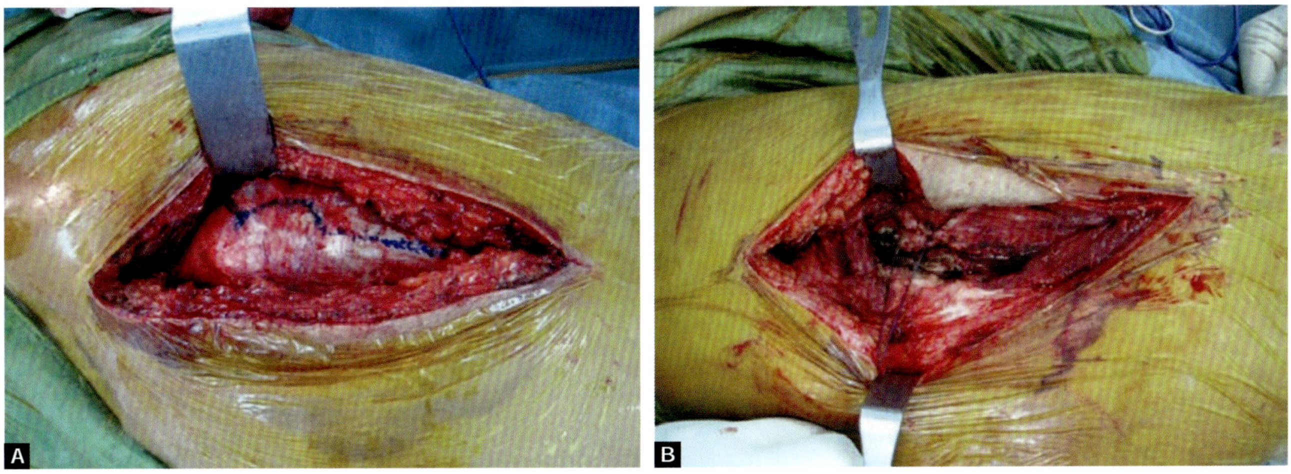

图13.7A和B (A)标记好前方的臀中肌和股外侧肌。(B)使用牵引线牵引前方的臀中肌和股外侧肌软组织袖套。

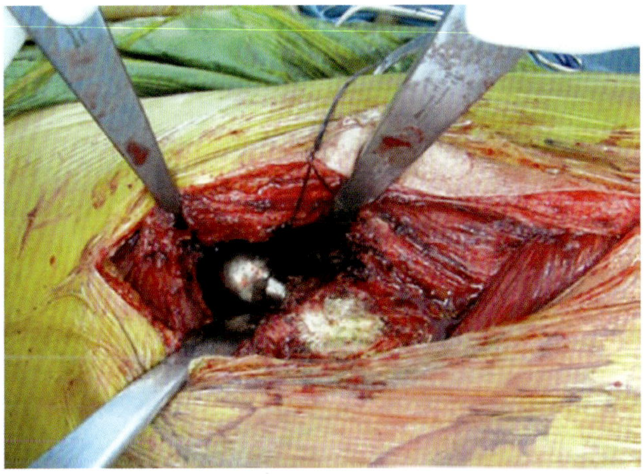

图13.8 切除髋关节前方关节囊后,股骨头向前方脱位。

门(图 13.11)。为了保护好截骨块的血运,并促进髋关节外展功能的恢复,要注意保护好截骨块上残留的股外侧肌和臀中肌。髋臼重建时,一旦需要加强环或笼式支架与结构性移植物相组合,转子延展截骨术可显著增大髋臼和坐骨的显露范围,利于手术操作。另外,如果股骨侧假体能够直接取出,转子滑移截骨术就可提供足够的显露范围[8]。

术后处理

笔者建议,THA 翻修术后, 根据骨缺损的严重程度、骨移植的类型、骨床的质量、髋臼假体和股骨假体的稳定性, 要求患者保护性负重 6~12 周。但是,鼓励关节活动度和肌力锻炼。笔者提倡给所有患者开具预防深静脉血栓的理疗和药物处方。

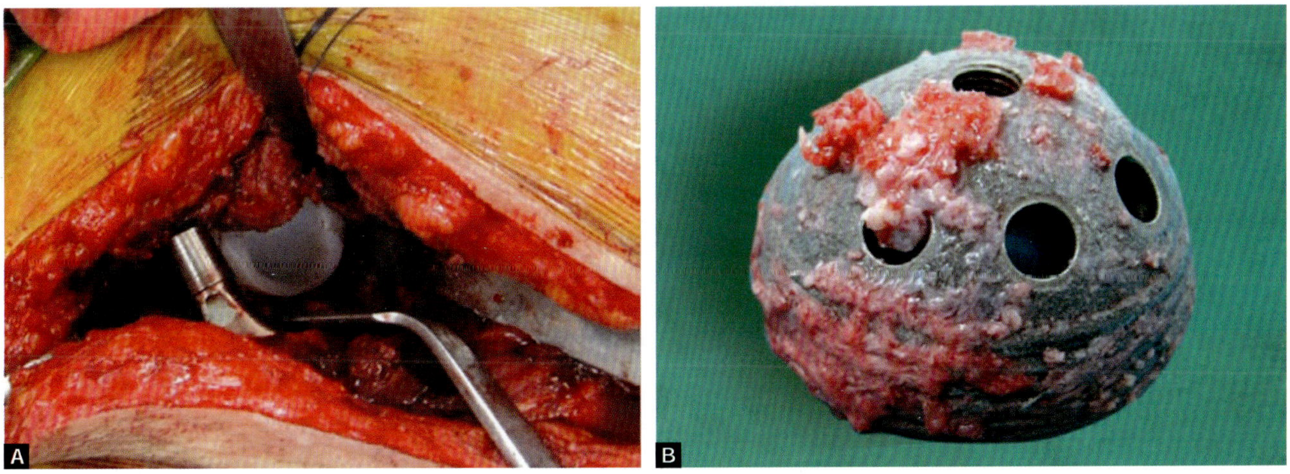

图13.9A和B (A)将增生肥厚的纤维组织切除后,清晰地显露髋臼和股骨头假体。(B)取出髋臼假体,伴少量骨丢失。

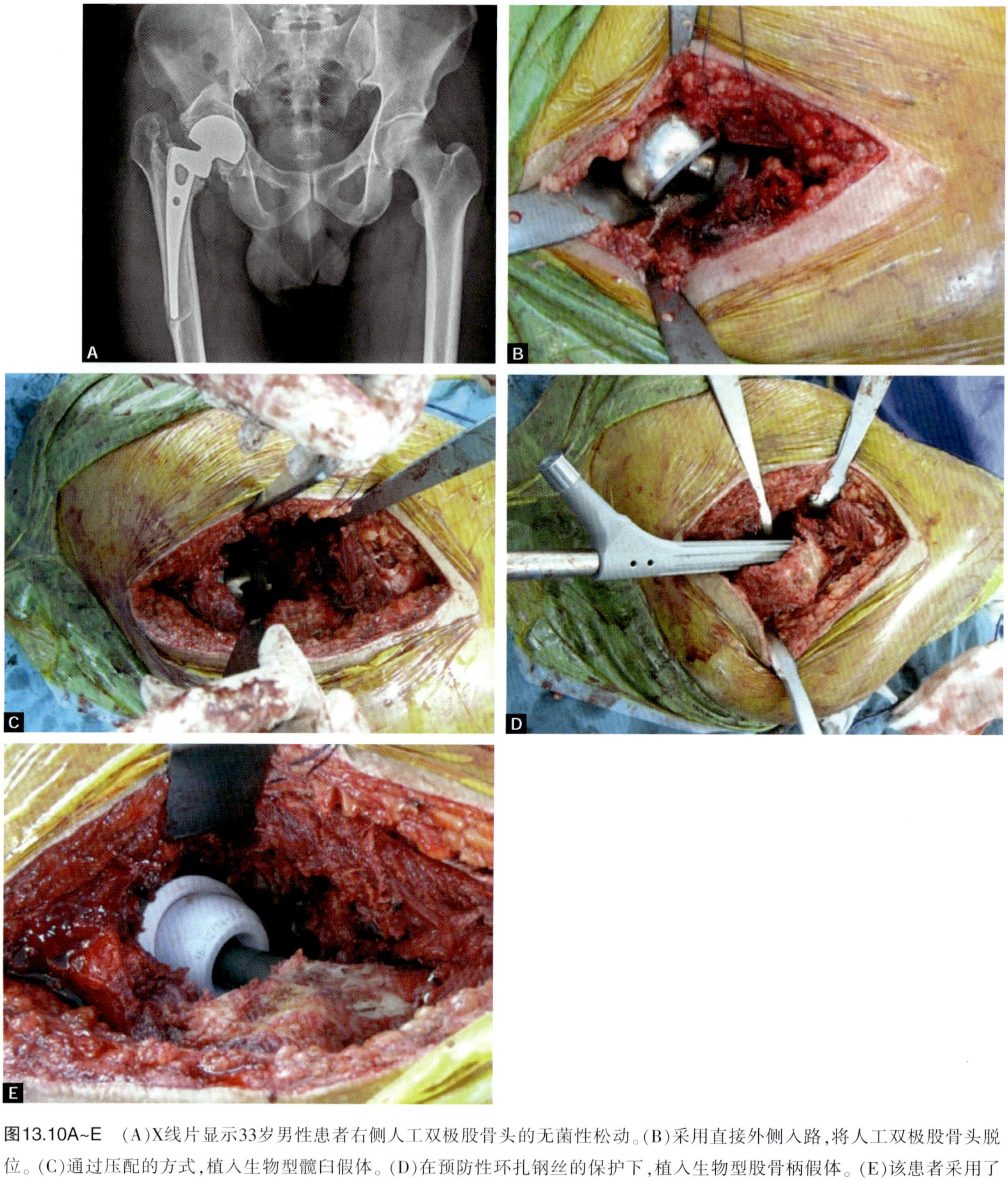

图13.10A~E (A)X线片显示33岁男性患者右侧人工双极股骨头的无菌性松动。(B)采用直接外侧入路,将人工双极股骨头脱位。(C)通过压配的方式,植入生物型髋臼假体。(D)在预防性环扎钢丝的保护下,植入生物型股骨柄假体。(E)该患者采用了陶瓷对陶瓷摩擦界面。(待续)

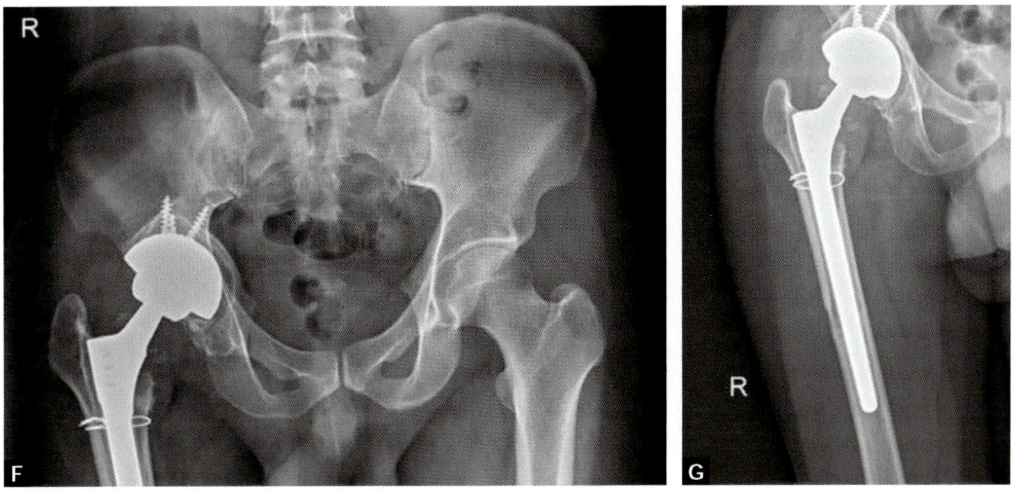

图13.10(续)F~G　术后X线片。

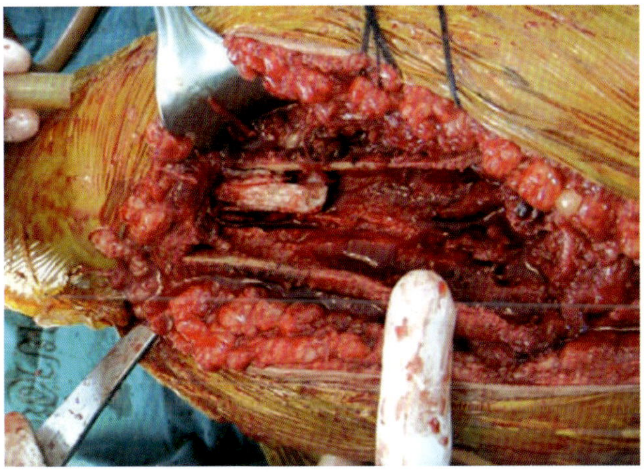

图13.11　由于固定良好的骨水泥柱的取出不全,直接外侧入路转换为转子延展截骨术。

结论

对于 THA 翻修术,术者能够认识到不同手术入路的优缺点是非常重要的。术者必须非常熟悉所选用的手术入路。而且,如果术者能够应用多种手术入路处理术中的特殊或意外情况,那将是大有裨益的。

(满振涛　译　李伟　审)

参考文献

1. Masterson EL, Masri BA, Duncan CP. Surgical approaches in revision hip replacement. J Am Acad Orthop Surg. 1998;6:84-92.
2. Blackley HR, Rorabeck CH. Extensile exposures for revision hip arthroplasty. Clin Orthop. 2000;381:77-87.
3. Berry DJ. Operative approaches. In: Berry DJ, Trousdale RT, Dennis DA, Paprosky WG (Eds). Revision total hip and knee arthroplasty; 2012. pp. 89-109.
4. Duncan CP, Howell JR, Masri BA. Revision total hip arthroplasty: surgical approaches. In: Lieberman JR, Berry DJ (Eds). Advanced Reconstruction Hip. American Academy of Orthopaedics Surgeons; 2005. pp. 289-304.
5. Rorabeck CH, Partington PF. Retroperitoneal exposure in revision total hip arthroplasty. Instr Course Lect. 1999;48:27-36.
6. Younger TI, Bradford MS, Magnus RE, et al. Extended proximal femoral osteotomy: a new technique for femoral revision arthroplasty. J Arthroplasty. 1995;10:329-38.
7. MacDonald SJ, Cole C, Guerin J, Rorabeck CH, Bourne RB, McCalden RW. Extended trochanteric osteotomy via the direct lateral approach in revision hip arthroplasty. Clin Orthop Relat Res. 2003;417:210-6.
8. Goodman S, Pressman A, Saastamoinen H, et al. Modified sliding trochanteric osteotomy in revision total hip arthroplasty. J Arthroplasty. 2004;19:1039-41.

第 14 章

全髋关节翻修扩大显露技术

Arun Kannan, William A. Jiranek

在全髋翻修手术中,充分的手术显露不仅有利于进一步的翻修操作,而且能避免因视野不良而导致并发症发生。第 13 章中介绍了各种手术入路及优势,术者应根据初次置换、骨缺损、单纯髋臼翻修或股骨翻修、髋臼和股骨全翻修等不同情况选择入路。股骨大转子截骨技术使髋臼重建时植入重建杯和重建钢板操作更方便。本章主要讨论全髋关节翻修手术中软组织松解和截骨的方法。

体位

手术前可以有很多方法固定骨盆。例如,McGuire 体位架能够固定髂前上棘、耻骨联合和臀部,髂前上棘耻骨联合侧需要用凝胶垫固定。除了固定骨盆,还需要考虑到体位是否影响切口和术中下肢活动范围。固定体位前需要在下方和侧方采用软垫。术前需要用标记笔对内植物的大体位置进行标记。我们采用的体位需要兼顾前后侧入路进行手术。固定骨盆采用沙袋固定,能够在手术时便于检查髋关节活动度极度屈髋,避免大腿撞击体位架。沙袋应该顶紧对侧大腿防止其悬空,否则在进行髋关节脱位或对股骨假体进行操作时会造成阻碍。

切口

在原切口的基础上扩大显露比重新选择入路更合理。手术前应该认真地考虑如何在原切口上进行延长(图 14.1)。虽然髋部的血运比膝关节周围的血运要好,但在原切口 5cm 之内再做切口是需要非常谨慎的[1]。术中需要切除原瘢痕(包括真皮层瘢痕),以避免在同一位置出现多重瘢痕影响美观。

深层切开

采取后入路显露如同前外侧入路一样,切口要尽可能地从臀大肌和髂胫束间隙进入,避免损伤臀大肌前部肌纤维。切开假体关节囊后,应该立即取

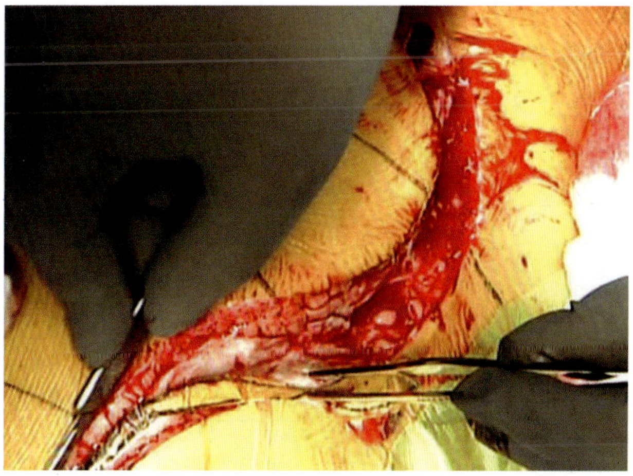

图14.1 应尽可能在原切口基础上进行延长,而不是在更好的位置做一个新切口。最终的显露更多取决于切口两端的位置,而不是切口的形状。

病理，对WBC和中性粒细胞计数，以判断是否存在关节周围感染[2]。对于金属对金属的人工关节还需要对金属粒子进行计数。

扩大显露

全髋关节翻修手术中获得良好的视野取决于是否充分扩大显露，而扩大显露包括软组织松解和截骨手术。软组织松解包括前关节囊切除、臀大肌和髂胫束松解以及外展肌群松解。大转子截骨术有助于显露困难的操作，包括大转子截骨、大转子滑移截骨、股骨大转子延展截骨、经股骨截骨等技术。

软组织松解

前关节囊切除

采用后入路单纯翻修髋臼假体时，保留的股骨假体会影响髋臼侧的显露。将前关节囊次全切除后，股骨假体可以向前半脱位到髋臼前缘。前关节囊切除以后形成了一个以外展肌为上缘、股外侧肌为外侧缘、髂腰肌为内侧缘的三角间隙（图14.2A和B）。髋关节通过屈曲外旋后脱位到这个间隙中。将一把Cushing髋臼拉钩牵开在外展肌群、Rake髋臼拉钩拉开在股外侧肌群，Cobra拉钩通过前关节囊和髂腰肌止点放置在髂耻转子上，放置拉钩的位置非常关键，位置不当会损伤股神经。前后关节囊切除后，将以上髋臼拉钩放置在合适的位置才能充分显露髋臼侧。

臀大肌松解

松解臀大肌后，股骨前向脱位可以进行髋臼侧翻修，便于内旋股骨进行股骨侧操作，松解臀大肌还能减少坐骨神经的张力。松解腱性部分时应该保留1cm左右的边缘以便于重建修复臀大肌。松解臀大肌时防止臀上动脉和臀下动脉副损伤，并采用器械保护位于臀大肌后方的坐骨神经。

股直肌松解

如果髋臼前缘或前柱存在骨缺损，需要充分显露髋臼前缘和前柱，将股直肌附着点从髂前下棘上松解下来才能更好地显露清楚。松解股直肌时，将Cobra拉钩通过股直肌和髂前下棘插到髋臼边缘。探查股直肌张力并用电刀或电凝在股直肌下方逐渐松解。

外展肌松解

如果需要在髂骨上安装垫块或者结构性植骨时，需要做外展肌群髂骨附着部松解。髋臼翻修时，外展肌群松解为股骨假体提供躲闪位置。松解时用Cobb骨膜剥离器沿髋臼上方外展肌群的起点处开始向前上方进行松解，边松解边用手摸坐骨结节来判断松解方向。臀上神经血管束从前上方穿过梨状肌，从臀中肌和臀小肌间隙穿出，在进行松解时应

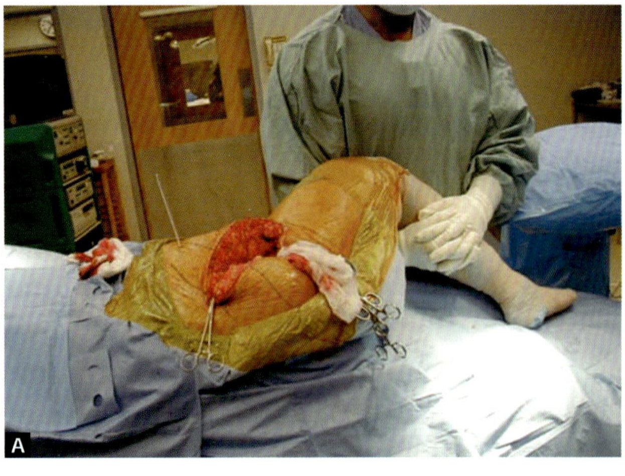

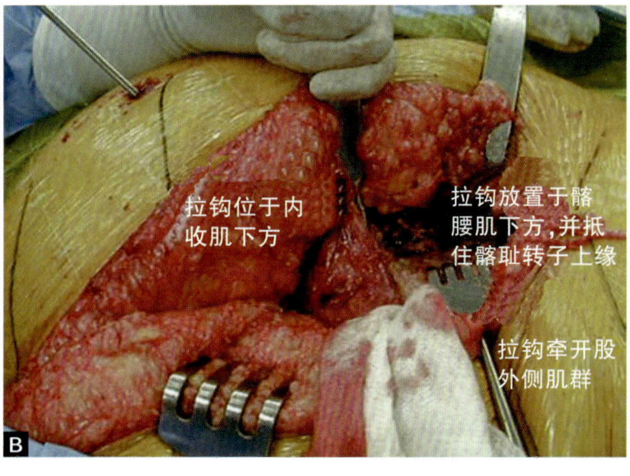

图14.2A和B　前关节囊切除：助手保持下肢处于屈曲外旋位，于内收肌、股外侧肌和髂腰肌所围成的三角形区域内切除前关节囊。

该避免损伤神经血管，防止肌肉失神经麻痹。如果周围组织严重挛缩，要从髂嵴起点开始进行彻底松解，可以将肌腹完全推向远端，尽可能采用骨膜下剥离以减少过多出血。

股骨大转子截骨

传统的股骨大转子截骨技术，由 John Charnley 于 20 世纪 50 年代最初提出[3]。其方法主要是将对带外展肌群的大转子进行截骨，将其从股外侧肌群上分离出来。在截骨时外展肌群、大转子和周围软组织都需要用 Cushing 拉钩进行保护，防止被摆锯损伤。股外侧肌在股骨转子位置反折，截骨平面选择在股骨转子，截骨线可以为斜形也可以水平截骨。大转子近端和前缘是外展肌群附着点，截骨时需要用 4 根钢丝或线缆固定(2 根水平、2 根垂直)，也可以选择大转子固定器。股骨大转子截骨术能够充分显露髋臼和骨膜下显露外侧股骨近端。大转子截骨术会导致大转子周围肌群生物力学不平衡，也可能会发生截骨块血供减少[4]。有文献报告，全髋关节翻修手术采用大转子截骨有 3%~18.5%的骨折不愈合率[5-8]。也有文献报告有钢丝断裂和外展肌断裂占并发症的 22%[9-10]。以上并发症限制了股骨大转子截骨技术的开展。

大转子滑移截骨

大转子滑移截骨早在 1975 年[11]有文献报告，直到 20 世纪 80 年代才被 Glassman 推广[12]。1991 年，Vinciguerra 采用了此方法对 53 例患者进行成功的全髋关节翻修[13]。大转子滑移截骨是将股外侧肌保留在大转子截骨块上。保留股外侧肌的附着可以对抗臀部肌肉在冠状面上的牵拉作用，改善大转子的血供(图 14.3)。理论上，臀部肌肉在矢状面上对抗股骨外侧肌前向和近端的作用力。传统的大转子截骨经过这一改良后保留股外侧肌在股骨转子的附着[14]。切开股外侧肌后侧间隔，用 Bennett 牵开器向前拉开近端肌肉组织。大转子截骨块一起拉向前方，彻底切除后关节囊[15]。为了防止后向不稳定，Goodman 等提出了滑移骨块牵向后方，切除前关节囊，由此可以减少脱位[15]。滑移截骨较好地显露髋臼，有利于进行后柱固定、髋臼上方植骨。这种方法的截骨愈合率达到 96%~95.2%[16,17]。也有报道纤维愈合率 10%[17]，不愈合率达到 20%[18]。即使截骨不愈合，因有内固定装置固定，大转子不会移位[19]。这种方法广泛用于保留股骨柄的髋臼重建手术，也可用于股骨头向骨盆内移，如髋臼内陷患者。此显露技术能够降低脱位难度，避免由于暴力导致的假体周围骨折。滑移截骨在髋翻修中得到广泛应用。

股骨开窗

在股骨皮质上开窗，便于取出股骨远端骨水泥塞或股骨近端固定良的断柄。有部分学者建议假体柄翻修要避免开两个皮质骨窗，防止假体周围骨折[20,21]，Zweymuller 等对此观点提出质疑。开窗原则是尽量减少前侧皮质骨缺损，降低开窗对股骨强度的影响[20,21]。

股骨大转子延展截骨技术

股骨大转子延展截骨技术(ETO)在 20 世纪 90 年代报告和推广，用于复杂的髋关节翻修手术[22]。大转子截骨将臀大肌和股外侧肌附着的股骨近端外侧骨皮质一起截骨。此技术适用于骨长入良好的非骨水泥型假体的翻修、带远端髓腔栓的骨水泥型

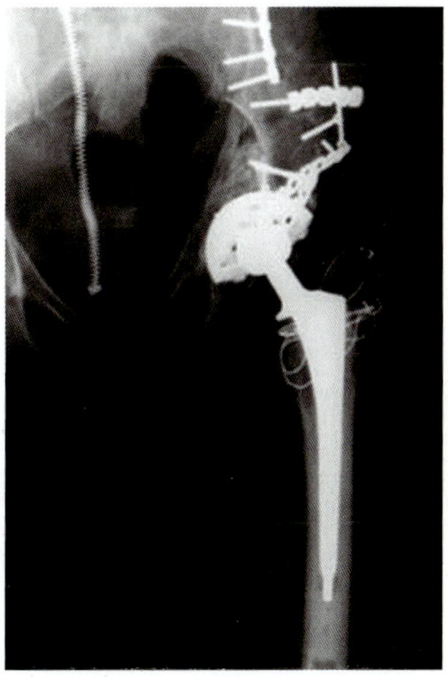

图14.3　大转子滑移截骨，以便于进行复杂的髋臼侧重建。

股骨假体翻修(图14.4)。但ETO会造成股骨抗扭转强度下降70%[23]。骨质疏松患者术中或术后有股骨骨折风险,因此骨质疏松是ETO相对禁忌证[23]。感染也是ETO手术的禁忌证,如果存在内固定装置,手术应该分成两期翻修。最近也报告关节周围感染患者采用ETO也能够取得良好的效果[24,25]。

外科手术技术

为了避免脱位后股骨近端骨折,髋关节脱位后先截骨。术中将前关节囊的纤维瘢痕全部切除,截骨的长度根据术前计划显露的大小进行。在取出非骨水泥型股骨假体柄时,小心处理柄的远端。良好固定的股骨柄通常是多孔或羟基磷灰石涂层,需要充分截骨才能处理股骨表面涂层。截骨范围大约是股骨周径的1/3。对于一个周径是6~8cm的股骨,截骨的宽度一般是2~2.5cm。把股外侧肌牵向前侧,截骨从大转子后方开始向下按照所需长度标记开始截骨,自前向后经肌肉间隙开始分离。用摆锯在股骨截骨远端斜行向下、横行向前宽2~2.5cm处进行截骨。在拐弯处用2mm钻头先打孔,然后连接部用骨刀凿开,截骨由近端转向大转子前方皮质骨。截骨时将前方截骨块打开,彻底松解股外侧肌。一旦前方截骨块打开4~5cm,将骨刀放在股外侧肌下,插向大转子前边界。用弯骨刀对后方截骨块进行处理,骨水泥壳、假体同骨块彻底地分离。只有当

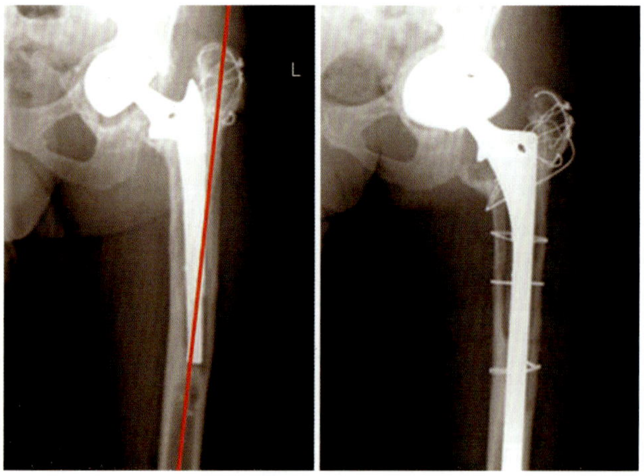

图14.4 采用ETO技术,对股骨内翻重塑病例进行翻修。注意,已对股骨截骨区进行了预防性钢丝捆绑。

骨皮质与假体彻底分开,每一个角落的骨水泥清理干净,才能彻底地松解骨块。用弯骨刀对后方截骨块进行处理,使骨水泥壳、假体同骨块彻底地分离。通常需要2~3次这样的处理,才能将骨块轻轻抬起并推向前方。这样才能提供一个较好的显露髋臼和股骨髓腔的视野。重建股骨近端时采用线缆固定,近端线缆分别固定在小转子下方、股外侧肌下方或穿大转子的位置,远端的2根线放置在截骨块远端上方。术后,患者免负重4~6周。

改良手术:上述方法通常都是采用后入路进行操作。Wagner提出采用前外侧入路(Hardinge)操作。截骨的方法和原则也基本一样,与上述方法的不同之处是截骨线向前旋转90°角。后侧截骨块从大转子上开始,连同外展肌一起分离,大转子与股外侧肌相连,前侧骨块与大转子前方骨块相连。2003年,MacDonald等报告这一技术,发现大转子较高的移位率,但关节发生脱位的概率比较低。另一个改良的技术方法是股骨单瓣法,从后方进行截骨,打出仅有纤维愈合的股骨柄。如果单瓣法不能取出股骨柄,可以采用ETO技术。

结论

ETO技术最早被Younger报道[22],被Paprosky开展,最后被Miner等[26]推广。他们提出ETO技术有较好的愈合率,后期也得到了许多作者的支持(表14.1)[27,28]。在准备股骨远端和安置假体时,发生股骨假体远端劈裂并发症发生率超过10%。在股骨远端安放线缆可以预防股骨假体远端劈裂的并发症。Park等报告了采用这一技术的并发症(表14.1),将采用和不采用ETO技术髋翻修手术进行对比,发现采用ETO手术骨皮质穿孔和股骨假体下沉更少[29]。Wieser报告了采用传统大转子滑移截骨全髋翻修手术中19.8%的截骨不愈合率(121例中有24例不愈合),而采用ETO手术的不愈合率仅为4.3%(47例中2例不愈合)[18]。

总结

扩大显露是髋关节翻修手术的重要环节,如同

表14.1 股骨大转子延展截骨术并发症

作者	例数	不愈合率(%)	并发症(%)
Miner	166	2(1.2)	截骨过程中骨折:4(2.4) 脱位:17(10.2) 股骨假体远端劈裂:18(10.8) 股骨柄松动:1(0.6) 坐骨神经麻痹:3(1.8) 股骨干骨折:1(0.6) 截骨不愈合:1(0.6)
Chen	45	1(2)	截骨过程中骨折:2(4.4) 脱位:4(8.9) 大转子滑囊炎:2(4.4) 坐骨神经麻痹:1(2.2)
Mardones	75	1(1.3)	截骨过程中骨折:3(4) 股骨假体远端劈裂:9(12) 脱位:1(1.3) 大转子部的疼痛:2(2.7) 仰卧倾斜:3(4)
MacDonald (大转子)	45	2(4.4)	截骨过程中骨折:2(4.4) 股骨柄松动:1(2.2) 股骨干骨折:2(4.4) 脱位:1(2.2)

关节稳定一样。术前周密计划,是否选择原手术入路、髋臼翻修还是柄的翻修、骨缺损的判断对翻修手术具有非常重要的作用。实施有计划的截骨手术比不采用截骨手术的创伤和发生骨折的风险更低。适当的软组织松解和明智的截骨能够避免手术中操作困难,减少并发症的发生。采用熟悉的切口,扩大显露操作视野,便于翻修术中操作,减少术中并发症。

(李超 译 黄迅悟 审)

参考文献

1. Garvin, Kevin L. General Principles of Surgical Technique. In: Callaghan, John J, Rosenberg, Aaron G, Rubash, Harry E (Eds). Adult Hip, 2nd edn. Lippincott Williams and Wilkins, 2007.
2. Spangehl MJ, Masri BA, O'Connell JX, Duncan CP. Prospective analysis of preoperative and intraoperative investigations for the diagnosis of infection at the sites of two hundred and two revision total hip arthroplasties. J Bone Joint Surg Am. 1999;81(5):672-83.
3. Charnley J. Total hip replacement by low-friction arthroplasty. Clin Orthop. 1970,72.7-21.
4. Najima H, Gagey O, Cottias P, Huten D. Blood supply of the greater trochanter after trochanterotomy. Clin Orthop. 1998;349:235-41.
5. Schutzer SF, Harris WH. Trochanteric osteotomy for revision total hip arthroplasty. 97% union rate using a comprehensive approach. Clin Orthop. 1988;227:172-83.
6. Berry DJ, Müller ME. Chevron osteotomy and single wire reattachment of the greater trochanter in primary and revision total hip arthroplasty. Clin Orthop. 1993;294:155-61.
7. Bal BS, Maurer BT, Harris WH. Trochanteric union following revision total hip arthroplasty. J Arthroplasty. 1998;13(1):29-33.

8. Hawkins A, Midwinter K, MacDonald DA. Trochanteric non-union in revision total hip arthroplasty: does it matter? Ann R Coll Surg Engl. 2000;82(1):39-42.
9. Jarit GJ, Sathappan SS, Panchal A, Strauss E, Di Cesare PE. Fixation systems of greater trochanteric osteotomies: biomechanical and clinical outcomes. J Am Acad Orthop Surg. 2007;15(10):614-24.
10. Nutton RW, Checketts RG. The effects of trochanteric osteotomy on abductor power. J Bone Joint Surg Br. 1984;66(2):180-3.
11. English TA. The trochanteric approach to the hip for prosthetic replacement. J Bone Joint Surg Am. 1975;57(8):1128-33.
12. Glassman AH, Engh CA, Bobyn JD. A technique of extensile exposure for total hip arthroplasty. J Arthroplasty. 1987;2(1):11-21.
13. Vinciguerra B, Pascarel X, Mangione P, Honton JL, Chatelan JL. Digastric trochanterotomy in reoperated total hip prostheses. Apropos of 53 cases. Rev. Chir. Orthopédique Réparatrice Appar. Mot. 1993;79(3):200-4.
14. Dostal WF, Andrews JG. A three-dimensional biomechanical model of hip musculature. J Biomech. 1981;14(11):803-12.
15. Goodman S, Pressman A, Saastamoinen H, Gross A. Modified sliding trochanteric osteotomy in revision total hip arthroplasty. J Arthroplasty. 2004;19(8):1039-41.
16. Langlais F, Lambotte JC, Collin P, Langlois F, Fontaine JW, Thomazeau H. Trochanteric slide osteotomy in revision total hip arthroplasty for loosening. J Bone Joint Surg Br. 2003;85(4):510-6.
17. Lakstein D, Backstein DJ, Safir O, Kosashvili Y, Gross AE. Modified trochanteric slide for complex hip arthroplasty: clinical outcomes and complication rates. J Arthroplasty. 2010;25(3):363-8. doi:10.1016/j.arth.2009.02.017.
18. Wieser K, Zingg P, Dora C. Trochanteric osteotomy in primary and revision total hip arthroplasty: risk factors for non-union. Arch Orthop Trauma Surg. 2012;132(5):711-7. doi:10.1007/s00402-011-1457-4.
19. Glassman AH. Complications of trochanteric osteotomy. Orthop Clin North Am. 1992;23(2):321-33.
20. Kerry RM, Masri BA, Garbuz DS, Duncan CP. The vascularized scaphoid window for access to the femoral canal in revision total hip arthroplasty. Instr Course Lect. 1999;48:9-11.
21. Klein AH, Rubash HE. Femoral windows in revision total hip arthroplasty. Clin Orthop. 1993;291:164-70.
22. Younger TI, Bradford MS, Paprosky WG. Removal of a well-fixed cementless femoral component with an extended proximal femoral osteotomy. Contemp Orthop. 1995;30(5):375-80.
23. Noble AR, Branham DB, Willis MC, et al. Mechanical effects of the extended trochanteric osteotomy. J Bone Joint Surg Am. 2005;87(3):521-9. doi:10.2106/JBJS.C.00759.
24. Lim SJ, Moon YW, Park YS. Is extended trochanteric osteotomy safe for use in 2-stage revision of periprosthetic hip infection? J Arthroplasty. 2011;26(7):1067-71. doi:10.1016/j.arth.2011.03.001.
25. Levine BR, Della Valle CJ, Hamming M, Sporer SM, Berger RA, Paprosky WG. Use of the extended trochanteric osteotomy in treating prosthetic hip infection. J Arthroplasty. 2009;24(1):49-55. doi:10.1016/j.arth.2008.01.306.
26. Miner TM, Momberger NG, Chong D, Paprosky WL. The extended trochanteric osteotomy in revision hip arthroplasty: a critical review of 166 cases at mean 3-year, 9-month follow-up. J. Arthroplasty. 2001;16(8 Suppl 1):188-94.
27. Chen WM, McAuley JP, Engh CA Jr, Hopper RH Jr, Engh CA. Extended slide trochanteric osteotomy for revision total hip arthroplasty. J Bone Joint Surg Am. 2000;82(9):1215-9.
28. Mardones R, Gonzalez C, Cabanela ME, Trousdale RT, Berry DJ. Extended femoral osteotomy for revision of hip arthroplasty: results and complications. J Arthroplasty. 2005;20(1):79-83. doi:10.1016/j.arth.2004.10.014.
29. Park YS, Moon YW, Lim SJ. Revision total hip arthroplasty using a fluted and tapered modular distal fixation stem with and without extended trochanteric osteotomy. J Arthroplasty. 2007;22(7):993-9. doi:10.1016/j.arth.2007.03.017.

第 15 章

改良股骨大转子滑移截骨

Rajesh Chakravertty, Michael Drexler, Allan E. Gross

髋关节翻修术中，股骨侧的处理是一个技术性难题。为去除固定良好的股骨柄或松动的水泥柄，或是行股骨内翻重建，需要行股骨大转子滑移截骨(ETO)。改良 ETO 是对于传统 ETO 的一种改进，改良 ETO 主要是通过将后关节囊及外旋肌群固定于股骨大转子，从而使得外旋肌群得以保留。对于改良 ETO 而言，其截骨块近端与外展肌群相连，截骨块远端与股外侧肌相连。这些结构能够维持髋关节后方的稳定性，保证截骨块的血液供应，防止截骨块移位。如果股骨柄侧位置适合，应力匹配，则截骨术不延展至股骨干，其余操作相同。

术前规划

股骨大转子滑移截骨的截骨长度取决于股骨柄的固定方式及股骨干的剩余骨量。为了能够去除先前假体的股骨柄，改良 ETO 的截骨应从股骨大转子尖开始，至假体的多孔涂层底部。对于骨水泥型股骨柄假体而言，改良 ETO 的截骨长度应当足以取下股骨柄下段的水泥套。值得注意的是，在截骨过程中须保留足够长度的股骨干峡部，以满足翻修股骨假体的压配固定，这个长度至少为 4~5cm。

手术室

通常采用全身麻醉或者蛛网膜下隙麻醉。

体位

侧卧位，以臀垫固定骨盆。脊柱的方向应与骨盆的方向一致，利于髋臼的定位。

入路与显露

以大转子为中心，行外侧皮肤切口。沿肌纤维走行方向切开髂胫束，并放置 Charnley 牵开器。将一个体位垫置于膝关节下方。剥离臀中肌和短外旋肌，自臀中肌的后缘和短外旋肌之间开始截骨。截骨的宽度约为整个股骨周径的 1/3(图 15.1)。截骨面应为斜行骨面，骨面向股骨外侧面倾斜。截骨宽度约为整个股骨周径的 1/3，由后向前方进行。外旋肌群及股外侧肌完整地保留在截骨块前方（图 15.2)。随后切开髋关节囊，将髋关节前脱位。

结论

用直径为 16ga(约 20.16~21.44mm)的双圈不锈钢丝捆扎股骨(图 15.3)。所需钢丝数目视截骨长度而定。截骨位置的局部颗粒骨移植可以促进骨愈合。

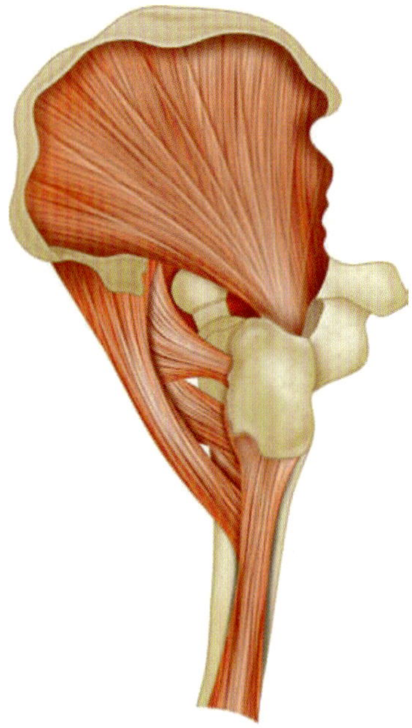

图15.1 股骨近端的显露。Republished with permission of Hip International from [Modified extended trochanteric osteotomy with preservation of posterior structures, Lackstein D, et al. 20 (1) 2010]; permission conveyed through Copyright Clearance Center, Inc.

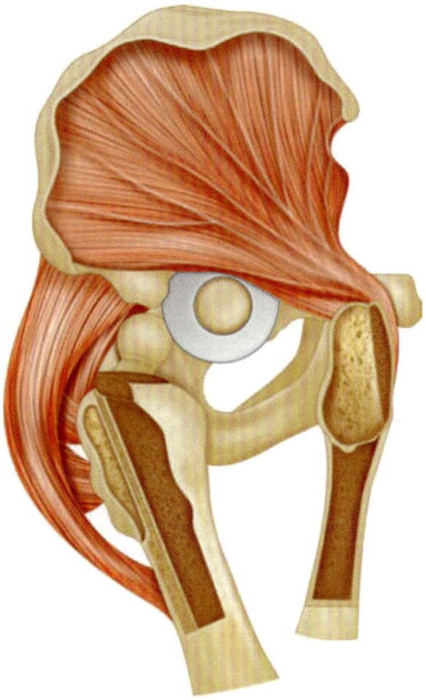

图15.2 截骨的宽度约为整个股骨周径的1/3。外旋肌群及股外侧肌完整地保留在截骨块前方。Republished with permission of Hip International from [Modified extended trochanteric osteotomy with preservation of posterior structures, Lackstein D, et al. 20(1) 2010]; permission conveyed through Copyright Clearance Center, Inc

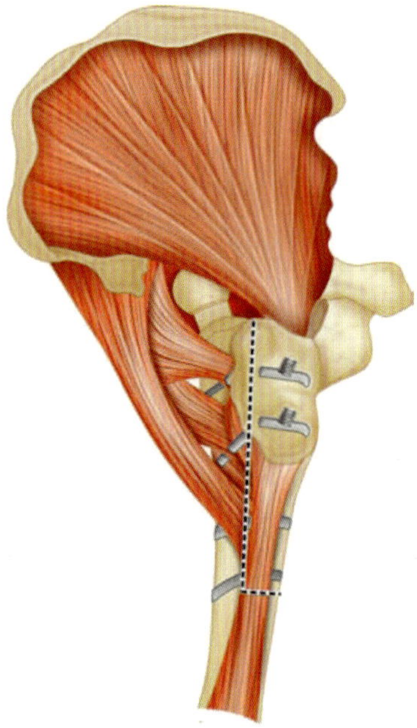

图15.3 截骨闭合。Republished with permission of Hip International from [Modified extended trochanteric osteotomy with preservation of posterior structures, Lackstein D, et al. 20 (1) 2010]; permission conveyed through Copyright Clearance Center, Inc.

术后管理

患者术后6周内禁止负重,防止翻修股骨柄下沉。术后6周内禁止主动外展活动,以促进截骨块愈合。

并发症

截骨相关的并发症包括截骨块延迟愈合或不愈合、钢丝捆扎相关并发症、转子间骨折等。

结果

我们一共统计了53例改良ETO的病例,都取得了令人满意的结果。大转子滑移截骨的愈合率为98.1%,只有1例患者因为翻修股骨柄下沉而需要二次翻修(其中有12例患者虽然出现了早期假体下沉的影像学表现,但是术后1年内翻修假体稳定性是良好的)。其中有2例(3.8%)患者出现了髋关节脱位而需要进行髋臼杯翻修[1]。Macdonald 等采用髋关节外侧入路 ETO 的方法做了类似的研究，结果显示大转子滑移截骨的愈合率为 89%，其中 1 例患者发生了髋关节脱位[2]。外侧入路 ETO 的优势在于能够减少髋关节后方结构的破坏，从而降低术后髋关节脱位的发生率。上述研究术后髋关节脱位的发生率低于后方入路 ETO，后者的发生率约为 10%~30%[3,4]。

典型病例

75 岁女性患者，全髋关节置换术后 17 年。骨水泥型股骨柄固定良好，髋臼侧骨溶解，假体松动，聚乙烯内衬磨损(图 15.4)。行改良 ETO 更换水泥股骨柄，髋臼侧采用臼杯–笼式支架(cages 与 Jumbo 杯组合)，截骨块复位并以钢丝环扎固定(图 15.5)。

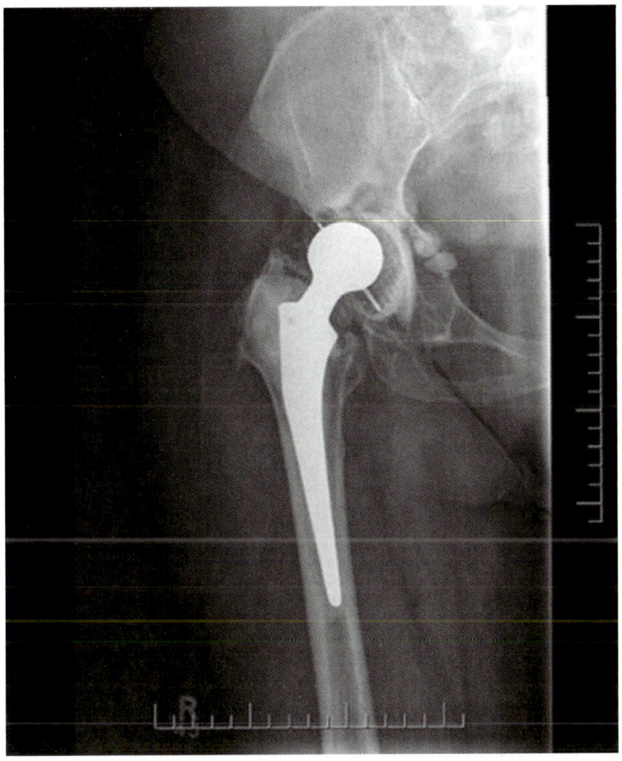

图15.4 术前X线片显示髋臼侧假体松动、骨溶解、聚乙烯内衬磨损，值得注意的是，水泥柄固定良好。

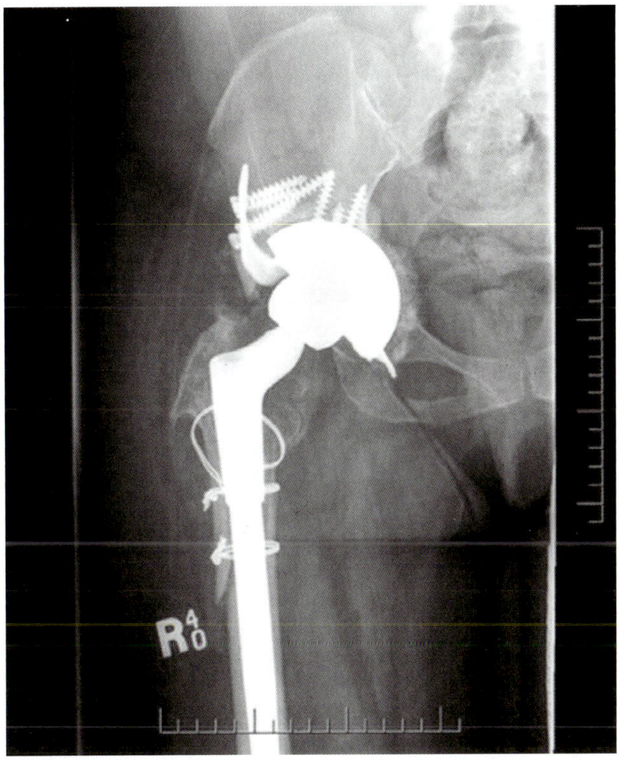

图15.5 术后X线片显示ETO去除股骨侧假体及骨水泥，以臼杯–笼式支架技术重建髋臼侧并以生物型股骨柄替代之前的水泥柄。

(马海涛 译 蔡谞 审)

参考文献

1. Lakstein D, et al. Modified extended trochanteric osteotomy with preservation of posterior structures. Hip Int. 2010;20(1):102-8.
2. MacDonald SJ, et al. Extended trochanteric osteotomy via the direct lateral approach in revision hip arthroplasty. Clin Orthop Relat Res. 2003;(417):210-6.
3. Miner TM, et al. The extended trochanteric osteotomy in revision hip arthroplasty: a critical review of 166 cases at mean 3-year, 9-month follow-up. J Arthroplasty. 2001;16(8 Suppl 1):188-94.
4. Morshed S, Huffman GR, Ries MD. Extended trochanteric osteotomy for 2-stage revision of infected total hip arthroplasty. J Arthroplasty. 2005;20(3):294-301.

第 16 章

外侧延展截骨技术及其改良

Bo Nivbrant, Lorcan McGonagle

概述

随着人口老龄化进程的不断加快和关节置换手术的增加，髋关节假体周围骨折的发生率也在上升[1-3]。

目前，学术界一直认为以胯骨折线的长柄假体翻修是温哥华 B_2 型和 B_3 型骨折的最佳治疗方法。有些人更倾向于采用切开复位内固定的方法来处理假体周围骨折，他们认为这种方法维持了原有的关节稳定性。髋关节假体周围骨折很少能自行愈合，常常发展为延迟愈合，直至最终股骨柄下沉需要翻修。当然，股骨柄松动及假体周围骨溶解都是假体翻修的手术指征，因为此时翻修总好过发生假体周围骨折后再翻修。

处理髋关节假体周围骨折时，第一个需要面临的问题就是如何在少破坏骨质和周围组织的前提下取出股骨柄。尽管在部分区域出现了严重的骨溶解，但是生物型股骨柄依旧固定良好。而对于骨水泥型股骨柄而言，取出也许容易一些，但是残余的骨水泥却不易取出。这种情况下，股骨外侧延展截骨配合植入远端固定的股骨柄，能够起到很好的效果[4-9]。

股骨柄的翻修手术大多通过后入路进行，术后的主要问题就是不稳定。有文献报道，脱位的发生率为 3.6%~20.8%，还有研究表明，周围软组织的剥离程度与脱位发生率呈现正相关[5,8-10]。正因如此，许多术后患者在日常生活中活动谨慎并且部分动作被限制，而且往往终生如此。

本章节将讲解一种新的股骨柄翻修技术，这种技术将尽可能保留关节囊后方和下方的完整性，从而更好地维持髋关节稳定。

手术技术

患者取侧卧位，可沿用旧切口，在中外侧平面向远端延伸切口以便更好地暴露股骨干。切开臀大肌和阔筋膜，显露大转子和股外侧肌。一定不要脱位髋关节！因为之前手术的关节囊再缝合后的瘢痕愈合很牢靠。

用 Hohmann 牵开器拉开股外侧肌，显露股骨干及骨折线。手术野注意止血，小心处理注意保护周围软组织，尽量保留骨滋养血管。这些对于术后愈合都很重要，如果存在小的骨折碎片也要尽可能留下。

显露股骨外侧面后，即可行进一步探查，尤其是存在假体周围骨折的患者，需要对骨折线进行仔细观察。在部分此类病例中，可以利用部分骨折线作为大转子延展截骨的一部分，这样可以减少部分截骨操作。然后即可按照计划，用摆锯进行截骨。一般从股骨近端大转子最外侧开始向远端进行截骨，有时候甚至需要从臀中肌止点中间开始，这样只需打开上方关节囊，以保留更多的软组织袖套结构。此后，即可沿股外侧肌向股骨远端延伸，延展的长度取决于骨折线(存在假体周围骨折时)的走行，同时也要考虑取出股骨假体的需要。制订术前计划时，可以在 X 线片上，通过模板测量出从大转子(GT)顶到截骨线最远端的距离，以便于术中操作。到达截骨线最远端后，向股骨前方进行横行截骨，横行截骨的长度约等于股骨皮质周径的 1/3。然后继续股骨前方截骨，进行股骨前方的截骨时，需要尽量保留股骨前方的软组织附着，可以采用细钻沿前方截骨线走行连续间断钻孔或用小骨刀在前方软组织下间断凿开骨皮质，直至回到股骨近端。最后用骨刀将骨皮质上的小孔或裂纹连通，即完成全部延展截骨操作。此时，可以看到股骨外侧壁已基本松动，且可以将侧壁皮质连通前方软组织一起向前方翻开。这时，可以根据需要对上方关节囊进行进一步松解(图 16.1)。

在大转子尖部，用 Charnley 牵开器挡开臀中肌和后关节囊(图 16.2)。

股骨柄可以从打开的髓腔中取出，但是关节囊的漏斗形结构会使得股骨头紧贴于髋臼内。如图所示，关节囊上方小切口不会使后方关节囊遭到破坏(图16.3)。

关节囊小切口所提供的张力可以使股骨头从髋臼中取出。关节囊没有被破坏也没有被切除。这种方法的优势在于保留了股骨颈的漏斗形状。放入新的股骨头，缝合关节囊(图 16.4)。

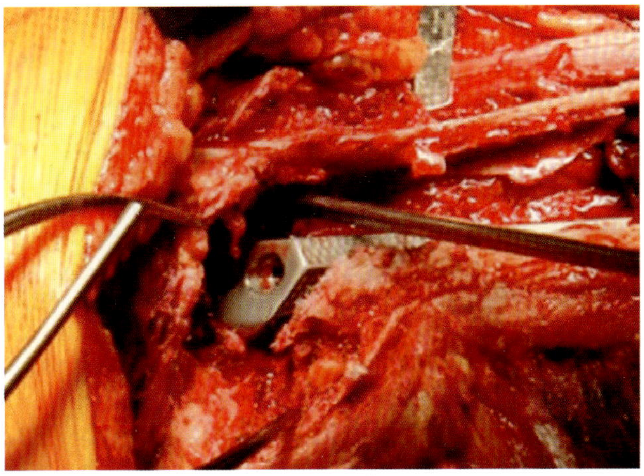

图16.2 牵开的臀中肌。

如果需要同时更换内衬，则需要更大一些的切口。这种方法使得远端的关节囊得以完整保留，术后髋关节稳定性更好。

股骨准备完成后，插入新的股骨柄。通过关节囊小切口放入模具股骨头，并进行髋关节稳定性及下肢长度检查。然后将翻修假体安装好，缝合关节囊。复位股骨并以钢丝捆扎(图 16.5)。

关节周围的软组织袖套结构需要仔细修复，残留的关节囊结构、劈开的臀中肌肌腱等均需要进行紧密的缝合修复，尽可能恢复其稳定性。然后，即可逐层缝合切口。

患者术后按照初次全髋关节置换术后的常规护理，不必使用特殊的外展架或枕头。

图 16.6 示术前 X 线片，提示存在股骨假体周围骨折。图 16.7 为同一病例的术后 X 线片，该病例

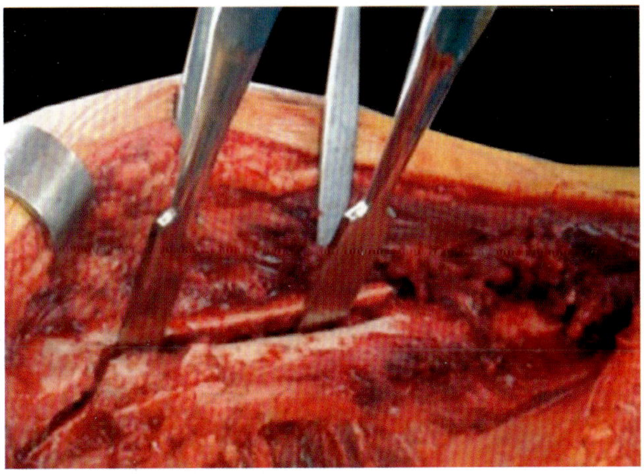

图16.1 股骨骨折、截骨术(左侧大转子)。

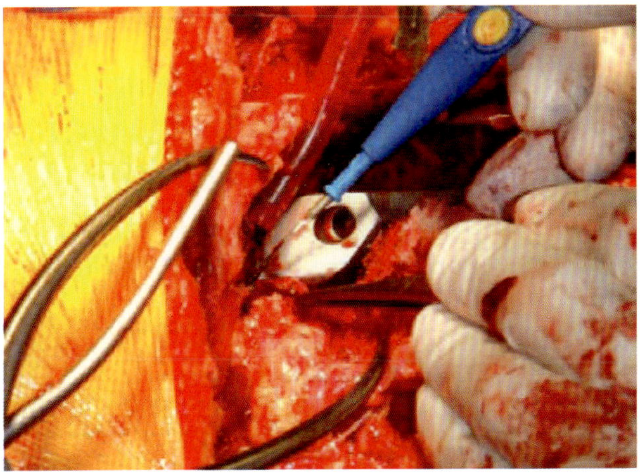

图16.3 切开髋关节囊。

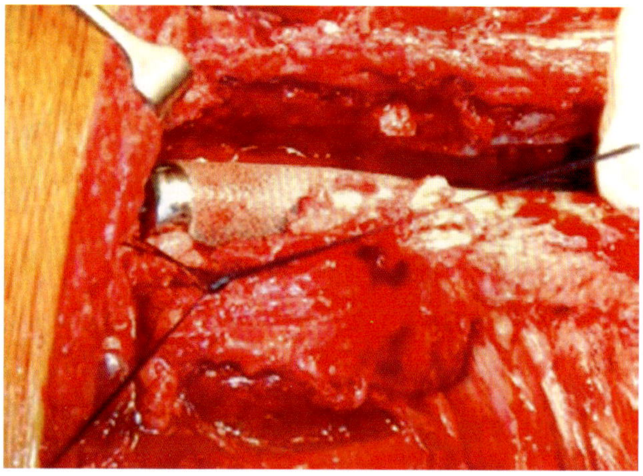

图16.4 关节囊切口的修复。

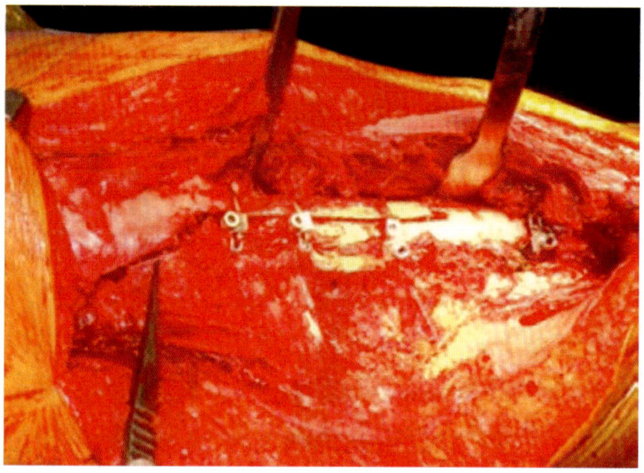

图16.5 股骨髓腔缩容及钢缆捆绑固定。

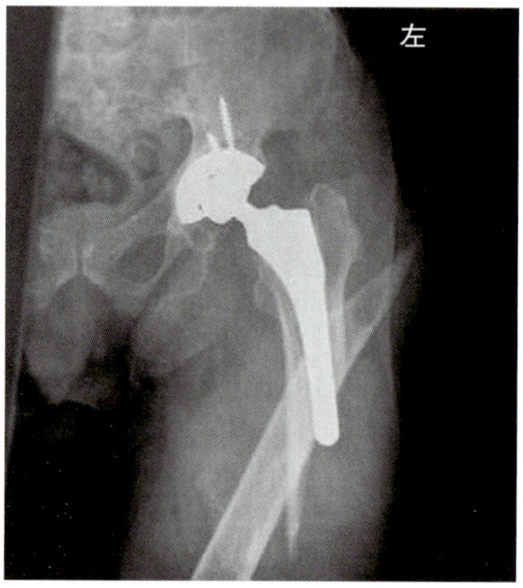

图16.6 股骨假体周围骨折术前X线片。

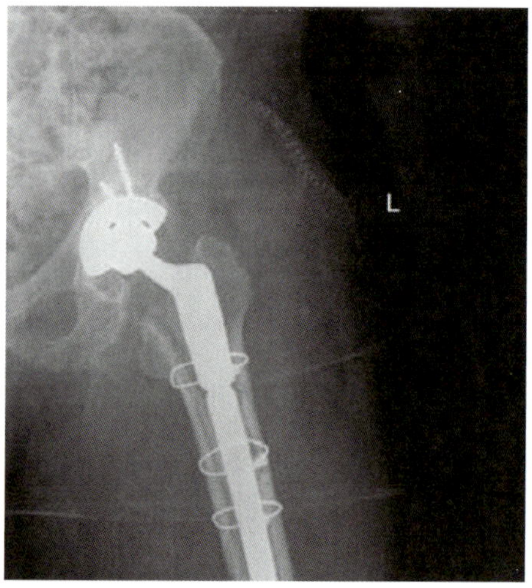

图16.7 长柄假体翻修术后X线片。

在翻修术中采用了前述改良的大转子延展截骨技术,并使用长柄假体进行了重建。

研究结果

本研究共纳入 28 例患者, 平均年龄 79 岁,术前为温哥华 B 型假体周围骨折, 其中 19 例为骨水泥型假体,9 例为生物型假体, 均行长柄假体翻修术。平均随访 29 个月(3~91 个月),患者均未出现脱位及感染,平均 Oxford 评分为 32 分,平均 Harris 评分为 72 分。

讨论

本章所述的手术技术与 Fink 等所报道的股骨截骨术类似[11]。但是,他们并没有提及关节囊的处理,而这一部分是这个技术的关键。他们采用近端截骨,而本研究主要采用冠状面截骨。股骨外侧面截骨更接近上关节囊, 利于进行小切口关节囊切开。Berry 用另一种改良的股骨截骨术治疗了 8 例温哥华 B_3 型假体周围骨折的患者[12]。他像本研究一样采用了冠状面截骨,但是也没有提及关节囊的处理。

在既往的研究中,假体周围骨折脱位的发生率为 3.6%~20.8%[5,8,9]。脱位的情况在接受过多次髋关节手术的患者中更为常见,因为其外展肌受损。小切口关节囊切开应用于髋关节翻修术对维稳髋关节很重要。Alberton 等[10]通过回顾性分析了 1548 例髋关节翻修病例后认为周围软组织的剥离程度与脱位发生率呈现正相关。Smith 等也报道了在 79 例髋关节翻修术中注意保护后关节囊的情况下，患者术后脱位的发生率低(2.5%)[13]。

从卫生经济学的角度讲，髋关节稳定也非常重要。因为髋关节脱位会消耗很多费用。Sanchez-Sotelo 等研究表明，髋关节闭合复位约为全髋置换术费用的 19%，而如果需要行髋关节翻修，费用就变成了 148%[14]。

结论

综上所述，本章主要介绍了小切口关节囊切开应用于髋关节翻修术，其对于维持髋关节稳定起到了很好的效果。

（张威 译 蔡谞 审）

参考文献

2. Old AB, Mcgrory BJ, White RR, Babikian GM. Fixation of Vancouver B1 periprosthetic fractures by broad metal plates without the application of strut allografts. J Bone and Joint Surg (Br). 2006;88-B:1425-9.
3. Morrey BF, Kavanagh BF. Complications with revision of the femoral component of total hip arthroplasty: Comparison between cemented and uncemented techniques. J Arthroplasty. 1992;7(1):71-9.
4. Springer BD, Berry DJ, Lewallen DG. Treatment of periprosthetic femoral fractures following total hip arthroplasty with femoral component revision. J Bone Joint Surg [Am]. 2003; 85:2156-62.
5. Neumann D, Thaler C, Dorn U. Management of Vancouver B2 and B3 femoral periprosthetic fractures using a modular cementless stem without allografting. Int Orthop. 2012;36(5):1045-50.
6. Lindahl H, Malchau H, Oden A, Garellick G. Risk factors for failure after treatment of a periprosthetic fracture of the femur. J Bone Joint Surg (Br). 2006;88-B:26-30.
7. Corten K, Vanrykel F, Bellemans J, Frederix PR, Simon JP, Broos PL. An algorithm for the surgical treatment of periprosthetic fractures of the femur around a well-fixed femoral component. J Bone Joint Surg Br. 2009;91(11):1424-30.
8. Mulay S, Hassan T, Birtwistle S, Power R. Management of types B2 and B3 femoral periprosthetic fractures by a tapered, fluted, and distally fixed stem. J Arthroplasty. 2005;20(6):751-6.
9. Mukundan C, Rayan F, Kheir E, MacDonald D. Management of late periprosthetic femur fractures: a retrospective cohort of 72 patients. Int Orthop. 2010;34(4):485-9.
10. Alberton GM, High WA, Morrey BF. Dislocation after revision total hip arthroplasty: an analysis of risk factors and treatment options. J Bone Joint Surg [Am]. 2002;84-A:1788-92.
11. Fink B, Grossmann A, Schubring S, Schulz MS, Fuerst M. A modified transfemoral approach using modular cementless revision stems. Clin Orthop Relat Res. 2007;462:105-14.
12. Berry DJ. Treatment of Vancouver B3 periprosthetic femur fractures with a fluted tapered stem. Clin Orthop Relat Res. 2003;(417):224-31.
13. Chivas DJ, Smith K, Tanzer M. Role of capsular repair on dislocation in revision total hip arthroplasty. Clin Orthop Relat Res. 2006;453:147-52.
14. Sanchez-Sotelo J, Haidukewych GJ, Boberg CJ. Hospital cost of dislocation after primary total hip arthroplasty. J Bone Joint Surg Am. 2006;88(2):290-4.

第 17 章

髋关节翻修术中取出固定良好假体的原则

Krishna Kiran Eachempati, Chandrasekhar Dannana, Sunil Apsingi, AV Gurava Reddy, Rajesh Malhotra

概述

随着初次髋关节置换在全世界呈指数性增长，以及患者预期寿命的延长，髋关节翻修需求也日益增多。髋关节翻修的重要一步是在重建前取出原有的假体。有时取出固定良好的假体极为费时费力，最难之处在于取出假体的同时必须尽可能减少骨量丢失并尽量保留软组织，以便结构与功能的重建。

髋关节翻修指征包括假体移位、机械性松动、聚乙烯严重磨损、髋关节不稳、大腿前方疼痛、假体失败和严重感染[1]。随着骨水泥技术的提高以及非骨水泥假体实现可靠固定，如何在假体未松动的髋关节翻修术中取出假体已经成为一大难题。

术前计划

髋关节翻修术应由具有相关专业特长的医生在设施完善的关节中心开展。

术者应清楚翻修原因及如何翻修。术前应仔细计划如何取出固定良好的假体，尽可能减少骨量丢失和软组织损伤，降低后续重建的难度。细致的术前计划有助于术者根据患者情况采用最恰当的假体取出方法。

良好的术前计划包括以下步骤：

- 确定前次手术至今时间以及导致行关节置换术的最主要症状。
- 使用高质量 X 线片评估假体、骨质质量和骨缺损情况，检查可能存在的骨溶解和松动。
- 对于非骨水泥假体，还须观察骨长入的征象，如股骨近端应力遮挡、多孔涂层远端的点状融合、缺少远端基座和假体多孔涂层周围没有反应线等[2]。
- 确认假体的类型及厂商。
- 术前模板有助于确定翻修术中假体的类型及大小。
- X 线片无法确定是否松动的病例，可联合 CT 检查。
- 术前炎症指标升高时，必须排除感染。
- 取得以往的手术记录，让相关器械商确认假体的规格，术中备好相匹配的假体。
- 备好大段同种异体骨以及骨修复颗粒。
- 做好行大转子延展截骨的准备，备好所有所需的假体拔出器械。

手术技巧

无论是骨水泥或非骨水泥假体，均应利用前次手术切口或以往多次手术切口中最恰当的一个进行安全、充分的暴露。假体取出过程中应细致止血、防止术中失血过多，时刻注意保护软组织和保留骨量。

骨水泥型髋臼假体

大部分骨水泥型聚乙烯假体的水泥边缘和假体边缘很容易看见；如果看不见，应在使用拔出器械之前确认好臼杯-骨水泥界面和骨水泥-骨界面。

有时需使用高速铅笔头磨钻或咬骨钳扩大髋臼界面缝隙，以便假体取出。Paprosky 等使用史赛克全能系统高速磨钻(Kalamazoo, MI)获得了良好的效果。也可用动力锉扩大髋臼窝[3]。

扩臼使假体松动后，在髋臼中心钻孔，用匹配的拔出器可轻松取出假体。如果假体并未松动，可用直/弯骨刀或高速磨钻松动臼杯-骨水泥界面和骨水泥-骨界面。沿臼杯周缘插入弯骨刀，游离臼杯。轻轻左右晃动或旋转用力松动假体，避免暴力撬拔，以防骨折。

如果前述方法未能获效，可用高速铅笔头磨钻切碎聚乙烯假体。取出臼杯后，可用骨刀、刮匙或高速磨钻去除残余骨水泥。有时，水泥层也需切碎，以便取出[4]。

非骨水泥髋臼假体

取非骨水泥型臼杯时，应完全暴露臼缘，并先取出聚乙烯杯。这便于更好地暴露金属假体的边缘。在非组配式假体中，聚乙烯杯可以留在原地。

如有髋臼螺钉，应备好匹配的改锥。如果由于螺钉帽螺纹磨损或固定太牢靠导致取出困难，应剪断螺帽，使用老虎钳、环钻或其他取钉器械取出剩余的螺钉[5]。

取出螺钉之后，使用铅笔头磨钻和(或)窄骨刀仔细清理金属臼杯周缘。用弧形骨刀(图 17.1)破坏臼杯-宿主骨界面十分方便。先用较短的弧形骨刀破坏臼杯-骨界面，靠近髋臼内壁时再更换为较长弧形骨刀。操作时应尽量小心，避免损伤宿主骨，尤其应注意髋臼内壁，防止造成骨盆分离。

臼缘难以清理时，可用高速金属切割磨钻将臼杯切成几块，再用髋臼抓持钳或咬骨钳将假体碎片取出。所有假体取出之后，对剩余骨量进行重建评估[6-8]。

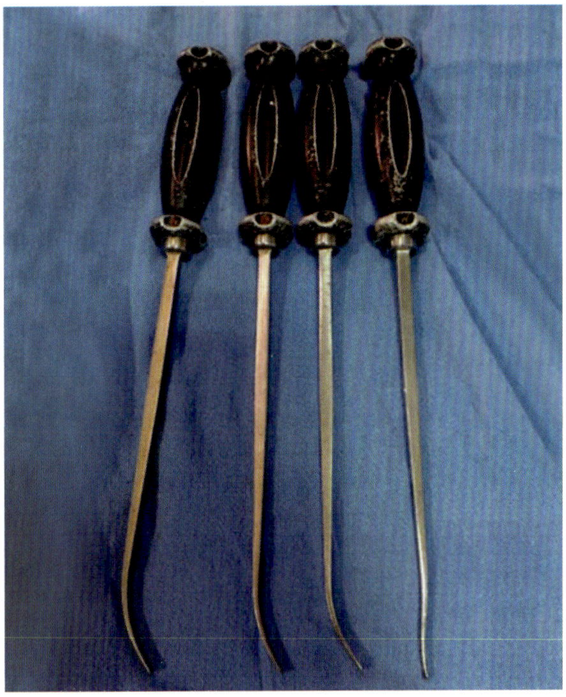

图17.1　弯骨刀。

Zimmer Explant®(Zimmer, Warsaw IN)取出系统(图 17.2A 和 B)在取非骨水泥型臼杯时十分有效。该系统可分开金属-骨界面，将金属盖与下方骨质游离开。它使用高度匹配臼杯外径的刀片分离金属-骨界面，以保留骨量，中心头部则与臼杯内径相匹配，以帮助稳定和引导刀片工作。每种臼杯尺寸对应两种刀片类型，以便分离骨-臼杯界面，在最小骨损失情况下逐步取出臼杯[9]。

股骨假体取出

翻修术中可能遇到的不同股骨柄假体包括：

- 近端涂层假体。
- 多孔全涂层假体。
- 羟基磷灰石涂层假体。
- 组配式股骨柄假体。
- 骨水泥假体。

近端涂层股骨柄假体

无论何种假体取出，最为重要的都是充分暴露股骨柄假体的肩颈部，特别是其内侧面。对已经松动的股骨柄假体，只需清理干净假体肩颈部，即可用股骨假体拔出器取出[10]。

在尝试取出假体前,先用铅笔尖磨钻或细的软骨刀清理假体周围,破坏假体近端的涂层-骨界面(图17.3至图17.6)。另外,使用金属切割钻在股骨假体内侧颈部刻槽有助于假体的取出。近端涂层假体固定十分牢靠时,尽早行近端股骨延长截骨术可使假体更为容易取出,对于骨长入较好的近端多孔涂层假体还可以保留更多骨量。

股骨近端延长截骨术具有多种优点[11]。作为一种可控的方法,比使用磨钻或骨刀无意中损伤宿主骨的可能性更低;可在直视下使用高速磨钻分离宿主骨-假体界面;可同时矫正任何股骨近端畸形;必要时,可使用金属切割钻横断股骨柄,环钻取出剩余股骨柄。在截骨之前可使用钢丝先行环扎,使截骨可控。翻修完成后,可将截骨块放回原位,钢丝固定。

多孔全涂层股骨柄假体

对于部分取出极为困难的假体,应常规行大转子延展截骨术。术前应仔细计划,确定截骨长度时既要考虑便于假体取出,也要考虑远端留出足够的皮质固定截骨块[12]。

截骨完成后,股骨柄取出技巧与近端多孔涂层假体相类似。如假体取出困难,须横断股骨柄假体,应注意避免损坏宿主骨。应在尝试取出假体失败之后再横断股骨柄,残余的股骨柄远端假体可用环钻取出。

羟基磷灰石涂层股骨柄假体

与多孔涂层假体骨长入不同的是,羟基磷灰石涂层假体在植入一段时间后在表面出现骨生长。因

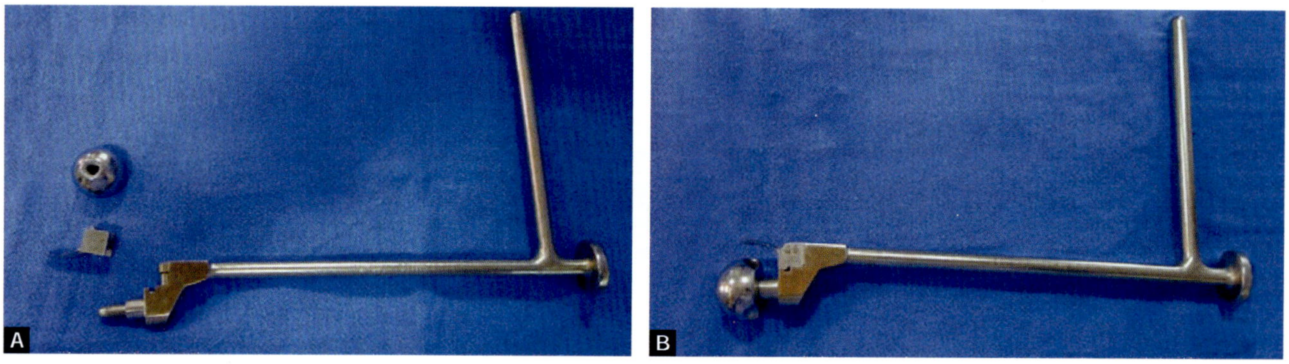

图17.2A和B (A)Zimmer® explant系统包括头、涂层刀片和把手。(B)组装好的Zimmer® explant系统。

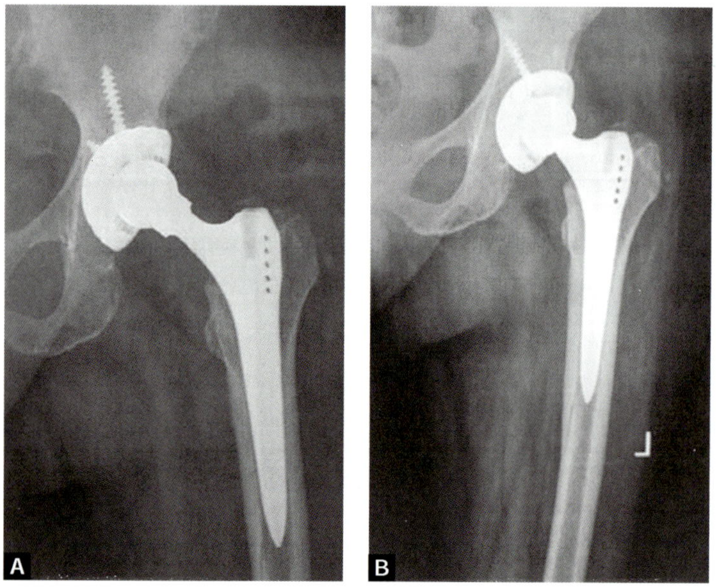

图17.3A和B 失败的左侧全髋关节置换术前X线片。注意固定牢靠的股骨柄。

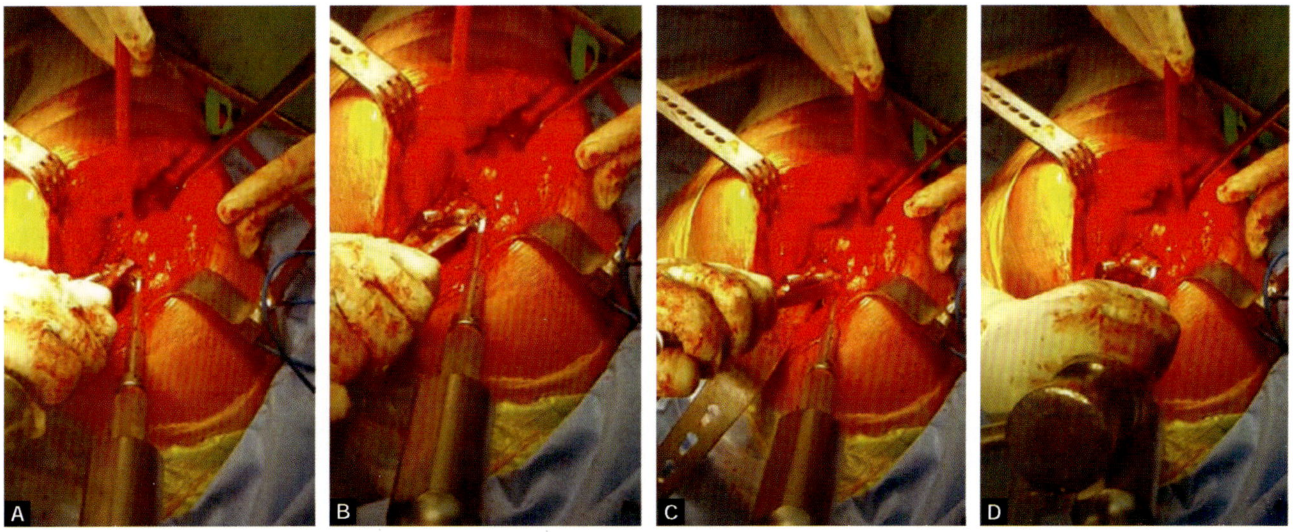

图17.4A~D　使用软骨刀取出ZM股骨柄。

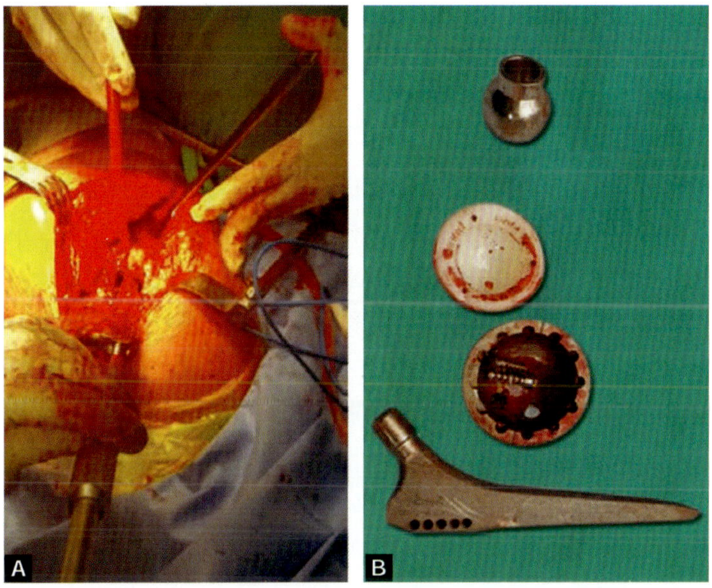

图17.5A和B　取出的假体。

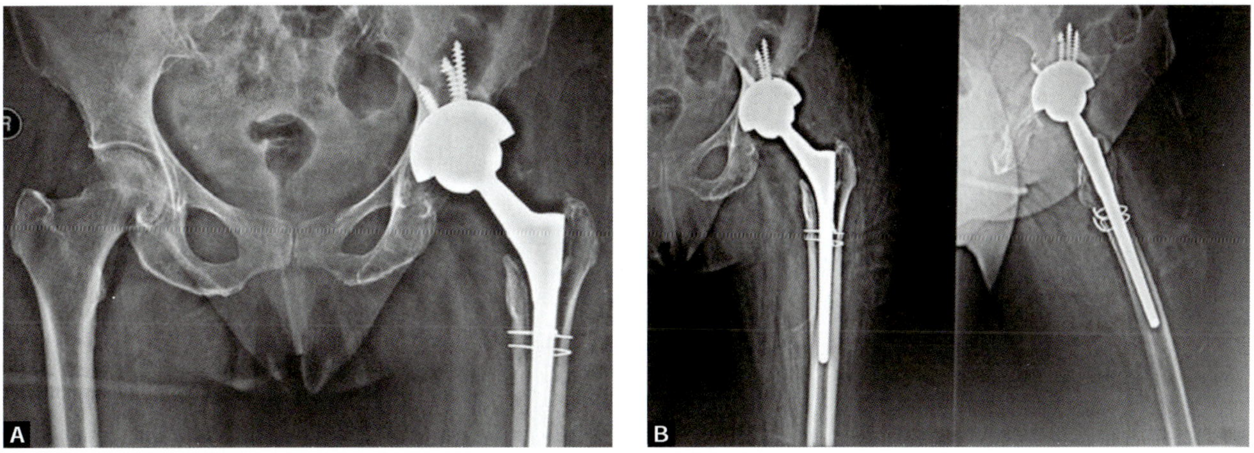

图17.6A和B　使用Wagner®股骨柄(Zimmer, Warsaw, IN)和非骨水泥杯重建后的术后片。

此,羟基磷灰石涂层股骨柄假体的取出方法与多孔涂层假体有所不同。典型的羟基磷灰石涂层股骨柄假体是Corail(Depuy Johnson & Johnson)[13]。

细致的术前计划可使假体取出更为轻松。股骨柄假体的长度(确定刀片尺寸)、股骨形态(皮质厚度、骨质质量与假体接触部位)、截骨长度和重建用的股骨柄类型都应提前确定。

第一种假体取出方法是使用骨刀反复插入、松解股骨柄假体的外侧肩部,破坏假体与骨质之间的松质骨桥。随后,如果是无袖领的股骨柄假体,使用骨刀在股骨距内侧松解干骺端,如果是有袖领的股骨柄假体,可在领下方去除5~10mm的马蹄样骨质,以便骨刀操作。清理完干骺端后,使用1.8mm的克氏针沿着股骨柄假体表面的细槽对股骨干进行清理。上好拔锤把手、滑锤,拧到股骨柄上,反复滑锤敲击尝试拔出假体。使用滑锤时,应避免在冠状位或矢状位上向外侧用力,以防骨折。

第二种方法是股骨长轴截骨术。确定好股骨柄长度后,使用1.8mm克氏针在股骨柄远端尖部钻孔,以避免骨裂延伸。在股骨柄假体远端环绕两条钢丝。使用摆锯打开髓腔至钻孔处。反复进出敲击股骨柄假体,松动假体-骨界面。由于将股骨柄假体敲进敲出扩大了股骨髓腔,此方法可以在不造成医源性骨折的情况下取出股骨柄假体。

第三种方法是股骨横断截骨术,使用模板在前方皮质钻多个孔洞后进行截骨,随后使用骨刀、骨凿游离其他3个骨-假体融合面。应用钢缆环扎,保护截骨部位。

组配式股骨柄假体

尝试取出固定良好的组配式非骨水泥股骨柄假体时,必须备好专用的拔出器械。主要有两个难点:一,把近端套筒从股骨柄上取下来;二,把与宿主骨犬牙交错的股骨柄假体取出。近端套筒可以使用专用的套筒拔出器械或者用软骨刀取出。

典型的此类假体是S-ROM,且其远端凹槽设计使其与宿主骨结合更为紧密,取出更为困难。这种取出特别困难的假体常须行大转子延展截骨或者像多孔涂层股骨柄假体一样横断股骨柄,再用环钻取出远端假体。

另一种股骨柄假体是同时代的"双锥"组配式股骨颈干设计,目前认为这种设计与锥体腐蚀造成的局部组织不良反应(ALTR)相关,可导致需要取出股骨柄,行翻修手术。虽然大转子延展截骨是取出此类固定牢靠假体的主流方法,但Young-Min Kwon等使用"顶部拔出"的方法取出假体,获得较好的效果[14]。

顶部拔出方法,先确定近端股骨的4个象限:前平面,后平面,外侧面在大转子内侧,内侧面在股骨距下方。在清理完软组织,暴露好之后,使用螺旋状或铅笔头状磨钻松解4个象限内的骨-金属界面,钻头方向倾向假体,去除表面骨质。完成近端游离之后,用组配式颈干拔出器或老虎钳夹住股骨柄锥体部的凹洞,轻轻向后敲击,取出假体。如果假体取出困难,应进一步清理骨生长区域。避免持续暴力向后打击取出假体,防止造成股骨骨折。

骨水泥股骨柄假体

与非骨水泥股骨柄假体取出类似,取出骨水泥型股骨柄假体时,先行暴露骨水泥-骨界面十分重要。在尝试拔出假体之前,应先用高速磨钻或骨刀去除任何可能阻挡的骨块或骨水泥。

松解假体-骨水泥界面之后再尝试取出假体。通常建议保持骨刀紧贴假体的情况下,将假体从骨水泥鞘中抽出。这样比直接将假体从骨水泥-骨界面拔出,对宿主骨造成的损害更小。在取出假体前,清理干净内外侧的骨质十分重要。在假体-骨水泥界面松动之后,使用股骨假体拔出器械或打器将假体取出。假体取出后,仔细清理残余的骨水泥碎片。此时确认骨水泥-骨界面将容易得多[15,16]。

如果上述方法无法取出假体,应考虑行近端股骨延长截骨术,以取出假体和骨水泥。常见情形包括股骨柄远端结合牢固、股骨近端畸形、带槽的骨水泥型股骨柄假体以及骨水泥延伸到股骨弯曲以下。

如果是与Exeter类似的抛光的双锥型股骨柄假体,具有良好的骨水泥鞘时,可以尝试直接从骨水泥界面取出假体,随后在骨水泥鞘内行骨水泥翻修术。

取出股骨柄假体之后,可以用磨钻或骨刀劈开骨水泥鞘用刮匙或抓钳去除残余骨水泥，也可在股骨中间钻孔去除骨水泥。应先取近端，再取远端骨水泥。完全去除近端骨水泥之后，可以在直视下看到远端髓腔，避免出现骨折或皮质穿孔。

取出骨水泥假体的另一个问题是远端的骨水泥塞，有时是骨质硬化带。去除远端骨水泥的方法包括使用长钻钻穿骨水泥，使用倒钩勾出骨水泥以及各种超声波器械。中置器可以确保在假体取出过程中不穿破股骨皮质。偶尔也会行近端股骨延长截骨，在直视下使用铅笔头磨钻去除塞子或骨栓。

术中应拍片确认骨水泥被完全取出，并观察是否存在股骨骨折或穿孔。冲洗或探针可用于确定是否有穿孔。

取出断裂的股骨柄假体

如果股骨柄假体已断裂，一般近端部分取出并不困难。但如果要从上方将远端部分取出，则较难成功。此时常于断端远端皮质开窗，将股骨柄远端假体向上往近端推出。有时可能需要行大转子延展截骨术。环钻(图 17.7)有助于取出远端残留的股骨柄假体。对于全涂层牢固结合的长股骨柄假体，有时可行大转子延展截骨，同时使用高速金属切割钻横断股骨柄。远端剩余的股骨柄可以用环钻经截骨部位取出。

典型病例

病例 1：33 岁男性，右侧全髋关节置换术后感染。术中见股骨柄松动，但髋臼假体结合牢靠，使用 explant 系统取出。翻修手术按标准二期手术进行(图 17.8 至图 17.10)。

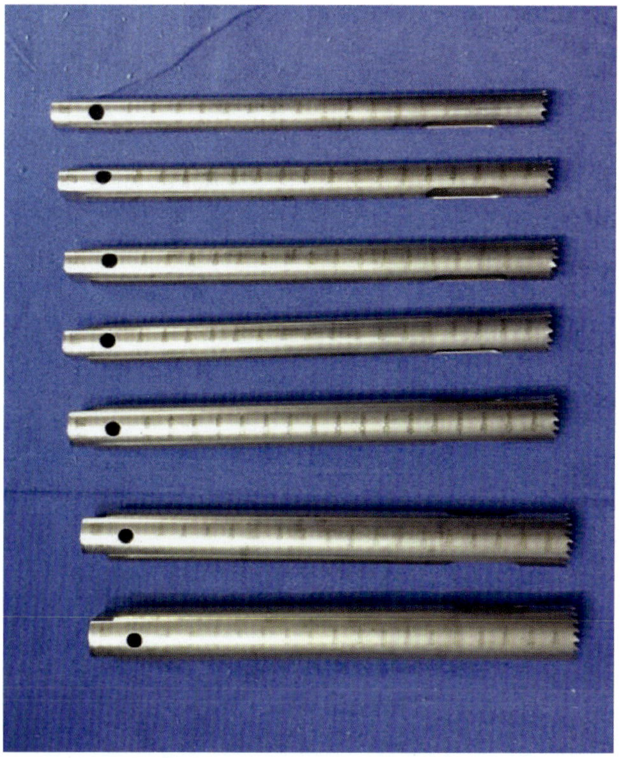

图17.7 不同规格的环钻。

病例 2：73 岁老年女性，Austin Moore 假体断裂。假体近端部分顺利取出，远端部分使用环钻取出。使用非骨水泥臼杯和股骨柄进行翻修手术(图 17.11A~F)。

病例 3：32 岁男性，右下肢疼痛不能负重就诊。曾连续行表面髋置换术(先左后右)。右侧为 ASR ®(Depuy)假体，左侧为伯明翰表面髋假体(BHR ®，Smith and Nephew)。影像学检查提示右髋股骨颈骨折。使用弯骨刀取出髋臼假体。翻修手术使用非骨水泥型假体(图 17.12A~I)。

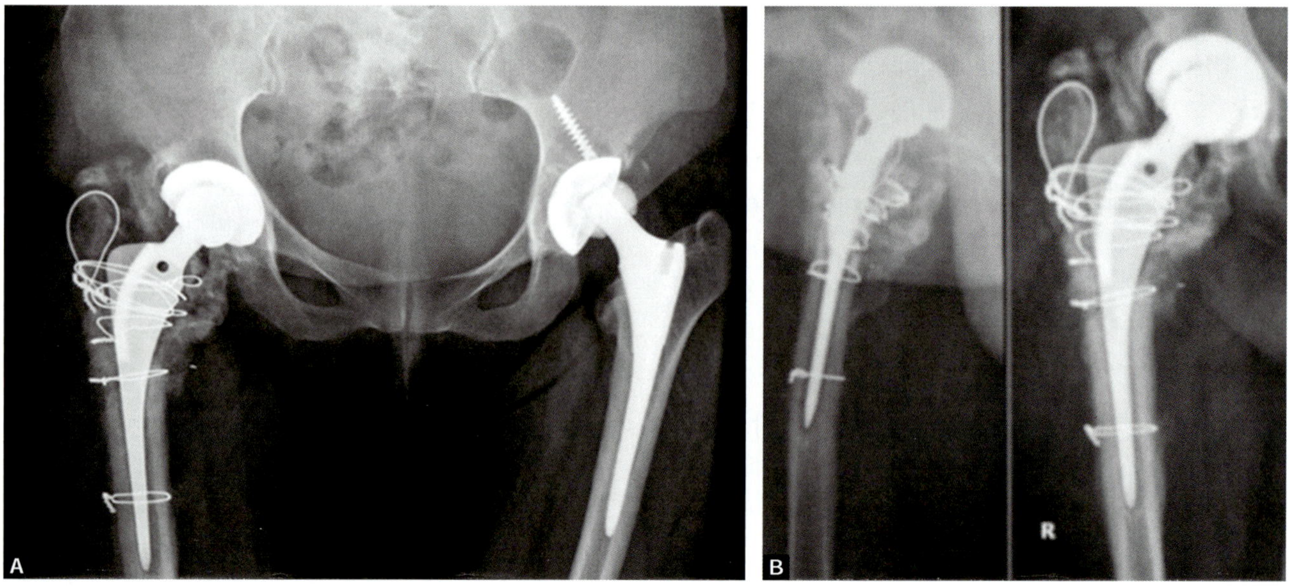

图17.8A和B （A）骨盆含双髋X线片示双侧全髋关节假体。（B）右髋含大腿正侧位片示股骨柄假体松动。注意臼杯结合牢固。

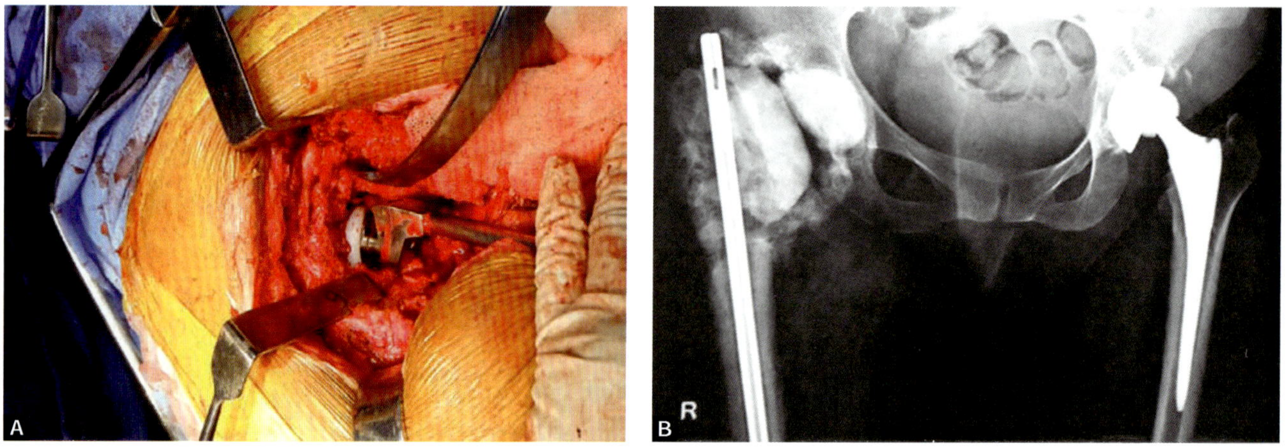

图17.9A和B （A）使用外植体系统取出髋臼杯的术中片。（B）一期翻修术后，骨盆含双髋X线片可见骨水泥占位器及股骨髓内钉。

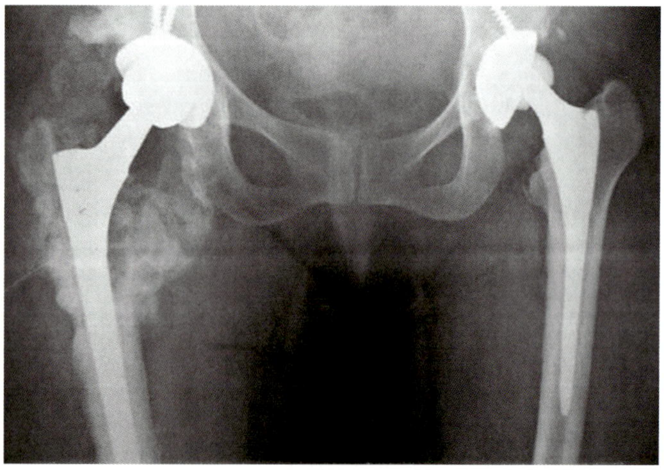

图17.10 二期翻修术后X线片。初次置换时髋臼大小为46mm，翻修时使用的为48mm。

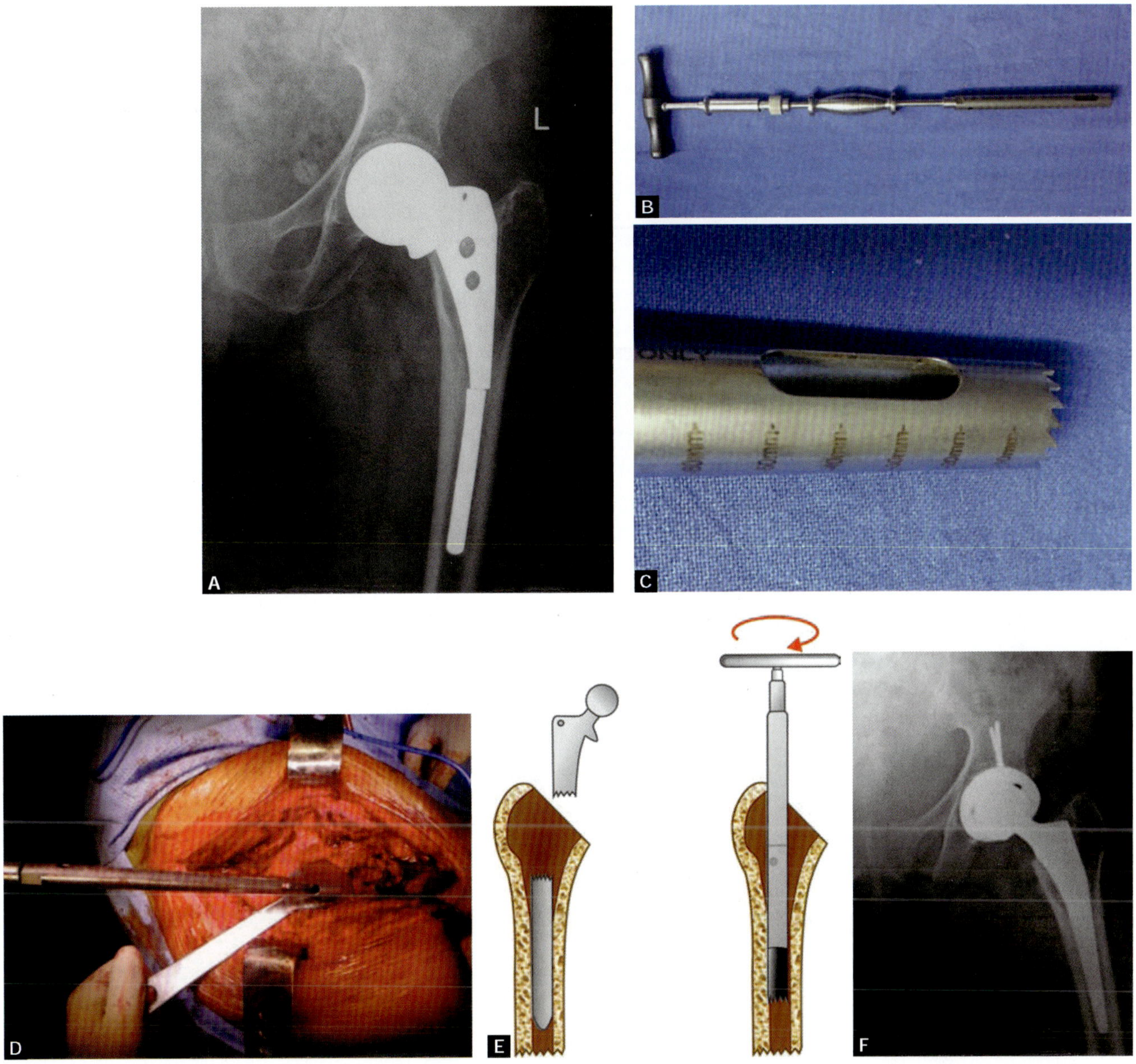

图17.11A~F　(A)术前X线片示Austin Moore假体断裂。(B)带把手的环钻。(C)环钻尖部,环绕股骨柄假体钻出与股骨之间的孔隙。(D)使用环钻取假体远端断端的术中照片。(E)使用环钻取出股骨柄残端的示意图。(F)使用非骨水泥假体翻修术后片。

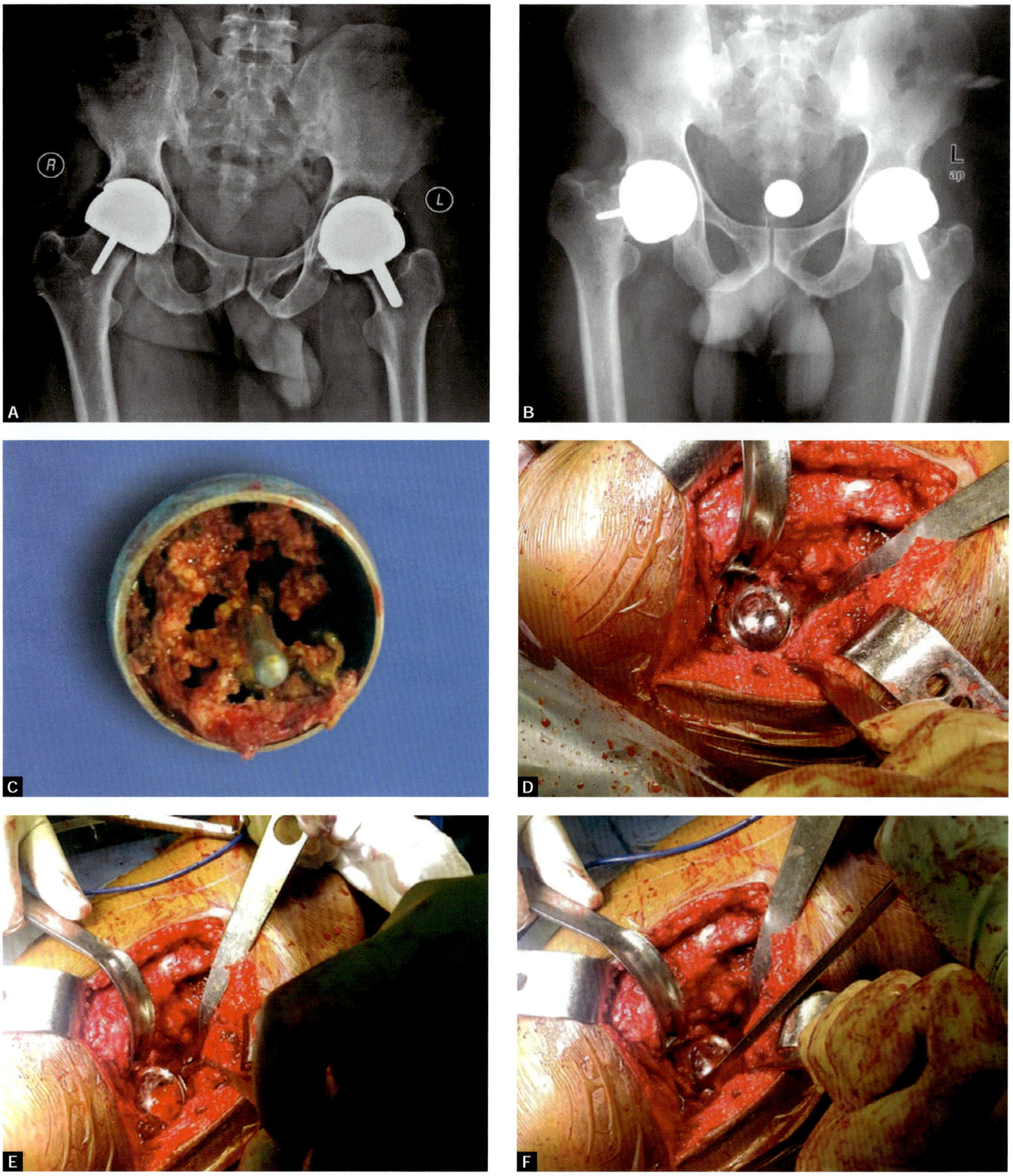

图17.12A~F (A)骨盆正位片示稳定的双侧表面髋关节假体。(B)随访X线片示右髋股骨颈骨折。(C)取出的股骨假体(头)的术中照片。注意下方骨坏死(头和部分股骨颈)。(D)暴露髋臼假体的术中照片，臼缘软组织应清除干净。(E)弯骨刀插入臼杯前方，对臼杯-骨界面进行松解。(待续)

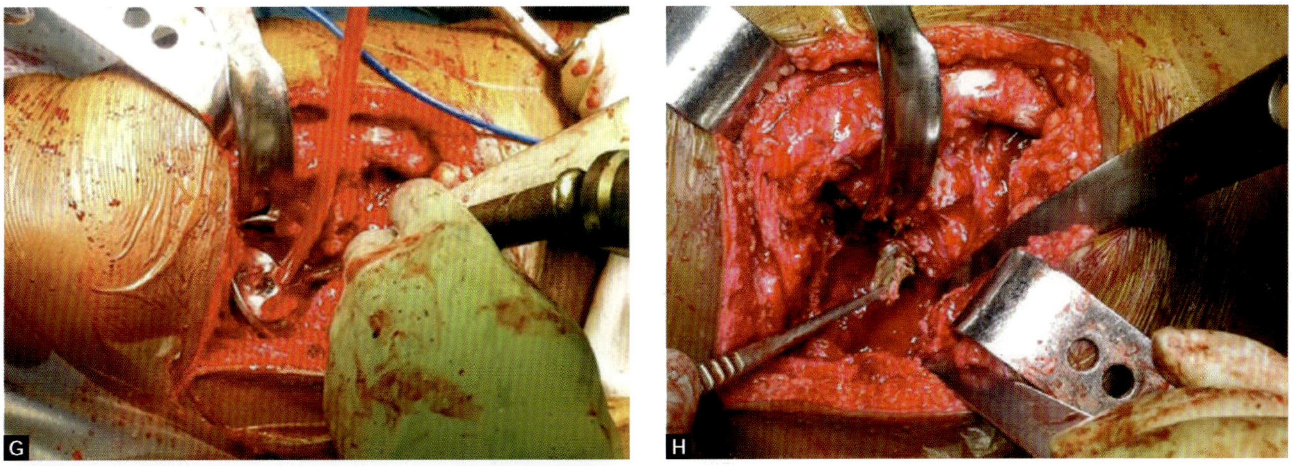

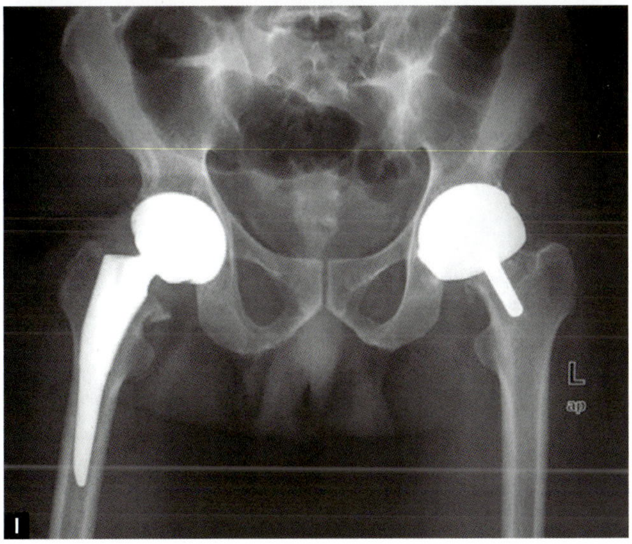

图17.12(续)G~I　(G)使用锤子敲击臼杯边缘,可以轻松地取出臼杯假体。(H)术中照片可见假瘤壁。假瘤沿髂腰肌延伸。(I)右髋非骨水泥假体翻修术后片。

(余鹏　译　蔡谞　审)

参考文献

1. Taylor JW, Rorabeck CH. Hip revision arthroplasty approach to the femoral side. Clin Orthop. 1999;369:208-22.
2. Paprosky WG, Greidanus NV, Antoniou J. Minimum 10 year results of extensively porous-coated stems in revision hip arthroplasty. Clin Orthop. 1999;369:230-42.
3. Wayne G Paprosky, Steven H Weeden, Jack W Bowling Jr. Component removal in Revision Total Hip Arthroplasty. Clin Orthop. 2001;393:181-93.
4. Ranawat CS, Peters LE, Umlas ME, Dorr LD. Optimal fixation for acetabular components: the case for cement versus cementless bone ingrown modular sockets. J Arthroplasty. 1996;11:1-6.
5. Mallory TH, Lombardi AV, Fada RA, et al. Noncemented acetabular component removal in the presence of osteolysis: the affirmative. Clin Orthop. 2000;381:120-8.
6. Letournel E. Non-cemented hip implants: failures of biologically fixed devices: causes and treatment. Hip. 1987.pp.318-50.
7. Lachiewicz PF, Anspach WE 3rd. Removal of a well fixed acetabular component: a brief technical note of a new method. J Bone Joint Surg [Am]. 1991;73-A:1355-6.
8. Udomkiat P, Wan Z, Dorr LD. Comparison of preoperative radiographs and intraoperative findings of fixation of hemispheric porous-coated sockets. J Bone Joint Surg [Am]. 2001;83-A:1865-70.

9. Mitchell PA, Masri BA, Garbuz DS, Greidanus NV, Wilson D, Duncan CP. Removal of well-fixed, cementless, acetabular components in revision hip arthroplasty. J Bone Joint Surg Br. 2003; 85:949-52.
10. Trousdale RT, Morrey BF. Uncemented femoral revision of total hip arthroplasty. Orthop Trans. 1993;17:964-5.
11. Younger TI, Bradford MS, Magnus RE, et al. Extended proximal femoral osteotomy: A new technique for femoral revision arthroplasty. J Arthroplasty. 1995;10:329-38.
12. Glassman AH, Engh CA. The removal of porous-coated femoral hip stems. Clin Orthop. 1992;285:164-80.
13. Vidalain JP. Corail Stem Long term Results Based upon the 15 years ARTRO Group Experience. Fifteen Years of clinical Experience with Hydroxyapatite Coatings in Joint Arthroplasties Ed Springer, 2004.pp.217-24.
14. Young-Min Kwon, Valentin Antoci Jr, Eric Eisemon, Tsung-Yuan Tsai, Yu Yan, Ming Han Lincoln Liow. "Top-Out" removal of well fixed dual-taper femoral stems: Surgical technique and radiographic risk factors. J Arthroplasty. 2016
15. Schurman DJ, Maloney WJ. Segmental cement extraction at revision total hip arthroplasty. Clin Orthop. 1992;285:158-63.
16. Pierson JL, Jasty M, Harris WH. Techniques of extraction of well- fixed cemented and cementless implants in revision total hip arthroplasty. Orthop Rev. 1993;22:904-16.

第 18 章

髋关节翻修术中股骨柄假体的取出方法

Mohammad Nademi, Henry Wynn-Jones, Anthony Clayson, Nikhil Shah

概述

髋关节翻修术中取出股骨假体费时费力。术者必须操作熟练,制订细致的术前计划,了解术中风险及陷阱,并对手术技术和器械有深刻的理解[1]。术前应详细告知患者手术的风险及收益。

本章阐述的是一些我们认为有效的常用股骨柄假体取出技巧。本章并没有全面阐述所有的取出方法,建议读者遇到不常见或特殊问题时多参考几篇好的原创论著。在本章末尾我们列出了几篇[1-3],以便大家进一步学习。

术前计划

翻修术前应对患者进行全面的检查。可从以往手术记录及假体标签中了解假体的详细情况。其包括手术入路、假体厂商、股骨柄类型、长度和尺寸、常规或组配式、术中问题以及是否存在肉眼可见的可能使假体取出困难的特殊形态,如袖领、曲率、组配式干骺端袖套、磨砂表面、羟基磷灰石(HA)喷涂或者螺旋凹槽。

行正侧位、斜位片,必要时辅助 CT 等其他影像学检查。这有助于获得前次大转子截骨、假体长度、股骨柄设计和位置、股骨解剖和曲度、皮质厚度和骨丢失情况、股骨内翻重塑情况、骨溶解范围或前次手术造成的潜在的皮质脆弱区和压力区以及断裂的金属物等方面信息[1-3]。

这同样有助于确定如何重建以及术前行模板计划。术者应预料到所有可能的困难和并发症,并做好应对计划。也应做好必要时延长切口行大转子延展截骨或股骨截骨术的准备。

取出断裂的股骨柄[4,5]、锁定螺钉、长柄假体可能需要特殊的技巧。

可能需要行术中透视,便于在 X 线引导下安全地取出股骨柄。

器械

术者应了解假体制造商的特殊拔出器械,或者其他类似的通用器械(图 18.1)[1-3,7]。

需要准备多种多样锋利且柔软的骨刀或骨凿,直骨刀、弯骨刀、取水泥器械和倒钩(图 18.2)、各种尺寸的钻头和磨钻。可以使用不同形状和尺寸的手动骨凿或动力器械取出骨水泥。超声波或带动力的骨水泥取出系统在较细的髓腔或股骨弯曲明显时十分有效(图 18.3)。内镜辅助系统和可弯曲的光源可以帮助观察髓内情况。应备好金属切割器械。取出股骨柄假体尖远端的骨水泥栓可能会十分棘手。

我们 Wrightington 医院使用一套自主研发的翻修器械应对此类特殊步骤,包括特殊的骨水泥骨凿、钻头、倒钩和拔出器。术者毫无疑问必须精通使用该套系统和器械。

大多数股骨柄拔出器都包括抓紧股骨柄的设计(如抓孔或螺纹螺钉)以及滑锤打器两部分。

手术方法

术者应熟悉常用的翻修入路,使用最熟悉的一种。我们更倾向于后方入路,因其便于延长暴露、必要时可行股骨截骨,也便于对复杂的髋臼壁操作或使用各种方法进行骨折重建。术者应视前次切口位置考虑是否采用原切口或重新规划切口。首要目标是获得取出假体所需的良好术野。术中应注意保护重要的神经血管。

充分暴露股骨柄,在不使用暴力的情况下将其推到术区,以避免骨折。清理干净股骨柄肩部软组织以便直视下观察金属假体。

此时应充分清创和松解软组织。对于感染假体应同时进行彻底清创。

骨水泥假体

骨刀和骨凿去除股骨柄肩部上方骨水泥。注意不要以大转子为支点撬动骨刀，以避免术中骨折。磨钻和小钻头有助于把骨水泥钻成小块取出。出于同样的原因,近端弧形肩部区域的骨水泥也应被充分去除,以便取出假体(图 18.3 和图 18.4)[6-11]。

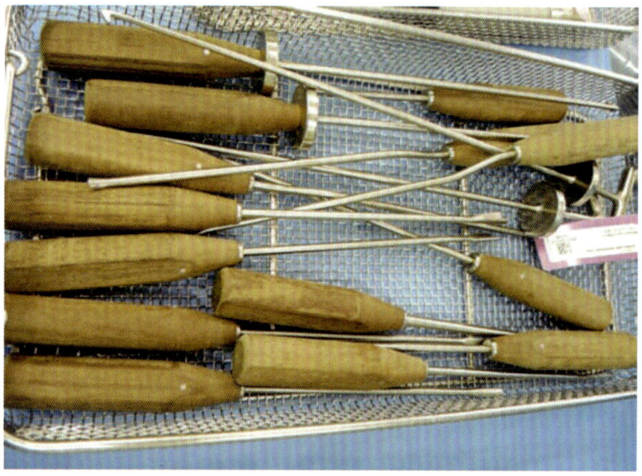

图18.1 去除骨水泥的器械。

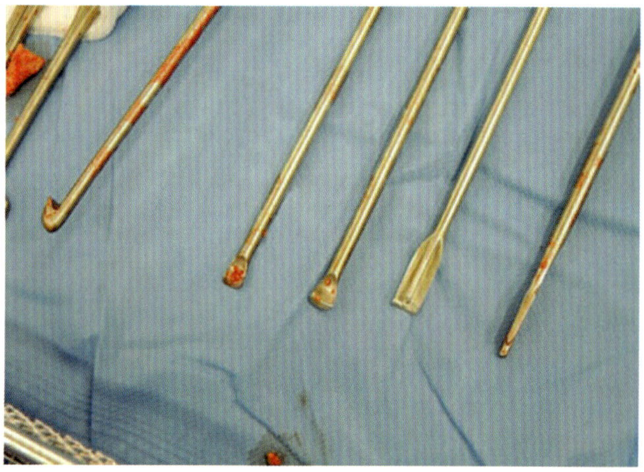

图18.2 各种骨刀/骨凿。

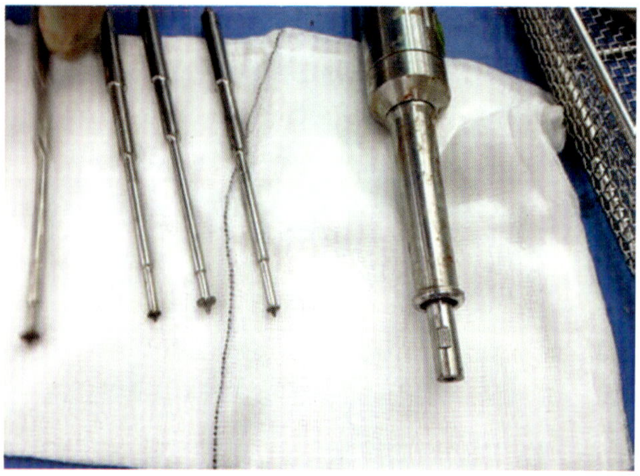

图18.3 超声骨水泥去除装置——骨水泥关节翻修骨超声系统(OSCAR)。

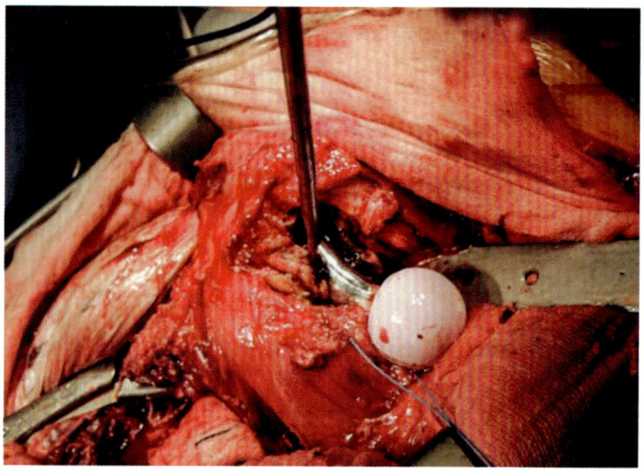

图18.4 从股骨柄肩部去除骨水泥。

骨水泥股骨柄假体取出

松动的股骨柄假体很容易手动取出。结合牢固的股骨柄则常需使用正规拔出器械，在避免暴力的情况下取出[6-11]。

呈整块的股骨柄假体可以使用适当的拔出器，小心打出。拔出器械越过股骨头勾住股骨颈，与滑锤或驱动平台配合使用。

如果取出困难，应先检查近端骨水泥是否已被充分去除（图 18.5）。须注意避免使用扭力，防止术中骨折。

对于组配式股骨柄，先大力打出股骨头，随后使用抓孔器或夹钳类器械抓住股骨柄耳轴或近端锥体以便取出假体。照此步骤，大多数抛光的锥形股骨柄假体都不难取出（图 18.6）。抓钳或夹钳固定在股骨颈或耳轴的某个特殊或不规则部位。其他器械可由匹配螺钉固定于股骨柄近端的肩部。

从股骨髓腔中取出骨水泥

骨水泥取出是翻修术中最为耗时的一步，且容易造成股骨骨折或穿孔。好的术前计划以及器械准备充分有助于降低手术难度。

器械包括纤维光源，长直吸引器，不同形状的骨刀、倒钩、长抓持钳（髓核钳）。

取出股骨柄打开髓腔后，可更安全地使用骨刀。然而，用一块小的湿纱布塞住骨髓腔，可防止骨水泥碎片掉入股骨髓腔远端。

通常，使用各类长直（弯）的软骨刀和骨凿取出松动的骨水泥并不困难。髓腔近端的骨水泥–骨界面易于暴露。可用骨刀直接打碎骨水泥。

将弧形骨刀轻轻插入骨水泥–骨界面游离骨水泥，避免暴力撬动或扭转用力。先去除大转子附近的骨或骨水泥突起，以便各类器械在髓腔操作。

去除固定良好的骨水泥时，可用骨凿锋利的尖端从骨水泥袖套上平面将其纵向劈开（图 18.7），再行取出（图 18.8）。避免将骨凿插入骨水泥和股骨之间，旋转撬动，防止出现股骨穿孔或骨折。此步骤耗时费力，需要极大的耐心从近端向远端逐渐推进。

使用髓核咬钳取出骨水泥碎片（图 18.9）。光纤光源和频繁冲洗有助于获得良好的术野。越向远端，髓腔可操作空间越小。

通常远端骨水泥栓最难取出。如果骨水泥栓很薄且未黏附于骨皮质上，在没有感染的情况下，可将其推向远端，无须取出。

有时可将倒钩从骨水泥栓和皮质之间缝隙中插入，旋转 90°角勾住骨水泥栓后，将其逆行取出（图 18.10）。

对于结合牢固的远端骨水泥塞，可在其中心钻孔，将倒切器械或双头螺钉（图 18.11 和图 18.12）插入其中。中心套筒可帮助精确定位钻孔位置。

有处理远端骨水泥塞的专用骨水泥钻（图 18.13）。对于难度较大的病例，可在透视下使用套

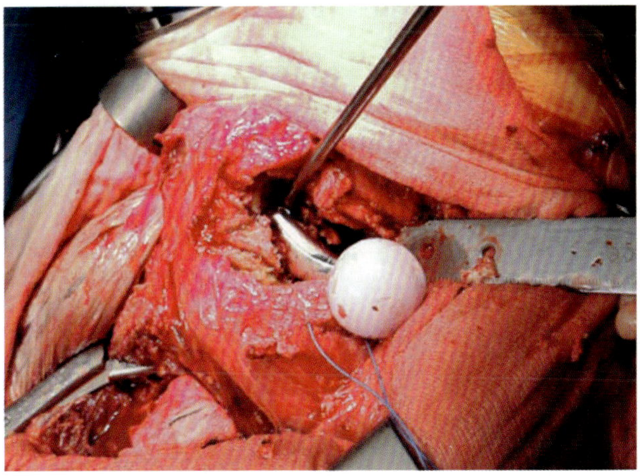

图18.5 清理肩部骨水泥。

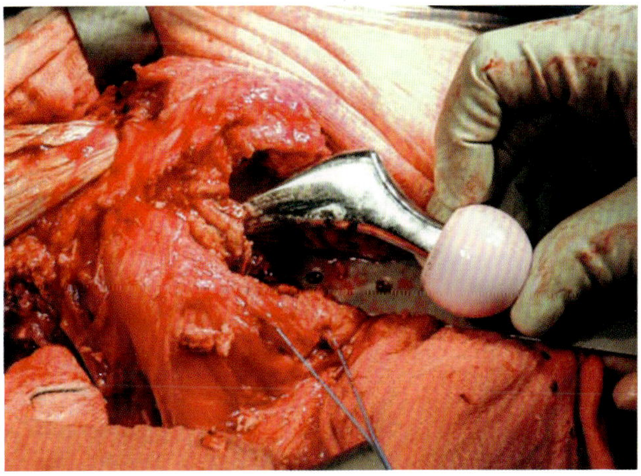

图18.6 肩部清理完成后，无创取出股骨柄。

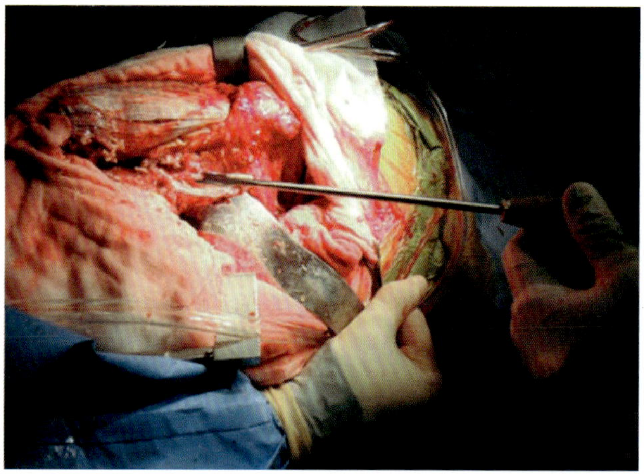

图18.7 分离器打破骨水泥。

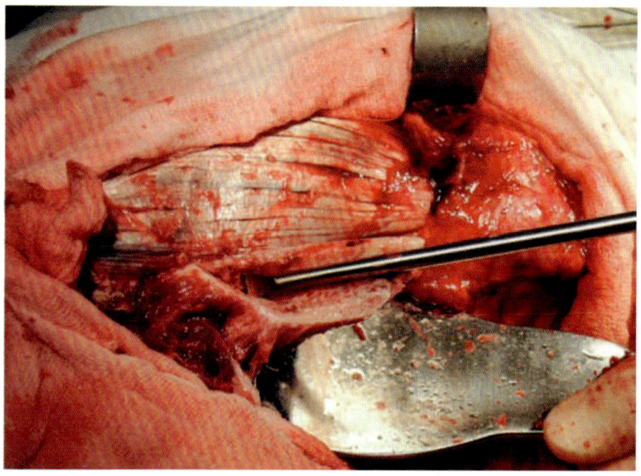

图18.8 将破碎的骨水泥从股骨皮质上轻轻撬开。

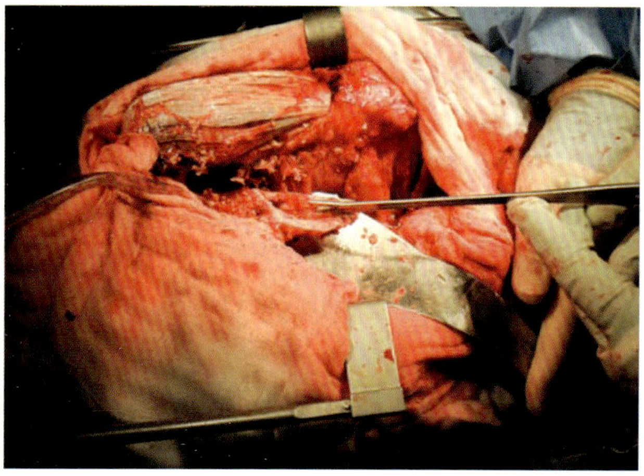

图18.9 髓核咬钳拾起骨水泥碎片。

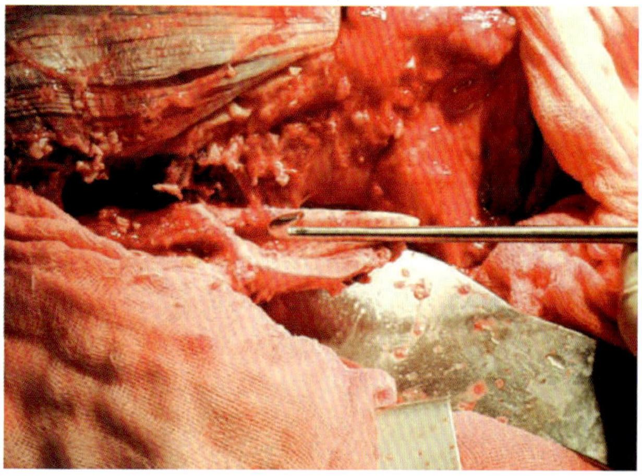

图18.10 倒钩或倒耙刮擦髓腔,去除松动的塞子。

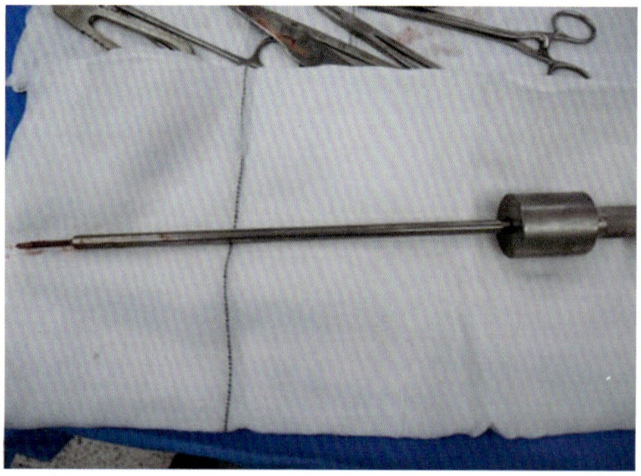

图18.11 取出远端骨水泥栓的螺纹螺钉器械。

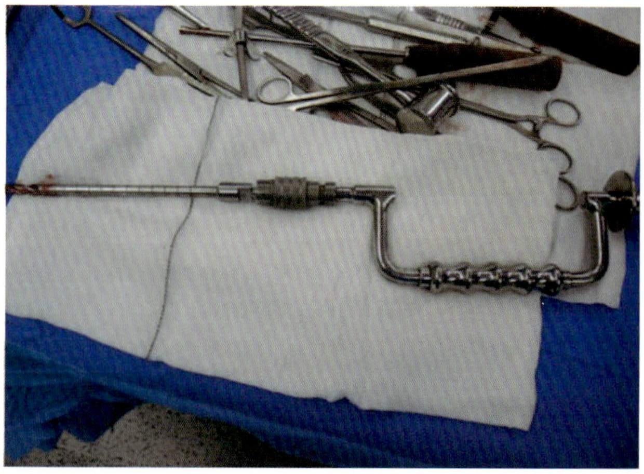

图18.12 清理完远端骨水泥栓后，使用Wroblewski 骨水泥钻重建股骨髓腔。

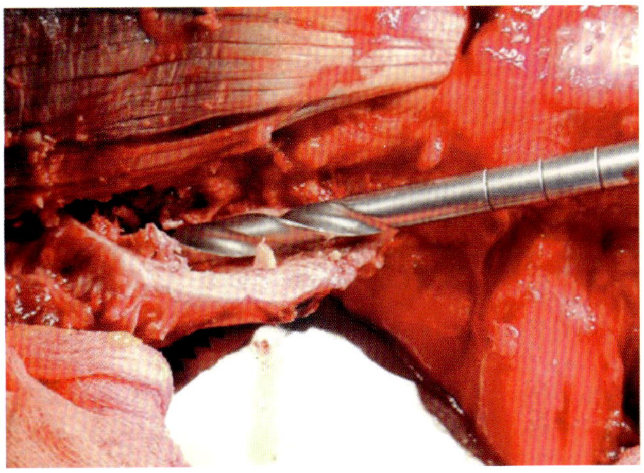

图18.13　骨水泥钻。

筒导航钻孔。

超声和动力器械有助于简化此步骤，但使用这些器械时应注意避免对患者或术者造成热损失。

对于困难病例，有限开窗[12-17]或者大转子延展截骨都有助于取出骨水泥。

与传统手术相比，使用计算机辅助手术系统(ROBODOC，Integrated Surgical Systemw，Davis，CA)可提高手术过程的精确性，显著减少术中股骨骨折的发生率。

骨水泥-in-骨水泥翻修

翻修骨水泥-骨界面结合牢固的骨水泥假体时(如需要取出股骨柄更好地暴露髋臼、解决下肢长度或外观问题或假体不匹配等情况)，可选择使用骨水泥-in-骨水泥技术，留下部分或全部固定牢靠的骨水泥。这有助于保留骨量，且已有良好的长期随访结果[18-20]。在骨水泥鞘内部重塑骨水泥鞘之后，植入另一适当型号的骨水泥型股骨柄，可获得良好的远期结果。

如果内侧皮质挡住了假体颈部，可去除少部分内侧皮质，以便取出股骨柄。在尝试取出股骨柄特别是近端弧形设计的股骨柄时，应先行去除假体外侧肩部骨赘或骨水泥突出，以避免骨折。

固定牢靠的非骨水泥股骨柄

骨-股骨柄界面未松动前，难以取出股骨柄。非骨水泥股骨柄的取出难度主要取决于表面中空涂层的多少、骨长入与纤维包裹的比例以及股骨柄填充髓腔的程度[21,22]。

近端涂层股骨柄假体通常比全涂层更易于取出。使用不同长度的直/弧形的软骨刀即可实现。

用长、薄的软骨刀/骨凿(图 18.14)紧贴假体表面(图 18.15)破坏骨与假体之间的骨长入。骨刀切缘朝向股骨柄，斜面朝向股骨。注意插入的方向与深度，避免股骨皮质穿孔。

使用克氏针贴股骨柄周围反复穿刺，破坏足够范围的骨长入表面后取出股骨柄(图 18.16)。应注意避免造成穿孔或骨折。

对某些难以到达的股骨柄部位，如弯曲部以及远离暴露区的部分应更为小心。弧形骨凿可用于股

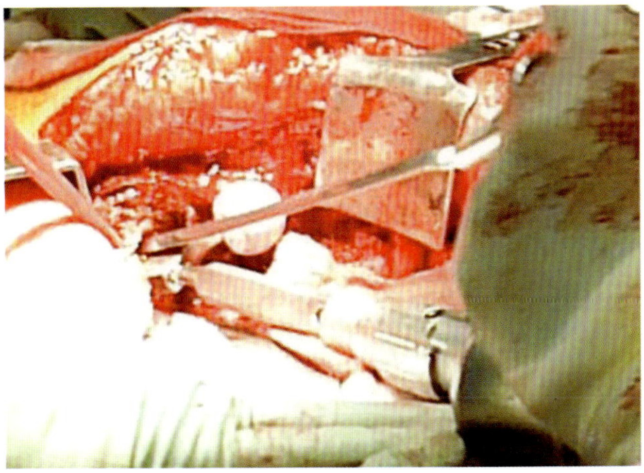

图18.14　使用软骨凿清理、松动非骨水泥股骨柄的近端涂层。

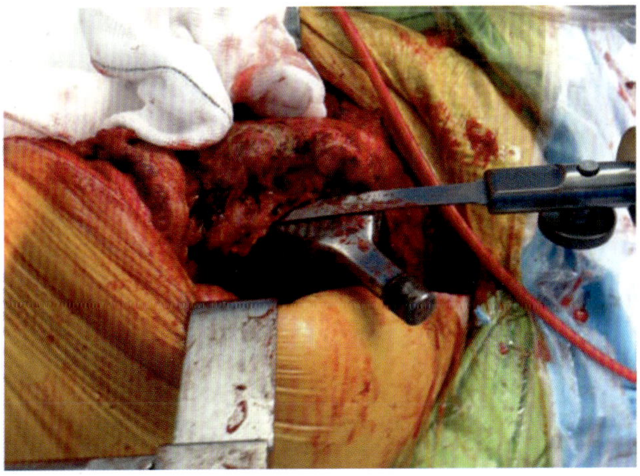

图18.15　破坏全涂层非骨水泥股骨柄的骨长入界面。

骨柄弯曲部。采用后方入路时，难以破坏前方骨界面，须将股骨小心地向伤口外牵拉，以便操作。带袖领的股骨柄假体的股骨距内侧的骨长入界面同样难以接近。有时需用金属切割器械切断袖领，但大多数情况下，耐心地使用薄的软骨刀可完成操作。

对于大体积压配设计的假体，由于空间受限，以上操作十分困难，许多情况下可直接行大转子延展截骨术。

以上步骤完成后，将匹配的拔出器连于股骨柄上。避免暴力，打出假体。如果无法取出，应重复上述步骤进一步清理假体周围。在完全破坏骨长入界面之后，再尝试取出股骨柄(图 18.17)。

如果仍然无法取出，应考虑行股骨截骨（侧切），截骨方法之一将在本章后续部分进行讲述。我们发现简单的单侧皮质劈开，是松动固定牢靠股骨柄的一个十分有效且非破坏性的方法，可在不行股骨大转子延展截骨的情况下将假体取出（图 18.18 和图 18.19）。

虽然对于高难度病例，特别是股骨弯曲畸形时，大转子延展截骨是十分有效的取出结合牢固的股骨柄的方法，但我们仍然倾向于尝试保持股骨完整。大转子延展截骨的各种并发症发生已有详述。如必须使用长柄股骨柄重建；变薄的股骨近端外表面可能会在大转子延展截骨时碎裂；行大转子延展

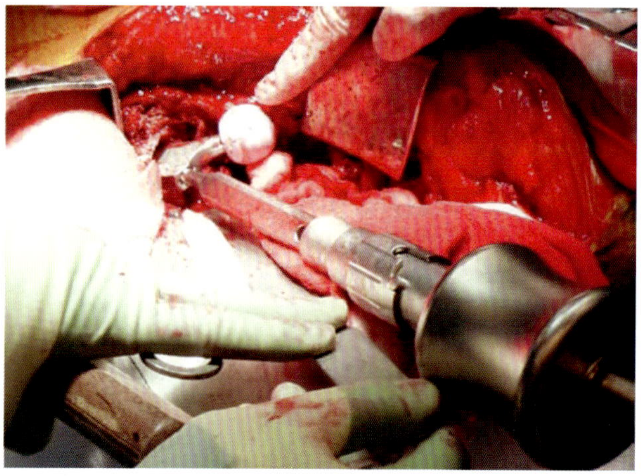

图18.16　螺钉上好后的股骨柄拔出器。

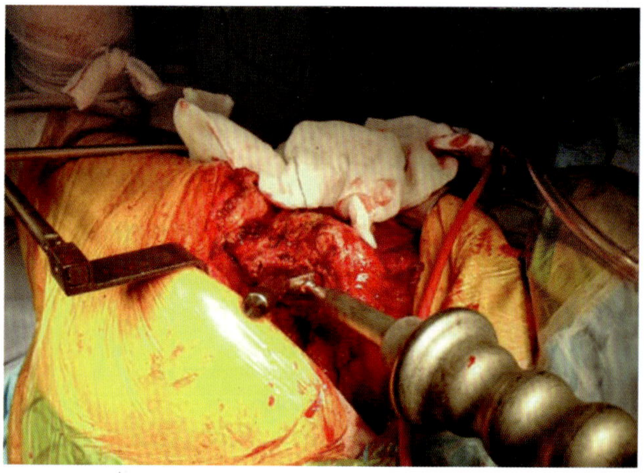

图18.17　仔细清理后，在未行大转子延展截骨的情况下取出股骨柄。

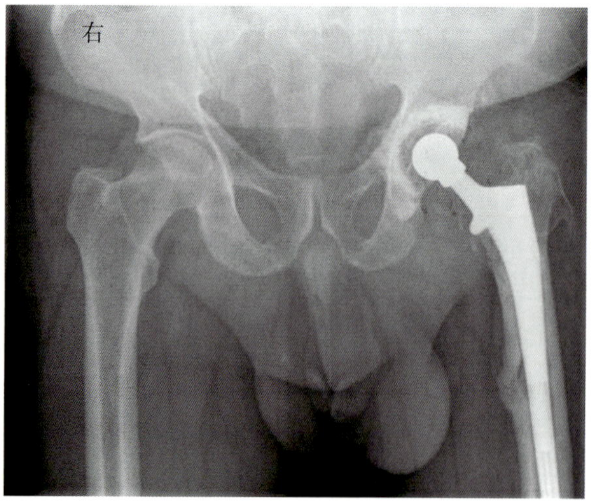

图18.18　取出长的远端有骨长入的全涂层非骨水泥股骨柄假体。

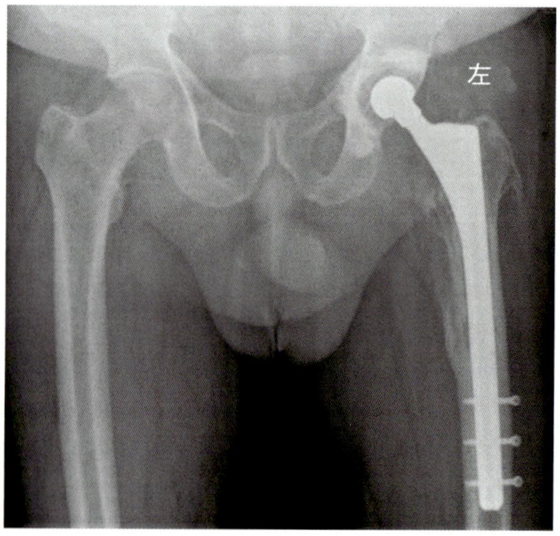

图18.19　使用羟基磷灰石全涂层髓内连锁股骨柄翻修。

截骨以及修复重建，会耗费更多的手术时间，增加失血量；潜在的增加骨量丢失的可能，以及感染后难以控制。

但是这种方法确实可以很好地暴露股骨柄，特别是长柄假体和骨水泥袖套，便于假体取出。

因此，我们对高难度病例仍保留此方法。但对于我们单位的绝大多数病例而言，在不行大转子延展截骨的情况下，使用软骨凿和克氏针即可将假体取出。

Glassman 和 Engh 介绍了使用环锯的另一种方法[23-25]。他们采用前述方法松动股骨柄近端部分之后，在股骨柄近端与股骨柄柱状部位结合部水平的股骨皮质上开一小窗。使用硬质合金的金属切割磨钻在此水平切割股骨柄，避免破坏对侧皮质。在取出股骨柄近端之后，使用环钻套上股骨柄远端部分。当骨长入界面被环钻破坏后，撤回环钻，即可同时将假体取出。应特别注意选取合适粗细及长短的环钻。

大转子延展截骨

此方法既可用于困难病例[26]，也适用于结合牢固的全涂层的非骨水泥假体（图 18.20 和图18.21）。也有用于困难病例帮助取出骨水泥的报道。它能提供良好的髋臼显露（图 18.22），矫正股骨近端成角畸形。大转子延展截骨的优势在于减少了股骨骨折或穿孔的风险，在股骨畸形时更是如此。其风险包括术中或术后截骨部分骨折，股骨柄下沉、松动，截骨部分移位，骨不连或畸形愈合以及感染等。

术前计划应确定截骨长度，以便暴露假体远端，同时使新假体与股骨峡部获得 4~6cm 压配。在松解臀大肌后，从骨膜下剥离股外侧肌。向前牵开股外侧肌。术中注意保护坐骨神经。在股骨头脱出之前或之后行截骨术均可。在股骨柄下沉、关节僵硬、髋臼前突的病例中应特别小心。

在股骨嵴前方使用高速磨钻标记截骨的后侧线，或者在后方股骨皮质成排打孔，摆锯线形锯开。截骨至术前计划长度后，转向前外侧截骨至股骨周长的 1/3。将骨膜和肌肉当成铰链，用宽骨刀将截骨块向前外侧翻开。暴露股骨假体外侧面和股骨的前后方。直视下将骨水泥取出，或在非骨水泥假体中，从假体内侧穿入线锯，锯开骨长入界面。使用线锯时，应避免进一步破坏股骨前、后方皮质。

另一种方法是缩短截骨长度，截至股骨柄三角形与圆柱形连接部，使用金属切割钻切断股骨柄。随后用大小合适的环钻破坏骨-假体界面，取出剩余的股骨柄。

在扩髓和重新插入股骨柄前，先在横断截骨部位远端行预防性钢丝环扎避免骨折更为安全。修整截骨块的底面，使之与新假体贴附。必要时，可去除部分截骨块远端，将截骨块向远端移动，使髋关节周围软组织达到预期紧张度。截骨块的后缘可用松

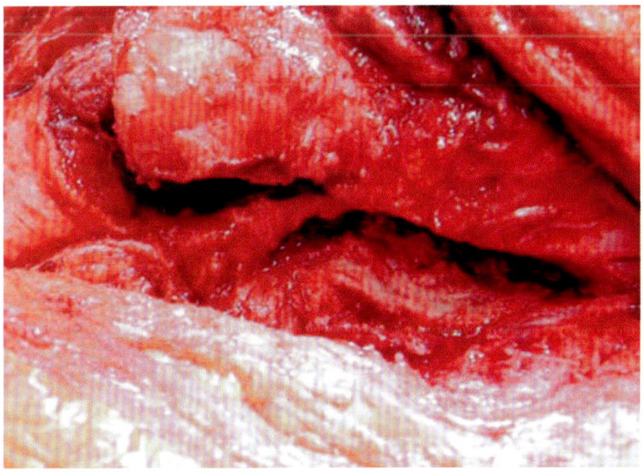

图18.20　短的大转子延展截骨术，取出固定牢靠的压配设计股骨柄。

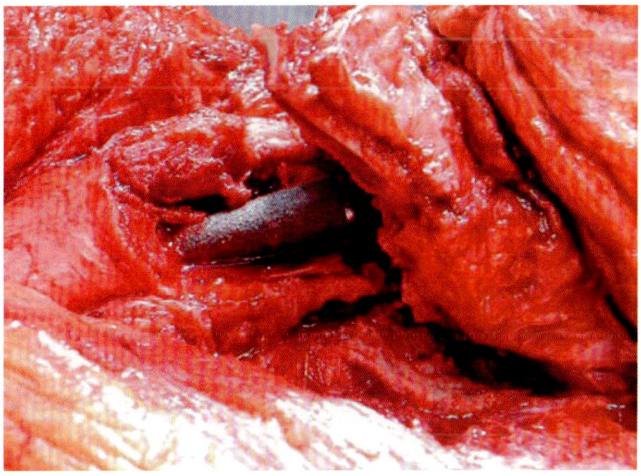

图18.21　股骨大转子延展截骨术，大转子附着的软组织均被保留。

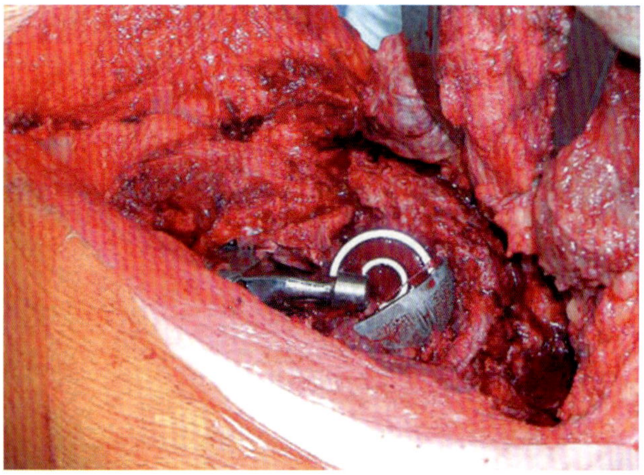

图18.22 大转子延展截骨同样有助于髋臼暴露。

质骨块加强，如果骨质很薄且易碎的话，可使用大段骨加强。

单纯后方纵行劈开截骨术

Jack 等[16]报道了从股骨后方行单纯劈开股骨截骨的方法。这有利于扩张股骨干骺端，取出股骨柄。在作者的系列报道中，未出现并发症和再翻修。

取出断裂的股骨柄

断裂股骨柄的取出难度非常高。通常其近端部分是松动的，前述方法有利于将其取出。其远端通常为牢固结合，难以取出。

特殊的金属切割钻可在股骨柄断面上钻出螺纹，再用匹配的螺纹器械将其取出。Wroblewski 报道了一种反螺纹螺栓可与破损部分啮合，便于取出远端假体。

环钻可套住股骨柄，将其与骨隔开，便于取出假体。Collis 和 Dubrul 报道了取出近端断裂假体后，将远端断裂股骨柄作为环钻导向器的方法。这有助于破坏骨长入界面或骨水泥-假体界面。断裂的股骨柄通常随环钻被取出。操作时应不时冲洗，避免对周围组织造成热损伤。此方法可用于取出断裂的骨水泥或非骨水泥型股骨柄。

有时需在皮质开窗取出远端假体(图 18.23A)。取出远端牢固结合的股骨柄断端时，开窗不能太靠远端。Moreland 等报道了股骨干开窗法：在股骨前方皮质上紧靠股骨柄断裂部位远端，行一 4mm×10mm 长方形窗的方法。然后，钨钻孔机在假体表面行一小的凹陷，将假体推向近端。一旦股骨柄开始向近端移动，可将钻孔机向远端移动，直至股骨柄松动，从顶部取出(图 18.23B)。开窗骨片可放回原处，并用钢丝环扎固定。在所有的开窗手术中，翻修所用股骨柄应超出骨窗 2cm 皮质范围，以避免出现假体周围骨折(图 18.24)。

逆向股骨柄取出[27,28]

Szendroi 等介绍了使用改进的髓内钉从膝关节进入股骨髓腔，将断裂的股骨柄假体逆向推出的方

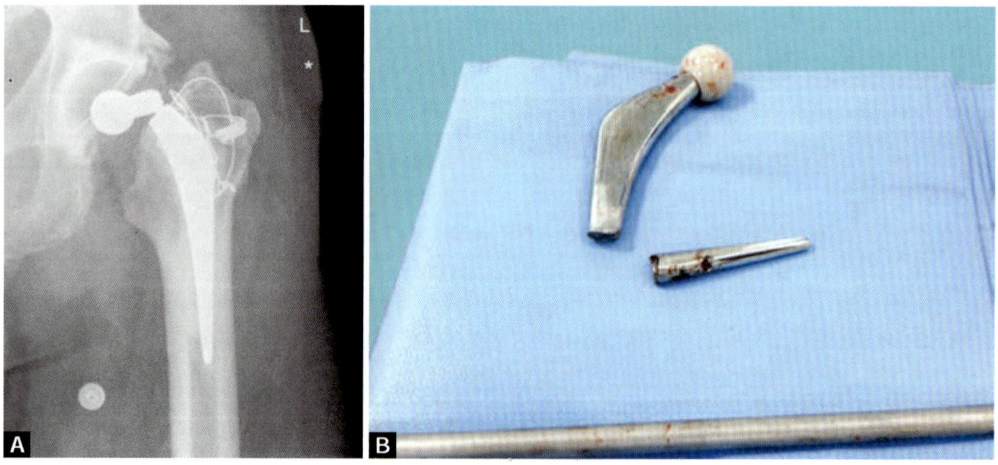

图18.23A和B 近端皮质椭圆形开窗，取出断裂的股骨柄。

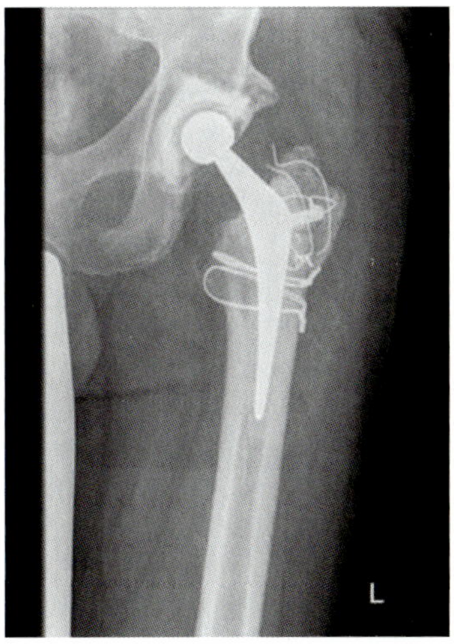

图18.24 骨移植、环扎重建骨皮质窗，并与股骨柄用骨水泥黏合。

法。他们推荐在透视引导下行此手术，避免皮质穿孔。此方法的禁忌证是感染及股骨柄远端骨水泥袖套呈斜形可能造成股骨髓腔穿孔时。虽然这种方法需要打开膝关节，但是它无须开窗破坏股骨强度，并可缩短手术时间。

特殊技巧[29]

高速磨钻：我们发现用高速磨钻取骨水泥十分有效。使用过程中，需使用电视透视从股骨双平面对磨钻通道进行监测。持续冲洗，冲掉磨屑，避免局部过热。融化的骨水泥可以在磨钻周围重组，造成取出困难。有一定概率会出现股骨穿孔。如果使用磨钻时突然感觉阻力减轻，应考虑皮质穿孔的可能。如有皮质穿孔，应使用长的球头探针轻轻插入，进行探查。暴露穿孔区域行皮质骨移植或环扎重建，或使用超过穿孔部位的长柄重建。有时穿孔部位甚至可能作为开窗，有助于取出骨水泥和更精准地引导磨钻或环钻。

高速磨钻控制开孔：Mallory 报道了一种有意制造股骨穿孔，作为磨钻入口去除骨水泥的方法。在此方法中，先在股外侧肌嵴远端 8~10cm 处钻孔，随后向远端 5cm 范围连续钻孔，孔径 9mm。在股骨前方或前外侧皮质开孔直至骨水泥袖套远端。新的假体应超过最远端穿孔处至少两倍股骨直径的距离。

超声辅助去除骨水泥

超声器械常有助于去除骨水泥，特别是股骨柄尖远端的骨水泥。通常还需配合其他手动工具，单纯依靠超声装置不足以去除所有的骨水泥。

（吴厦 译 蔡谞 审）

参考文献

1. Gray FB. Total hip revision arthroplasty. Prosthesis and cement removal techniques. Orthop Clin North Am. 1992;23(2):313-9.
2. Paprosky WG, Weeden SH, Bowling JW Jr. Component removal in revision total hip arthroplasty. Orthop Clin North Am. 1992;23(2):313-9.
3. Pierson JL, Jasty M, Harris WH. Techniques of extraction of well-fixed cemented and cementless implants in revision total hip arthroplasty. Orthop Rev. 1993;22(8):904-16.
4. Bicanic G, Crnogaca K, Delimar D. A simple new technique for the removal of fractured femoral stems: a case report. J Med Case Rep. 2014;8:151.
5. Steno B, Necas L, Melisik M, Almasi J. Minimally invasive hollow trephine technique is recommended for revision of broken uncemented and extensively porous-coated monolithic femoral stems: a review of three cases. Eklem Hastalik Cerrahisi. 2014;25(2):112-6.
6. Lombardi AV Jr. Cement removal in revision total hip arthroplasty. Semin Arthroplasty. 1992;3(4):264-72.
7. Slooff TJ, Lindner K. Extraction set: A method for removing acrylic cement from the medullary cavity. Acta Orthop Scand. 1974;45(2):220-4.
8. Goldberg SH, Studders EM, Cohen MS. Ultrasonic cement removal in revision arthroplasty. Orthopedics. 2007;30(8):632-5.

9. Schwaller CA, Elke R. Cement removal with ultrasound in revision or total hip prosthesis. [Article in German]. Orthopade. 2001;30(5):310-6.
10. Toth K, Sisak K, Wellinger K, Mano S, Horvath G, Szendroi M, Csernatony Z. Biomechanical comparison of three cemented stem removal techniques in revision hip surgery. Archives of Orthopaedic and Trauma Surgery. 2011;131(7):1007.
11. Cautilli GP, Hozack WJ. Analysis of fume emission from ultrasonic removal of methyl methacrylate cement in revision hip surgery. J Arthroplasty. 1994;9(3):305-6.
12. Bauze AJ, Charity J, Tsiridis E, Timperley AJ, Gie GA. Posterior longitudinal split osteotomy for femoral component extraction in revision total hip arthroplasty. J Arthroplasty. 2008;23(1):86-9.
13. Sydney SV, Mallory TH. Controlled perforation: A safe method of cement removal from the femoral canal. Clin Orthop Relat Res. 1990;(253):168-72.
14. Cameron HU. Tips of the trade #29. Femoral windows for easy cement removal in hip revision surgery. Orthop Rev. 1990;19(10):909-10, 912.
15. Klein AH, Rubash HE. Femoral windows in revision total hip arthroplasty. Clin Orthop Relat Res. 1993;(291):164-70.
16. Jack CM, Molloy DO, Esposito C, Walter WL, Zicat B, Walter WK. Limited slot femorotomy for removal of proximally coated cementless stems. A 10-year follow-up of an unreported surgical technique' Journal of Arthroplasty. 2013;28(6):1000-4.
17. Zweymüller KA, Steindl M, Melmer T. Anterior windowing of the femur diaphysis for cement removal in revision surgery. Clin Orthop Relat Res. 2005;441:227-36.
18. Duncan WW, Hubble MJ, Howell JR, Whitehouse SL, Timperley AJ, Gie GA. Revision of the cemented femoral stem using a cement-in-cement technique: a 5- to 15-year review. J Bone Joint Surg Br. 2009;91(5):577-82.
19. Morley JR, Blake SM, Hubble MJ, Timperley AJ, Gie GA, Howell JR. Preservation of the original femoral cement mantle during the management of infected cemented total hip replacement by two-stage revision. J Bone Joint Surg Br. 2012;94(3):322-7.
20. Judl T, Jahoda D, Landor I, Pokorný D, Melicherčík P, Sosna A. Cement-within-cement femoral stem reimplantation technique. Acta Chir Orthop Traumatol Cech. 2011;78(5):416-22.
21. Berry DJ. Removal of cementless stems. Instr Course Lect. 2003;52:331-6.
22. Schmidt J, Porsch M, Sulk C, Hillekamp J, Schneider T. Removal of well-fixed or porous-coated cementless stems in total hip revision arthroplasty. Arch Orthop Trauma Surg. 2002;122(1):48-50.
23. Glassman AH, Engh CA. The removal of porous-coated femoral hip stems. Clin Orthop Relat Res. 1992;(285):164
24. Glassman AH, Engh CA, Bobyn JD. A technique of extensile exposure for total hip arthroplasty. J Arthroplasty. 1987;2:11-21.
25. Chen WM, McAuley JP, Engh CA Jr, Hopper RH Jr, Engh CA. Extended slide trochanteric osteotomy for revision total hip arthroplasty. J Bone Joint Surg Am. 2000;82:1215-9.
26. Meek RM, Greidanus NV, Garbuz DS, Masri BA, Duncan CP. Extended trochanteric osteotomy: planning, surgical technique, and pitfalls. Instr Course Lect. 2004;53:119-30.
27. Szendroi M, Toth K, Kiss J, Antal I, Skaliczki G. Retrograde genocephalic removal of fractured or immovable femoral stems in revision hip surgery. Hip International. 2010;20(1):34-7.
28. Tóth K, Sisák K, Nagy J, Manó S, Csernátony Z. Tóth K, Sisák K, Nagy J, Manó S, Csernátony Z. Retrograde stem removal in revision hip surgery: removing a loose or broken femoral component with a retrograde nail. Arch Orthop Trauma Surg. 2010;130(7):813-8.
29. Yamamura M, Nakamura N, Miki H, Nishii T, Sugano N. Cement Removal from the Femur Using the ROBODOC System in Revision Total Hip Arthroplasty. Adv Orthop. 2013;347-58.

第 19 章

髋关节翻修术中髋臼假体的取出方法

Amol Chitre, Henry Wynn-Jones, Anthony Clayson, Nikhil Shah

概述

髋臼假体出现松动、感染、聚乙烯内衬磨损或位置不良导致不稳定时,应翻修取出[1-3]。如存在广泛的骨溶解,取出髋臼假体可便于骨溶解病灶的植骨填充。若翻修所用股骨柄假体的股骨头匹配的臼窝或内衬大小与原型号不同,即使髋臼假体仍然结合牢固,也必须取出。英国国家关节注册中心最新发布的数据显示,75%的髋关节翻修手术须进行髋臼假体翻修。文献报道中,更换单侧假体造成的不稳定发生率较高,为了获得更好的匹配性和灵活度,建议同时翻修两侧假体。

术前计划

应重视细致的术前计划。从前次手术医生或医院取得原有假体的详细信息十分重要。确保器械商提供专用的器械,包括带把手和滑锤的臼杯拔出器械和取出陶瓷或金属假体的器械。备好聚乙烯内衬和假体拔出器,断钉取出套装,取螺钉的各类改锥以及全套不同规格(直、弯、尖等)的软骨凿和骨刀(图 19.1),带不同尺寸的弧形刀片,可匹配不同大小臼杯的拔出器械[如 Explant 臼杯取出系统(图 19.2 至图 19.4)(Zimmer, Warsaw, Indiana 或其他类似器械)]。

行骨盆正位、髂骨斜位和闭孔斜位(Judet 位)片。若螺钉穿入骨盆或髋臼内陷入骨盆时,应行血管造影。

显露

翻修髋臼假体时应尽可能少地破坏骨盆骨量。为此,最重要的一步是进行良好的显露。我们更倾向于后方入路,便于观察髋臼,可同时向近端或远端延伸,在必要时可处理髋臼后柱,并确保术者在处理股骨假体时,若有必要可行大转子延展截骨术。

充分显露后,应对髋臼假体的型号、倾角、固定牢固程度、磨损状态、侵袭或内衬的磨损程度进行评估,以确定是否保留髋臼假体。我们介绍几种不同状况下常用的手术方法[2-4]。虽然并不全面,但我们认为这些方法可以有效重复。

骨水泥假体:松动

这是最常见的情形。清理软组织包膜、暴露假体后,骨水泥鞘通常有望手动或使用抓钳取出。若仍有部分骨水泥鞘与骨质结合,用弧形骨刀将其分离。

原有导向孔中的骨水泥可用钻去除,骨水泥攻丝器械可像骨攻丝一样抓住骨水泥碎片。

臼杯,可尝试使用小的薄骨刀插入凸起的边缘和假体之间,将其撬出或敲出(图 19.6)。

也可在内衬中心钻孔,拧入长螺钉或攻丝。穿透内衬后,敲击后方的金属臼杯,其力量应该足以将内衬从臼杯中分离。

如果没有成功,可像骨水泥臼杯一样,切分聚乙烯内衬后再将其取出。

取出金属和陶瓷内衬[15-18]则困难得多。几乎所有病例中都使用了莫氏圆锥将内衬锁入臼杯之中。要取出内衬只能将臼杯弄变形,挤出内衬(图 19.7 至图 19.10)。常用方法如下:

- 击锤击打臼杯边缘。这可将臼杯临时敲成非球状,有可能解开莫氏圆锥。特殊的三脚架型器械可于强力敲击臼杯外缘。
- 使用高速磨钻在内衬和臼杯之间制造缝隙,便以将打器放于内衬缘,直接敲击。
- 通过髂骨钻孔至臼杯后上方。使用高速磨钻通过该通道钻透臼杯,随后可以直接以莫氏圆锥反方向作用力取出内衬。

去除内衬后,暴露螺钉,将其取出。为了更有效地使用 Explant 系统,可将同一内衬或内衬试模置换到臼杯中,再使用 Explant 或类似系统。替换内衬有助于刀片位置中置。

有螺纹假体或特殊假体的取出

取出螺纹臼杯系统可能需要使用专用器械。我们成功使用高速金属切割钻(美敦力公司的 Midas

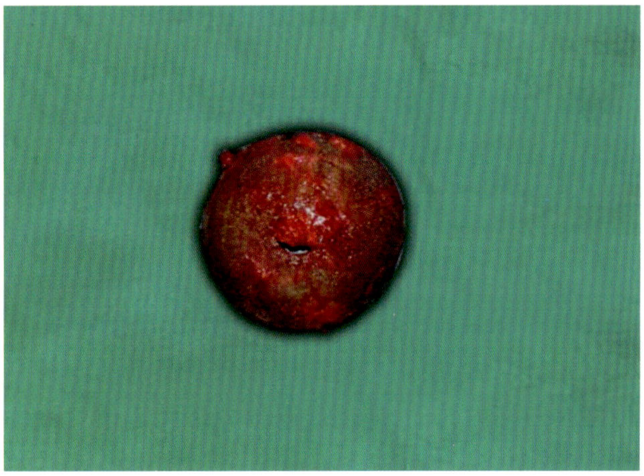

图19.5　在最小骨量丢失的情况下取出臼杯。

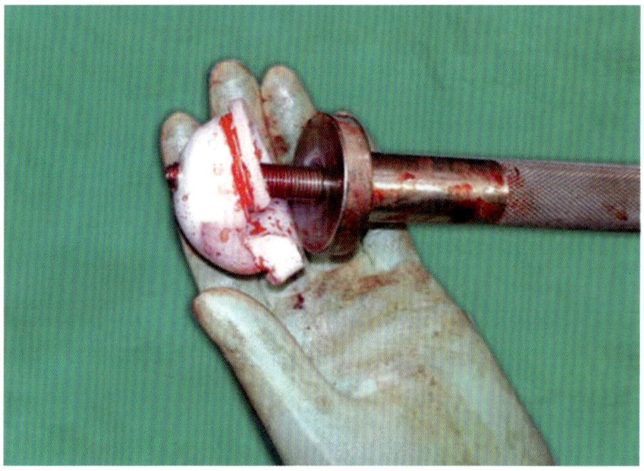

图19.6　从非骨水泥臼杯中取出聚乙烯内衬。

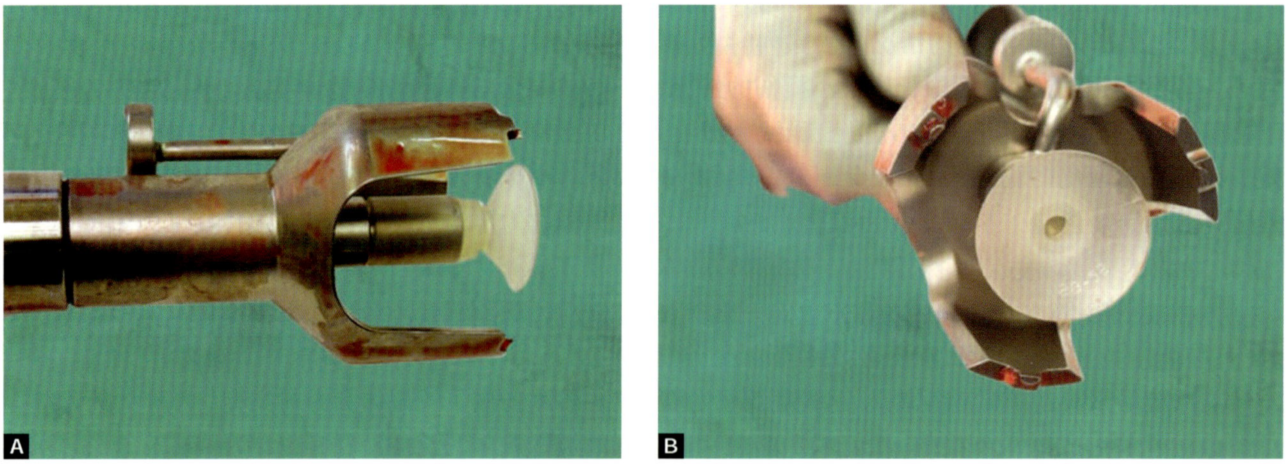

图19.7A和B　取出陶瓷臼杯的工具。

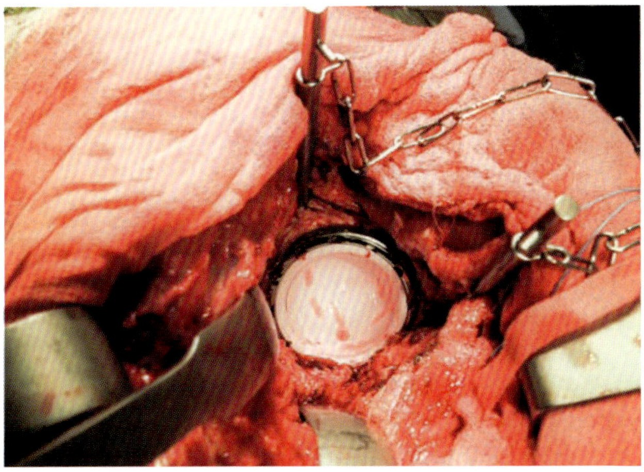

图19.8　显露髋臼和内衬。

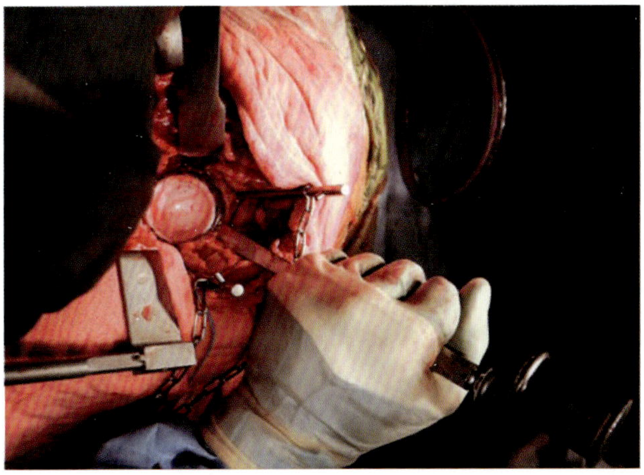

图19.9　在臼缘使用锋利攻丝和特殊抽吸工具取出内衬。

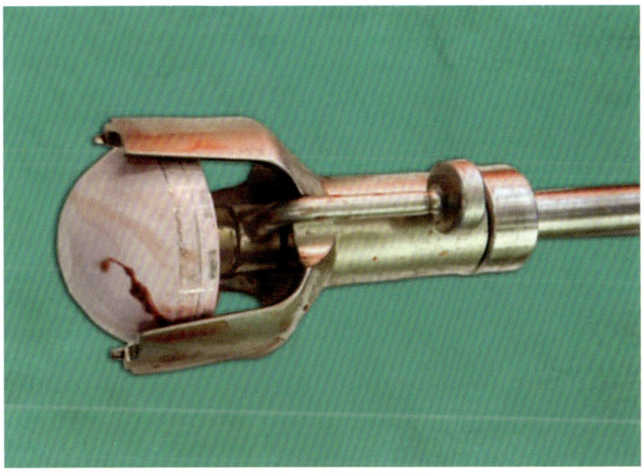

图19.10　取出陶瓷内衬。

Rex)[19]将臼杯切成几份，再分块取出。此方法对取出带螺纹的臼杯十分有效(图 19.11A 和 B)。但比法极为耗时，且有可能对周围组织造成热损害。产生的金属磨屑可能残留在髋关节中，造成聚乙烯磨损。

骨盆内骨水泥/假体取出

这是术中较为危险的一步。非感染病例中的骨水泥，若紧邻血管，应将其留在原地。有时须与血管外科医生行联合手术。如果必须将骨水泥取出，可能须行腹膜后入路。骨盆内常出现许多瘢痕化组织，血管外科或普外科医生的加入十分重要。腹膜后入路可以采用改良的髂腹股沟入路或 Stoppa 入路(图 19.12 至图 9.14)。

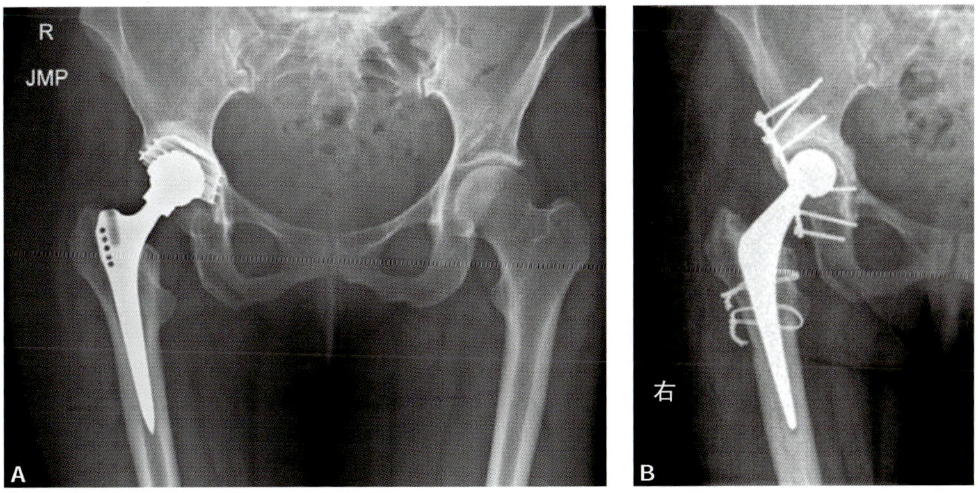

图19.11A和B　使用Midas Rex金属切割器械取出带螺纹臼杯。

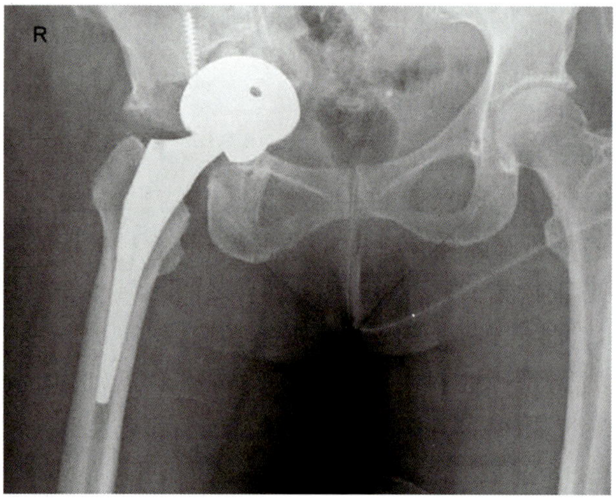

图19.12 去除突入骨盆内的假体，然后在二期手术时，用后柱钢板重建。

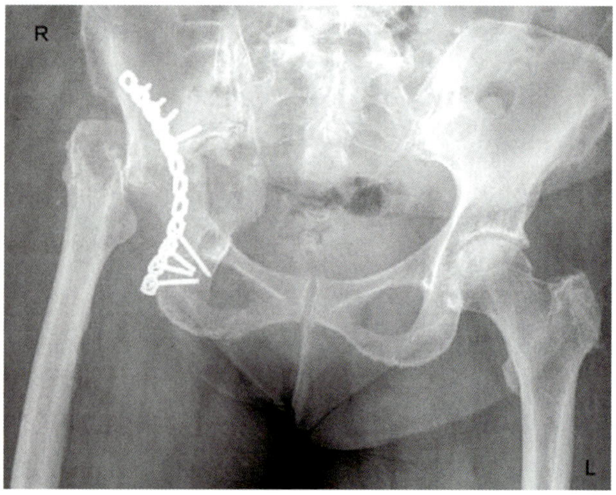

图19.13 骨盆不连续使用后柱钢板重建。

潜在并发症

主要并发症是骨量的丢失。因此，术前计划中应包含重建方法和所需器械。骨缺损可通过骨移植填塞或加强等方法处理，将在其他章节中讲述。

出现骨盆骨折和(或)不连续情况时，掌握显露和固定后柱的知识十分重要。

损伤血管或重要脏器如输尿管、膀胱、神经等是灾难性的并发症，可能危及生命。在感染翻修病例中更是如此，从松动髋臼假体进入骨盆的螺钉和炎性组织可能离髂血管非常近，甚至可能造成炎性假动脉瘤。

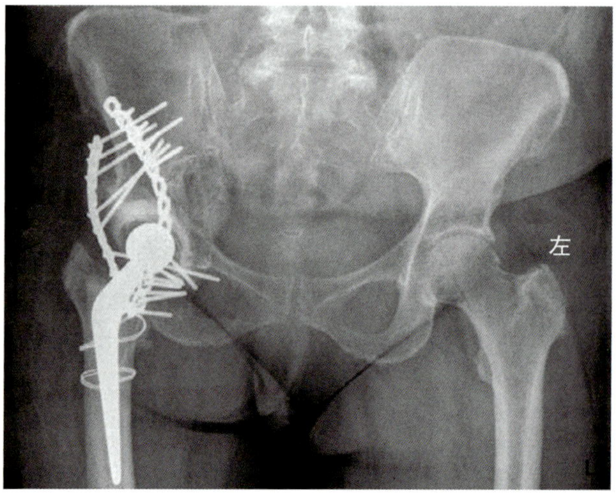

图19.14 创伤性骨盆不连续使用钢板固定愈合后，二期重建骨水泥髋臼和填塞植骨。

结论

髋关节翻修术中取出髋臼假体很有挑战性，并有一定的风险。细致的术前准备和清楚掌握各类陷阱及手术技巧是必要的。术中需要极大的耐性和良好的显露。

(吴厦 译 刘璐 审)

参考文献

1. Gray FB. Total hip revision arthroplasty. Prosthesis and cement removal techniques. Orthop Clin North Am. 1992;23(2):313-9.
2. Paprosky WG, Weeden SH, Bowling JW Jr. Component removal in revision total hip arthroplasty. Clin Orthop Relat Res. 2001;(393):181-93.
3. Pierson JL, Jasty M, Harris WH. Techniques of extraction of well-fixed cemented and cementless implants in revision total hip arthroplasty. Orthop Rev. 1993;22(8):904-16.
4. Erdemli B. An evaluation of the methods used for removal of components and cement in revision hip arthroplasty. Acta Orthop Traumatol Turc. 2004;38(3):188-94.
5. Sabboubeh A, Al Khatib M. A technique for removing a well-fixed cemented acetabular component in revision total hip arthroplasty. J Arthroplasty. 2005;20:800-1.
6. Brogan K, Charity J, Sheeraz A, Whitehouse SL, Timperley AJ, Howell JR, et al. Revision total hip replacement using the cement-in-cement technique for the acetabular component: Technique and results for 60 hips. J Bone Joint Surg Br. 2012;94-B:1482-6.
7. Hozack WJ, Wade FA. Removal of components and cement. In: Callaghan JJ, Rosenberg AG, Rubash HE (Eds). The adult hip. Philadelphia: Lippincott Williams & Wilkins, 2007.pp.1352-70.
8. Bassam A Masri, Philip A Mitchell, Clive P Duncan. Removal of solidly fixed implants during revision hip and knee arthroplasty. J Am Acad Orthop Surg. 2005;13:18-27.
9. Mitchell PA, Masri BA, Garbuz DS, Greidanus NV, Wilson D, Duncan CP. Removal of well-fixed, cementless, acetabular components in revision hip arthroplasty. J Bone Joint Surg [Br]. 2003;85-B:949-52.
10. Judas FM, Dias RF, Lucas FM. A technique to remove a well-fixed titanium-coated RM acetabular cup in revision hip arthroplasty. J Orthop Surg Res. 2011;6:31.
11. Paprosky WG, Martin EL. Removal of well-fixed femoral and acetabular components. Am J Orthop (Belle Mead NJ). 2002;31:476-8.
12. Olyslaegers C, Wainwright T, Middleton RG. A novel technique for the removal of well-fixed cementless, large-diameter metal-on-metal acetabular components. J Arthroplasty. 2008;23(7):1071-3.
13. Rawal JS, Soler JA, Rhee JS, Dobson MH, Konan S, Haddad FS. Modification of the explant system for the removal of well-fixed hip resurfacing sockets. J Arthroplasty. 2010;25(7):1170.e7-9.
14. Preis RA, Patil S, Meek RM. The use of modular femoral head trials to centre the Explant blade facilitates retrieval of well-fixed acetabular components with minimal bone loss. Arch Orthop Trauma Surg. 2011;131(7):1003-6.
15. Butt U, Knowles D. A fractured and immovable ceramic liner in a screw-fixed acetabular shell during total hip arthroplasty: a case report. J Orthop Surg (Hong Kong). 2012;20(3):395-7.
16. Whiting F, Lewis C. A simple technique for ceramic liner extraction during revision total hip arthroplasty. RCS Annals. 2014;96(7):549-50.
17. Pospischill M, Knahr K. Strategies for head and inlay exchange in revision hip arthroplasty. Int Orthop. 2011;35(2):261-5.
18. Ferguson D, Metcalf R. Extraction of a well fixed but fractured ceramic acetabular liner. Arthroplasty Today. 2015;1(1):11-3.
19. Harris WH. Revision surgery for failed, nonseptic total hip arthroplasty: the femoral side. Clin Orthop Relat Res. 1982;(170):8-20.

第 20 章

内镜下骨水泥取出技术在髋关节翻修中的应用

Kris Govaers, Geert Meermans, Jeroen Neyt

概述

当前，关节镜和内镜技术已经成为骨科医生日常工作中的一部分。微创和内镜下辅助手术的适应证似乎没有特别限制。内镜下观察骨髓腔技术一直吸引着骨科医生们[1]。Intramedullary bone endoscopy[2,3]，intraosseous endoscopy[4,5]，bone marrow endoscopy[6]和 medulloscopy[7,8]都是描述内镜观察骨髓腔内镜的同义词。目前为止，大部分临床经验来自髋关节翻修术中内镜辅助下的骨水泥取出技术。内镜也已经用在辅助椎弓根钉植入、髓芯减压、自体植骨、初次髋关节置换术中髓腔准备和长骨感染后不愈合的骨髓腔观察。

实验研究

Köster G.和 Willert H.[4,5]是最早报道尸体解剖研究的学者，研究中观察了 8 个去除股骨柄的股骨髓腔。在所有尸体标本中翻修假体的植入床内镜观察可示骨水泥的裂缝或骨折。骨水泥黏合缺失是裂缝的起源。Köster 观察到肉芽肿组织突出到骨水泥裂缝中。通过髁间窝从远到近引入内镜。从近端到远端直接观察股骨髓腔。Oberstz[2]曾经做过一个实验，使用经改良后的用于大隐静脉切除的内镜系统，观察膝关节截肢后的胫骨标本。他们在做髓内镜时同时测量髓内压，在胫骨髓内镜置入过程中胫骨髓腔内的最高压力值是 125mmHg（1mmHg≈0.133kPa）。

Roberts 等[7,8]评估了 3 种标准内镜仪器测量髓内管的长度的能力。据我们所知，他们第一个提出术语“medulloscopy”：他们测试了标准膝关节镜、髋关节镜和可以弯曲的鼻咽喉镜来观察胫骨髓内的情况。使用软性的内镜可以达到最好的观察效果（可以探查到 84%的髓腔）。他们得出结论，胫骨髓内腔的近端可以使用标准的膝关节和髋关节镜设备进行观察。可弯曲的鼻咽镜可以进入远端胫骨髓腔。

在科隆大学，改良后的体内碎石机（Swiss OrthoClast®）被测试用于去除骨水泥。他们设计了一个内镜下用的骨凿，将它置于福尔马林固定后的人股骨髓腔中，并将这个气动骨凿与传统取出骨水泥的锤子和骨凿相比。在他们的实验中，同时测量了气动骨凿和骨水泥远端股骨髓内压力。他们通过这样的装置，很好地去除了骨水泥。同时，在尸体标本中通过内镜下观察和 X 线检查股骨没有受损，没有生成热或有毒物质，内部髓腔压力是最低的（7mbar）。

很少有论文研究描述在动物模型中使用骨内镜检查。Stauber 等[9]使用骨内镜帮助下在 3 只成年绵羊中放置椎弓根螺钉。使用光纤内镜直接检查 22 椎弓根螺钉孔的内部，很容易发现 9 个有意的和两个无意的穿孔。能够仔细检查到直径小至 2mm 的骨缺损,而这些骨缺损使用标准探针触诊时则检测不到。他们得出结论,骨内镜检查可能是放置椎弓根螺钉的有用辅助工具。Sans[10]使用最小的血管导管技术通过经皮方法进入整个骨髓腔。他们开发了一种能够达到长骨骨骺的装置,用于进行动物和人体解剖尸体实验。他们认为,当现有技术无法直接到达长骨病变或存在极高风险时,可以作为一种替代技术,对其进行观察和治疗。他们推广这一技术用于"不牢固的骨头"的预防性骨水泥注射。最近,弗赖堡的 Oberst[11]报道了长骨内镜辅助下骨折复位。在 3 根人类胫骨尸体骨上人为造成胫骨干骨折,在髓内钉标准胫骨入点插入内镜,在骨折水平,外科医生通过使用硬性内镜,与操纵杆操作相似,通过"环周观察"骨折的远端部分进行闭合复位,将内镜工具向下推送到髓腔远端骨折片处以便放下导丝[11]。下文将在表 20.1 和表 20.2 中概述骨内镜的实验和临床结果。

骨髓内镜在初次全髋关节置换术和翻修术中的应用

初次全髋关节置换术

初次全髋关节置换术股骨侧髓腔准备常规是在没有髓内镜直视下进行的。在我们医院,利用直径 10mm 和 0°腹腔镜直视下来评价所谓的第三代髓内腔处理技术(图 20.1)。而在全髋关节翻修术中我们观察了 250 例股骨髓腔的处理。

全髋关节翻修中在原骨水泥鞘中再应用骨水泥

全髋关节翻修中在原骨水泥鞘中再应用骨水泥偶尔用于股骨部分翻修中,但要确保现有的骨水泥是稳定、完整并有新的植入物的接收空间。Campbell[35]报道了 2 例经典关节镜用于协助骨水泥鞘中行髋关节翻修术中骨水泥的准备工作。

他们描述了使用"关节镜"用于评估骨水泥鞘的完整性(图 20.2),以便协助远端骨水泥中置器的移除,并有助于制备再次水泥化的水泥鞘。4mm 关节镜用于冲洗并同时观察水泥鞘。在上面描述的两例患者中使用关节镜可以得到非常好的骨水泥鞘关节镜下视野并确认未发生裂缝或缺陷。使用高速钻将骨水泥鞘磨毛糙,并从界面去除破损和生物膜。在内镜下,钻头用于打磨现有的水泥鞘,并将新的股骨假体插入完整的现有水泥鞘。

髋关节翻修术中骨水泥取出

据我们所知,Arnold Berman[15]在 1987 年首次描述了这种技术。在髋关节翻修术中,通过关节镜辅助去除残留骨水泥。

他们认为使用关节镜可以更好地观察和去除骨水泥。将 63 例全髋关节翻修术分为两组进行比较,包括 21 例转子截骨翻修术与 44 例转子保留技术。结果显示,非截骨组出血减少了 21%,持续性外展肌无力发生率减少了 14%,半脱位和脱位减少了 14%。此外,手术时间缩短了 30%,术中股骨穿孔减少了 50%。

一项包含 107 例病例的多中心前瞻性研究中[36],我们评估了应用内镜是否可以减少髋关节翻修术中骨水泥移除中的并发症。具体内容将在后续章节中详细阐述。

Porsch[37]推出了一种小型化凿子系统(Swiss Orthoclast ®),它可以用于内镜辅助下的骨水泥去除。它使用简单的弹道原理来破坏骨水泥。在机头内部是一个加速的霰弹头。在一项前瞻性国际多中心研究中,他们发表了他们前 28 例患者的观察结果。水泥去除的平均持续时间为 32 分钟(13~75 分钟)。除 1 例以外,水泥均完全除去,只有 1 例皮质裂开。

Drak C.和 Ezzet K.[38,39]发表了类似的技术。他们使用的是内镜控制下的气动弹道骨凿。他们在 15 例复杂髋关节置换术后股骨侧翻修术中使用这种系统,这些病例均是原计划采用大转子延展截骨术的病例。结果显示:14 例患者远端骨水泥固定良好,另有 1 例为固定良好的非骨水泥固定。在所有 15 例(100%)中,在没有进行大转子截骨的情况下股骨侧假体成功翻修。有 3 例需要小于 1cm 的单纯股骨开窗。总共有 80%的病例(原本需要行截骨术)成功地被治疗,没有应用截骨术、开窗或穿孔术。

表20.1 实验研究

作者	标本数量	适应证	所用内镜名称	实验发现
Oberst[3]	4具胫骨人体标本		血管内镜	无髓内压力峰值
Oberst, Bosse, Holz[12]	2股骨 2胫骨	骨髓腔镜	Wolf内镜	制造新的组织腔隙使内镜操作成为可能
Roberts[7]	胫骨人体标本		髋、膝关节镜，鼻咽内镜	可弯性内镜观察远端髓腔最好
Stauber[13]	3只成年羊	椎弓根钉放置	Scope 3mm,30°关节镜	22个椎弓根钉孔11个被打穿
Köster[4]	6具股骨尸体标本	骨水泥取出	6.5mm, 30° Hopkin 带冲洗杆的望远镜	固定良好的髓腔杆可见骨水泥碎片
Oberst[11]	3根人体胫骨	内镜下骨折复位	骨髓腔内镜	没有X线监视下，内镜被当作操纵杆用来骨折片复位

表20.2 临床研究

作者	患者数量	临床	所用内镜名称	外科发现
Basset[14]	13	股骨头骺滑脱	3mm关节镜	2次关节面穿透
Berman[6]	44	髋关节翻修术	针孔关节镜	减少50%股骨穿透率
Bojkow WP, Karalin AN[15]	350	内镜下骨折复位	未知	
Campbell[16]	2	水泥型髋关节翻修术	关节镜	
Drake C[17]		髋关节翻修骨水泥取出术	骨内镜	气动弹道凿
Gerber SD[18]	1	股骨杆取出	关节镜	
Govaers K[19-21]	178	初次全髋关节置换术股骨髓腔扩髓	10mm腹腔镜	动脉出血，反向锉磨
Govaers K[19-21]	107	髋关节翻修中骨水泥取出	5mm和10mm腹腔镜	减少转子部截骨
Govaers K[19-21]	30	股骨头髓芯减压	5mm腹腔镜	提高准确性，1例穿透
Härle[22]	90	髋关节置换术后感染翻修	骨内镜	直视下取出髓内骨水泥
Johnson LL[23]	9	5例胫骨不愈合，4例肱骨不愈合	关节镜	
Kim SJ[24]	8	4例肱骨干和4例股骨干不愈合内镜下植骨术	关节镜	直视内镜下骨断端新鲜化和植骨
Köster[4]	28	Stortz骨内镜	Stortz骨内镜	
Lavernia CJ[25]	1	骨盆骨溶解	关节镜	关节镜下骨溶解清创
LU[26]	1	更换髋关节动力加压螺钉	关节镜	建立内镜下螺钉新通道
Morgan-Jones RL[27]	6	关节镜钉道清创	关节镜	
Oberst[3]	2	铰刀所致残留骨水泥	骨髓腔内镜	寻找遗失的铰刀
Porsch[28-31]	28		骨内镜	1例皮质骨裂纹
Roberts[8]	7	感染性股骨和胫骨不愈合	5mm直径腹腔镜；4mm直径关节镜	86%显示不愈合
Ruch DS[32]		髋关节髓心减压	髋关节镜	在梗死区中心放置导针
Stricker SJ[33]	3	股骨头软骨母细胞瘤	电视关节镜	
Toms AD[34]		髋关节翻修术	膀胱镜	

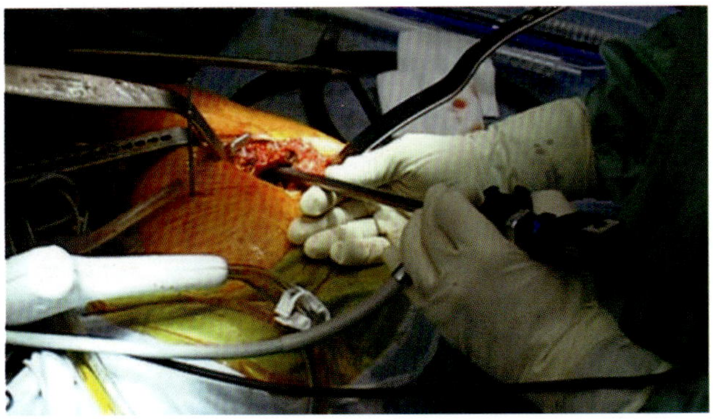

图20.1　在初次全髋关节置换术用直径10mm和0°腹腔镜帮助处理髓腔。

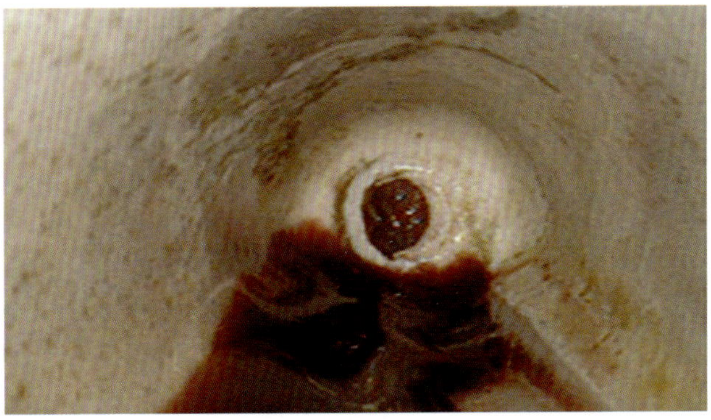

图20.2　股骨柄假体取出后用内镜观察骨水泥鞘的完整性。

全髋关节翻修术中的髋臼侧翻修

迄今仅有 1 例病例报告描述了全髋关节翻修术中的关节镜辅助髋臼侧翻修。Lavernia[26]描述了如何使用关节镜刨刀在髋关节翻修术中去除髋臼杯附近的溶骨性病变。获得良好的清创,并使用同种异体皮质骨移植来填补髋臼杯后面的骨缺损。

在这里,我们报告使用标准内镜检查设备对感染和非感染性髋关节置换术中骨水泥去除的多中心前瞻性研究。

来自我们研究所的经验

简介

我们现在已经做了超过 250 例内镜辅助下的髋关节翻修术。我们的第一个已发表的研究包括 107 例髋关节翻修术[20]。共有 73 例患者因骨水泥假体无菌性松动,在 St.Blasius 医院进行了翻修和重建,另有 34 例患者因髋关节置换术后感染,在 Pellenber 大学医院进行了翻修手术。所有的无菌松动一期进行翻修。所有的感染病例行二期翻修,其中一期须取出髋臼侧和股骨侧骨水泥假体[19]。术前放射学评估包括 Barrack 分级[14],从 A 级(骨髓腔由骨水泥完全填充)到 D 级(骨水泥未填充髓腔,如股骨柄假体柄无骨水泥固定),以评估现有水泥鞘的质量。选择 Endoclinic 和美国骨科医生学会(AAOS)分类方法来评估股骨骨缺损。

使用 Gruen 区域分类法将骨缺损在术前 X 线照片上进行定位[22]。记录总操作时间,内镜检查时间和内镜检查时间相对于手术时间占比,以及失血量和输血需求。基于手术记录和围术期录像数据,记录转子骨折、股骨干骨折和骨皮质穿孔的发生情况。大转子延展截骨的需要、开骨窗以及水泥塞移除的完整性也被记录。术后放射线照片由不知晓手术细节的非手术者进行审查。特别是在感染病例中,对第一次翻修后的股骨 X 线片进行了详细的分析。记录骨折、未注意的穿孔以及任何残留水泥的存在和位置。

在感染病例中,使用 AAOS 和 Endoclinic 分类法进行术前和术后股骨缺损的比较。残留水泥根据 Gruen 分区法进行了定位。在骨水泥鞘术前质量与穿孔风险之间也做了比较。

手术设备

使用 5mm 和 10mm 的 Storz 腹腔镜进行髓内腔检查(图 20.3)。骨水泥劈裂凿子(Revision Hip instrument set, Smith and Nephew, Memphis, USA)用于去除近端骨水泥。远端骨水泥塞和骨水泥取出借助于超声波驱动的一次性 6.0mm 拔出器,它有 7.0mm 螺旋尖端 (Ultradrive model 50, Biomet, Warsaw, USA)有助于水泥去除(图 20.4)。股骨干骨水泥通过用于股骨骨折内固定的 Sentinel 低压插管扩髓器(Zimmer, Warsaw, USA)进行扩髓后取出。

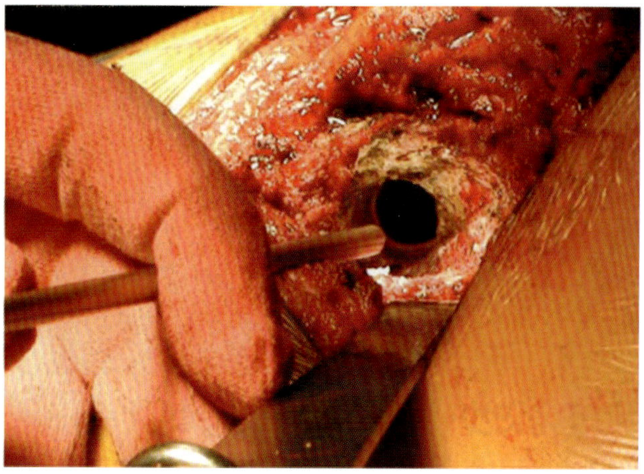

图20.3 在髋关节翻修术中用5mm腹腔镜来协助取出骨水泥。

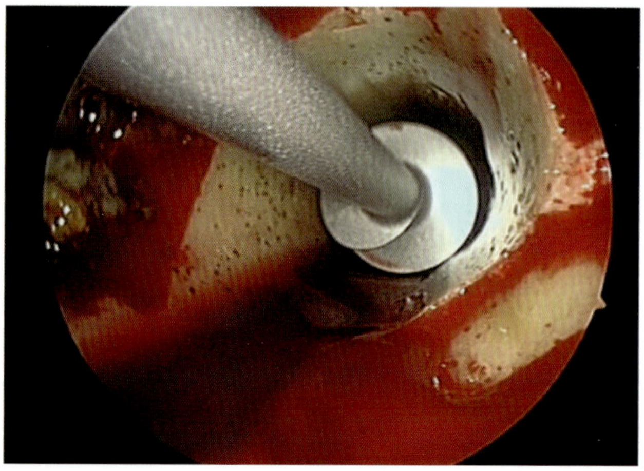

图20.4 超声工具(超声驱动模式,邦美)用于远端骨水泥塞穿透。

手术技术

使用类似的骨水泥去除技术进行无菌和病例翻修。患者被置于侧卧位。采用前外侧和标准后方入路。在髋关节切开术后切口采取多重培养,并对切除的骨膜和骨髓腔内容物进行取样和培养。以下连续的操作步骤用于植入物和骨水泥的去除。

- 从大转子和股骨假体肩部之间取出骨水泥以允许股骨柄的抽出。
- 使用标准股骨取出器取出股骨柄。
- 内镜评估现有骨水泥鞘(图 20.5)。
- 使用窄的骨凿和凿子去除所有可触及的近端水泥壳(无论大小和厚度)。
- 水平方向和纵向去除干骺端骨水泥可以使用多种抓取器械。在这个阶段,使用 10mm 的腹腔镜作为附加的光源。
- 在内镜控制下放置螺旋尖端(Biomet, Warsaw)超声波工具(图 20.6)。
- 使用超声波使远端骨水泥塞穿孔(图 20.7)。
- 使用脉冲灌洗和清洗骨髓腔后,使用 5mm、0°前置腹腔镜检查骨水泥塞穿孔。
- 推进球头导丝(如 Kuntsher 髓内钉)进入股骨的远端部分(图 20.8)。
- 用透视机检查导丝位置。
- 用标准可弯曲孔状的低压力扩髓器对固定良好的股骨远端和股骨干骨水泥鞘行 0.5mm 递增扩髓(图 20.9)。每次扩髓后彻底冲洗骨髓腔并用5mm腹腔镜观察。
- 超声驱动刮匙被用于去除在髓腔侧壁的骨水泥(图 20.10)。
- 骨水泥被彻底去出后,在骨内镜监视下仔细地将髓内膜刮除。
- 在放置远端固定的非骨水泥柄前,在内镜监视下对股骨峡部进行扩髓和测量假体型号(图 20.11)。

结果

患者平均年龄为 70.6 岁, 初次置换至翻修手

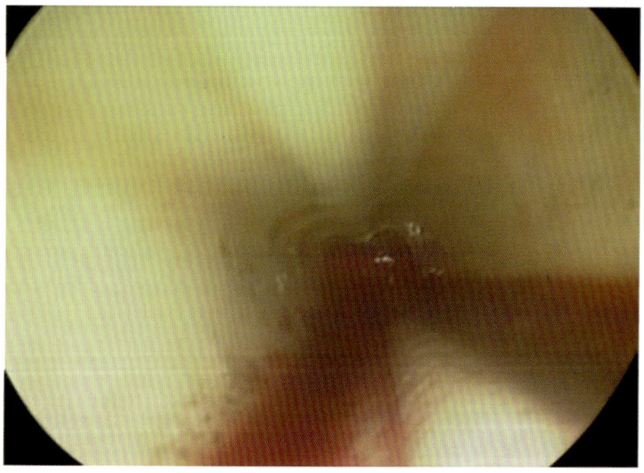

图20.5 内镜下观察骨水泥鞘。

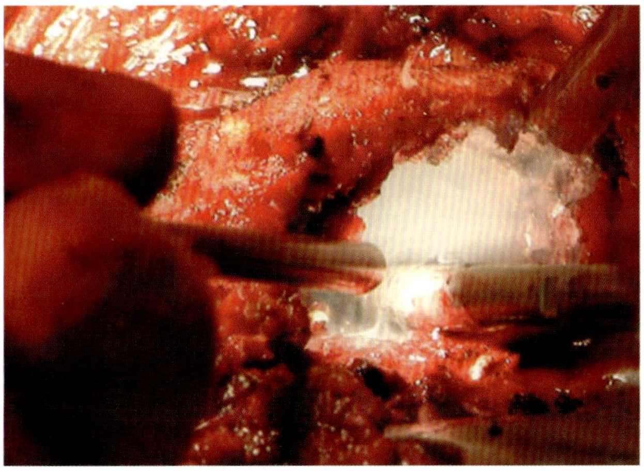

图20.6　内镜协助确定超声探头位置。

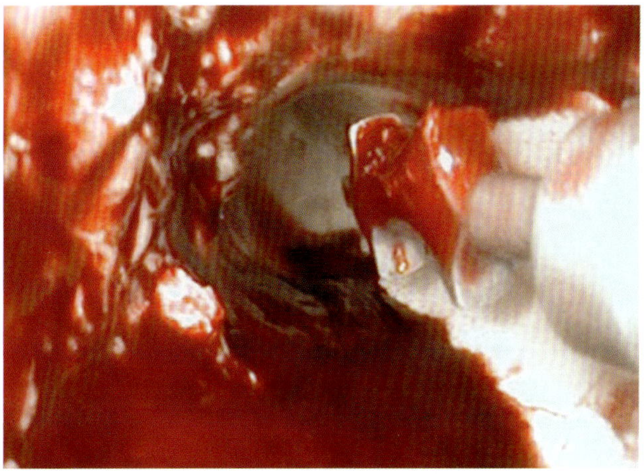

图20.7　穿透远端骨水泥塞。

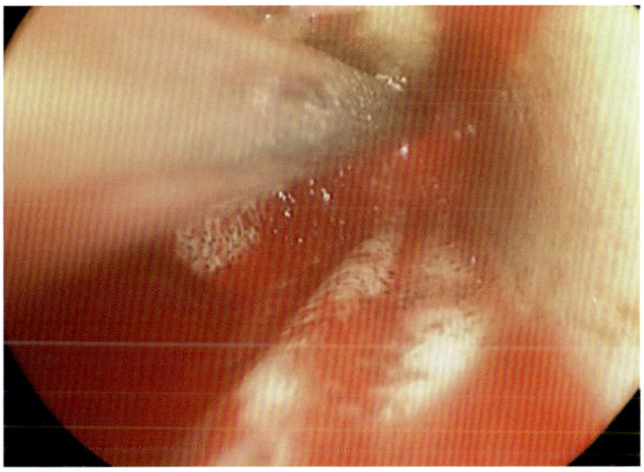

图20.8　筒状铰刀中的导丝位置。

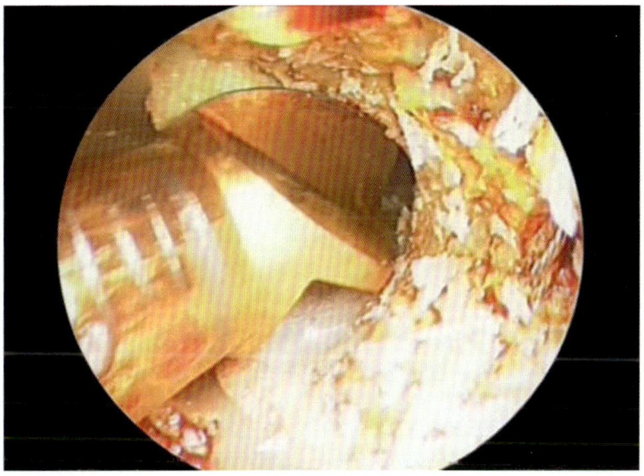

图20.9　去除骨水泥的弹性低压力筒状铰刀。(golden boys, Zimmer, Warsaw)

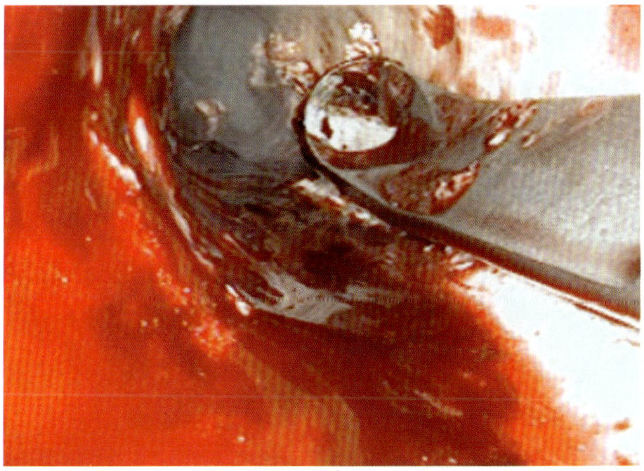

图20.10　去除侧壁骨水泥的超声动力刮匙。

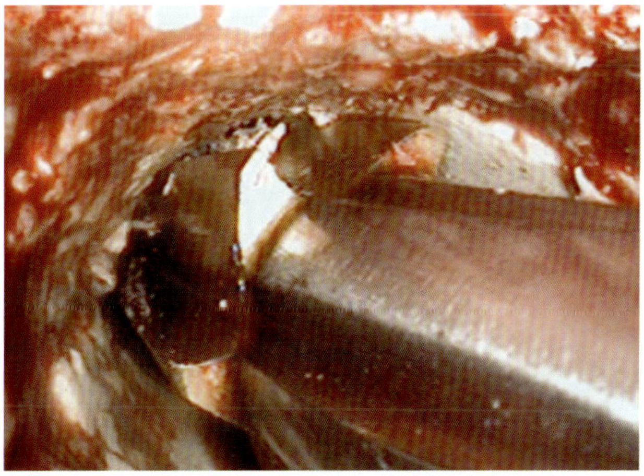

图20.11　在放置非骨水泥柄前,扩髓和测量假体型号。

术的平均时间为 69.2 个月。平均围术期失血量为 1.362 个单位的浓红细胞[40],平均输血量为 2.561个单位的浓红细胞。

去除股骨假体后,通过关镜检查经常显示术前放射照片未见的裂缝和水泥缺损[25]。我们有 7 例患者发现清亮液体随着患者心脏的跳动节律渗透到骨水泥缺损处。

在所有情况下都可以使用超声波工具定位穿透远端骨水泥塞。我们发现,超声波是去除远端骨水泥和塞子的可靠和无创伤的方法。虽然我们常规使用盐水来冷却超声刀尖端, 但是在许多情况下,我们发现骨内腔的黑色和烧伤外观是由超声波引起的(图 20.12)。因此,推荐用弹性铰刀将水泥铰压后再应用细的螺旋状超声波尖头处理。

用于去除侧壁骨水泥的弹性铰刀在去除硬化的骨水泥同时可能去除更多的松质骨。

在股骨柄偏心移动的情况下,可以使用内镜检查股骨髓腔并避免假体尖端穿出骨皮质(图 20.13A 和 B)。在所有骨水泥残余物被去除之后,内镜检查可以帮助术者确定翻修股骨假体的类型,这是一种非常可靠的技术。在我们的实践中,我们尽量避免将骨水泥柄用在完全光滑侧壁的股骨髓腔中,因为不会有骨水泥和侧壁交联固定。股骨远端髓腔的内镜检查有助于确定非骨水泥假体(翻修术中)的型号大小(图 20.14)。我们在另外 3 例手术中使用内镜寻找折断的超声刀头(图 20.15),并且发现 1 例

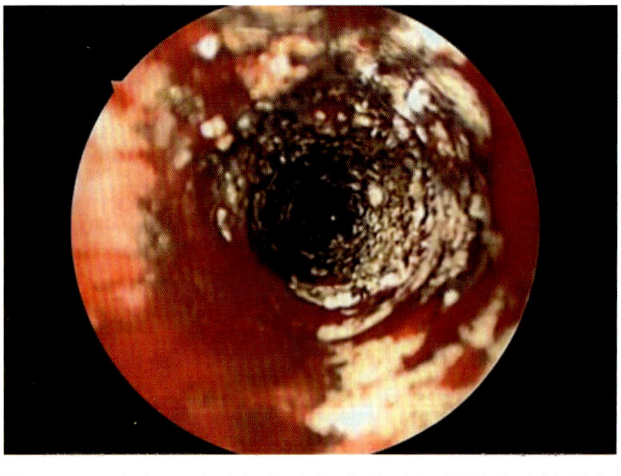

图20.12 未行正确冷却方法超声波引起的骨内腔的黑色和烧伤外观。

在股骨髓腔中引起的髓腔感染。

此病例是发生在全髋关节置换术后的结核感染(图 20.16)。

并发症

穿孔被定义为手术中的医源性因素造成股骨皮质完整性破坏后的骨缺损。假道被定义为术中操作器械因医源性骨损伤造成的远端股骨穿孔。术中发生的骨折被分类为大转子骨折、小转子骨折、干骺端和股骨干骨折。化脓性感染组的并发症多于无菌组。在无菌组中,有 4 个穿孔(5.97%)、2 个假道形成(2.99%)、3 个术中骨折发生(4.48%)。这一组术中并发症总发生率为 13.44%。在化脓性感染组中术中并发症的发生率要高得多。有 6 个穿孔(17.65%)、3 个假道形成 (8.82%)、4 个术中骨折发生(11.76%)。

随着研究人数的增加,我们无法通过使用术前骨水泥壳 Barrack 评分来预测并发症发生的风险。同样,描述股骨缺损程度的 AAOS 和 Endoclinic 分类法都与穿孔或骨折发生数量无相关性。由于骨水泥取出技术困难,在 6 个无菌翻修病例中,需要转化成大转子延展截骨来暴露手术视野。在 4 个无菌翻修病例中,需要额外附加股骨开窗。在化脓性感染组中,没有病例需要转换为股骨大转子延展截骨来显露,也无须额外股骨开窗。

在 2 例化脓性感染翻修病例中远端骨水泥柱长度超过 10cm,被有意留在原位(图 20.17)。术后 X 线片残留水泥量与穿孔风险之间存在显著的相关性($P<0.05$)。在这些复杂感染骨水泥取出病例中的总手术时间因为内镜的使用明显增加了($P<0.05$)。二次回顾性分析结果显示,骨水泥塞的长度与穿孔风险之间存在很强的相关性($P<0.05$)。

然而, 内镜辅助骨水泥去除存在局限性和缺点。手术室需要大量额外的设备。高品质的视频设备、超声波、弹性的铰刀、脉冲灌洗枪和图像增强器,它们的使用对保证手术成功至关重要。

如果不进行截骨,在某些使用 X 线不显影骨水泥、股骨前弓重度变异或骨水泥塞过长的病例中,将无法彻底清除所有骨水泥。虽然在我们的研究

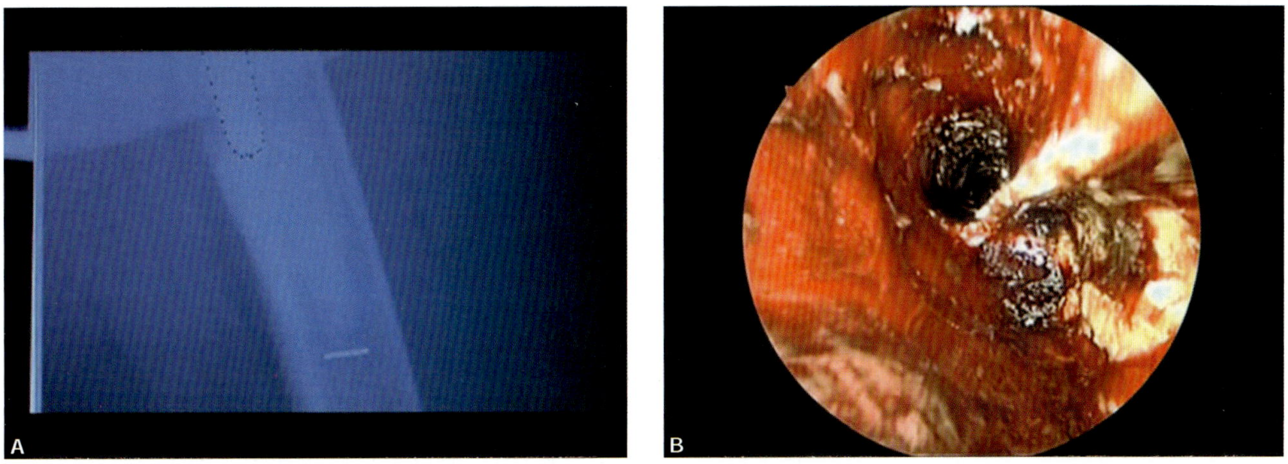

图20.13A和B　(A)移位到后方的股骨柄尖。(B)旧的假体髓腔表面(右侧)新的假体髓腔面。

中,内镜检查时间与失血量无相关性,但内镜检查时间与总体手术时间有显著的相关性($P<0.05$)。

手术技巧

- 使用直径 5mm 和 10mm 的 0°角度镜头的腹腔镜是进行标准骨髓腔操作的最佳选择。使用有角度内镜(如关节镜)可能导致器械在髓腔内定位不正确,并增加穿孔的风险。
- 控制性低血压和脊髓硬膜外麻醉减少了髓腔内出血量,改善了髓腔内的视野。
- 用冷盐水的脉冲灌洗清洗髓腔,看来具有止血作用。
- 在锉磨骨水泥时的内镜监视有助于保证钻头或铰刀中置,并避免穿孔(图 20.18A~C)。

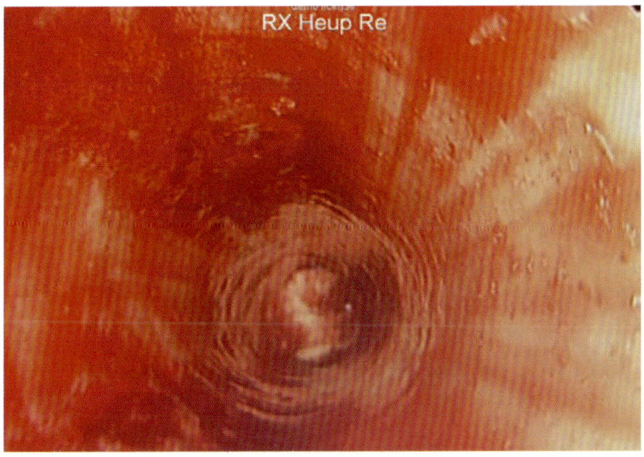

图20.14　锉磨股骨髓腔峡部使其适合非骨水泥假体。

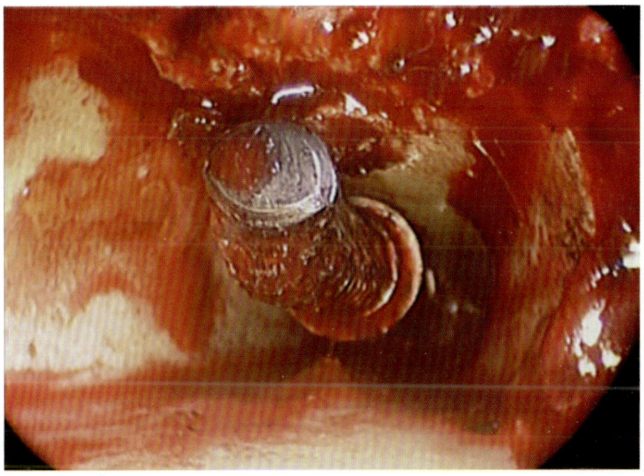

图20.15　骨髓腔内镜可以追踪发现超声刀头。

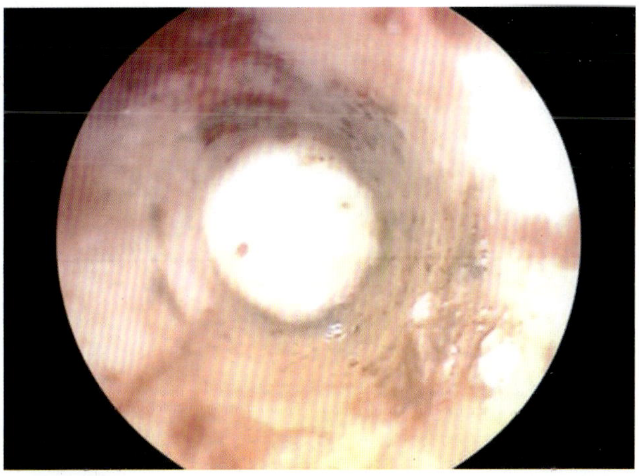

图20.16　股骨远端髓腔结核病灶引流出脓液。

- 偏心骨水泥锉磨容易发生,这是因为股骨皮质骨比骨水泥要软。

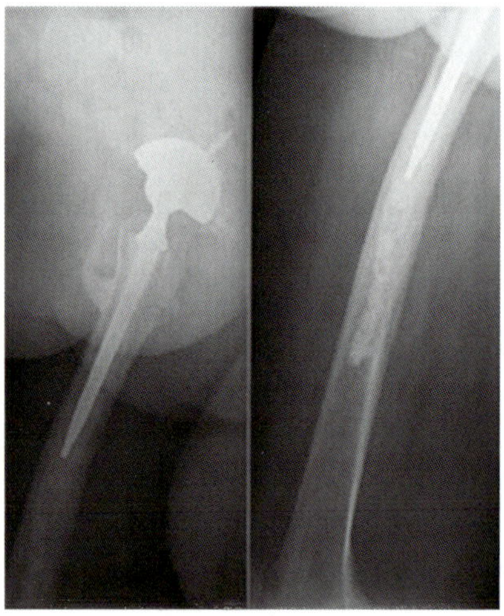

图20.17 占据了超过1/3股骨髓腔长度的骨水泥柱。

- 在中央髓腔扩髓后，从侧壁去除最后残留的水泥时推荐使用超声波驱动的反向刮匙。
- 尽管在使用超声波期间，因为超时刀或刮勺会产生大量的烟雾，使用内镜持续观察会受到极大的限制，但是，在内镜监视下，使用超声刀具进行钻孔和定位是可行的(图 20.19)。
- 即使在大转子延展截骨后，也可以使用髓内镜检查来确定股骨远端骨水泥是否完全去除以及股骨侧假体的大小。

骨内镜检查设备

骨外科医生经常尝试使用标准关节镜来进行股骨髓内镜检查。当使用标准关节镜时，我们自己的尸体研究显示股骨髓内镜不能有很好的视野。关节镜中的光纤光源不足以照射髓内腔。20°~30°角

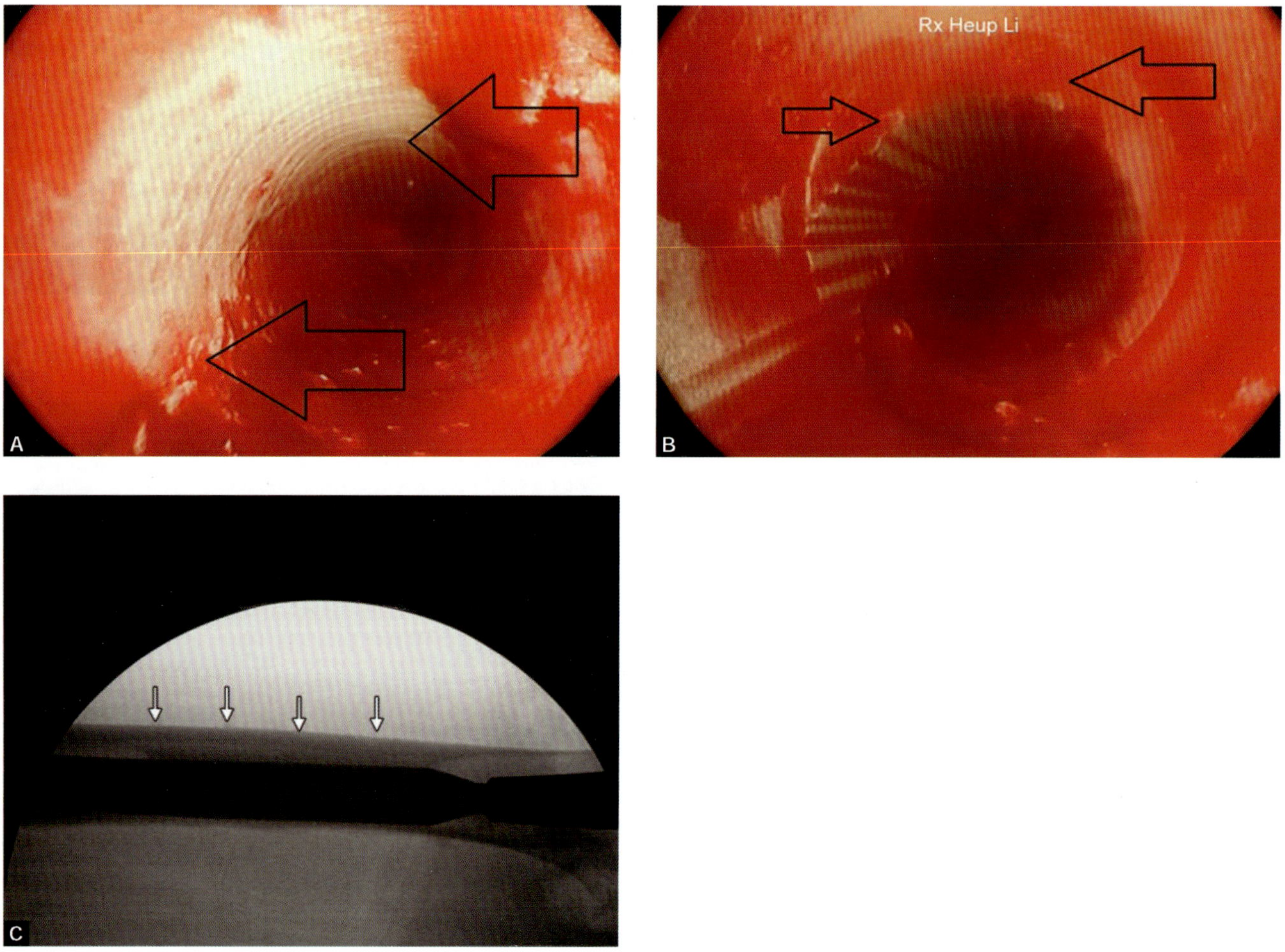

图20.18A~C (A)骨水泥去除过程中用内镜仔细监视避免非对称性扩髓，一些骨水泥残留在外侧边缘(箭头示)。(B)非对称性(箭头示)锉磨骨水泥鞘。(C)术中透视件非对称性(箭头示)锉磨骨水泥鞘。

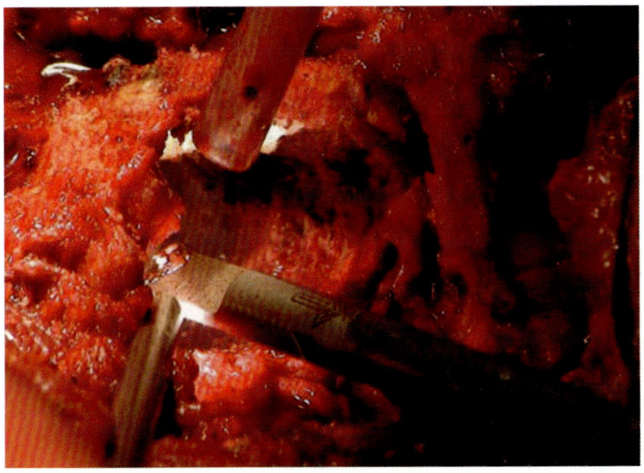

图20.19　超声帮助下的骨水泥取出过程中内镜作为辅助光源。

度的镜头给出了股骨髓内腔的扭曲图像，也不能很明确地区分骨与骨水泥。所有现有的骨内镜总结在表 20.3 中。

未来展望

因为髓腔穿孔的风险很高，所以不通过开窗或延长截骨术来行股骨水泥取出已经不被大家认可。可以通过术前 CT 扫描来评估股骨假体位置、股骨皮质质量和骨水泥形态。基于 CT 扫描可以详细分析骨水泥鞘和进行三维重建（图 20.20 至图 20.22）。通过三维打印定制针对拟取出股骨柄的个体化钻孔导钻(Nlobelife, Belgium)有利于髓腔中心水泥塞穿孔(图 20.3)。当外科医生知道所去除的股骨假体的品牌和大小时（图 20.24 和图 20.25），该技术变得更可靠。显著提高摄像机芯片质量可以为手术医生改善观察手术视野的细节和深度，从而提高手术的安全性(图 20.26 和图 20.27)。

结论

微创内镜技术的进步大大改变了我们患者的外科治疗状况。一般说来，许多外科手术已经成为微创手术，可能需要内镜辅助。这些内镜技术的目的是最小化软组织暴露和减少损伤，并提高外科手术的精度和安全性。大多数关节外科手术现在已经借用关节镜辅助了。因此，骨科医生在内镜辅助下尝试在骨腔内实施骨科手术并不奇怪。大多数经验基于骨科医生使用现有的标准的膝关节镜检查骨骼腔内部。来自世界各地的外科医生，大多数来自德国的骨科学会，已经发表了他们使用各种设备进

表20.3　不同类型的骨内镜

内镜	名称	设计者	商业合作伙伴	描述日期
	骨镜	Härle	Wolf(德国)	1985
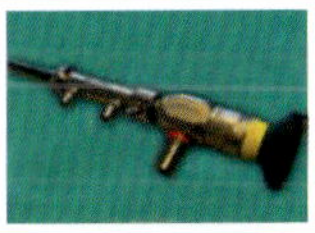	骨内镜	Köster	Stortz(德国)	1997
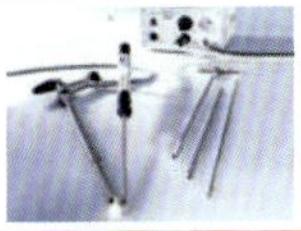	骨镜	Porsh	EMS(瑞士)	1999
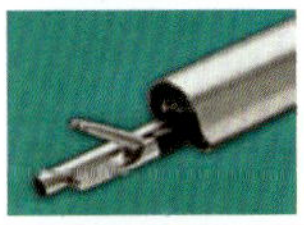	骨髓腔内镜	Oberst	Wolf(德国)	2002
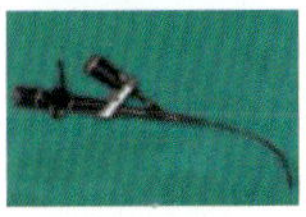	可调节尿道镜	Sans	Olympus(德国)	2004
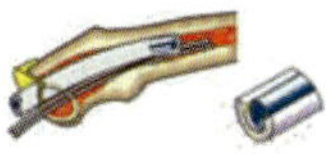	骨镜	Govaers	Olympus(德国)	2010

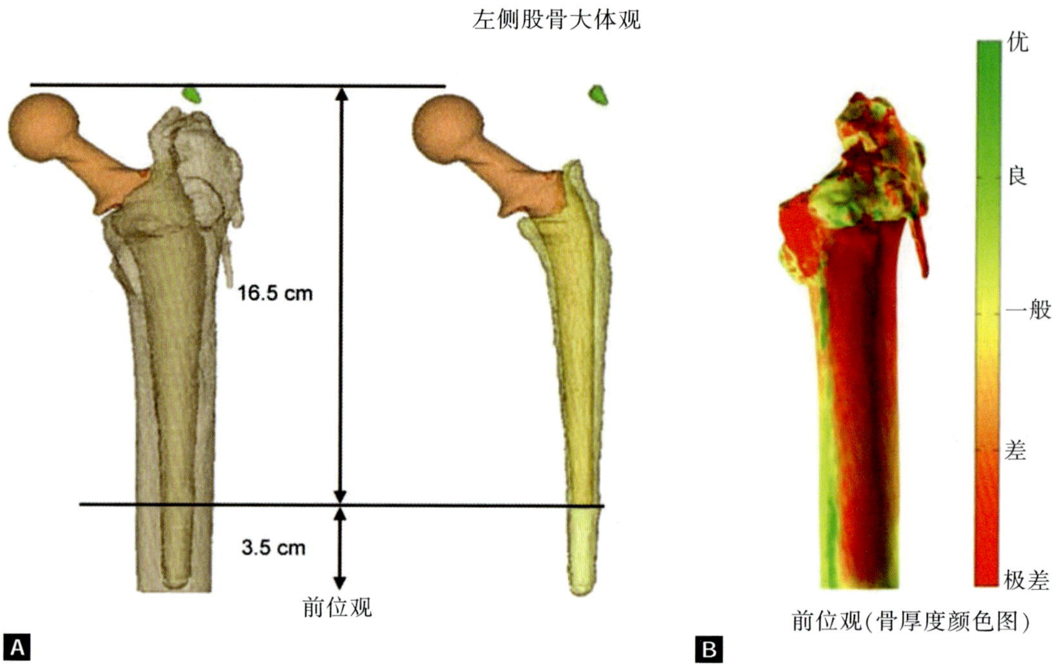

图20.20A和B (A)基于术前CT扫描骨水泥鞘的三维重建。(B)股骨干皮质厚度颜色表。

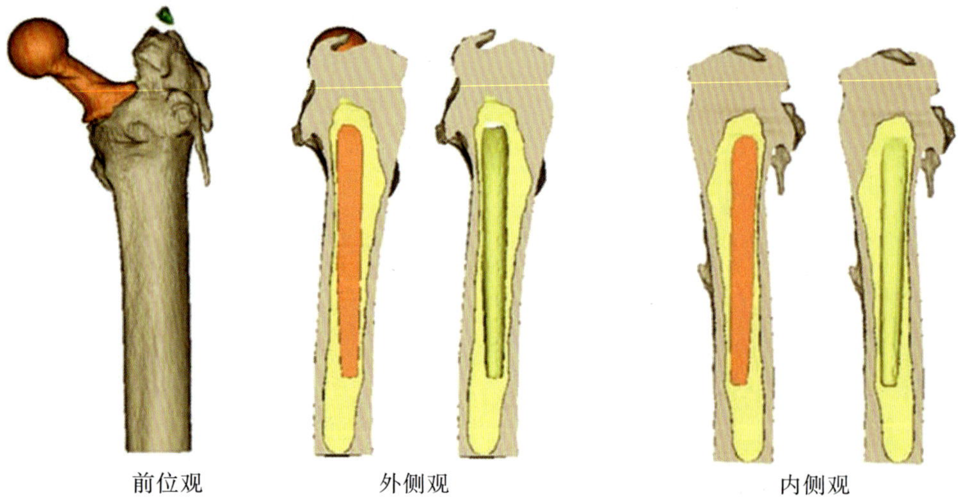

图20.21 股骨矢状面显示骨水泥鞘的三维立体结构,用来打印定制化钻导引架(前位观,外侧观,内侧观)。

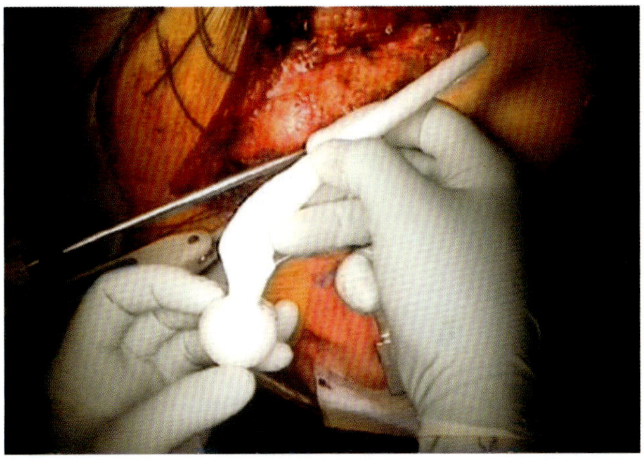

图20.22　针对拟取出股骨柄的个体化无菌有孔钻导引架。

行骨内镜检查的初步结果。

使用标准腹腔镜设备可以进行髋关节置换翻修术，可以减少对大转子延展截骨术的需要。

需要更好的内镜和仪器来防止穿孔，避免留下水泥残留物。应进行前瞻性随机研究，比较使用大转子延展截骨术和内镜辅助水泥去除术。根据其他人和我们自己的经验，辅助内镜矫形外科手术很有必要在此保留下来。骨内镜辅助手术将成为矫形外科医生日常实践的一部分。今后将通过内镜设备的技术进步来促使内镜的直径变小、质量更好、更灵活，甚至一次性使用。希望将所有分散的经验汇集在这种新颖的方法上，鼓励外科医生以更科学的方式采纳，并进一步探索这种迷人的内镜技术。

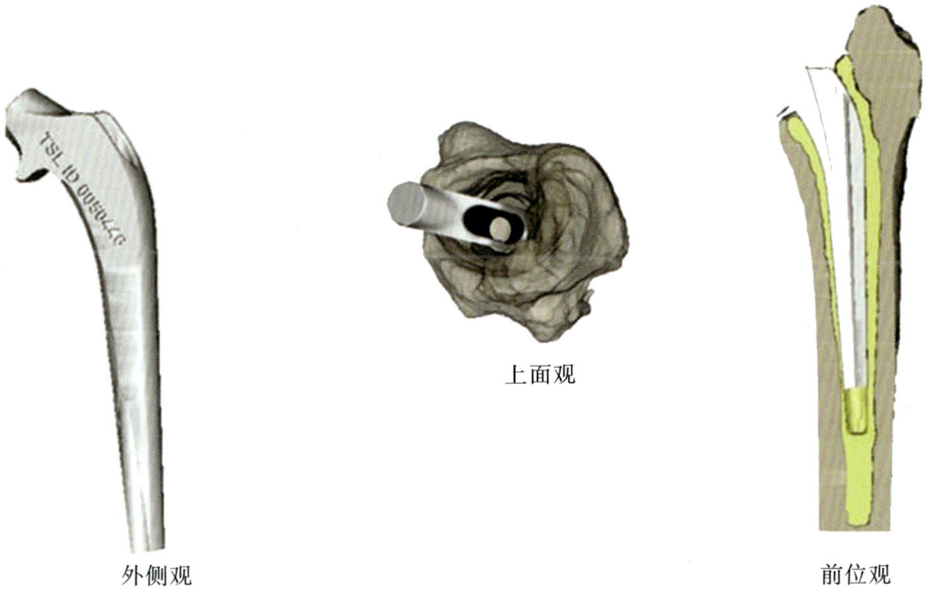

图20.23　取出的股骨侧假体的品牌和大小确定后制作出的更加精确的三维重建(外侧观，上面观，前位观)。

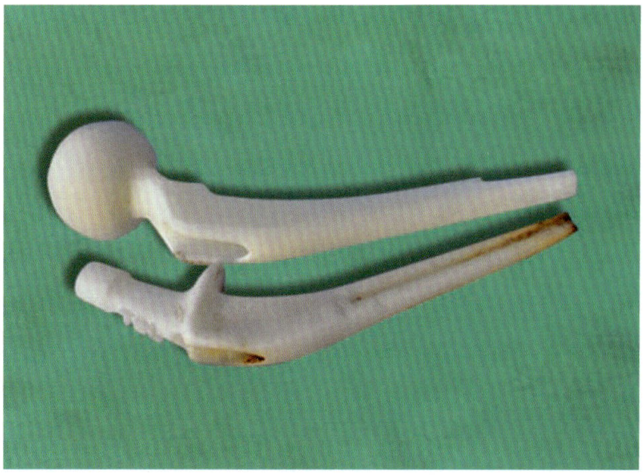

图20.24 定制化钻导引架前位观。

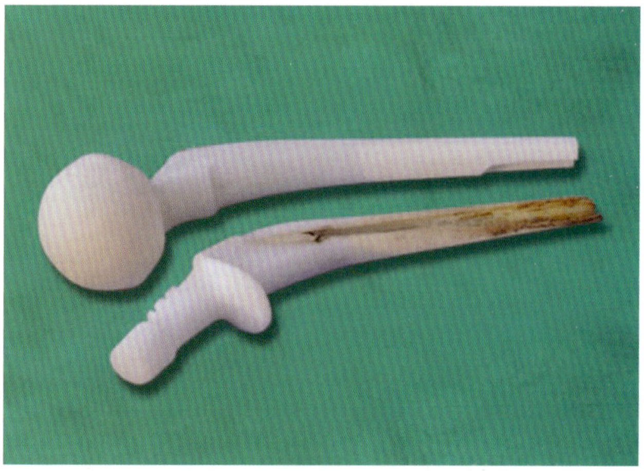

图20.25 定制化钻导引架后位观。

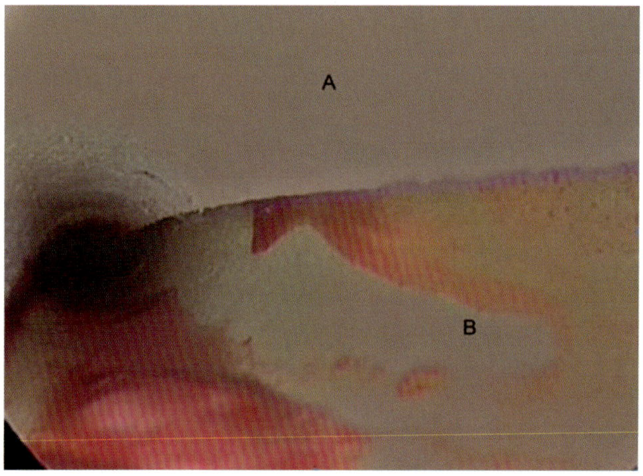

图20.26 定制化钻导引架内镜下观：(A)导向器顶部。(B)骨水泥鞘。

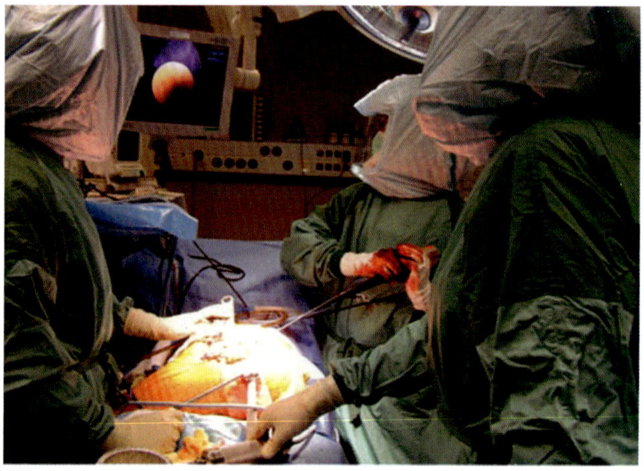

图20.27 用可以折弯的镜头行骨髓腔内镜检查。

（张蒙 译 刘培来 审）

参考文献

1. Bassett GS. Bone endoscopy: direct visual confirmation of cannulated screw placement in slipped capital femoral epiphysis. J Pediatr Orthop. 1993;13(2):159-63.
2. Noble PC, Swarts E. Penetration of acrylic bone cements into cancellous bone. Acta Orthop. 1983;54:566-73.
3. Oberst M, Bosse A, Holz U. Intramedullary fracture reduction of long bone under visual control: experimental results of an endoscopic technique. Arthroscopy. 2006;22(6):686.e1-5.
4. Kim SJ, Shin SJ, Yang KH, Moon SH, Lee SC. Endoscopic bone graft for delayed union and nonunion. Yonsei Med J. 2000;41:107-11.
5. Köster G, Willert HG. Die intraossäre Endoskopie: Anwendungsmöglichkeiten und erste Ergebnisse. Osteologie. 1997;6:22-9.
6. Beck A, Strecker W, Gebhard F, et al. Influence of prosthesis design on intramedullary femoral pressure during the implantation of femoral stem prostheses. Unfallchirurg. 2001;104:1140-4.
7. Porsch M, Schmidt J. Cement removal with an endoscopically controlled ballistically driven

chiselling system. A new device for cement removal and preliminary clinical results. Arch Orthop Trauma Surg. 2001;121(5):274-7.
8. Roberts CS, Statton JO, Walker JA, Seligson D, Hempel D. Medulloscopy of the tibia: initial report of a new technique. Arthroscopy. 2000;16(8):865-8.
9. Sans N, Estivalezes E, Swider P, Despeyroux ML, Loustau O, Galy D, Chiavassa H, Railhac JJ. Percutaneous catheterization of the long bones: experimental study. Eur Radiol. 2004;14(9): 1698-701.
10. Ruch DS, Satterfield W. The use of arthroscopy to document accurate position of core decompression of the hip. Arthroscopy. 1998;4(6):617-9.
11. Oberst M, Bosse A, Holz U. Intramedullary Pressure during Endoscopy of the Long Bone: Experimental Results of a New Endoscopic Technique. Arthroscopy. 2004;20(5):552-5.
12. Oberst M, Bosse A, Holz U. In der Diskussion: Intramedulläre Knochenendoskopie (IBE). Erste experimentelle Ergebnisse der Endoskopie des langen Röhrenknochens. Intramedullary bone endoscopy (IBE). First results of experimental intramedullary endoscopy of long bone. Unfallchirurg. 2002;105(9):853-5.
13. Schmidt J, Porsch M, Hackenbroch MH, Koebke J, Brimmers P. Modified intracorporeal lithotripsy for cement removal in hip prosthesis exchange operations—experimental principles. Z Orthop Ihre Grenzgeb. 1998;136(1):44-9.
14. Barrack RL, Mulroy RD Jr, Harris WH. Improved cementing techniques and femoral component loosening in young patients with hip arthroplasty. A 12-year radiographic review. J Bone Joint Surg (Br). 1992;74:385-9.
15. Berman AT, Salter FL, Koenig T. Revision total hip replacement without trochanteric osteotomy. Orthopedics. 1987;10(5):755-65.
16. Bojkow WP, Karalin AN. Bone marrow endoscopy. Orthop Traumatol Protez. 1989;3:68-9.
17. D'Antonio J, McCarthy JC, Bargar WL, Borden LS, Cappelo WN, Collis DK, Steinberg ME, Wedge JH. Classification of femoral abnormalities in total hip arthroplasty. Clin Orthop Relat Res. 1993; 133-9.
18. Gehrke T. Revision is not difficult! In: The Well-Cemented Total Hip Arthroplasty: Theory and Practice, Springer-Verlag Berlin and Heidelberg. 2005. pp. 348-58.
19. Girdlestone GR. Acute pyogenic arthritis of the hip: an operation giving free access and effective drainage 1943. Clin Orthop Rel Res. 2008;466(2):258-63.
20. Govaers K, Meermans G, Stuyck J, Deprez P, Bortier H, Roels J. Endoscopy for cement removal in Revision Hip arthroplasty. J Bone Joint Surg Am. 2006;88:101-9.
21. Govaers K. Endoscopically assisted hip surgery. Anaheim California. Feb; 1999:Scientific Exhibition presented at the 6th Annual Meeting of the American Academy of Orthopaedic Surgeons.
22. Gruen TA, McNeice GM, Amstutz HC. Modes of failure of cemented stem-type femoral components: a radiographic analysis of loosening. Clin Orthop Rel Res. 1979. pp. 17-27.
23. Härle A. Die optisch kontrollierte Markausräumung bei der Osteomyelitis-Behandlung. Z Orthop. 1985;123:388-94.
24. Johnson LL, Morrison KM, Wood DL. The application of arthroscopic principles to bone grafting of delayed union of long bone fractures. Arthroscopy. 2000;16:279-89.
25. Köster G, Willert HG, Buchhorn GH. Endoscopy of the femoral canal in revision arthroplasty of the hip: A new method for improving the operative technique and analysis of implant failure. Arch Orthop Trauma Surg. 1999;119:245-52.
26. Lavernia CJ, Moreyra CE, Dapuzzo MR. Arthroscopic shaver-assisted total hip arthroplasty revision. J Surg Orthop Adv. 2004;13(3):174-6.
27. Miner TM, Momberger NG, Chong D, Paprosky WL. The extended trochanteric osteotomy in revision hip arthroplasty: a critical review of 166 cases at mean 3-year, 9-month follow-up. J Arthroplasty. 2001;16(8 Suppl)1:188-94.
28. Oberst M, Holz U. Intramedullary bone endoscopy (IBE). Erste klinische Anwendung einer neuen endoskopischen Technik. Unfallchirurg. 2005;108(1):75-8.
29. Porsch M, Schmidt J, Brimmers P, Menne A, Merkle W. Intrafemoral pressure measurement in different cement removal procedures during hip prosthesis replacement operations--experimental study with cadaver femora. Biomed Tech (Berl). 1998;43(3):53-7.
30. Porsch M, Schmidt J, Brimmers. Risk of fat embolic syndrome in hip revision arthroplasty using a modified intrafemoral lithotripter. Société Internationale de Chirurgie Orthopédique (SICOT); 1999.
31. Porsch M, Schmidt J. Intrafemoral endoscopy in hip revision arthroplasty. Société Internationale de Chirurgie Orthopédique (SICOT); 2001.

32. Roberts CS, Walker JA, Statton J, Seligson D. Medulloscopy for sepsis or nonunion: Early clinical experience with the tibia and femur. Arthroscopy. 2001;17(9):E39.
33. Stauber MH, Basset GS. Pedicle screw placement with intraosseous endoscopy. Spine. 1994; 19(1):57-61.
34. Stulberg BN, Bauer JW, Watson JJ, Richmond B. Bone quality: roentgenographic versus histologic assessment of hip bone structure. Clin Orthop Relat Res. 1989;240:200.
35. Campbell DG, Rietveld JA. Technique for arthroscopic assisted revision hip arthroplasty. Int Orthop. 2001;25:236-8.
36. Govaers K, Roels J, Verstreken J. Endoscopy of the femur in revision hip surgery. J Bone Joint Surg (Br). 1999;1B(Suppl)I:250.
37. Porsch M, Schmidt J. Cement removal with an endoscopic controlled miniaturized ballistically driven chiselling system (Swiss OrthoClast)-clinical results. Société Internationale de Chirurgie Orthopédique (SICOT); 1996.
38. Drake C, Ace M, Maale GE. Revision total hip arthroplasty. AORN J. 2002;76(3):414-7; 419-27; quiz 428; 431-2.
39. Engelbrecht E, Heinert K. Klassifikation und Behandlungsrichtlinien von Knochensubstanzverlusten bei Revisions operationen am Huftgelenkmittelfristige Ergebnisse. In: Primare und Revisions alloarthroplastik Endo-Klinik. Hamburg: Springer-Verlag; 1987.pp.189-201.
40. Ayliffe G. Minimal Access Therapy Decontamination Working Group: Decontamination of minimally invasive surgical endoscopes and accessories. J Hosp Infect. 2000;45(4):263-77.

参考书目

1. Ezzet K. Endoscopically assisted total revision arthroplasty with pneumatically powered narrow calibre chisels. Société Internationale de Chirurgie Orthopédique (SICOT); 2001.
2. Gerber SD, Patel D. Arthroscopic removal of femoral intramedullary rod. Orthop Rev. 1987;16: 91-6.
3. Lu KH. Arthroscopically assisted replacement of dynamic hip screw for unrecognized joint penetration of lag screw through a new portal. Arthroscopy. 2004;20(2):201-5.
4. Morgan-Jones RL, Burgert S, Richardson JB. Arthroscopic debridement of external fixator pin tracts. Injury. 1998;29:41-2.
5. Muscarella LF. Inconsistencies in endoscope-reprocessing and infection-control guidelines: the importance of endoscope drying. Am J Gastroenterol. 2006;101(9):2147-54.
6. Stricker SJ. Extra articular endoscopic excision of femoral head chondroblastoma. J Pediatr Orthop. 1995;15(5):578-81.
7. Suarez-Suarez MA, Murcia-Mazon A. A simple method to facilitate mini-incision in total hip arthroplasty. J Arthroplasty. 2004;19:395-6.
8. Toms AD, Leese N, Gregson PA, McGeoch C. The use of the cystoscope in revision hip arthroplasty. J Arthroplasty. 2001;16(4):543-4.

第 21 章

髋关节翻修术中股骨侧的重建

Warwick JM Bruce, Bob Jang, Hannah M. Bruce

概述

虽然全髋关节置换术(THA)已经是可靠和成功的手术，但随着世界范围内的病例数不断增加，髋翻修手术的数量也不可避免地增加了。澳大利亚骨科协会的全国人工关节置换登记处(AOANJRR)报道,从 2011 年到 2012 年,澳大利亚髋翻修手术的发生率增加了 15.8%，占所有 THA 的 12.1%[1]。在澳大利亚,初次 THA 术后 11 年的累积翻修百分比为 7.2%,主要诊断为骨关节炎,占初次 THA 的 88.4%。翻修比率的性别不同,初步诊断为骨关节炎的男性患者有 7.8%在 11 年内需要翻修,而在同样症状的女性中,这一比例为 6.7%。

根据世界卫生组织(WHO)2008 年的数据,20 岁以上的人群中有 35%超重,11%为肥胖[2]。文献表明,肥胖患者的全髋关节置换手术复杂,技术难度较大,术后脱位率高,且更容易发生植入位置不良[3]。在肥胖患者中,感染的发生率增高了 3 倍,而假体的预期寿命却缩短了[4]。

初次 THA 翻修术的主要适应证是松动和骨溶解 (29%)、脱位 (22.9%)、感染 (15.8%)、骨折(14.1%)和金属过敏(5.9%)[1]。每一种机制都可能导致股骨骨量缺损,假体取出时会更加困难。

翻修手术需要更多的技术技巧,与手术时间延长、术中出血、感染和其他并发症有关。和初次髋关节置换术相比，因为大量的瘢痕及解剖层次不清，通常使软组织显露较困难。有时需要广泛的骨质暴露,反而损坏了股骨侧的固定强度。翻修手术的复杂性会导致髋关节外展功能下降和创面愈合问题，所有这些都会延迟术后的康复及增加并发症的发生率。

在澳大利亚，股骨侧翻修占所有翻修手术的 26.7%，而在股骨骨缺损的情况下进行的翻修手术可能会带来前所未有的挑战。但是,术前评估股骨骨缺损的类型和程度,可以帮助进行适当的假体选择和手术计划。

评估股骨骨缺损有许多种分类系统。其目的是帮助外科医生选择合适的重建方法和判断预后。

通常常规骨盆和髋关节的 X 线片可以了解骨丢失。计算机断层扫描(CT)也可以使用,然而术中评估骨缺损是最好的方法。外科医生必须具备必要的技术技能、器械、假体和骨补充材料,以备不测。

我们使用 Paprosky 和美国骨科学会(AAOS)的分类系统帮助评估髋关节翻修置换手术的骨缺损，指导我们在股骨重建中的方法选择[5,6]。我们使用温哥华分类(Vancouver)对需要髋关节翻修置换手术的假体周围骨折进行分类。

可以选择多样的植入物重建不同的骨缺损模式。这些植入物包括骨水泥和非骨水泥股骨柄、广泛的多孔涂层柄、近端涂层柄、组配和非组配柄、打压植骨、同种异体假体复合材料和巨型假体(流程

图21.1)。术者的经验和他的训练影响意味着相同类型的问题可以用多种方法来处理,而得到同样好的结果。

股骨骨缺损的分型

AAOS 分类系统:

1.节段性

(1)近端(部分/全部)

(2)中间的

(3)大转子

2.空洞的

(1)松质骨

(2)皮质骨

(3)扩张(扩张)

3.混合性

4.力线不良

(1)旋转

(2)成角

5.股骨狭窄

6.股骨不连续

Paprosky分类系统

Paprosky 分类系统通过干骺端和骨干区骨缺损的相应程度来定义股骨骨缺损。

Paprosky Ⅰ型

在 Paprosky Ⅰ型缺损中,没有明显的干骺端骨

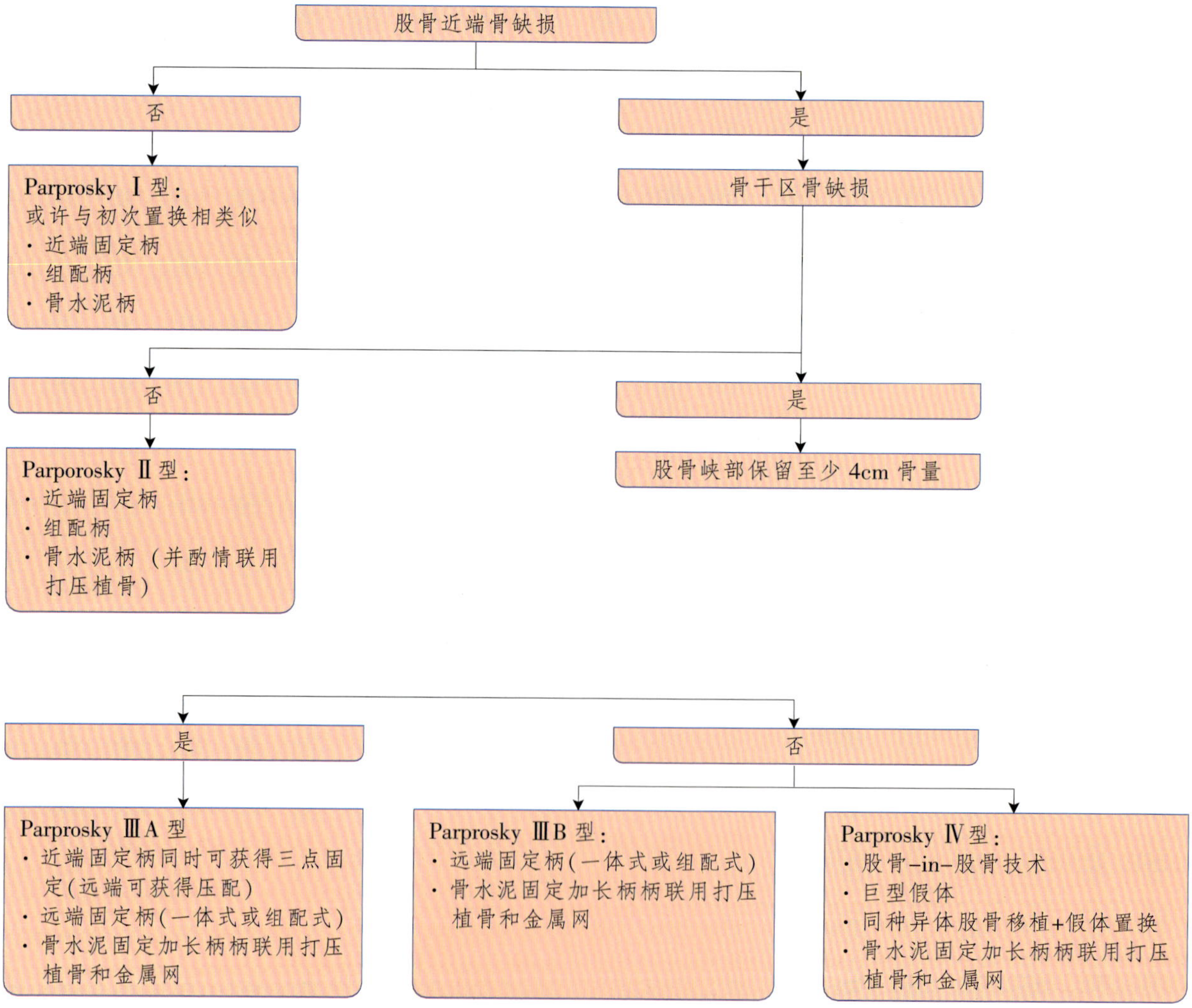

流程图21.1　Paprosky分类系统方法。

丢失，而骨干全部完整。由于是最小的骨缺损，这种缺损的模式类似于初次 THA 的技术。

干骺端：无明显骨缺损。最小的干骺端松质骨缺损。

骨干：全部完好无损。

一般见于表面无有效骨长入（骨长入很少或没有）的非骨水泥柄，或是骨水泥技术拙劣的骨水泥柄（包括假体骨-骨水泥界面整合不佳，或骨水泥壳完全松动）。

推荐股骨植入假体

- 近端多孔涂层组合的非骨水泥股骨柄（作者首选方法）。
- 广泛的多孔涂层圆柱形非骨水泥股骨柄。
- 凹槽远端变细的非骨水泥股骨柄。
- 用或不用打压植骨的水泥股骨柄。
- 长的水泥股骨柄（很少用）。

作者的首选技术

标配为 S-ROM(Depuy, Warsaw, IN)或Emperion (Smith and Nephew, Memphis, TN)股骨柄（图 21.1 至图 21.3）。

其目的是使远端牢固固定，但没有骨长入。股骨近端充填皮质骨。几乎总是使用标准长度，但是，如果近端骨质薄弱或者骨质疏松，那么就使用长或更长的股骨柄。首选的骨长入表面是近端袖套上的羟基磷灰石涂层，但多孔涂层袖套也同样有效。

Paprosky 骨缺损类型	骨质缺损程度	
	干骺端	骨干
Ⅰ	骨缺损最小	完整
Ⅱ	中度骨缺损	完整
ⅢA	明显的（不支持）	股骨峡部>4cm 残余骨
ⅢB	明显的（不支持）	股骨峡部<4cm 残余骨
Ⅳ	明显的（不支持）	明显的（可能不支持）

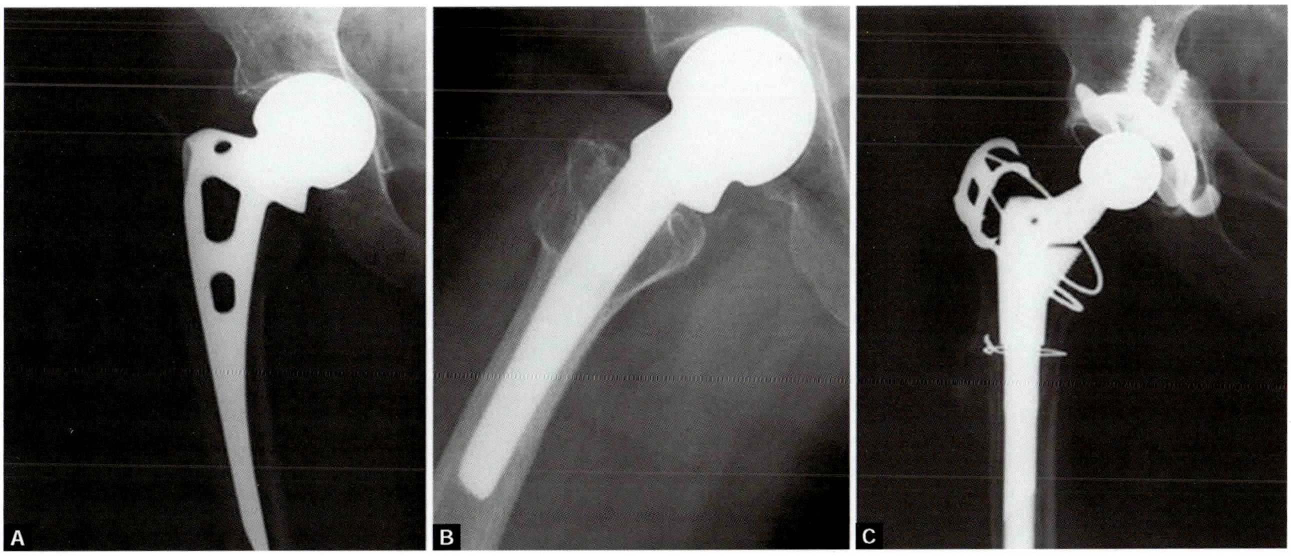

图21.1A~C 一例严重骨质疏松症患者，前次手术使用的Austin Moore假体。翻修术中使用了转子截骨术，以便于去除股骨假体。选择Depuy公司的S-ROM假体进行翻修。

Paprosky Ⅰ型病例

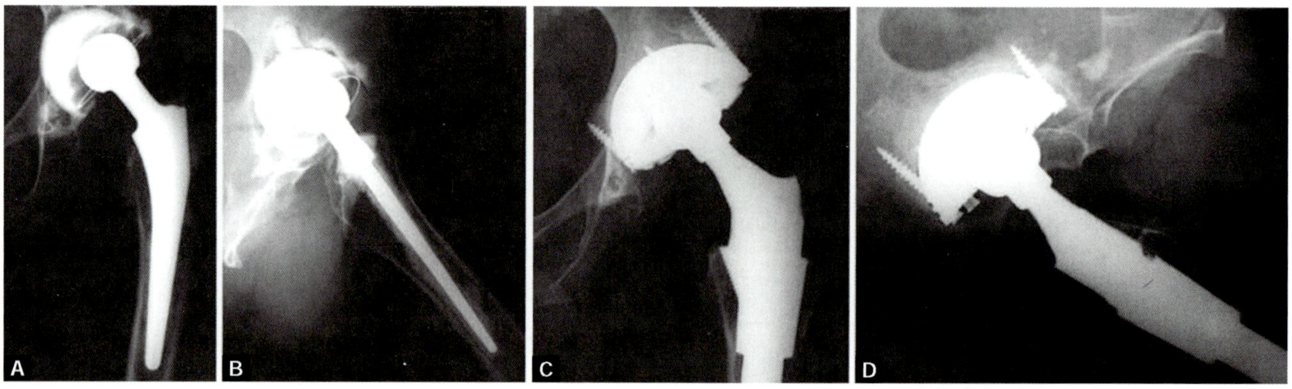

图21.2A~D 松动的髋臼杯假体和Müller直骨水泥柄。植入Depuy公司的S-ROM假体。

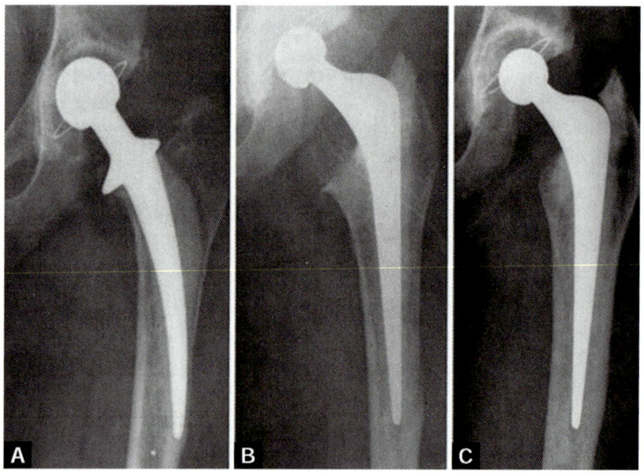

图21.3A~C 使用Stryker公司的Exeter股骨柄翻修一个松动的骨水泥股骨柄。(*Courtesy* of Dr Hugh English)

Paprosky Ⅱ型

Ⅱ型骨缺损表现为骨干全部完整,干骺端中度骨缺损。尽管干骺端骨质缺损增加,但仍有良好的近端支撑。

干骺端:中度骨缺损。

骨干:全部完好无损。

一般见于骨水泥型假体和近端涂层且固定良好的生物性股骨假体。

推荐股骨植入假体

- 近端多孔涂层的组配式非骨水泥假体,并根据术中情况选择是否进行植骨(作者首选方法)。
- 广泛的多孔涂层圆柱状非骨水泥股骨柄。
- 带凹槽设计的组配式/非组配式锥形非骨水泥型股骨柄。
- 骨水泥型股骨柄,并酌情采用打压植骨技术。
- 长的骨水泥柄(很少用)。

作者的首选技术

与Paprosky Ⅰ型骨缺损的技术相同,但使用长和加长的股骨柄更常见。此外,由于骨骼质量低劣,需要更精细的股骨近端准备工作。用同种异体颗粒骨移植来填补缺损(图21.4至图21.18)。

Paprosky Ⅱ型病例

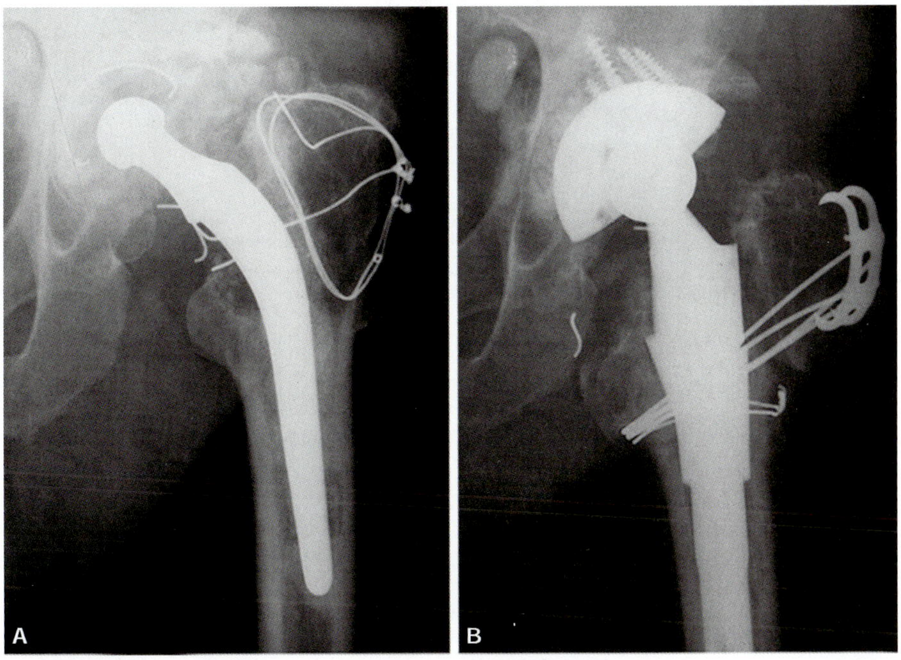

图21.4A和B　中度骨溶解与松动的Charnley柄。进行了大转子截骨术，植入Depuy公司的S-ROM柄。

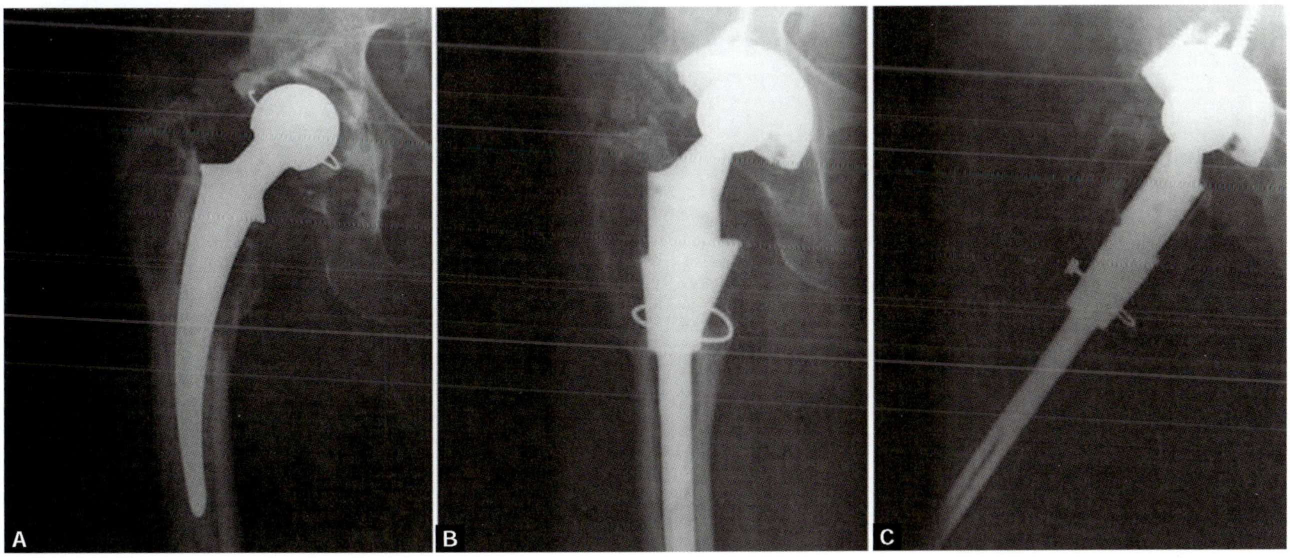

图21.5A~C　松动Müller弯柄。使用Depuy公司的S-ROM柄进行翻修。

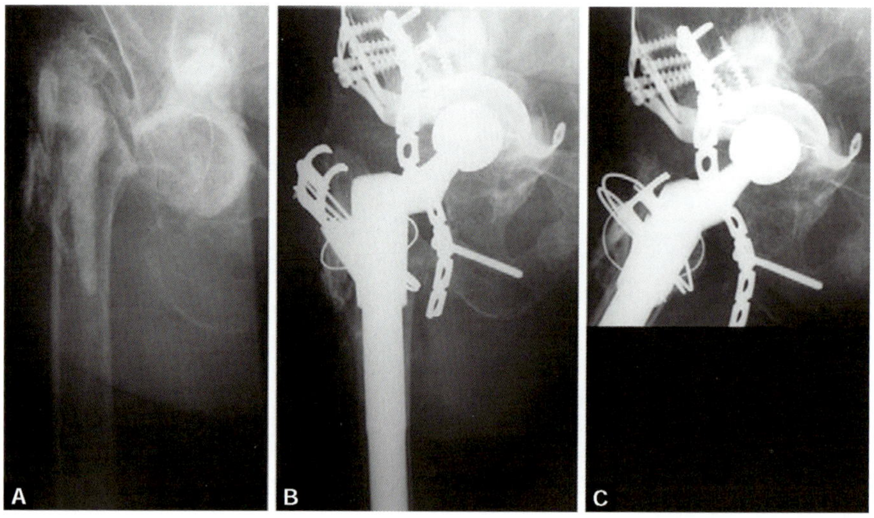

图21.6A~C　一期手术已取出松动的股骨柄，二期翻修选用了加长型S-ROM假体，并采用大转子截骨技术进行翻修。

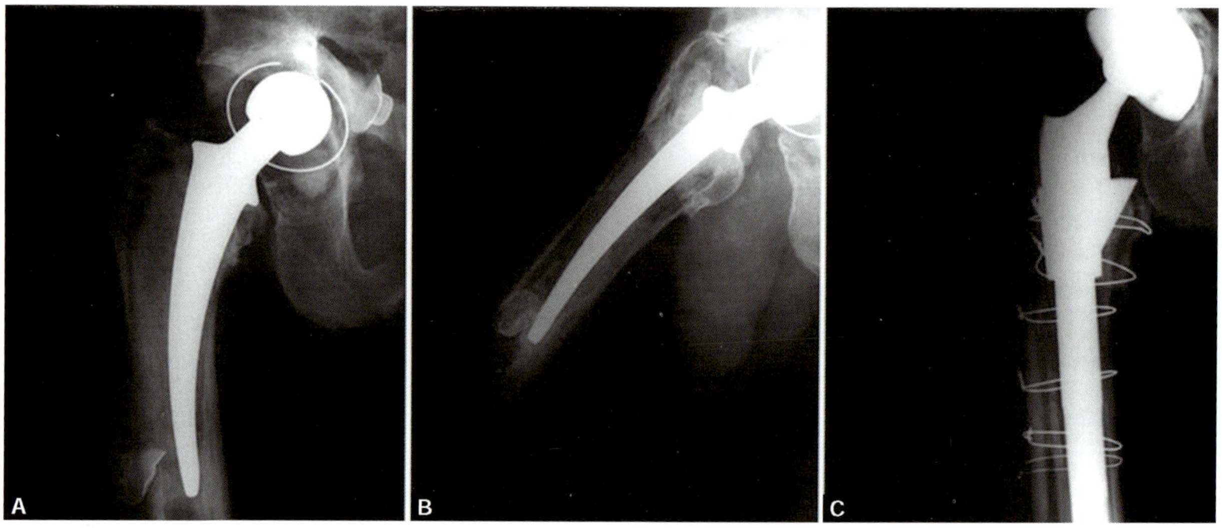

图21.7A~C　松动的Müller弯柄合并中间骨缺损。使用Depuy公司的S-ROM长柄及异体骨板及钢丝固定。

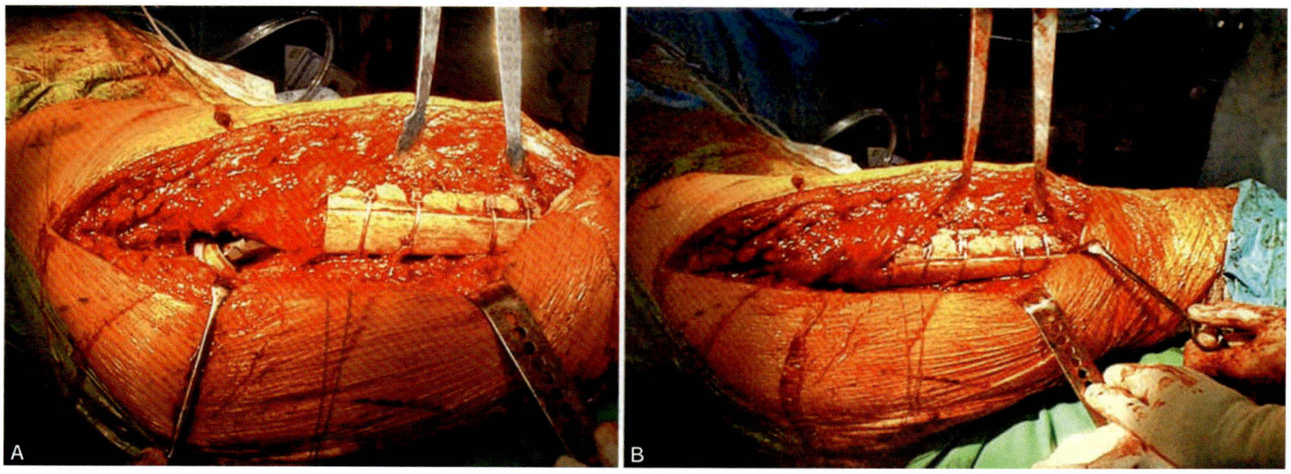

图21.8A和B　植骨骨板和钢缆。

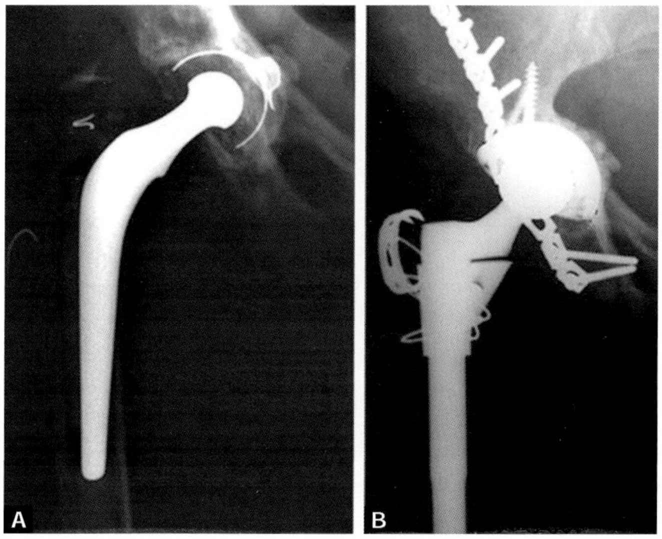

图21.9A和B　松动的Charnley柄，使用Depuy公司的S-ROM柄经大转子截骨进行翻修。

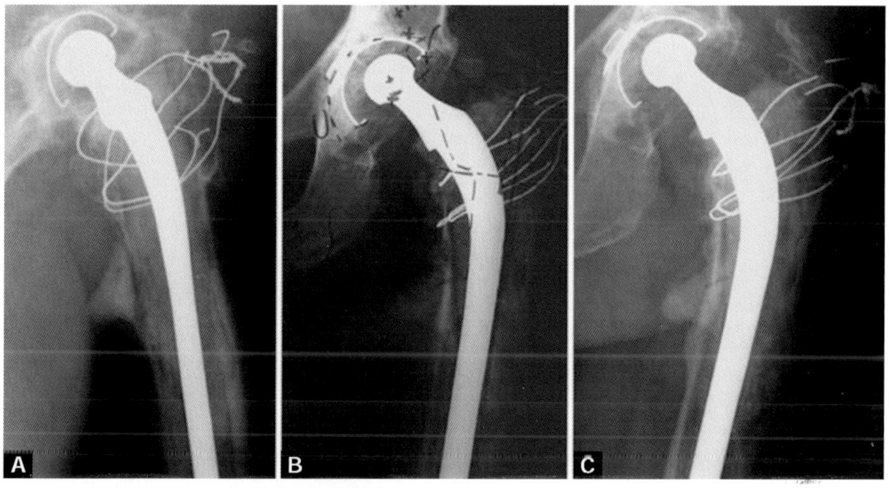

图 21.10A ~C　松动的加长型Charnley柄，合并腔隙性骨缺损和局灶性骨皮质破损。使用Depuy公司的加长S-ROM柄和移植骨翻修。

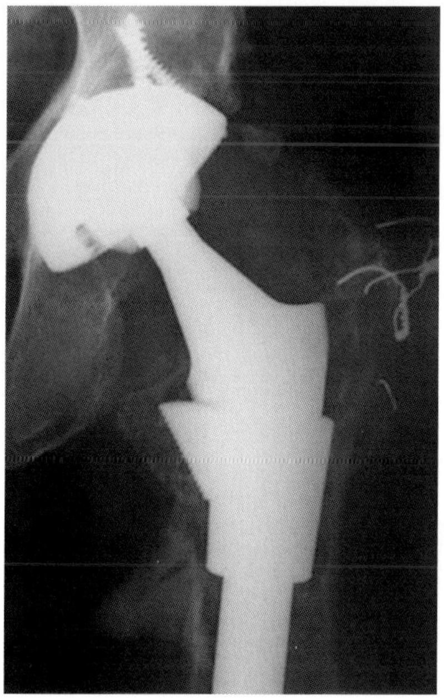

图21.11　使用加长型S-ROM假体进行翻修的病例，在股骨近端进行了异体骨板移植，以重建大转子。

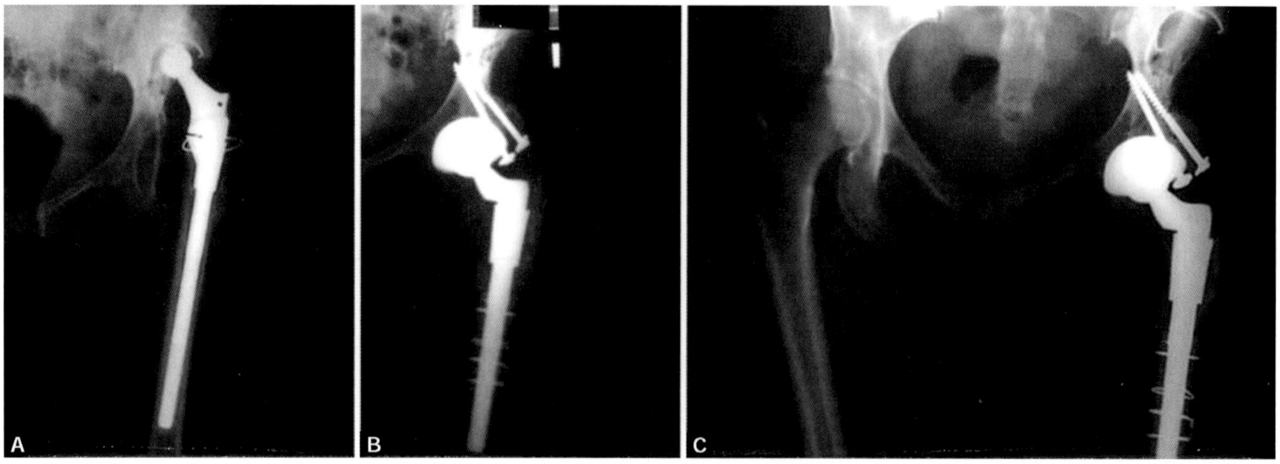

图21.12A~C 松动的加长Depuy公司的S-ROM假体合并高髋中心。使用Depuy公司的S-ROM长柄翻修，股骨短缩和恢复髋关节解剖中心位置。

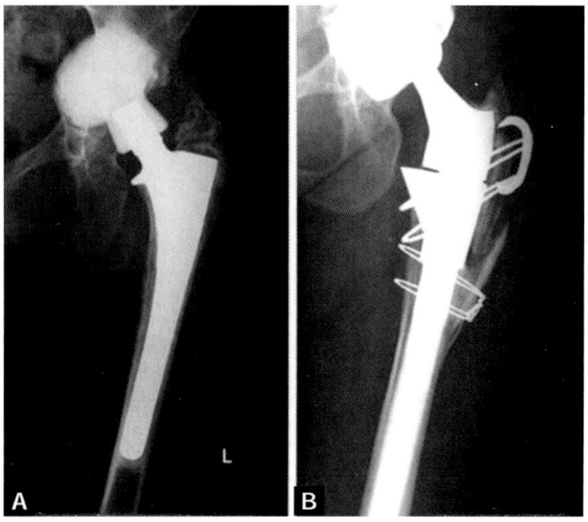

图21.13A和B 非骨水泥型股骨假体松动的病例，合并大转子发育不全、外凸，股骨近端外侧骨缺损。用Depuy公司的S-ROM长柄假体翻修，大转子截骨及股骨大转子钩加强，外侧股骨近端迷你异体骨板支撑。

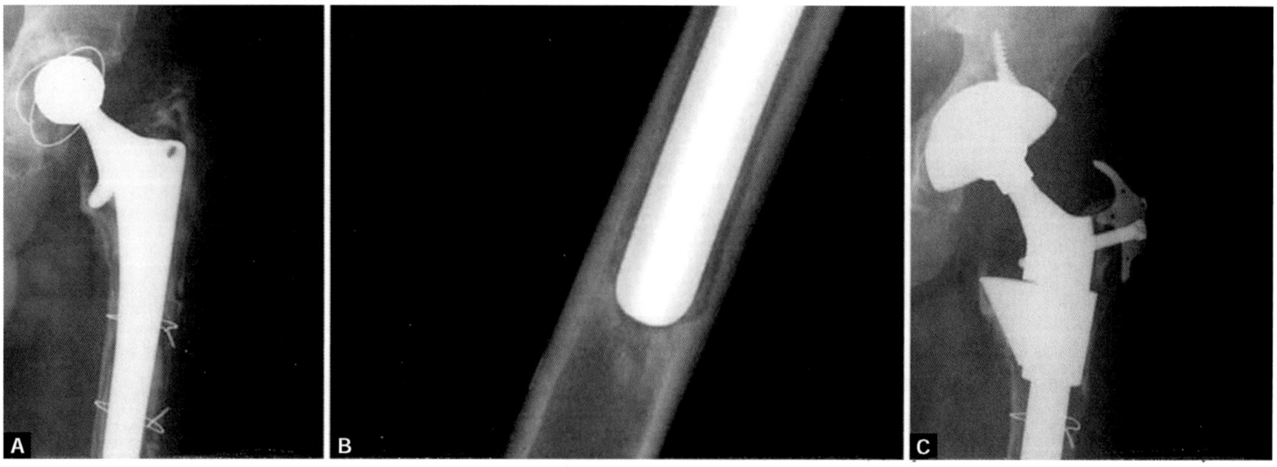

图21.14A~C 松动的加长型骨水泥股骨柄，骨水泥壳不完整。用Depuy公司的长柄S-ROM假体翻修，采用了同种异体颗粒骨移植及股骨大转子截骨（取出假体时保护大转子及更容易去除骨水泥）。

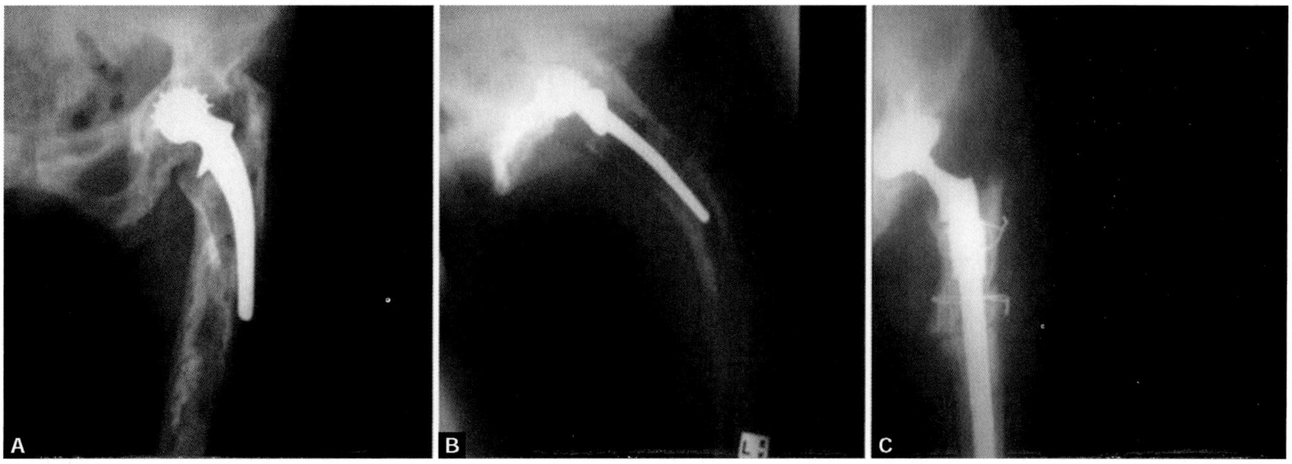

图21.15A~C Paget病患者McKee Farrar柄松动合并股骨骨折。使用Depuy公司的S-ROM假体翻修，采用了股骨截骨技术，截骨区采用同种异体股骨头结构性植骨进行加强（在澳大利亚异体股骨骨板可用之前）。

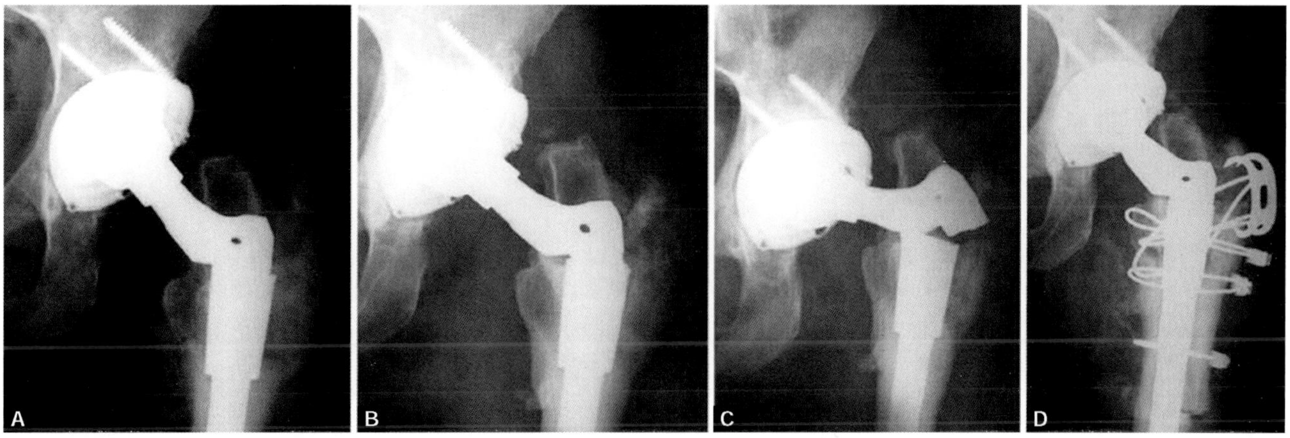

图21.16A~D 在进行髋臼侧翻修过程中，为将S-ROM柄从近端袖套中拔出，进行敲击时发生链接区疲劳性断裂。仍然选用S-ROM柄进行翻修，使用了大转子延展截骨技术和同种异体颗粒骨移植。

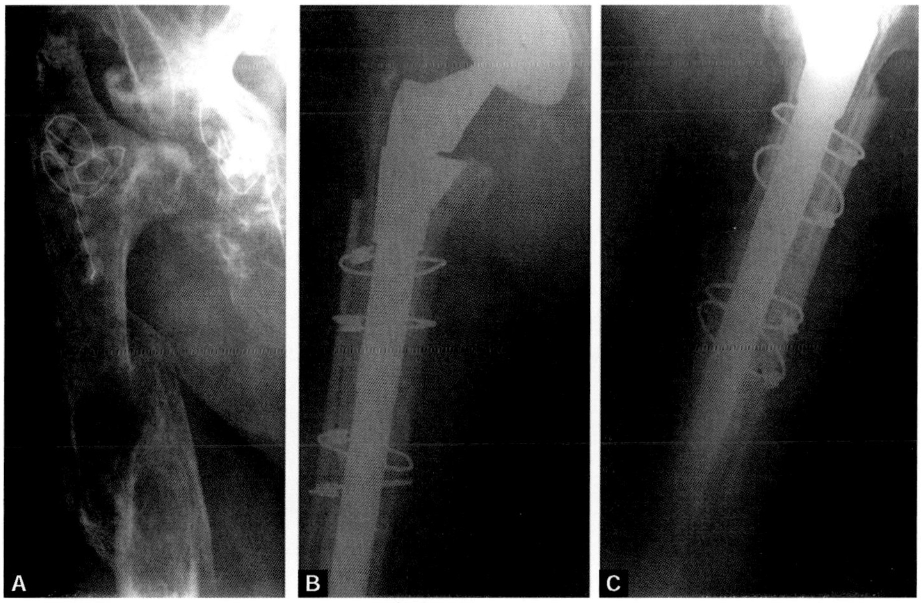

图21.17A~C 髋关节置换术后感染通过Girdlestone切除成形术分期翻修。用Depuy的S-ROM长柄假体翻修，采用了同种骨板和OsteoSet T骨移植替代物。

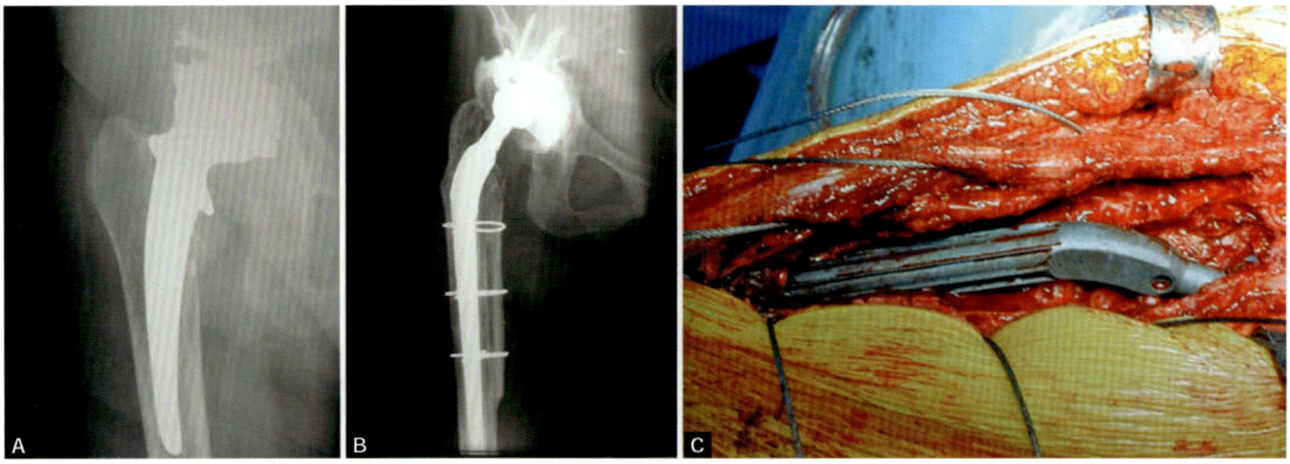

图21.18A~C　30年前因发育性髋关节发育不良而进行THA，选用McKee Farrar股骨假体，此次因假体松动而行翻修手术。使用Wagner柄翻修，术中采取了大转子延展截骨和滑移，并用同种异体骨板进行加强。术中Wagner柄在位图片。(*Courtesy of* Richard De Steiger)

Paprosky ⅢA 型

ⅢA 型骨缺损，严重的干骺端骨缺损，峡部至少有 4cm 完整的骨干骨。很少的干骺端支持，但远端充填固定的假体可以获得满意的固定。

干骺端：严重的骨缺损。

骨干：股骨峡部至少有 4cm 以上的完整皮质骨。

推荐股骨植入假体

- 近端多孔涂层组配式（长或加长）非骨水泥型股骨柄，达到三点固定（有选择的情况下，作者首选的方法）。
- 近端多孔涂层组配式非骨水泥型股骨柄，采用股骨近端异体植骨与袖套骨水泥固定（作者首选方法）。
- 远端固定组配式/非组配式的生物型股骨柄。
- 全涂层远端变细的非组配式生物型股骨柄。
- 骨水泥型股骨假体，采用同种异体颗粒骨打压植骨+钛网以填充骨缺损。

作者的首选技术

在进行股骨近端同种异体植骨时，应尽量恢复股骨近端的形态，使近端植骨区大于远端的宿主骨床，同时，须对同种异体骨的长度进行修整，使其能够适应标准颈长和球头直径的假体。这样，如果术中发现假体稳定性不佳时，术者还可以通过增加颈长等手段来增加周围软组织袖套的张力，以恢复稳定性。无法通过植骨区的形态改变来增加旋转稳定性，这一点主要通过假体表面的凹槽设计与远端健康骨界面间的紧密压配获得，同时，还可以使用加长的远端固定股骨柄，这样可在健康骨区域获得第三点固定（图 21.19 至图 21.35）。如果对旋转稳定性存在疑问，则需要增加钢板固定进行保护。

在进行同种异体骨植骨前，需对其进行一定的预处理。首先我们会使用髓腔锉对髓腔进行扩髓，使其略大于预植入的假体袖套，以便于插入。同时，我们会选择多孔涂层袖套，而不是 HA 涂层。然后，用骨水泥将袖套和同种异体股骨近端黏合在一起。旋转稳定性可通过增加假体中杆的直径获得。然后，需要对残留大转子区和同种异体骨进行修整，使其能够与重新贴附。如果此时仍无法获得满意的髋关节稳定性，则需要使用限制性内衬加以保护。

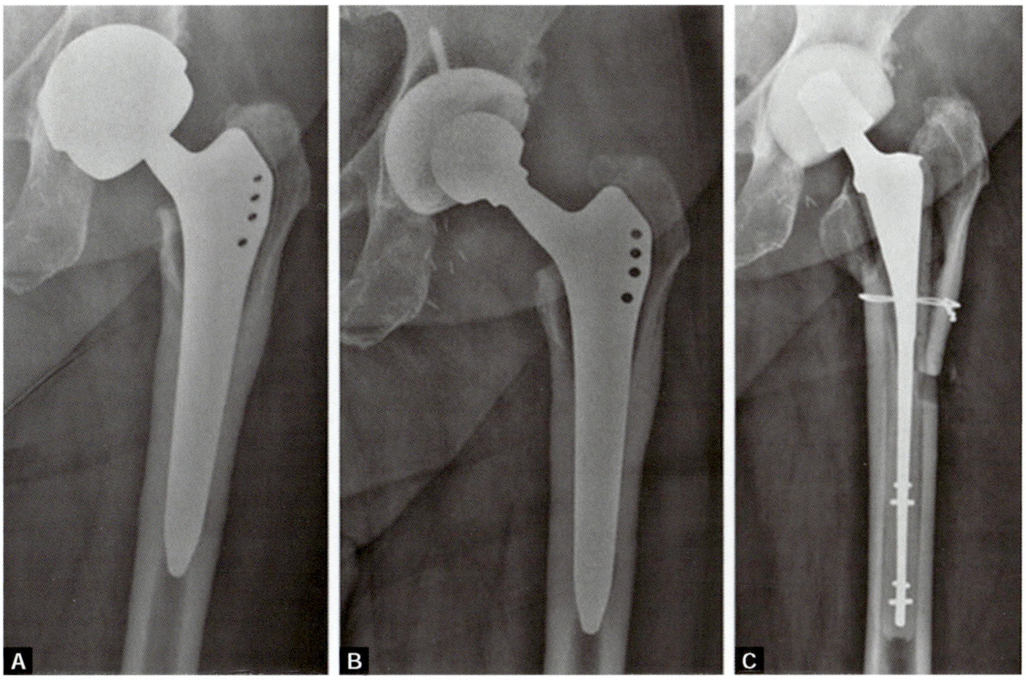

图21.19A~C　金属对金属髋关节翻修术(金属碎屑病)。继发的山羊葡萄球菌感染需要二期翻修。植入Biomet一期髋关节间隔期直至感染控制,最后用大转子延展截骨(ETO)插入Smith-Nephew Echelon假体。

Paprosky ⅢA 型病例

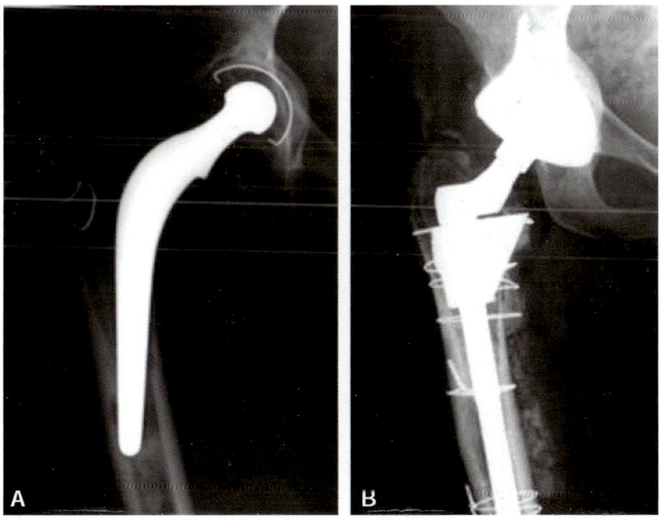

图21.20A和B　松动的Charnley假体合并股骨骨折。翻修时使用Depuy公司的S-ROM长柄假体使用同种异体股骨头进行结构性植骨和颗粒骨植骨，这样可获得满意的三点固定(此时,在澳大利亚仍无可用的同种异体股骨近端)。

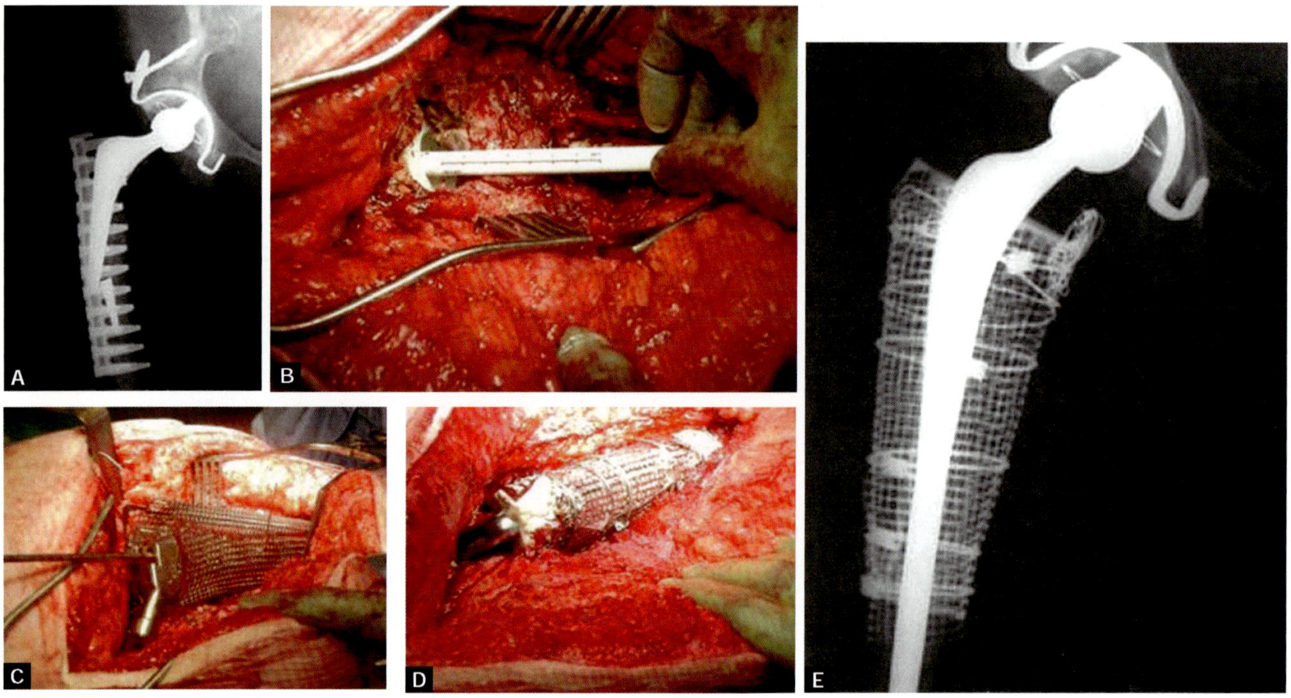

图21.21A~E 术中照片。股骨近端10cm长的骨缺损。Exeter加长骨水泥型假体，采用钛网状打压植骨。(Images courtesy of Dr Hugh English)

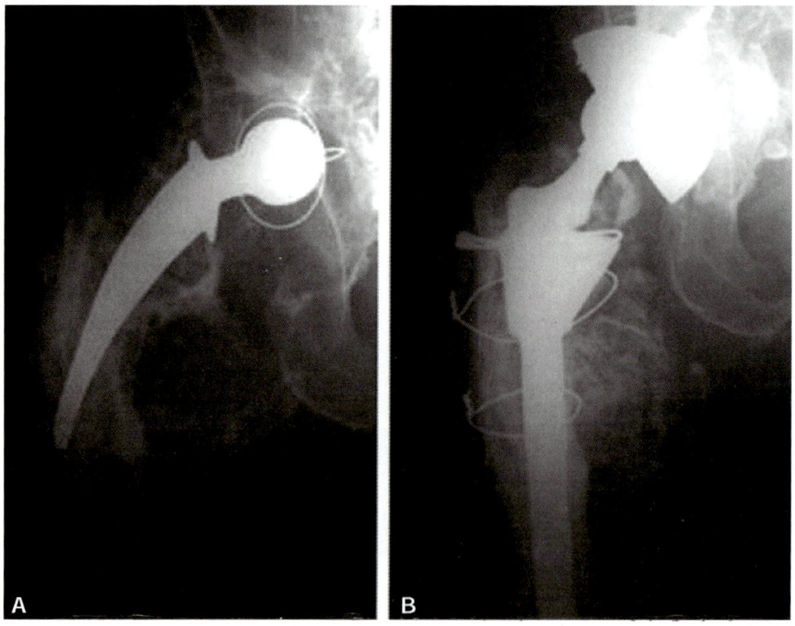

图21.22A和B Müller弯柄松动合并假体周围骨折。采用Depuy公司的加长S-ROM柄进行翻修，用同种异体股骨头进行植骨，获得三点固定（此时，澳大利亚无可使用的同种异体股骨近端）。

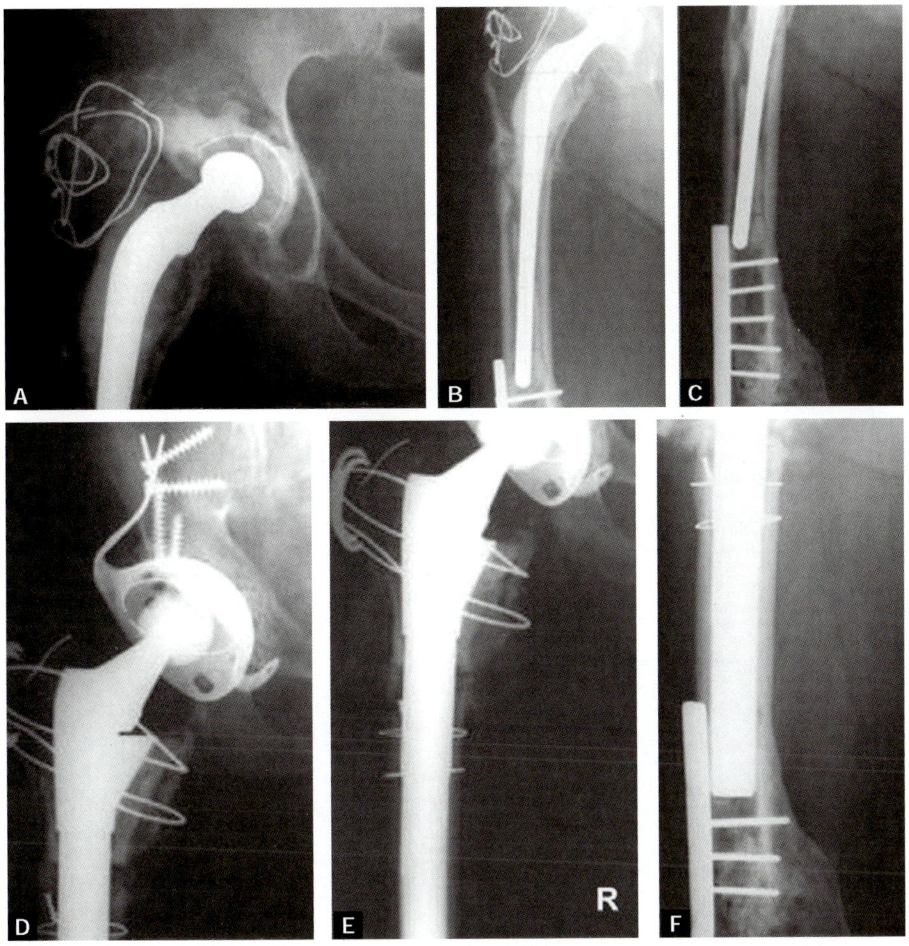

图21.23A~F　Charnley假体松动并伴有假体周围骨折的翻修病例，其远端还因骨折进行了钢板固定。仍采用Depuy公司的S-ROM假体翻修，在股骨近端进行了局部的同种异体骨移植，同时去除了钢板最近端的2枚螺钉。

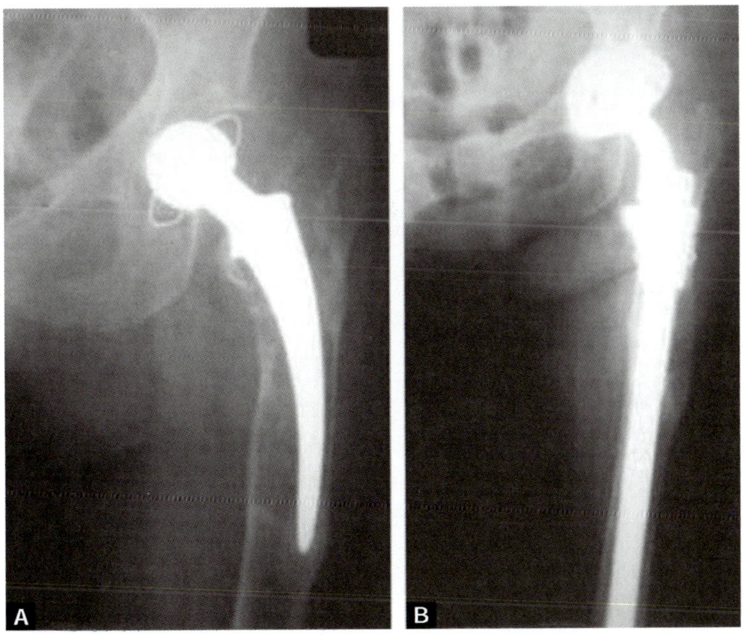

图21.24A和B　Müller弯柄松动并严重髓腔扩大和明显的股骨近端骨丢失。用Depuy公司的长柄S-ROM假体翻修，并进行了同种异体颗粒骨植骨。

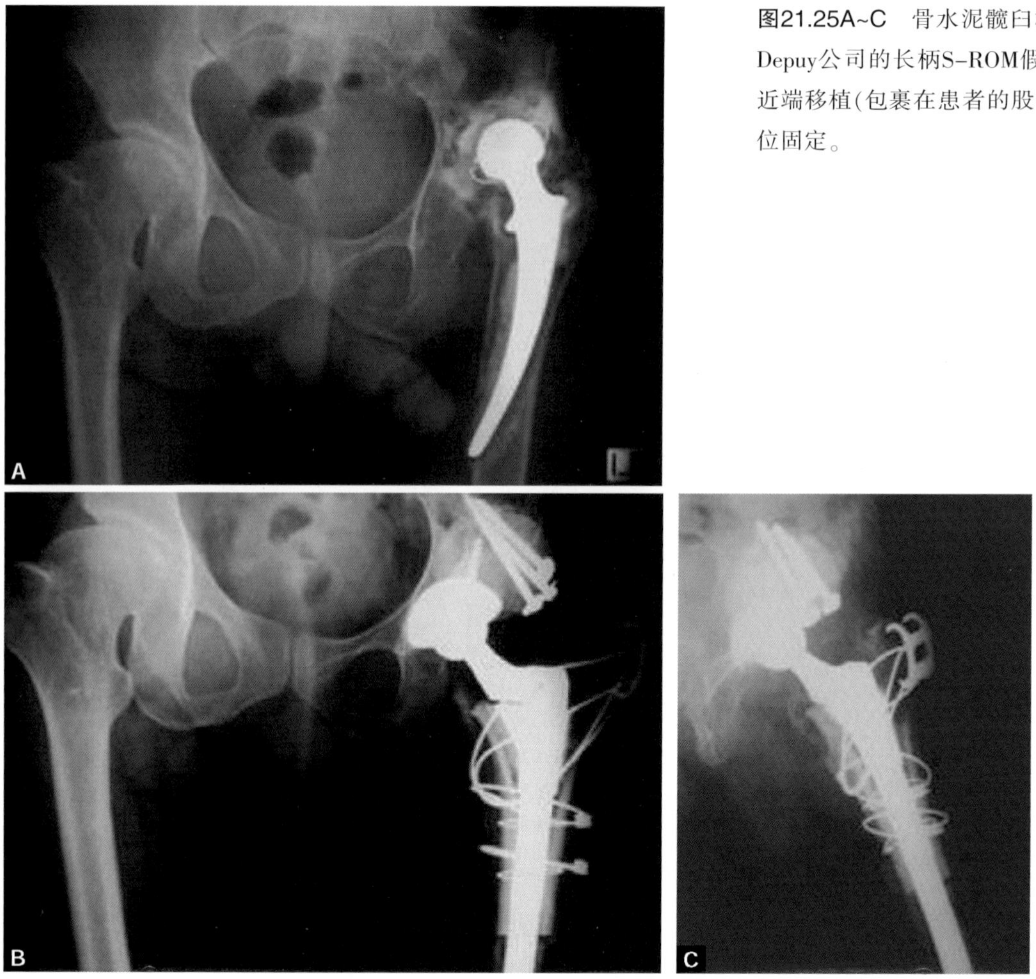

图21.25A~C 骨水泥髋臼杯和Müller弯柄松动。用Depuy公司的长柄S-ROM假体翻修，同种异体股骨近端移植(包裹在患者的股骨近端)和大转子重新复位固定。

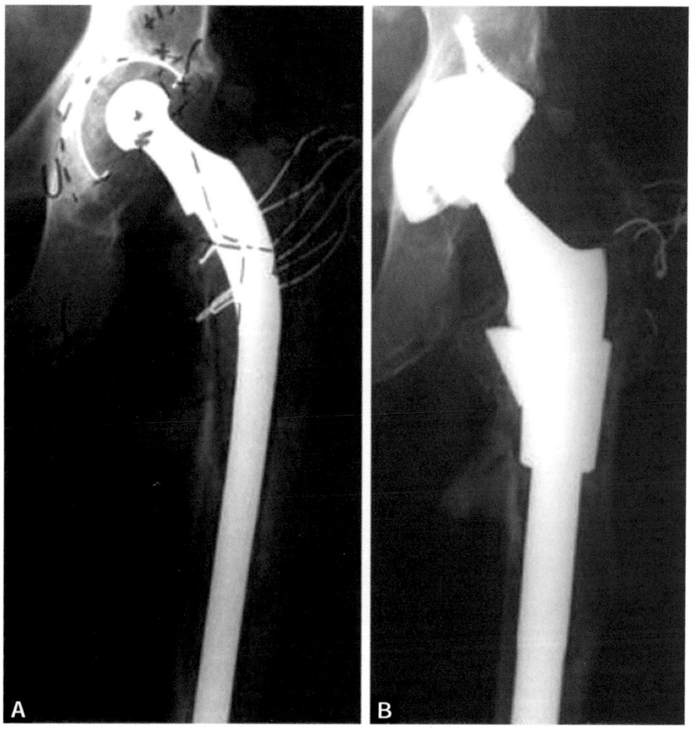

图21.26A和B Charnley长柄假体松动。用Depuy公司的超长S-ROM假体翻修,同种异体颗粒骨植骨和三点固定。

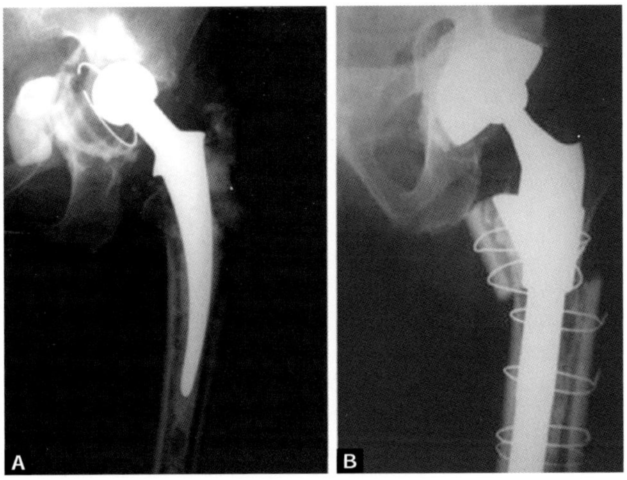

图21.27A和B　臼杯与müller弯柄均发生松动，同时合并有大量骨缺损。用Depuy公司的长柄S-ROM假体翻修，股骨矩处用小的异体骨板及股骨外侧皮质用长的异体骨板植骨。

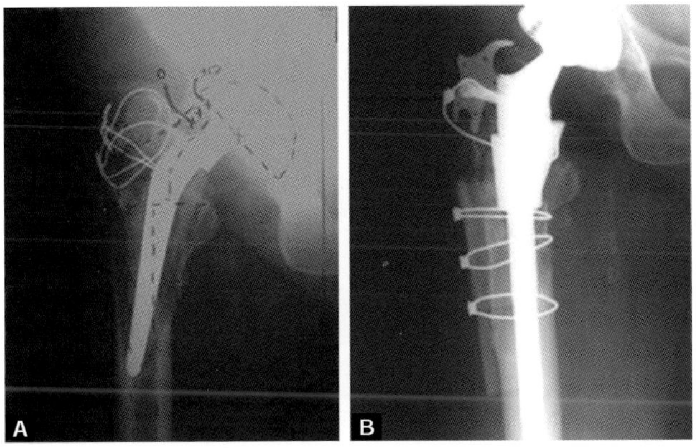

图21.28A和B　Charnley假体松动及重大骨缺损。转子截骨术和Depuy公司的长柄S-ROM假体翻修，股骨近端采用同种异体骨板和颗粒骨植骨。

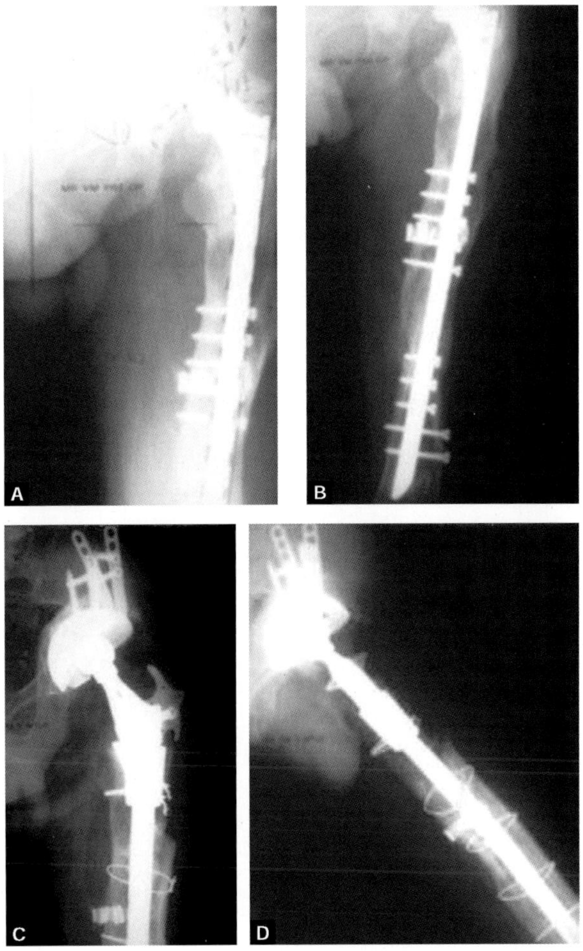

图21.29A~D　羟基磷灰石(HA)全涂层Huckstep长柄假体与横穿螺钉出现明显的骨溶解。用Depuy公司的长柄S-ROM假体翻修，异体骨板植骨、大转子截骨通过三点固定获得稳定。

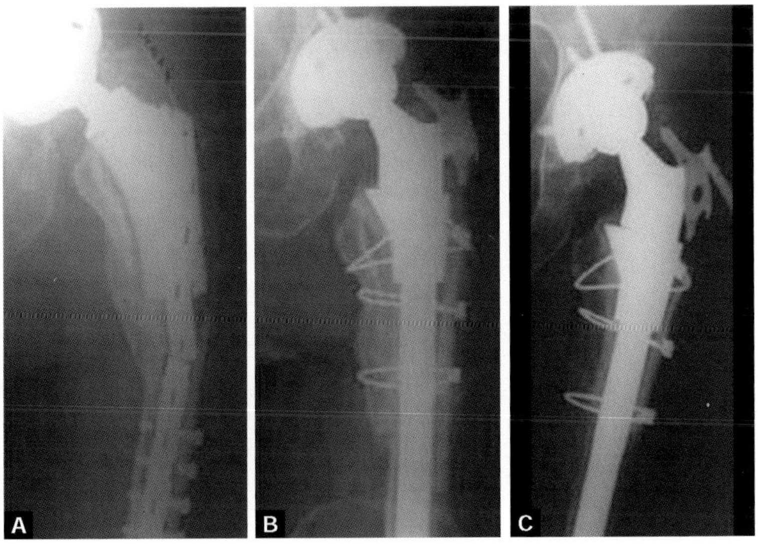

图21.30A~C　羟基磷灰石(HA)全涂层Huckstep长柄假体断裂。用Depuy公司的长柄S-ROM假体翻修，股骨近端异体骨移植和股骨大转子重新固定(大转子固定失败但没有移位)。

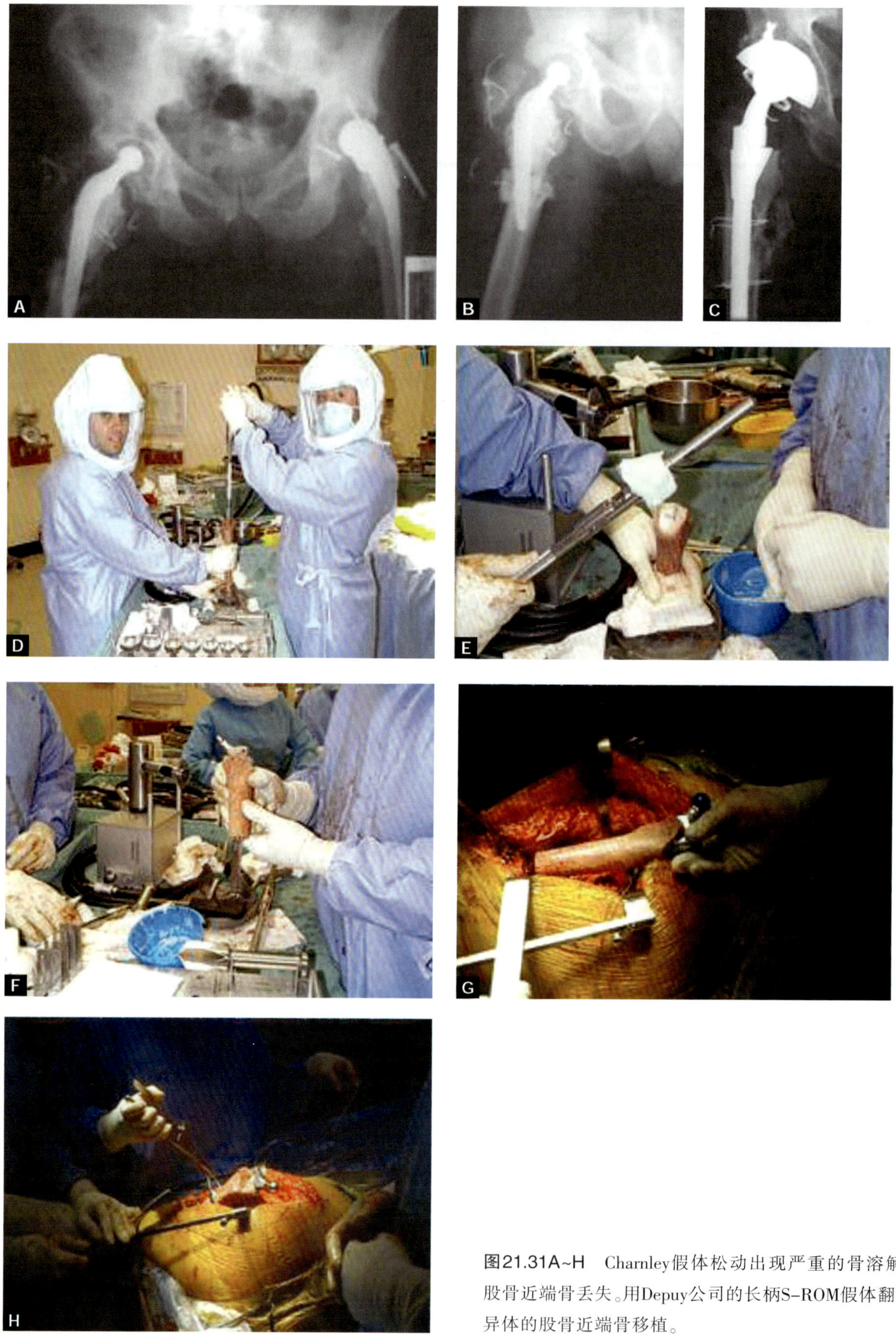

图21.31A~H Charnley假体松动出现严重的骨溶解和股骨近端骨丢失。用Depuy公司的长柄S-ROM假体翻修，异体的股骨近端骨移植。

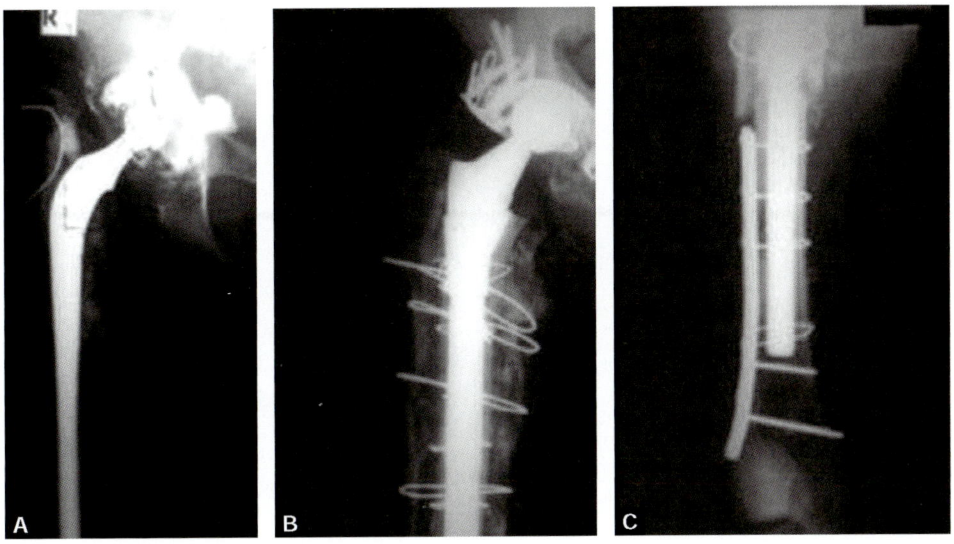

图21.32A~C　Charnley长柄假体松动及近端严重骨丢失。用Depuy公司的长柄S-ROM假体翻修,股骨近端异体骨移植及远端骨板保护。

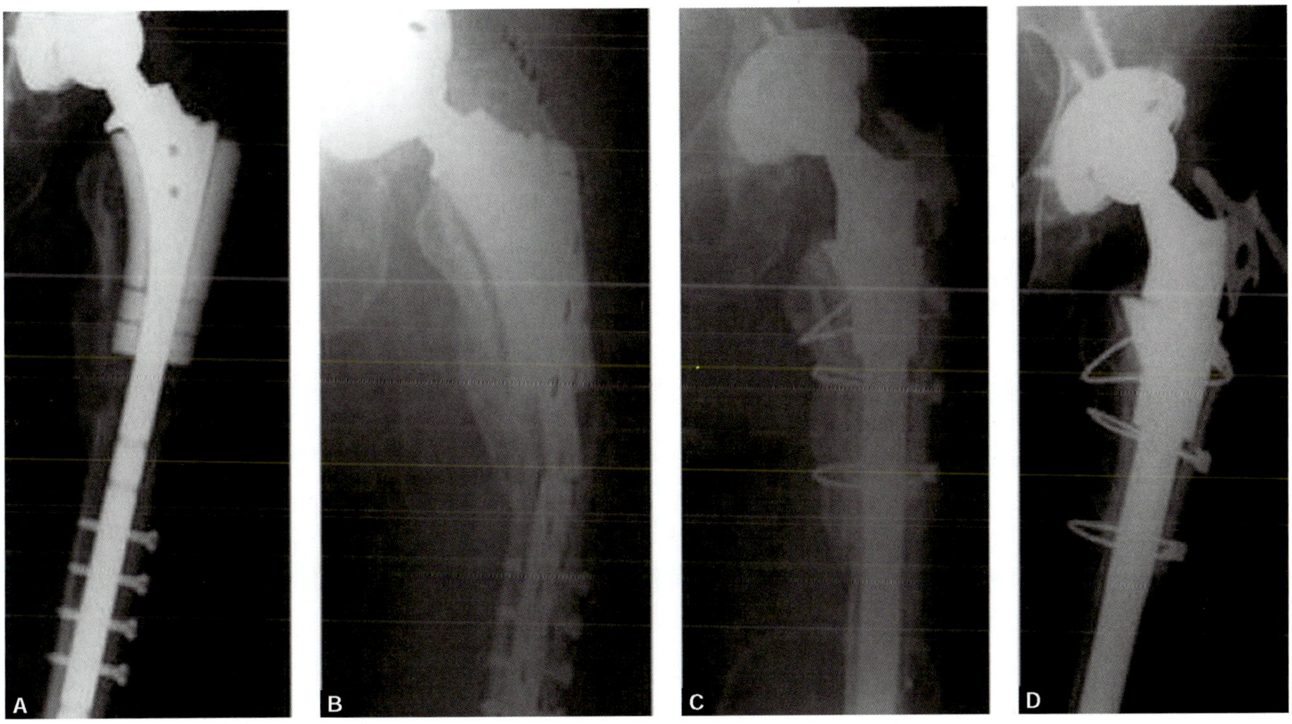

图21.33A~D　Huckstep长柄假体的股骨近端骨缺损。随后的疲劳断裂和假体周围骨折(温哥华分类B_3)。用Depuy公司的长柄S-ROM假体翻修,股骨近端异体骨移植及大转子重新固定,7年时固定失败无转子逃逸。

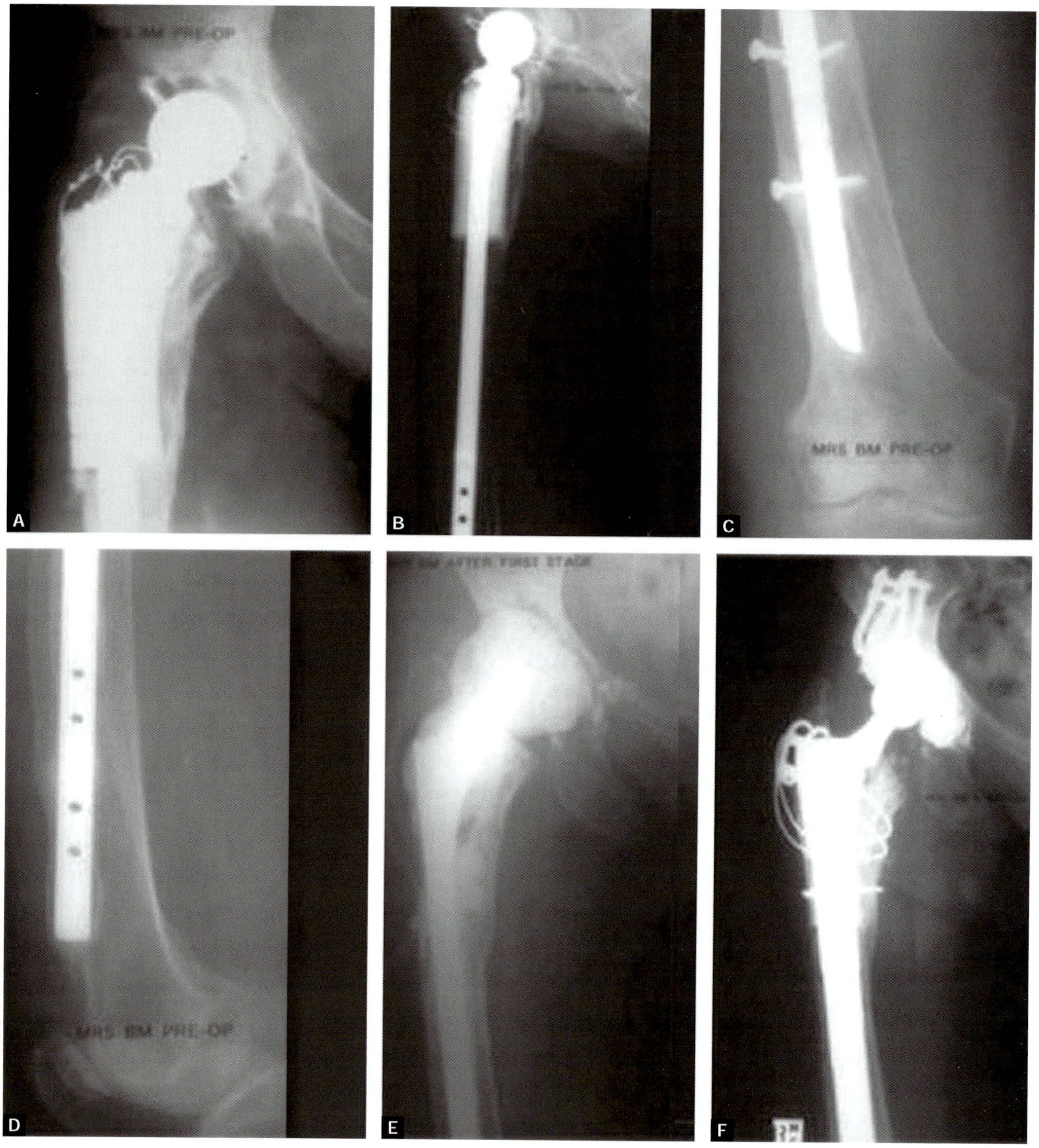

图21.34A~F 感染的Huckstep长柄假体合并重度淋巴水肿。用Depuy公司的长柄S-ROM假体及股骨近端异体骨移植行二期翻修。

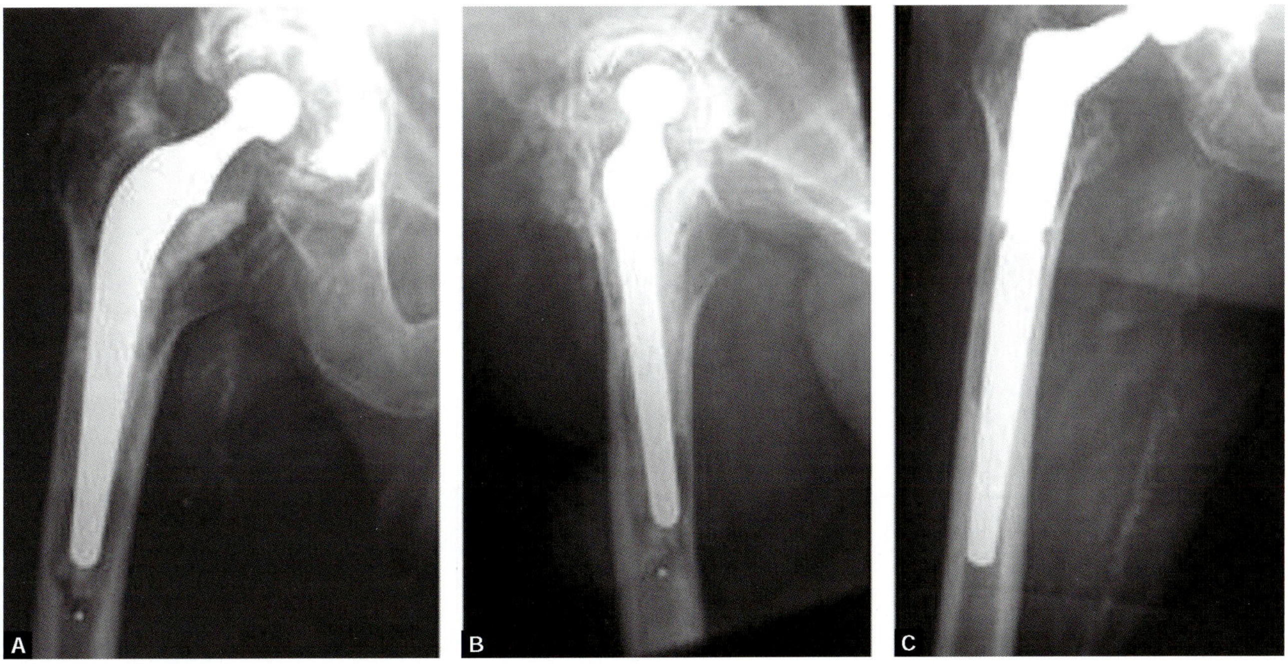

图21.35A~C　Charnley假体无菌性松动。用Zimmer公司的ZMR柄进行翻修（Zimmer, Warsaw，IN）。(*Courtesy* of Professpr Richard De Steiger.)

Paprosky ⅢB 型

ⅢB 型骨缺损是股骨干更加严重的骨缺损，股骨峡部骨皮质不到 4cm。且干骺端因严重骨缺损无法支撑。

干骺端：严重的骨质流失。

骨干：股骨峡部的完整皮质骨小于 4cm。

推荐股骨假体

- 近端多孔涂层组配式（长或超长）非骨水泥股骨柄假体（三点固定）。
- 近端多孔涂层组配式非骨水泥股骨柄假体（近端异体股骨及骨水泥袖套）（图 21.36A~G）。
- 广泛涂层的非骨水泥股骨柄假体，加或不加股骨近端异体骨，依据三点固定及骨长入（第一个和第二个选项是作者以前的首选方法，选项 3 是现在的首选方案。其优势在于可获得持续的固定和更快的重建速度）。
- 远端固定组配式/非组配式的锥形非骨水泥假体。
- 钛网加打压植骨及长的骨水泥股骨柄。

作者首选技术

这种情况下，我们的首选是 Smith-Nephew 的全 HA 涂层股骨柄（Echelon）。对于恢复下肢长度即偏距困难的病例，选择组配式全 HA 涂层或粗糙面股骨假体进行翻修是相对明智的选择，可极大地降低重建难度。远端固定依靠紧密的粗糙面压配和三点固定。植入假体过程中，如果停止前进，你必须取出假体，扩髓至下一号的一半大小，然后重复这个过程。股骨近端可以用术者喜好的同种异体骨重建。

Paprosky ⅢB 型病例

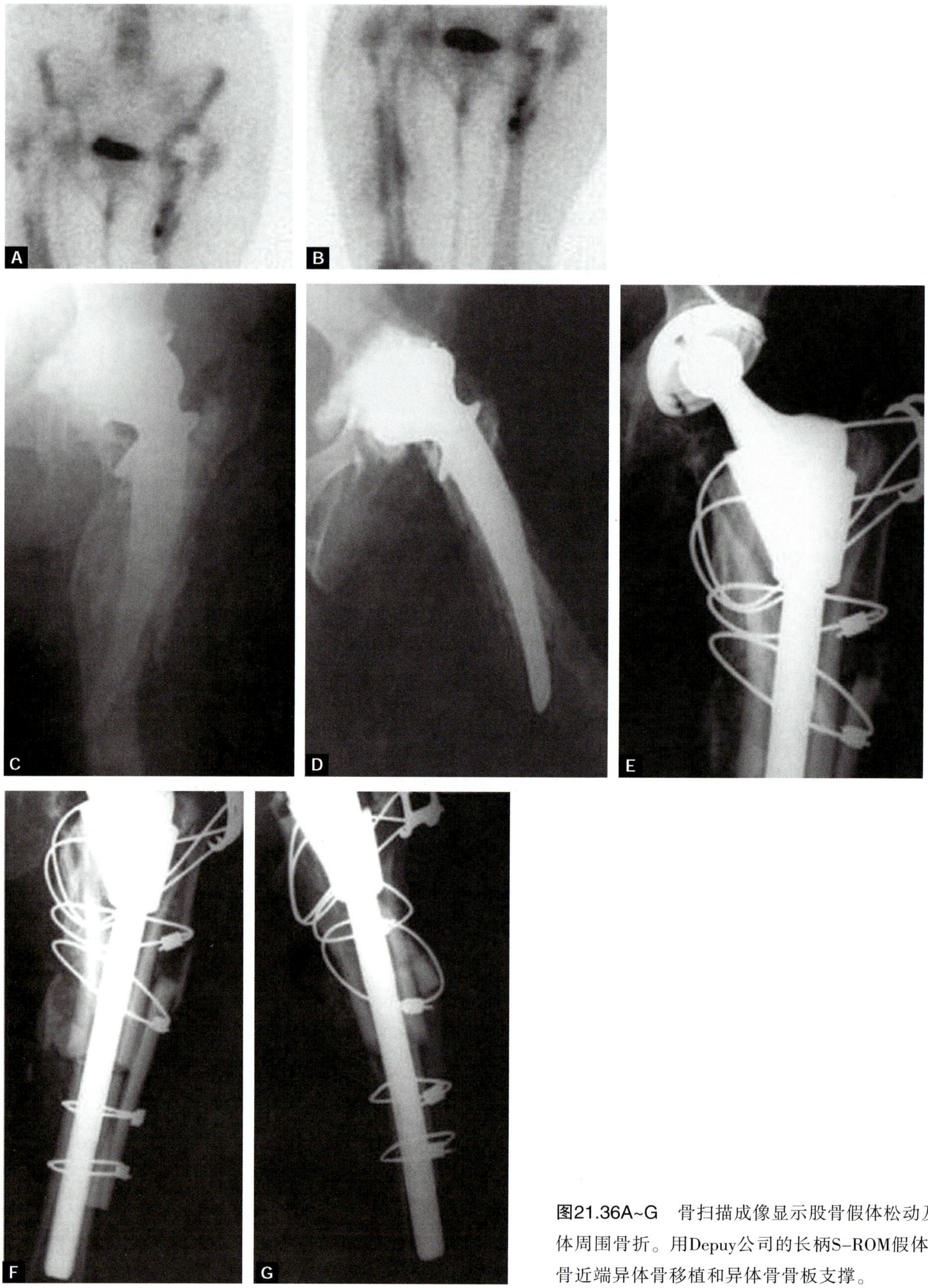

图21.36A~G 骨扫描成像显示股骨假体松动及股骨假体周围骨折。用Depuy公司的长柄S-ROM假体翻修，股骨近端异体骨移植和异体骨骨板支撑。

Paprosky Ⅳ型

Paprosky Ⅳ型缺损在干骺端和骨干有严重骨丢失。特点是整个长度的骨干显著地扩张。Ⅳ型骨缺损处理起来也困难，因为股骨侧固定很难在干骺端和骨干远端实现。

干骺端：严重骨缺损。峡部没有支持。股骨干有广泛的明显变宽。

推荐股骨假体

- 股骨内的异体股骨（作者首选的方法）。
- 巨型假体。
- 钛网及打压植骨，加长的骨水泥型股骨柄。
- 假体异体骨联合远端固定型组配式的非骨水泥假体，依托三点获得初始稳定。

作者首选技术

这种情况下，纵向劈开扩张的股骨近端。异体骨应该比股骨远端宽，并在远端留出 6~8cm 长度的舌型骨板。然后将舌型骨板插入股骨远端髓腔。这可以使一个长的、超长的或超长的假体更贴合。另一重要步骤是，必须通过假体试模反复测试，以确定远端髓腔可获得可靠固定，尤其是旋转稳定。同样，同种异体移植应尽可能长。这样，在颈长、偏距、股骨头等参数上可以有更灵活的选择，有助于获得髋关节的稳定性。仍用骨水泥将假体袖套和股骨近端黏合（图21.37A~I）。同种异体骨板和钢板在局部进行加强也是必要的（图21.38A~F）。如果仍无法获得可靠的髋关节稳定性，则选用限制性内衬。

Paprosky Ⅳ型病例

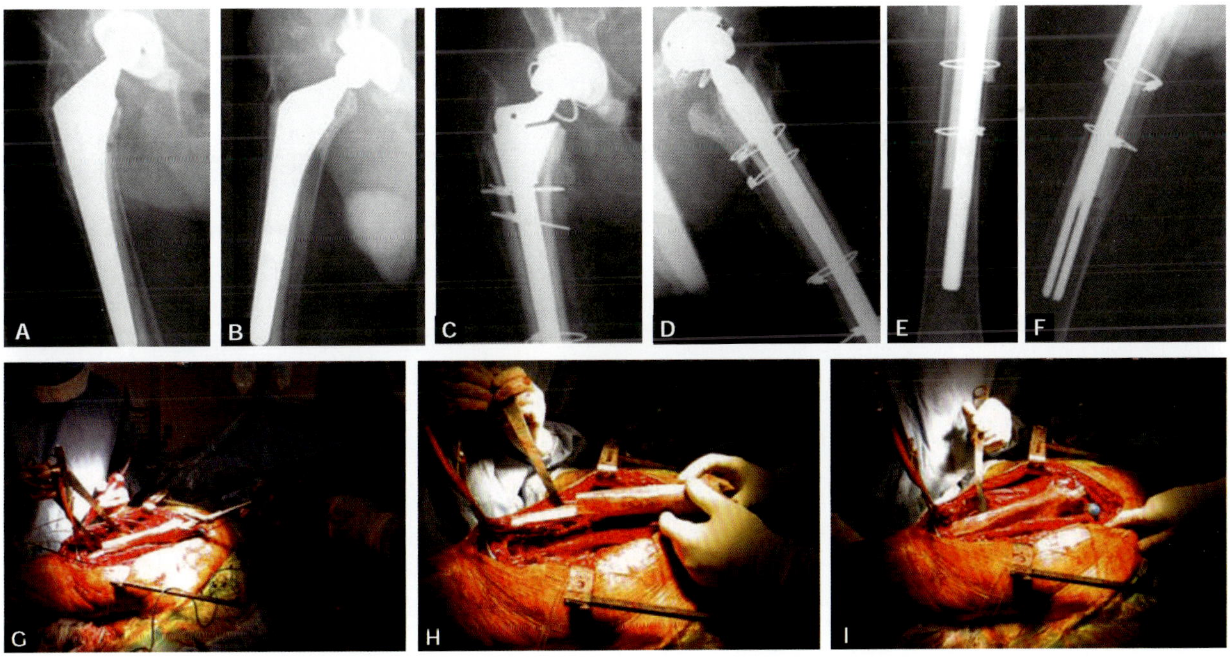

图21.37A~I　Stryker公司的osteonics骨水泥型假体出现近端严重骨溶解、松动和复发性脱位。用Depuy公司的S-ROM长柄假体及股骨近端异体骨移植翻修，使用作者所青睐的“股骨在股骨内”技术。

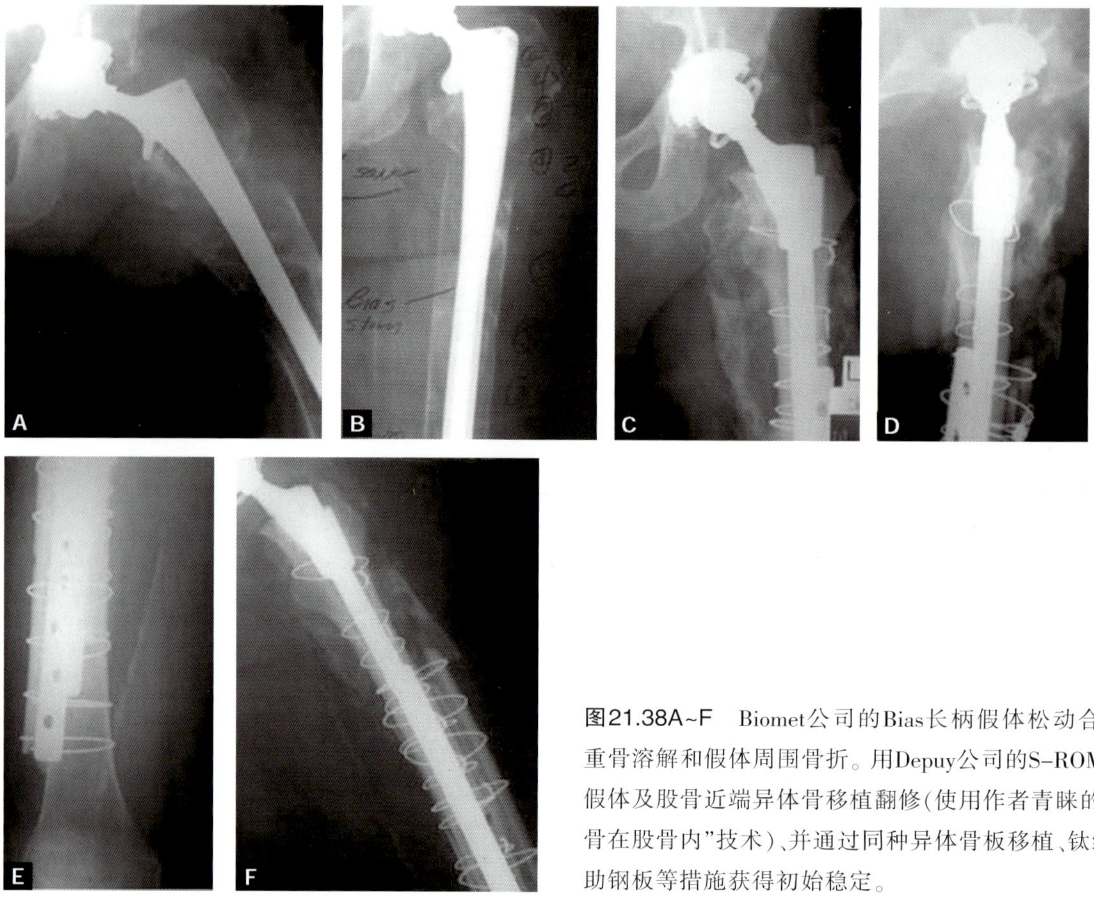

图21.38A~F Biomet公司的Bias长柄假体松动合并严重骨溶解和假体周围骨折。用Depuy公司的S-ROM长柄假体及股骨近端异体骨移植翻修(使用作者青睐的“股骨在股骨内”技术)、并通过同种异体骨板移植、钛缆、辅助钢板等措施获得初始稳定。

假体周围骨折

温哥华分类

全髋关节置换术后股骨假体周围骨折在临床上越来越常见,同时也越来越难以处理。这些骨折通常发生在骨质疏松倾向的老年人和体弱者。

温哥华分类由Duncan 和 Masri 提出, 经 Masri 改良包括股骨假体周围骨折[7,8],是最常用、可靠和有效的分类系统,可指导我们对术中和术后发生的股骨假体周围骨折进行治疗[9]。它涉及 3 个因素:位置、稳定性和周围的骨量。

温哥华分类系统包括 3 型(A、B 和 C)。A 型主要发生在转子区域包括股骨小转子和大转子。A 型假体周围骨折的治疗一般是非手术治疗,例外的情况包括:小转子骨折涉及内侧大段股骨矩,将需要考虑翻修手术。大转子骨折一般可通过外展位支具固定进行治疗。但是,如果有明显的移位(>2.5cm)应考虑手术复位及内固定治疗。

B 型的假体周围骨折是接近或稍远于植入假体远端的骨折。依据假体的稳定和周围的骨量有 3 个亚型:B_1、B_2 和 B_3。B_1 型是假体固定良好;B_2 型是假体松动,有良好的骨量;B_3 型是假体松动,骨量不足(图 21.39 至图 21.43)。

B_1 型的治疗是切开复位内固定(ORIF),酌情采用局部植骨。B_2 型需要翻修手术,使用较长的股骨柄假体绕过骨折。B_3 型翻修需要异体结构植骨,异体骨及假体的复合体,或巨型假体。

C 型的假体周围骨折是股骨柄顶端以远端的骨折,通常需要切开复位内固定,没有考虑假体稳定性的必要。该分类系统的局限性包括术前区分 B_1 型和 B_2 型假体周围骨折比较困难。B_2 型骨折按 B_1 型骨折治疗会得到坏的结果[10]。

如果需要进行大型翻修,术前应备齐可能使用到的器械、翻修假体及同种异体骨材料等。

温哥华分类的假体周围骨折病例

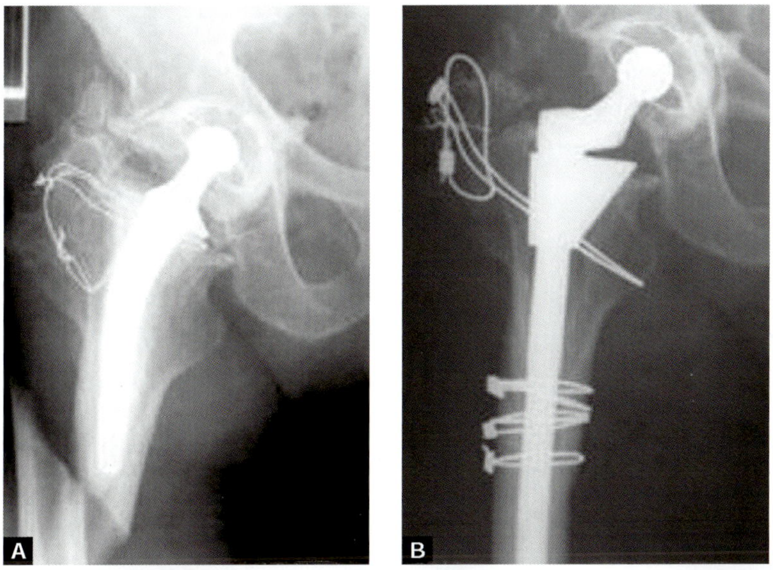

图21.39A和B 温哥华分类B_1假体周围骨折。用Depuy公司的S-ROM长柄假体翻修。

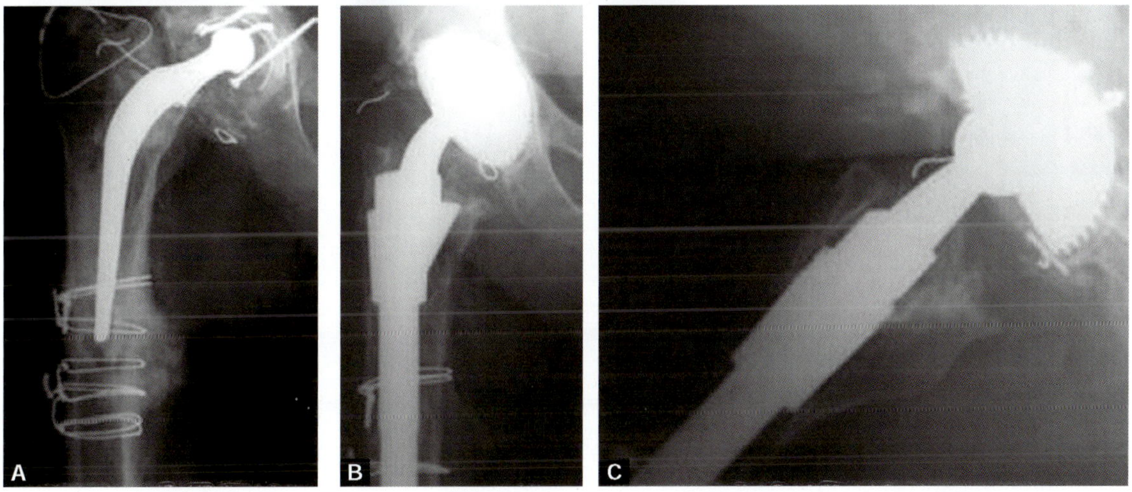

图21.40A~C 温哥华分类B_1假体周围骨折。用Depuy公司的S-ROM长柄假体翻修。

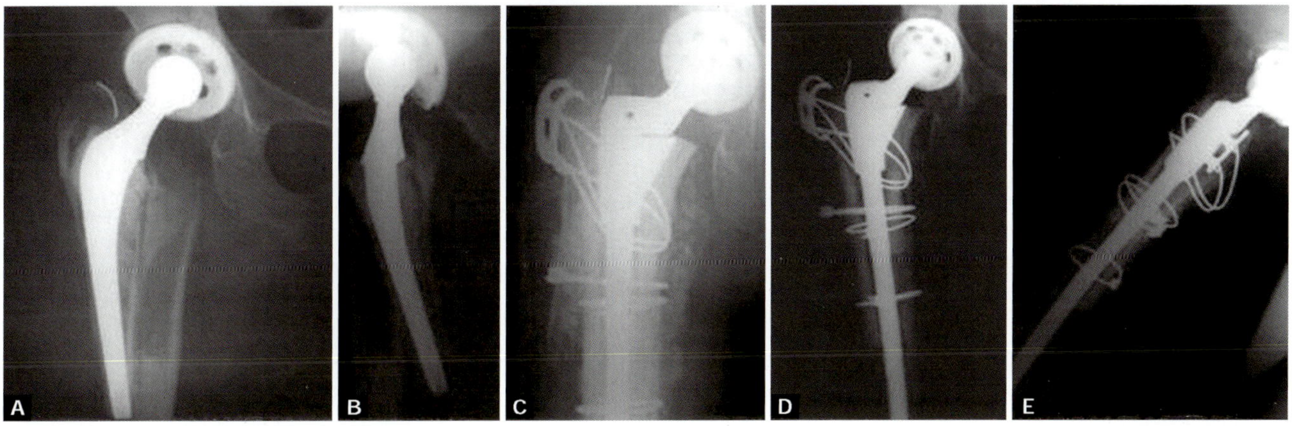

图21.41A~E Charnley假体松动及温哥华分类B_3的假体周围骨折。用Depuy公司的S-ROM长柄假体翻修，并在局部使用了移植替代产品。

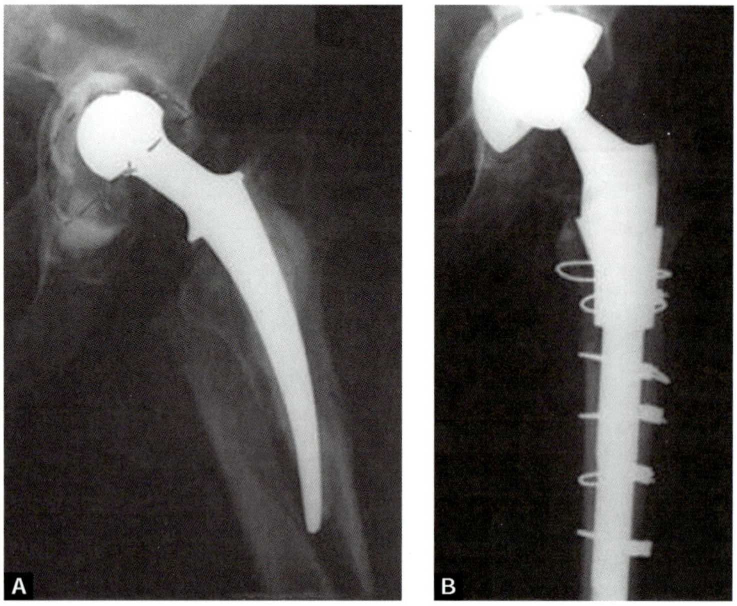

图21.42A和B 温哥华分类B_2的假体周围骨折。用Depuy公司的S-ROM长柄假体翻修。

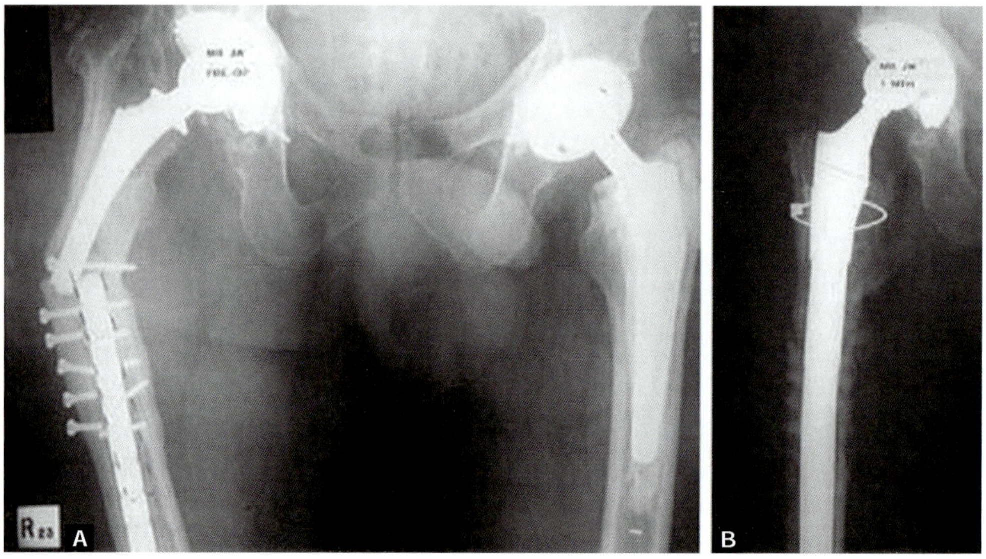

图21.43A和B 温哥华分类B_2假体周围骨折及松动的Huckstep长柄假体疲劳断裂。用Depuy公司的S-ROM长柄假体及异体颗粒骨植骨翻修。

植入物

骨水泥柄

现代人工髋关节置换术中，除了打压植骨外，股骨柄不常使用。Gie 等报道了骨水泥柄联合打压植骨技术在翻修术中的良好效果。其症状和功能结果可与初次关节置换手术相媲美[11]。

在使用打压植骨之前，水泥股骨柄翻修的结果很差[12,13]。最初的经验是使用第一代水泥技术，在不使用水泥塞的情况下，将水泥用手指插入股骨髓腔内。术后，包括机械性失败、假体松动、感染、整合不良等在内的并发症发生率非常高，总体失败率居高不下。大部分患者均需要进行二次翻修。

骨水泥假体可用于老年患者的翻修手术，因为老年患者的活动要求较低，同时预期寿命也相对较短。但那些恢复偏距、倾角及关节周围软组织张力的病例，应避免使用骨水泥假体。Katz 等注意到，有16%的患者经骨水泥翻修后，由于无菌性松动而不得不再次翻修。Haydon 等认为，对60 岁以上、有足够骨量的患者，使用骨水泥股骨假体进行翻修仍然是一种选择[14]。

骨水泥-in-骨水泥

这种技术是首先在保留骨水泥壳的前提下，取出股骨假体，不进一步清理残留骨水泥壳，然后重新植入一枚抛光面锥形骨水泥型股骨柄，并骨水泥固定。其潜在的理论依据在于新的骨水泥可与残留的骨水泥壳形成交锁固定。

要使用这种方法，需要以下几点：

(1)未破裂的完整骨水泥壳。

(2)锥形柄。

(3)股骨柄表面高抛光：最小粗糙度。

(4)无须额外增加骨水泥或翼状结构即可获得满意的旋转稳定。

Duncan 等随访了 136 个病例，均为进行骨水泥-in-骨水泥股骨侧翻修的病例，在术后 8 年，无一例需要进行再次翻修[15]。这一技术已被证明是一种可靠的技术。

全涂层的非骨水泥型股骨柄

全涂层多孔股骨柄应用指征是股骨近端骨丢失，通过远端固定，即可获得轴向和旋转的假体稳定性。植入后，必须通过骨与假体表面的整合达到长期稳定性；这些取决于骨的质量、股骨假体表面孔隙率和结构刚性，小于 50μm 微动使假体保持即刻稳定，允许骨长入的假体表面。

无论是初次置换还是翻修，采用全涂层的非骨水泥型股骨假体，均有一定比例的患者会发生假体近端应力遮挡(Wolf's law，沃尔夫定律)，有越来越多的学者正在关注这一问题，这是由于多种因素造成的：

(1)髓腔充填。

(2)广泛的涂层。

(3)柄直径>13.5mm。

(4)远端固定。

(5)患者年龄。

(6)植入物材料。例如，与钛合金假体相比，钴铬合金假体的发生率更高。

1983 年以来，全涂层的非骨水泥型股骨假体得到了广泛应用。在随访研究中，这些常用的假体显示出极高的成功率。根据 Moreland 团队和 Krishnamurthy 团队的报道，采用这种假体的成功率可达 90%~95%[16,17]。

近来也有反对的声音。认为远端骨长入型假体会增加骨折的风险。

组配非骨水泥型股骨柄假体

有两种不同类型的组配非骨水泥股骨假体。一般是：

(1)需要干骺端生物固定。

(2)需要骨干生物固定。

这一选择取决于股骨近端骨的质量。干骺端骨质可以维持近端环向应力可获得可靠的初始稳定时则使用近端固定的组配股骨柄。取出初次置换股骨假体的方法（如是否采用了大转子延展截骨术等），往往提示了干骺端是否有足够的强度，从而确定是否选用干骺端固定的非骨水泥型股骨假体。

如果出现近端骨量不足，则应考虑使用股骨干固定型假体，如非组配假体、用非组配股骨柄、巨型假体或同种异体植骨假体复合材料(APC)。

采用组配式假体处理骨干及干骺端的不匹配问题，在髋关节翻修术中经常遇到。两个部件的独立尺寸使假体与骨质接触最大化，还为重建下肢长度和股骨偏心距提供了多样选择。

从 1984 年 S-ROM(Depuy，Warsaw， IN)假体发明以来，便是最常用的组配非骨水泥型股骨假体之一。这款假体依靠干骺端压配达到轴向稳定性，通过股骨干区域的压配以控制旋转。

这些假体提供的近端负荷似乎降低了应力遮挡的发生率。

组配假体的缺点包括组配连接处的失效和增加磨损碎屑，但是，除非发生假体再次松动，上述缺点都不是太重要的问题。而且,现有文献报道中,S-ROM 假体并未发生上述缺陷相关的并发症。

同种异体骨移植及假体复合材料

同种异体骨移植及假体复合材料(APC)是股骨柄假体插入同种异体股骨近端移植骨。

这种方法适用于股骨近端出现严重的环形骨缺损的病例。Paprosky ⅢA、ⅢB 和Ⅳ型或 AAOS 2 或 3 级是使用 APC 的适应证。

这种方法有明显的并发症,包括:

(1)由于外展肌功能差导致的脱位。

(2)外展肌功能障碍,而需要采用限制性内衬,使用同种异体外展肌腱或人工韧带(如,Lars,Corin)加强外展肌等。

(3)骨不连和大转子逃逸导致髋关节不稳定。

(4)感染率普遍高于其他全髋关节翻修术。系统评估发现感染率高达 21%[18]。

打压植骨

打压植骨首次应用于 1985 年,自体松质骨植骨用于严重股骨骨缺损的非骨水泥型股骨柄。后来经过进一步改良,用于骨水泥假体。Gie 等于 1993 年报道了第一个临床结果,采用的方法是去除初次的假体,自体松质骨条充填髓腔(未冲洗)[11]。向股骨皮质方向打压碎骨条,形成"新皮骨层"。然后干燥,用第四代骨水泥技术加压。

这是一种技术要求较高的髋关节置换翻修手术,然而,适用于严重骨缺损的年轻患者。适应证为股骨髓腔扩大明显,其骨量不能维持非骨水泥型股骨假体的初始稳定。

巨型假体

这类股骨重建的方法一般仅限于 Paprosky Ⅲ和Ⅳ型骨缺损的患者。它也适用于关节置换手术失败,有严重的结构骨缺损,类似于肿瘤切除后所遇到的情况。还可用于困难的假体周围骨折。一般情况下,仅用于一些特殊的病例,如干骺端和近端股骨干均出现严重的骨缺损,且无法通过其他技术恢复骨量等情况。

这些假体的设计是组配的:近端体部和颈、股骨干替代区和髓腔杆等。如果没有保留股骨大转子的骨质,可以将外展肌通过假体近端体部的孔固定在上面。假体可以是非骨水泥型或骨水泥型。限制性内衬用于外展肌损伤或功能不良、无法维持关节稳定的患者。

结论

股骨重建手术对于矫形外科医生产生了许多挑战。术前分类对假体的选择和预后的指导是必要的。还有非常重要的一点在于,针对某一特定的骨缺损模式,可能有多种重建技术可以选择,无论在术前准备还是在术中,均需要术者进行判断和选择。外科医生的经验和训练决定了进行什么类型的重建及得到什么样的结果。

(石东平 译 史振才 审)

参考文献

1. Australian Orthopaedic Association National Joint Replacement Registry: Annual Report 2012. *https://aoanjrr.dmac.adelaide.edu.au/annual-reports-2012*
2. World Health Organisation: Obesity stats. *http://www.who.int/mediacentre/factsheets/fs311/en/index.html*
3. Paterno SA, Lachiewicz PF, Kelley SS. The influence of patient-related factors and the position of the acetabular component on the rate of dislocation after total hip replacement. J Bone Joint

Surg (Am). 1997;79(8):1202-10.
4. Haverkamp D, Klinkenbijl MN, Somford MP, Albers R, Van Der Vis HM. Obesity in total hip arthroplasty - does it really matter? A meta-analysis. Acta Orthopaedica. 2011;82(4):417-22.
5. D'Antonio J, McCarthy JC, Bargar WL, et al. Classification of femoral abnormalities in total hip arthroplasty. Clin Orthop. 1993;296:133-9.
6. Della Valle CJ, Paprosky WG. Classification and an algorithmic approach to the reconstruction of femoral deficiency in revision total hip arthroplasty. JBJS. 2003;85-A(Suppl 4):1-6.
7. Duncan CP, Masri BA. Fractures of the femur after hip replacement. Instr Course Lect. 1995;44:293-304.
8. Masri BA, Meek RM, Duncan CP. Periprosthetic fractures evaluation and treatment. Clin Orthop Relat Res. 2004;420:80-95. doi: 10.1097/00003086-200403000-00012.
9. Brady OH, Garbuz DS, Masri BA, Duncan CP. The reliability and validity of the Vancouver classification of femoral fractures after hip replacement. J Arthroplasty. 2000;15(1):59-62.
10. Lindahl H, Garellick G, Regnér H, Herberts P, Malchau H. Three hundred and twenty-one periprosthetic femoral fractures. J Bone Joint Surg Am. 2006;88(6):1215-22.
11. Gie GA, Linder L, Ling RSM, Simon JP, Slooff TJJH, Timperley AJ. Impacted cancellous allografts and cement for revision total hip arthroplasty. J Bone Joint Surg (Br). 1993;75-B:14-21.
12. Katz RP, Callaghan JJ, Sullivan PM, Johnston RC. Long-term results of revision total hip arthroplasty with improved cementing technique. J Bone Joint Surg Br. 1997;79:322-26.
13. Mulroy WF, Harris WH. Revision total hip arthroplasty with use of so-called second-generation cementing techniques for aseptic loosening of the femoral component. A 15-year-average follow-up study. J Bone Joint Surg Am. 1996;78:325-30.
14. Haydon CM, Mehin R, Burnett S, et al. Revision total hip arthroplasty with use of a cemented femoral component. Results at a mean of ten years. J Bone Joint Surg Am. 2004;86-A(6):1179-85.
15. Duncan WW, Hubble MJ, Howell JR. Revision of the cemented femoral stem using a cement-in-cement technique: a 5 to 15 year review. J Bone Joint Surg Br. 2009;91(5):577-82.
16. Moreland JR, Moreno MA. Cementless femoral revision arthroplasty of the hip: minimum 5 years follow-up. Clin Orthop Relat Res. 2001;(393):194-201.
17. Krishnamurthy AB, MacDonald SJ, Paprosky WG. 5-13 years follow-up study on cementless femoral components in revision surgery. J Arthroplasty. 1997;12(8):839-47.
18. Rogers BA, Sternheim A, Backstein D, Safir O, Gross AE. Proximal femoral allograft for major segmental femoral bone loss: a systematic literature review. Advances in Orthopaedics 2011;2011:257572.

第 22 章

髋关节翻修术中股骨组配假体的应用

Jose Rodriguez, Yevegiy A. Korshinov

概述

全髋关节置换翻修术是一个复杂的过程，特别是考虑到患者出现并发症、软组织条件不佳、感染和骨缺损的可能性。股骨近端骨量的缺损在翻修术中常是一个重大挑战[1-3]。根据多年的经验，翻修术中解决骨缺损已经演绎出多种方法[4,5]。各种异体骨移植技术超出了本章的范围，将在别处讨论。广泛的多孔涂层股骨柄可以被认为是翻修 THA 长期生存的金标准[1,3,6]。然而，针对某些类型的骨缺损(Paprosky ⅢB 和Ⅳ型)时却并不令人满意[5,7]。非组配式广泛多孔表面涂层的股骨柄的一些问题是由于外科医生难于同时控制肢体长度和组织张力，以及前倾角度和植骨的稳定性[8]。这个问题可以通过增加组件来解决[8,9]。同时，组配式假体可能引起与各种组件连接部位有关的问题也引起了不少学者的关注，但是，还没有得到相关研究的证实(尤其是针对新一代组配式假体的研究)[10,11]。本章节中，我们将讨论组配式股骨假体在全髋关节置换翻修术中的应用。

适应证/禁忌证

Della Valle、Sporer 和 Paprosky[5,7]在他们的研究中建议治疗ⅢB 型股骨骨缺损最好植入生物型组配式锥形和有凹槽的股骨柄，在股骨干处不足以支撑广泛多孔涂层的股骨柄。其他类型的组配股骨柄，如 S-ROM，只有在近段有多孔涂层，并且需要在近端骨的支撑[1,11]。在骨缺损区域，如果不能满足宿主骨与翻修假体间的充分接触，采用组配式假体可以根据情况进行调整，从而在非计划位置实现稳定固定。

植入物：描述和特征

我们已经报道了我们在翻修术中使用 MP 组配式股骨假体的相关经验 (Link 公司)(Waldemar-Link，Homburg，Germany)(图 22.1)。这款假体的特点是：

- 2°锥形锥度。
- 直锥形髓腔锉扩髓至假体的直径。
- 喷砂表面。
- 纵向凹槽达到旋转稳定性。
- 3°角可适应股骨的前弓。
- 多个长度允许和宿主骨稳定的结合。
- 间隔组件允许额外增加 40mm 的长度。

与原始的 Vagner SL 翻修股骨柄(Sulzer Orthopedics，Baar，Switzerland)比较，2°锥度假体压配打入锥形扩髓的股骨干，实现了生物骨锚定。纵向棘提供了重要的旋转稳定性[4]。在缺乏近端骨支持的大的骨缺损病例中，仍可通过股骨远端的骨干

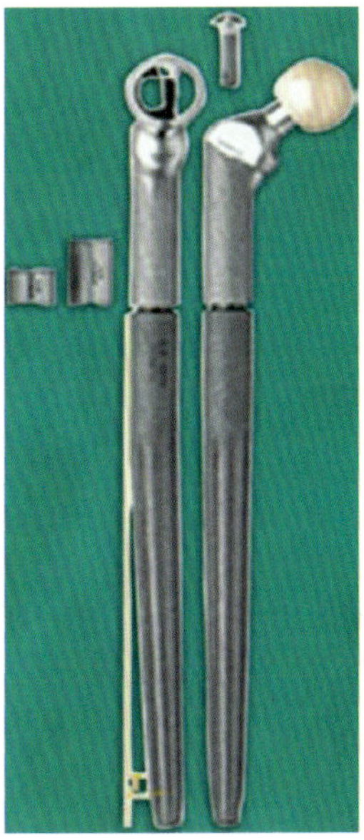

图22.1 股骨组配假体。[Figure taken from“Femoral Modularity in Revision Total Hip Replacement”, talk at Orthopaedic education summit Lake Tahoe (The Highlands)January 22–23,2010.]

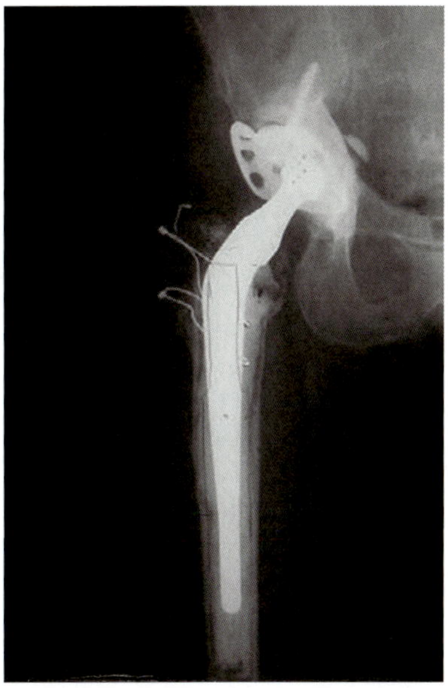

图22.2 注意柄的投影位置。(Figure taken from presentation “Surgical Technique:Modular Distal Fixation Stems”)

实现内在稳定的固定[4,8,9]。

术前计划

与所有 THA 一样，我们广泛使用 X 线片进行术前计划和模板测量。当看到术前 X 线片时，外科医生应该问一个重要的问题:“好的骨质在哪里？”即，假体在什么水平上能可靠地进入股骨？并在 X 线片上画出远端锥形柄的计划固定区域(图 22.2)。然后，标出假体的近端部分以模拟重建的髋关节几何结构。如果有严重的畸形、骨缺损、骨折或 X 线片质量较差时，可以使用对侧 X 线片。此外，在有骨折或严重骨缺损的情况下，多个骨性标志点之间的测量可以用来重建解剖学。如果需要大转子延展截骨(ETO)，也需要在术前计划中绘制。截骨术的远侧部分在 X 线片上标出(图 22.3)，并测量截骨线与大转子间的相对距离。截骨的范围取决于特定的柄。骨水泥柄 ETO 的远端线一般在水泥塞近端 2~3cm 处，目的是最大量的皮质骨固定，且直视下去除骨水泥。固定良好的非骨水泥股骨柄，ETO 的长度必须等于股骨柄的长度。

麻醉和体位

根据患者的情况和手术的难度，麻醉可以是腰麻、硬膜外、全麻气管插管或以上相结合。留置尿管经常用于手术时间长的病例。我们的翻修手术更喜欢后外侧入路。患者侧卧位固定在髋手术床上。翻修病例中会经常使用小 C 形臂透视机，所以最好在手术准备和铺巾时有此计划。

入路

大转子延展截骨是我们经常使用的技术。Park 等报道，与未使用 ETO 技术时相比，ETO 技术可明显降低术中骨皮质穿孔和术后翻修假体下沉(大于 5mm)的发生率[9]。

术前测量(见“计划”部分)外侧骨瓣包括股骨大转子并延伸到假体的末点。后方的截骨使用摆动锯，由近及远，直至术前测量的最远点，然后转折向前，用高速磨钻完成远端横行截骨，以避免应力集中。注意保存股四头肌附着区的骨瓣完整，保证截骨块的血供。轻轻地分开散布在 ETO 前部的股四头肌肌纤维，也保存股神经的分支。通过股四头肌

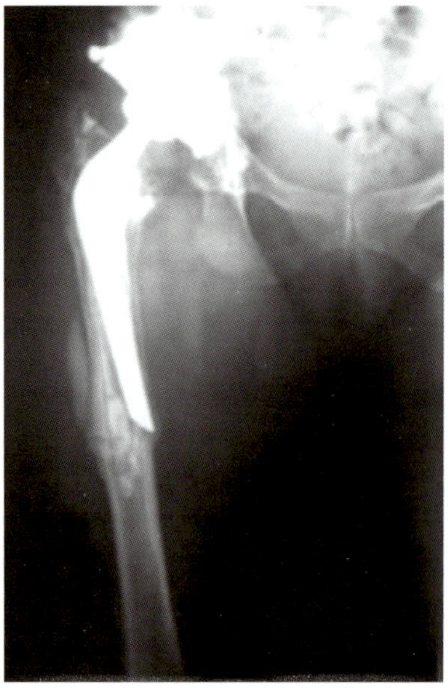

图22.3 注意柄的投影位置，测量骨性标志物与ETO截骨线间的距离。(Figure taken from presentation "Surgical Technique:Modular Distal Fixation Stems")

肌间隙完成前方皮质骨截骨。骨瓣由后向前轻轻撬开。然后用骨刀或高速磨钻去处理骨与柄的连接并取出。去除骨水泥的多种方法超出本章的范围，将在其他章节讨论。

植入

去除以前的假体、水泥及清理纤维组织后，根据术前模板的长度用髓腔锉行股骨髓腔扩髓。为了防止骨缺损部位的骨裂开展，扩髓前我们在ETO的远端预防性环扎钢缆(图22.4和图22.5)。我们在小型C形臂透视机下准备髓腔防止前方皮质穿孔。要实现股骨前弓及远端最佳位置，扩髓手柄经常紧贴保留的股骨近端前方皮质(图22.6)。与电动铰刀相比，使用手动铰刀可获得更可靠的手感(触觉反馈)。手动扩髓感觉到中度阻力时，透视机显示最佳的骨接触(图22.7)，最后的铰刀大小与术前计划比较，选择出远端植入物大小。可能的话，我们设法得到5cm长的皮质骨接触。最终的假体打入扩髓的锥形髓腔达到骨干整合。如果假体无法完全进入髓腔[高位坐入和(或)肢体太长]，不能强行打入，须反向敲击取出假体。取出后股骨加深扩髓，同一假体重新插入。最后捆扎钢缆，闭合截骨区(图22.8和图22.9)。

技巧/注意事项

我们通常用Ranawat等[12]叙述的方法：用斯氏针钉在髋臼下沟测量重建肢体长度前后的变化。使用这种方法时一定要小心，近端骨缺损严重、截骨或者髋臼复杂时这种测量可能变得困难或甚至不可靠[3]。

Malik等介绍了一种评价假体位置的实用方

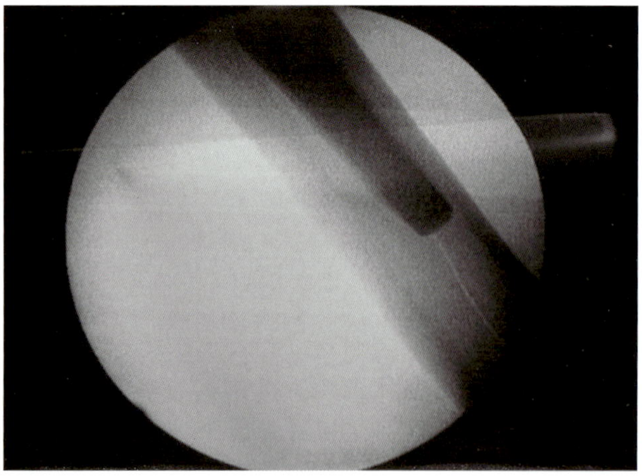

图22.4 特别强调使用透视机预防及发现扩髓引起骨缺损部位的骨折。

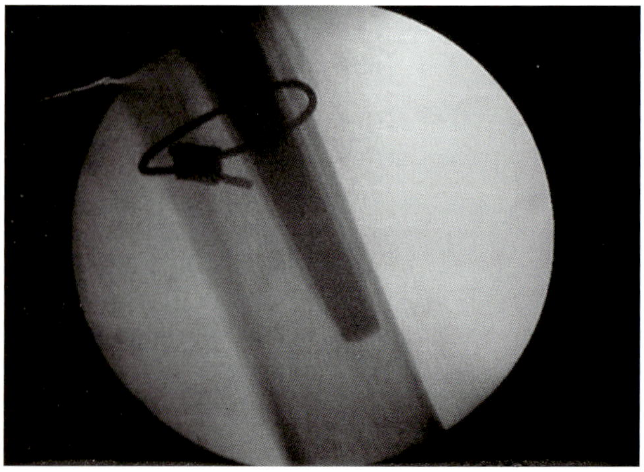

图22.5 钢丝环扎可以使骨折安全并防止扩大。(Figure taken from presentation "Surgical Technique:Modular Distal Fixation Stems")

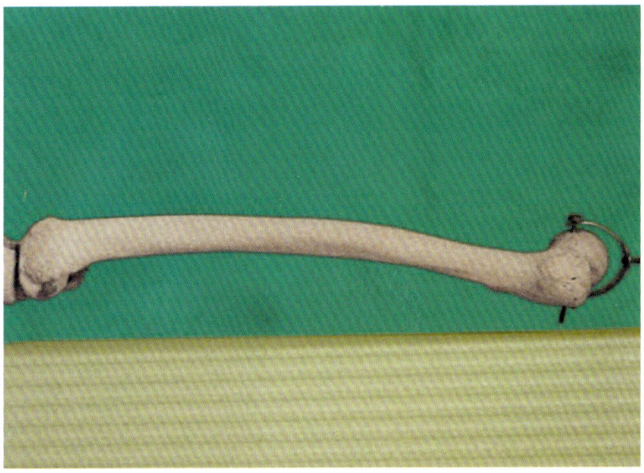

图22.6 注意铰刀投影三点接触位置。(Figure taken from presentation"Surgical Technique:Modular Distal Fixation Stems")

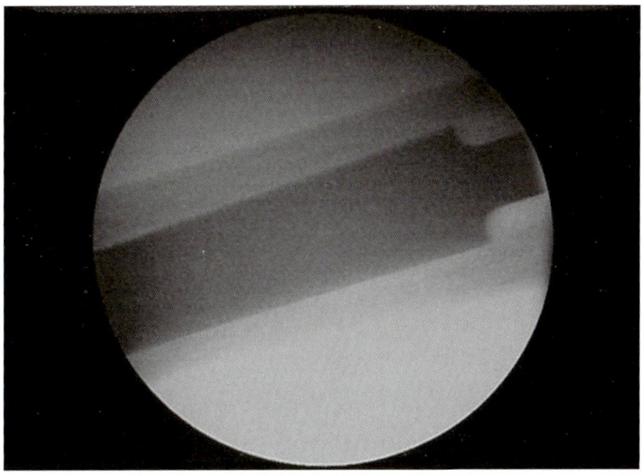

图22.7 透视机确认最佳骨性接触。(Figure taken from presentation"Surgical Technique:Modular Distal Fixation Stems")

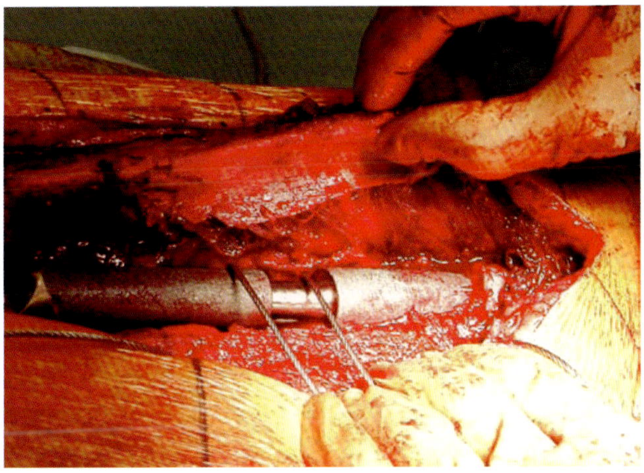

图22.8 最终植入假体及钢缆穿过ETO骨片。

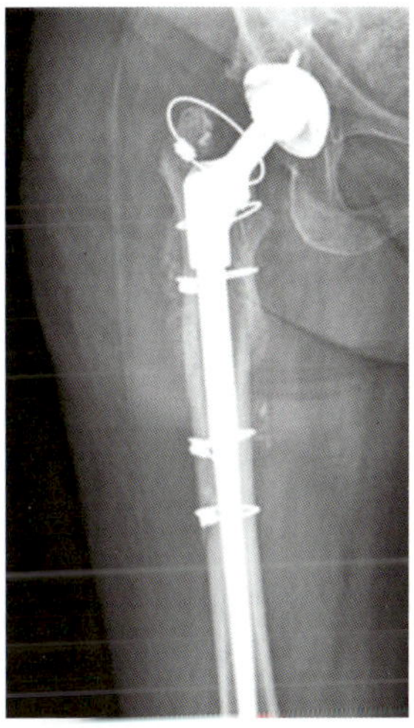

图22.9 最后的X线片(钢缆用于闭合截骨)。(Figure taken from presentation"Surgical Technique:Modular Distal Fixation Stems")

法:联合前倾角[13]。当联合前倾角度不在最佳范围(男性:20°~30°,女性:40°),假体的倾斜角度要重新评估及行必要的调整。

我们也要评估软组织对抗屈曲、内收和内旋脱位的阻力。理想情况下,在发生实际脱位之前,能感觉到适当的阻力。建议在翻修手术中使用最大的股骨头并达到合适的头颈比。应尽量修复后方的软组织。

闭合伤口

我们用 Quill®(Angiotech, Canada)对髂胫束和臀大肌筋膜进行缝合。皮下组织用 3-0Vicryl 间断缝合,根据特定的具体情况我们使用 Monoquill 或尼龙缝线缝合皮肤。

术后管理

除非实施了 ETO,术后我们允许立即完全负重。ETO 的患者允许在 6 周内允许脚尖负重,但严格限制主动髋外展运动,6 周后完全负重。所有接受后路手术的患者需要预防髋关节后方脱位(屈曲、内收和内旋)6 周。除非有额外的关注,患者要在 2 周、6 周、3 个月、1 年和以后的每半年来院随访。

并发症

我们早些时候报道了一例肥胖男性患者 14mm 直径的股骨柄断裂(图 22.10 和图 22.11),发生在术后 16 个月,后来成功地使用 18mm 相同设计的股骨柄进行了翻修。另一例有链接的股骨柄断裂由 Buttaro 等[14]报道。断裂的位置没有发生在连接区域,而是在股骨转子下区。该区域是最高应力集中的部位,并且在 Busch 等[15]报道的 219 例髋翻修中 5 个全珍珠面涂层失败的股骨柄也容易断裂。避免此并发症的方法是总是尝试在较高身材的患者中植入尽可能大直径的假体。

重建过程中使用上述的假体将应力传至完整的股骨远端达到骨干固定。值得注意的是,一些骨质疏松患者的股骨远端无法承受此应力。我们以前报告过 3 例骨质疏松患者术后发生髁上骨折[8]。严重的情况下考虑在髁上区增加同种异体骨板保护和(或)增加钢板保护。

文献中所述技术的结果

文献中多是对组配式股骨假体系统的正面报道。

采用近端涂层系统(S-ROM)的报道是成功的。Christi 等[1]报道了一组 163 例翻修病例中没有与组配相关的并发症。在接受了最基本影像学随访的 102 个髋关节中,有 83 个(81%)在袖套-骨界面出现了明显的骨焊点(使用 Engh[16]等描述的评价方法),改良的 Harris 髋关节评分从平均 47.7 分提高到 87.5 分,无菌性失败率为 2.9%。该系统的另一个正面经验由 Walter 等[11]报道,完整随访的 62 个柄有 59 例(95%)骨长入,2 例(3%)松动,1 例形成稳定的纤维固定,机械失败率为 5%。只有 1 例与柄有关的翻修。

总体看,带凹槽设计的锥形组配式非骨水泥股骨柄在临床应用中获得了很高的成功率,尤其适用于复杂的髋关节翻修手术。

Kang 等[17]评估了 39 髋,随访 2~5 年,所有的髋使用 ZMR 系统翻修(Zimmer, Warsaw, Ind)。Harris 髋关节评分从47.4 分提高到 72.3 分,4 髋需要再次手术。组配结合部没有遇到早期的并发症。

Ovesen 等[6]在 125 髋中使用同样的系统。没有 1 例再次翻修,2~7 年的在位率是 94%。Harris 髋关节评分从平均 44 分提高到 85 分。在大多数情况下,骨再生是早期和显著的发现。并发症包括 4 例(3%)术中骨折、8 例(6%)脱位、4 例(3%)深部感染和 1 例(1%)柄断裂。我们自己使用 Link MP 系统的经验有 2 个系列报道[3,8]。2004 年[8]我们报告 1 组 35 髋,平均随访 42.6 个月(最少 2 年)。34 髋有骨整合的放射学征象[16]。唯一失败的骨整合是只有在股骨的远端 1/3 处扩髓、合并空洞及节段性骨缺

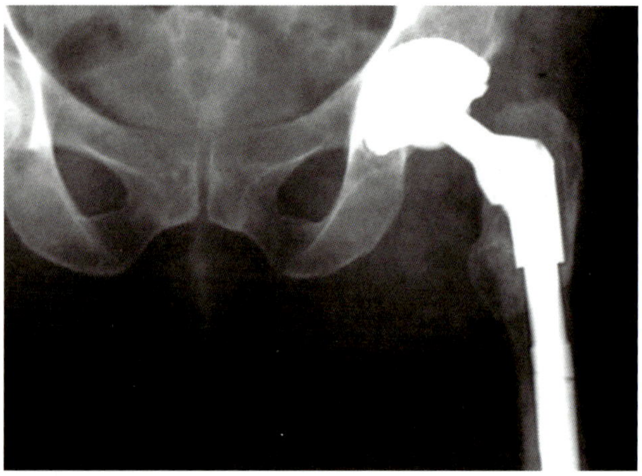

图22.10 X线片显示股骨转子下区域组配柄断裂。

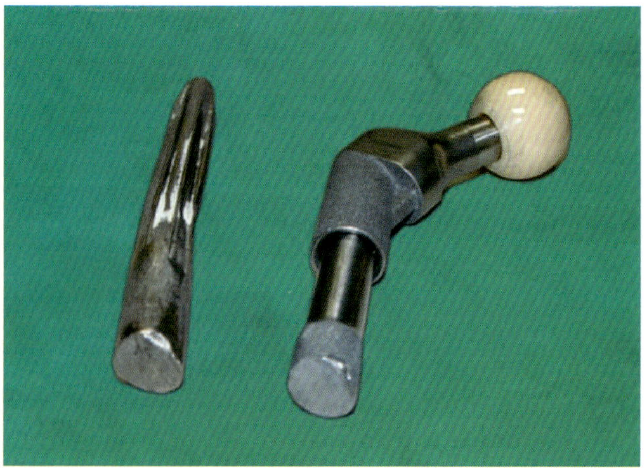

图22.11 取出的断裂假体。(Figure taken from presentation "Distal Fixation in Revision THR. Resident/Fellow Course")

损的患者。经骨移植后 2 期成功地重建了髋关节，移植骨长入后植入另一个相同类型的假体，避免了全股骨置换。6 例报道出现不稳定性/脱位，更换不同长度的近端假体、偏心矩或前倾角度，保留股骨内远端的假体。其中 2 髋额外使用了限制性内衬。2009 年[3]，我们发表了 97 髋使用 Link MP 组配股骨柄进行翻修，并观察平均为 45 个月(范围：24~72 个月；中位数，36 个月)。临床上，平均 Harris 髋关节评分从 36 分提高到 84 分。X 线片上[16]，93 髋是稳定的，3 髋有位移需要翻修，1 髋假体周围骨折。5 髋位移进展没有超过 1~2mm，1 例假体断裂（如前所述）。

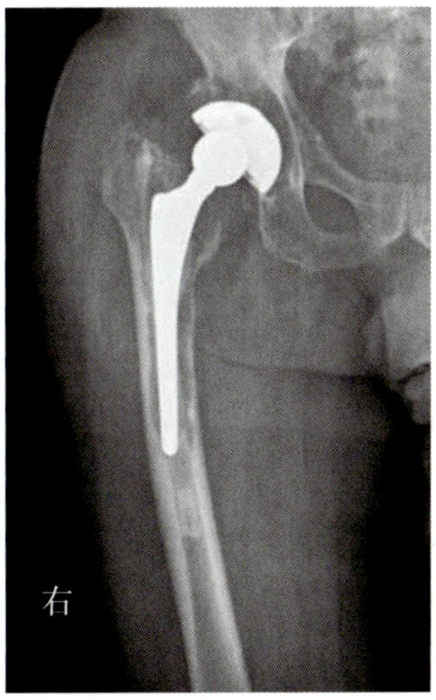

图22.13　股骨柄失效伴股骨上部内翻重塑。

典型病例(最终结果)

男性，75 岁，11 年前在另一个国家行右侧全髋关节置换手术，目前出现疼痛。患者行走时右侧有非常明显的跛行，比左侧肢体短缩 2cm，牵引后可部分矫正，直腿抬高时感到疼痛。X 线片显示骨水泥型股骨柄松动迹象、下沉及明显骨溶解(图 22.12 至图 22.14)。拟行髋关节翻修术。计划股骨截骨以获得整个骨水泥柱的完全显露，显而易见地需要远端固定的股骨柄。ETO 也可以解决股骨近端内翻畸形和股骨柄假体模板外侧面之间的不符合。

使用后侧入路。行滑膜的完全切除。髋关节脱位和外侧骨水泥及软组织去除后，股骨假体相对容易取出，进一步显露髋臼。髋臼假体被发现严重松动，更换为 Stryker Tritanium 半球型髋臼杯假体(外径 62mm)及 3 个螺钉固定。

根据术前模板测量，行股骨后方截骨远端至距股骨大转子近端顶点180mm 处。保留股外侧肌于骨外侧的附着点，仔细向前方剥离肌肉清理后方截骨区域，摆动锯进行截骨。

ETO 的远端开始用钻钻孔，骨刀连接完成截

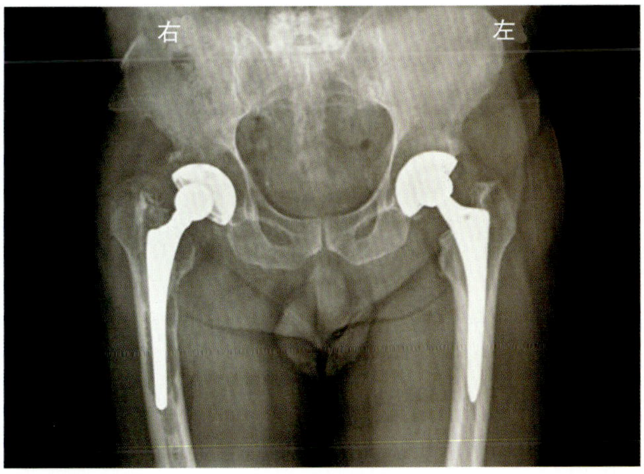

图22.12　右侧THA失败，明显的骨质溶解和骨水泥假体下沉、松动。

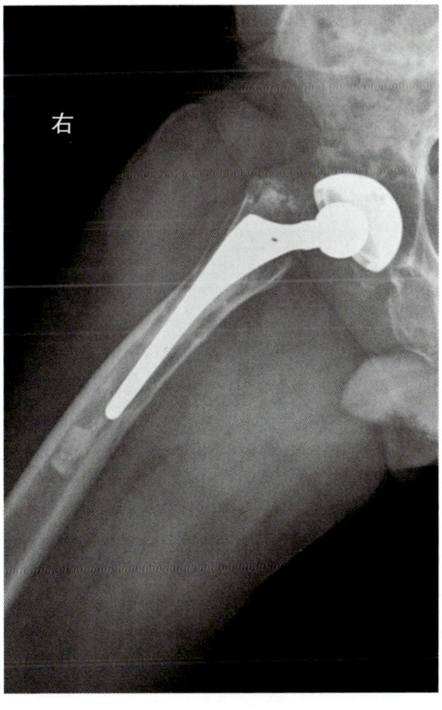

图22.14　股骨柄显著骨溶解和远端移位。

骨。ETO 的前方如前所述,骨刀在肌肉下部分盲截。经截骨片向前方推开,注意保留血供。骨水泥用锋利的骨刀去除直到 ETO 的远端。此时,我们不用过分强调耐心前进的重要性。操作前,在截骨远端预防性地环扎钢缆。

高速磨钻破坏四周骨水泥界面后,用超驱动螺杆取出远端水泥塞。股骨髓腔的准备过程中,我们一般会根据术前测量的从大转子顶点至 ETO 远端截骨线的距离确定扩髓深度。前弓方向打入假体(Link MP 股骨柄,15mm×120mm 长),获得了良好的压配。使用近段(126°XXL 号,近段长度 65mm)及 10mm 的间隔,为肢体提供了满意的长度及软组织张力,使用了 40mm 直径的股骨头。术后在手术室拍摄 X 线片(图 22.15)。

术后 6 周随访,M 先生行走只有中度跛行,可以直腿抬高和与低阻力的髋外展活动而无不适,X 线片显示没有下沉或 ETO 骨块移位(图 22.16A 和 B)。在这一年中,他继续提高他的行走能力和髋关节的活动范围。在一年后的随访中,M 先生走路时没有任何跛行,有很好的运动力量及一些限制活动,X 线片显示出良好的假体位置和骨质重建(图 22.17A 和 B)。

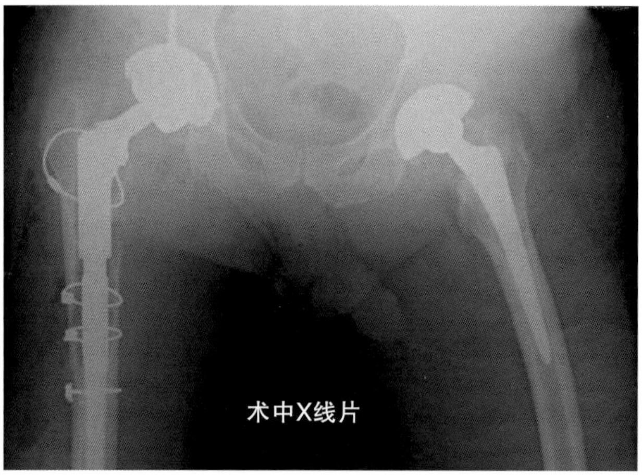

图22.15　术中检查X线片示ETO骨段固定的稳定重建。注意截骨远端的预防性钢缆。

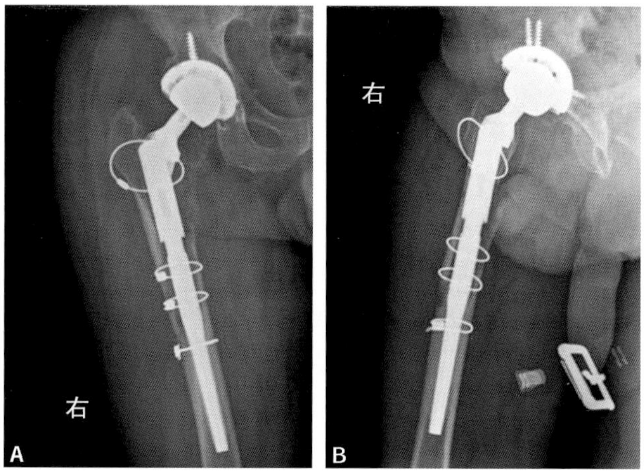

图22.16A和B　6周的X线片示无下沉及ETO骨块移位。

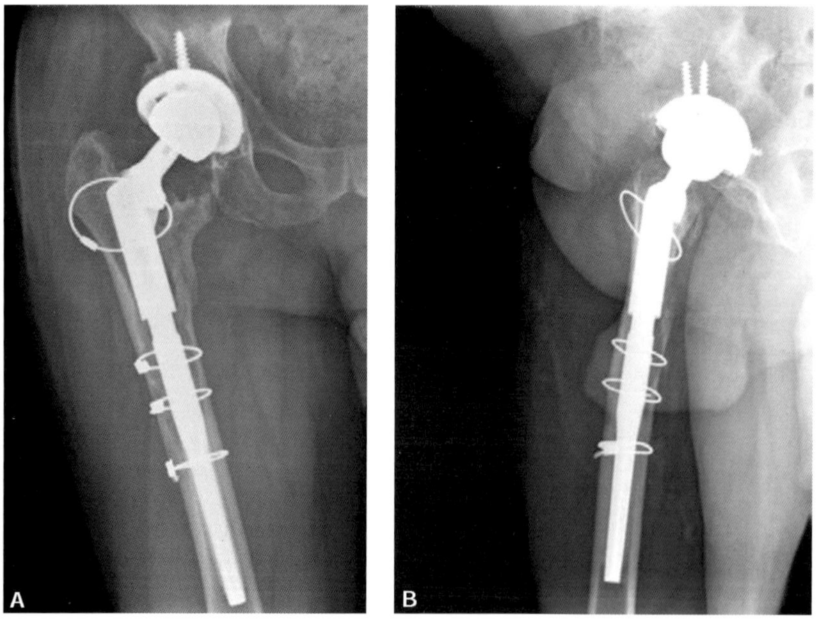

图22.17A和B　术后1年的X线片示稳定的假体,ETO和重建股骨近端骨愈合。

(石东平　译　史振才　审)

参考文献

1. Christie MJ, DeBoer DK, Tingstad EM, Capps M, Brinson MF, Trick LW. Clinical experience with a modularnoncemented femoral component in revisiontotal hip arthroplasty 4- to 7-year results. Arthroplasty. 2000;15(7).
2. Garbuz DS, Toms A, Masri BA, Duncan CP. Improved outcome in femoral revision arthroplasty with tapered fluted modular titanium stems. Clin Orthop Relat Res. 2006;453:199-202.
3. Rodriguez JA, Fada RF, Murphy SB, Rasquinha VJ, Ranawat CS. Two- to five-year follow-up of femoral defects in femoral revision treated with the link MP modular stem. J Arthroplasty. 2009; 24(5):751-8.
4. Böhm P, Bischel O. Femoral revision with the Wagner SL revision stem. JBJS. 2001;83A:1023-31.
5. Della Valle CJ, Paprosky WG. Classification and an algorithmic approach to the reconstruction of femoral deficiency in revision total hip arthroplasty. J Bone Joint Surg. 2003;85A:1-6.
6. Ovesen O, Emmeluth C, Hofbauer C, Overgaard S. Revision total hip arthroplasty using a modular tapered stem with distal fixation. Arthroplasty. 2010;25(3):348-54.
7. Sporer SM, Paprosky WG. Revision total hip arthroplasty: the limits of fully coated stems. Clin Orthop Relat Res. 2003;417:203-9.
8. Murphy SB, Rodriguez JA. Revision total hip arthroplasty with proximal bone loss. Arthroplasty. 2004;19(4):115-9.
9. Youn-Soo Park, Young-Wan Moon, Seung-Jae Lim. Revision total hip arthroplasty using a fluted and tapered modular distal fixation stem with and without extended trochanteric osteotomy Arthroplasty. 2007;22(7):993-9.
10. Bobyn J, Tanzer M, Krygier J, et al. Concerns with modularity in total hip arthroplasty. Clin Orthop. 1994;298:27.
11. Walter WL, Walter WK, Zicat B. Clinical and radiographic assessment of a modular cementless ingrowth femoral stem system for revision hip arthroplasty. J Arthroplasty. 2006;21(2):172-8.
12. Ranawat CS, Rao R, Rodriguez JA, Bhende HS. Correction of limb length inequality in total hip replacement. J Arthroplasty. 2001;16:715.
13. Malik A, Maheshwari A, Dorr LD. Impingement with total hip replacement. J Bone Joint Surg. 2007;89A:1832.
14. Buttaro MA, Mayor MB, Van Citters D, Piccaluga F. Fatigue fracture of a proximally modular, distally tapered fluted implant with diaphyseal fixation. J Arthroplasty. 2007;22(5):780-3.
15. Busch CA, Charles MN, Haydon CM, Bourne RB, Rorabeck CH, MacDonald SJ, McCalden RW. Fractures of distally-fixed femoral stems after revision arthroplasty. J Bone Joint Surg. 2005;87-B:1333-6.
16. Engh CA, Massin P, Suthers KE. Roentgenographic assessment of the biologic fixation of porous-surfaced femoral components. Clin Orthop Relat Res. 1990;257:107-28.
17. Kang MN, Huddleston JI, Hwang K, Imrie S, Goodman SB. Early outcome of a modular femoral component in revision total hip arthroplasty. J Arthroplasty. 2008;23(2):220-5.

第 23 章

骨水泥-in-骨水泥髋关节置换翻修术

Krishna Kiran Eachempati, Chandrasekhar Dannana, Sunil Apsinig, A.V. Gurava Reddy, Rajesh Malhotra

概述

骨水泥内应用骨水泥髋关节置换翻修术是一种成熟的技术,针对一些特殊的适应证用于股骨侧和髋臼侧的骨水泥假体的翻修术中。在原有的骨水泥上再行骨水泥固定假体的想法是由 Greenwald, Narten 和 Wilde[1]首先推荐的,当时以完全去除骨水泥鞘和翻修股骨柄作为一个实用和安全的方法。有一篇文献报道了在原有骨水泥鞘内再应用骨水泥成功翻修股骨侧和髋臼侧假体的结果。

适应证[2,3]

这种特殊技术可以成功地在骨水泥全髋关节置换术后翻修中实施,其中,骨水泥鞘在临床和放射学上看起来可以很好地固定在良好的骨质中。

通过这种技术翻修股骨柄的一些常见适应证包括:

- 为了翻修髋臼侧假体需要增加显露而需要去除股骨柄时。
- 股骨柄断裂而远端骨水泥鞘保持完整时。
- 在完整的骨水泥鞘中使股骨柄脱离后。
- 假体位置不良导致的复发性脱位。
- 改变假体的偏心距。
- 改变肢体不等长。
- 因股骨头假体损坏更换整体的股骨假体或者组配式股骨假体损坏或者不匹配时。

采用骨水泥-in-骨水泥技术进行髋臼侧翻修的常见适应证是[4]:

- 复发性脱位。
- 为了完成股骨侧假体翻修。

骨水泥柄失败分型[5]

股骨侧骨水泥柄失败有 4 种分型:

(1) Ⅰ型:位置

　ⅠA 位置:股骨柄在骨水泥中

　ⅠB 位置:股骨柄在骨中

(2) Ⅱ型:股骨柄内翻

(3) Ⅲ型:股骨矩旋转

(4) Ⅳ型:悬臂样弯曲(疲劳)

ⅠA 型是最适于采用骨水泥-in-骨水泥技术的类型。

优势

骨水泥-in-骨水泥技术是一种快速和多功能的选择,可以消除因去除固定良好的骨水泥导致的如骨丢失、骨皮质穿孔、骨折等相关并发症,同时也可避免采用更复杂的大转子延展截骨术。此外,去除固定良好的骨水泥不仅耗时,而且在技术上具有挑战性。使用这种技术,可以避免使用加长型股骨假体,这在翻修远端固定良好的骨水泥型假体时更有优势。因为避免了使用长柄,可极大地降低翻修手术的难度。

手术技术

股骨柄翻修技术

手术原则:

- 去除良好的骨水泥鞘会导致骨质受损,并延伸"损伤区"。
- 翻修术中骨水泥-骨水泥界面比骨水泥-骨界面要好得多。
- 可以通过减少翻修手术的创伤和持续时间来提高需求低的老年患者的安全性,特别是伴有其他疾病的患者。

手术技术

进行骨水泥-in-骨水泥翻修术的重要的先决条件之一是低于小转子水平的良好的骨水泥鞘。如果小转子水平下面骨水泥鞘松动,骨质疏松或骨-骨水泥界面存在任何软组织嵌入,则改用其他技术翻修。

与任何其他翻修手术一样,精心的术前规划是必需的。术前需要进行完善的感染标记物检查和进行高质量 X 线检查。应该按照 Barrack[6]分级和 Gruen[5]分区记录任何骨缺损或透亮线。

这种技术最适用于无领的、直的、抛光的锥形 Exeter 柄(Stryker Howmedica,Newbury United Kingdom),通常,此类柄可以较轻松地拔出,且不太损伤周围的骨水泥鞘。然而,这种技术可以用于任何其他水泥柄。

在充分暴露后,应用磨钻或骨凿移除假体肩部上方的近端水泥,然后用拔出器拔出股骨柄[7]。如果是无领、弯曲、不光滑的柄,在取柄之前可能需要去除更多的水泥。应仔细检查近端水泥鞘,确保骨水泥-骨界面完好无损。近端骨水泥鞘应在骨水泥重新固定假体之前进行刮搔。应小心切除任何软组织碎屑或松散的骨水泥碎片。旧水泥表面必须保持完全干燥和粗糙化以增加表面积。Li,Ingle 和Dowell 的生物力学研究表明,界面处的任何一层血液或骨髓可以使水泥与水泥的黏合力减弱 80%~85%[7]。

然后,按照标准骨水泥技术使用喷枪注入新的水泥,但要注意在骨水泥液相时使用较小的翻修喷嘴来防止骨水泥分层[9]。然后将骨水泥加压并以正常方式插入股骨柄。在体外生物力学研究中证明[10],在翻修时使用和初次置换不同的骨水泥不会对其特性产生任何不利影响,并且可以混合抗生素和非抗生素水泥。如果翻修需要更换骨水泥柄型号,则应该去除更多的骨水泥,以允许柄在水泥鞘中旋转。

通常,使用相同偏心矩的较细的股骨柄来进行翻修,但是偶尔也可能需要扩大骨水泥鞘以容纳标准股骨柄。锥形柄需要中置器,就像初次股骨柄置换一样可以允许一定的沉降。

经验和陷阱

- 仔细清除近端水泥和股骨组件,而不损坏水泥鞘。
- 使用更细的股骨假体允许有足够的骨水泥鞘。
- 用磨钻或超声波装置准备股骨髓腔,以便获得更大的骨水泥鞘,增加接触和黏合的表面积。
- 将新骨水泥在液相时打入旧水泥鞘,其单体可能与旧水泥聚合,并允许更好地黏合。不正确的骨水泥-in-骨水泥翻修术可能导致沉降(图23.1 和图 23.2)。

髋臼侧翻修术

与股骨柄翻修相比,采用此技术进行髋臼侧翻修相对少见。其主要原因是无法使用更大直径的髋臼和股骨头假体,从而限制了这一技术在髋臼翻修中的应用。然而,这种技术可能适用于老年低需求患者,特别是有合并症的患者。因为它降低了翻修难度,并有可能缩短手术时间。我们采用骨水泥-in-骨水泥翻修技术把双动臼杯用于有较高脱位危险、

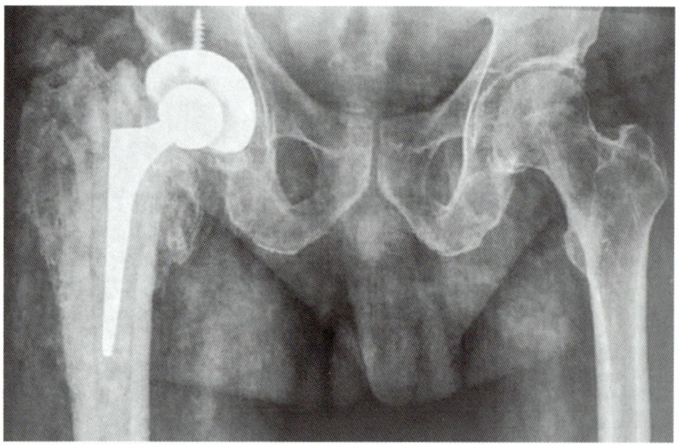

图23.1 右侧全髋关节置换失败后骨水泥-in-骨水泥翻修术后双侧髋关节骨盆正位片。

骨质量差但骨水泥鞘保留完好的患者。Sabboubeh和AL Khatib[11]描述这项技术用于单纯性假体-骨水泥界面松动的髋臼翻修病例,这是非常少见的一组病例。在这种技术中,连续使用较大的髋臼锉就像锉磨髋臼一样锉磨聚乙烯内衬,直到剩余1~2mm厚,金属丝暴露出来后用骨凿撬拔出来。应仔细检查水泥鞘,如果在骨-骨水泥界面有任何骨溶解,应使用替代技术。应充分注意防止任何聚乙烯碎屑溅入软组织。

除非原始内径小,否则可以保留水泥鞘上的脊,并且可以钻出额外的浅坑以增加骨水泥黏合的表面积。如果内径太小,可以用电动磨钻扩大。在将新髋臼假体黏合到旧水泥鞘之前,将表面进行洗涤并保持完全干净和干燥。如果选择较小直径的翻修

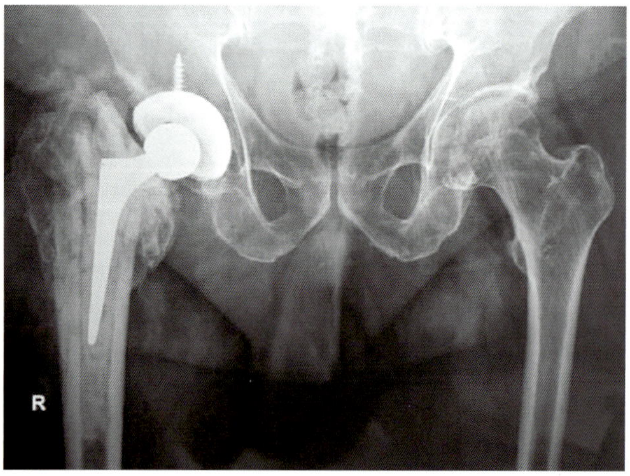

图23.2 术后随访X线片示不正确的骨水泥技术引起的股骨柄下沉。

臼杯,1~2mm薄层的骨水泥鞘就足够了,否则应提供厚度为4mm的新骨水泥鞘。新水泥鞘将在与水泥固化块相似的界面上以剪切力黏结在老水泥鞘上[10,12]。

结果

骨水泥-in-骨水泥翻修技术是一个有吸引力的选择,但没有被广泛应用。采用正确的技术和正确的适应证,有良好的中期结果被报道[13]。

在来自埃克塞特的134例患者中,对136例髋关节进行了研究,平均随访8年(5~15年),35例(25.7%)需要再次翻修,髋臼松动26例(19.1%),化脓感染4例,不稳定3例,股骨骨折1例,骨折1例。没有股骨柄因无菌松动需要重新翻修的经验[3]。

在Lieberman等[2]的另一项研究中,采用这种技术的19例髋关节置换翻修病例中,平均随访59个月,报告7例优秀,11例良好,1例一般。没有股骨柄因无菌松动而翻修,5年随访放射性评价稳定。他们报告了术中并发股骨穿孔2例,并有1例术后脱位。

Quinlan等[14]进行临床和放射学随访,包括对51例患者的54髋的功能评估,平均随访29.2个月(6~51个月)。他们报告了一致和功能良好的结果,并在适当选择病例的情况下推荐采用这项技术。

在Brogan等[4]报告的60例髋臼采用髋臼水泥-in-骨水泥技术进行翻修,平均随访8.5年(5~12年),报告因无菌松动需要再次翻修2例。1例髋关节因为感染重新翻修,4例因为脱位、1例因为限制假体的破损而翻修。他们显示因无菌松动翻修5年的无菌松动存活率为100%,所有情况下研究终点的总存活率为92.2%。

典型病例

*病例*1:60岁男性,左侧全髋关节置换失败。X线片表现为髋臼松动,而股骨柄有完好的骨水泥鞘固定。翻修手术髋臼侧用金属骨小梁臼杯和垫块、股骨侧采用骨水泥-in-骨水泥技术(图23.3至图23.12)。

*病例*2:75岁男性,出现右侧骨水泥全髋关节

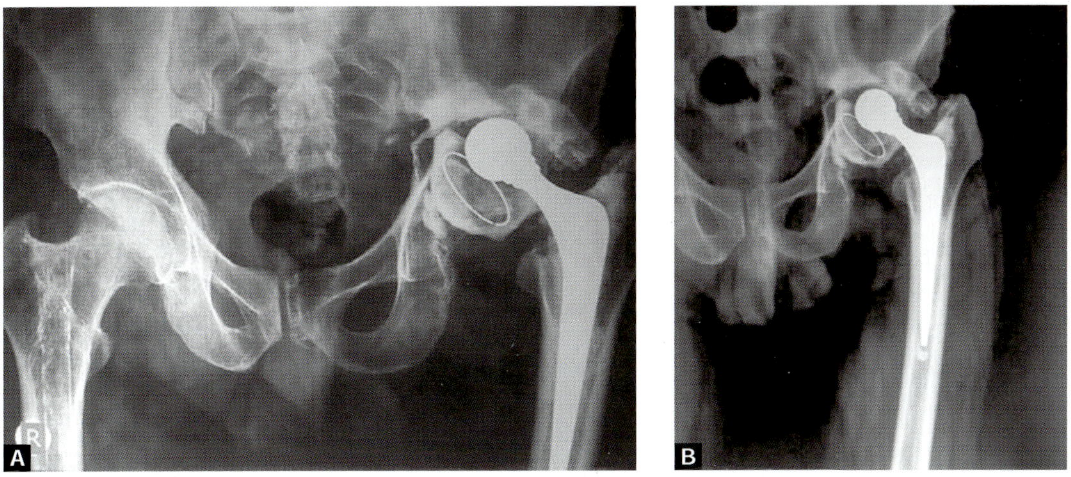

图23.3A和B （A）术前双侧髋关节骨盆正位片示左侧全髋关节置换术假体松动。（B）术前左侧髋关节侧位片示股骨和髋臼侧假体松动。注意股骨侧假体骨水泥鞘固定良好。

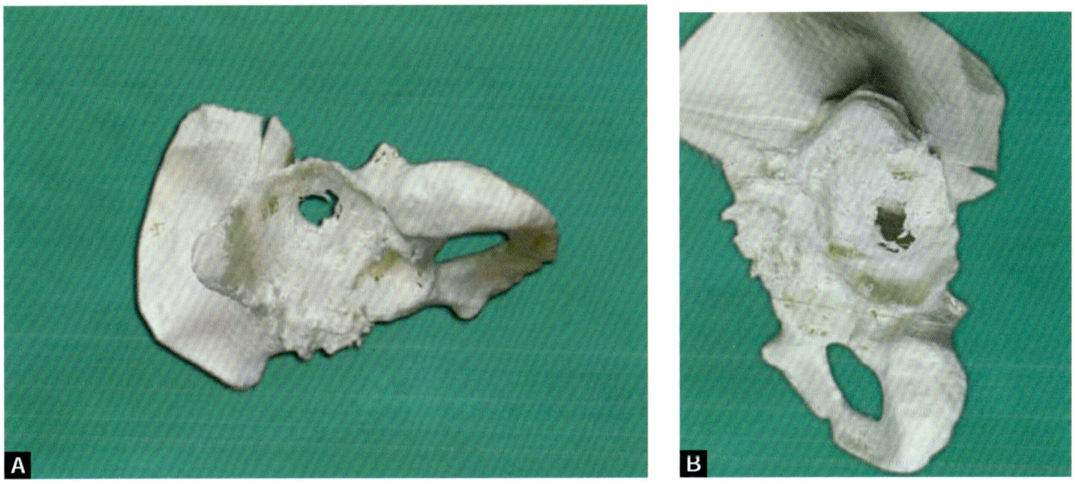

图23.4A和B 半骨盆三维打印模型显示髋臼侧骨缺损。

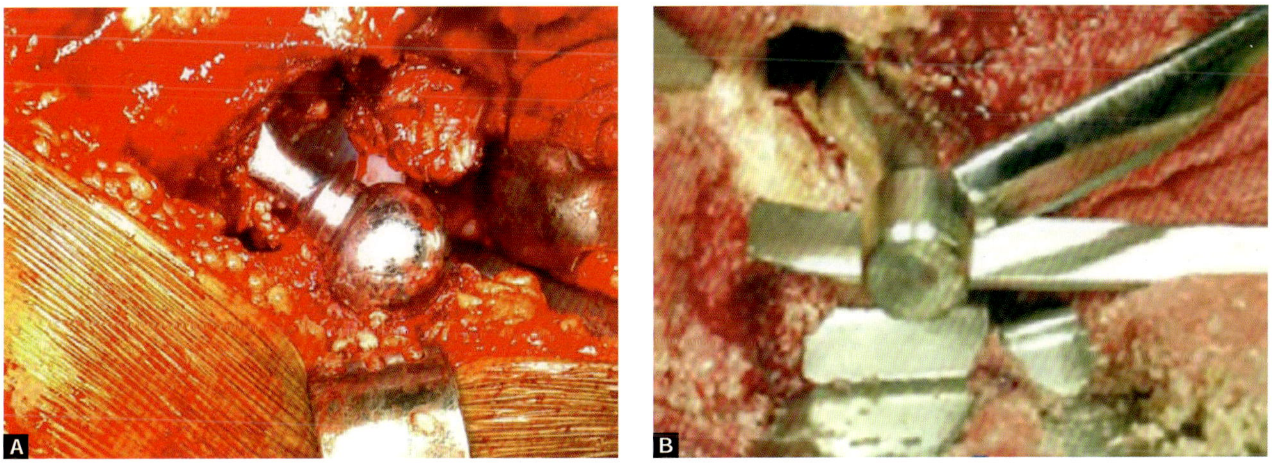

图23.5A和B （A）术中显露和脱位关节。（B）取出骨水泥柄。

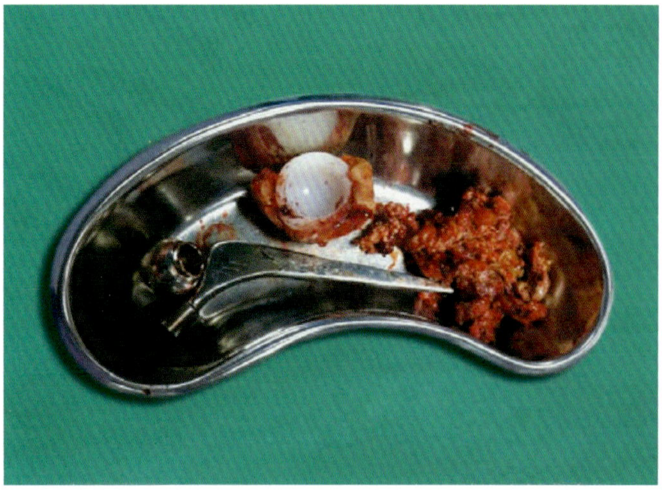

图23.6 髋关节假体被取出。为更改更大直径的股骨头假体，且保证锥度匹配，不得不取出股骨假体。

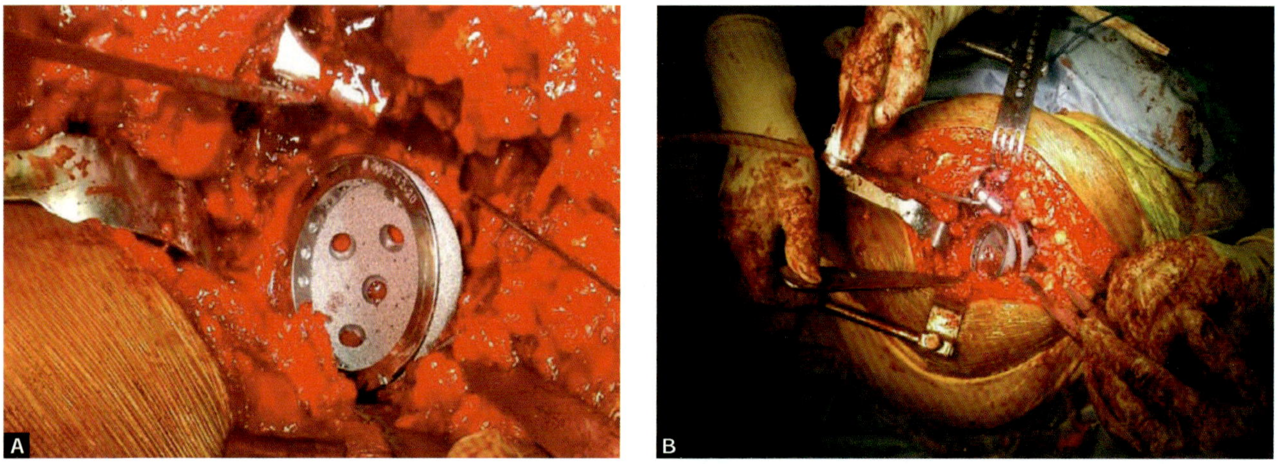

图23.7A和B （A）金属骨小梁臼杯嵌入髋臼窝，注意上方有骨缺损。（B）金属垫块用于修复髋臼骨缺损。

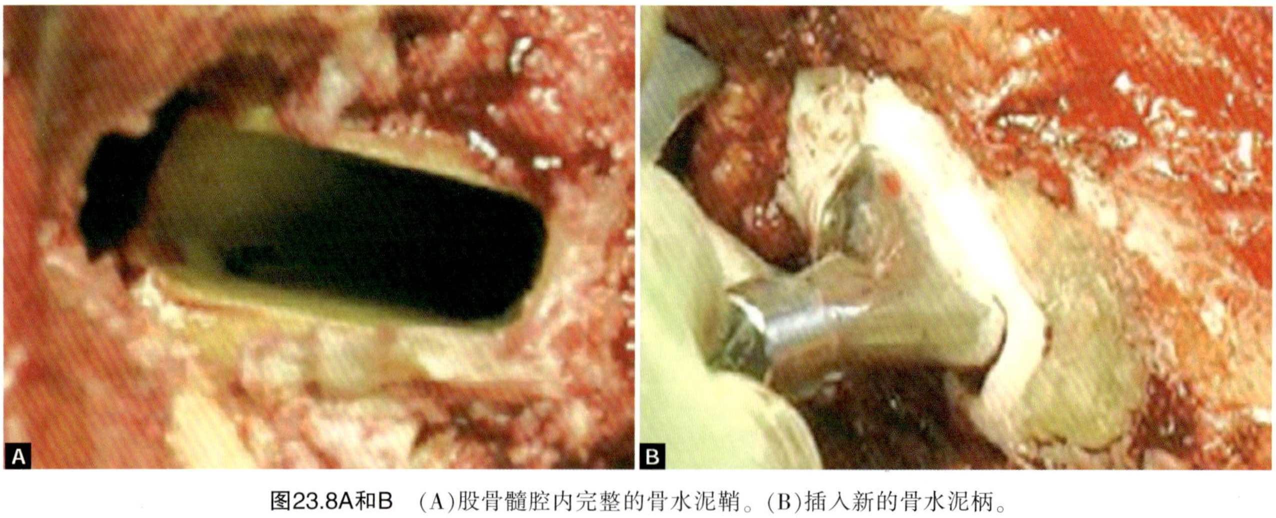

图23.8A和B （A）股骨髓腔内完整的骨水泥鞘。（B）插入新的骨水泥柄。

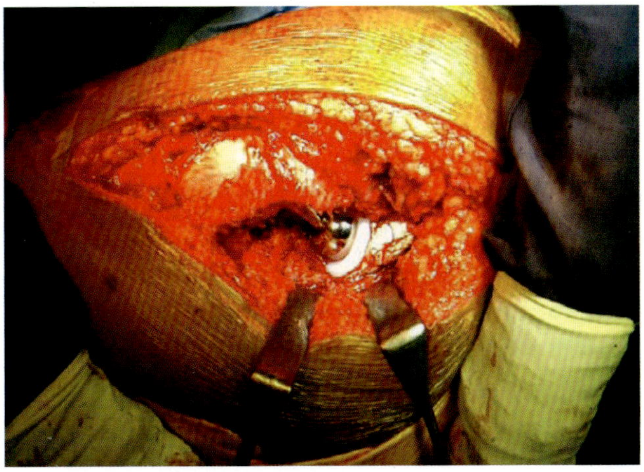

图23.9　术中照片示关节复位。

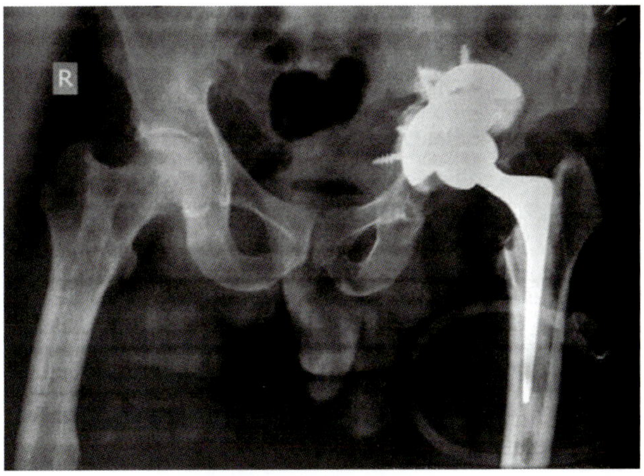

图23.10　术后X线片翻修假体均保持稳定。注意骨水泥鞘。

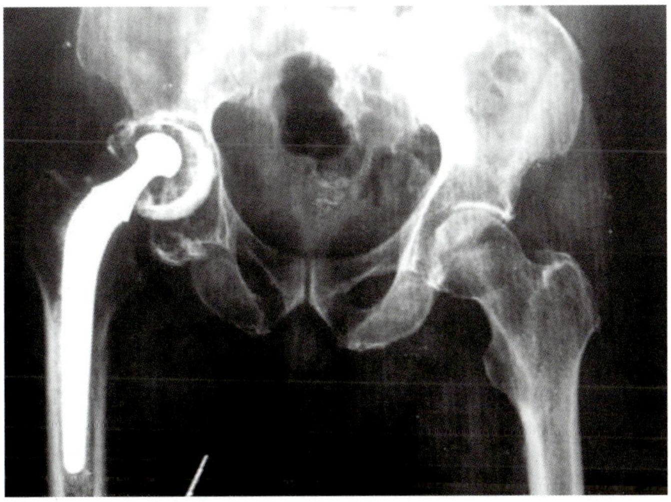

图23.11　术前双侧髋关节骨盆前后位片示右侧骨水泥全髋关节置换术失败。

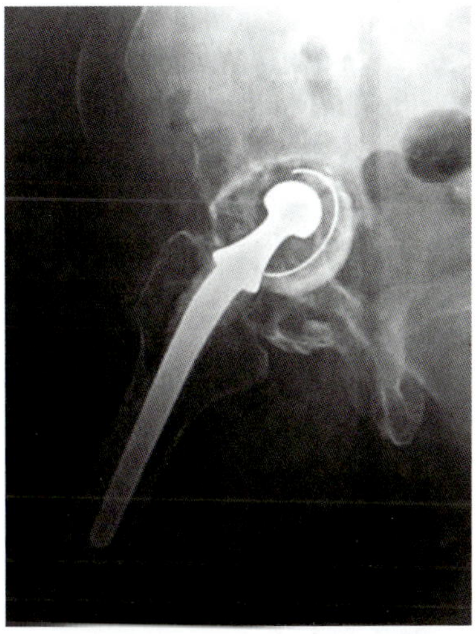

图23.12　右侧髋关节侧位片示髋臼骨缺损。注意骨水泥鞘。

置换术失败。髋臼侧松动伴有骨缺损。然而，股骨骨水泥鞘完好无损。翻修手术髋臼侧采用打压植骨技术、股骨侧应用骨水泥-in-骨水泥技术(图 23.13 和图 23.14)。

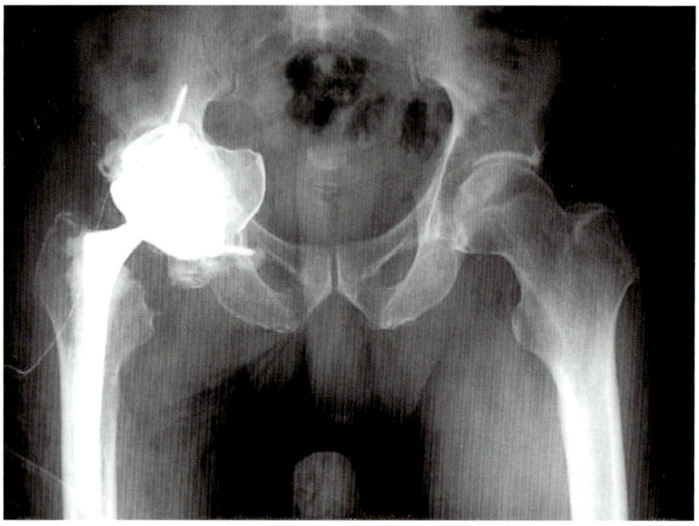

图23.13 术后双侧髋关节骨盆前后位片示翻修手术髋臼采用打压植骨技术修复髋臼骨缺损、股骨侧采用骨水泥-in-骨水泥技术。

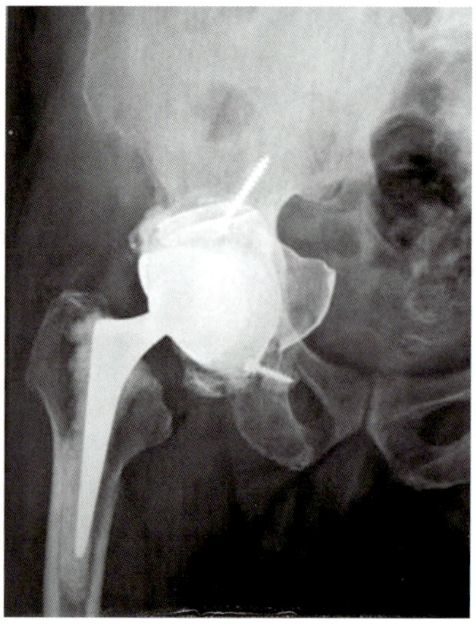

图23.14 右髋关节随访X线片示假体稳定和水泥鞘完整。

（李松林 译 刘培来 审）

参考文献

1. Greenwald AS, Narten NC, Wilde AH. Points in the technique of recementing in the revision of an implant arthroplasty. J Bone Joint Surg (Br). 1978;60-B:107-10.
2. Lieberman JR, Moeckel BH, Evans BG, Salvati EA, Ranawat CS. Cement-within-cement revision hip arthroplasty. J Bone Joint Surg (Br). 1993;75-B:869-71.
3. Duncan WW, Hubble MJW, Howell JR, Whitehouse SL, Timperley AJ, Gie GA. Revision of the cemented femoral stem using a cement-in-cement technique. J Bone Joint Surg (Br). 2009; 91-B:577-82.
4. Brogan K, Charity J, Sheeraz A, Whitehouse SL, Timperley AJ, Howell JR, Hubble MJW. Revision total hip replacement using the cement-in-cement technique for the acetabular component. J Bone Joint Surg (Br). 2012;94-B(11):1482-6.
5. Gruen TA, Mc Neice G, Amstutz HC. "Modes of failure" of cemented stem type femoral components: a radiographic analysis at loosening. Clin Orthop. 1979;141:17-27.
6. Barrack RL, Mulroy RD, Harris WH. Improved cementing techniques and femoral component loosening in young patients with hip arthroplasty: a 12-year radiographic review. J Bone Joint Surg (Br). 1992;74-B:385-9.
7. Paprosky WG, Martin el. Removal of well-fixed femoral and acetabular components. Am J Orthop. 2002;31:476-8.
8. Li PL, Ingle PJ, Dowell JK. Cement-within-cement revision hip arthroplasty: should it be done? J Bone Joint Surg (Br). 1996;78-B:809-11.
9. Gruen TA, Markolf KL, Amstutz HC. Effects of laminations and blood entrapment on the strength of acrylic bone cement. Clin Orthop Relat Res. 1976;119:250-5.
10. Weinrauch PC, Bell C, Wilson L. Shear properties of bilaminar polymethyl methacrylate cement mantles in revision hip joint arthroplasty. J Arthroplasty. 2007;22:394-403.
11. Sabboubeh A, Al Khatib M. A technique for removing a well-fixed cemented acetabular component in revision total hip arthroplasty. J Arthroplasty. 2005;20:800-1.
12. Flivik G, Yuan X, Ryd L, Juliusson R, Lidgren L. Effects of lamination on the strength of bone cement. Acta Orthop Scand. 1997;68:55-8.
13. Keeling P, Prendergast PJ, Lennon AB, Kenny PJ. Cement-in-cement revision hip arthroplasty: an analysis of clinical and biomechanical literature. Arch Orthop Trauma Surg. 2008;128:1193-9.
14. Quinlan JF, O'Shea K, Doyle F, Brady OH. In-cement technique for revision hip arthroplasty. J Bone Joint Surg (Br). 2006;88-B:730-3.

第 24 章

髋关节翻修术中股骨侧同种异体骨打压植骨技术

Rajesh Malhotra, Deepak Gautam

概述

股骨侧骨缺损是髋关节翻修术中的常见问题，翻修手术中股骨侧骨量重建对术者是一个巨大的挑战。单独使用骨水泥假体翻修临床效果不佳[1]。而单独使用多孔涂层生物柄则涉及严重应力遮挡、初始稳定性不佳和假体下沉等问题[2-4]。文献描述的诸多方法中，植入翻修假体前进行同种异体骨打压植骨是可行的选择之一。同种异体骨骨粒植骨首先应用于髋臼侧翻修[5]，后经 Gie 等[6]改进应用于股骨侧翻修术。因其可以生物性重建股骨骨缺损并且提高股骨骨柄假体稳定性，这种技术越来越得到重视。而且，通过打压植骨重建骨量，可避免因为使用加长的翻修股骨柄假体而加重骨丢失，所以其尤其适用于需要股骨侧翻修的年轻患者。对于骨质较差或股骨峡部健康骨区<4cm 而无法有效支持生物型翻修假体的病例，同样适用这一技术。

股骨侧翻修应用同种异体骨打压植骨技术适应证

股骨侧翻修术中应用同种异体骨打压植骨技术的主要适应证是干骺端严重的包容性骨缺损，同时能够提供远端固定的完整骨干髓腔长度不足 4cm 者（如 AAOS Ⅱ型[7]、Paprosky ⅢB 型及Ⅳ型股骨侧骨缺损病例[8]）。其同样适用于可通过异体骨结构植骨或金属网将非包容性骨缺损转变成包容性骨缺损进而打压填充的病例[9-11]。造成上述骨缺损的最常见情况如下：

- 初次生物型假体置换术后的无菌性松动。
- 磨屑导致的股骨假体周围骨溶解。
- 假体周围感染的二期翻修。
- 初次水泥型假体置换术后松动。
- 假体移位。
- 假体取出造成的医源性骨缺损。
- 假体周围骨折。

禁忌证

同种异体骨打压植骨的一般禁忌证包括：

- 股骨重度环形骨皮质缺损，这种情况下使用异体骨假体复合物或者肿瘤型假体更为合适。
- 对感染性松动行一期翻修的病例。

术前计划

任何翻修术的最终目标都是在尽可能少损伤骨质和软组织的前提下取出失效的假体，重建丢失的骨质，形成具有支撑力的宿主骨，确切固定假体并恢复髋关节的生物力学功能。仔细的术前规划有助于提高手术的疗效。另外，术前应通过认真的临床体格检查和实验室检查排除感染，通过放射学评估骨丢失的范围和严重程度以及宿主骨的骨质。X线片可以大致评估术中所需的同种异体骨骨量。对于严重骨缺损的病例则需要进行CT扫描评估。模板有助于确定翻修假体的型号，并评估假体远端塞的位置。

手术步骤

同种异体骨打压植骨比较复杂，因为需要专业的器械和大量同种异体颗粒骨[12]。这项技术包括异体骨条逆行填充股骨髓腔，重建一个备翻修柄插入的新的髓腔。操作步骤如下：

同种异体颗粒骨的制备

同种异体骨可由同一手术室另一单独团队制备或者术前完成制备并储存。

- 通常新鲜冰冻的同种异体股骨头获取自初次健康的全髋关节置换术(图24.1A)，保存于-80℃低温中。术前依照指南[13]完成对供体的扫描和筛选。经γ-射线照射的尸体骨经冻干处理也可用于同种异体植骨[14]。报道称经射线照射的冻干异体骨打压植骨应用于股骨侧的生存率可达96%[15]。
- 彻底清理股骨头表面软骨及软组织后，用咬骨钳将同种异体骨制成约4~5mm骨粒(图24.1B)。或者，使用切骨机可将异体骨切碎成更小的2mm骨粒(图24.1C)。一项体外实验研究显示，使用不超过4.5mm的异体骨骨粒打压重建股骨髓腔可以获得良好的假体稳定性[16,17]。
- 异体骨颗粒可以用普通生理盐水冲洗，也可选择聚维酮碘和过氧化氢。冲洗可去除脂肪、骨髓和其他成分，以降低骨粒间的润滑性，从而使打压骨更为密实，并获得更好的抗剪切能力[18]。

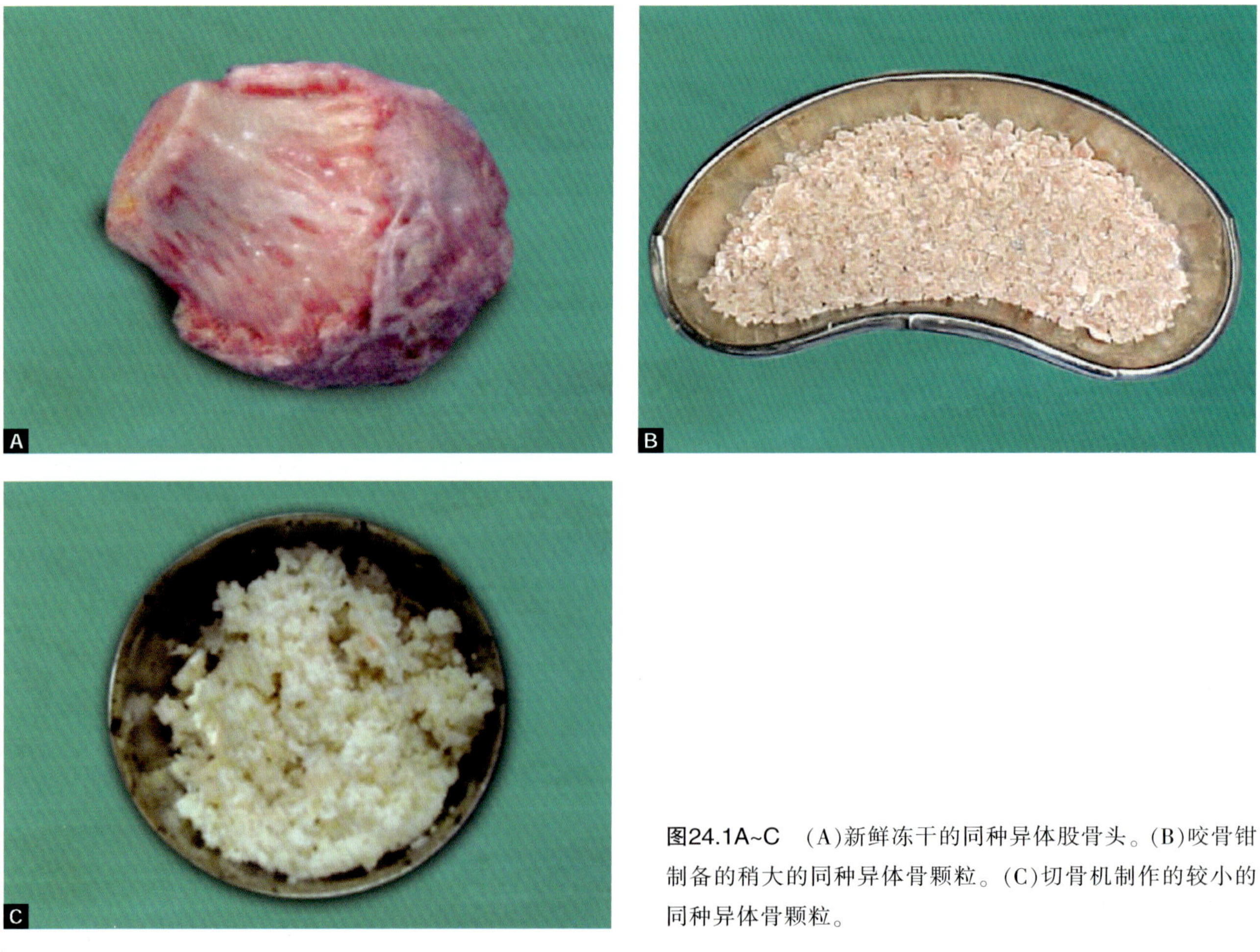

图24.1A~C (A)新鲜冻干的同种异体股骨头。(B)咬骨钳制备的稍大的同种异体骨颗粒。(C)切骨机制作的较小的同种异体骨颗粒。

股骨髓腔的准备

- 术者选择习惯的入路或者根据前次手术的瘢痕选择入路显露股骨。作者常规使用的是标准的后外侧入路。
- 应在脱位假体前切除所有的瘢痕组织达到良好的松解，术中注意应在切开关节囊前进行穿刺排除感染。股骨近端的瘢痕组织须被环形切除以达到松解目的，防止脱位关节时发生股骨近端骨折。
- 按照术前评估和计划，评估髋臼假体的稳定性。图 24.2A~C 示髋臼侧和股骨侧均存在严重骨缺损，因此均须重建。该例患者为感染，故采用分期手术治疗。图 24.3A 和 B 示一期手术后旷置骨水泥假体无移位，二期手术时将旷置假体取出（图 24.4）。髋臼侧重建同样采用了同种异体骨打压植骨技术（图 24.5 至图 24.8）。
- 借助股骨柄拔出器取出松动的假体。有时须行大转子延展截骨术以取出假体，其后使用钢丝环扎术重建近端股骨。
- 股骨柄取出后，清除髓腔中残留的所有碎

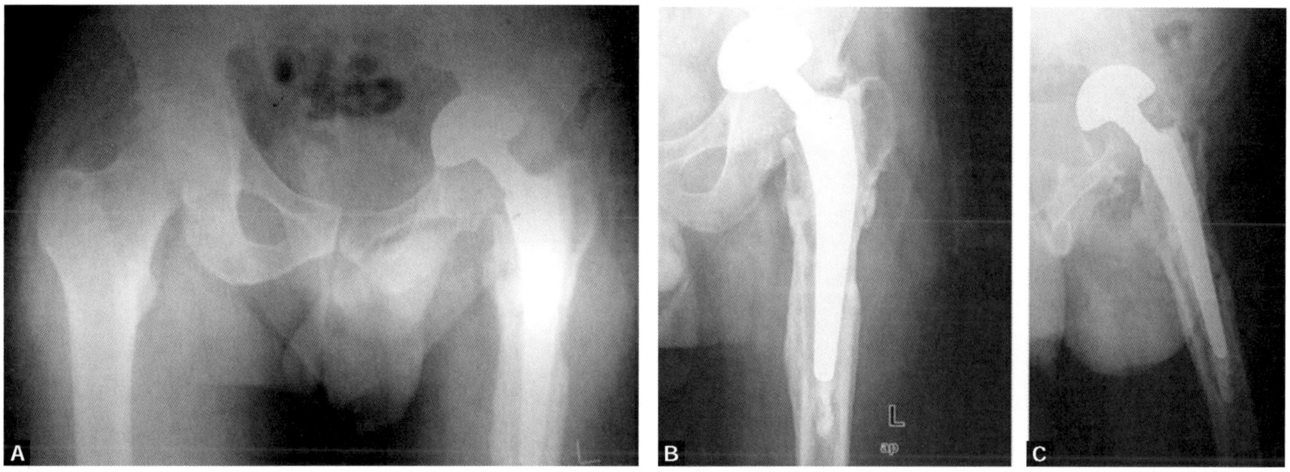

图24.2A~C　(A)包括双侧髋关节的骨盆正位X线片示左侧髋关节术假体后松动。(B和C)左髋关节正位和侧位X线片示髋臼侧及股骨近端干骺端区域严重骨溶解。该病例诊断为感染性病变。

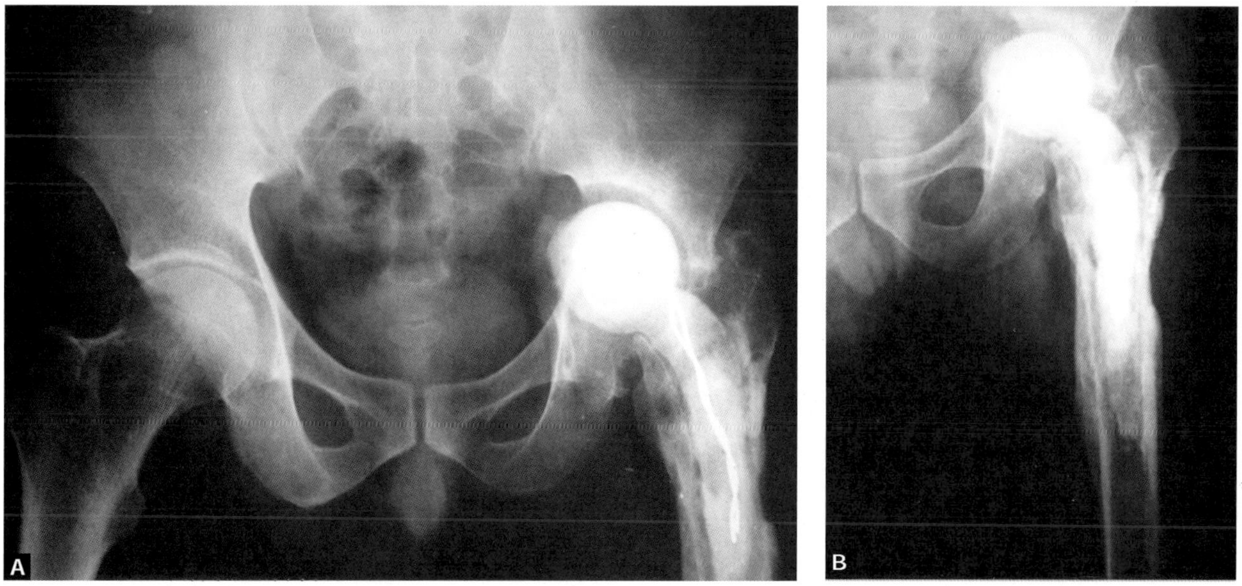

图24.3A和B　(A)包含双髋关节的骨盆正位X线片示作为翻修手术的第一步，原位放置的骨水泥旷置假体。(B)包含股骨的左髋关节正位X线片示原位放置的抗生素骨水泥旷置假体。

屑、骨水泥或纤维组织。任何髓腔内面的附着组织都应刮除干净。

- 应确认股骨髓腔的完整性,换言之,局限的骨缺损应被完整的环形骨皮质所包容,即使皮质很薄。如果存在节段性骨缺损,则首先应使用结构植骨或金属网将其转变为包容性缺损,再行打压植骨术。
- 按预计使用的翻修假体型号,在其远端约2~3cm处,使用髓腔塞封闭髓腔。再使用脉冲灌洗彻底冲洗髓腔,后干燥处理。

新髓腔的准备

- 中置导丝固定到远端塞的中心,以保证植骨围绕导丝均匀填充(图 24.9)。
- 髓腔使用同种异体骨块由远及近逆行填充(图 24.10)。
- 植骨打压器(图 24.11)套进中置导丝插入,从最小号开始(图 24.10),由远及近。
- 植骨打压器直径逐渐增加直到填满 2/3 髓腔,然后取出中置导丝。
- 使用与真实假体形状相同但稍大号的试模假体夯实同种异体骨,进行股骨近端髓腔成形。
- 使用试模假体用力夯实植骨骨粒以达到旋转稳定。
- 达到试模的旋转稳定,尝试复位髋关节,结合髋臼位置评估关节的稳定性。
- 取出试模后,获得一个新的髓腔(图 24.14)以备真柄的插入。

股骨柄假体的植入

- 最后,把术前计划确定的股骨柄假体植入新

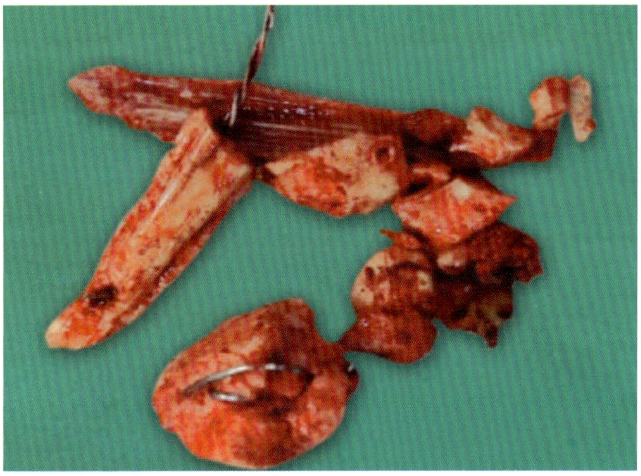

图24.4 二期手术术中取出抗生素骨水泥旷置假体。

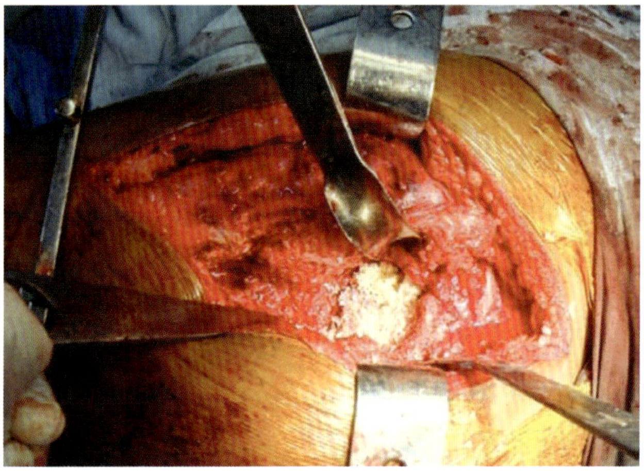

图24.5 髋臼窝中放入同种异体骨颗粒。

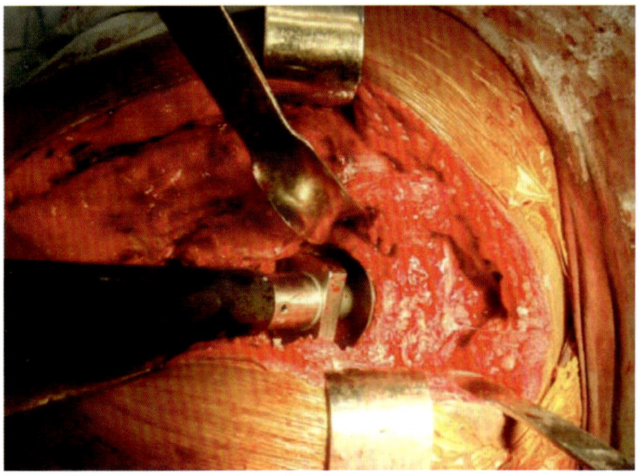

图24.6 髋臼侧同种异体骨打压植骨。

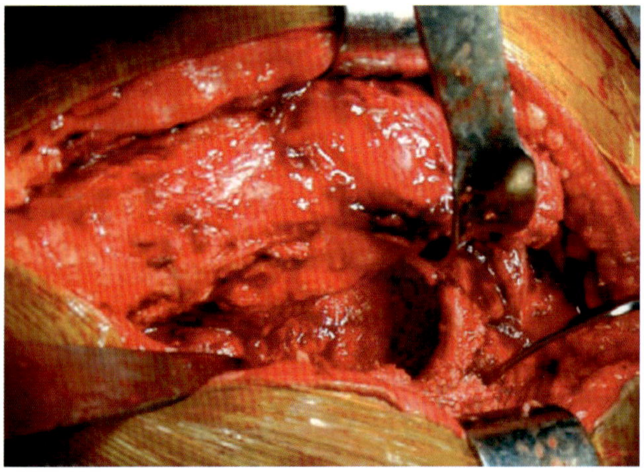

图24.7 打压植骨后的髋臼窝。

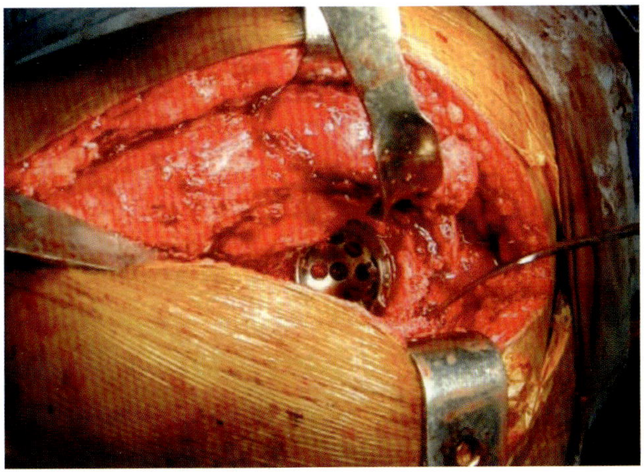

图24.8 植入髋臼假体。

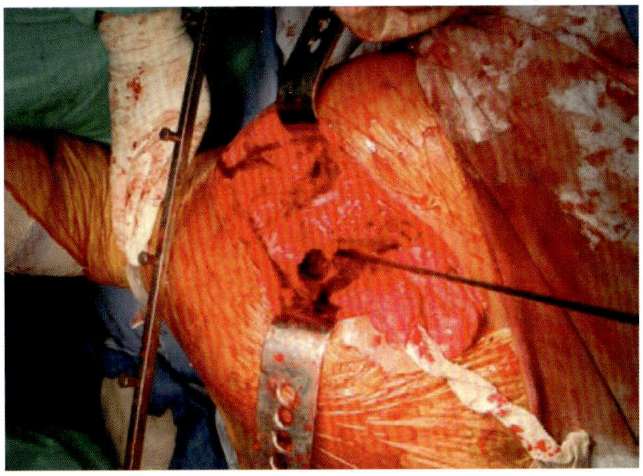

图24.9 取出所有的骨水泥和组织碎屑后进行髓腔准备，中置导丝插入并固定于股骨髓腔远端的髓腔栓。

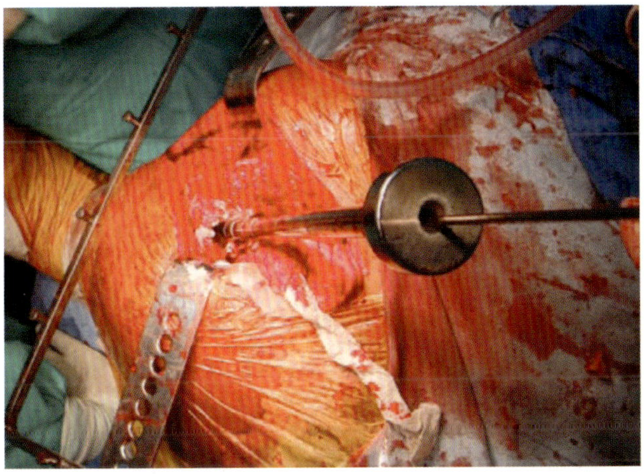

图24.10 使用打压器将同种异体骨颗粒打入股骨髓腔。

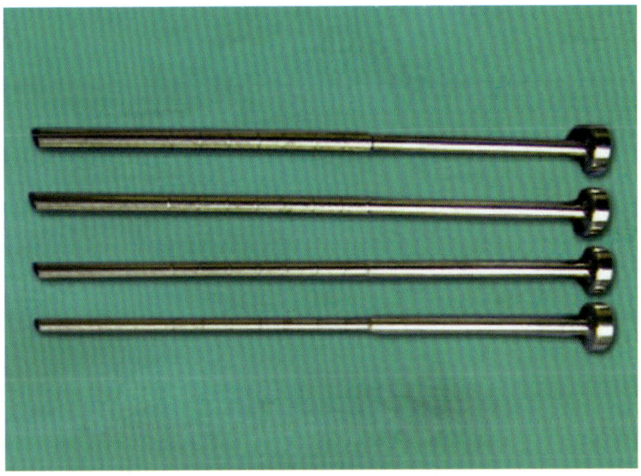

图24.11 不同型号的打压植骨器。

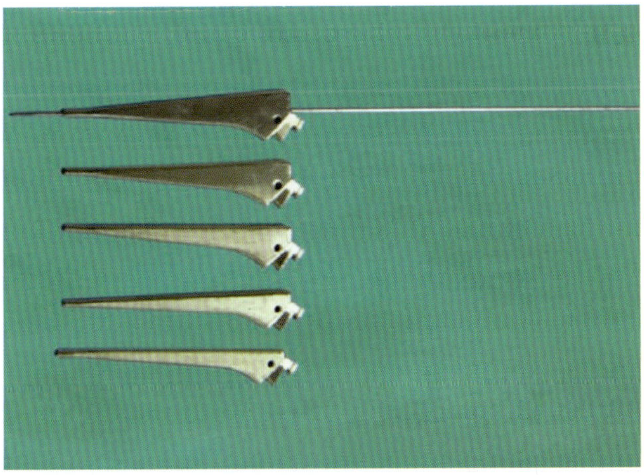

图24.12 不同型号的股骨柄打压试模，最上方试模带中置导丝。

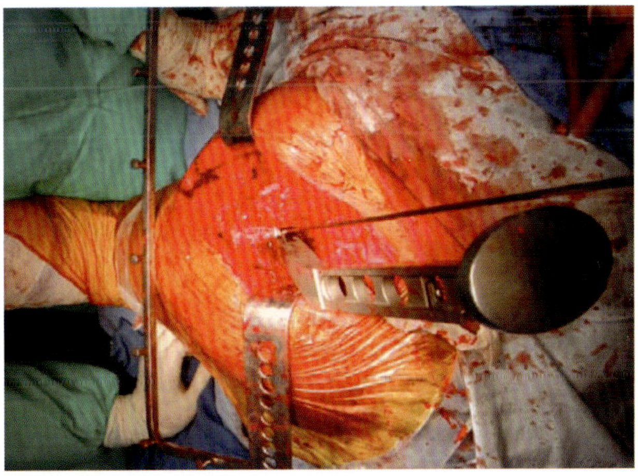

图24.13 使用股骨试模进行最终打压，使用中置导丝进行导向。

髓腔。水泥柄比生物柄显示出更好的临床效果[19,20]。

- 真空搅拌低黏度抗生素骨水泥，使用小直径管口的水泥枪由深至浅注入髓腔。此类术中水泥注入时间较初次水泥型髋关节置换术要早，且骨水泥被加压注入。
- 将真正的股骨柄植入新髓腔后，在宿主骨皮质内将形成假体、骨水泥和异体骨组成的 3 层复合结构（图 24.15）。

术后护理

术后 6~8 周内，患者可扶拐进行患肢仅足尖点地行走，在接下来的 6~8 周循序渐进行负重行走训练。但是，康复计划也是因人而异的，手术医生可根据术中骨缺损的范围以及重建的质量进行判断。

图 24.16A 和 B 示进行原位打压植骨术后的左髋关节正侧位 X 线片。图 24.17A 和 B 为该患者随访时 X 线片，显示打压植骨后完全成骨。

并发症

- 股骨柄内翻和外翻。
- 感染。
- 股骨柄下沉。
- 移植骨吸收。
- 股骨骨折。

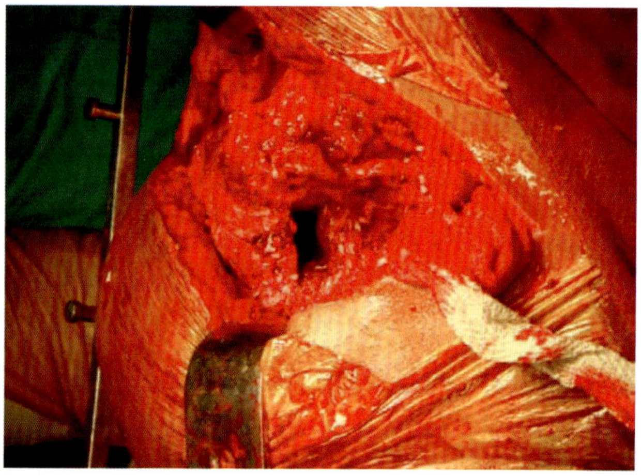

图24.14　经打压植骨后的新髓腔。

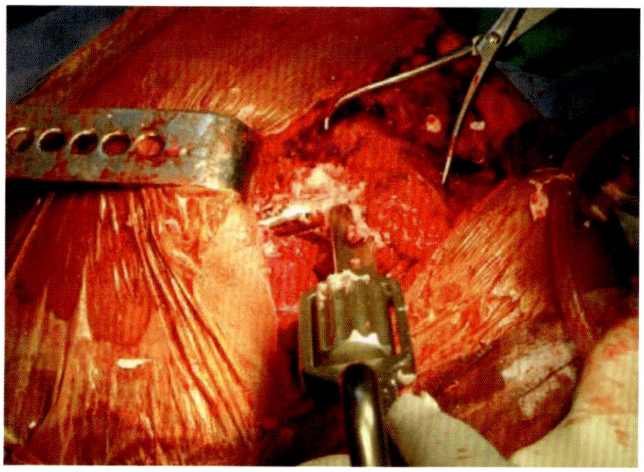

图24.15　股骨柄假体的水泥固定。

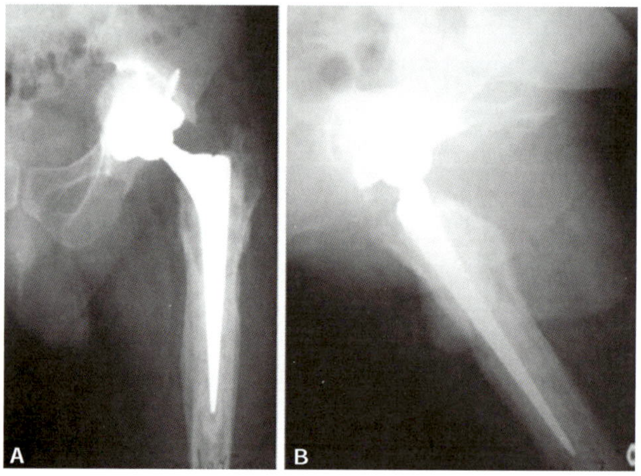

图24.16A和B　术后X线片：含股骨的左髋关节正位和侧位片可及水泥型股骨柄假体。

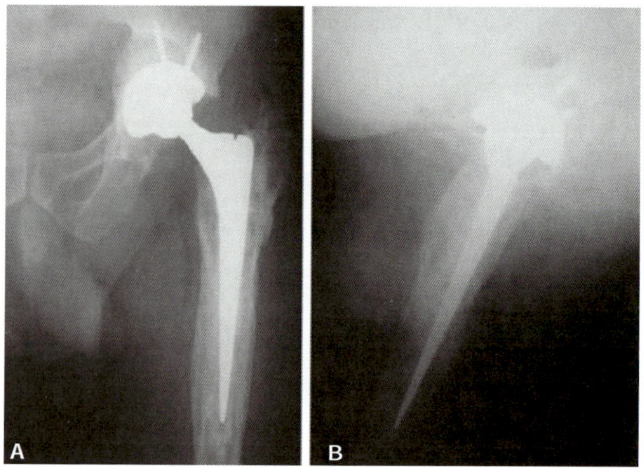

图 24.17A和B　该患者随访时X线片显示打压植骨后完全成骨。

经验和教训

- 在打压植骨前股骨距区域应该良好重建，以确保打压植骨后股骨柄的旋转稳定性。
- 移植骨应于股骨髓腔内紧密打压。
- 应小心不要过度打压脆弱的股骨，以免导致术中骨折。在处理假体远端区域的大块骨缺损时应特别小心，大多数的股骨骨折发生于该区域。须使用加长假体越过缺损区或使用异体骨结构植骨进行重建。
- 水泥应该在相对早的阶段注入，以便其能充分渗入打压植骨的区域。

典型病例

69 岁男性，左髋置换术后 15 年出现股骨假体无菌性松动(图 24.18A)。利用打压植骨技术进行股骨侧翻修术。术后 5 年的随访显示所植骨充分的成骨(图 24.18B)。

疗效研究

多项研究报道了使用打压植骨技术进行骨水泥型假体的髋关节翻修术具有良好的效果。然而，这种结果有赖于假体的初始稳定性和移植骨的爬行替代成骨和真正的生物性重塑[21]。

Jonathan 等[22]报道了 18 例股骨大量骨缺损使用打压植骨技术配合有领非光柄股骨假体进行翻修的病例。在最少 2 年的随访中，17 髋关节功能良好，没有发生假体下沉及无菌性松动。1 髋出现了假体的下沉。术后 37 个月，进行单光子 ECT(emission computed tomography)检查发现，所有病例仍存在移植骨重塑替代反应。

Wimmer 等[23]回顾性分析了 243 例股骨柄翻修术病例。68 例患者(70 髋)股骨干骺端缺损，接受了同种异体骨打压植骨技术，作为对照组的 165 例患者(173 髋)未行植骨术。平均 4.4 年的随访表明，打压植骨组的患者临床效果更优。尤其对于大范围骨缺损和使用直径≥17mm 的较大股骨柄的病例，具有更好的疗效。但是，这两组在无菌性松动及翻修的发生率没有明显差异。在格伦 1 区和 7 区(Gruen Zone)位置出现放射检查透亮带的概率，没有进行打压植骨的对照组明显更高。

Martin 等[10]回顾分析 14 例(15 髋)伴有股骨近端严重骨缺损的患者，使用环状金属网及打压植骨技术翻修，随访时间最少 20 个月。随访期间，翻修股骨柄的生存率，在 1 年时为 100%，6 年时为 86.6%。有 2 例出现金属网断裂，3 例脱位及 3 例急性深部组织感染。

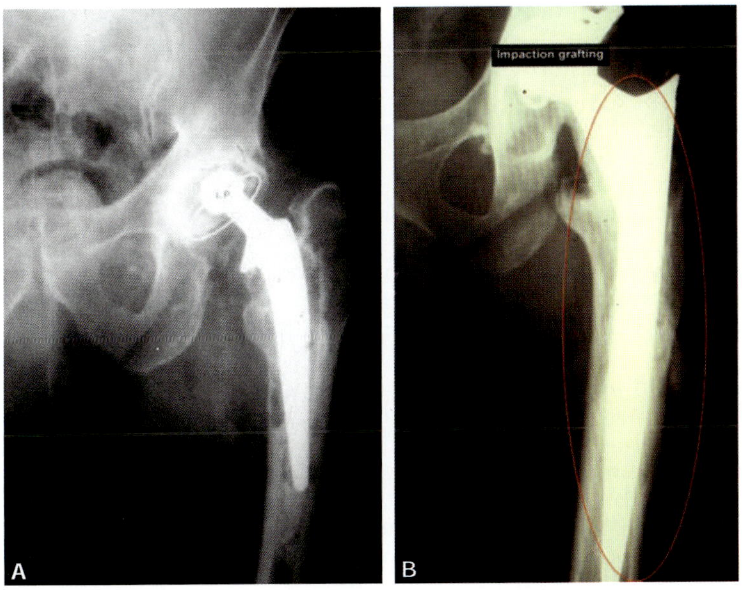

图24.18A和B (A)包含股骨的左侧髋关节正位X线示左侧髋关节术后假体松动。(B)该患者经过打压植骨技术进行翻修术后5年随访结果显示，异体骨颗粒植骨区完全爬行替代成骨。

Garvin 等[24]报道了 71 例(78 髋)使用打压植骨术进行股骨侧翻修的患者的长期随访结果。71 例患者中有 69 例完成了随访。在 19 年的随访时间中,以接受翻修手术为随访终点,股骨柄的生存率为 93%,以无菌性松动为原因接受翻修手术的发生率为 2%。并且,骨缺损的严重程度和使用股骨柄长短均不是预测手术失败的因素。

Ten Have 等[25]报道了 29 例(31 髋)使用同种异体骨打压植骨进行股骨侧翻修术的患者，其中 18 例患者(19 髋)随访达 10~15 年。31 个股骨柄均未接受再翻修术,但 4 个股骨柄出现超过 15mm 的显著下沉。其中 1 例患者出现股骨骨折须接受内固定治疗，其他 3 例患者发生了股骨骨折,2 例须行内固定术,另外 1 例行保守治疗。他们发现,这些出现股骨骨折和(或)假体严重下沉的患者均存在更严重的骨缺损。1 例患者出现脱位并施行了闭合复位。

Schreurs 等(2005 年)[26]报道了连续 33 例使用 X-change 股骨翻修系统施行股骨重建病例的结果,使用新鲜冰冻颗粒同种异体骨打压植骨和 Exeter 抛光骨水泥柄。术后平均 10.4 年的随访中,没有出现需要再次股骨翻修的病例。水泥鞘内股骨柄的平均下沉为 3mm，其中 7 例下沉超过 5mm。Kaplan-Meier 生存分析结果表明，将所有原因行股骨翻修作为随访终点,假体生存率为 100%。该作者将观察延续至术后 15~20 年[27],有一个髋关节因髋臼假体松动接受了翻修手术，同期因为股骨柄的机械性原因,也翻修了股骨假体。在 17 年随访中,将所有原因行股骨翻修作为事件终点，假体生存率为 97%,而将无菌性松动作为事件终点，假体生存率达 100%。股骨假体平均下沉 3mm,与以往的报道结果相似[26]。无附加产生骨折的报道。

(陈骁　译　全毅　审)

参考文献

1. Wirtz DC, Fischer H, Zilkens KW, Niethard FU, Marx R. Optimizing the bone were cement-implant interface by hydrolysis-resistant conditioning of the metal surface. Z Orthop Ihre Grenzgeb. 1999; 137(5):447-51.
2. Otani T, Whiteside LA. Failure of cementless fixation of the femoral component in total hip arthroplasty. Orthop Clin North Am. 1992;23(2):335-46.
3. Weeden SH, Paprosky WG. Minimal 11-year follow-up of extensively porous-coated stems in femoral revision total hip arthroplasty. J Arthroplasty. 2002;17:134-7.
4. Lawrence JM, Engh CA, Macalino GE, Lauro GR. Outcome of revision hip arthroplasty done without cement. J Bone Joint Surg Am. 1994;76:965-73.
5. Slooff TJ, Huiskes R, Van Horn J, Lemmens A. Bone grafting in total hip replacement for acetabular protrusion. Acta Orthop Scand. 1984;55:593.
6. Gie GA, Linder L, Ling RS, et al. Contained morselized allograft in revision total hip arthroplasty: surgical technique. Orthop Clin North Am. 1993;24:717.
7. D'Antonio J, McCarthy JC, Bargar WL, Borden LS, Cappelo WN, Collis DK, Steinberg ME, Wedge JH. Classification of femoral abnormalities in total hip arthroplasty. Clin Orthop Relat Res. 1999; (296):133-9.
8. Valle CJ, Paprosky WG. Classification and an algorithmic approach to the reconstruction of femoral deficiency in revision total hip arthroplasty. J Bone Joint Surg Am. 2003;85-A(Suppl 4):1-6.
9. Kim YH. Cemented revision hip arthroplasty using strut and impacted cancellous allografts. J Arthroplasty. 2004;19(6):726-32.
10. Arif M, Sivananthan S, Choon DSK. Revision of total hip arthroplasty using an anterior cortical window, extensive strut allografts, and an impaction graft: follow-up study. J Ortho Surg. 2004;12(1):25-30.
11. Buttaro MA, Comba F, Piccaluga F. Proximal femoral reconstructions with bone impaction grafting and metal mesh. Clin Orthop Relat Res. 2009;467:2325-34.
12. Ornstein E, Linder L, Ranstam J, Lewold S, Eisler T, Torper M. Femoral impaction bone grafting with the Exeter stem - the Swedish experience: survivorship analysis of 1305 revisions performed

between 1989 and 2002. J Bone Joint Surg Br. 2009;91:441-6.
13. Guidelines for the Blood Transfusion Services. *http://www. transfusion guidelines.org.uk/index. asp*? Publication RBandSection = 258 pageid = 523 (accessed 7th March 2006)
14. Galea G, Kearney JN. Clinical effectiveness of processed and unprocessed bone. Transfus Med. 2005;15:165-74.
15. Robinson DE, Lee MB, Smith EJ, Learmonth ID. Femoral impaction grafting in revision hip arthroplasty with irradiated bone. J Arthroplasty. 2002;17:834-40.
16. Ullmark G. Bigger size and defatting of bone chips will increase cup stability. Arch Orthop Trauma Surg. 2000;120:445-7.
17. Wallace IW, Ammon PR, Day R, Lee DA, Beaver RJ. Does size matter?: an investigation into the effects of particle size on impaction grafting *in vitro*. J Bone Joint Surg [Br]. 1997;79-B (Supp III):366.
18. Hostner J, Hultmark P, Karrholm J, Malchau H, Tveit M. Impaction technique and graft treatment in revisions of the femoral component. J Arthroplasty. 2001;16:76-82.
19. Schreurs BW, Huiskes R, Slooff TJH. The initial stability of cemented and noncemented femoral stems fixated with a bone grafting technique. Clin Mater. 1994;16:105-10.
20. Lie SA, Havelin LI, Furnes ON, et al. Failure rates for 4762 revision total hip arthroplasties in the Norwegian Arthroplasty Register. J Bone Joint Surg [Br]. 2004;86-B:504-9.
21. Board TN, Rooney P, Kearney JN, Kay PR. Impaction allografting in revision total hip arthroplasty. J Bone Joint Surg [Br] 2006;88-B:852-7.
22. Jonathan et al. Impaction allografting for massive femoral defects in revision hip arthroplasty using collared textured stems. J Arthroplasty. 2006;21(3):362-71.
23. Wimmer, et al. Impaction grafting in the femur in cementless modular revision total hip arthroplasty: a descriptive outcome analysis of 243 cases with the MRP-TITAN revision implant. BMC Musculoskeletal Disorders. 2013;14:19.
24. Garvin KL, Konigsberg BS, Ommen ND, Lyden ER. What is the long-term survival of impaction allografting of the femur? Clin Orthop Relat Res. 2013;471(12):3901-11.
25. Ten Have BL, Brouwer RW, van Biezen FC, Verhaar JA. Femoral revision surgery with impaction bone grafting: 31 hips followed prospectively for 10 to 15 years. J Bone Joint Surg [Br]. 2012; 94-B:615-8.
26. Schreurs BW, Arts JJ, Verdonschot N, Buma P, Slooff TJ, Gardeniers JW. Femoral component revision with use of impaction bone-grafting and a cemented polished stem. J Bone Joint Surg Am. 2005;87(11):2499-507.
27. Te Stroet MA, Gardeniers JW, Verdonschot N, Rijnen WH, Slooff TJ, Schreurs BW. Femoral component revision with use of impaction bone-grafting and a cemented polished stem: a concise follow-up, at fifteen to twenty years, of a previous report. J Bone Joint Surg Am. 2012;94(23):e1731-4. doi: 10.2106/JBJS.K.01432.

第 25 章

异体骨假体复合体在髋关节翻修术中的应用

Rajesh Malhotra, Deepak Gautam

概述

髋关节翻修术的数量在不断增加[1]。在髋关节翻修术中经常会出现假体周围的骨质缺损。有几种机制导致了股骨周围的骨质缺损,包括感染、应力遮挡、因聚乙烯颗粒碎片和假体周围骨折而造成的骨质溶解[2,3]。治疗取决于患者的年龄、合并症和活动水平。年龄较大的和活动量少的患者可以采用股骨近端置换术治疗,而异体骨假体复合体(APC)则在年龄较小和活动量较大患者中应用更为合适,可以保护骨量[4]。

适应证

- 关节周围骨量严重不足的翻修病例:
  - 骨溶解
  - 感染后遗症
  - 骨肿瘤
- 假体周围骨折。

异体骨假体复合体的术前计划

- 所需的异体骨移植物的长度是通过拍摄标准的 X 线片来计算的。整个大腿的 X 线(包括整个股骨, 也就是从髋关节到膝关节) 最好能附带 1:1 比例尺,有助于确定股骨的长度和股骨骨质丢失的长度,以及异体骨的长度。拍摄对侧正常下肢 X 线检查,通过减去待手术肢体保留骨的长度,以便于计算出异体骨的长度。将手术侧与正常侧相比将有助于保持两侧大腿的平衡(图 25.1)。

所需的异体骨的长度=股骨的长度 (患病或正常的一侧)-保留的股骨的长度。

- 异体骨的长度应比计算的长,因此应在术中进行调整。
- 为了防止异体骨与宿主骨之间的严重不匹配,最好选择与宿主骨同宽或偏小的异体骨,与异体骨相比,宿主骨在阶梯切割中有相当大的贡献。
- 新鲜冷冻异体骨保存于-70°C 条件下,辐照后从骨库取出。由另一个小组在单独的操作台上准备(图 25.2)。

手术技术

手术从移植物的准备开始, 直至手术结束,并最终将异体骨植入患者体内。

异体骨的制备

- 新鲜冷冻辐照后的近端股骨异体骨,比计算的长度要长,比宿主骨的宽度要窄。取标本(骨和软组织)进行培养和组织病理学检查。

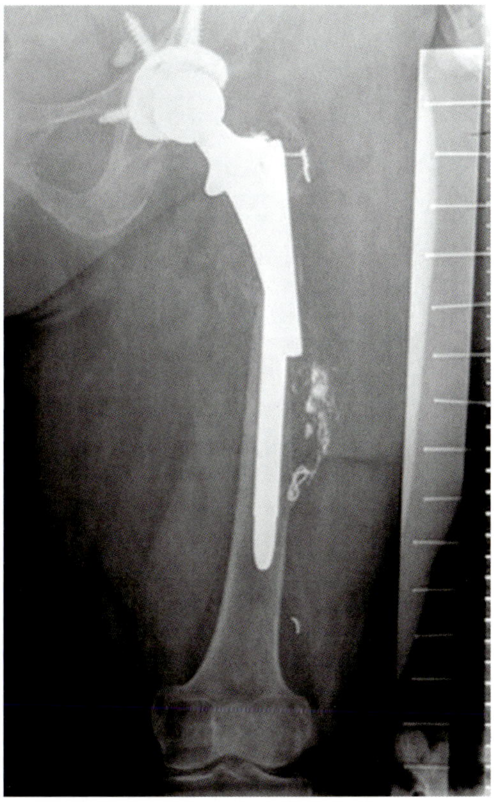

图25.1　X线片旁边放置一个带刻度的标尺，用来测量骨缺损的长度，因而确定异体骨的大致长度。

- 异体骨在 5%的碘溶液中解冻。去除所有附着的软组织，用过氧化氢、碘溶液和生理盐水交替冲洗(图 25.3A 和 B)。
- 最后将异体骨在无水酒精中浸泡数分钟。
- 异体骨在移植前被切割成术前测量的长度，并在异体骨骨钳上固定(图 25.4)。
- 颈部切除应比小转子高 1cm(图 25.5)。
- 然后异体骨再用坚硬的直铰刀清除髓腔内容物，从小到大，用不同型号髓腔锉扩髓(图 25.6A 和 B)。
- 用比最后一个髓腔锉小一号的股骨试模插入异体骨(图 25.7A 和 B)。
- 在异体骨的最远端进行部分台阶样截骨，以与宿主骨向嵌合，异体骨就准备完成了（图 25.8A 和 B)。
- 在异体骨髓腔内插入非骨水泥型翻修假体，并用骨水泥固定(图 25.9)。

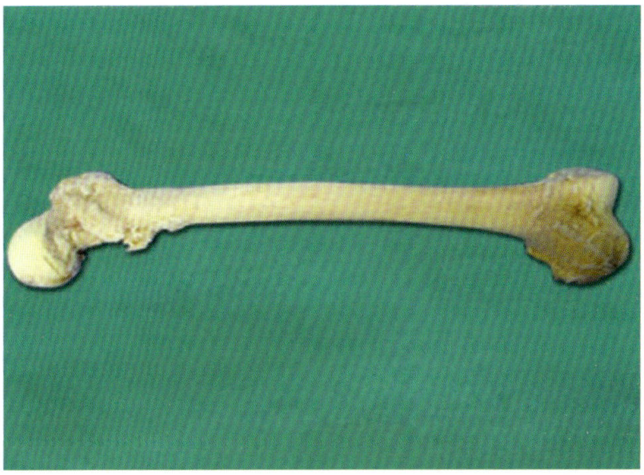

图25.2　从骨库取出的经射线照射后的新鲜冷冻异体骨。

手术步骤

- 通常会采用延长的外侧入路进行显露，并通过大转子延展截骨或转子滑移截骨完成显露股骨假体，这种方式更容易取出股骨假体，例如转子延展截骨术或转子滑移截骨术。如果采用这种方法更容易，就需要去除假体(图 25.10)。
- 根据术前测量，在健康骨水平截断股骨(图 25.11)。
- 根据 APC 远端截骨区的形态，进行相应的阶梯截骨(图 25.12)。截骨后不仅能提高旋转稳定性，也能确定股骨的前倾角。
- 将 APC 和宿主骨相嵌合并拼接起来（图 25.13)。如果有必要的话，可以修剪末端。在宿主骨内部至少应保留 4cm 的假体干。
- 可在截骨区周围，用钛缆或钢丝捆绑同种异体骨板，以进一步增加截骨交界区的稳定性(图 25.14)。
- 在大转子上钻孔，并通过钻孔使用 Ethibond 缝线将外展肌捆绑(图 25.15A~D)。
- 可将自体髂骨、从远端股骨髓腔或髋臼侧获取的自体骨泥(如果可以获得)以及其他骨替代材料，移植与截骨交界区，以促进二者的整合。

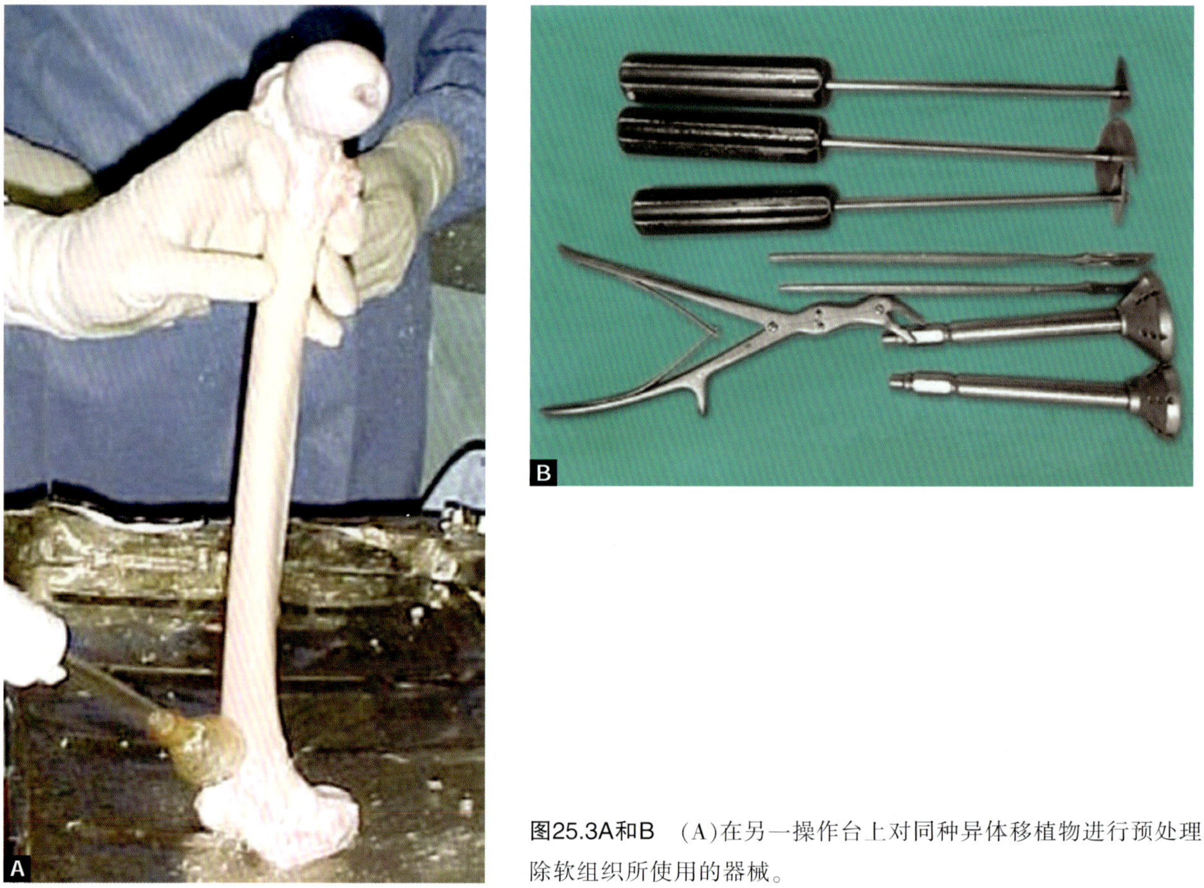

图25.3A和B　(A)在另一操作台上对同种异体移植物进行预处理。(B)去除软组织所使用的器械。

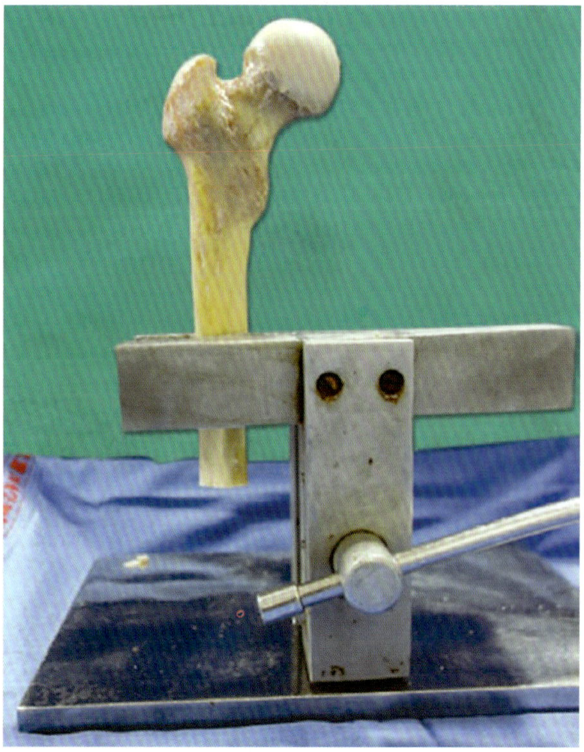

图25.4　骨钳固定所需的异体骨长度。

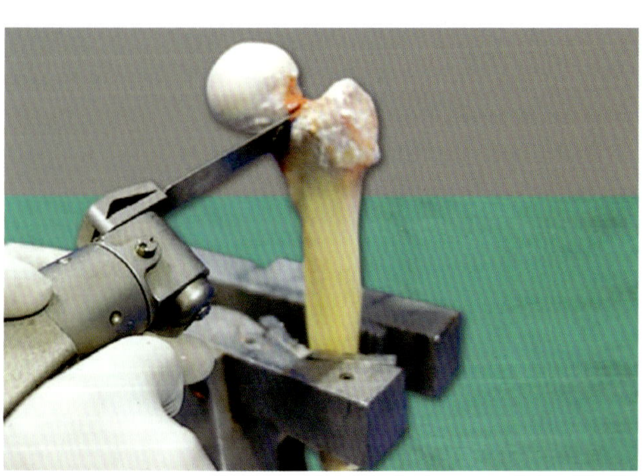

图25.5　在小转子以上1cm处做的颈部截骨术。

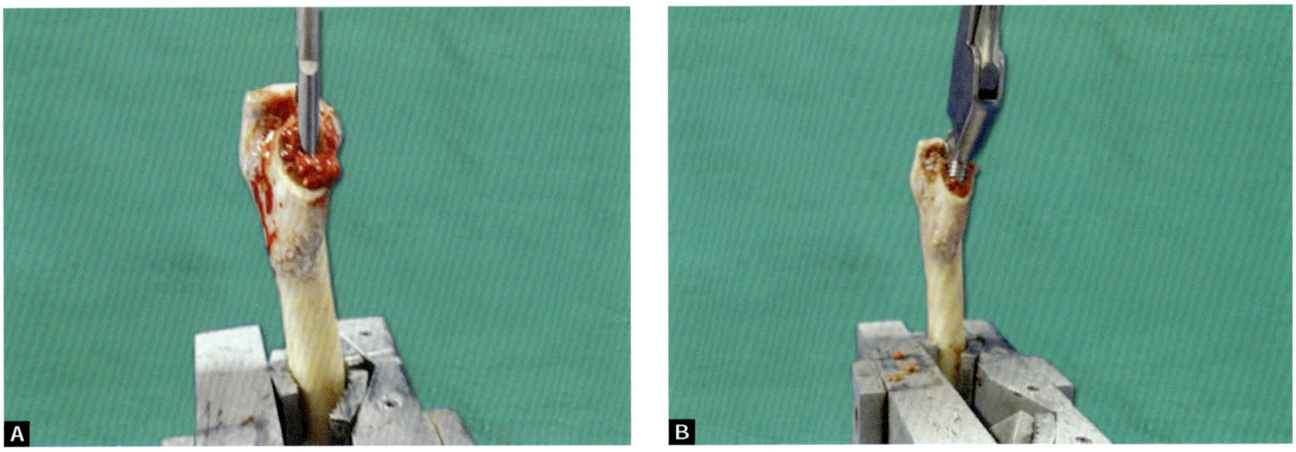

图25.6A和B　(A)用坚硬的直铰刀清除髓腔内容物。(B)从小到大,髓腔锉逐级扩髓。

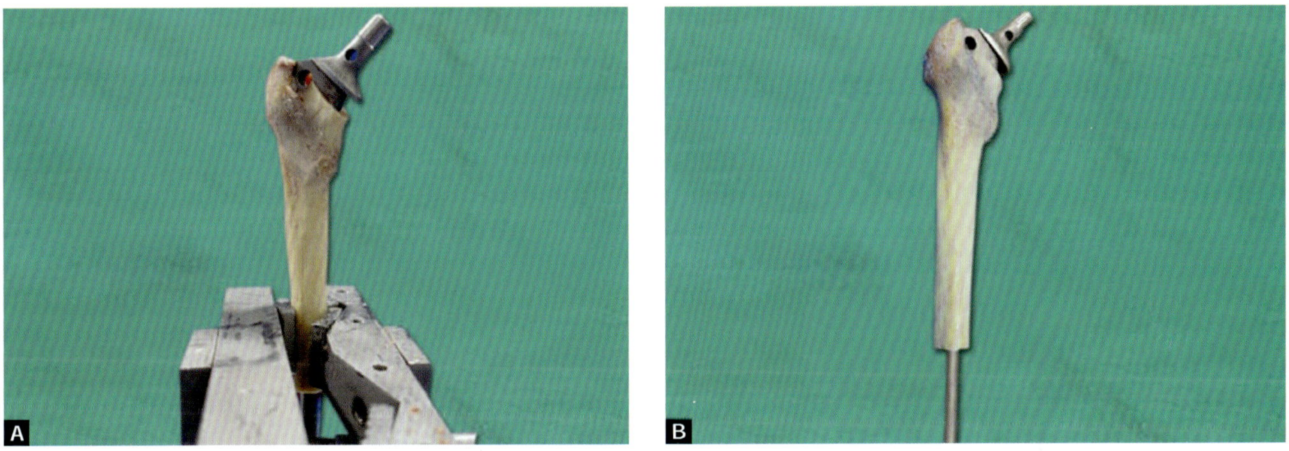

图25.7A和B　选用比最大号髓腔锉小一号的股骨试模,插入异体近端股骨的髓腔。

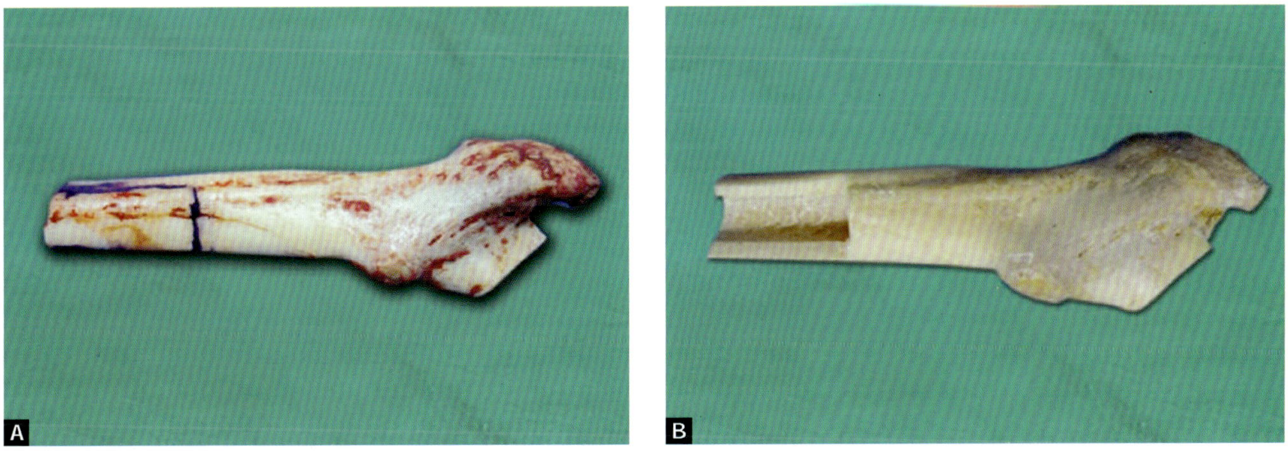

图25.8A和B　(A)标记出阶梯截骨区。(B)截骨术后的异体骨。

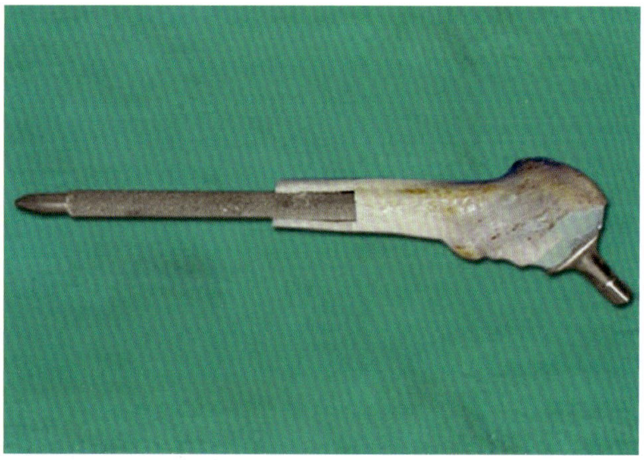

图25.9 插入非骨水泥型的翻修股骨假体,其近端用骨水泥与异体近端股骨固定。

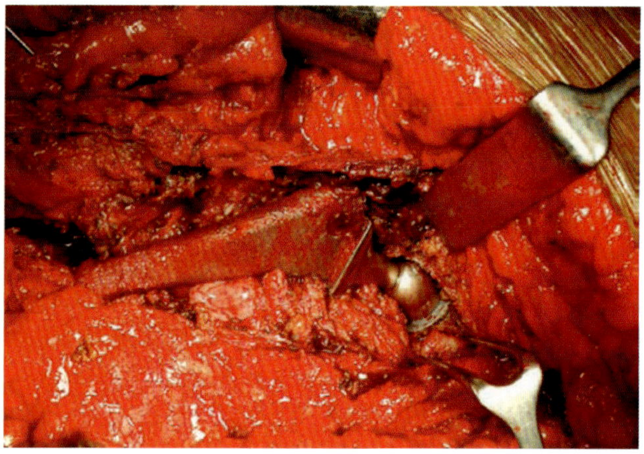

图25.10 广泛显露,去除失败的假体系统。

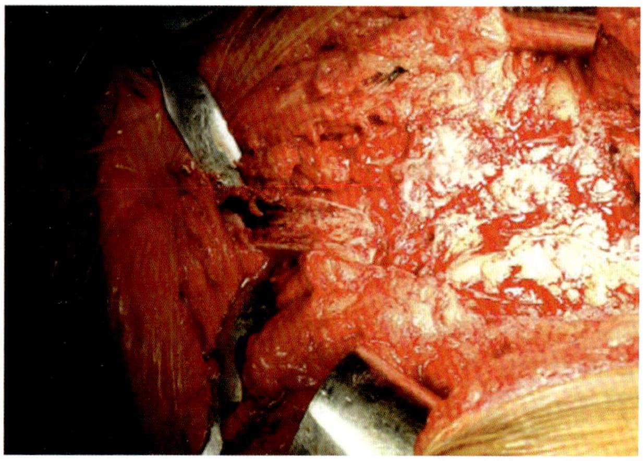

图25.11 远端健康的宿主骨。

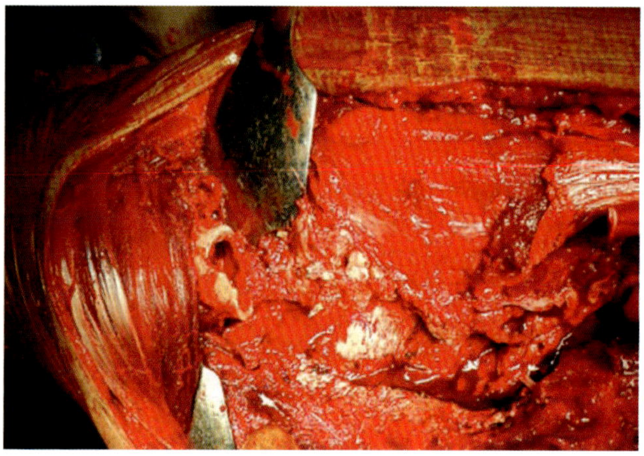

图25.12 根据APC远端的形态,在宿主骨近端行阶梯截骨。

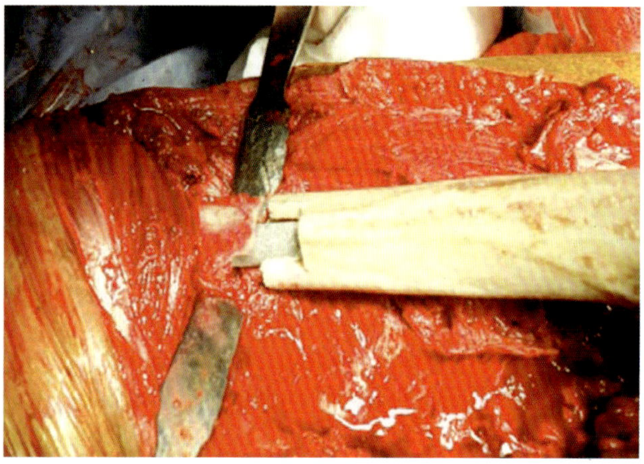

图25.13 异体骨移植(APC)套入宿主骨。

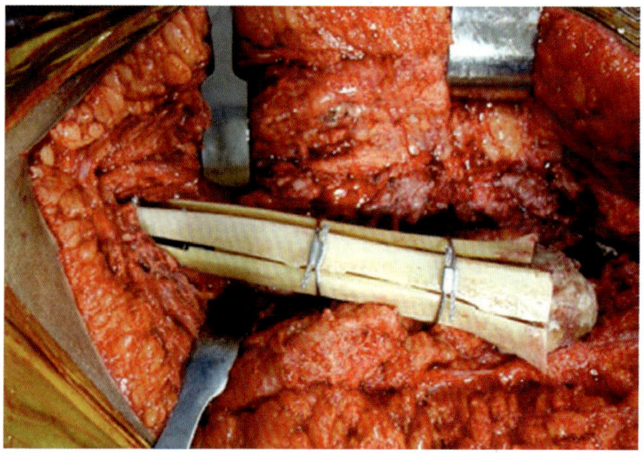

图25.14 在截骨区周围,用钛缆或钢丝捆绑同种异体骨板,以增强其稳定性。

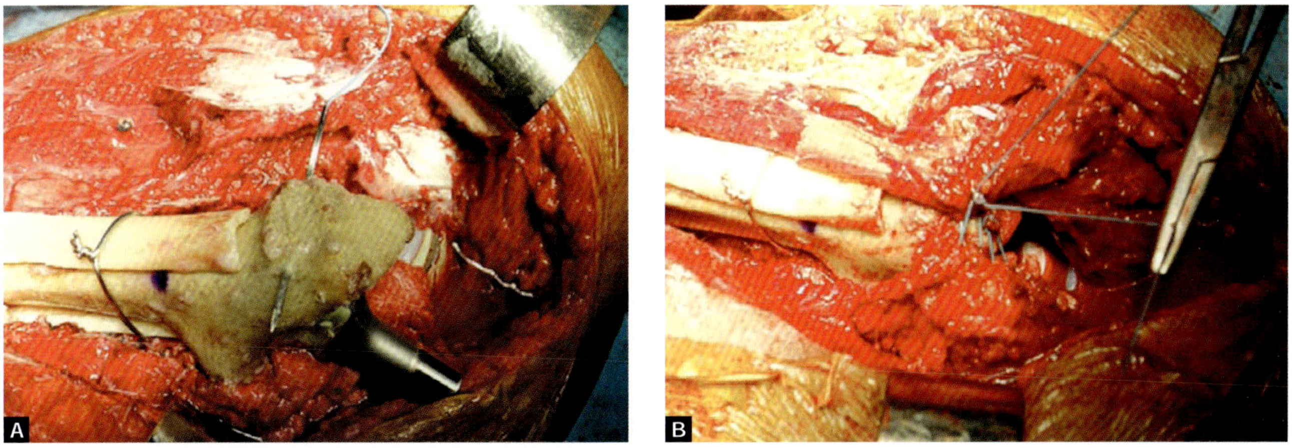

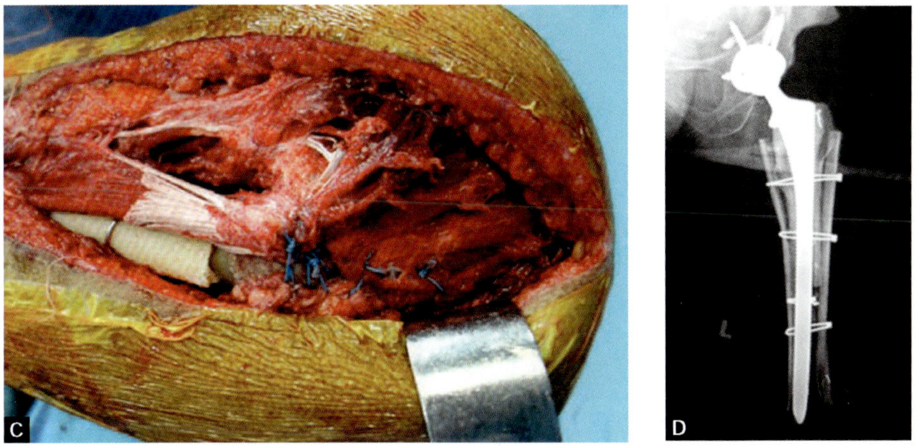

图 25.15A～D　(A～C)在大转子钻孔并通过Ethibond缝线将外展肌环绕捆绑在大转子上。(D)术后X线片示股骨近端异体骨和支柱的重建。

术后康复

- 如果必要的话，应患肢避免负重，佩戴紧身大腿支具保持外展位(图 25.16)。
- 通过连续的 X 线片随访观察移植物的愈合情况。
- 经验性抗生素的应用直到拆线和深静脉血栓形成(DVT)的预防，直到负重。
- 在评估完影像学资料后，异体骨愈合后可以允许渐进的负重。

并发症

- 有潜在的反应和疾病传播风险[5]。
- 感染是同种异体移植失败的另一个主要原因[6]。
- 报告的并发症包括连接处不愈合、移植骨骨折、股骨干骨折、移植骨骨干骨折（图 25.17A 和 B)、转子的脱出和移植骨吸收[7]。
- 其他报告的并发症包括脱位、移植骨吸收和无菌性松动[6,8,9]。

经验和教训

- 采用非骨水泥型翻修假体，但近端通过骨水泥固定在异体骨上，远端插入宿主骨髓腔。
- 翻修假体维持截骨交界区的大部分稳定，而阶梯截骨术提供了额外的旋转稳定性。在截骨交界区，可以用钢丝环扎，以进一步增加旋转稳定性[10]。
- 截骨交界区捆绑同种异体骨板保护，以增加局部的稳定，是非常有效的措施。

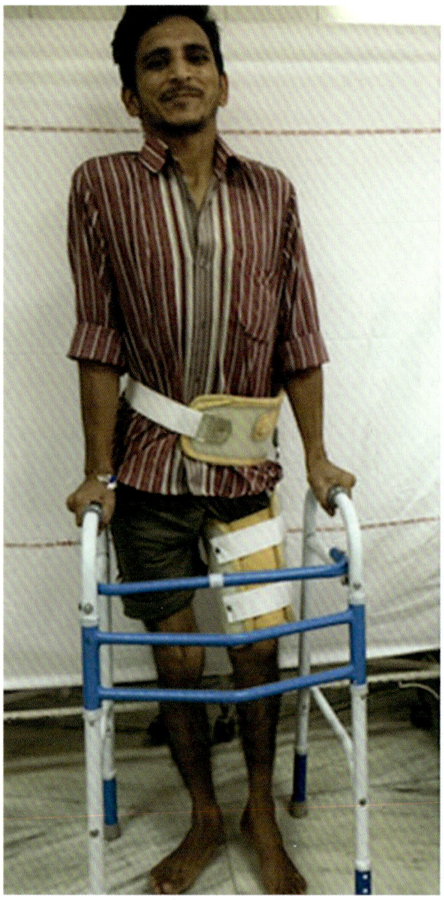

图25.16 患者佩戴外展位大腿紧身支具,避免患肢负重。

• 尽管 APC 在宿主骨上有很好的固定和位置,但不稳定仍然是主要的问题,主要受累于再次或多次手术所导致的外展肌无力、股骨近端骨质的丢失和缺乏软组织覆盖。所以,外展肌应好好地保留、包裹,并用非吸收性的缝线将其固定在 APC上。

• 如果在宿主股骨近端局部有软组织附着,应该将其包裹在 APC 周围。

• 还应考虑合适的髋臼假体,以减少脱位的风险。术前准备好包括大直径股骨头、双动臼杯、限制性内衬等一系列髋臼侧翻修假体系统。

研究结论

Lee 等[11]报道,使用 APC 翻修的 15 例髋关节得到了满意的结果,并进行了平均 4.2 年随访。13 例有良好的骨整合,其中 12 例稳定性良好,Harris 髋关节评分从 21.8 分上升到 83.2 分。2 例发生了不愈合,1 例发生了脱位。2 例在 83.7 个月时接受了新的 APC 的翻修,然而,不愈合中的 1 例在翻修术后的第 3.3 年进行了再次翻修。

Babis 等[6]发表的关于他们在 72 例患者中使用 APC 用于复杂全髋关节置换翻修术的结果,所有病例均伴有重度股骨侧骨缺损。57 例患者平均随访 12 年。19 例髋关节在平均 44.5 个月(11~153 个月)的随访中需要进一步翻修,主要由于无菌放松(4)、移植物吸收(3)、不愈合(2)、骨折(5)和深部感染(5)。在 10 年里,异体骨移植-假体组合的存活率为 69.0%,其中 26 例患者仍处于危险中。影响其存活因素主要有术前骨质丢失、既往髋关节翻修的次数和使用的异体骨移植的长度。

Sternheim 等[12]回顾性分析了 28 例患者(30 髋)行 APC 全髋翻修手术的临床效果。这组患者均因发育性髋关节发育不良(DDH)而接受初次髋关节置换, 接受翻修手术时均存在重度股骨侧骨缺损。在此次翻修手术前,平均接受了 3 次(1~8 次)全髋关节置换/翻修手术。翻修的适应证包括松动(4 例髋关节)、感染(3 例髋关节)和 4 例髋关节假体周围骨折。平均 15 年(8.5~25.5 年)的随访中,6 例需要移除并替换新的异体骨-假体复合材料,其中 5 例因为再次松动,1 例因为感染。在 10 年、15 年和 20 年的存活率分别为 93%、75.5%和 75.5%,分别有 25、8 和 4 例患者存在风险。两个髋出现截骨交界区不愈合,需要进行骨移植。

Rogers 等[13]在他们的 Meta 分析中回顾了 16 项研究,以评估近端股骨移植用于髋关节翻修手术中近端股骨骨质大量丢失后的重建结果,其中有 498 例患者,并平均随访了 8.1 年。合并成功率为 81%,失败率为 15%,感染率为 8%。大多数的研究强调,在宿主和异体骨的连接处进行自体骨植骨是实现 APC 稳定性的一个关键因素,从而降低了失败的可能性。

典型病例

38 岁男性,因股骨近端巨细胞瘤而接受了初次置换,使用的是巨型假体(肿瘤型假体)。此次主要表现为左髋关节疼痛,进行了 APC 全髋关节翻

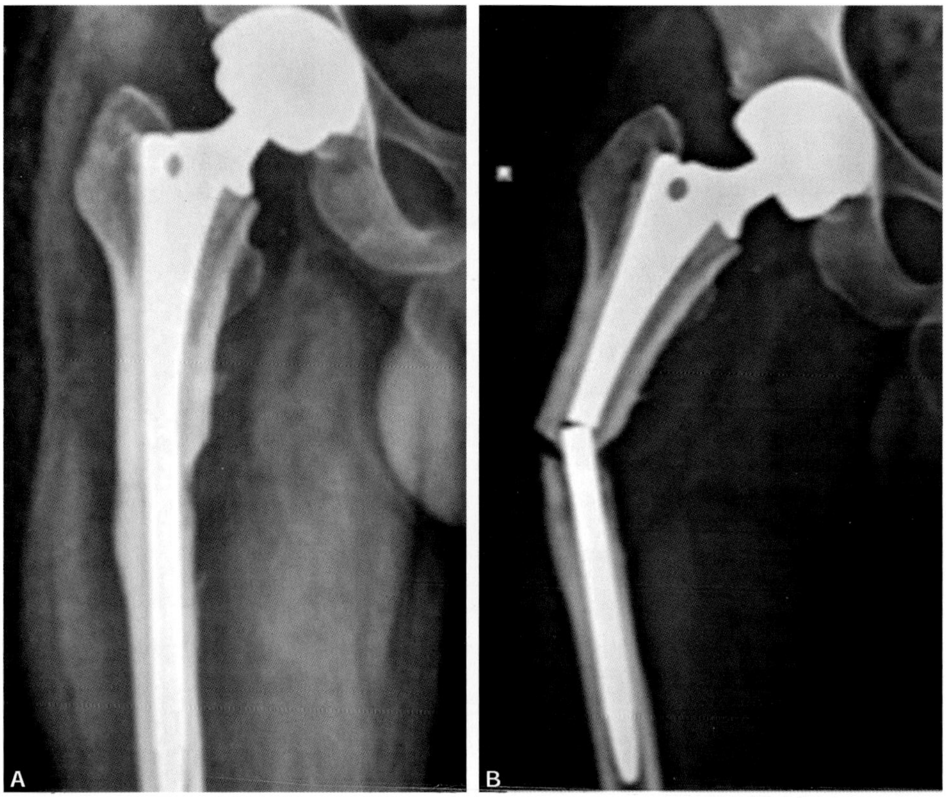

图25.17A和B　同种异体骨和干的骨折。

修术(图 25.18A~G)。

50 岁女性,左侧髋关节置换术失败。X 线片显示股骨近端巨大骨缺损。采用 APC 进行股骨侧翻修,并用钽金属臼杯和垫块进行了髋臼侧翻修重建(图 25.19A~D)。

35 岁男性, 同样因左侧股骨近端骨巨细胞瘤而接受了初次置换,但现已失败。他的红细胞沉降率(ESR)和C 反应蛋白(CRP)均升高。因而采用分期翻修手术。一期取出巨型假体,并植入抗生素骨水泥间隔器。6 个月后进行二期手术,行 APC 股骨侧翻修(图 25.20A~M)。

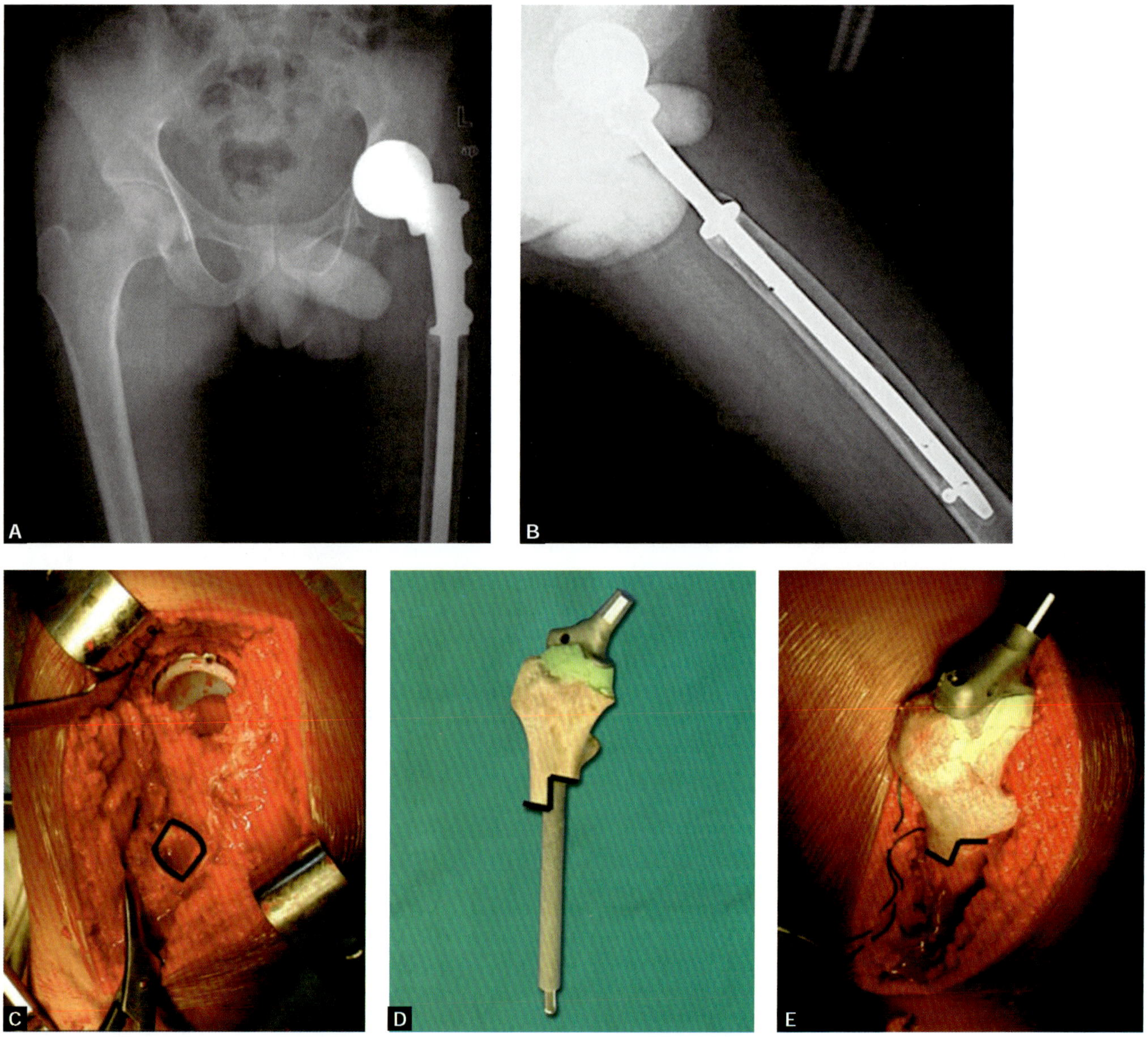

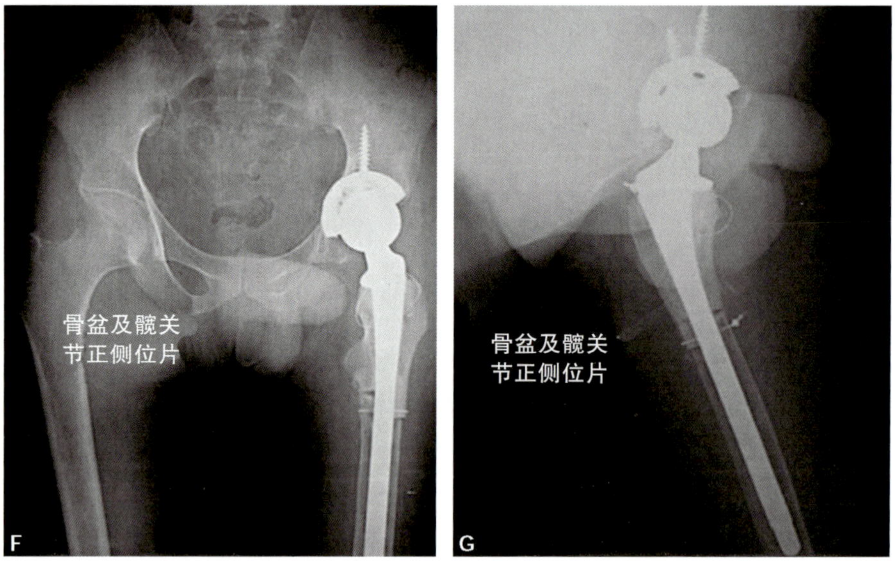

图25.18A~G （A）双侧髋关节和骨盆的正位X线片。（B）左髋关节的侧位X线片。（C）宿主骨的阶梯切割截骨术。（D）翻修假体插入异体骨髓腔并行骨水泥固定，组成APC。（E）APC插入宿主骨。（F）随访的X线片显示APC插入宿主骨。（G）随访的X线片显示左髋关节的侧位片。

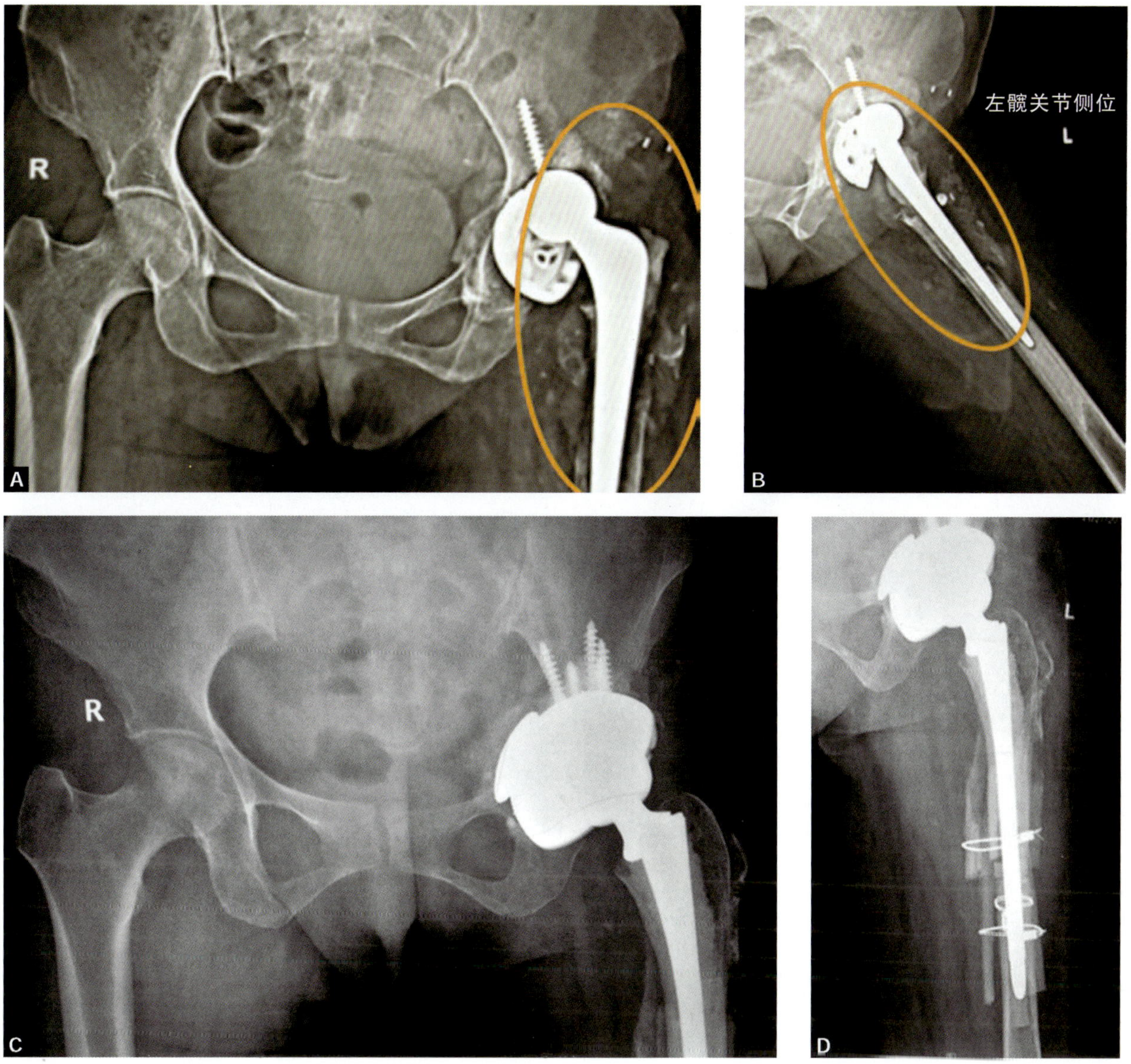

图25.19A~D　(A)双侧髋关节和骨盆的正位X线片示左侧的全髋关节置换失败。近端股骨的大量骨溶解。(B)左髋关节的侧位X线片示股骨近端的骨质丢失程度。(C)随访的双侧髋关节和骨盆正位X线片检查示左侧的APC重建术后。(D)随访的左侧髋关节X线片示APC的愈合。

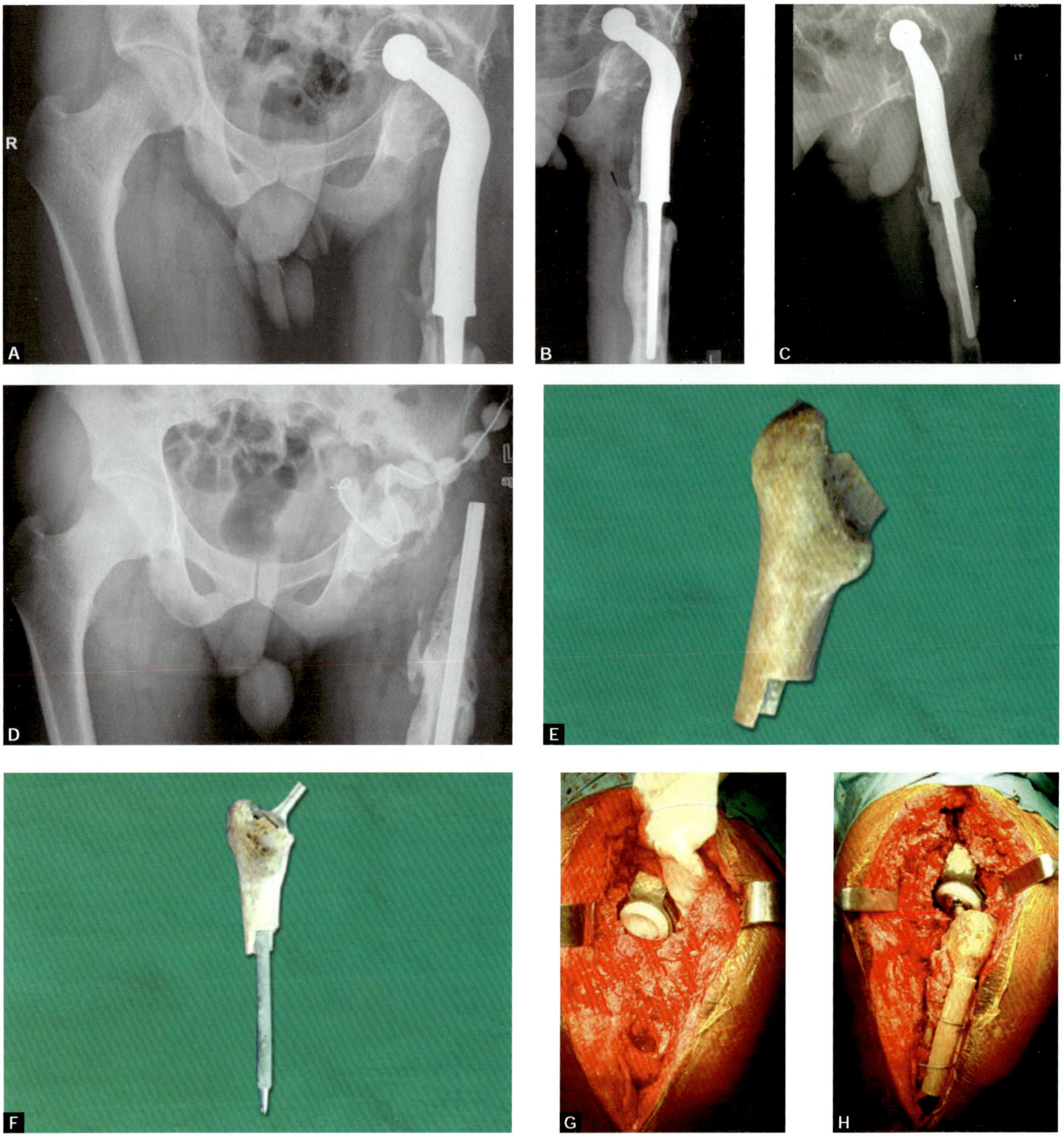

图25.20A~H　(A)双侧髋关节和骨盆正位X线片示初次置换的巨大股骨假体(肿瘤型)已经明显松动失败。(B)左侧髋关节和股骨正位X线片。(C)左侧髋关节和股骨侧位X线片。(D)双侧髋关节和骨盆正位X线片示抗生素骨水泥间隔器在位。(E)同种异体近端股骨进行阶梯切割截骨术。(F)异体骨-假体复合体。(G)宿主骨的阶梯切割截骨术。(H)捆绑异体骨板后的APC。

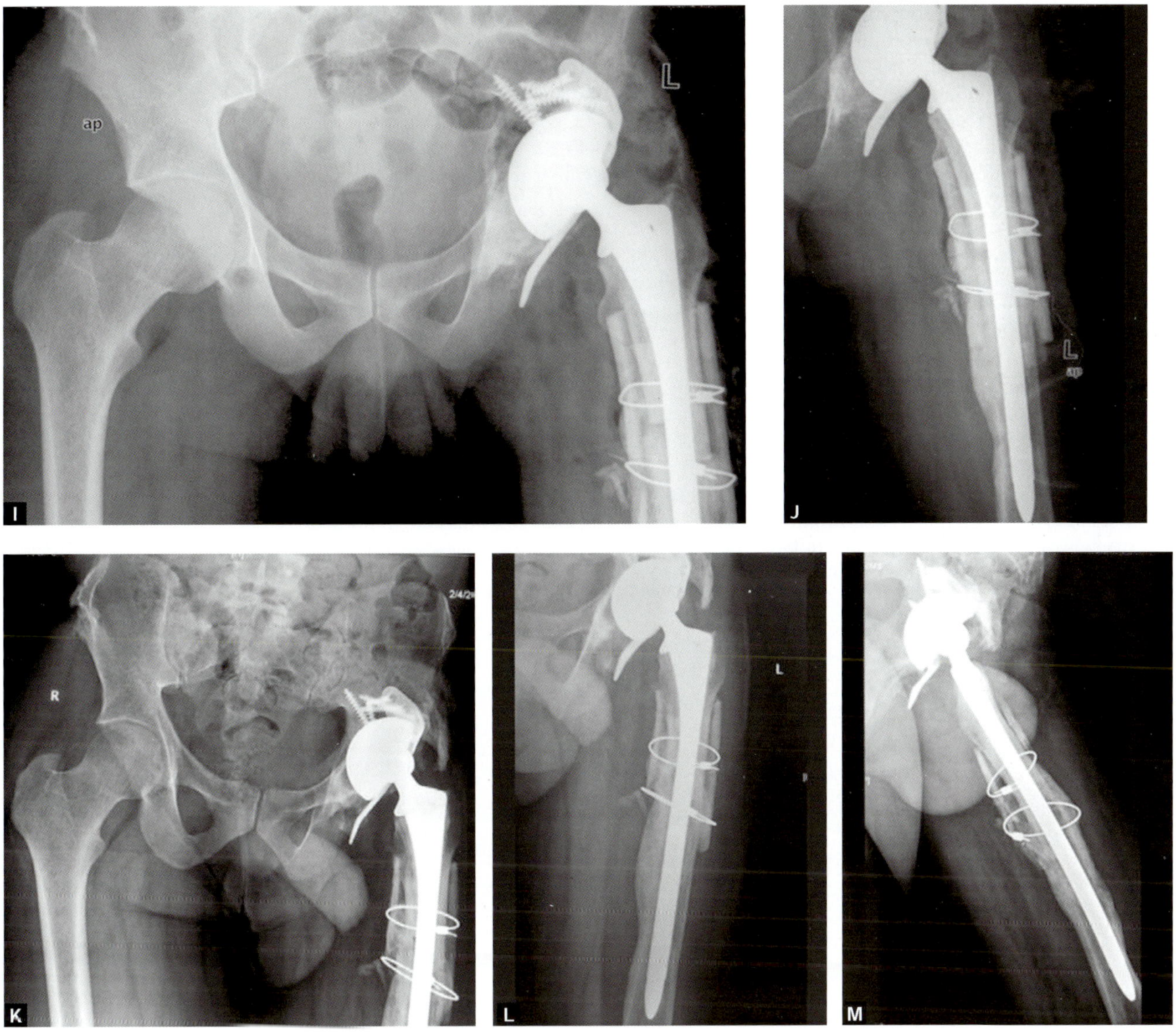

图25.20I~M　(I)2年后的随访双侧髋关节和骨盆正位X线片示左髋关节的APC。(J)2年后的随访左侧髋关节和股骨正位X线片示APC的愈合。(K)5年后随访双侧髋关节和骨盆正位X线片示左髋关节的APC。(L)5年后的随访左侧髋关节和股骨正位X线片示APC的愈合。(M)5年后的随访左侧髋关节和股骨侧位X线片示APC的愈合。

（张晓萌　译　张殿英　审）

参考文献

1. Kurtz S, Mowat F, Ong K, et al. Prevalence of primary and revision total hip and knee arthroplasty in the United States from 1990 through 2002. J Bone Joint Surg Am. 2005;87:1487-97.
2. Rubash HE, Sinha RK, Shanbhag AS, et al. Pathogenesis of bone loss after total hip arthroplasty. Orthop Clin North Am. 1998;29:173-86.
3. Murphy SB, Rodriguez J. Revision total hip arthroplasty with proximal bone loss. J Arthroplasty. 2004;19(4 Suppl 1):S115-S119.
4. Rasouli MR, Porat MD, Hozack WJ, Parvizi J. Proximal femoral replacement and allograft prosthesis composite in the treatment of periprosthetic fractures with significant proximal bone loss. Orthop Surg. 2012;4(4):203-10.

5. Tsiridis E, Spence G, Gamie Z, et al. Grafting for periprosthetic femoral fractures: strut, impaction or femoral replacement. Injury. 2007;38:688-97.
6. Babis GC, Sakellariou VI, O'Connor MI, et al. Proximal femoral allograft-prosthesis composites in revision hip replacement: a 12-year follow-up study. J Bone Joint Surg Br. 2010;92:349-55.
7. Wang JW, Wang CJ. Proximal femoral allografts for bone deficiencies in revision hip arthroplasty: a medium-term follow-up study. J Arthroplasty. 2004;19:845-52.
8. Gross AE, Hutchison CR. Proximal femoral allografts for reconstruction of bone stock in revision hip arthroplasty. Orthopedics. 1998;21:999-1001.
9. Haddad FS, Spangehl MJ, Masri BA, et al. Circumferential allograft replacement of the proximal femur: A critical analysis. Clin Orthop Relat Res. 2000;371:98-107.
10. Malhotra R, Kiran Kumar GN, K Digge V, Kumar V. The clinical and radiological evaluation of the use of an allograft-prosthesis composite in the treatment of proximal femoral giant cell tumours. Bone Joint J. 2014;96-B(8):1106-10. doi: 10.1302/0301-620X.96B8.33611.
11. Lee SH, Ahn YJ, Chung SJ, Kim BK, Hwang JH. The use of allograft prosthesis composite for extensive proximal femoral bone deficiencies: a 2- to 9.8-year follow-up study. J Arthroplasty. 2009;24(8):1241-8.
12. Sternheim A, Rogers BA, Kuzyk PR, Safir OA, Backstein D, Gross AE. Segmental proximal femoral bone loss and revision total hip replacement in patients with developmental dysplasia of the hip: the role of allograft prosthesis composite. J Bone Joint Surg Br. 2012;94(6):762-7.
13. Rogers BA, Sternheim A, De Iorio M, Backstein D, Safir O, Gross AE. Proximal femoral allograft in revision hip surgery with severe femoral bone loss: a systematic review and meta-analysis. J Arthroplasty. 2012;27(6):829-36.e1.

第 26 章

股骨巨型假体在髋关节翻修术中的应用(包括全股骨置换)

Timothy E. Ekpo, Adolph V. Lombardi

概述

随着人们对生活质量要求的逐渐提高,选择全髋关节置换的患者逐渐年轻化。尽管 THA 已被证实是临床上最成功的手术之一,且假体的材料和手术技术亦在改进,但是假体的寿命是有限的,而且并发症是不能完全避免的。无菌性松动、机械性失败、感染和假体周围骨折都是髋关节翻修手术的指征。随着平均寿命的延长和运动量的增加,翻修的数量和难度也会相应增加。不管翻修的原因如何,骨量的缺损和骨的质量都是此类复杂病例的限制因素。为达到理想的重建效果,选择有效的手术方式并正确实施至关重要。

同种异体骨-假体复合体 (allograft-prosthesis composite, APC)(图 26.1)、股骨近端巨型假体(图 26.2)和全股骨假体(图 26.3)均可供翻修术选择。但是合并严重的骨髓炎和软组织缺损的患者则只能采取关节融合术和关节离断术。

APC 适合合并股骨近端缺损的年轻患者。其优势之一是可以结合同种异体骨。但是长期随访研究报道 APC 面临着同种异体骨再吸收的问题,而且手术技术难度较大,因此临床应用较少。假体的改良和发展也是 APC 应用降低的原因[1,2]。

巨型假体(也称为肿瘤假体)早期是为股骨肿瘤切除术后的缺损重建而设计。良好的临床效果使其适应证扩大,应用于股骨缺损较重的髋关节翻修术[3]。

第一代巨型假体由非组配的定制植入物组成,柄的尺寸、颈长和偏心距是固定的。改良的巨型假

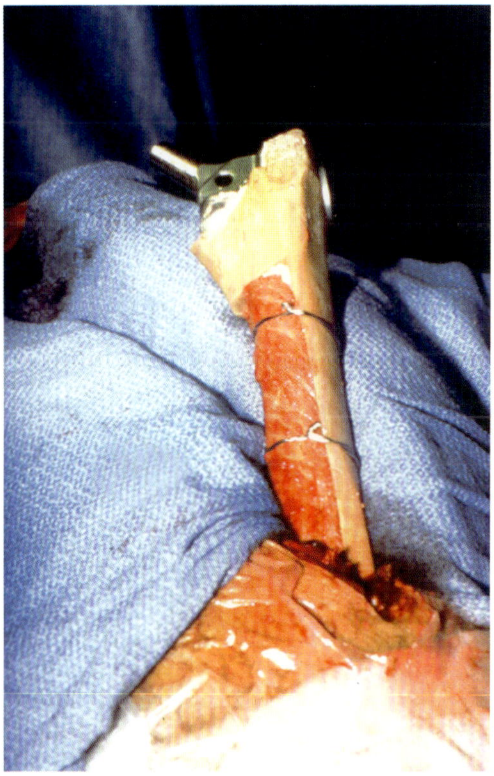

图26.1 图像显示髋关节同种异体骨-假体复合体的应用。(Photograph reproduced courtesy of Joint Implant Surgeons, Inc., New Albany, Ohio)

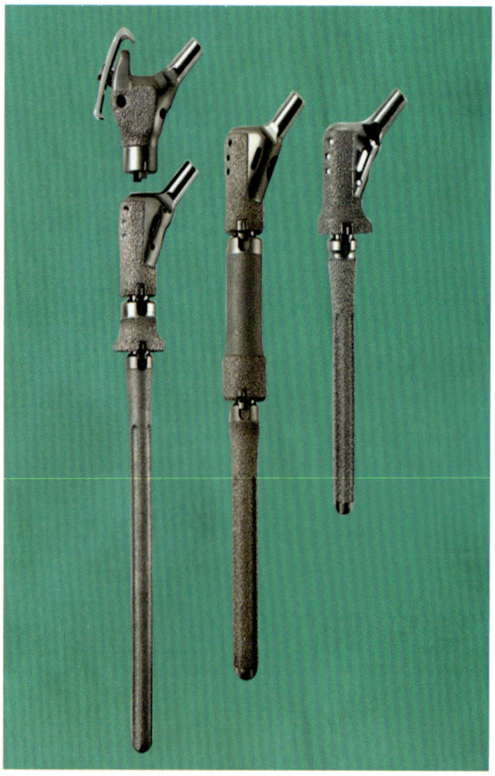

图26.2 组配式股骨近端巨型假体为重建严重骨缺损的股骨提供了较为可靠的选择。图示骨科拯救系统（Zimmer-Biomet，Inc.，Warsaw，Ind.），其具有不同尺寸的柄，可以提供有效的插入固定。（Photograph reproduced courtesy of Zimmer-Bionet，Inc.）

体由组配式的植入物组成，为不同的病例提供多种个体化的选择方案从而达到更好的重建效果。可以使用骨水泥固定或加压固定，不同的模块的组合、延长杆的尺寸多样化使近端假体的重建更精准。巨型假体最大的弊端就是无法重建髋关节的外展机制。但是，APC 和巨型假体在疗效和并发症发生率是否有显著差距仍未完全证实[4]。

患者通常已经历过多次手术，合并症多、股骨解剖结构改变、外展机制紊乱以及大量的瘢痕组织，都会使围术期的并发症发生率增高。尽管翻修手术并发症发生概率高、操作复杂，仍有许多文献报道大部分翻修患者术后患肢功能可以得到显著的改善，疼痛可有效缓解[2,3,5,6]。

分型

翻修时股骨骨缺损分型有多种，我们采用 Mallory 分型法（图 26.4）[7]。

根据术中股骨的形态分成 3 型。Ⅰ型股骨的皮质及皮髓质交界处完整，应用常规假体（水泥型或非水泥型）即可完成对股骨的翻修。Ⅱ型股骨皮质完整，皮髓质交界处缺损。Ⅲ型股骨皮质和皮髓质交界处均不完整。Ⅲ型股骨又被分为 A、B 和 C3 个子类。ⅢA 和ⅡB 型股骨皮质的缺损主要在股骨近端。ⅢC 型股骨的近端缺损 1/3~1/2，是最难翻修的股骨类型。此类型股骨通常使用 APC 或近端股骨替代物。

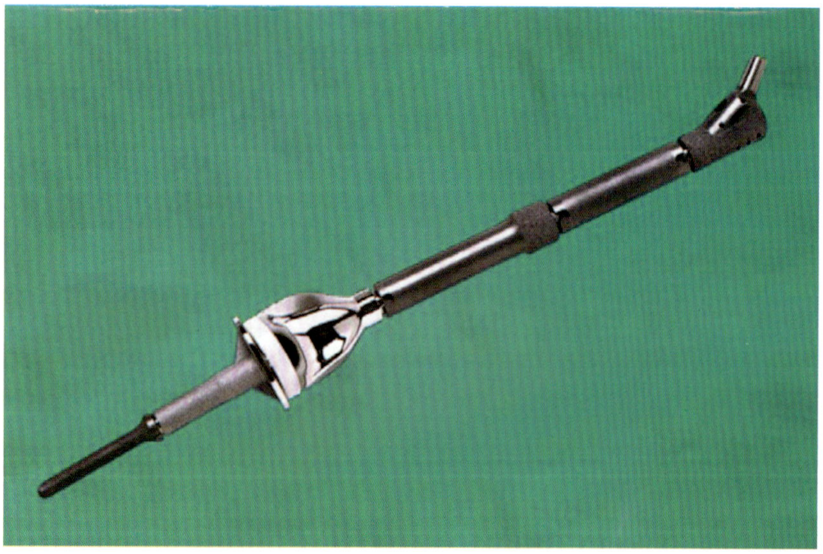

图26.3 图像显示骨科拯救系统的肿瘤型全股骨置换假体（Biomet）。（Photograph reproduced courtesy of Zimmer-Biomet，Inc.）

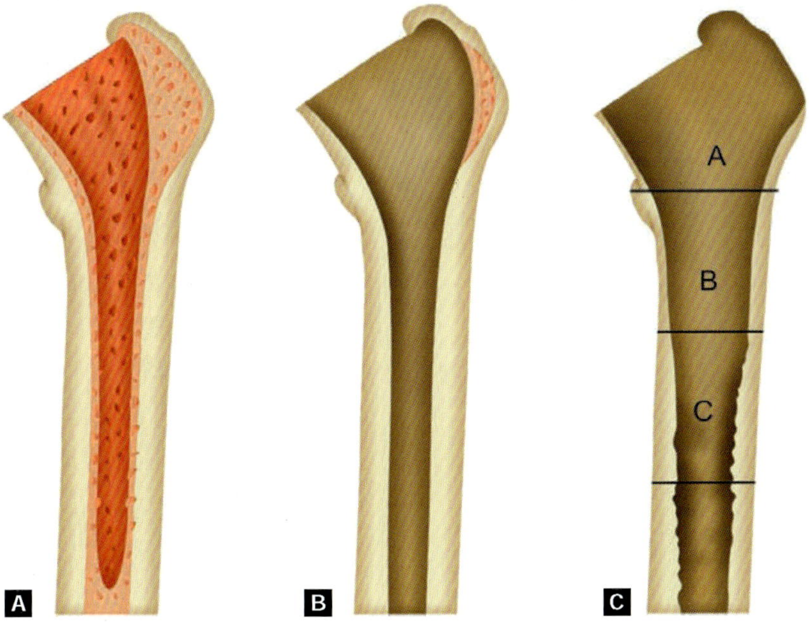

图26.4A~C Mallory分型法用于帮助制订全髋关节翻修术术前计划。Ⅰ型股骨缺损(A)不但有充足的松质骨,同时近端股骨的皮质仍完整的保留。Ⅱ型骨缺损(B)有完整的骨皮质,但是其松质骨是有缺损的。Ⅲ型骨缺损(C)是指松质骨容量和皮质骨结构同时缺损。Ⅲ型骨缺损可根据骨皮质缺损区域继续划分。ⅢA型的缺损区域在小转子之上。ⅢB型的缺损区域在小转子和峡部之间。ⅢC型的缺损区域包括峡部和股骨远端的缺损。(Illustration reproduced courtesy of Joint Implant Surgeons, Inc.)

适应证和禁忌证

股骨巨型假体适用于股骨近端严重的骨缺损,大多数翻修柄无法有效固定重建的患者。包括全髋关节置换失败合并骨溶解和应力遮挡、截骨失败和粉碎性股骨骨折内固定失败或骨折不愈合[8]。文献报道,严重的假体周围骨折,特别是温哥华评分ⅢB型的患者,应用此类假体疗效满意[9]。

与年轻人相比,体弱的老年人更适合股骨近端置换术,因为活跃的患者假体失败的风险要显著增加。对于运动要求比较高的患者,应尽可能保留股骨骨量,为将来再次重建做准备。

与大多数重建相同,活动期的感染是巨型假体置换的禁忌证。股骨缺损远端残留小于 10cm 的假体固定不可靠,有可能导致早期翻修失败,不建议应用巨型假体。由于手术复杂且对身体条件要求高,严重的麻醉禁忌证也是手术的相对禁忌证。

如果残余骨量太少,可以考虑全股骨置换术。全股骨置换的临床适应证:同侧髋、膝关节置换术伴随粉碎性假体周围骨折(合并或不合并失败的内固定)、股骨髁上骨折伴随膝关节退行性变和长柄型全髋关节置换(合并或不合并失败的内固定)、股骨近端骨折伴随髋关节退行性变和全膝关节置换、长柄型全髋关节置换失败和(或)全膝关节置换术、长柄型全髋关节置换失败合并同侧膝关节退行性变以及长柄型全膝关节置换失败合并同侧的髋关节退行性疾病。

全股骨置换术有两种:髓内全股骨置换系统(图 26.5)和肿瘤型全股骨置换系统(图 26.3)。髓内型全股骨型假体由股骨髋部模块、中间连接段、膝股骨模块组配。此类假体用于保护残存的股骨。髓内型全股骨系统的最大优势在于其可以保留肌肉的附着点。当股骨没有残留的时候,则只能选用肿瘤型全股骨系统。肿瘤型全股骨系统在手术技术上难度虽然可能较髓内股骨系统低,但是其最主要的问题是该系统无法保留肌肉的附着点。

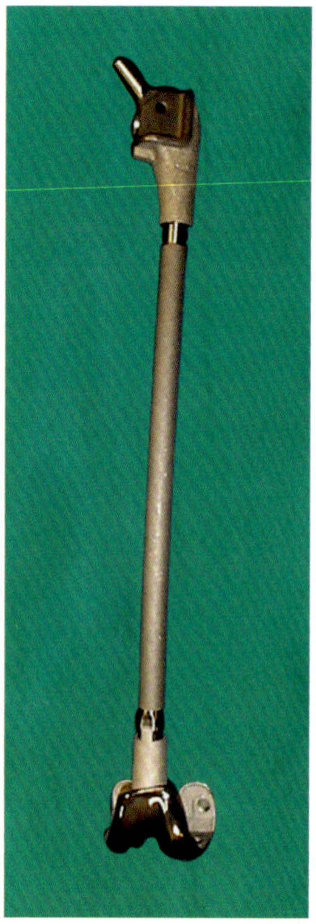

图26.5 图像显示髓内型全股骨型假体，其由一个Mallory-Head Modular Calcar近端组件通过中间组件连接一个Maxim Posteriri-Stabilized Constrained 膝关节植入物组成。(Photograph reproduced courtesy of Joint Implant Surgeons，Inc.)

术前准备

为了达到良好的术后效果，近端股骨置换术和全股骨置换术需要精湛的手术技术和全面的术前准备。明确的病史和体格检查也许是术前准备中最重要的。所有准备行近端或全股骨置换的患者需要最基本的实验室检查，包括C-反应蛋白(CRP)、红细胞沉降率(ESR)和血常规(CBC)，评估是否有潜在的感染。如果高度怀疑感染，则需要对髋关节进行穿刺活检，穿刺液送细菌培养和药敏试验，同时行差异细胞计数。慢性感染的髋关节，不同病例关节液的白细胞计数和中性粒细胞百分比(PMN)也不同。但是，有文献报道，白细胞计数每升3000个和中性粒细胞百分比80%为置换术后感染[10,11]。

术前即应采取措施改善患者的健康状况、控制相关并发症。对手术步骤、下肢长度差异的可能性和术后预期功能要重点讨论。向患者强调术后需要经历较长的康复期。术前外展肌和下肢功能状态是术后功能的前提。告知患者包括机械断裂、感染和脱位等在内的并发症的风险。另外，对于合并低血红蛋白和红细胞比容水平低的患者，还要考虑术前应用促红细胞生成素。术前还需要改善患者的营养状况，并建议患者戒烟。

下一步我们需要评估下肢长度差异，可通过肢体测量和双下肢力线全长片影像学评估。通过标准的股骨、髋关节和骨盆(髋关节正侧位和股骨扫描)影像学检查评估骨骼的解剖结构和骨缺损。

骨缺损的评估有助于制订剩余股骨的重建方案，包括骨水泥的去除、原有股骨假体的取出方式以及选择合适类型和尺寸的柄。通过股骨皮质找到确定截骨位置。另外，利用假体试模测量模块组件的大小和颈长，尽可能恢复下肢的长度。对于股骨解剖改变明显的病例，可以参考健侧。影像学评估还可识别既往股骨骨折导致的畸形，避免股骨柄插入柄时的意外阻碍。先前的手术记录和植入物记录，亦有助于术前计划的进行。

还要强调一些术前注意事项，包括髋臼各元件的情况。位置、稳定性、模块性、聚乙烯内衬和限制性装置的有效性以及股骨头的尺寸等。为了防止翻修术中或术后出现无法纠正的髋关节脱位，必须准备好限制性内衬或其他限制性假体。如果现髋臼假体无可用的限制性内衬，或无法通过骨水泥与限制性内衬固定，还需要准备髋臼翻修假体。

手术技术

手术当天，麻醉团队会在术前准备区对患者进行评估。在我们医院，一般采用蛛网膜下腔阻滞联合气管插管，以确保患者气管畅通、为其提供充足的放松。

患者从手术准备间到手术室的过程中注射抗生素。常规应用1~2g的一代头孢菌素(青霉素过敏的患者给予900mg克林霉素) 和80mg庆大霉素。麻醉诱导成功后，患者取仰卧位，测量下肢长度。手术开始前，确保假体和试模到位，并准备好手术台。翻修手术伤口并发症和感染的风险很高，所以要严格控制所有的易变因素，包括手术室的环境、抗生素的预防、皮肤的消毒、细致的术前准备、无菌铺单和仔细的组织处理。

患者取健侧卧位,手术髋关节面向手术野。铺单前,在周围神经易受压的区域和骨性突起区域做好内衬保护。铺巾时保留髂前上棘至膝关节的整个髋部及大腿。切口自大转子顶点近端约 5~10cm,沿着大腿外向远端延伸。我们一般会标记出原手术切口,并尽可能延用原手术切口进行操作。另外,尽可能地去除瘢痕。依次切开皮肤、皮下组织至阔筋膜,适当分离组织层面以便术后切口缝合。术中识别并保护坐骨神经,避免过度的牵拉和损伤。良好的软组织处理有利于术后功能恢复、减少并发症,处理起来要当心。保留包括外展肌和股外侧肌在内的一系列软组织袖套,以防止转子的移位或缺失。我们可以通过或不通过转子部分创建这个袖套。将股外侧肌与前 1/3 臀中肌一起剥离并抬起后,联合屈曲、外旋、内收使股骨更容易进行前脱位。因为此类病例以大量的股骨近端缺损为特点,所以取出股骨侧假体相对容易。

近端股骨置换

尽量小心地保留残余骨上的软组织。小心地处理并保留残余股骨,这是原则。为减少失败的风险,须清创去除之前的骨水泥和坏死组织。术中选取组织送冰冻切片病理以排除感染。根据术前计划,移除股骨柄时,要谨慎操作防止进一步损伤股骨皮质。充分暴露股骨,确定骨皮质完整的股骨近端并进行截骨。固定假体至少需要 10cm 以上的宿主骨。保留股骨近端骨,尤其是肌肉附着骨,可提供血供。截骨前在股骨皮质上做标记,作为植入翻修柄时评估旋转力线的参考。截骨完成后,行股骨开髓。

是否采用骨水泥固定由股骨远端质量决定。剩余骨量至少满足 4~5cm 的特定直径,可使多孔翻修柄插入摩擦固定,或者使用锥形的、花键链接的翻修柄可以轴向或者旋转插入。如果残留股骨不适合生物固定,可以采用聚甲基丙烯酸甲酯(PMMA)骨水泥进行固定。骨髓腔的处理根据是否选择骨水泥黏合的翻修柄决定。

为消除近端股骨置换中常见的无菌性松动,应力加压技术(ComPreSs)应运而生[12-15]。此技术在假体植入时增加其与骨交界面应力。此技术包括股骨远端的横向切除。植入物表面有多孔涂层,由一系列固定在髓内牵引条上的蝶形垫圈紧压在骨皮质表面。5 个锚钉将一个 3in 的短髓内翻修杆固定于股骨内(图 26.6)。当植入物固定在骨上,垫圈将发生形变,如弹簧般在骨上增加应力。应力直接作用于骨上而非假体上,可以使骨量增加并避免应力遮挡。同时,髓腔也是封闭的,从而避免了骨质溶解。

近端股骨重建需要考虑的两个最重要的问题:一,近端股骨的长度;二,近端股骨组件的定位。对于长度问题,术前准备尤为重要。要考虑下肢长度差异,并用模板评估截骨量和近端股骨的总长度。术前评估先看患者仰卧位时双下肢长度差异,再看侧卧体位时有无差异。这就是之前提出的著名的垂直下肢技术[16]。

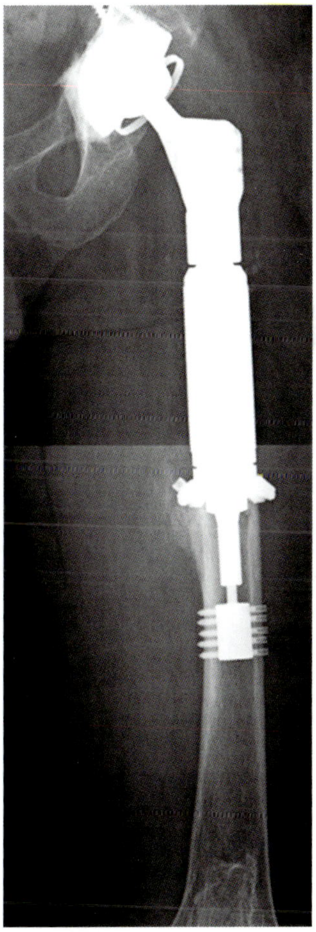

图26.6 应力加压技术(ComPreSs,Zimmer-Biomet)是治疗巨大近端股骨骨缺损的另外一种选择,图像显示左髋正位片。

为满足下肢长度重建,可以增加或减少模块元件来调节近端股骨长度。外侧直切口入路,要求患肢屈膝放置床沿。这样医生在植入假体时方便评估股骨前倾角度。下一步安装合适的模块化组件。如果采用骨水泥固定的方式,则采用第三代骨水泥技术向髓腔注入聚甲基丙烯酸甲酯(PMMA)骨水泥,同时植入骨水泥栓。否则,则应使用压配固定的多孔或锥形翻修柄。在植入股骨柄时,先前在残留股骨皮质上所做的标记可用来作为最佳前倾角度的参考。带前弓设计的股骨假体,在调整前倾角时会遇到困难,但还是应该尽量将近端股骨假体的方向放置在合适的位置以获得理想的前倾角度。

完成近端股骨重建后,开始做髋臼。如果原髋臼组件具有良好的稳定性,且安放角度良好,可予以保留。原假体在稳定性和位置上存在任何问题均应翻修。现有的组配式翻修系统,可通过调整股骨侧垫块来恢复患肢长度。而且,组配式头-颈系统,可进一步根据术中情况进行微调。此外,我们还需要评估坐骨神经的张力。

软组织张力应调整到最佳,以降低术后脱位的风险。如果软组织张力满意,稳定性仍成问题,则可以使用限制性内衬来解决。限制性内衬可以弥补外展肌功能不全引起的软组织张力不足。

外展肌对防止术后脱位和促进患者功能恢复至关重要,因此术中细致修复十分必要。多种假体配件可满足不同情形下的残留外展肌重建。转子截骨后,因为外展肌及周围软组织袖套结构得以保留,可以通过转子爪、锚锁、金属线、不可吸收缝合线或以上方式结合来修复。如果大转子缺失,可将外展肌固定于假体周围或附着于股外侧肌和(或)阔筋膜张肌。此外,假体表面可使有软组织附着的残留宿主骨形成骨长入。5 号 Ethibond 缝线(Johnson & Johnson, New Brunswick, NJ)或 5 号纤维金属线将有活力的骨和软组织固定于假体上。仔细止血后严格缝合切口。

全股骨置换术

患者取侧卧位,患肢面向手术区域。手术入路同上,切口从大转子顶点近端约 5~6cm 处向远端延伸。外展肌群从股骨近端的分离程度取决于近端股骨的情况。此类患者的近端股骨基本没有残余,这也是全股骨置换的必要条件。然后,术者须决定使用髓内型的全股骨系统还是肿瘤型全股骨系统,确定手术入路。这两种类型的假体都要先显露出髋、膝关节,然后取出假体(图 26.7A 和 B)。股骨假体取出后,再去显露膝关节就非常困难了。全股骨置换中髓腔的显露大同小异,膝关节的显露差别明显。

髓内型全股骨置换术

髋关节显露后,刀口向膝关节延伸,最好以标

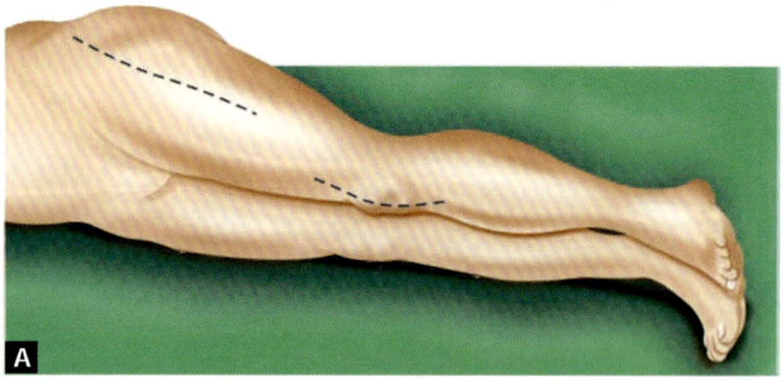

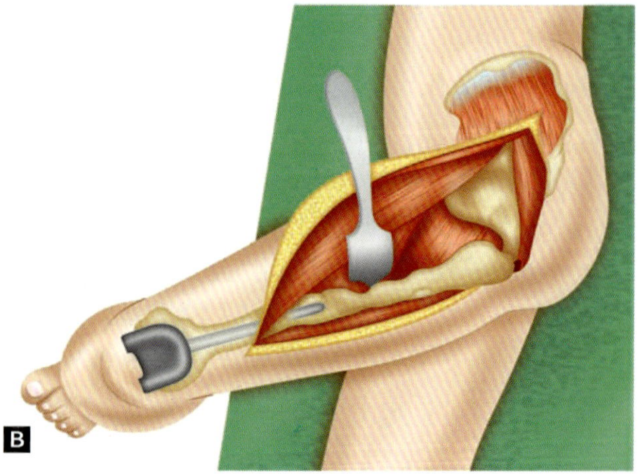

图26.7A和B 图像显示全股骨置换术髋部及膝部的切口位置(A)和暴露方式(B)。(Illustration reproduced courtesy of Joint Implant Surgeons, Inc.)

准的髌前正中入路行一个长正中切口。如果需要取出胫骨假体，则使用标准的翻修技术处理胫骨，并使用翻修延长杆。髓内型全股骨置换时，胫骨应用髁限制性假体即可。髓内型全股骨置换要保留远端股骨，应用标准的翻修技术小心地取出膝关节股骨假体，尽可能多地保留原有的股骨。然后行髋关节脱位，取出股骨头假体。再行髋臼手术，参考前文所述，选择去除髋臼假体或保留髋臼只更换内衬。用传统翻修方法行重建术。安装好胫骨假体，将髓内型全股骨假体从膝部插入股骨，用 PMMA 骨水泥固定于保留的股骨上。然后将合适型号的近端股骨部分与之相连接，选择合适长度的头/颈装置连接股骨头(图 12.6 和图 12.10)。

肿瘤型全股骨置换术

髋关节显露后，与髓内型全股骨置换术一样处理膝关节。处理胫骨，安装延长杆翻修假体。然而，旋转铰链式胫骨假体可弥补韧带缺失所致的不稳定，更适合肿瘤型全股骨置换术。肿瘤型全股骨置换术中远端股骨的暴露，使用股骨剥离入路通过骨膜下剥离去除全部的远端股骨。再行髋臼手术，选择去除髋臼假体或保留髋臼只更换内衬。用传统翻修方法行重建术。肿瘤型翻修假体的股骨部分全部由膝部植入。然后将合适的袖套、轴管和支架组装到膝关节胫骨平台，安装合适的头/颈单元植入髋臼。根据髋关节软组织的情况，特别是外展肌保留情况，决定是否使用限制性内衬。植入髋、膝关节假体后，再测试髌骨关节的轨迹。必要时行外侧支持带松解及骨内斜肌的紧缩以改善髌骨轨迹。切口缝合后，患者改为仰卧位，放置外展枕。由于手术复杂，通常需要在深部组织和皮下组织放置引流管。

术后管理

术后 24 小时嘱患者卧床休息。术后应用抗生素预防感染。尽管一些外科医生认为这些复杂的病例合并感染的概率较高，建议延长抗生素的使用时间，但笔者仅静脉应用抗生素 48 小时。经典的抗生素预防包括应用一代头孢菌素和庆大霉素，并在之后口服一代头孢菌素 10 天。另外，术后 24 小时内开始抗凝，而不是等到伤口血流动力学稳定后。

接受全股骨置换的患者绝大多数都是老年人，为了降低相关内科并发症的风险，鼓励他们早期开始功能锻炼。根据重建情况决定负重。保留髋臼假体的骨水泥固定型翻修术后患者，可根据患者的耐受情况选择是否完全负重。但是，髋臼也行翻修的患者，则要免负重 6~8 周。同样地，非骨水泥固定型近端股骨翻修术的患者，术后免负重 6~8 周以利于骨长入。髓内型全股骨置换的患者，如果其胫骨组件是骨水泥型或混合型，且髋臼未翻修的，可以负重。肿瘤型全股骨置换术后的患者，如果同时翻修了髋臼，则应免负重 6~8 周。

并发症

巨型假体近端股骨置换术并发症较多。脱位是术后最常见的并发症，其发生率为 2%~37%[17-19]。外展肌功能不全和多次手术史是导致翻修术后失稳脱位的主要因素[20]。为了获得适宜的软组织张力，需要细致地修复关节周围软组织袖套，以期外展肌得到牢固的附着、选择合适型号的假体。可使用限制性内垫来稳定股骨头假体以防止脱位。此外，术后使用外展支具，有助于恢复期假体的稳定，减少脱位的发生[18]。无菌性松动是近端股骨置换术后第二常见的并发症，文献报道发生率为 5%~19%[21]。骨-骨水泥-假体交界处的高扭转力和应力是促成假体早期松动发生的因素。远端股骨至少保留 10cm 有助于降低无菌性松动的发生率[20]。

感染是另一种常见的并发症。行近端股骨置换的患者软组织条件差、既往多次手术史、感染史以及免疫缺陷，这些都会增加感染风险。想要杜绝感染很难，大多数情况需要取出植入物，放置含抗生素的骨水泥间隔物后行二期置换。彻底清创选取组织样本行冰冻切片病理检查，静脉应用至少 6 周的抗生素治疗。对感染无法有效控制的患者，可能需要行关节融合术或关节离断术。

全股骨置换术术后的并发症与使用股骨巨型假体相似，脱位也是其最主要的并发症。我们研究了在 1987—2005 年间 75 例全股骨置换术的患者，包括23例患者需要行二次手术的并发症情况[22]。11例患者行清创治疗感染,其中6例行二期全股骨置换术成功,3例最终采取了髋关节离断术。7例因为脱位行内衬更换或髋臼翻修术。2例因无菌性松动行胫骨假体翻修,1例因无菌性松动采取髋臼翻修,1例因血肿而切开引流和清创,1例行髌骨/股四头肌腱成形术;还有1例因胫骨假体周围骨折行切开复位内固定。

疗效和讨论

数个研究认为,尽管手术有较高的并发症发生率[2,17-19,22-25],但其能为患者带来功能的改善和疼痛的缓解。有几个大型系列研究报道,股骨假体5~12年存活率为73%~64%[17,25]。在两例10~35年的长期随访报告中,全股骨置换可得到长时间的生存率和持续的功能改善[26,27]。值得注意的是,这些都是补救手术,因此,疗效是多变的,同时相关并发症也很多,但是在这一复杂的患者群体中,没有别的选择,使用股骨巨型假体是最好的选择。

结论

股骨巨型假体为股骨严重缺损的患者提供了一个可行的重建选择。适用于低体力要求者和老年患者。股骨缺损较重者适宜全股骨置换。此类患者可选择的术式有限, 全股骨置换术虽然较为激进,但对大部分患者,可维持其生活质量。尽管该手术有较高的并发症, 但对于极具挑战的病例而言,重建仍是较合理的选择。手术的成功需要完善的术前计划、精细的手术操作以及改良的术后物理疗法和康复计划。

技巧和警告

- 术前计划至关重要。合理的影像学检查评估双下肢长度的准确差异。应当告知患者能否实现双下肢等长。当试图纠正双下肢长度差异时,应告知患者引起坐骨神经麻痹的可能性。
- 术前采取措施将患者身体状况调整到最佳。
- 采取髋关节、膝关节均容易显露的体位。建议半侧卧位,或者铺单消毒之前由术者决定可同时行髋、膝关节手术入路的体位。
- 合适的麻醉是必不可少的。建议控制血压以减少围术期失血。
- 严格评估髋臼假体的位置和固定方式。如果髋臼牢固但位置不正确,则需要翻修。内衬的兼容性和有效性也是保留或翻修髋臼需要考虑的因素。接受近端或全股骨置换的患者通常髋关节软组织缺损,而脱位是常见的术后并发症。因此,臼杯必须放置在最佳位置,也可以考虑使用限制性内衬。
- 胫骨假体植入的位置和方向要谨慎。良好的髌股轨迹需胫骨假体适度外旋相匹配,特别是髁限制性关节假体。
- 伸膝装置的挛缩导致肢体的短缩。因此开展重建手术的同时要注意伸膝装置的紧缩程度和膝关节的屈曲程度,同时注意挛缩对髌股轨迹的影响。
- 缝合时认真评估髌股轨迹。可通过外侧支持带松解,必要时行股内侧斜肌紧缩改善髌股轨迹。
- 患者术后卧床休息至少24小时。在伤口血流动力学稳定后再循序渐进地实施物理疗法和康复计划。

(孟洪正 译 袁振 审)

参考文献

1. Haddad FS, Garbuz DS, Masri BA, Duncan CP. Structural proximal femoral allografts for failed total hip replacements: a minimum review of five years. J Bone Joint Surg Br. 2000;82(6):830-6.
2. Malkani AL, Settecerri JJ, Sim FH, Chao EY, Wallrichs SL. Long-term results of proximal femoral replacement for non-neoplastic disorders. J Bone Joint Surg Br. 1995;77(3):351-6.
3. Sim FH, Chao EY. Hip salvage by proximal femoral replacement.J Bone Joint Surg Am. 1981;63(8):1228-39.
4. Clarke HD, Berry DJ, Sim FH. Salvage of failed femoral megaprostheses with allograft prosthesis composites. Clin Orthop Relat Res. 1998;356:222-9.
5. Dobbs HS, Scales JT, Wilson JN, Kemp HB, Burrows HJ, Sneath RS. Endoprosthetic replacement of the proximal femur and acetabulum. A survival analysis. J Bone Joint Surg Br. 1981;63-B(2):219-24.
6. Haentjens P, De Boeck H, Opdecam P. Proximal femoral replacement prosthesis for salvage of failed hip arthroplasty: complications in a 2-11 year follow-up study in 19 elderly patients. Acta Orthop Scand. 1996;67(1):37-42.
7. Mallory TH, Lombardi AV, Herrington SM. The effect of surgical technique on long-term survivorship. In: Steinberg E, Garino JP (Eds): Revision Total Hip Arthroplasty, Philadelphia:Lippincott Williams and Wilkins; 1999.pp.89-105.
8. Schoenfeld AJ, Leeson MC, Vrabec GA, Scaglione J, Stonestreet MJ. Outcomes of modular proximal femoral replacement in the treatment of complex proximal femoral fractures: a case series. Int J Surg. 2008;6(2):140-6.
9. Duncan CP, Masri BA. Fractures of the femur after hip replacement. Instr Course Lect. 1995;44:293-304.
10. Parvizi J, Zmistowski B, Berbari EF, Bauer TW, Springer BD, Della Valle CJ, et al. New definition for periprosthetic joint infection: from the Workgroup of the Musculoskeletal Infection Society. Clin Orthop Relat Res. 2011;469:2992-4.
11. Schinsky MF, Della Valle CJ, Sporer SM, Paprosky WG. Perioperative testing for joint infection in patients undergoing revision total hip arthroplasty. J Bone Joint Surg Am. 2008;90:1869-75.
12. Cristofolini L, Bini S, Toni A. In vitro testing of a novel limb salvage prosthesis for the distal femur. Clin Biomech (Bristol, Avon). 1998;13(8):608-15.
13. Bhangu AA, Kramer MJ, Grimer RJ, O'Donnell RJ. Early distal femoral endoprosthetic survival: cemented stems versus the Compress implant. Int Orthop. 2006;30(6):465-72.
14. Pedtke AC, Wustrack RL, Fang AS, Grimer RJ, O'Donnell RJ. Aseptic failure: how does the Compress(®) implant compare to cemented stems? Clin Orthop Relat Res. 2012;470(3):735-42.
15. Farfalli GL, Boland PJ, Morris CD, Athanasian EA, Healey JH. Early equivalence of uncemented press-fit and Compress femoral fixation.Clin Orthop Relat Res. 2009;467(11):2792-9.
16. Iagulli ND, Mallory TH, Berend KR, Russell JH, Adams JB, Groseth KL. A simple and accurate method for determining leg length in primary total hip arthroplasty. Am J Orthop (Belle Mead NJ). 2006;35(10):455-7.
17. Parvizi J, Tarity TD, Slenker N, Wade F, Trappler R, Hozack WJ, Sim FH. Proximal femoral replacement in patients with non-neoplastic conditions. J Bone Joint Surg Am. 2007;89(5):1036-43.
18. Klein GR, Parvizi J, Rapuri V, Wolf CF, Hozack WJ, Sharkey PF, Purtill JJ. Proximal femoral replacement for the treatment of periprosthetic fractures. J Bone Joint Surg Am. 2005;87(8):1777-81.
19. Bickels J, Meller I, Henshaw RM, Malawer MM. Reconstruction of hip stability after proximal and total femur resections.Clin Orthop Relat Res. 2000;(375):218-30.
20. Crawford SA, Siney PD, Wroblewski BM. Revision of failed total hip arthroplasty with a proximal femoral modular cemented stem. J Bone Joint Surg Br. 2000;82-B(5):684-8.
21. Torbert JT, Fox EJ, Hosalkar HS, Ogilvie CM, Lackman RD. Endoprosthetic reconstructions: results of long-term follow-up of 139 patients. Clin Orthop Relat Res. 2005;438:51-9.
22. Lombardi AV Jr, Berend KR. The shattered femur: radical solution options. J Arthroplasty. 2006;21(4 Suppl 1):107-11.
23. Berend KR, Lombardi AV Jr, Mallory TH, Adams JB, Dodds KL. Total femoral arthroplasty for salvage of end-stage prosthetic disease. Clin Orthop Relat Res. 2004;(427):162-70.
24. Fountain JR, Dalby-Ball J, Carroll FA, Stockley I. The use of total femoral arthroplasty as a limb

salvage procedure: the Sheffield experience. J Arthroplasty. 2007;22(5):663-9.
25. Zehr RJ, Enneking WF, Scarborough MT. Allograft-prosthesis composite versus megaprosthesis in proximal femoral reconstruction. Clin Orthop Relat Res. 1996;(322):207-23.
26. Fabroni RH, Castagno A, Aguilera AL, Steverlynck AM, Zeballos J. Long-term results of limb salvage with the Fabroni custom made endoprosthesis. Clin Orthop Relat Res. 1999;358:41–52.
27. Buchman J. Total femur and knee joint replacement with a vitallium endoprosthesis. Bull Hosp Jt Dis. 1965;26:21–34.

第 27 章

髋关节翻修术中的髋臼重建原则

Rajesh Malhotra, Deepak Gautam

概述

全髋术后翻修的常见原因包括脱位、无菌性松动和感染[1]。翻修病例中,大约 1/8 的病例为单纯髋臼翻修,常见原因为不稳和脱位。单纯的髋臼松动也可见于长期固定的骨水泥髋臼。

单纯的髋臼侧固定失效可能无相关症状。由于松动和骨溶解等造成的"放射学失效"表现,可能与临床症状并不对应。髋臼假体松动可表现为腹股沟区疼痛,这一症状如果仅在负重时出现,提示为无菌性松动。如果在休息时仍然疼痛,多提示感染性松动。如果患者自述病史有"延长引流"或二次手术"冲洗"以及关节清理等操作,多提示感染性松动。同时,在以下方面要多加注意,如前次手术切口瘢痕、短肢畸形、血管神经症状以及同侧膝、踝关节活动情况。

髋关节置换翻修的术前检查包括血沉、CRP、常规 X 线片。进一步的影像学检查可以发现被假体遮挡的大块骨溶解区、炎性假瘤等。对于股骨头表面置换及金属对金属假体置换的患者,即使无相关症状,也应检查血清金属离子水平(钴铬)。

翻修术中髋臼侧重建的方法有很多,选择哪种重建方法取决于术前对髋臼情况的评估,包括感染与否、骨缺损情况等,评估越详细,越有助于术者选择更恰当的翻修方法。髋臼侧骨缺损程度的判断对于髋臼重建非常重要。关于髋臼骨缺损的分类,以前的作者多有著述。本书中我们采用 Paprosky 的分类方法[2]。这一分类方法基于以下几方面:①髋臼上移的方向及幅度来判断骨丢失量;②髋臼假体相对于髂坐线(Kohler 线)的位置;③坐骨骨溶解程度;④泪滴骨溶解程度。在骨盆正位 X 线片上进行上述评估以得出骨盆剩余骨量的多少。上述支撑结构全部存在为Ⅰ型;部分存在为Ⅱ型;完全破坏为Ⅲ型。

单纯髋臼侧翻修的指征

- 单纯髋臼侧假体的失效(无菌性松动、假体周围固定区大范围骨溶解及聚乙烯内衬磨损。
- 髋臼侧假体位置不良导致关节不稳。
- 陶瓷内衬碎裂。

诚然,考虑到假体配伍等因素,有时在行髋臼侧翻修时不得不取出固定良好的股骨侧假体。

股骨假体取出指征包括:

- 需要植入大直径球头——典型情况是在使用早期的 Charnley 骨水泥固定髋臼,长期使用导致臼杯磨损及松动, 而股骨侧也同时使用了同型 Charnley 骨水泥柄。在翻修髋臼时,使用大直径生物臼杯, 导致原有的 22mm 直径的球头不能使用, 或使用后出现假体撞击及关节不稳。
- 股骨头表面置换后的髋臼侧假体失效。

- 股骨柄固定良好，但出现耳轴锥度区磨损。
- 球头与股骨柄不匹配。

髋臼侧翻修原则

- 任何翻修病例，导致前次手术失效的原因必须明确。任何疼痛的髋关节如果没有明确失效原因和疼痛的相关关系易导致翻修失败。
- 所有翻修病例必须排除感染。
- 所有前次手术的细节、假体使用情况以及手术记录、术后情况必须记录在案。
- 对于金属对金属关节的翻修，应在术前行金属去伪影序列CT扫描和血清金属离子水平测定。
- 如发现髋臼假体和（或）骨水泥越过Kohler线突入骨盆，应行CT髂血管造影检查（图27.1A~E）。
- 如果松动的假体/水泥对翻修后的髋臼不造成影响可不取出，前提是非感染关节，尤其是前次手术的假体取出困难或取出风险较大时（图27.2A和B）。
- 术前骨缺损程度必须明确分类，但须知术中骨缺损程度多大于术前预估。

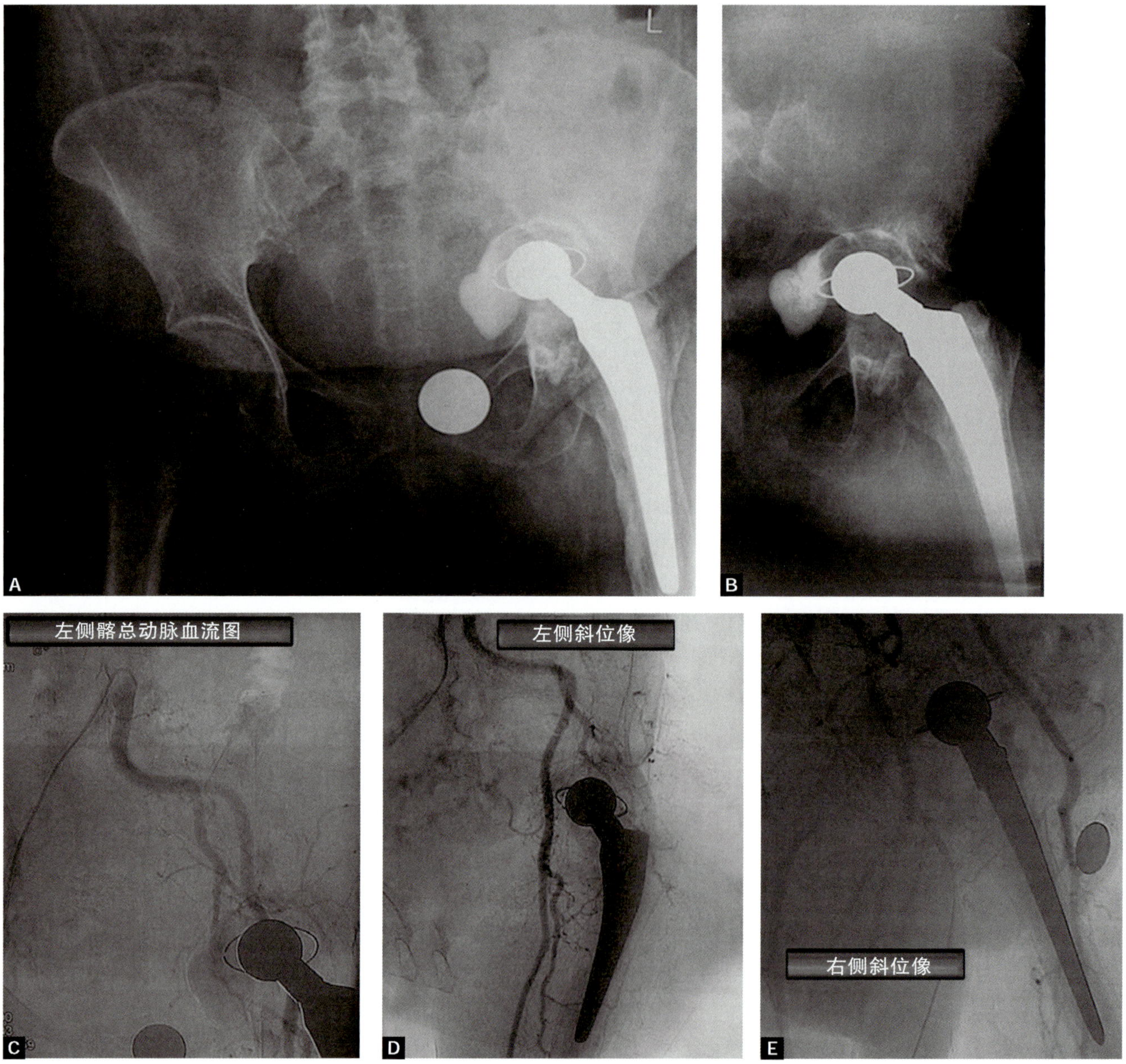

图27.1A~E （A和B）髋臼假体和骨水泥突入骨盆。（C~E）术前CT髂血管造影。

- 术前计划必须考虑前次手术切口及入路、髋臼假体取出器械和股骨假体的锥度。准备好可兼容的不同直径及颈长的股骨头。
- 备好髋臼螺钉的取出器械。
- 对于大范围髋臼骨缺损的病例应准备好骨盆不连续的相应处理。

翻修术中髋臼的重建

髋臼翻修的目标是获得稳定的固定、重建髋关节中心以及良好的关节稳定性。历史经验证明，翻修术中单纯使用聚乙烯臼杯及骨水泥固定的髋臼假体术后效果差，其原因主要是骨水泥不能和髋臼骨床形成牢固的锁定，由此容易导致术后早期固定失效及假体松动[3]。

髋臼翻修的不同方法包括：

单纯更换内衬

更换指征：内衬磨损伴周围骨溶解而臼杯无松动。更换还须包括以下其前提条件：①骨溶解不影响髋臼杯假体固定的稳定性；②臼杯的锁定机制完整；③臼杯位置良好；④假体无感染，金属部件无损伤；⑤假体的型号具有可追溯性；⑥聚乙烯内衬有供货。注意少数情况下，单纯更换内衬仍会出现关节不稳的情况。使用高交联聚乙烯内衬可以降低磨损[4]，同时，更大的内径可提高关节稳定性，但需要考虑未更换的股骨柄是否具备安装大直径股骨头的条件。

Blahad 等报道，良好的术后效果与严格的病例选择分不开[5]。

对于活动需求低的患者，如果出现臼杯锁定机制不良或者髋臼固定良好并且使用了金属对金属大头置换，也可以考虑在原金属杯内使用骨水泥固定聚乙烯内衬的方法[6]。通常情况下，使用小一号的聚乙烯内衬固定以保证骨水泥厚度在 2mm 左右。在非骨水泥固定的髋臼杯中植入骨水泥内衬的方法，既保留了髋臼骨量，又减少了术后并发症，文献报道临床效果良好[7]。对于高龄低需求并且髋关节不稳定的患者，也可以考虑在金属杯中植入限制型骨水泥聚乙烯内衬。

非水泥髋臼杯的翻修

Paprosky Ⅰ型髋臼缺损髋臼相对完整，这类病例非水泥假体植入效果良好。

髋臼翻修手术主要使用非水泥髋臼假体，前提是宿主骨结构完整，可以提供至少 50%的假体覆盖。小的缺损空洞用碎骨移植即可[8]。常用多孔覆盖的钛杯植入螺钉加固以获得压配的效果，该方法长期临床结果报道效果良好[9]。

Paprosky Ⅱ型(ⅡA、ⅡB、ⅡC)和ⅢA 型缺损髋

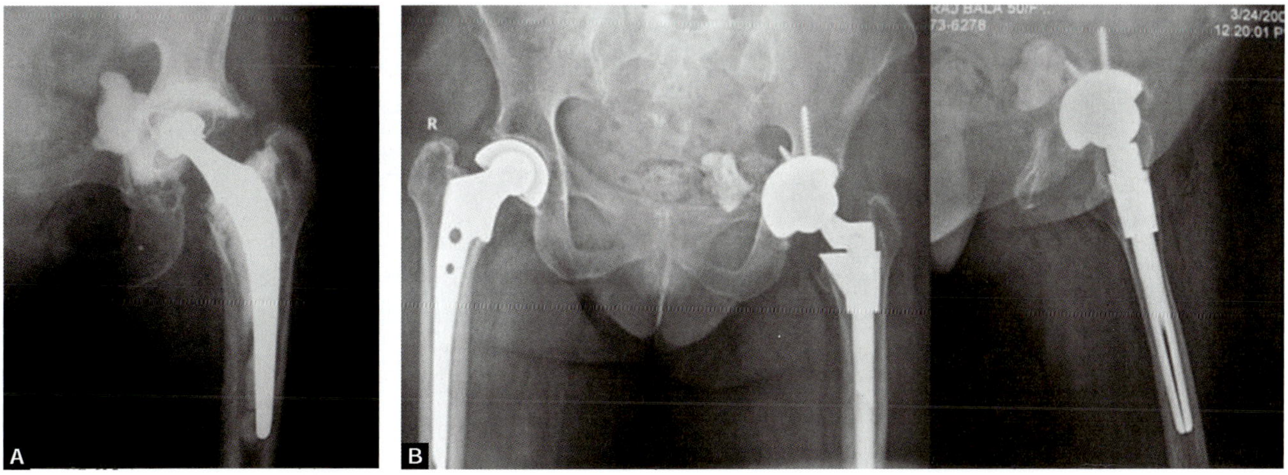

图27.2A和B　非感染型翻修术中骨水泥可不取出，尤其是取出面临极大风险时。

臼获得部分支撑。此类情况可使用 Jumbo 杯和 TMRS®(Trabecular Metal Revision Shell; Zimmer, Warsaw, IN)。

Jumbo 杯广泛应用于髋臼翻修中。其定义并无统一标准,通常将男性大于 66mm、女性大于 62mm 的臼杯称为 Jumbo 杯。如果翻修使用的臼杯大于原臼杯或对侧正常髋臼 10mm 以上,也称为 Jumbo 杯。其应用技术原理为,大号臼杯可以直接消除小的骨缺损,增加骨接触面积及臼缘固定。同时,使用大直径球头也可以提高关节稳定性,文献报道,其长期随访临床效果优良。其潜在缺点包括去除过多的残余宿主骨、降低髋臼中心位置(图27.3A~D)。Jumbo 杯使用的禁忌证:髋臼外上方缺损、后柱缺损等支撑骨不够;射线照射骨植骨因及骨长入情况不可预测,不建议使用;Paprosky ⅢB 型缺损、髋臼内壁缺损大于 2cm 及明显的髋臼周缘骨缺损也不建议使用 Jumbo 杯。

对于显著的髋臼周缘缺损病例,需要使用特殊的非骨水泥假体。金属骨小梁垫块及支撑物可有效解决髋臼边缘骨缺损(图 27.4A 和 B),尤其是髋臼上方及上外侧缺损(图 27.5A 和 B)。这种方法有效替代了椭圆形髋臼杯的使用以及"7"字样植骨(图 27.6A~D)和"飞扶壁"样植骨。

髋臼中心升高

有些髋臼外上方及后柱缺损的病例,使用半球形髋臼杯解剖重建比较困难。可将髋臼假体上移,固定在骨床支撑良好的位置(图 27.7A 和 B)。但是,这种固定方法难以获得良好的软组织张力和正

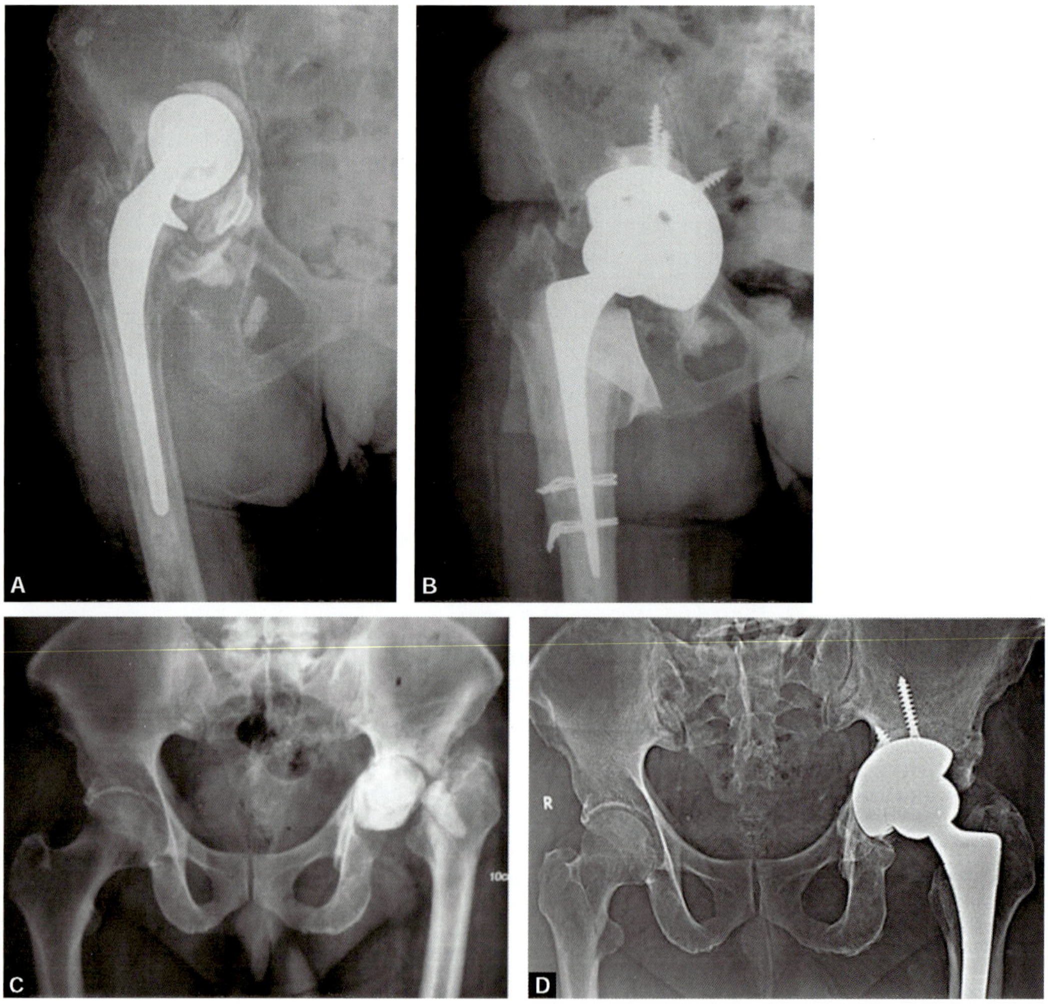

图27.3A~D　(A)失效的骨水泥全髋,髋臼仅残留部分支撑结构。(C)骨水泥旷置术后。(B和D)二期Jumbo杯重建术后。

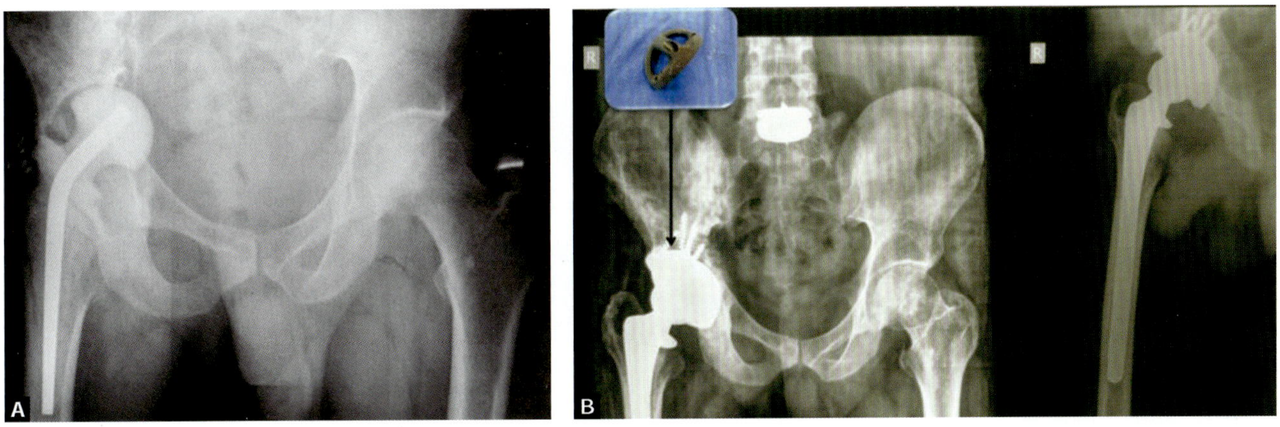

图27.4A和B　感染后骨水泥旷置及二期翻修。(A)抗生素骨水泥旷置。(B) TMRS®假体及 TM 垫块二期翻修。

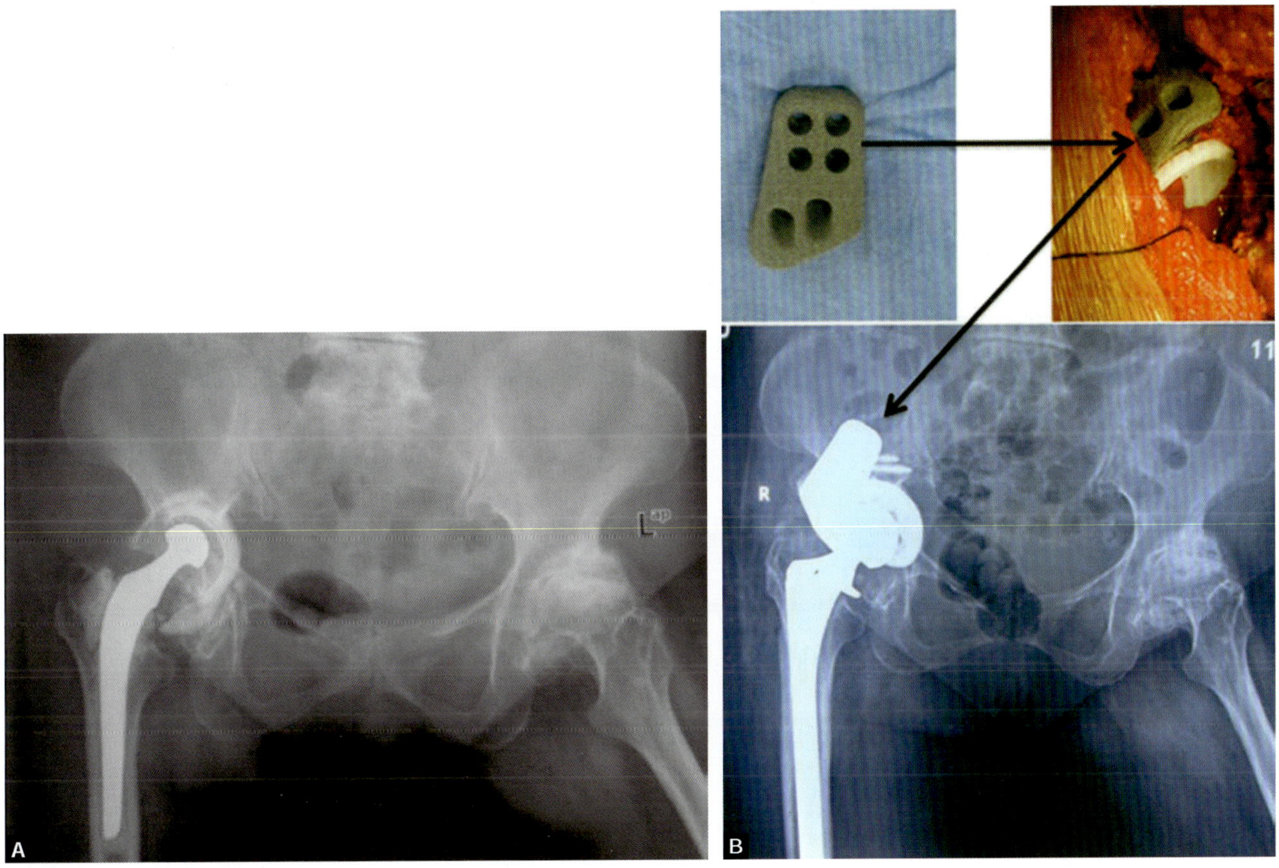

图27.5A和B　(A)骨水泥全髋失效后,髋臼部分支撑结构存在,后柱大段骨缺损。(B)术中所见及术后X线:TM®后柱支撑块及TMRS® 重建。

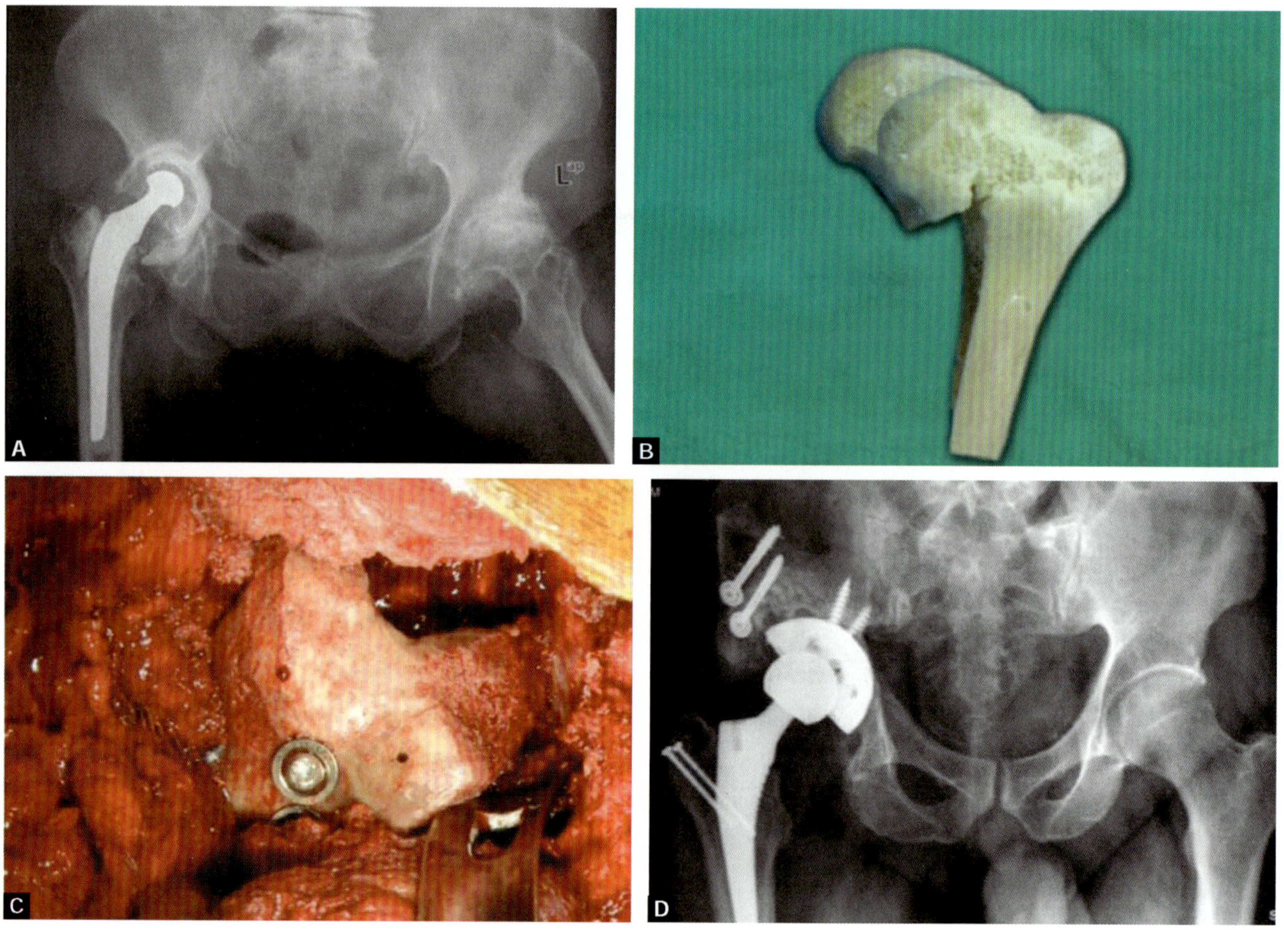

图27.6A~D (A)骨水泥全髋术后失效。(B)"7"字形异体股骨远端植骨。(C)多枚螺钉固定后行髋臼磨锉。(D)重建术后X线片。

常的肢体长度。使用组配柄有利于解决上述问题。文献报道髋臼中心外移和上移增加脱位和假体松动的发生率[10]。高中心的髋臼假体置换需要使用股骨距替代型柄解决肢体长度问题，并且由于其生物力学异常会导致术后跛行！

高孔隙率髋臼杯的使用

高孔隙率涂层的髋臼杯假体的出现对髋翻修手术而言是一个革命性的进步。钽金属骨小梁(Zimmer，Biomet Warsaw)和Regenerex®臼杯均为多孔金属。其他(R_3–Smith and Nephew，Gription，J & J Medical，etc.)为高孔隙率涂层的髋臼杯。上述臼杯均可加强髋臼假体固定的初始稳定性及远期的骨长入效果。即使对于公认的生物固定50%的初始骨接触标准而言，这类臼杯达到40%的标准即可达到稳定的初始固定及良好的远期效果(图27.8A~D)。上述臼杯与带有加强垫块和支撑块的组合使用，可显著减少结构性植骨的使用。此类组合式假体的使用有大宗成功病例报道[11]。

高孔隙率臼杯对于Paprosky ⅡC和Ⅲ型缺损较普通钛杯相比更有优势，后者在严重的骨缺损中使用报道有较高的松动失败率[12]。

翻修术中臼杯–笼式支架(cage)的使用

传统的臼杯–笼式支架在复杂髋臼翻修手术中仍发挥着一定的作用。其使用的适应证包括：

- 保护大块的结构骨移植。
- 当宿主骨量太少以至于不能提供良好的支撑时(节段型及巨大空洞型缺损)。

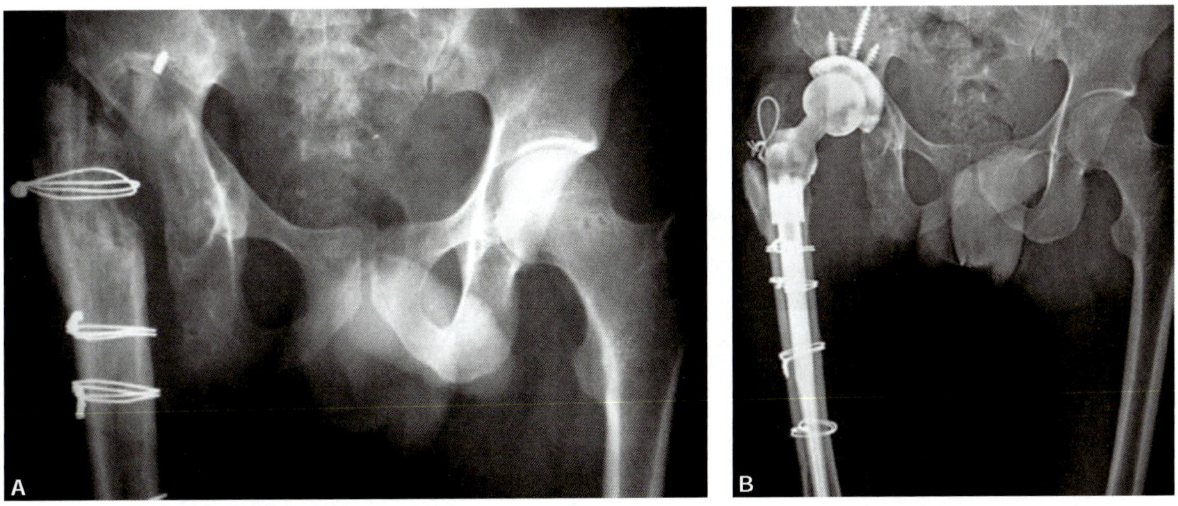

图27.7A和B　(A)全髋感染后头颈切除(girdlestone arthroplasty)术后,注意股骨侧环扎钢丝为固定转子截骨(取柄)。(B)非水泥高旋转中心假体及组合锥形延长股骨柄植入术后。

- 对于有潜在骨长入困难的放疗后骨缺损,为髋臼提供旁路支撑。
- 高龄低需求预期寿命短的患者。
- 骨盆不连续者,尤其是患者经济条件差。此类患者最好同时使用髋臼后柱钢板加固。

臼杯-笼式支架可以有效地连接髂骨和坐骨,并为异体植骨提供保护使其有效整合。支架尽可能大地垂直接触宿主骨并使用倒钩。然后以最佳角度植入骨水泥臼杯以期获得良好的稳定性。须知,臼杯-笼式支架为纯粹意义上的力学固定,并不依赖骨长入。Octopus®支架(Depuy,J & J)是唯一一种生物固定型支架。表面覆有羟基磷灰石涂层。笔者曾使用其进行过复杂髋臼翻修的重建手术及初次置换术中髋臼骨折的病例,效果良好(图 27.9A 和B)。

严重髋臼骨缺损及骨盆不连续的处理

严重骨缺损和骨盆不连续是髋臼翻修中最难处理的情况。可选择的假体有:金属骨小梁髋臼杯(TMRS)-笼式支架(图 27.10A~E),全髋臼植骨[14],慢性骨盆不连续的髋臼牵开技术;定制的三翼状假体等。三翼状定制假体可有效解决髋臼大范围骨缺损和骨盆不连续,其不足之处为假体昂贵、定制等待时间长、术后脱位发生率高等[15]。

髋臼骨缺损状态依据 Paprosky 分类,依据 Paprosky 分类制作了不同情况下髋臼翻修的流程图(流程图 27.1)。

总结,详细的病史收集,包括体格检查、实验室检查、影像学检查等在内的仔细评估,才是应对失效髋关节翻修的法宝。前次手术史、假体使用情况以及后续的随访须详细记录在案。翻修前必须弄清关节失效的原因。评估骨缺损程度有利于翻修方法的选择。与传统的植骨相比较,现代新型植入材料及假体为我们提供了更强的处理骨缺损的能力。

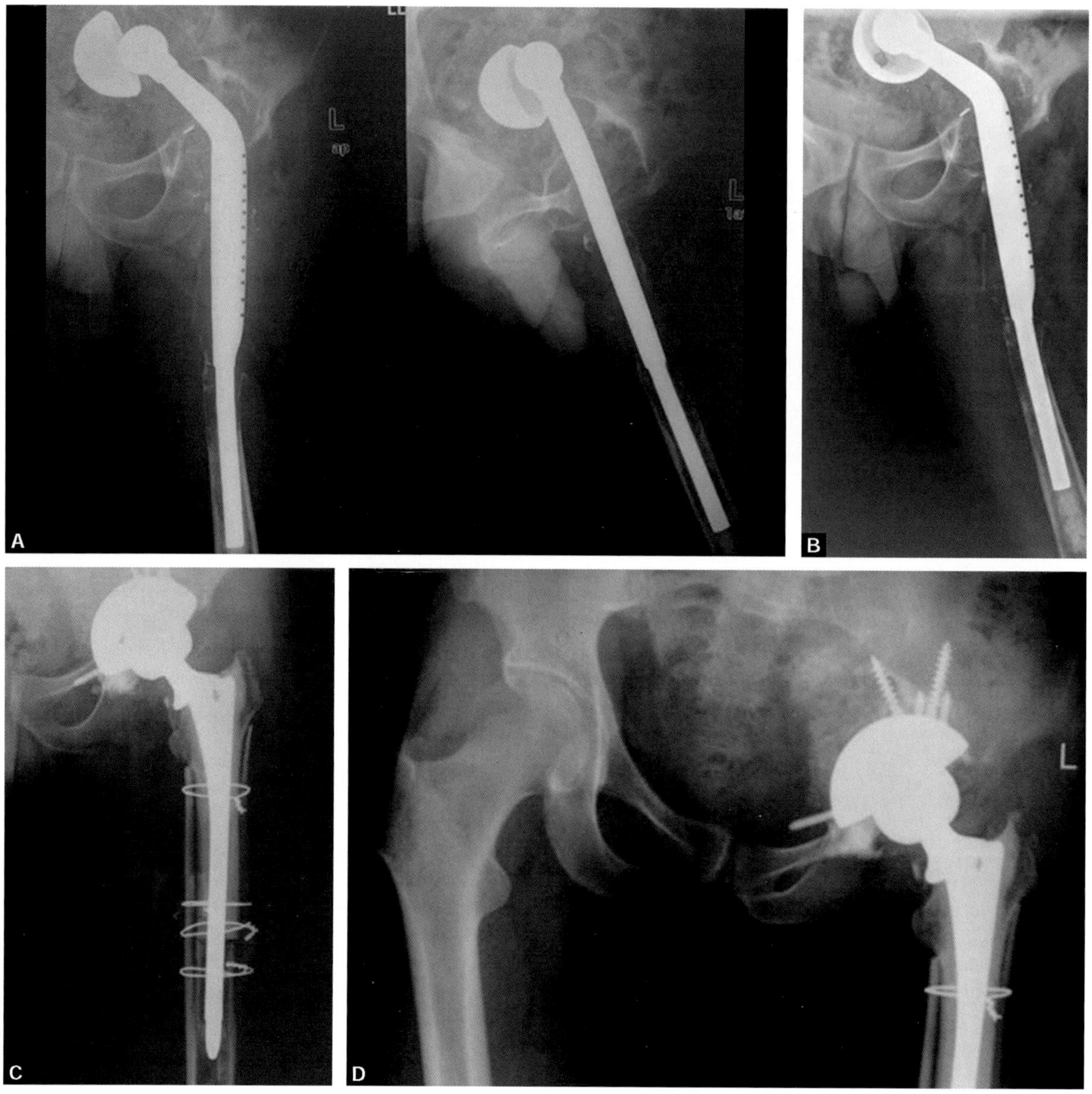

图27.8A~D　(A和B)男性年轻患者股骨近端巨细胞瘤术后4年，假体脱位突入骨盆。注意髋臼及股骨近端有大段骨缺损。(C和D)TMRS及Allo-prosthesis-composite (APC)假体翻修术后。

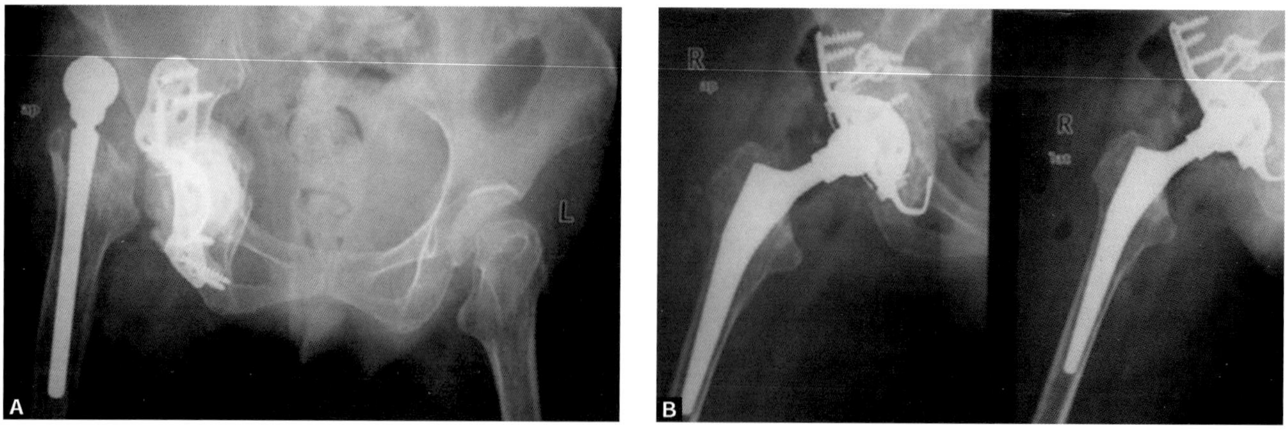

图27.9A和B　(A)Burch-Schneider臼杯-笼式支架术后失败，注意髋臼侧缺损非生物重建而是全部骨水泥填充。(B)有HA 涂层的Octopus®(J & J Depuy International, USA)臼杯-笼式支架及异体颗粒骨植骨翻修术后。

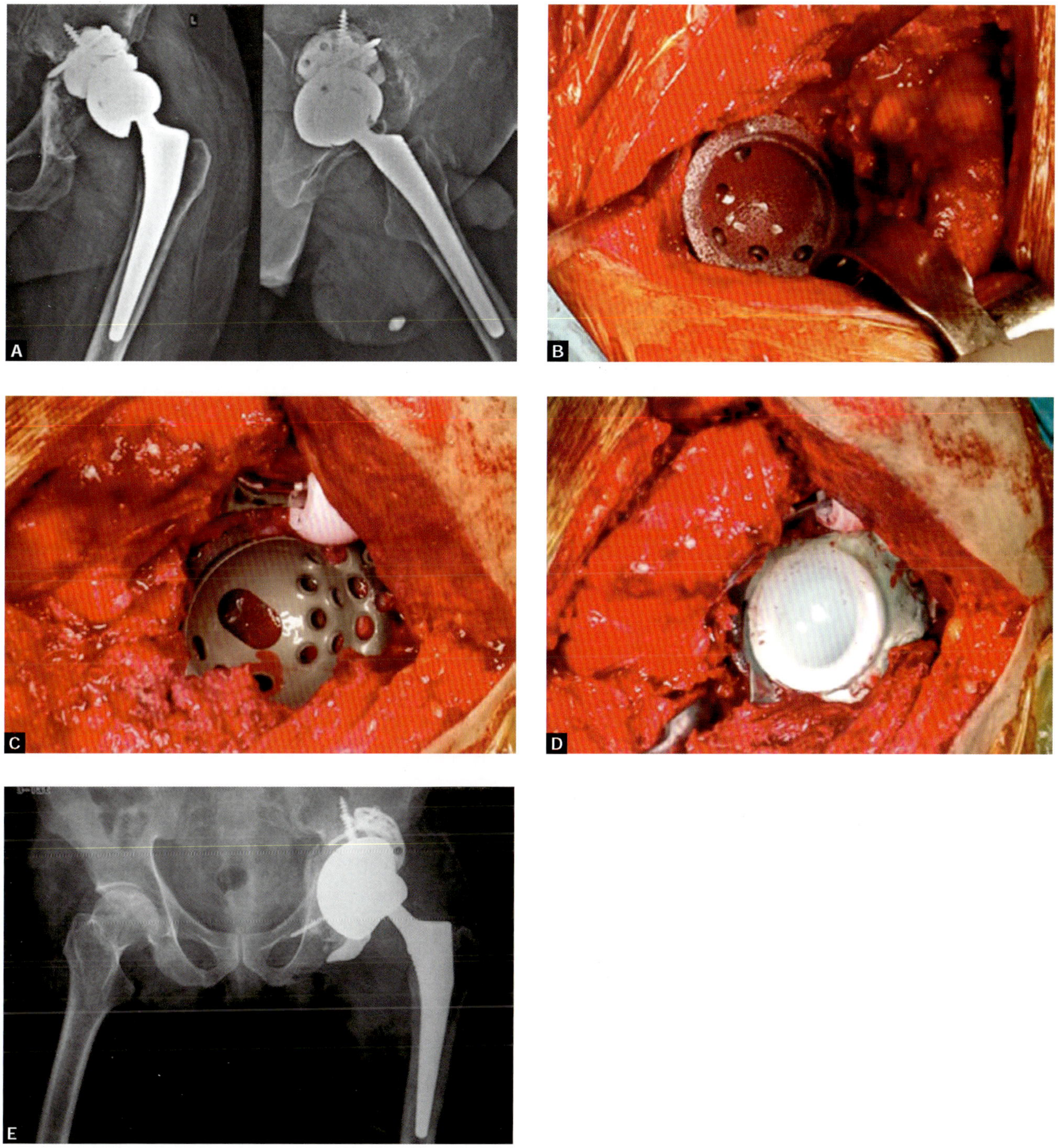

图27.10A~E　无支撑髋臼的重建。(A)非水泥臼杯和多孔垫块重建后失败。(B)TMRS植入及(C)臼杯–笼式支架，然后(D)骨水泥臼杯最佳角度植入。(E)臼杯–笼式支架重建术后X线片。

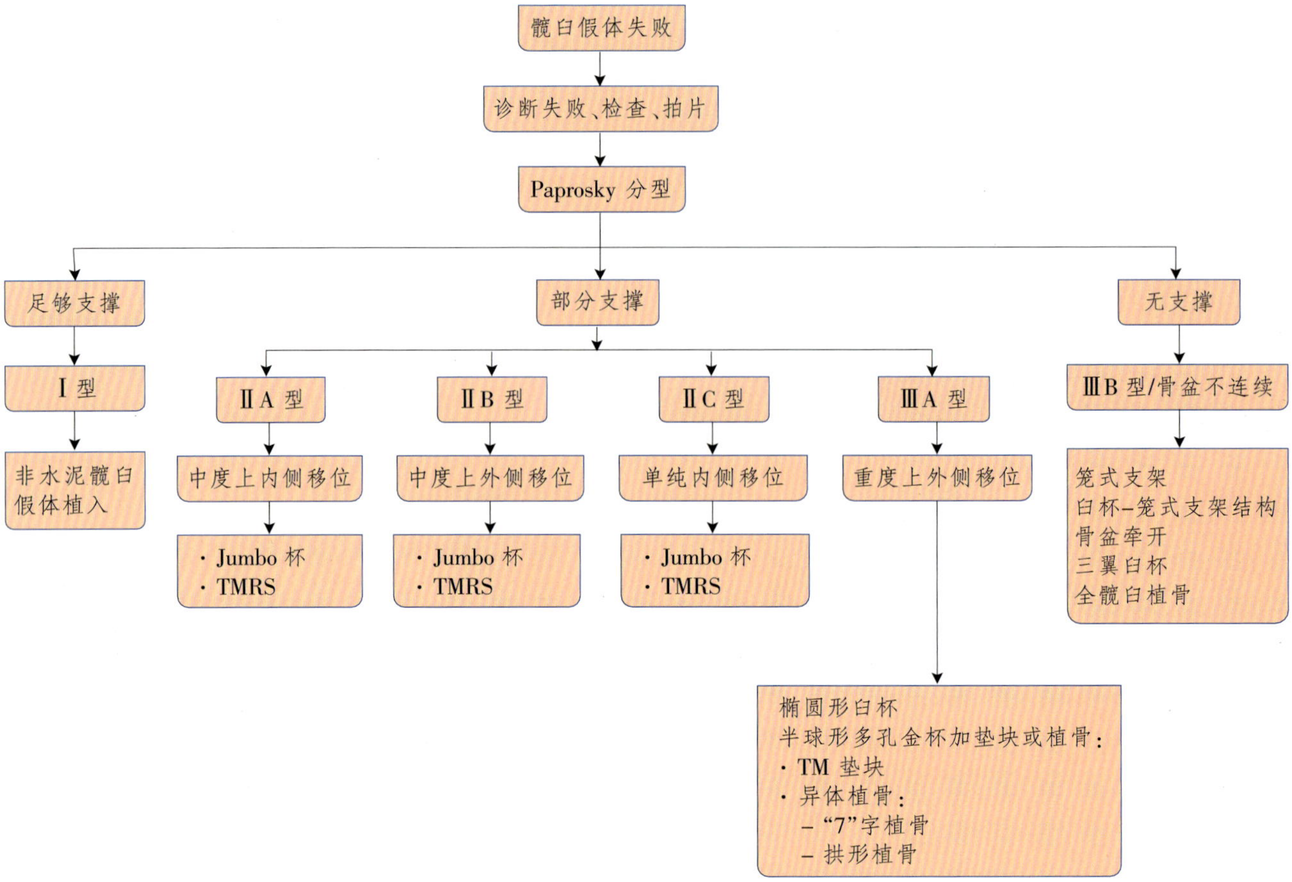

流程图27.1 髋臼假体翻修术。

（邢丹 译 周殿阁 审）

参考文献

1. Bozic KJ, Kurtz SM, Lau E, Ong K, Vail TP, Berry DJ. The epidemiology of revision total hip arthroplasty in the United States. J Bone Joint Surg Am. 2009;91:128-33.
2. Paprosky WG, Perina PG, Lawrence JM. Acetabular defect classification and surgical reconstruction in revision arthroplasty: A 6-year follow-up evaluation. J Arthroplasty. 1994;9:33-44.
3. Petera P, Rubash H. Revision total hip arthoplasty: the acetabular component. J Am Acad Orthop Surg. 1995;3:15-21.
4. Terefenko KM, Sychterz CJ, Orishimo K, Engh CA. Polyethylene liner exchange for excessive wear and osteolysis. J Arthroplasty. 2002;17:798-804.
5. Blaha JD. Well- fixed acetabular component retention or replacement: the whys and wherefores. Arthroplasty. 2002;17(4 Suppl 1):157-61.
6. Springer BD, Hanssen AD, Lewallen DG. Cementation of an acetabular liner into a well-fixed acetabular shell during revision total hip arthroplasty. Arthroplsty. 2003;18: 126-30.
7. Tan TL, Le Duff MJ, Ebramzadeh E, Bhaurla SK, Amstutz HC. Long term outcome of liner cementation into a stable retained shell: a concise follow up of a previous report. J Bone Joint Surgery Am. 2015;97(11):920-4.
8. Aman Dua, Kiran K, Malhotra R, Bhan S. Acetabular reconstruction using fresh frozen allograft. Hip International. 2010;20(2):143-9.
9. Park DK, Della Vella CJ, Quigley L, Moric M, Rosenberg AG, Galante JO. Revision of the acetabular component without cement: a concise follow-up at twenty to twenty-four years, of a previous report. J Bone Joint Surgery Am. 2009;91:350-5.

10. Wedemeyer C, Newerburg C, Heep H, Von Knoch F, Loer F, Saxler G. Jumbo cups for revision of acetabular defects after total hip arthroplasty : a retrospective review of case series. Arch Orthop Trauma Surg. 2008;128:545-50.
11. Skytta ET, Eskelinen A, Paavolainen PO, Remes VM. Early results of 827 trabecular metal revision shells in acetabular revision. J Arthroplasty. 2011;26:342-5.
12. Jafari SM, Bender B, Coyle C, Parvizi J, Sharkey PF, Hozack WJ. Do tantalum and titanium cups show similar results in total hip arthroplasty? Clin Orthop Rel Res. 2010;468:459-65.
13. Malhotra R, Singh DP, Jain V, Kumar V, Singh R. Acute total hip arthroplasty in acetabular fractures in the elderly using the Octopus System: mid term to long term follow-up. J Arthroplasty. 2013;28(6):1005-9. doi: 10.1016/j.arth.2012.12.003. Epub 2013 Mar 20.
14. Malhotra R, Kumar V. Acetabular revision using a total acetabular allograft. Indian J Orthop. 2009;43(2):218-22.
15. De Boer DK, Christie MJ, Brinson MF, Morrison JC. Revision total hip arthroplasty for pelvic discontinuity. J Bone Joint Surg Am. 2007;89:835-40.

第 28 章

髋关节翻修术中髋臼骨缺损的处理

Bishoy Youssef, Henry Wynn-Jones, Anthony Clayson, Nikhil Shah

概述

全髋关节置换术是现代医学最成功的手术之一[1]。未来 20 年，翻修术将日趋常见[2,3]。这显然将给骨科医生带来重大的挑战。随着人口年龄的增长、初次关节置换患者年龄的降低和患者对残疾生活的厌倦，翻修手术人群将有大幅度增长。预计到 2026 年将达到现在的 1 倍，并迅速成为骨科的一个亚专科。尽管随着新技术和新假体的应用，翻修术后的临床效果不断提高，在一些定期进行翻修术的中心仍有进一步提高的空间，尤其对于一些骨缺损的病例。

尽管不同的术者之间翻修理念及手术方法仍各有千秋，对于髋臼骨缺损，各家的目标是一致的，即重建稳定的髋臼、恢复骨量以应对可能的再次翻修手术。本章目的就是探讨髋翻修术中针对各种髋臼缺损相应的重建方法。

本章重点介绍植骨和骨水泥固定方法，尤其是打压植骨，这是我们研究所最常用的技术。Wrightington 的翻修理念是恢复骨量，使翻修手术看起来更像初次置换。这有助于对将来可能的再翻修手术做好准备。

其他如结构骨移植技术、非水泥半球形臼杯植入、多孔金属构件和定制三翼臼杯（triflange acetabular）等技术在翻修中也有一席之地，我们也将就这些技术介绍自己的经验。

患者评估

所有患者都将追溯完整病史及临床检查。尤其是以初次关节置换的详细病史来判断患者是否存在感染。上述情况主要由早期伤口是否有愈合不良情况、是否有术后持续渗液及明显的感染而行清创术等所示。还应寻找近期是否有呼吸系统、肾、皮肤、尿路及胃肠道感染史，因为这些感染可提示晚期血行播散。

疼痛的启动及发展情况，尤其是大腿痛预示股骨柄的无菌性松动。在考虑手术前，应检查前次手术切口，评估窦道的皮肤状况及软组织质量。然后对患者进行影像学检查。骨盆前后位片（AP）应包括股骨近段、髋关节正、侧位及下肢全长片。我们发现 Judet 位片对于检查髋臼前后柱的状况非常有用，尤其有利于判断是否有髋臼严重骨缺损及骨盆不连续[4]。

实验室检查至少应包括血常规、血沉及 CRP。关节诊断性穿刺应重复检查以指导抗生素应用。核素扫描用于判断无菌性松动或感染。MARS 磁共振扫描对金属对金属关节的相关问题非常有效，金属对金属关节置换正逐渐成为翻修手术的常见原因。

髋臼缺损分型

高质量的 X 线片对于准确预估骨缺损是必要的。骨盆片拍得是否标准,通过观察耻骨联合和尾骨的相对位置即可判定,标准的骨盆 X 线片可更准确地测量肢体是否等长。髋关节正位片用于判断假体位置、是否有松动、骨溶解和骨缺损位置等。髋关节侧位片同样用于观察骨缺损状态,同时可更好地评估股骨侧骨溶解情况。Judet 位片有助于了解髋臼前后柱的骨质情况。它们尤其有助于估计假体-骨界面之间的骨量情况[4]。CT 扫描也有助于进一步量化骨盆骨丢失情况,确定与盆腔器官相关的盆腔内成分的位置。其可与静脉造影相结合,提供有关髂血管的附加信息。

Paprosky 分类主要针对骨量丢失情况分级,以非骨水泥固定假体翻修为标准制订手术计划[5]。以正位骨盆片为基准, 从 4 个参数评估髋臼的缺损情况:

(1)髋关节旋转中心的位置或旋转中心相对于上闭孔连线之间的移位距离。

(2)坐骨骨溶解程度。

(3)髋臼假体相对于髂坐线(Kohler 线,坐骨内缘和髂骨内旋的双切线)的位置。

(4)泪滴部位骨溶解程度。

髋臼缺损分为 3 个亚型,Ⅱ型有 A、B、C 3 个亚型,Ⅲ型分为 A、B 两个亚型。

(1)型:髋臼缘无骨溶解或假体无移位,90%的宿主骨存在。X 线泪滴和坐骨完整。

(2)Ⅱ型

1)ⅡA 型:髋臼上内侧缺损。髋臼上缘和髋臼柱完整。残余骨量大于 70%。假体向上内或侧方移位小于 2cm。

2)ⅡB 型:髋臼上缘破坏加大。上外侧边缘缺损,范围小于 1/3 周缘。髋臼柱完整,泪滴和坐骨部位轻度骨溶解。

3)ⅡC 型:髋臼假体内移超过 Kohler 线,泪滴破坏。臼缘及前后柱完整。

(3)Ⅲ型

1)ⅢA 型:40%~60%的宿主骨完整。臼顶破坏明显。髋臼上外侧移位大于 2cm。坐骨和泪滴中度骨溶解。需要使用臼杯加强块维持稳定性。

2)ⅢB 型:臼顶破坏明显。假体上内侧移位大于 2cm。坐骨严重骨溶解。大于 50%的臼缘缺损。宿主骨量低于 40%。

对于了解骨缺损的位置及指导治疗而言,我们发现美国骨科医师学会(AAOS)分型则更加简单实用。尤其在使用打压植骨技术及骨水泥植入时[6]。AAOS 分型为 5 型,其中Ⅳ型有 A、B、C 3 个亚型。

(1)Ⅰ型:节段性缺损。(译者注:指髋臼半球形支持结构缺损,包括内侧壁周围型即上、前、后部,和中央型即内侧壁缺失。)

(2)Ⅱ型:腔隙型缺损。(译者注:指髋臼骨性包容结构缺损,不累及支持结构周围型。)

(3)Ⅲ型:上述两者均有。

(4)Ⅳ型:累及髋臼前后柱,导致骨盆连续性中断。

1)ⅣA 型:轻度节段性缺损或只有空洞型缺损。

2)ⅣB 型:中重度节段性缺损或联合缺损。

3)ⅣC 型:骨盆放射治疗后。

(5)Ⅴ型:髋关节融合(本型主要适用于初次置换)。

关于髋臼骨折的处理,我们更多地借鉴了自己的临床经验,包括髋臼二柱生物力学理念和骨愈合的生物学特点。通过这些经验,我们在髋臼周围骨折、骨盆不连续和髋臼后壁严重节段性骨缺损等复杂髋臼重建方面逐渐发展了自己的一套处理理念。

髋臼缺损的治疗

髋臼重建的主要目的是恢复髋臼旋转中心、恢复髋臼的完整性及髋臼柱的连续性、填充缺损和稳定固定假体。

在 Wrightington 医院, 我们习惯采用的方法是恢复骨量, 使其有可能植入全聚乙烯水泥固定假体。我们发现,在一些严重骨缺损的病例及年轻的翻修患者中非常有效。毫无疑问,在髋部翻修手术中,这并非唯一的选择。不同的术者会有一系列处理髋臼骨缺损的方法。

打压植骨治疗髋臼缺损

打压植骨技术最早由 Hastings 和 Parker 于 1975 年提出，荷兰的 Nijmegen 团队在复杂初次和髋翻修手术中广泛使用并取得了良好的长期随访结果。本书将在其他章节中详述。

打压植骨技术的要点为，将异体碎骨层层打入缺损的髋臼及空洞中(图 28.1 和图 28.2)。直至保留可容纳一个相应骨水泥聚乙烯臼杯大小的程度。其骨容量的恢复作用尤其对年轻患者有益，以便有生之年再次翻修时会拥有一个相对正常的髋臼。打压植骨的方法可以获得一个即时稳定的髋臼，使用常规假体及常规骨水泥技术，也可以使用非骨水泥假体。将新鲜冷冻股骨头切割成 8~10mm 大小的骨条(图 28.1 至图 28.5)。清洗后填入包容性缺损部位，用力打实，得到一个表面酷似鹅卵石地面样的内凹为半球形的骨床。常规骨水泥技术植入聚乙烯臼杯。良好的操作技术是成功的关键[10-15]。组织学研究表明，打压植骨会再次重塑恢复髋臼骨量[8]。

Exeter 和 Nijmegen 描述了一种使用钛网重建包容性缺损的传统方法。我们则更趋向于选择其他方法：将股骨头切割成小片状植入内侧臼底缺损部位。这类似于我们研究所使用的臼底内移截骨术。

髋臼上方或后方节段性缺损可采用新鲜冷冻股骨头结构植骨的方法重建，将小块的结构骨螺钉固定于骨盆上(图 28.6A 和 B)。金属垫块(图 28.7A 和 B)同样可以获得上述效果。这样即可创造一个

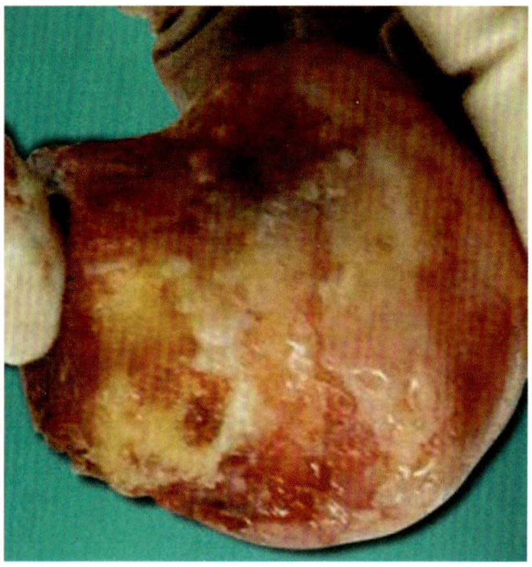

图28.1 取自骨库的新鲜冷冻股骨头。

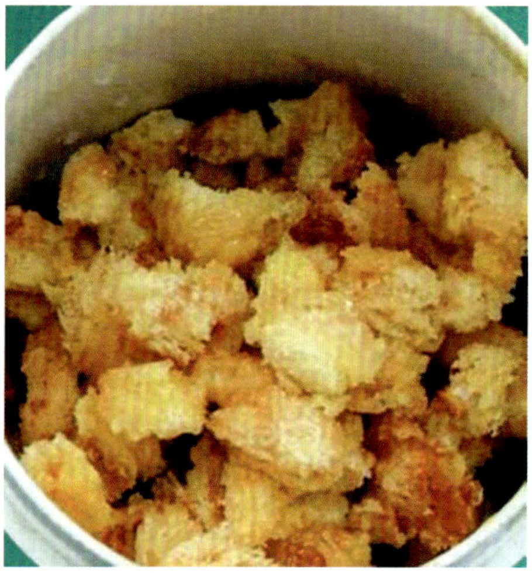

图28.2 清洗后的手工碎骨。

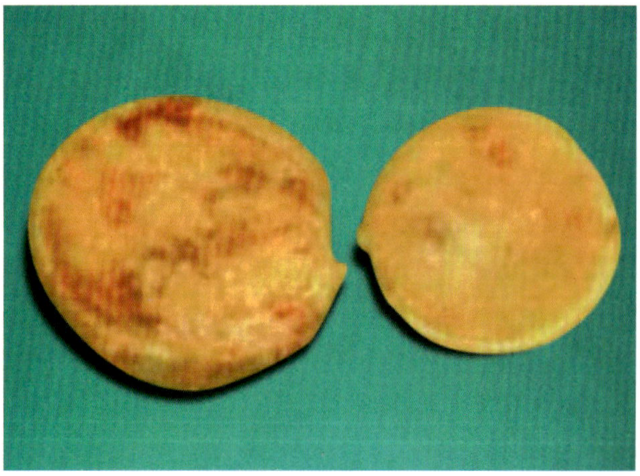

图28.3 股骨头做成的骨片用于重建髋臼内壁。

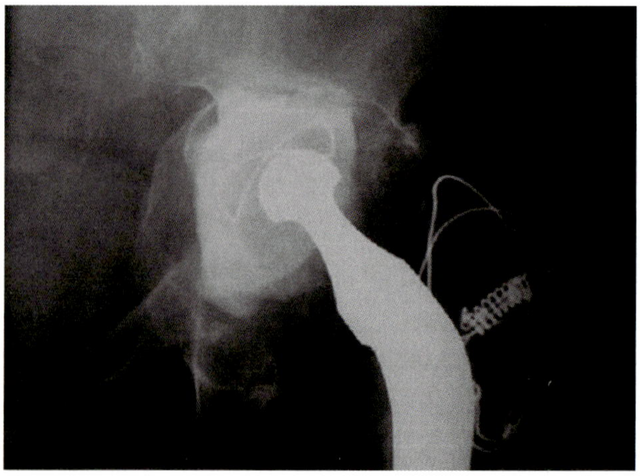

图28.4 骨水泥假体固定术后松动及大段骨缺损。

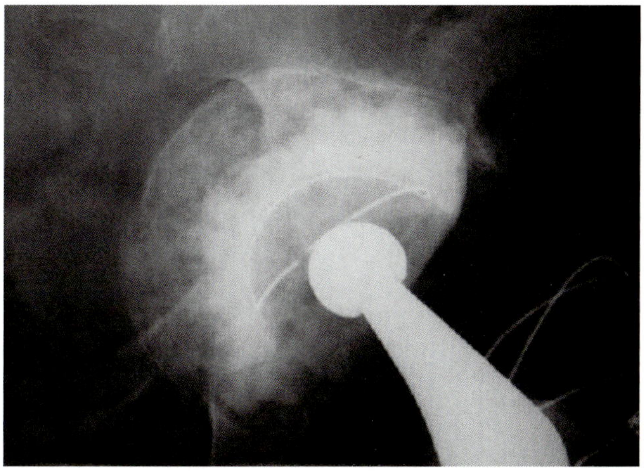

图28.5 打压植骨后5年随访。

包容性缺损的髋臼,为打压植骨提供有效的支撑。

成功的打压植骨技术取决于植骨颗粒的大小及质量[16-22]、颗粒骨中的脂肪组织的去除、打压的力度及打击次数[23,24]。骨块破碎后,去脂肪化、冲洗后分层打入有出血点的骨床表面,使用塑料球头及合适的力度打压,打压后使骨表面形成鹅卵石路面样结构。打压完成后,常规植入骨水泥髋臼假体。

结构骨移植

结构骨移植可描述为小柱状或大柱状植骨。当髋臼假体覆盖率达到 60%~70%时,假体即可达到稳定的固定[25]而无须结构植骨。

小柱状植骨多取自自体股骨头(图 28.6A 和 B)或异体骨。Wrightington 医院的 Wroblewski 教授曾报道了使用上述方法的优良效果。用髋臼杯试模测试缺损部位的大小,然后按照测量结果截取合适大小及轮廓的结构骨,两枚直径 4.5mm 的松质骨螺钉将骨块固定。注意小柱状植骨的支撑力一般低于髋臼的 50%。固定后使用骨水泥植入聚乙烯假体。也可使用非水泥髋臼。结构植骨也可用于节段性和腔隙性联合缺损中,结构骨重建髋臼边缘后再行打压植骨消除空洞缺损。

当结构植骨用于髋臼后壁缺损时,植骨加髋臼后柱钢板(图 28.8A~C)加强更有利于对抗髋臼后壁的剪切力,以期获得更好的中期临床效果。如图 28.8A~C,髋臼后壁植骨块植入后,两枚螺钉固定,再用髋臼后柱钢板加固。然后进行髋臼锉成形,植入骨水泥假体。

大柱状结构植骨的支撑能力超过髋臼的 50%。该技术由 Gross 和 Paprosky 提出。当髋臼缺损大于 50%时,大块的异体结构植骨即为其适应证。植骨来源多为股骨远端。对于这种程度和范围的骨缺损,常常需要一个额外的重建环来支撑植骨块。股骨头也可用于大柱状植骨,实际操作中常被修成"7"字形骨块植入。

也可将同种异体股骨干骺端和滑车沟部位骑跨在临近髂骨的髋臼外侧,在髂骨骨床上钻多个小孔以利于重建血运及骨整合。延伸至髋臼壁内的植

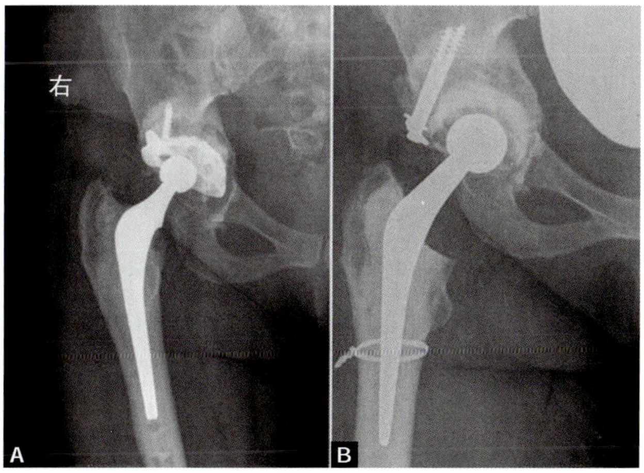

图28.6A和B 髋臼上方缺损股骨头植骨。该方法也可帮助髋臼获得包容性后便于进行缺损空洞部位的打压植骨。

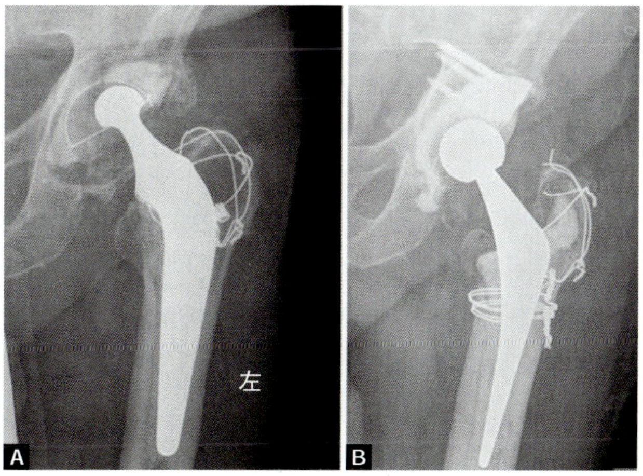

图28.7A和B 多孔金属垫块处理髋臼上缘节段型缺损,恢复包容性后残余缺损有利于打压植骨处理。

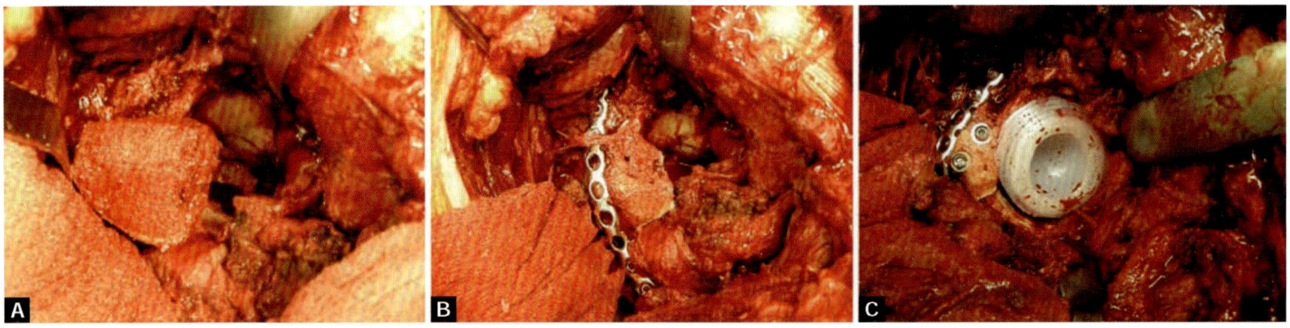

图28.8A~C 结构植骨加髋臼后柱钢板重建髋臼后壁。

骨块用以支撑髂骨。用6.5mm松质骨螺钉加垫圈坚强固定。然后进行髋臼锉成形，使髋臼前后柱植骨部位保留完整的支撑结构，磨锉合适后，植入相应型号的骨水泥假体。植骨块要修剪合适以期与宿主骨达到最大面积的骨接触，注意植骨块不是简单固定在髂骨外侧，而是参与髋臼壁的构成及假体支撑。松质骨部位尽量贴近髋臼负重面一侧，远离软组织防止被整合吸收[26,27]。

非骨水泥重建

半球形非骨水泥髋臼杯

多孔涂层的半球形非水泥髋臼假体在北美使用比较普遍。该假体的骨长入及生物固定理念已为大家所接受。其固定条件为，50%~60%的宿主骨床存在，初始以压配固定，可使用髋臼螺钉加固。适用于Paprosky Ⅰ型、ⅡA和ⅡB型。髋臼旋转中心移位及骨盆不连续者则不适用。

如果骨床曾行照射，骨长入会发生困难，不适用此类假体。早期，此类假体的应用效果并不是很好；Engh等在1988年报道了54例非水泥翻修髋。平均4.4年的随访松动率达到了42%[28]。后来，随着假体设计的改进，以无菌性松动为终点，20年随访生存率提高到95%[29]。关于羟基磷灰石(hydroxyapatiet，HA)涂层假体的应用尚存在争论。Lazarinis等综述了8043例瑞典关节登记系统的病例，认为HA涂层假体用于髋翻修后导致无菌松动的风险发生率提高[30]。Lewallen等统计了2443例Mayo医院的髋翻修病例发现，HA假体10年后生存率下降到90%以下[31]。

大号非水泥臼杯(Jumbo杯)在文献中屡见报道。Jumbo杯初始定义为比原假体大的髋臼杯。它们需要压配固定，髋臼成形时可能需要去除较多的骨质才能达到臼杯与髋臼前后柱的有效接触。支持者认为Jumbo杯可结合大号股骨头使用，有效防止术后脱位。

相对于打压植骨和结构植骨相比，Jumbo的缺点为，植入需要去除更多的骨质而非恢复及保留骨量，并且非常不适用于椭圆形髋臼缺损(去骨量更多)。但其效果还是肯定的，Ito等报道，使用Jumbo杯后平均15.6年的随访其再翻修率只有7%[32]。

椭圆形臼杯

双瓣形臼杯用于Paprosky ⅡB型和ⅢA型缺损，即单纯的髋臼上缘节段性缺损及孤立的髋臼边缘缺损但髋臼前后柱完整的病例。这种臼杯可以最大限度地吻合缺损部位，理论上更稳定。它们固定于宿主骨上。其手术技术在于既要获得一个良好的髋臼角度，又要同时吻合缺损部位，因此兼顾二者变得很困难，有时不得不进行妥协。与Jumbo杯相比，无须锉除更多的前后壁骨质，有益于保留骨量。有时也用在继发于髋臼发育不良股骨头向上脱位的病例。此类假体的文献报道不多。Landor等在2009年报道比较了两种椭圆形假体治疗Paprosky ⅡB和ⅢA型缺损，全部285例髋臼翻修中，两组病例的再翻修率分别为5.3%和13.5%。Berry等报道了38例椭圆形髋臼假体的翻修结果，平均3年仅有 1 例再翻修，2 例存在持续性疼痛[33,34]。Chen 等报道的中期随访也表明，平均 41 个月的随访松动率为 24%。上述作者认为，只有在髋臼为椭圆形缺损并且需要纠正上移的髋关节旋转中心时方可推荐使用椭圆形臼杯。如果初次手术的假体上移超过 2cm 并且 Kohler 线不完整时，则推荐使用结构骨移植或结合臼杯–笼式支架进行翻修[35]。

组合式多孔假体

由 Zimmer[36]公司推出的多孔钽金属（金属骨小梁）使髋臼侧的翻修技术得到了显著提高（图 28.9A 和 B），多个中心报道了良好的中期结果。其弹性模量与骨接近。金属骨小梁与假体接触部位使用骨水泥或非骨水泥均可。术中根据骨缺损大小及形状选择不同的骨小梁垫块组合。也可以与臼杯–笼式支架（cup-cage）组合使用，以期维持髋臼稳定直至骨长入发生。一组 827 例翻修病例 3 年的随访结果显示效果非常好。巨大骨缺损病例效果稍差。Jafari 等报道，对于 Paprosky Ⅰ型、ⅡA 型和ⅡB 型缺损重建后，平均 35.4 个月的随访失败率为 4%；ⅡC 型和Ⅲ型缺损的失败率为 12%。

三翼型臼杯

定制型三翼臼杯（图 28.10A 和 B）对于骨盆不连续及大段骨缺损病例有意义。每款假体均根据患者 CT 扫描重建结果骨缺损的表面形态进行定制。

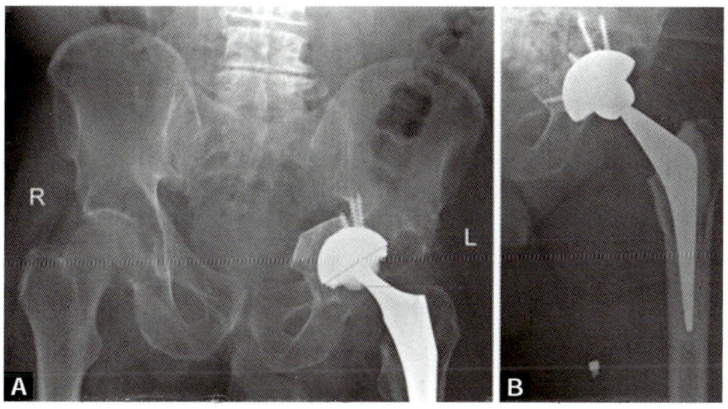

图28.9A和B 术中假体周围骨折并臼壁内侧大段缺损，打压植骨结合 TM 外臼杯翻修。

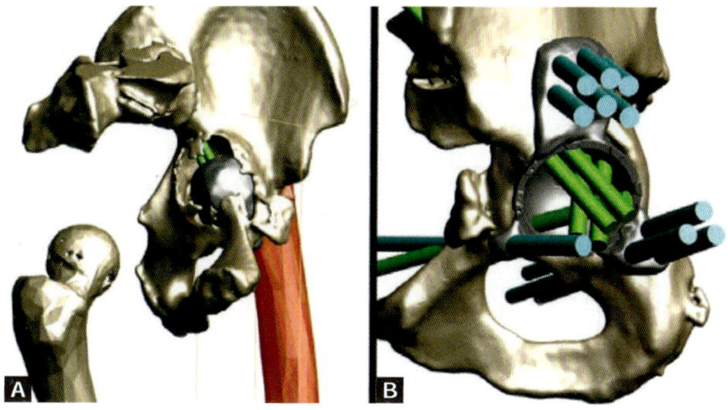

图28.10A和B 三翼假体的设计准备过程。

当其他测量骨缺损的方法失效时，该方法可作为保留技术应用。它们通常被外科医生认为是最后的选择。由于其制作成本高、周期长、无相应组合假体、术中应变能力差等原因，被作为终极技术使用。我们曾经将其应用于有限数量的病例（图 28.11A 和 B），在其他技术不能起作用的情况下，它们会导致广泛的骨丢失。

我们回顾了 57 例采用三翼状髋臼杯翻修的骨盆不连续病例。平均随访 65 个月，85%的病例固定稳定，骨盆发生再连接。其定制假体花费为 12500 美金，而金属骨小梁组合式假体的花费为 11250 美金。这提示了三翼状假体为溶骨性骨盆不连续患者提供了可预测的中期固定[38]。De Boer 等报道了 30 例定制三翼形假体治疗骨盆不连续的病例。随访 10 年，20 例效果肯定，其中 18 例骨盆发生再愈合。

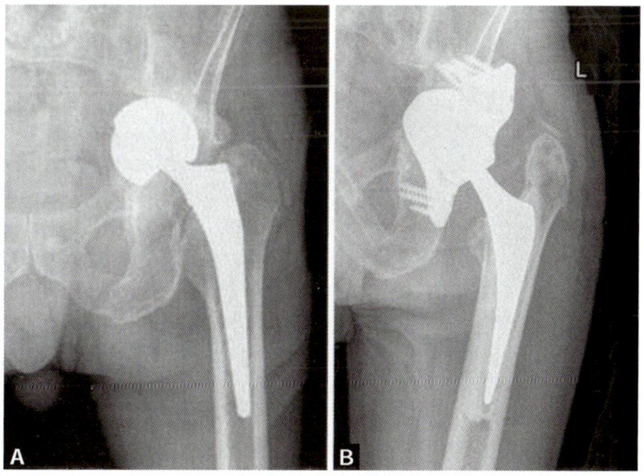

图28.11A和B 金属对金属（MOM）假体因ARMD(adverse reaction to metal debris)失效后严重骨缺损，三翼定制假体二阶段重建术后。

虽然无失败病例，但其中25%的病例发生了至少一次脱位[39]。Chrisie等报道了78例复合型骨缺损或骨盆不连续的病例。67例结果尚可。无假体取出病例。Harris评分从术前的33.3分提高到术后的82.1分。2例骨盆不连续者未见再连接，但患者无症状。除6例脱位需手术切开复位外，再手术率无显著意义[40]。

结论

髋臼翻修是全髋关节置换术后医生面临的巨大挑战。我们更推荐对于恢复骨量有利的打压植骨技术，因为我们相信这一技术更符合生理，并且为将来可能的再翻修手术打下坚实的基础。同时，这一技术拥有良好的长期随访数据支持[9]。我们也应认识到，对于复杂的髋臼重建，其他合适的方法和技术也必须熟悉和掌握。每个病例都有其特殊性，必须个体化定制手术计划以保证良好的术后效果。对于高难度的翻修手术，多孔钽金属显示出其优良的性能，金属垫块对于重建骨缺损具有重要作用。定制三翼假体对极端严重病例方有其特殊意义。

（邢丹 译 周殿阁 审）

参考文献

1. Learmonth ID, Young C, Rorabeck C. The operation of the century: total hip replacement. Lancet. 2007;370(9597):1508-19.
2. Kurtz S, Ong K, Lau E, et al. Projections of primary and revision hip and knee arthroplasty in the United States from 2005 to 2030. J Bone Joint Surg Am. 2007;89:780-5.
3. Iorio R, Robb WJ, Healy WL, Berry DJ, Hozack WJ, Kyle RF, et al. Orthopedic surgeon workforce and volume assessment for total hip and knee replacement in the United States: Preparing for an Epidemic. J Bone Joint Surg Am. 2008;90:1598-605.
4. Southwell DG, Bechtold JE, Lew WD, et al. Improving the detection of acetabular osteolysis using oblique radiographs. J Bone Joint Surg Br. 1999;81(2):289-95.
5. Paprosky WG, Perona PG, Lawrence JM. Acetabular defect classification and surgical reconstruction in revision arthroplasty. A six year follow-up evaluation. J Arthroplasty. 1994;9(1): 33-44.
6. D'Antonio JA, Capello WN, Borden LS, et al. Classification and management of acetabular abnormalities in total hip arthroplasty. Clin Orthop Relat Res. 1989;126.
7. Hastings DE, Parker SM. Protrusio acetabuli in rheumatoid arthritis. Clin Orthop Relat Res. 1975;(108):76-83.
8. Schimmel JW, Buma P, Versleyen D, et al. Acetabular reconstruction with impacted morcellized cancellous allografts in cemented hip arthroplasty: a histological and biomechanical study on the goat. J Arthroplasty. 1998;13(4):438-48.
9. Schreurs BW, Bolder SB, Gardeniers JW, Verdonschot N, Slooff TJ, Veth RP. Acetabular revision with impacted morcellized cancellous bone grafting and a cemented cup. A 15- to 20-year followup. J Bone Joint Surg Br. 2004;86(4):492-7.
10. Gie GA, Linder L, Ling RS, Simon JP, Slooff TJ, Timperley AJ. Impacted cancellous allografts and cement for revision total hip arthroplasty. J Bone Joint Surg Br. 1993;75(1):14-21.
11. Slooff TJ, Buma P, Schreurs BW, Schimmel JW, Huiskes R, Gardeniers J. Acetabular and femoral reconstruction with impacted graft and cement. Clin Orthop Relat Res. 1996;(324):108-15.
12. Comba F, Buttaro M, Pusso R, et al. Acetabular reconstruction with impacted bone allografts and cemented acetabular components: a 2- to 13-year follow-up study of 142 aseptic revisions. J Bone Joint Surg Br. 2006;88(7):865-9.
13. Wang JW, Fong CY, Su YS, et al. Acetabular revision with morcellized allogenic bone graft and a cemented metal-backed component. J Bone Joint Surg Br. 2006;88(5):586-91.
14. Azuma T, Yasuda H, Okagaki K, et al. Compressed allograft chips for acetabular reconstruction in revision hip arthroplasty. J Bone Joint Surg Br. 1994;76(5):740-4.
15. Slooff TJ, Schimmel JW, Buma P. Cemented fixation with bone grafts. Orthop Clin North Am. 1993;24(4):667-77.

16. Eldridge JDJ, Hubble MJW, Nelson K, et al. The effect of bone chip size on initial stability following femoral impaction grafting. J Bone Joint Surg Br. 1997;79(Suppl 3):364.
17. Wallace IW, Ammon PR, Beave RJ. How should bone be milled? J Bone Joint Surg Br. 1997; 79(Suppl 3):365-6.
18. Dunlop DG, Brewster NT, Madabhushi SP, Usmani AS, Pankaj P, Howie CR. Techniques to improve the shear strength of impacted bone graft: the effect of particle size and washing of the graft. J Bone Joint Surg Am. 2003;85:639-46.
19. Hostner J, Hultmark P, Karrholm J, et al. Impaction technique and graft treatment in revisions of the femoral component: laboratory studies and clinical validation. J Arthroplasty. 2001;16:76-82.
20. Sawicki A, Swidzinski W. Elastic moduli of noncohesive particulate materials. Powder Technol. 1998;96:24-32.
21. Kuiper JH, Soliman A, Cheah K, et al. Stability of impaction-grafted hip and knee prostheses: surgical technique, implant design, and graft compaction. In: Delloye C, Bannister G, (Eds). Impaction bone grafting in revision arthroplasty. New York: Marcel Dekker; 2004. pp. 75-94.
22. Ornstein E, Atroshi I, Franzeb H, Jonsson R, Sanquist P, Sunberg M. Early complications after one hundred and forty-four consecutive hip revisions with impacted morcellized allograft bone and cement. J Bone Joint Surg Am. 2002;84:1323-8.
23. Ullmark G. Bigger size and defatting of bone chips will increase cup stability. Arch Orthop Trauma Surg. 2000;120:445-7.
24. Verdonschot N, Schreurs B, van Unen J, et al. Cup stability after acetabulum reconstruction with morcellized grafts is less surgical dependent when larger grafts are used. Trans Orthop Res Soc. 1999;24:867.
25. Hasegawa Y, Iwata H, Iwase T, et al. Cementless total hip arthroplasty with autologous bone grafting for hip dysplasia. Clin Orthop Relat Res. 1996;(324):179-86.
26. Sporer SM, O'Rourke M, Chong P, et al. The use of structural distal femoral allografts for acetabular reconstruction. Average ten-year follow-up. J Bone Joint Surg Am. 2005;87(4):760-5.
27. O'Rourke MR, Paprosky WG, Rosenberg AG. Use of structural allografts in acetabular revision surgery. Clin Orthop Relat Res. 2004;(420):113-21.
28. Engh CA, Glassman AH, Griffin WL, et al. Results of cementless revision for failed cemented total hip arthroplasty. Clin Orthop Relat Res. 1988;235:91-110.
29. Park DK, Della Valle CJ, Quigley L, Moric M, Rosenberg AG, Galante JO. Revision of the acetabular component without cement. A concise follow-up, at twenty to twenty-four years, of a previous report. J Bone Joint Surg Am. 2009;91:350-5.
30. Lazarinis S, Karrholm J, Hailer NP. Increased risk of revision of acetabular cups coated with hydroxyapatite. Acta Orthop. 2010;81(1):53-9.
31. Lewallen DG, Berry DJ, Cabanela ME, et al. Survivorship of uncemented acetabular components after THA. Presented at the Annual Meeting of the AAOS. Dallas, Texas, 2002.
32. Ito H, Tanino H, Yamanaka Y, Sato T, Minami A, Matsuno T. Porous-coated cementless acetabular components without bulk bone graft in revision surgery J Arthroplasty. 2010;25(8):1307-10.
33. Landor I, Vavrík P, Jahoda D, Pokorný D, Popelka S, Sosna A. Oblong implants for revision total hip arthroplasty. Acta Chir Orthop Traumatol Cech. 2009;76(6):462-72.
34. Berry DJ, Sutherland CJ, Trousdale RT, Colwell Jr. CW, Chandler HP, Ayres D, et al. Bilobed oblong porous-coated acetabular components in revision total hip arthroplasty. Clin Orthop Relat Res. 2000(371):154-60.
35. Chen WM, Engh Jr. CA, Hopper Jr. RH, et al. Acetabular revision with use of a bilobed component inserted without cement in patients who have acetabular bone-stock deficiency. J Bone Joint Surg Am. 2000;82(2):197-206.
36. Skyttä ET, Eskelinen A, Paavolainen PO, et al. Early results of 827 trabecular metal revision shells in acetabular revision. J Arthroplasty. 2011;26:342-5.
37. Jafari SM, Bender B, Coyle C, Parvizi J, Sharkey PF, Hozack WJ. Do tantalum and titanium cups show similar results in revision hip arthroplasty? Clin Orthop Relat Res. 2010;468:459-65.
38. Taunton MJ, Fehring TK, Edwards P, Bernasek T, Holt GE, Christie MJ. Pelvic discontinuity treated with custom triflange component: A reliable option. Clin Orthop Relat Res. 2012; 470(2):428-34.
39. DeBoer DK, Christie MJ, Brinson MF, et al. Revision total hip arthroplasty for pelvic discontinuity. J Bone Joint Surg Am. 2007;89(4):835-40.
40. Christie MJ, Barrington SA, Brinson MF, et al. Bridging massive acetabular defects with the triflange cup: 2- to 9-year results. Clin Orthop Relat Res. 2001;(393):216-27.

第 29 章

髋臼翻修术中金属骨小梁的应用

Gregg R. Klein, Harlan B. Levine, Mark Hartzband

概述

全髋关节置换术的长期生存记录已得到公认，美国每年的全髋关节置换术(THA)的数量年增长率为 174%，预计到 2030 年将达到 572 000 例[1]。然而，随着这种增长，失败将继续发生，伴随的翻修手术势必随之增加。据估计，到 2026 年，翻修手术将增加一倍[1]。翻修原因包括松动、聚乙烯磨损、骨溶解、感染、负重面失效、局部组织不良反应、髋臼骨折及关节不稳等。

多数髋翻修手术常规使用半球形臼杯压配固定附以螺钉加固即可达到良好的效果。随着髋臼骨量丢失程度的增加，髋臼侧翻修会变得越加复杂和困难。回顾翻修历史，很多假体及技术曾被设计及应用于临床，包括结构性异体植骨[2,3]、椭圆形或双球形臼杯、后柱钢板、高旋转中心臼杯、Jumbo 杯、定制三翼型臼杯、髋臼加强环或垫块（如 Ganz、Muller、Burch-Schneider）等，或者上述方法联合应用。但其中部分技术其松动及再翻修病例时有发生。典型的失败发生在超过 50%的宿主骨缺损、骨盆不连续、节段性及腔隙性联合缺损或骨盆接受过放射治疗的病例。这些严重病例大多属于 Paprosky[4] ⅢA 型或ⅢB 型缺损。

近年，多孔金属在临床中的应用越来越普遍，无论是初次抑或翻修，均获得了稳定、长期的固定效果。众所周知的多孔钽金属，也称为金属骨小梁(trabecular metal，TM. Zimmer，Warsaw IN）广泛应用于髋臼杯及金属垫块设计上。

钽为一种金属元素，位列化学元素周期表第 73 号。其很多特性适于骨科手术的应用。如化学惰性、耐腐蚀性、高强度、良好的延展性及生物相容性等。

钽金属广泛用于电容器的制造，医学上用于起搏器夹、X 线标志物及捆绑带等。自 20 世纪 90 年代以来，钽在关节置换领域的应用迅速增长。多孔钽金属的制备采用化学气相沉积法，将钽金属沉积于碳基骨架中制作而成，所形成的多孔结构称为金属骨小梁。TM 以其 70%~80%的孔隙率、低弹性模量(3MPa)和高摩擦系数[5]等优良性能使其在初次全髋和翻修手术中能够获得良好的即时稳定性和远期固定效果。

金属骨小梁髋臼翻修的效果

多项研究业已证明金属骨小梁在全髋翻修中的优良效果。Jafari[6]回顾性研究了 283 例(295 髋)非水泥髋臼翻修后的效果，一组(207 例，214 髋)使用羟基磷灰石(HA)涂层，另一组(79 例，81 髋)使用 TM 钽金属臼杯。研究发现，对于严重骨缺损的髋臼翻修，钽金属臼杯的失败率低于钛杯。作者还发现，随访期钛杯周围的 X 线透亮线发生率高于钽杯。作者同时发现,二者的固定失效发生的模式并不相同。82%的钛杯固定失效发生于手术 6 个月之后,而 80%的 TM 臼杯固定失效发生于 6 个月以内。

Weeden[7]报道了 43 例有明显骨缺损的Paprosky ⅢA、ⅢB 型髋臼的翻修,平均随访 2.8 年,42 例稳定,只有 1 例发生了感染性松动。

Fernandze-Fairen[8]报道了 263 例使用 TM 臼杯翻修病例,平均随访 5 年,无一例松动。

Fletcher[9]报道了另一组 23 例使用 TM 臼杯翻修严重髋臼缺损病例,均为 Paprosky ⅢA 或ⅢB 型缺损。平均随访 35 个月,无力学固定失效发生。作者认为该技术可替代植骨和臼杯–笼式支架。

宿主骨

传统观点认为, 翻修病例中,50%以上有血运的宿主骨接触是独立使用髋臼的前提。低于此红线的大范围骨缺损,其 8 年失败率达 60%[10,11]。髋臼加强环和支架的使用可改善固定效果,但失败率仍然较高[10]。

Lakstein[12]报道了 53 例使用 TM 臼杯进行髋臼翻修的病例, 为包容性缺损, 宿主骨覆盖率低于 50%,平均随访 45 个月,2 例失败(4%),2 例放射学可疑松动。作者认为, 这类髋臼翻修单纯使用 TM 臼杯而无须垫块和植骨是可行的。

Sternhein[10]比较了两种不同程度的髋臼缺损使用 TM 臼杯翻修的效果, 一组 53 例臼杯宿主骨覆盖低于 50%,另一组 49 例宿主骨覆盖大于 50%。经过 5~10 年的随访, 第一组有血运的骨接触率平均为 19%,4 例失败(7,5%);第二组无一例失败。2 例失败发生于术后早期,原因为固定不良及稳定性差。在这类高风险的髋臼翻修中,作者认为这一失败率可以接受。

Kim[13]报道了 46 例 Paprosky Ⅱ型和Ⅲ型髋臼缺损使用半球形钽金属臼杯加髋臼螺钉固定的翻修病例。平均随访 40 个月(24~51 个月)。1 例ⅢB 型缺损进行了再翻修。作者认为 TM 臼杯早期临床及放射学效果良好。

TM臼杯假体的类型

单体

一体型髋臼假体为金属骨小梁外杯和超高分子量聚乙烯(UHMWPE)注塑成形为一体,用于初次置换(图 29.1)。聚乙烯内衬直接注塑进金属骨小梁锁定。该假体大多用于初次置换,由于不能使用螺钉加固, 不推荐用于翻修手术及复杂初次置换术。Macheras[14]报道了 151 例该假体在初次全髋中的使用结果,效果良好,无松动及显著磨损病例。

组合式髋臼假体

组合式骨小梁臼杯设计有两种: 金属骨小梁(TM)和 Continuum(Zimmer, Warsaw IN)。Continuum 设计为半球形(图 29.2),而金属骨小梁有椭圆形设计(图 29.3)。两种髋臼都包含有一个带锁定机制的钛质内衬和钽金属骨小梁外表面。有两种螺钉孔的布局:“cluster”型(集束型)允许拧入 2~3 个螺钉。“multi-hole”(多孔分散型) 允许多个螺钉拧入髋臼的各个象限。因为是组合式髋臼设计,不同类型的内衬和螺钉可以根据临床需要选择应用。然而,与一体化臼杯相比,这两种具有钛质内衬的臼杯硬度更高,理论上会造成应力遮挡。

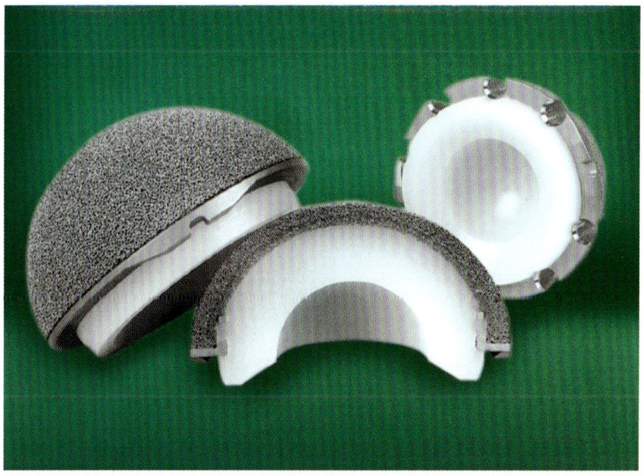

图29.1 一体式TM臼杯。(*Courtesy*:Zimmer, Warsaw IN)

翻修臼杯

“翻修”钽杯是指无钛质内杯及锁定机制的全金属骨小梁臼杯（图 29.4）。这种臼杯为全 TM 设计，弹性模量介于皮质骨和松质骨之间，较传统的钛杯及 TM 组合杯都低。这种臼杯有椭圆形设计，上有多个预制的螺钉孔。由于没有了钛质内杯，TM 本身相对较软，容易在任何部位进行钻孔及拧入螺钉。同时，没有了内衬锁定机制，内衬必须骨水泥植入。任何合适此臼杯的骨水泥内衬均可使用。使用骨水泥还可加固螺钉头部。此外，水泥臼杯可按外杯角度植入，也可按自己的角度适度调整植入以获得最佳的关节对合关系。Skyttä[15]报道了 827 例使用该臼杯翻修病例，3 年随访生存率为 92%，无菌松动率为 2%。本组病例研究发现，行翻修手术时的年龄与臼杯的生存率呈负相关，年龄每增加 1 岁，髋臼再次翻修的风险降低 2.4%。

TM 垫块及支撑块

TM 垫块的设计用于解决翻修手术时骨缺损的填充，10 年前的临床报道已显示出良好的结果[16]。垫块结构类似于异体松质骨，填充于假体和宿主骨之间的缺损中并固定于可靠的宿主骨床上，提高假体固定的初始稳定性。宿主骨可长入 TM 垫块中形成稳固的生物固定。螺钉将垫块固定于骨缺损处，垫块和假体之间的间隙由少量骨水泥填充以减轻金属间的磨损。垫块设计有多种尺寸及形状以更好地适应各种包容性和非包容性髋臼缺损，其使用范围涵盖简单的边缘缺损到严重的髋臼柱缺损（图 29.5）。另外，支撑块(buttresses)还可提供髋臼上方及髋臼柱的额外支撑。直的和柱状的支撑块配合小方形薄垫块使用以匹配缺损部位（图 29.6）。Lewellen 描述了使用垫块的两种不同状况。第一种为“双气泡结构(double-bubble)”，垫块植入进髋臼内部缺损以重建一个半球形髋臼(图 29.7)。第二种为“flying buttress”，垫块植于髂骨表面以修复较大的髋臼边缘缺损。临床上，支撑块(buttresses)和小垫块(shims)常叠在一起联合使用(图 29.8)。

Abolghasemian[17]报道了 34 例使用 TM 垫块和支撑块的病例，效果良好。3 例无菌性松动。其中 2 例为骨盆不连续，1 例曾发生过感染。作者建议对于骨盆不连续者使用垫块应谨慎。

Sporer[18]报道了 28 例 Paprosky ⅢA 型缺损病例，使用钽金属臼杯及 TM 垫块翻修。随访 3 年，1 例因关节不稳行进行再翻修。

其他文献也报道了使用 TM 垫块及臼杯翻修良好的短期效果。Alafaro 和 Fernandez[19]报道了 13 例ⅢA 和 6 例ⅢB 型缺损，使用支撑块或臼杯支架进行翻修。其中有 5 例慢性骨盆不连续。但所有病例术后结果良好，无机械性失效病例，放射学检查髋臼稳定。

Van Kleunen 和助手[20]回顾了 97 例使用 TM假体用或不用垫块的 Paprosky ⅡA 型或更大缺损的髋臼翻修。45 个月的随访中，88 例臼杯未发现透亮

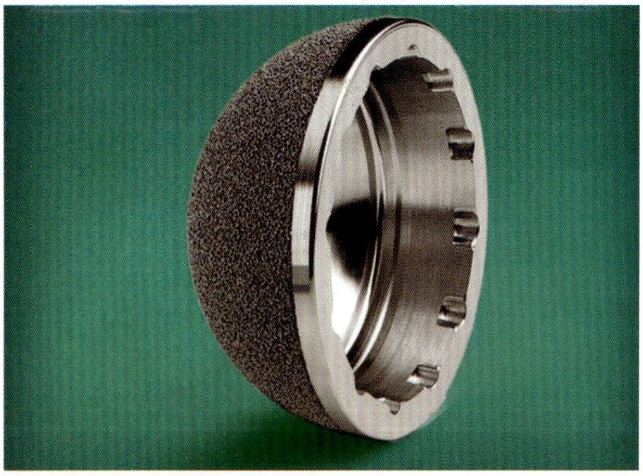

图29.2 Continuum臼杯。(*Courtesy*:Zimmer, Warsaw IN)

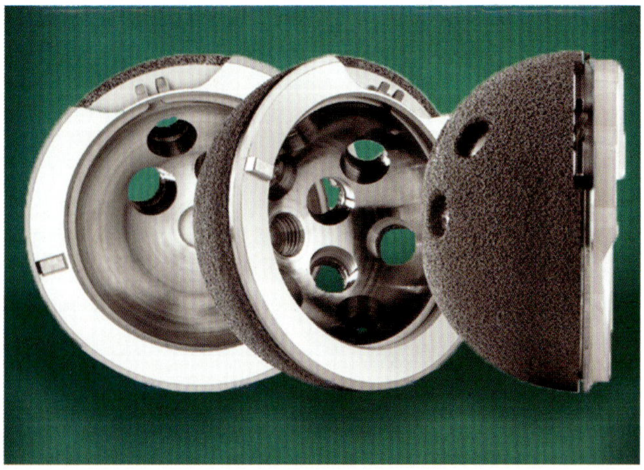

图29.3 组配式TM臼杯。(*Courtesy*:Zimmer, Warsaw IN)

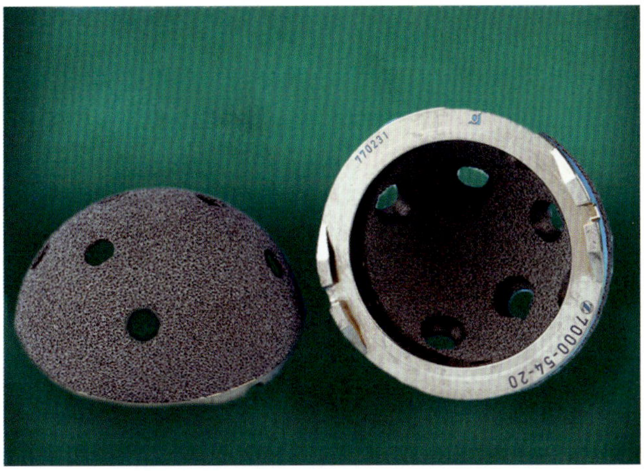

图29.4　捷迈TM翻修臼杯。(*Courtesy*:Zimmer, Warsaw IN)

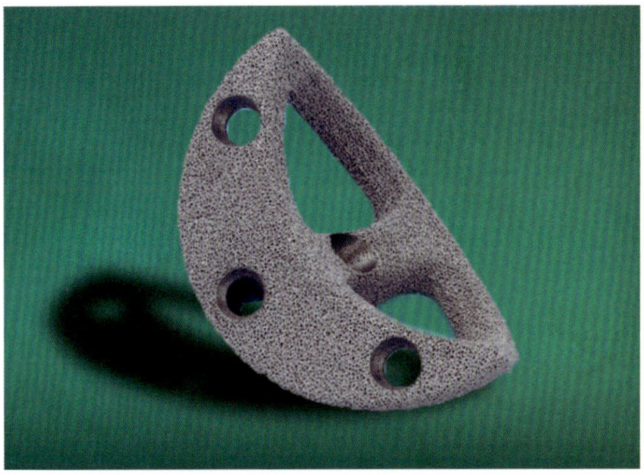

图29.5　捷迈TM补块(垫块)。(*Courtesy*:Zimmer, Warsaw IN)

线,1 例有透亮线但髋臼稳定。8 例感染病例中 1 例因慢性不稳定而再翻修。

Del Gaizo[21]等回顾了 37 例 Paprosky ⅢA 型缺损用钽杯和 TM 垫块翻修。平均随访 60 个月,1 例发生无菌松动。37 例中有 35 例在最后的随访中无或偶尔有疼痛。Harris 评分由术前 33.0 分提高到术后 81.5 分。

Siegmeth[22]及其同事前瞻性地观察了他们的第一批 TM 髋臼翻修。随访至少 2 年;34 例患者中 32 例良好,2 例无菌松动翻修。根据 Siegmeth 及同事的前瞻性观察,经过至少 2 年随访,他们的首批采用 TM 臼杯和加强块进行髋臼侧重建的 34 例翻修病例中,32 例无须因无菌性松动而再次手术, 且 X 线复查显示,臼杯稳定性良好。另外 2 例则因为臼杯再次松动而接受了翻修。

骨盆不连续

在髋臼翻修术中骨盆不连续仍然是一个巨大的挑战。历史上,臼杯-笼式支架和加强环使用率很高但失败率也很高[23-25]。Sporer[26]报道了 13 例使用 TM 臼杯加或不加垫块的 Paprosky ⅢB 型缺损病例。平均 2.6 年随访,1 例放射学可疑松动,其他均显示固定稳定。

Sporer[27]报道了 26 例慢性骨盆不连续病例,采用骨盆牵开、TM 臼杯植入垫块植入等方法。20 例临床及放射学随访至少 2 年以上 (平均 4.5 年,年龄范围在 2~7 年)。20 例患者中有 1 例因无菌性松动再翻修。15 例放射学稳定。4 例有髋臼早期移位但患者无症状,放射学稳定。

臼杯-笼式支架及加强环

笼式支架及加强环主要用于不可恢复的髋臼缺损翻修中。然而,没有稳定的宿主骨结构做支撑,这种结构最终导致力学失败及疲劳断裂。Beckmann[28]回顾了文献报道中使用 TM 假体及加强环病例结果的比较。1541 例随访 5.7 年使用加强环的病例与 1959 例随访 3.7 年使用 TM 臼杯的两组病例比较。经过统计学逻辑回归随访分析发现,对于所有级别的髋臼缺损包括骨盆不连续,较加强环相比,TM 臼

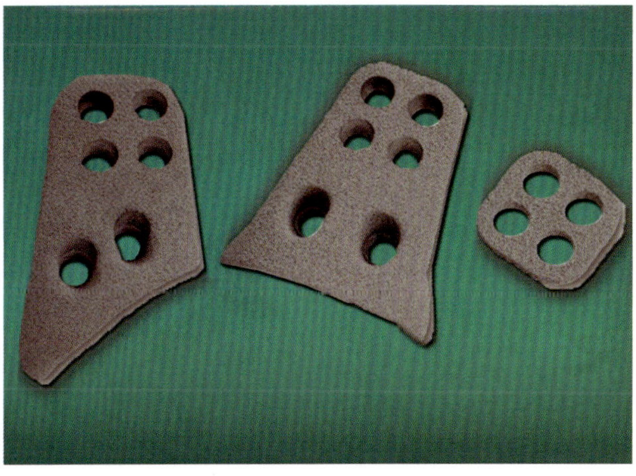

图29.6　捷迈TM侧壁支撑块。(*Courtesy*:Zimmer, Warsaw IN)

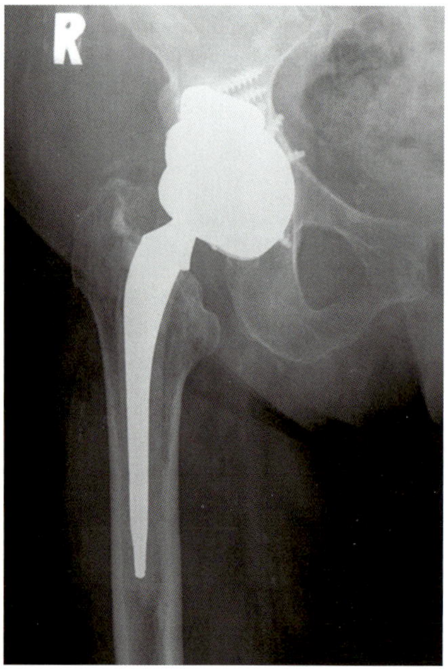

图29.7 术后X线片显示采用TM杯+补块(垫块)块填充髋臼上方骨缺损。(*Courtesy*:Zimmer, Warsaw IN)

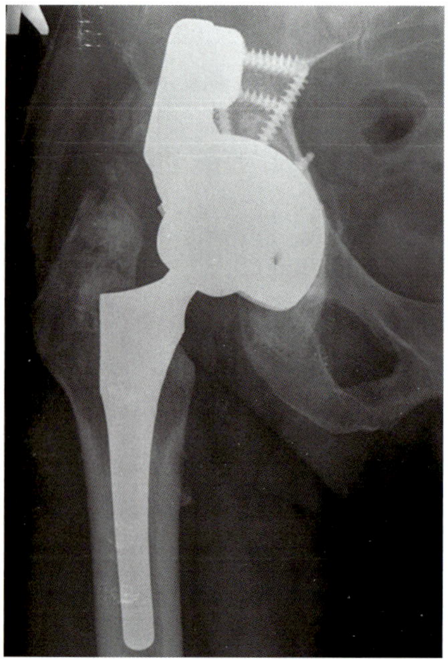

图29.8 术后X线片显示TM杯+侧壁支撑块重建髋臼上方及后柱结构。(*Courtesy*:Zimmer, Warsaw IN)

杯统计学上均显著降低了松动的发生率。结论认为,严重髋臼缺损使用 TM 效果更佳。对于骨盆不连续的病例,作者认为,TM 翻修失败率低于加强环失败率的 1/4。

臼杯-笼式支架失败后的治疗非常具有挑战性。Kosashvili[29]回顾了 15 例使用笼式支架或顶部加强环失败的病例,使用高孔隙率(TM)臼杯进行翻修。12 例 X 线效果稳定,3 例松动。其中 2 例进行了翻修,1 例拒绝手术。

臼杯-笼式支架结构(cup-cage 结构,图 29.9)被成功应用于治疗常规臼杯无法维持固定的严重髋臼缺损。在这种组合固定中,首先植入无内锁定结构的 TM 臼杯,螺钉加固,作为异体植骨块使用。植入时使其尽可能达到最大限度的宿主骨接触。然后植入支架。先插入坐骨翼,然后用双皮质螺钉将支架上翼固定于髂骨上。最后以独立于臼杯-笼式支架之外的最佳角度植入聚乙烯骨水泥髋臼。植入水泥时,将水泥挤入金属臼杯和支架之间以降低金属间摩擦和疲劳风险。

Kosashvili[30]等统计了 26 例使用臼杯-笼式支架结构的骨盆不连续或大块骨缺损病例。平均随访 45 个月,26 例中的 23 例未发现放射学及临床松动征象。另 3 例 X 线显示有移位。全部病例平均随访 2 年,平均 Harris 评分从术前的 47 提高到术后的 77 分。本组并发症包括 2 例脱位、1 例感染、1 例腓总神经不全麻痹。

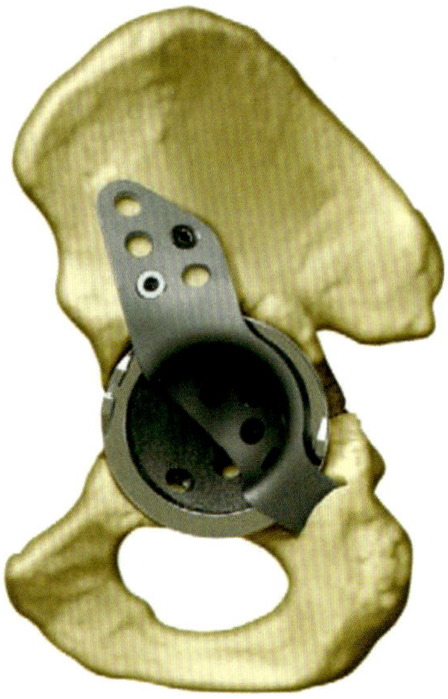

图29.9 臼杯-笼式支架结构处理骨盆中断型髋臼侧骨缺损。(*Courtesy*:Zimmer, Warsaw IN)

打压植骨

Borland[31]报道了 24 例使用 TM 垫块、打压植骨及骨水泥高交联臼杯翻修的临床结果。只有 1 例因松动和垫块断裂而须再翻修病例。该病例因为髋臼外展角度过大导致。作者建议植入髋臼时外展角宜小。

结论

TM 等多孔金属在复杂髋翻修中的应用在过去的 10 年中越来越普遍。TM 臼杯、垫块和支撑块等的使用，极大地提高了诸如大段骨缺损、骨盆不连续等复杂髋翻修的手术效果，避免了臼杯–笼式支架和加强环的使用。上述 TM 材料优良的中短期效果令人鼓舞，同时，我们期待其更好的远期效果。

（邢丹　译　周殿阁　审）

参考文献

1. Kurtz S, Ong K, Lau E, Mowat F, Halpern M. Projections of primary and revision hip and knee arthroplasty in the United States from 2005 to 2030. J Bone Joint Surg Am. 2007;89(4):780-5.
2. Lee PT, Raz G, Safir OA, Backstein DJ, Gross AE. Long-term results for minor column allografts in revision hip arthroplasty. Clin Orthop Relat Res. 2010;468(12):3295-303.
3. Sporer SM, O'Rourke M, Chong P, Paprosky WG. The use of structural distal femoral allografts for acetabular reconstruction. Average ten-year follow-up. J Bone Joint Surg Am. 2005;87(4):760-5.
4. Paprosky WG, Perona PG, Lawrence JM. Acetabular defect classification and surgical reconstruction in revision arthroplasty. A 6-year follow-up evaluation. J Arthroplasty. 1994;9(1):33-44.
5. Levine B, Della Valle CJ, Jacobs JJ. Applications of porous tantalum in total hip arthroplasty. J Am Acad Orthop Surg. 2006;14(12):646-55.
6. Jafari SM, Bender B, Coyle C, Parvizi J, Sharkey PF, Hozack WJ. Do tantalum and titanium cups show similar results in revision hip arthroplasty? Clin Orthop Relat Res. 2010;468(2):459-65.
7. Weeden SH, Schmidt RH. The use of tantalum porous metal implants for Paprosky 3A and 3B defects. J Arthroplasty. 2007;22(6 Suppl 2):151-5.
8. Fernandez-Fairen M, Murcia A, Blanco A, Merono A, Murcia A Jr, Ballester J. Revision of failed total hip arthroplasty acetabular cups to porous tantalum components: a 5-year follow-up study. J Arthroplasty. 2010;25(6):865-72.
9. Fletcher X, Sporer S, Paprosky W. Management of severe bone loss in acetabular revision using a trabecular metal shell. J Arthroplasty. 2008;23(7):949-55.
10. Sternheim A, Backstein D, Kuzyk PR, et al. Porous metal revision shells for management of contained acetabular bone defects at a mean follow-up of six years: a comparison between up to 50% bleeding host bone contact and more than 50% contact. J Bone Joint Surg Br. 2012;94(2):158-62.
11. Bobyn JD, Pilliar RM, Cameron HU, Weatherly GC, Kent GM. The effect of porous surface configuration on the tensile strength of fixation of implants by bone ingrowth. Clin Orthop Relat Res. 1980;149:291-8.
12. Lakstein D, Backstein D, Safir O, Kosashvili Y, Gross AE. Trabecular metal cups for acetabular defects with 50% or less host bone contact. Clin Orthop Relat Res. 2009;467(9):2318-24.
13. Kim WY, Greidanus NV, Duncan CP, Masri BA, Garbuz DS. Porous tantalum uncemented acetabular shells in revision total hip replacement: two to four-year clinical and radiographic results. Hip Int. 2008;18(1):17-22.
14. Macheras G, Kateros K, Kostakos A, Koutsostathis S, Danomaras D, Papagelopoulos PJ. Eight-to-ten-year clinical and radiographic outcome of a porous tantalum monoblock acetabular component. J Arthroplasty. 2009;24(5):705-9.

15. Skytta ET, Eskelinen A, Paavolainen PO, Remes VM. Early results of 827 trabecular metal revision shells in acetabular revision. J Arthroplasty. 2011;26(3):342-5.
16. Nehme A, Lewallen DG, Hanssen AD. Modular porous metal augments for treatment of severe acetabular bone loss during revision hip arthroplasty. Clin Orthop Relat Res. 2004;429:201-8.
17. Abolghasemian M, Tangsataporn S, Sternheim A, Backstein D, Safir O, Gross AE. Combined trabecular metal acetabular shell and augment for acetabular revision with substantial bone loss: a mid-term review. Bone Joint J. 2013;95-B(2):166-72.
18. Sporer SM, Paprosky WG. The use of a trabecular metal acetabular component and trabecular metal augment for severe acetabular defects. J Arthroplasty. 2006;21(6 Suppl 2):83-6.
19. Ballester Alfaro JJ, Sueiro Fernandez J. Trabecular metal buttress augment and the trabecular metal cup-cage construct in revision hip arthroplasty for severe acetabular bone loss and pelvic discontinuity. Hip Int. 2010;20(Suppl 7):S119-27.
20. Van Kleunen JP, Lee GC, Lementowski PW, Nelson CL, Garino JP. Acetabular revisions using trabecular metal cups and augments. J Arthroplasty. 2009;24(6 Suppl):64-8.
21. Del Gaizo DJ, Kancherla V, Sporer SM, Paprosky WG. Tantalum augments for Paprosky IIIA defects remain stable at mid-term follow-up. Clin Orthop Relat Res. 2012;470(2):395-401.
22. Siegmeth A, Duncan CP, Masri BA, Kim WY, Garbuz DS. Modular tantalum augments for acetabular defects in revision hip arthroplasty. Clin Orthop Relat Res. 2009;467(1):199-205.
23. Goodman S, Saastamoinen H, Shasha N, Gross A. Complications of ilioischial reconstruction rings in revision total hip arthroplasty. J Arthroplasty. 2004;19(4):436-46.
24. Peters CL, Curtain M, Samuelson KM. Acetabular revision with the Burch-Schnieder antiprotrusio cage and cancellous allograft bone. J Arthroplasty. 1995;10(3):307-12.
25. Udomkiat P, Dorr LD, Won YY, Longjohn D, Wan Z. Technical factors for success with metal ring acetabular reconstruction. J Arthroplasty. 2001;16(8):961-9.
26. Sporer SM, Paprosky WG. Acetabular revision using a trabecular metal acetabular component for severe acetabular bone loss associated with a pelvic discontinuity. J Arthroplasty. 2006;21(6 Suppl 2):87-90.
27. Sporer SM, Bottros JJ, Hulst JB, Kancherla VK, Moric M, Paprosky WG. Acetabular distraction: an alternative for severe defects with chronic pelvic discontinuity? Clin Orthop Relat Res. 2012;470(11):3156-63.
28. Beckmann NA, Weiss S, Klotz MC, Gondan M, Jaeger S, Bitsch RG. Loosening after acetabular revision: Comparison of trabecular metal and reinforcement rings. A Systematic Review. J Arthroplasty. 2013.
29. Lakstein D, Kosashvili Y, Backstein D, Safir O, Gross AE. Trochanteric slide osteotomy on previously osteotomized greater trochanters. Clin Orthop Relat Res. 2010;468(6):1630-4.
30. Kosashvili Y, Backstein D, Safir O, Lakstein D, Gross AE. Acetabular revision using an anti-protrusion (ilio-ischial) cage and trabecular metal acetabular component for severe acetabular bone loss associated with pelvic discontinuity. J Bone Joint Surg Br. 2009;91(7):870-6.
31. Borland WS, Bhattacharya R, Holland JP, Brewster NT. Use of porous trabecular metal augments with impaction bone grafting in management of acetabular bone loss. Acta Orthop. 2012;83(4):347-52.

第 30 章

加强环和臼杯–笼式支架重建

Artit Laoruengthana, Thanainit Chotanaphuti

概述

在全髋翻修中，髋臼侧常常有不同程度的骨缺损发生。髋臼重建的目的就是恢复髋关节运动中心，恢复肢体长度和骨量，重建稳定的髋臼假体。如果髋臼有明显的骨缺损，加强环及笼式支架即为达到上述目标的重要辅助。臼杯–笼式支架转移了髋臼的负重点，这样可以保护植骨区的骨整合作用顺利完成以恢复髋臼骨量，为植入的骨水泥假体提供良好的支撑骨床。

适应证

髋臼缺损可分为空洞型（包容性）骨缺损和节段型（非包容性）缺损[1]。如果不能有效支撑非骨水泥型假体，应考虑使用加强环和臼杯–笼式支架。其适应证为：

- 大的空洞型缺损，估计非水泥假体与宿主骨的接触低于 50%，如果髋臼下方及内侧骨接触良好，可考虑使用顶部加强环。
- 节段型缺损涉及髋臼柱并且缺损超过整个髋臼的 50%时，重建环应跨过缺损部位，以确保下方的结构植骨或颗粒植骨得到良好的整合。
- 空洞型和节段型联合缺损：宿主骨–假体之间的接触低于 50%（图 30.1A~C）。
- 骨盆不连续：重建支架必须结合髋臼后柱钢板使用[2]。
- 病理性骨丢失：因肿瘤、放射性骨坏死导致的病理性骨丢失其宿主骨愈合能力差。
- 年轻患者严重骨缺损者，为将来可能进行的非骨水泥假体再翻修手术恢复骨量。
- 髋臼–支架联合重建：臼杯–笼式支架和多孔 TM 臼杯联合使用，用于严重骨缺损（Paprosky ⅢA，ⅢB 型或骨盆不连续）[3]。

术前评估和制订手术计划

术前计划对于翻修手术至关重要，骨盆 X 线片、Judet 位和 CT 扫描等有助于预估髋臼缺损情况。笔者推荐使用模板测量，该方法对于重建髋臼中心、偏心距以及恢复肢体长度等有重要意义。术前还应根据髋臼缺损情况选择合适类型及尺寸的重建环及支架，以确保最大范围的宿主骨接触，尤其是髋臼上缘。重建环和笼式支架的外展角度无须过度关注，因为后续植入骨水泥臼杯时仍可重新调整确定聚乙烯臼杯的外展角度。术者还需了解重建环和笼式支架的外形轮廓尽量与骨性髋臼形状吻合，以利于很好地拧入螺钉、安放重建环钩及支架下翼。确保骨库准备足够量的颗粒骨或结构骨供应；需要大量的颗粒骨或结构骨进行植骨，所以应在术前做好植骨材料尤其是同种异体骨的准备。

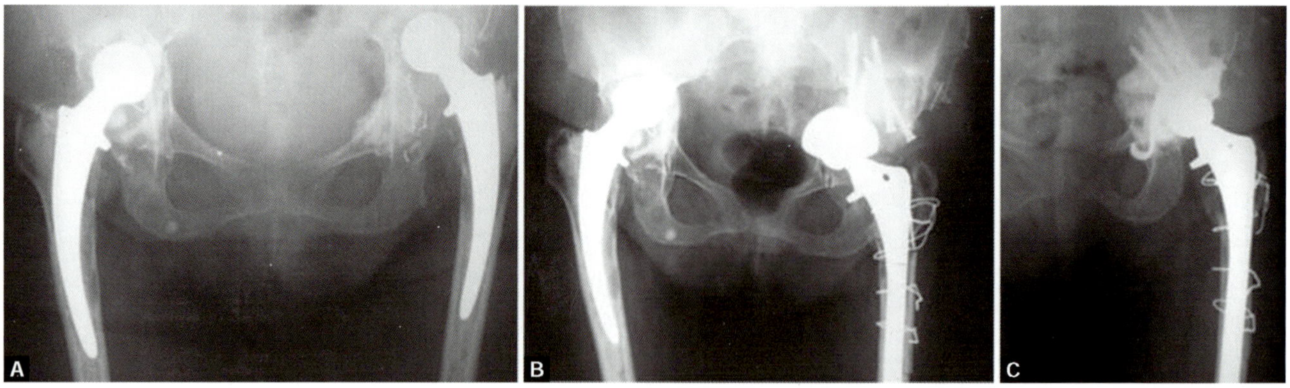

图30.1A~C (A)骨盆X线片显示左髋无菌性松动伴节段型和空洞型联合缺损。(B)结构骨移植并非水泥臼杯植入后,由于宿主骨接触不良,臼杯内侧移位。(C)再次翻修使用加强环跨越缺损,随访3年,髋臼稳定。

假体选择

重建环主要有两种类型:顶部加强环(roof ring)和重建支架(antiprotusio cage)。

(1)顶部加强环:适用于包容性缺损,保护髋臼穹顶。当髋臼有明显的包容性缺损时,可使用顶部加强环,目的是保护髋臼顶部。加强环的特点是其上方有多个螺钉孔,可以拧入髂骨进行固定。但下方无固定,如Müller环(图30.2),有些类型的加强环如Ganz环,下方由坐骨钩悬挂在髋臼窝下方坐骨上(图30.3)。重建后髋臼的稳定性不单纯由这些重建环上方拧入髂骨的螺钉承担,髋臼本身缺损的内下方还须植入足够的异体骨,否则重建环会受压变形[4,5]。多孔TM臼杯及垫块的出现,使其填补并适应髋臼缺损的能力大大提高,即使假体-宿主骨接触面积不大,其骨长入的机会也随之提高(图30.4)。笔者曾有几例这样的病例因髋臼内下方缺损需使用加强环,术中单纯使用了非水泥臼杯并且宿主骨接触低于50%,效果仍然很好。

(2)重建支架:此型设计由上下两翼组成,跨过髋臼分别固定于髂骨及坐骨上,可由多枚螺钉固定,提供更好的稳定性。分散应力,为下方填充巨大缺损的结构骨或颗粒骨提供保护以完成骨整合。最常用的前方凸缘型支架为Burch-Schneider(B-S)支架(图30.5),上下各有一个翼,可通过螺钉或直接卡入坐骨内。由于支架本身的设计没有骨长入或骨长上功能,如果宿主骨或移植骨的支撑度不够,支架会发生中期或远期松动[2]。

由于颗粒植骨和结构植骨的局限性,现代TM臼杯和垫块更好地适应了重度骨缺损,结合臼杯-笼式支架提供了稳定的力学支撑(图30.6)。这就是所谓的臼杯-笼式支架组合结构。有了支架的初始稳定支撑,TM臼杯及垫块得以和宿主骨形成长期稳定的生物学固定[6]。有些术者也将上述结构用于严重骨质疏松、放射治疗后及骨盆不连续等骨质条件差的病例中[7]。

手术技术

翻修手术的第一步是恰当地显露。笔者习惯采用直接外侧入路及改良的Hardinge技术,患者侧卧位。该入路便于植入加强环,但坐骨操作稍显受限。如果行转子截骨术取出股骨柄时,同时也可增加坐骨的显露程度。否则可采用大转子滑移截骨技术以协助显露(图30.7)。术野显露后,小心切除所有纤维瘢痕组织,取出假体。此时,可重新彻底评估骨缺损程度,确定是否使用非水泥臼杯、加强环或臼杯-笼式支架及结构植骨。如果选择臼杯-笼式支架,应充分显露髋臼上方以方便固定支架上翼。操作时应小心避免损伤臀上神经。其安全区域为大转子上方5cm。

遵循骨缺损分级,大范围柱状缺损尤其是上后方缺损低于髋臼覆盖量的30%~50%时,应考虑结

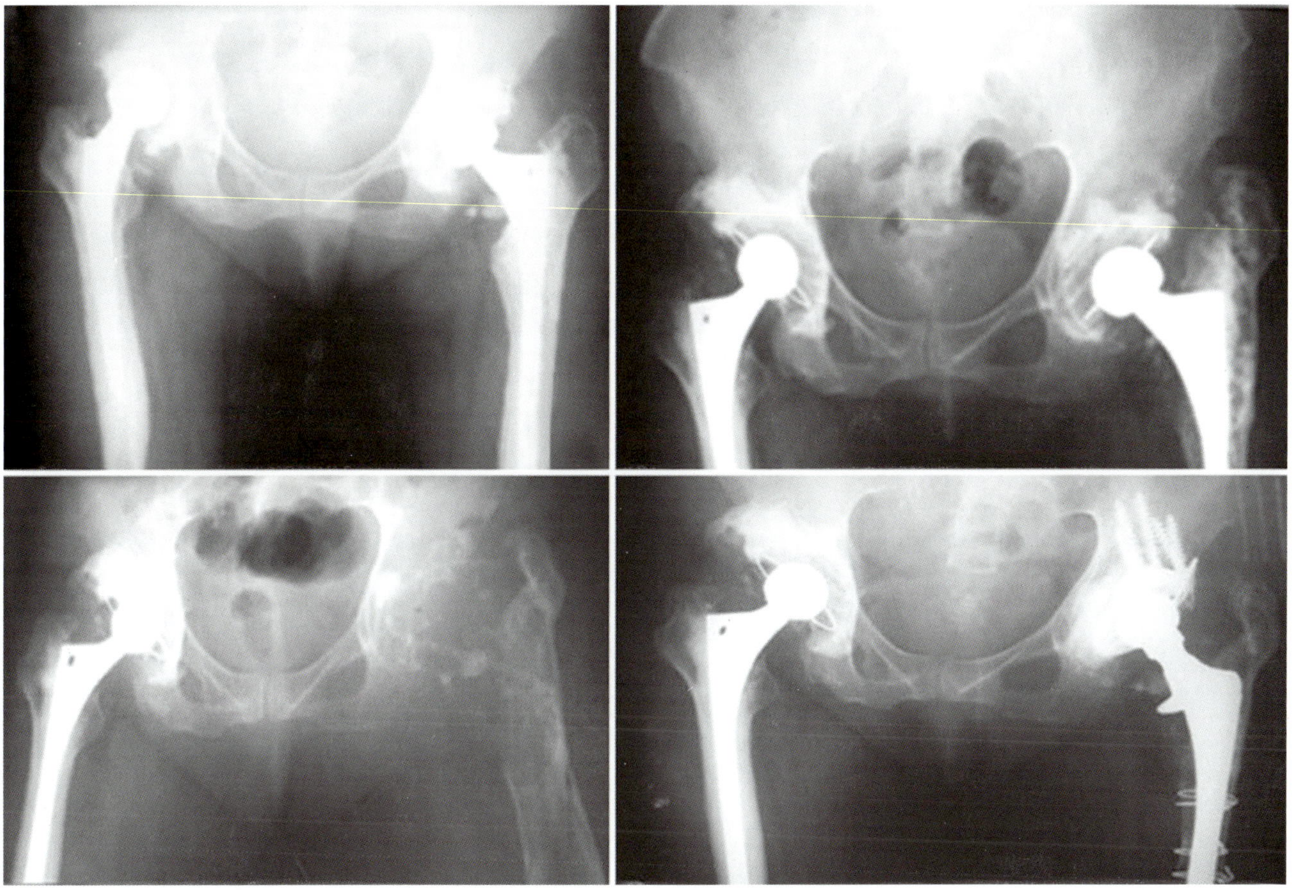

图30.2　X线片显示左髋假体松动，髋臼打压植骨结合Müller重建环固定，植入聚乙烯水泥臼杯。股骨侧用的是全涂层生物柄，用以分散骨折部位应力。

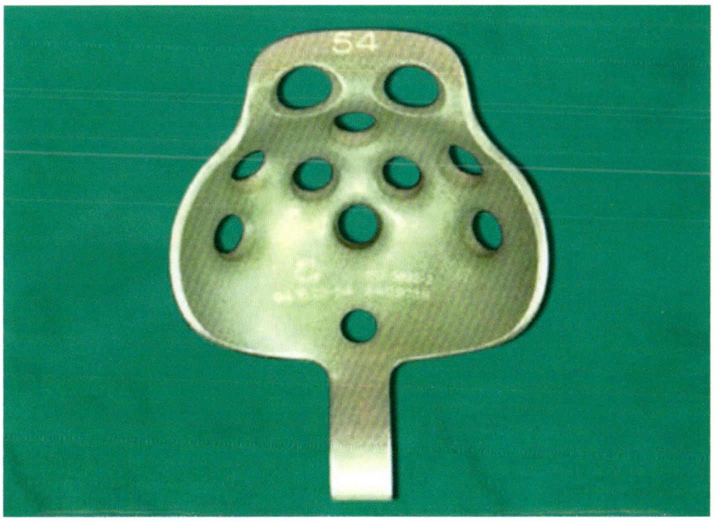

图30.3　Ganz重建环，螺钉固定上凸缘，下方钩子植入髋臼窝下皮质骨。

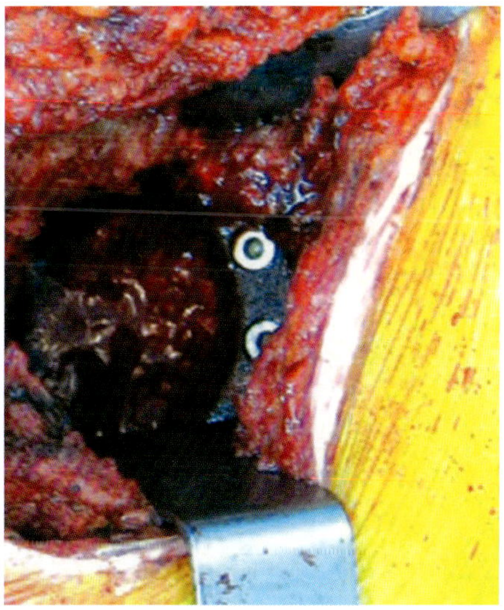

图30.4　TM垫块填充髋臼上方缺损。

构植骨联合重建支架。小范围缺损则采用上盖植骨联合顶环重建(图 30.8)。由此,可行髋臼磨锉至有出血点,然后根据最后一号臼锉的直径选择加强环或笼式支架。

笔者喜欢使用带有下钩的加强环,钩子可以卡在髋臼窝下的皮质骨内(图 30.9)或插入坐骨沟(图 30.10)。加强环或笼式支架应从上方及后方支撑聚乙烯臼杯,其外展角不能过大。安放笼式支架时,髂骨侧髋臼缘后下方剥离不得超过 2cm,以免损伤坐骨神经。准备 2.5mm 和 3.2mm 钻头或高速磨钻以钻孔,备骨凿在坐骨上造卡槽。卡槽的方向为前倾 15°深 2cm。完成后可用笼式支架安放测试是否合适,耐心调整直至笼式支架与髋臼轮廓相吻合且与宿主骨良好贴附。

大缺损用结构骨填充后,其他小范围的缺损可用颗粒骨填充。笔者认为坚实的打压植骨和坚强的结构骨固定是后续髋臼重建的基础 (图 30.11A 和 B)。这些基础坚实后,首先将重建环下方的钩子或下翼卡入髋臼窝或坐骨内固定,同时将上翼固定于髂骨上。

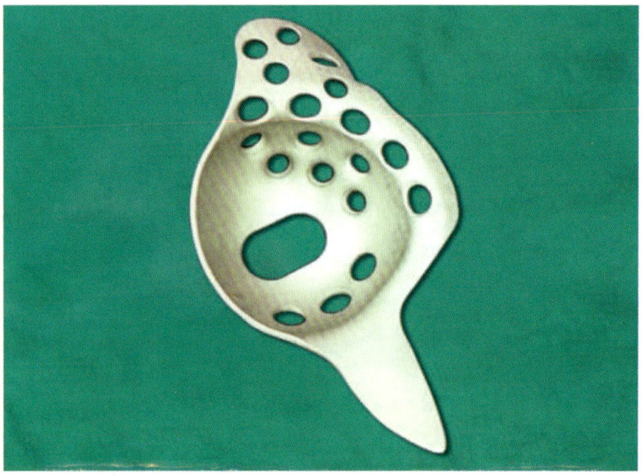

图30.5 Burch-Schneider支架,上方凸缘带螺钉孔。

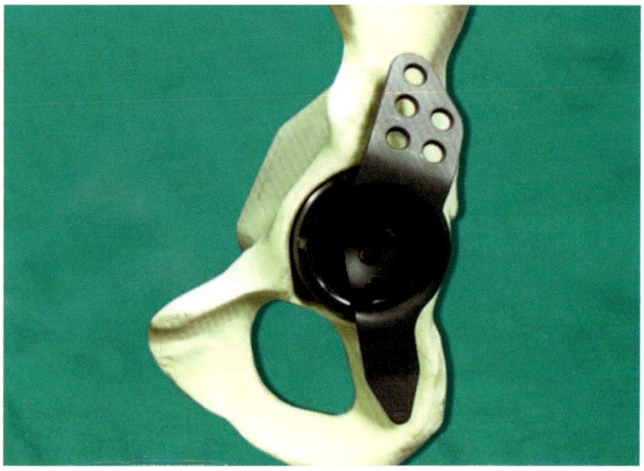

图30.6 多孔TM臼杯和带有上下翼的支架联合使用, 支架保护下方的多孔臼杯便于骨长入,延长固定寿命。

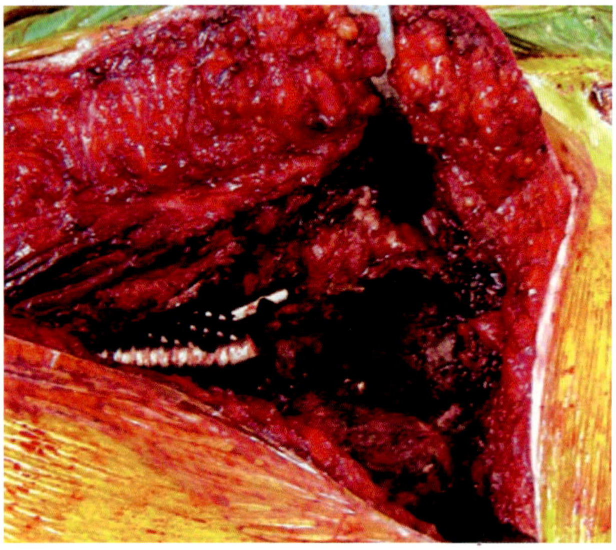

图30.7 大转子延展截骨取柄技术可同时有助于显露髋臼。

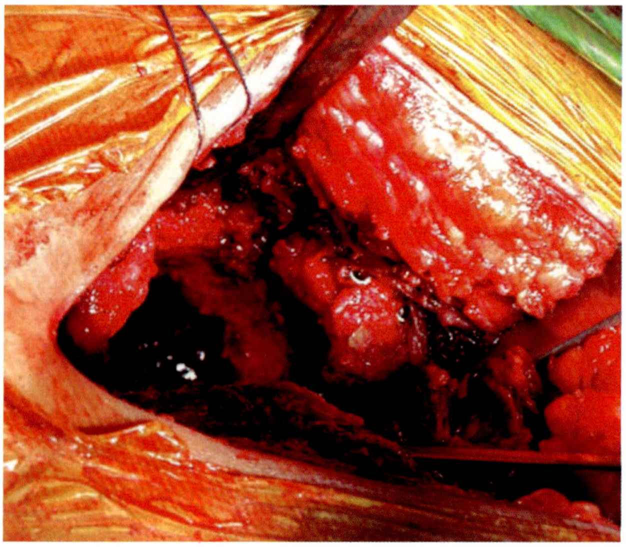

图30.8 髋臼上方骨缺损采用上盖植骨,2枚4.5mm松质骨螺钉固定。

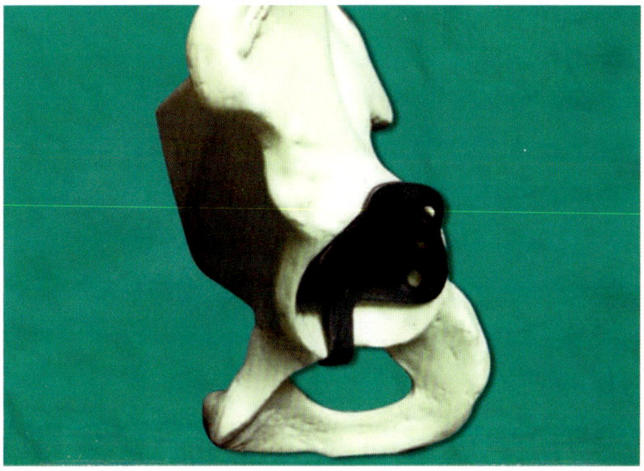

图30.9 Ganz加强环植入髋臼，其下方钩子卡入髋臼窝。

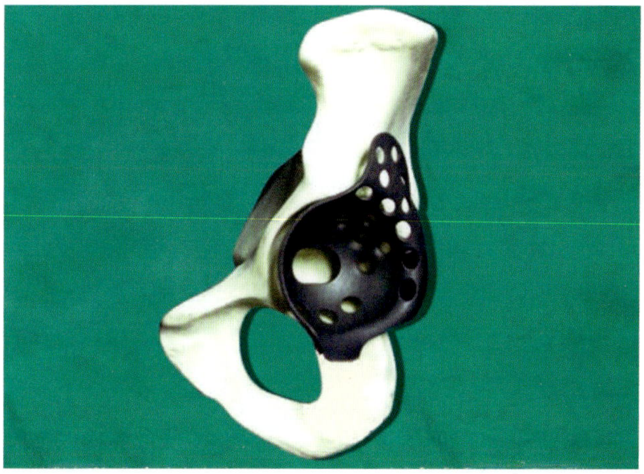

图30.10 Burch-Schneider支架植入，下方翼插入坐骨。

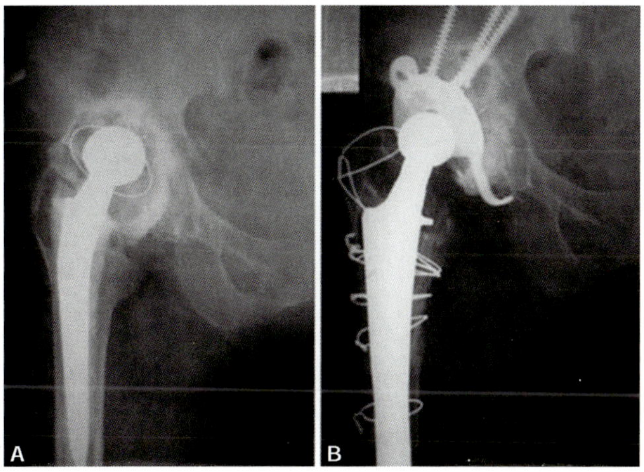

图30.11A和B （A）X线显示右髋假体松动伴节段型及空洞型缺损。（B）术后7年随访，固定稳定。髋臼骨缺损部位颗粒骨填充，在支架和聚乙烯假体之间形成稳定的压配。

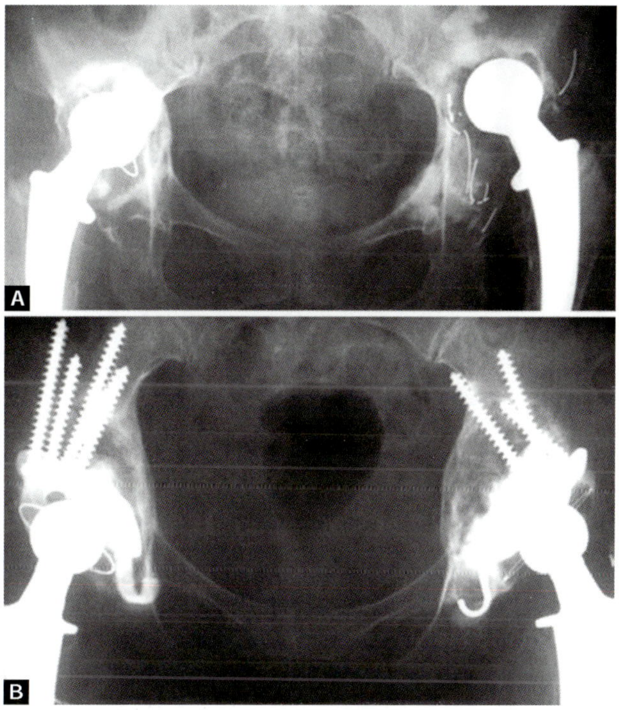

图30.12A和B （A）X线片显示双侧无菌性松动。（B）双侧打压植骨及加强环植入，多枚6.5mm松质骨螺钉固定上翼于髂骨维持支架的稳定性。

如果将下翼固定于坐骨上，至少应用两枚6.5mm全螺纹松质骨螺钉固定下翼，确保骨与支架充分接触。操作时确保避免损伤坐骨神经[2]。将加强环或笼式支架安放好后，应在上翼区域拧入尽可能多的6.5mm松质骨螺钉，螺钉长度尽可能长，并采用多角度固定的方式拧入（图30.12A和B）。

支架固定完成后，从各个可能的空隙塞入颗粒骨并压实。聚乙烯骨水泥臼杯可独立按标准角度植入（图30.13），即外展40°~45°，前倾15°~20°。由于支架放置角度的原因，臼杯上缘可能无支架支撑而部分裸露，为保证臼杯的稳定性，未覆盖部位不得超过臼杯的1/3。通常情况下，通过Ganz加强环或Burch-Schneider支架的型号可提前预知聚乙烯臼杯的型号，选择的聚乙烯臼杯直径较支架或加强环的内径小2mm，或较其外径小6mm即可，如果此标准下选择的臼杯覆盖不良，也可考虑选用更小一号的臼杯改善覆盖。

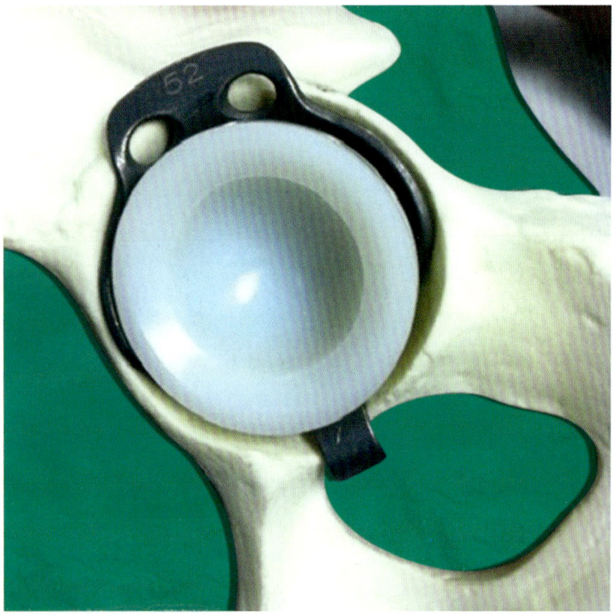

图30.13 骨水泥直接将聚乙烯臼杯固定于笼式支架或加强环中。聚乙烯臼杯应以标准方向黏合。

术后处理

使用加强环或支架的病例，髋臼骨缺损往往都比较大，并且通常还要行打压植骨或结构植骨。建议根据术中骨缺损情况及植骨类型，患者术后保护性负重 6~12 周。

宿主骨的质量、臼杯、加强环/笼式支架的稳定性以及股骨假体的稳定性等。鼓励活动度和力量训练。笔者推荐物理训练和化学药物同时进行，以预防下肢深静脉血栓。

并发症

全髋翻修术后并发症发生率很高。其包括感染、神经血管损伤、脱位、异位骨化、关节僵硬、植入物断裂、假体松动、假体周围骨折、深静脉血栓、软组织问题等。

（邢丹 译 周殿阁 审）

参考文献

1. Saleh KJ, Holtzman J, Gafni A, Saleh L, Davis A, Resig S, Gross AE. Reliability and intraoperative validity of preoperative assessment of standardized plain radiographs in predicting bone loss at revision hip surgery. J Bone Joint Surg Am. 2001;83-A(7):1040-6.
2. Gross AE, Goodman S. Acetabular revision: Cages and rings. In: Lieberman JR, et al. (Eds). Advanced Reconstruction Hip. AAOS; 2005:343-51.
3. Meneghini RM, Hanssen AD, Lewallen DG. Uncemented hemispherical cups in extreme bone loss. In: Berry DJ, et al. (Eds). Revision Total Hip and Knee Arthroplasty. Philadelphia,PA: Lippincott Williams & Wilkins; 2012:163-77.
4. Gerber A, Pisan M, Zurakowski D, Isler B. Ganz reinforcement ring for reconstruction of acetabular defects in revision total hip arthroplasty. J Bone Joint Surg Am. 2003;85-A(12):2358-64.
5. Udomkiat P, Dorr LD, Won YY, Longjohn D, Wan Z. Technical factors for success with metal ring acetabular reconstruction. J Arthroplasty. 2001;16(8):961-9.
6. Bobyn JD, Poggie RA, Krygier JJ, Lewallen DG, Hanssen AD, Lewis RJ, et al. Clinical validation of a structural porous tantalum biomaterial for adult reconstruction. J Bone Joint Surg Am. 2004;86-A Suppl 2:123-9.
7. Berry DJ, Lewallen DG, Hanssen AD, Cabanela ME. Pelvic discontinuity in revision total hip arthroplasty. J Bone Joint Surg Am. 1999;81(12):1692-702.
8. Berry DJ. Antiprotrusio cages for acetabular revision. Clin Orthop Relat Res. 2004;(420):106-12.

第 31 章

双动全髋杯在髋关节翻修中的应用

Deepak Gautam, Rajesh Malhotra

概述

初次全髋关节置换和翻修术后不稳定一直是一个重要问题。报道的脱位率为 7.4%~25%[1,2]。双动杯,也称为"三极非限制髋臼杯",是全髋关节置换领域内的一项新发明。它是在 20 世纪 70 年代末由 Gilles Bousquet 教授和工程师 Andre Rambert 发明的,通过两个联结在一起的关节面降低脱位的发生;其中一个关节面直径较大,在金属杯和聚乙烯之间,另外一个关节面直径较小,在金属头和固定的内衬之间(图 31.1)[3]。双动杯为预防和治疗初次及翻修术后不稳定提供了不同的选择,受到了广泛的关注,并且,在增加稳定性的同时,并没有影响临床的效果和植入物的长期生存[4]。有些研究报道了双动杯中长期的有效性。带有凸缘和钩的结构的双动杯(图 31.2)是一种特殊类型,主要用在翻修手术中,也得到了很大的发展。但是,它缺少临床数据,大多数数据是来自制造商的内部资料,因此,这些数据在臼杯选择上存在固有偏倚,随访时间短,很难决定假体的成功与否。

双动臼杯的生物力学

双动臼杯建立在两个理念之上,一是 Charley[5] 关节成形术低磨损原则,二是 McKee-Farrar 的大直

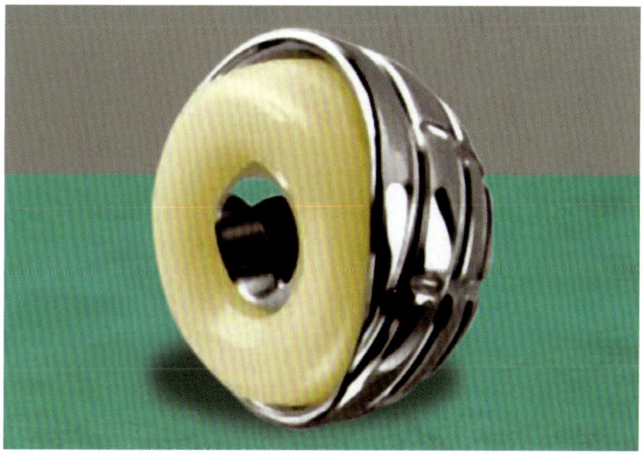

图31.1　双动杯。

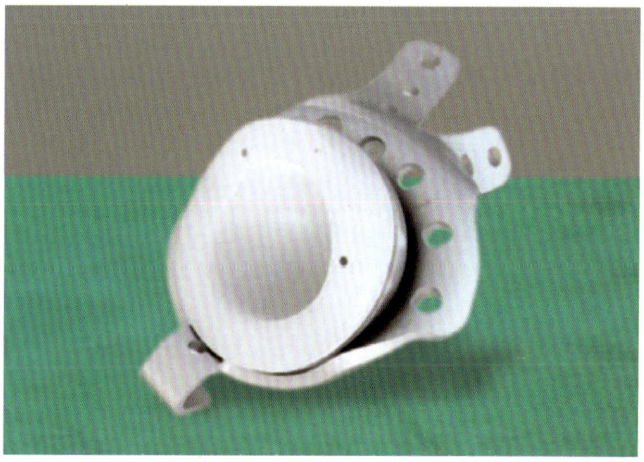

图31.2　用于翻修带有凸缘和钩结构的双动杯。

径头增加稳定性的原则[6]。双动组件增加了髋关节的活动范围，直至两个关节面的结构发生撞击(图31.3)。第一个关节头是紧密结合的，但在内衬里面可以活动，跟全髋关节里面典型的硬对软界面有相似的机械学。第二，如果颈与聚乙烯边缘开始接触，另外一个由内衬背侧和金属杯组成的关节开始发挥作用。随着内衬的活动，活动范围开始增加，直至颈与金属杯的缘发生撞击。因此，头-衬复合体从理论上来说，就像是一个大头增加了头颈比，脱位之前的跳跃距离也随之得到增加。

双动杯的手术指征

使用双动杯的主要目的是降低脱位风险，用于初次或者翻修术后有脱位风险的患者已经得到广泛认同。它对初次置换术后复发性脱位患者也是一种选择。下面是双动杯的指征，作者主要在翻修中使用。

- 有高脱位风险老年人的髋关节翻修(神经肌肉疾病和认知功能障碍)。
- 全髋关节置换术后的复发性脱位。
- 外展肌功能薄弱的无菌性松动。
- 外展肌功能薄弱的失败半髋关节置换。
- 忽视的脱位。
- 75岁以上需要翻修的所有患者。
- 患者美国麻醉医生协会评分≥3分[7]。

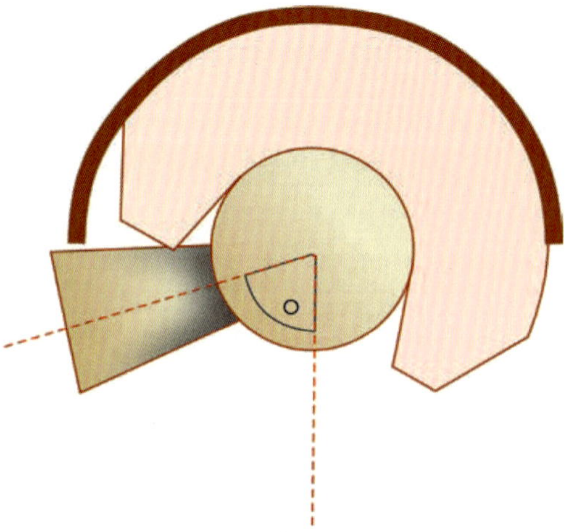

图31.3 双动杯中的关节设计。

双动杯在髋翻修中的应用

双动杯的主要指征仍然是髋关节翻修手术中的不稳定。主要用在全髋关节置换术后复发性不稳定的翻修，或者翻修手术预期不稳定。预示髋关节置换术后不稳定的因素包括肌肉发育不全、神经功能障碍、广泛关节囊切除、骨量丢失和假体位置相关问题[8]。

术前考虑

总的来说，适合双动杯的群体年龄较大，骨的质量是一个问题。使用水泥假体还是非水泥假体主要考虑骨的质量和骨整合的能力。最初的非骨水泥型假体设计有小柱子，对年龄较大的骨质疏松者有造成骨折的可能，这种情况，优先使用骨水泥型假体。翻修病历髋臼缺损不大，水泥仍可以填充空腔，或者水泥鞘是完整的，使用骨水泥-in-骨水泥技术，这时候也可以考虑水泥双动杯。

手术步骤

- 体位：依据手术医生选择的入路，可以使侧卧位或者仰卧位(图31.4)。
- 入路：入路依赖于医生的喜好进行选择。作者对后入路很熟悉，因此选择侧卧位。但是，最好沿着原手术切口切开，以减少皮肤愈合问题(图31.5)，如果合适，可以将瘢痕切除以改善愈合。
- 髋臼的显露：不管何种入路，髋臼都要显露充分。脱位要小心，否则容易引起股骨骨折，因为在没有充分软组织松解的情况下脱位的力量较大。如果有必要，可将关节囊完整切除，以使脱位简单。股骨颈周围的瘢痕都应切除(图31.6)，臀大肌可能需要广泛松解。极端的情况下，可能需要大转子延展截骨。一旦关节脱位，如果股骨头组件与柄的锥度匹配，将保留固定良好的柄。去掉股骨头，以便更好地显露髋臼。将股骨柄放前侧，在弯拉钩的帮助下，用海绵或者试头保护柄锥(图31.7)。为了将股骨柄近端移向前侧，可以切开臀小肌、股直肌反折头和

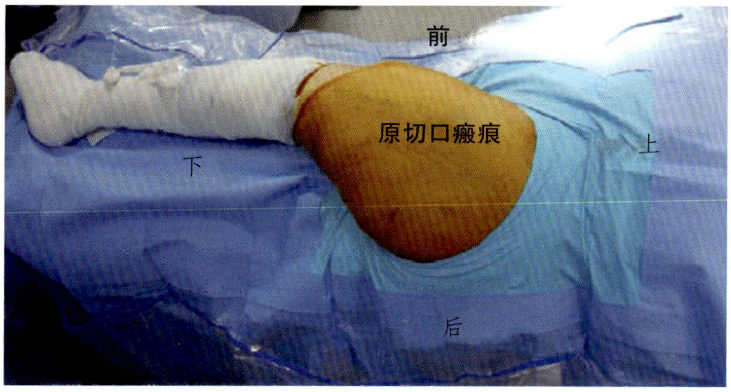

图31.4　侧位体位的患者。

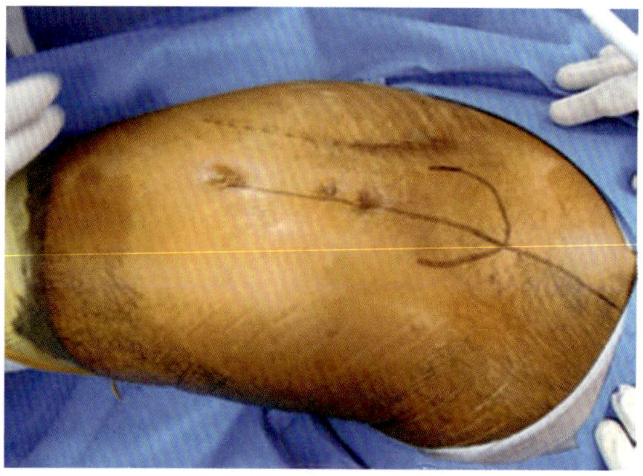

图31.5　沿着原切口瘢痕切开。

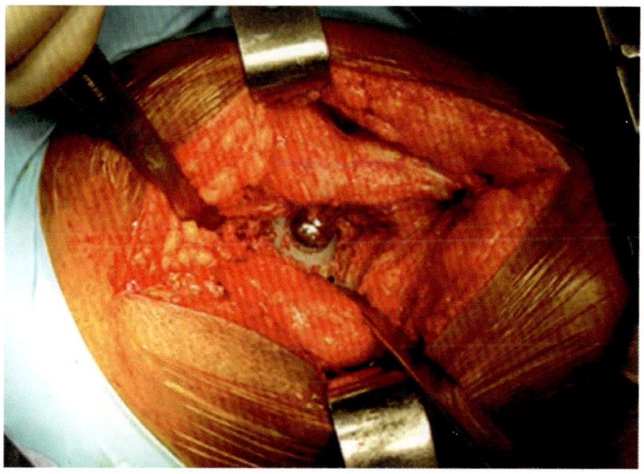

图31.6　移除颈周围的瘢痕组织以显露关节。

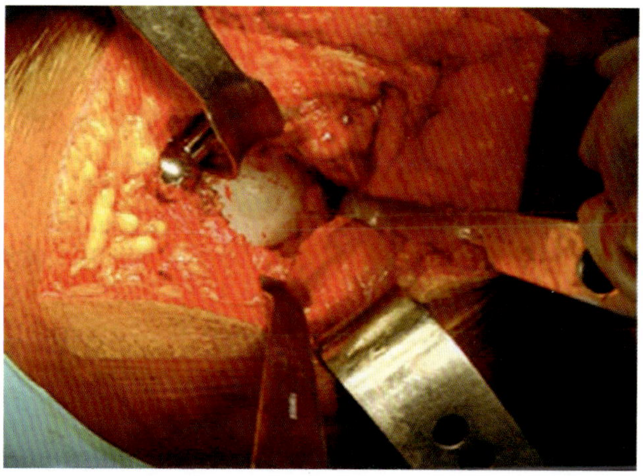

图31.7　使用弯拉钩，将股骨和柄拉向前方，使用海绵或者试模头保护锥度。

前关节囊。将钝拉钩放置在髋臼的下侧缘。根据显露的情况，在关节盂唇切除后，可在后侧放置第三把拉钩(图 31.8)。髋臼的边缘应该清理干净，提供好的视野并为取出器械提供足够的空间。松动的臼杯用一般的器械可以轻易取出，而固定良好的臼杯，可能需要特殊器械取出(图 31.9)。如果骨水泥型髋臼杯松动失败，骨水泥鞘也不完整或破碎，则应将残留骨水泥完全清除，以便清晰看到骨床，评估丢失的骨量。

- 髋臼的准备：用球形锉根据患者体位选择合适的角度磋磨髋臼。推荐使用髋臼锉逐号磋磨。要特别小心，避免周缘和内壁过度磨锉，将会使骨量丢失过多并影响臼杯的稳定安装(图 31.10)。
- 决定植入物的型号和臼试模：臼试模通常可选择与最后一号髋臼锉同号。压配试模，这样其外展角不小于 40°，不大于 50°，前倾角不小于 10°，不大于 20°。臼试模应有初始稳定性，需要在髋臼中达到充分坚固的稳定。随后，植入相应尺寸的臼杯，放在正确的位置。
- 臼杯的选择：根据骨量选择臼杯。水泥杯的外表面是抛光的，外表面的凸起和凹槽结构确保充足的水泥鞘，而边缘结构允许水泥加压。非水泥杯的表面有一涂层。水泥杯和非水泥杯的内面都是高度抛光的关节面。
- 为水泥的植入或臼杯的压配准备髋臼：充分冲洗干燥髋臼，植入骨水泥(图 31.11A)，利用加压器加压(图 31.11B 和 C)。臼杯打压器与相应的无菌臼杯连接，可以将水泥涂在臼杯的外表面（图

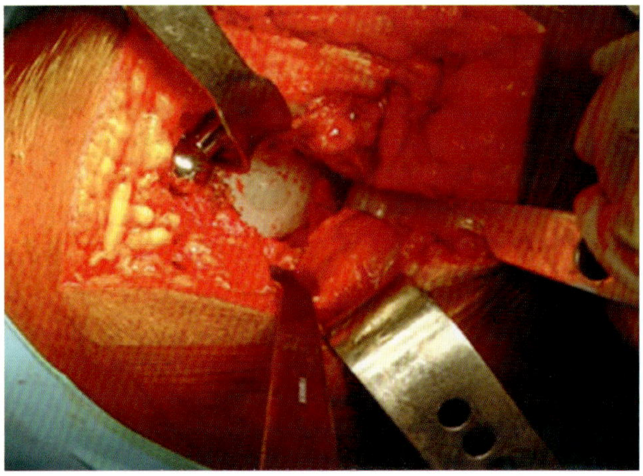

图31.8 放置拉钩。用弯拉钩将股骨拉向前方,钝的直拉钩置于髋臼的下缘,钝的直拉钩沿着后壁置于后侧。

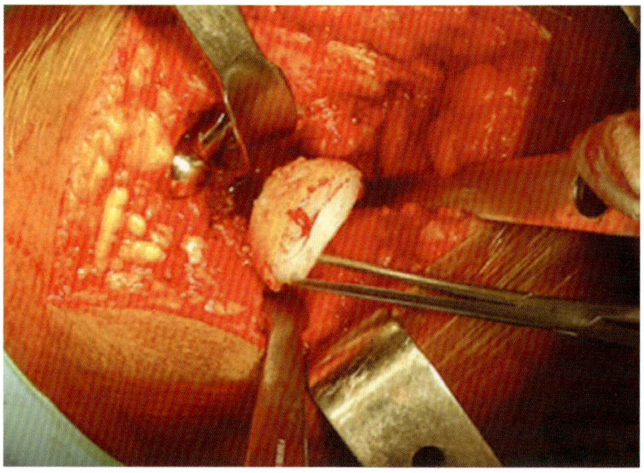

图31.9 去除髋臼组件。

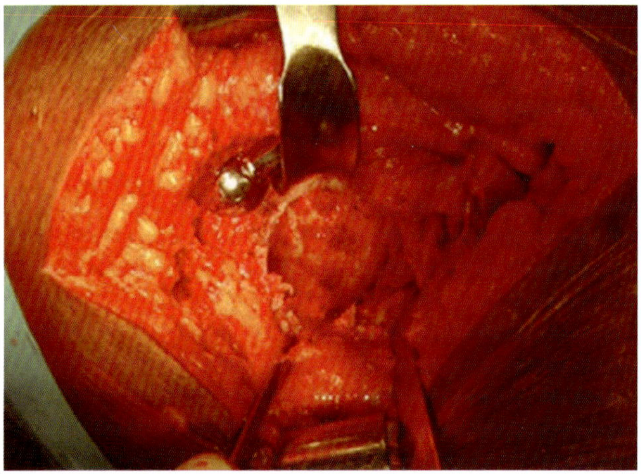

图31.10 准备髋臼。

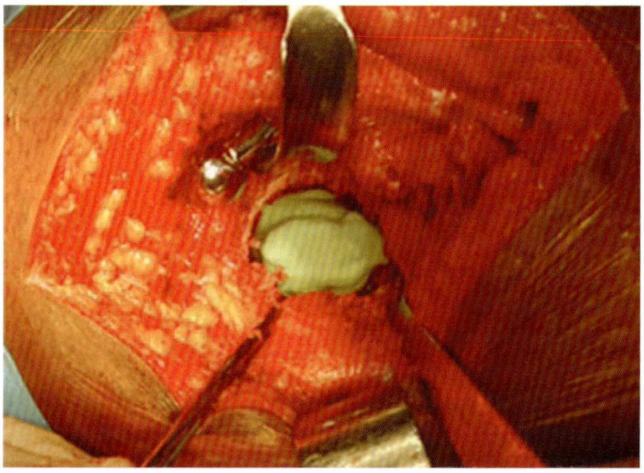

图31.11A 水泥置于髋臼。

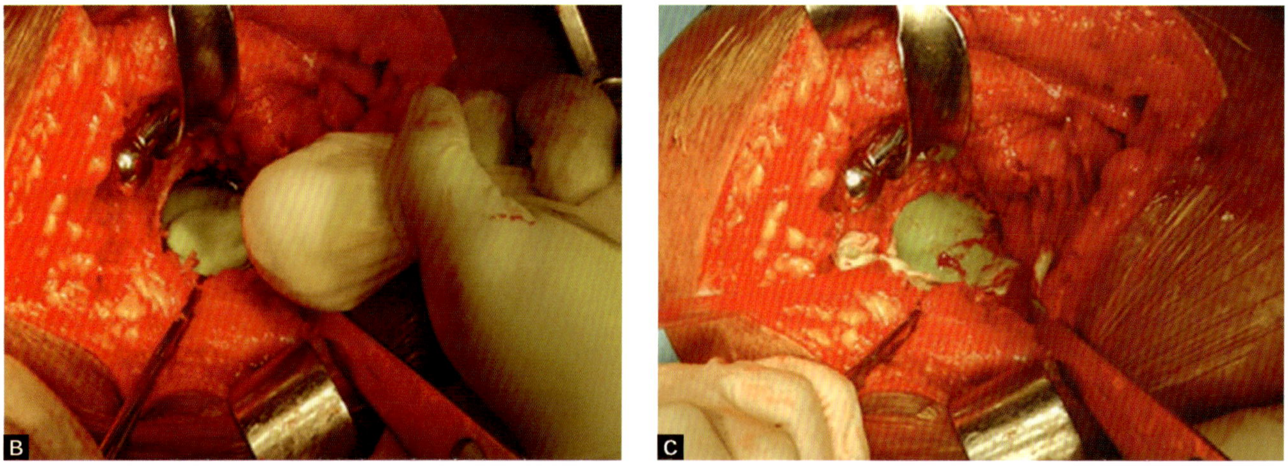

图31.11B和C (B)用挤压器在髋臼内挤压水泥。(C)压配水泥后的髋臼窝。

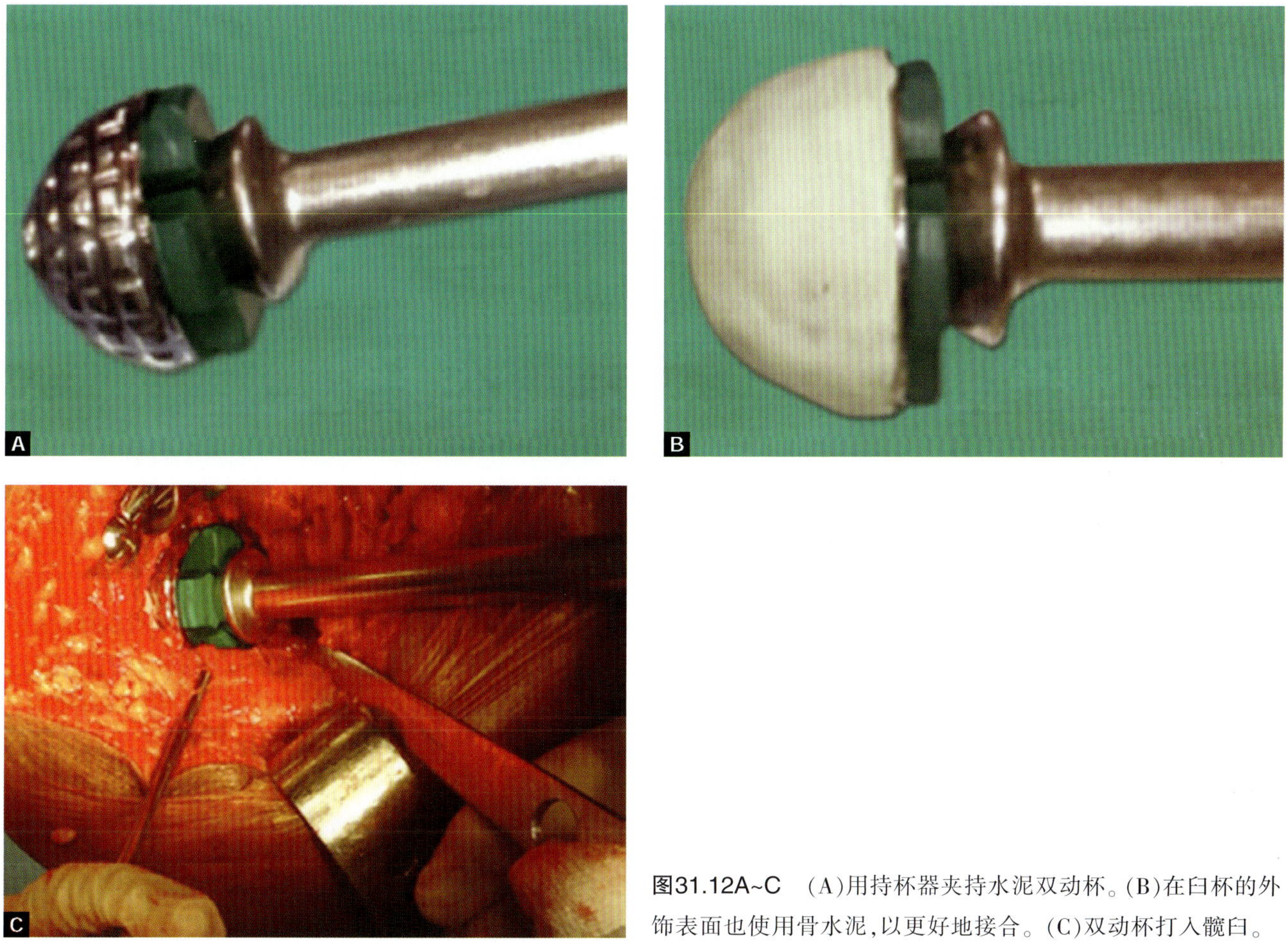

图31.12A~C (A)用持杯器夹持水泥双动杯。(B)在臼杯的外饰表面也使用骨水泥，以更好地接合。(C)双动杯打入髋臼。

31.12A 和 B)。臼杯植入髋臼，按照试模的预置的位置加压臼杯(图 31.12C)。任何边缘溢出的水泥都要去掉。一旦水泥凝固，拧出打压器。

- 试模衬装入：选取目标臼杯相应直径的试模衬，装入试模头。试模衬-头与股骨柄锥连接，复位关节检查活动度和稳定性(图 31.13)。选取最佳稳定性的颈长的球头。
- 头衬组装：准备内衬加压器，内衬置放在加压器的凹陷表面(图 31.14A)。将头植入内衬，头的开口面朝上。加压螺栓中置球头的开口面 (图 31.14B)，并拧紧螺栓，直到球头卡入内衬，确保球头卡住但是能自由活动(图 31.15A 和 B)。
- 内衬最后的植入，复位髋关节：最终的衬-头组合体装入股骨柄锥，用头打压器敲击。复位关节，最后再检查关节的活动度和稳定性(图 31.16)。

并发症

由于双关节的设计，双动杯有一些相关的并发

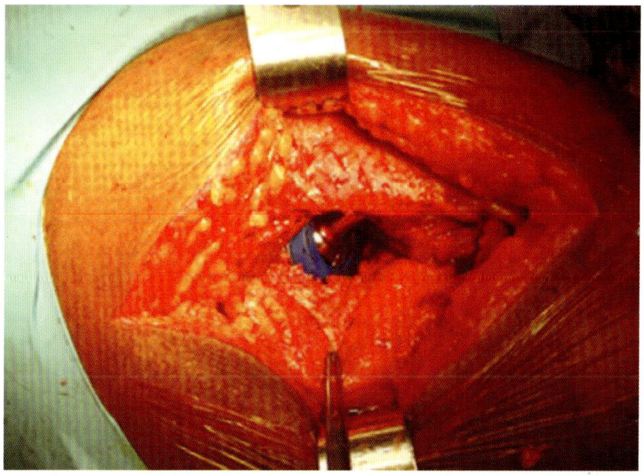

图31.13 植入头-内衬试模后复位。

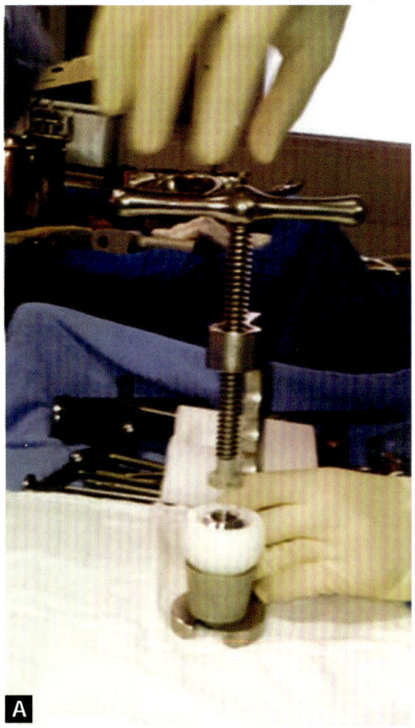

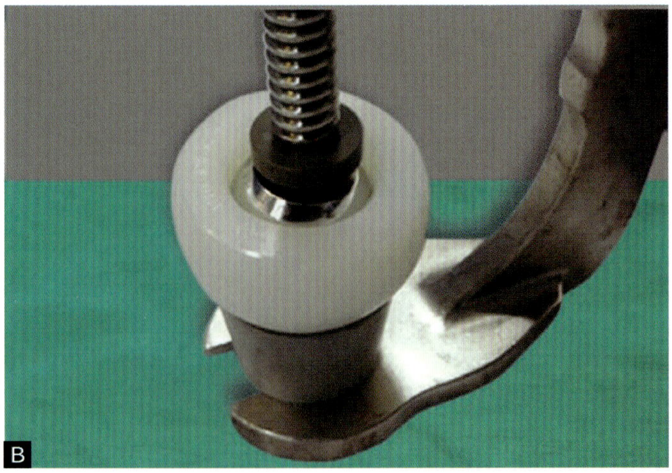

图31.14A和B　(A)内衬植入锁定：目标内衬装在挤压器的凹面和头的顶部。(B)将内衬打入器螺钉拧入，使中心定位器与股骨头开口处相匹配，并进一步向前推进股骨头，使股骨头和内衬锁定。

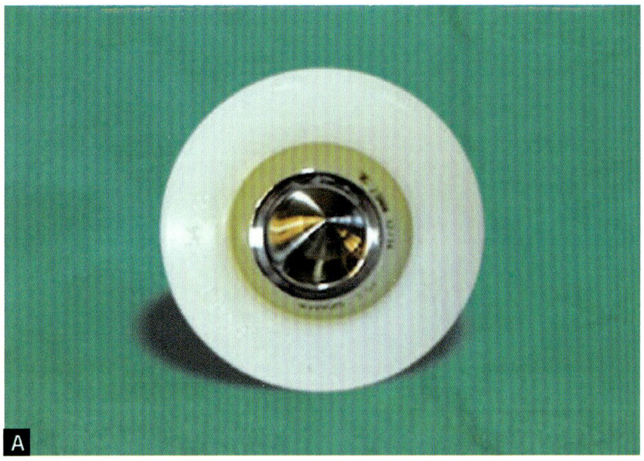

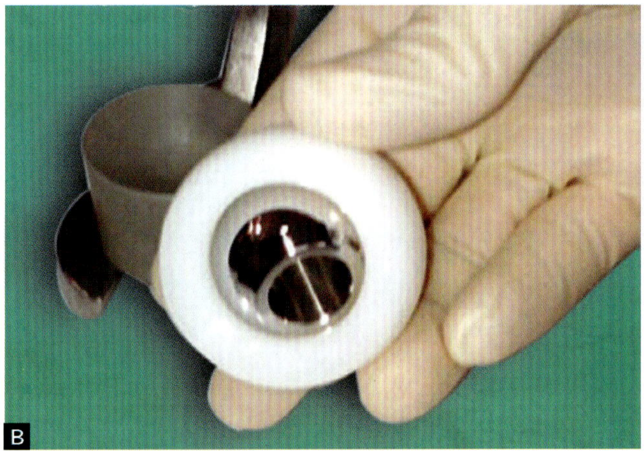

图31.15A和B　头和衬结合良好，并可以自由活动。

症如下：

- 假体内脱位：这个并发症为这类假体所特有。通常是股骨球头和内衬之间关节的失败，原因常是内衬固有槽的磨损。脱位后，球头与金属杯内表面相关节，会立即引起肢体短缩和跛行。而且，金属杯不是为金属对金属的关节面设计的，在界面之间会产生快速磨损，导致金属离子释放，引起周围组织金属沉着病[9]。在普通X线上，有特征性的"水泡征"，是由于内衬脱位，金属头在臼杯中不居中形成，是固有失败的特有病理。
- 聚乙烯加速磨损和相关的骨溶解：双动杯有两个关节以及聚乙烯较薄的构造引起对这个问题的关注。较大的磨损发生在内衬的凸面，第一代聚乙烯的发生率更高，翻修率达到1.6%~7%[10]。由于双动杯的股骨头位置深在，金属杯自身的形状是圆球状，导致在影像学上很难诊断聚乙烯的磨损，偏心的股骨头只能表明内衬内外表面都有磨损。
- 无菌性松动：无菌性松动的发生率为0~

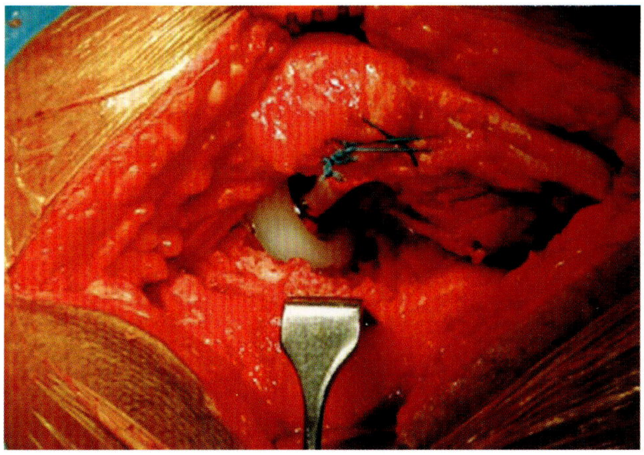

图31.16　目标内衬和头组装后，最终复位。

8.3%[3,11-13]。水泥柄和非水泥柄都可以发生。最初的非水泥设计失效的原因是，表面喷涂的氧化铝分层。现在的设计增加了螺钉和多孔表面，新一代的植入物增强了骨整合能力。

- 复发性不稳定：双动杯不能解决所有类型的髋关节不稳定。如果软组织过度松弛和(或)外展肌失效，即便使用双动杯，髋关节仍有可能脱位。这种不稳定的病例应该使用限制性内衬，以确保组件不出现脱位(图 31.17A~C)。

经验与教训

- 如果假体内脱位能够早期诊断，股骨头和髋臼杯没有出现明显磨损，可以仅仅更换内衬。如果诊断较晚，已经出现股骨头和髋臼杯的损坏，应考虑翻修髋臼杯，并更换股骨头。
- 使用光滑抛光的窄颈可以减少假体内的脱位[14]。
- 使用带有螺钉和多孔表面的新一代植入物可以加强骨整合，降低无菌性松动的发生率。
- 选择水泥还是生物杯，取决于骨的质量，不在于医生。

结果和文献回顾

Jauregui 等[14]评估了双动关节和传统关节翻修术后脱位率、无菌生存期和患者结果。在他们的研究中，他们匹配了两组队列，一组是 60 例双动杯翻修病例，一组是 120 例传统关节翻修，他们发现，双动杯组的脱位率更低 [1.7%(60 例中有 1 例)对 5.8%(120 例中有 7 例)]，无菌性松动发生率更低 [1.7%(60 例中有 1 例) 对 4.2%(120 例中有 5 例)]。然而，功能结果、活动水平和整体的身体及精神状态在两组间没有差别。

Hamadouche[15]等回顾性研究了 47 例水泥双动杯，这些病例都是全髋关节置换术后复发性脱位，结果是 47 例患者中 45 例(96%)恢复了假体稳定性。最后一次随访的髋关节评分(Merle d'Aubigné hip score)是 16±2。如果以因脱位或机械性失效而翻修作为观察终点，截止至术后 72 个月，此组髋臼假体的累计生存率可达 96%。

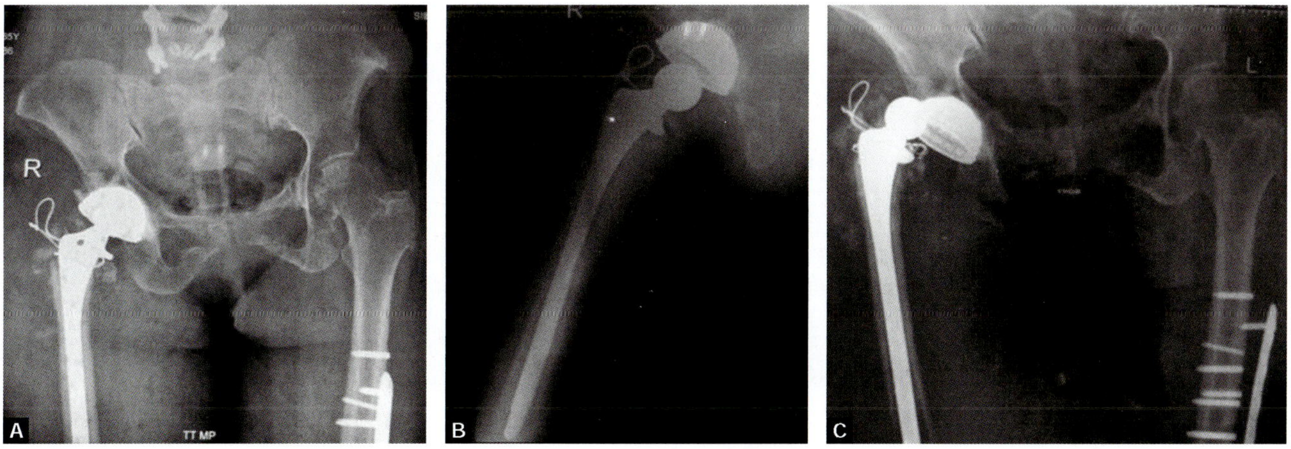

图31.17A~C　(A)X线示水泥型双动杯的髋关节翻修。(B)X线示髋关节间隙增宽，提示软组织松弛。(C)X线示即便使用双动杯也会有髋脱位。

Langlais[16]等研究了88例水泥双动杯用于高脱位风险的髋关节翻修，他们发现仅有1例(1.1%)在2年后发生创伤性脱位，2例(2.3%)出现无症状的无菌性松动，3例(3.5%)有局部的放射透亮线。他们的结果显示了5年较低的脱位率，94.6%的臼杯生存。他们因而得出结论，在脱位和复发性松动风险较高的病例，双动杯相比限制性杯有更好的结果。

Leiber-Wackenheim[17]等在他们59例非水泥双动杯病例系列中，经过6~11年随访(平均8年)有1例(1.7%)出现早期脱位，但没有复发，最后一次随访平均Harris髋关节评分是86.7(49~99)。没有放射学上的松动或者移位，以脱位作为终点，8年的生存期是98%。

Mohammed[18]等比较了双动杯在不稳定的初次置换(20例)和全髋关节翻修(24例)中的应用结果，经过平均22个月(6~63个月)的随访，没有出现脱位、不稳定或者感染。他们的研究显示了针对有挑战性患者(包括帕金森病、卒中、老年痴呆、弥散性周围神经病变)采用双动杯进行髋关节初次置换或翻修手术，均有可能降低其术后脱位和失稳的发生率。

典型病例

76岁老年男性，用水泥型Charnley假体行初次置换，16年后因为杯和柄无菌性松动(图31.18A)而就诊。用双动杯(Evolutis®)和CPT Ⅱ柄(Zimmer®)进行了翻修(图31.18B)。

90岁老年女性，采用骨水泥型假体行初次置换，15年后因为杯和柄的无菌性松动(图31.19A~D)而就诊。我们用双动杯(Evolutis®)和CPT Ⅱ柄(Zimmer®)进行了翻修。

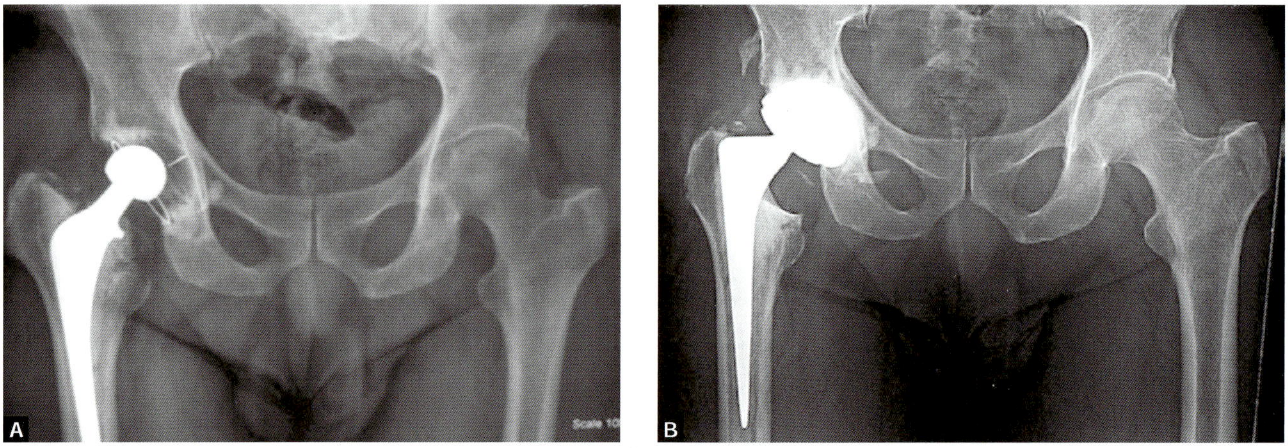

图31.18A和B (A)双髋骨盆X线片显示右侧水泥全髋失败。(B)使用水泥双动杯和股骨柄翻修。

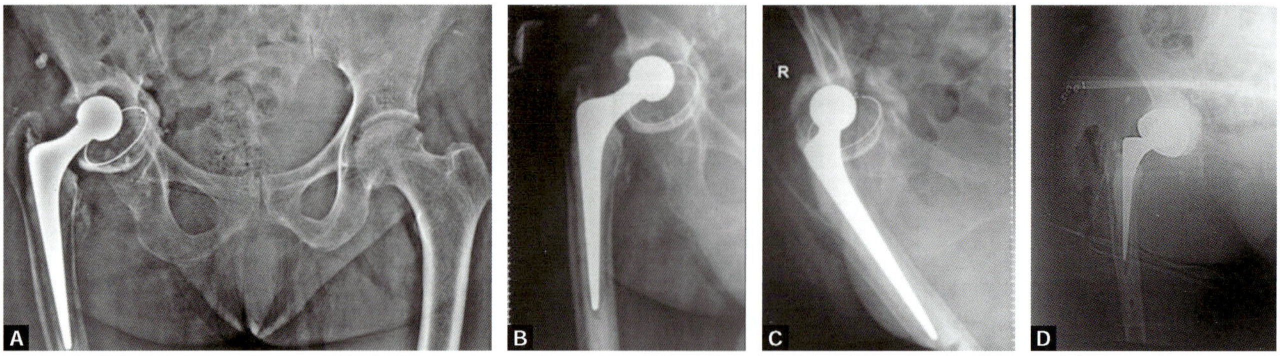

图31.19A~D (A)双髋骨盆X线片显示右侧水泥全髋失败。(B和C)包括股骨的右髋正位X线片和侧位X线片。(D)术后X线片显示骨水泥双动杯翻修髋臼，骨水泥-in-骨水泥技术翻修股骨柄。

(王金良 译 魏瑄 审)

参考文献

1. Springer BD, Fehring TK, Griffin WL, Odum SM, Masonis JL. Why revision total hip arthroplasty fails. Clin Orthop Relat Res. 2009;467:166-73.
2. Wetters NG, Murray TG, Moric M, Sporer SM, Paprosky WG, la Valle CJ. Risk factors for dislocation after revision total hip arthroplasty. Clin Orthop Relat Res. 2013;471:410-6.
3. Vielpeau C, Lebel B, Ardouin L, Burdin G, Lautridou C. The dual mobility socket concept: experience with 668 cases. Int Orthop. 2011;35:225-30.
4. De Martino I, Triantafyllopoulos GK, Sculco PK, Sculco TP. Dual mobility cups in total hip arthroplasty. World J Orthop. 2014;5(3):180-7.
5. Charnley J. The long-term results of low-friction arthroplasty of the hip performed as a primary intervention. J Bone Joint Surg Br. 1972;54:61-76.
6. McKee GK, Watson-Farrar J. Replacement of arthritic hips by the McKee-Farrar prosthesis. J Bone Joint Surg Br. 1966;48:245-59.
7. Alberton GM, High WA, Morrey BF. Dislocation after revision total hip arthroplasty: an analysis of risk factors and treatment options. J Bone Joint Surg Am. 2002;84-A:1788-92.
8. Philippot R, Adam P, Reckhaus M, Delangle F, Verdot F, Curvale G, Farizon F. Prevention of dislocation in total hip revision surgery using a dual mobility design. Orthop Traumatol Surg Res. 2009;95:407-13.
9. Mohammed R, Cnudde P. Severe metallosis owing to intraprosthetic dislocation in a failed dual-mobility cup primary total hip arthroplasty. J Arthroplasty. 2012;27:493.e1-493.e3
10. Philippot R, Farizon F, Camilleri JP, Boyer B, Derhi G, Bonnan J, Fessy MH, Lecuire F. Survival of cementless dual mobility socket with a mean 17 years follow-up. Rev Chir Orthop Reparatrice Appar Mot. 2008;94:e23-e27.
11. Guyen O, Chen QS, Bejui-Hugues J, Berry DJ, An KN. Unconstrained tripolar hip implants: effect on hip stability. Clin Orthop Relat Res. 2007;455:202-8.
12. Leclercq S, Benoit JY, de Rosa JP, Euvrard P, Leteurtre C, Girardin P. Results of the Evora dual-mobility socket after a minimum follow-up of five years. Rev Chir Orthop Reparatrice Appar Mot. 2008;94:e17-e22.
13. Combes A, Migaud H, Girard J, Duhamel A, Fessy MH. Low rate of dislocation of dual-mobility cups in primary total hip arthroplasty. Clin Orthop Relat Res. 2013;471:3891-900.
14. Jauregui JJ, Pierce TP, Elmallah RK, Cherian JJ, Delanois RE, Mont MA. Dual mobility cups: an effective prosthesis in revision total hip arthroplasties for preventing dislocations. Hip Int. 2016;26(1):57-61.
15. Hamadouche M, Biau DJ, Huten D, Musset T, Gaucher F. The use of a cemented dual mobility socket to treat recurrent dislocation. Clin Orthop Relat Res. 2010;468(12):3248-54.
16. Langlais FL, Ropars M, Gaucher F, Musset T, Chaix O. Dual mobility cemented cups have low dislocation rates in THA revisions. Clin Orthop Relat Res. 2008;466(2):389-95.
17. Leiber-Wackenheim F, Brunschweiler B, Ehlinger M, Gabrion A, Mertl P. Treatment of recurrent THR dislocation using of a cementless dual-mobility cup: a 59 cases series with a mean 8 years' follow-up. Orthop Traumatol Surg Res. 2011;97(1):8-13.
18. Mohammed R, Hayward K, Mulay S, Bindi F, Wallace M. Outcomes of dual-mobility acetabular cup for instability in primary and revision total hip arthroplasty. Orthop Traumatol. 2015;16(1):9-13.

第 32 章

髋关节翻修术中的打压植骨技术:髋臼侧

Nikhil Shah, Bishoy Youssef, Henry Wynn-Jones, Anthony Clayson

概述

髋臼侧翻修的病例会经常遇到，并将越来越多。其主要挑战在于如何处理因应力遮挡、假体松动、骨溶解或由于感染以及假体取出时导致的广泛骨缺损的问题。有些情况下骨缺损可以用骨水泥填充,也可以用金属补块填充。然而,从长远来看,这些方法都不能恢复骨量。

在 Wrightington 医院，我们尽量用植骨的方法来填充骨缺损区域,对于年轻患者尤其如此,毕竟,只有通过植骨恢复骨量，才能更好地应对再次翻修。同种异体骨打压植骨和一定程度的结构性植骨是目前唯一获得成功的植骨技术。打压植骨技术既可以用来处理髋臼侧翻修时的巨大腔隙或节段性缺损,也可以用来处理股骨侧的巨大膨胀性缺损。

我们对文献中报道同样获得满意效果的一些其他方法也表示认可。

在下一部分,我们将阐述如何用打压植骨的方法处理髋臼侧腔隙性缺损和节段性缺损。我们也成功地将这种技术应用于髋臼侧假体周围骨折和骨盆连续性中断的患者。我们更多地将其应用于髋臼侧翻修。

历史

据我们所知，打压植骨技术由 Hastings 和 Parker 于 1975 年最早报道。然而，该技术由荷兰 Nijmegen 的 Slooff[1-3]教授及其同事,以及英国 Exeter 的 Ling[4-7]教授及其同事进行了推广。两个团队都发表了有关髋臼侧和股骨侧打压植骨优异结果的文章,我们使用的技术和理念[10]也是基于他们所报道的原则。

Slooff 等[1,2]建议用金属网将骨缺损部位加以限定、将移植骨紧密打压、骨水泥加压后放置骨水泥臼杯。他们同时将这种技术标准化,并发明了专门的打压植骨器械。股骨侧打压植骨技术由 Ling 教授及其同事领衔的 Exeter 团队创立,并报道了优异的远期结果[4,7]。临床研究、动物研究、放射学及生物力学的结果都支持该技术的远期有效性。非水泥型臼杯后续也被应用于这种技术。强烈建议读者去翻阅这方面的原始文献。

同样,有关股骨侧打压植骨技术,最初建议使用锥形抛光设计的股骨柄,但很多作者采用其他类型的股骨柄也同样取得了很好的效果，比如 Charlney 柄[8,9],这也证明了该技术本身的通用性。

在描述这一技术时，常常会用到“compaction”(压实,挤紧)和“impaction”(压紧,装紧,嵌入)两个名词,一般意义上两者是可以互换的。当然,某些纯粹主义者仍会争论，这是否是真正的“打压植骨技术”。

手术原则

髋臼侧技术基本上包括对髋臼侧缺损的评估、将骨缺损部位加以限制（经典的技术是采用金属网），然后将颗粒骨填充于缺损部位，并用工具打压牢固。用骨水泥将臼杯固定，从而形成假体–骨水泥–植骨材料的三层结构。假如与宿主骨有足够的接触范围以保证骨长入的话，也可以使用臼缘稳定型的非水泥臼杯。股骨侧打压植骨首先在扩大髓腔的合适深度置入一枚栓子，栓子上拧入中置杆，沿中置杆用空心的专用工具或试模将颗粒状骨打压填充，从而重新塑形成新的髓腔，然后植入骨水泥柄。该技术很大程度上依赖于术者的手术技术，如果没有足够的经验则难以获得好的结果。

也有一些关于采用髋臼锉反转技术进行打压植骨的报道，这些报道主要来自北美。我们相信只有遵循经典的技术原则，才能获得良好的远期效果。

打压植骨时我们喜欢使用标准的锥形抛光骨水泥柄和骨水泥臼杯。髋臼侧我们也采用过非水泥微孔金属杯，股骨侧也使用过非水泥柄，并且也都取得了良好的结果[11,12]。

在骨盆连续性中断患者的重建中，我们成功地联合使用打压植骨技术和骨盆重建钢板而使中断部位获得了愈合，如同传统技术所描述的那样，尽管使用骨水泥臼杯对植骨区域没有应力刺激，但也同样可见到骨的愈合以及与宿主骨的融合。该方法对于复杂的骨盆不连续的二次翻修尤其实用。本书的其他章节中会有单独的介绍。

优势和不足

翻修术中取出原假体并清理界面瘢痕组织后的骨面相对光滑，很难获得良好的骨水泥–骨的交锁，这可能是翻修术时单纯使用骨水泥臼杯效果不好的原因。打压植骨后可以使得骨水泥能渗入植骨层形成良好的交锁稳定。

颗粒状松质骨打压牢固后可以对假体形成良好的支撑并获得整体的稳定。经过一段时间后，在生理应力刺激下可以发生良好的骨长入。因此，该技术能恢复骨量并获得良好的远期效果。

打压植骨是一种生物学技术，具有恢复骨量的巨大潜在优势。对于年轻的患者而言，其主要优势在于通过恢复骨量，以有效应对未来可能发生的再次翻修。

放射学和组织学分析结果以及远期临床效果都证实了年轻翻修患者以及巨大骨缺损患者采用打压植骨后，局部能形成新的松质骨和板层骨。

然而，打压植骨对手术技术要求很高，尽管发明该技术的几个中心均报道了优异的远期临床效果，但也有一些效果欠佳的报道。文献中有股骨侧打压植骨过程中发生假体周围骨折的报道，而我们也遇到过髋臼侧骨折的案例。这也使得 Exeter 团队建议在股骨侧打压植骨时应预防性地捆扎钢丝并使用骨水泥长柄假体[13]。

骨移植材料来源

初次髋关节置换需要打压植骨时，自体股骨头是最好的植骨材料。翻修手术时我们喜欢使用骨库来源的新鲜冷冻同种异体股骨头（图 32.1）。这种植骨来源的最大缺陷是费用高昂，并且有时可能会遇到材料不足的情况。

尽管有严格的获取和储存流程以及运输标准，但很显然的问题依然是理论上疾病传播的风险。

有关可能导致感染播散以及可能导致免疫反

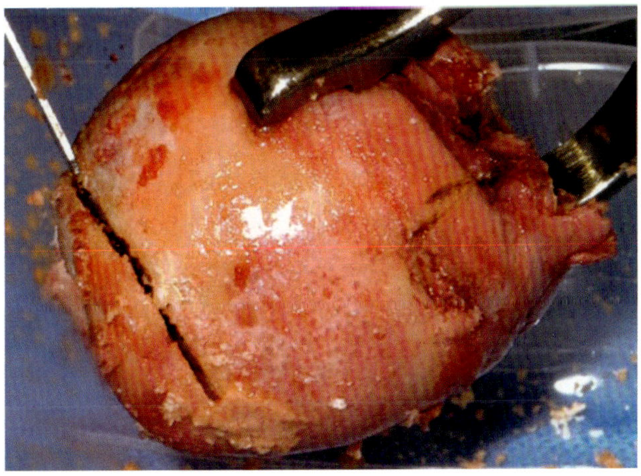

图32.1　植骨用的新鲜冷冻同种异体股骨头。

应的风险，可以通过伽马射线辐射和深低温冷冻的方法而有效降低，但这也同时会导致骨诱导性能、骨传导能力以及植骨材料强度的降低。人工合成的植骨替代材料磷酸三钙和羟基磷灰石的效果仍有待进一步研究。目前，大家对脱钙骨基质和骨形态发生蛋白很感兴趣，但也仍需进一步的长期研究。

整个的新鲜冷冻股骨头解冻后既可以用作结构性植骨材料，也可以制备成颗粒状植骨材料使用。颗粒植骨的好处是无须制备成特定的形状以适应骨缺损的形态。

生物学和力学方面

自体骨移植优势在于其良好的骨诱导、骨形成以及骨传导能力。但同种异体骨移植则主要发挥骨传导支架进而促进骨形成的作用。

同种异体骨被制备成松质骨颗粒。理由是基于其开放的结构能允许血管形成和随之发生的早期骨重建。颗粒骨与结构性植骨块相比更容易与宿主骨融合。组织学研究已经证实打压的同种异体骨能与宿主骨之间发生很好的融合，并且长期的研究发现二者之间融合良好以至于难以分清界限。

大的颗粒骨打压后有更好的渗透性和空隙，从而有利于进一步的神经血管化和新骨长入。

植骨颗粒的大小和打压的强度是打压植骨技术成功的关键。植骨颗粒应尽可能保证足够大，以确保能提供机械稳定性。股骨近端一般采用3~5mm大小的颗粒骨，而髋臼侧则建议使用7~10mm大小的颗粒骨。这样可以使得移植骨区域有更多的空隙和渗透性，对于髋臼侧而言尤其重要。

一旦打压牢固，就能提供非常好的机械支撑，从而获得稳定的重建。压实后的植骨颗粒可以发生塑形以及颗粒间的相对移动，同时，由于被永久性的打压缩小了体积，从而导致植骨区进一步更加致密。这使得局部足以承受负重产生的负荷。已经证实，每次的打压强度和打压次数会对打压植骨的有效性产生影响。

经典的打压植骨技术建议使用松质骨，因为松质骨有利于神经血管化。但是，与皮质骨相比，纯松质骨的强度欠佳。新鲜冷冻同种异体股骨头既有皮质骨又有松质骨植骨颗粒可能会更有强度，但其中的皮质骨神经血管化能力较差。

术前评估和术前计划

翻修手术前，需要对患者进行全面评估。病史和临床体格检查是对患者进行成功评估的核心所在。术前应尽最大可能地排除感染的存在。通过合适的影像学检查对骨缺损进行评估，如髋关节和股骨的前后位片以及骨盆斜位片(Judet位)。对于骨缺损严重的患者，CT检查会很有帮助。术前模版测量意义重大，对于股骨侧尤其如此，通过模版测量可以了解原假体的长度、评估骨丢失和缺损的程度并确定保留完好的宿主骨的区域。同时，对于有效恢复髋关节旋转中心、选择假体长度和确定放置位置、恢复肢体长度、偏心距以及选用何种类型的假体也非常重要。

我们发现Judet位X线片非常实用，而CT扫描和三维重建，对于复杂病例如存在巨大骨缺损或怀疑骨盆连续性中断时极具价值。从实用角度讲，术中发现的实际骨缺损的程度往往比术前评估的更加严重。取出固定良好的假体(因磨损或位置不良)会导致额外的骨量丢失。

骨缺损分型

可以采用目前已有的几种骨缺损分型中的一种对骨缺损程度进行分析，如Endoclinic分型或Paprosky分型。我们认为AAOS分型也非常实用，它对髋臼柱的完整性以及骨盆连续性中断的情况进行了评估。Paprosky分型的价值在于不仅对骨缺损的程度进行评估，同时对缺损的位置和重建的方式进行了分析和指导。

骨缺损的性质(节段性缺损或腔隙性缺损)、缺损大小、所需的植骨材料(自体骨、同种异体骨或合成骨)、所需假体类型、假体位置和肢体长度，均须认真考虑。

简而言之，我们发现术前对以下内容进行关注将非常有用：缺损是节段性还是腔隙性，骨缺损的位置(内壁、前壁、上壁、后壁)，前后柱是否连续，髋臼环是否完整，髋臼上方骨溶解或缺损的程度,后柱以及坐骨侵袭的程度。

手术显露

几种不同的入路都可以成功地应用于打压植骨技术。这取决于手术医生对何种翻修手术入路更加熟悉。骨缺损的位置对于考虑采用何种入路非常重要。我们发现后入路最实用,尤其对于需要处理关键的髋臼后上方部位的时候,这是髋臼侧翻修时往往需要重建的最重要区域。我们对大转子截骨也有丰富的经验。大转子截骨在翻修手术中非常实用,截骨后可以充分地显露髓腔。

前述两种入路均可获得满意的髋臼侧显露。但在面对巨大髋臼后壁或后柱缺损、骨盆不连续的病例时,我们更喜欢使用后方入路。这一入路还适合处理髋臼骨不连和骨盆离断的病例。

封闭骨缺

进行打压植骨的前提是骨缺损需要是腔隙性缺损或封闭性缺损。髋臼边缘通常需要是完整的,并且打压后的植骨区需要被很好地封闭。

如果是节段性缺损,则应当将其封闭并转化为腔隙性缺损。可以通过不同的技术达到这个目的。Exeter 团队和 Nijmegen 团队建议使用不同类型的臼缘金属网(图 32.2)将髋臼边缘的缺损进行限定。也有其他类型的金属网用于髋臼内壁缺损。我们有一些使用金属网短期到中期随访的经验,但对其他方法我们有更好的经验。

对于髋臼内壁的缺损,我们更喜欢使用同种异体股骨头制备的骨片进行填充(图 32.3)。

对于髋臼边缘的缺损,我们采用小号的股骨头进行结构性植骨(图 32.4),从而使节段性缺损转变为腔隙性缺损以利于打压植骨。

为了将节段性缺损转变为腔隙性缺损,我们也有采用微孔金属补块的成功经验(图 32.5,图 32.6A 和 B),我们也曾通过使用髋臼后柱钢板达到同样的目的[5,12]。通过试模可以确定钽金属或其他金属补块的大小和厚度,这些补块通过螺钉固定于宿主骨。

手术技术

充分显露并取出假体后,彻底清理髋臼内的骨水泥以及纤维界膜组织。所取出的组织送组织学检查和细菌培养。所有囊性变区域都清理干净并将硬化区打开。如果前次手术使用了骨水泥,则需要彻底清除。我们喜欢使用 Charnley 环形刮匙或者 Charnley 刮勺清理髋臼底的骨面。

髋臼内无活性的硬化骨可以用髋臼侧轻柔地磨锉掉,直至形成新鲜的、有渗血的松质骨床。也可以在硬化区用细钻钻孔打通硬化带, 恢复其血供。

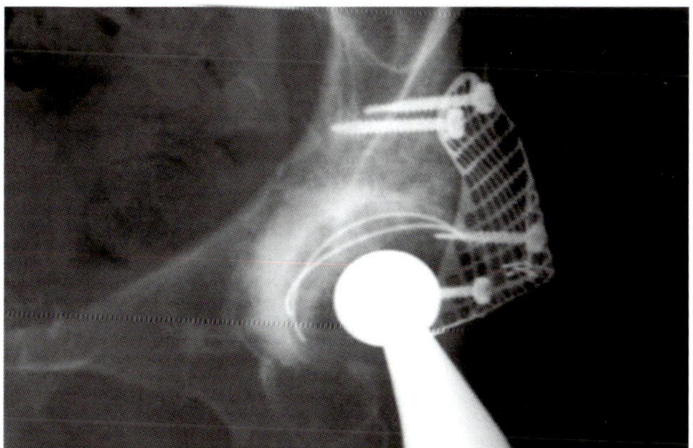

图32.2 打压植骨前用臼缘金属网将节段性缺损转变为腔隙性缺损。

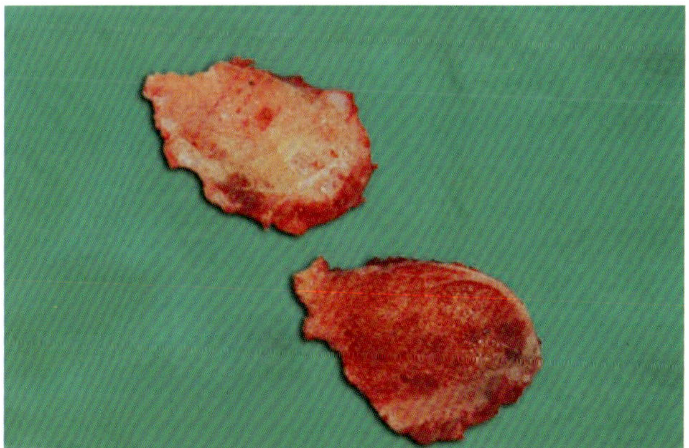

图32.3 用以填充内壁缺损的骨片;骨片同时也有利于手工制作成植骨颗粒。

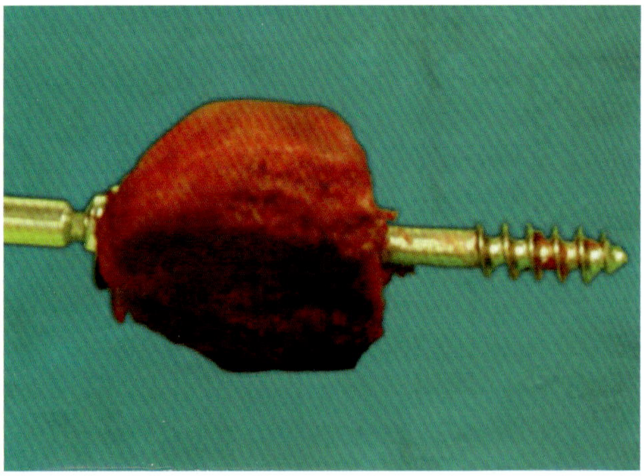

图32.4 用螺钉将小号结构性植骨块固定于髋臼上壁，从而将节段性缺损转变为包容性缺损。

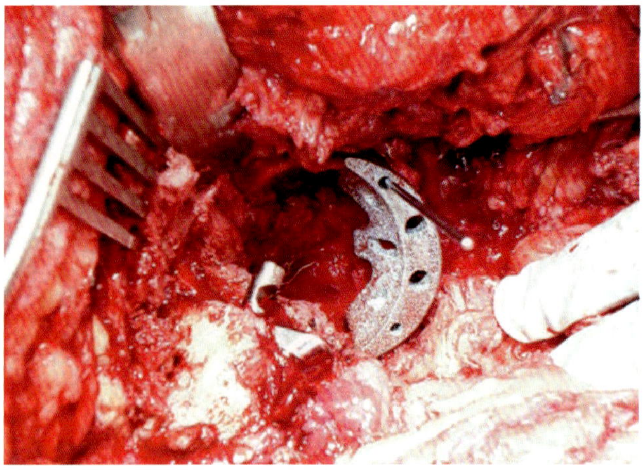

图32.5 用微孔金属补块限制髋臼后上壁的缺损。

髋臼横韧带可以作为髋臼假体定位的参考标志。

评估并限制骨缺损区域

采用试模对骨缺损的大小和位置进行评估。节段性缺损需要通过前面提到的方法转化为腔隙缺损。

显露髋臼边缘的缺损部位，将臼缘金属网进行塑形后置于髋臼外，金属网需要至少用3枚双皮质螺钉进行固定。如果需要，同样的方法也可以用于髋臼内面和髋臼底。

髋臼内壁的大型缺损可以使用股骨头制备的骨片或金属网封闭。

另外，也可以使用小号股骨头进行结构性植骨（图32.6），采用螺钉固定。我们如果使用结构性植骨，通常用一枚直径6.5mm的松质骨螺钉固定即可。

巨大后壁节段性缺损

个别情况下，需要使用3.5mm的重建钢板进行辅助固定（图32.7），但这在初次翻修时并不常见。可以使用髋臼锉从里面进行适当塑形，以适应合适大小的假体型号。该技术是我们借用了创伤的相关经验，对于涉及后壁和后柱的巨大骨缺损，钢板固定对于降低后方植骨所承受的剪应力非常有帮助。植入的股骨头固定后，用小号锉对股骨头进行塑形（图32.8和图32.9），创造出一个新的髋臼以备打压植骨。

对于髋臼后壁有缺损或有损坏的初次全髋关节置换，我们也通过这种方法重建髋臼后壁。

显然，该技术需要额外的植骨材料，并且需要熟悉创伤经常使用的髋臼后柱固定技术。

准备打压植骨

如果你在限制骨缺损的同时，有一个有经验的助手同时在为你准备植骨颗粒，则可以节省手术时间。将用于打压植骨用的冷冻同种异体股骨头，放入温盐水中解冻，然后固定于特定装置上（图32.10），由助手去除表面残余的软组织和脂肪组织。

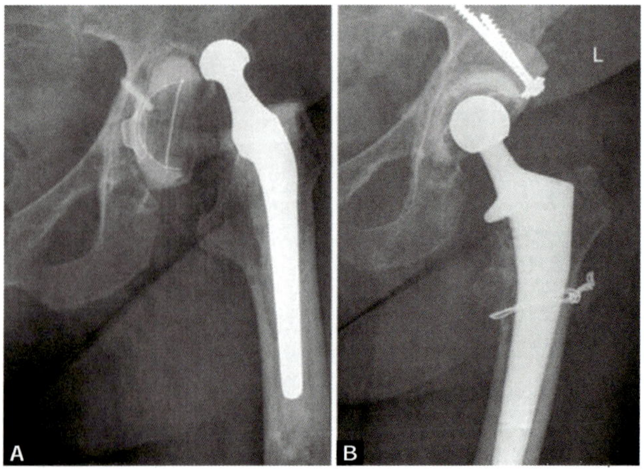

图32.6A和B 通过股骨头结构性植骨限制髋臼上缘的骨缺损，然后进行打压植骨。

我们用往复锯将新鲜冷冻同种异体股骨头锯成骨片，然后再做成颗粒骨。

颗粒骨可以手工制作，也可以用商业化的碎骨机制备，并可制成特定大小的颗粒。手工制作的骨颗粒大小不一，有报道称，这使得颗粒之间的剪切力降低，也降低了植骨区的渗透性。

有文献报道，过度的打压可能会影响骨长入。因此，与采用碎骨机相比（图 32.12），我们更喜欢用咬骨钳手工制备颗粒骨（图 32.11），碎骨机制成的颗粒更小。我们的经验是髋臼侧打压植骨采用手工制备的大颗粒骨进行打压植骨，而碎骨机制备的较小的颗粒骨可以用于股骨侧的打压植骨。使用不同大小的颗粒骨进行打压会提高植骨区的剪切力，但局部的渗透性可能会降低。

我们喜欢将植骨颗粒进行冲洗，以去除脂肪组织和骨髓（图 32.13 和图 32.14）。冲洗后的颗粒骨打压后抵抗剪切应力的能力提高，需要更大的力量才能使其发生移位，因此颗粒骨的冲洗很重要。颗粒骨冲洗后进行打压的质量更高，更能抵抗剪切应力和局部塌陷。正如先前所介绍的那样，颗粒骨的合适大小为 7~10mm，碎骨机很难制备出这种大小的颗粒骨。绝大多数的碎骨机制成的骨颗粒大小在 2~5mm，小于理想的尺寸。

很多研究结果也建议打压植骨前将颗粒骨进行清洗，这样可以使得打压植骨和假体复合体发生移位所需要的力量提高两倍。冲洗后也提高了植骨的剪切力。

用于打压植骨用的颗粒骨最终制备完成（图 32.14）。用勺子将颗粒骨植入需要打压的区域。在填入颗粒骨之前，需要用脉冲冲洗将髋臼彻底清洗

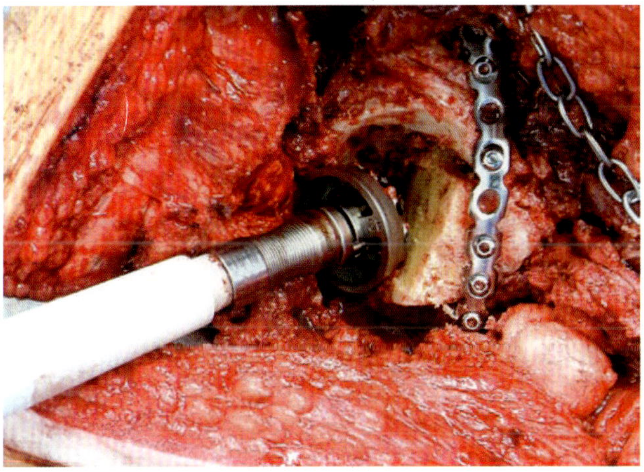

图32.7　后方节段性缺损，采用后柱钢板和结构性植骨进行重建。

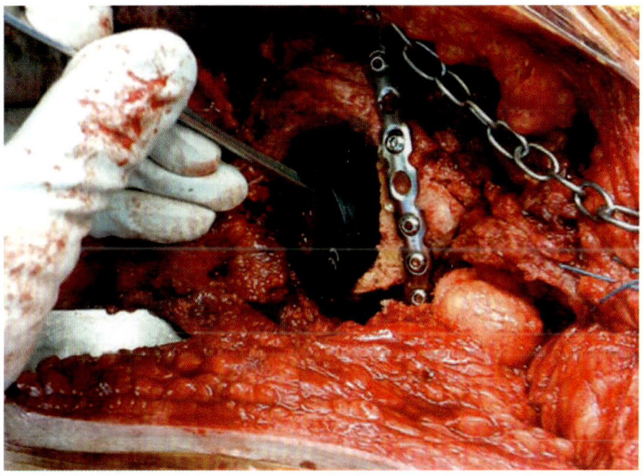

图32.8　将股骨头锉磨后用试模确定髋臼假体大小。

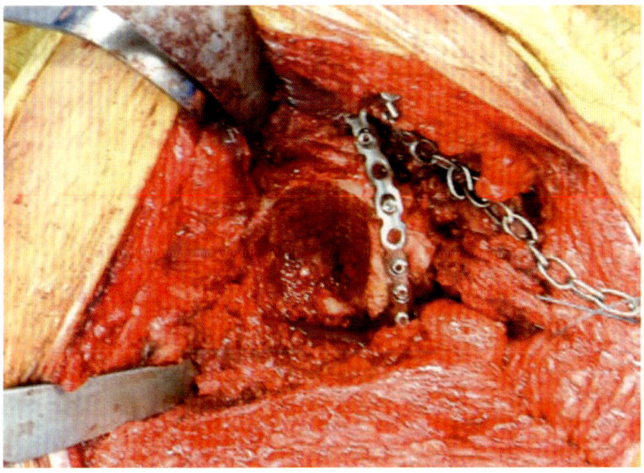

图32.9　最后的准备：臼底打压植骨。

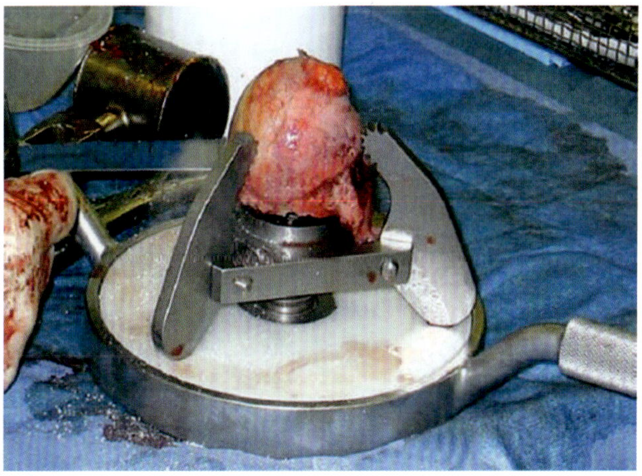

图32.10　准备同种异体移植物，去除软组织和软骨。

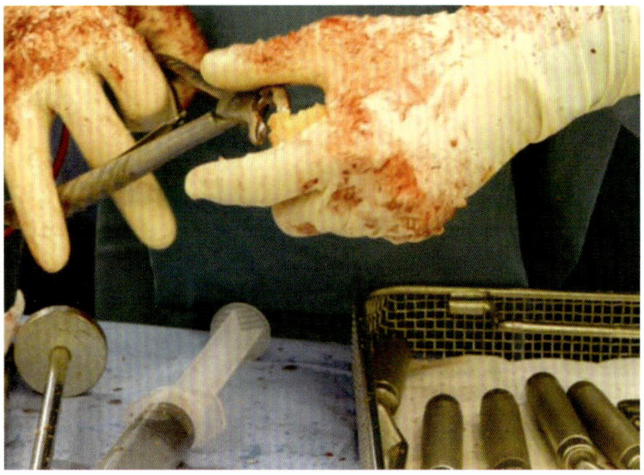

图32.11 手工制作植骨颗粒。

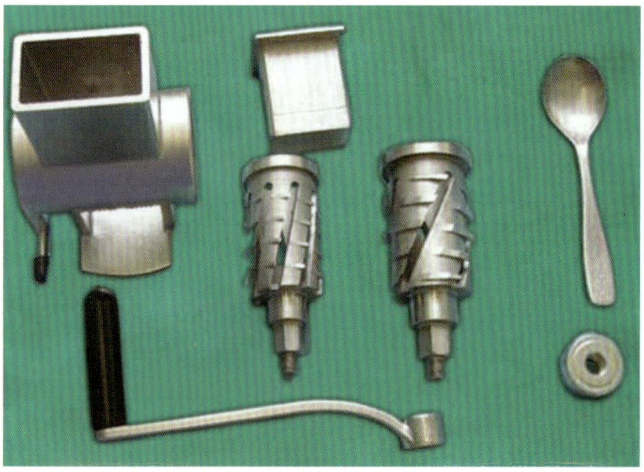

图32.12 市场上可购买的碎骨机。

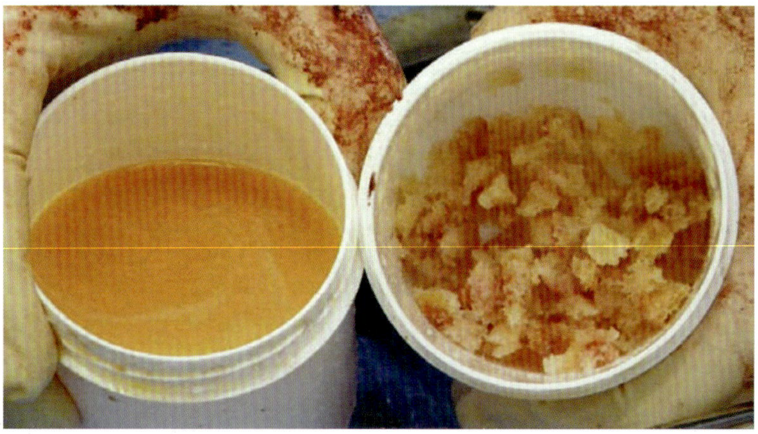

图32.13 清洗颗粒骨。

干净(图 32.15)。

打压植骨

将颗粒骨打实是该技术最重要的部分,很大程度上依赖于术者的经验。这个过程费时且要求术者具有相应的经验。如果操作正确,将增加假体的初始稳定性,并提高翻修后髋臼的远期存活率。技术发明者特意强调需要"用力打压",成功地压实移植物才会获得初始稳定性。实际上,仅在书中的一个章节客观地将该技术描述清楚有些困难,建议读者在进行打压植骨的尝试之前,先去参观一下有经验医生的实际手术操作(图 32.16 和图 32.17)。

每次打压的力度以及打压的次数将会影响植骨被压实的程度。术者必须注意不要在打压过程中造成髋臼内壁的骨折。有报道指出股骨侧打压植骨的一个术中并发症就是造成股骨骨折。预捆钢丝能有效降低该并发症的发生。而且,需要选择合适型号的打压植骨工具以降低术中骨折的发生率。

可以用不同大小的打压器依次进行打压。打压

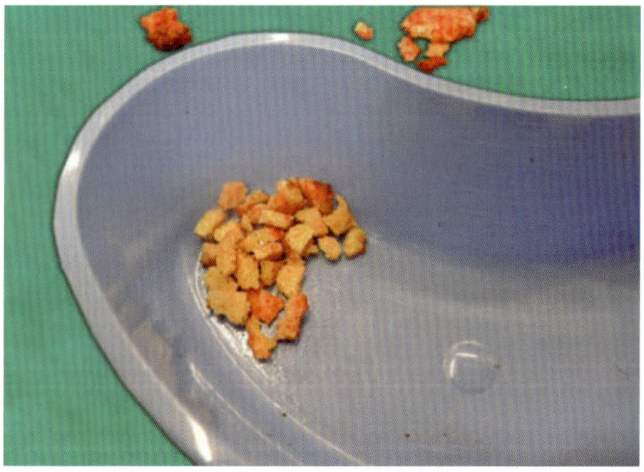

图32.14 最终将用于打压植骨用的颗粒骨。

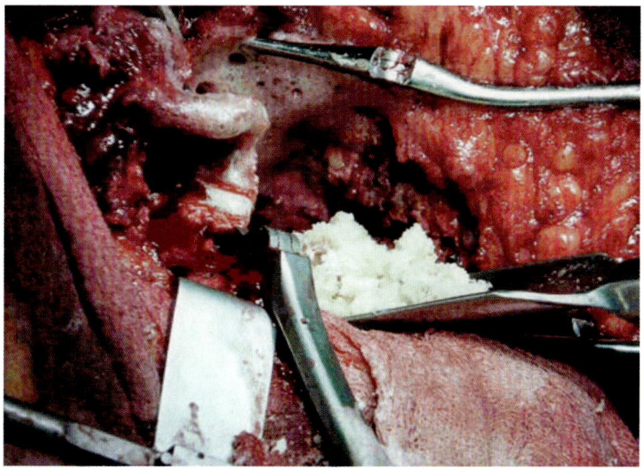

图32.15　颗粒骨填入缺损区域。

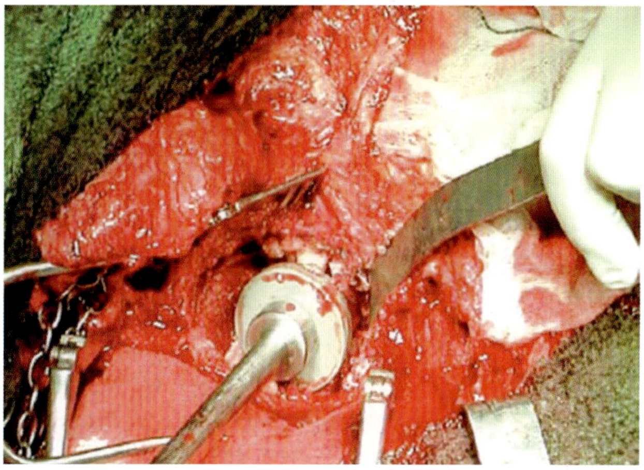

图32.16　“用力”打压。

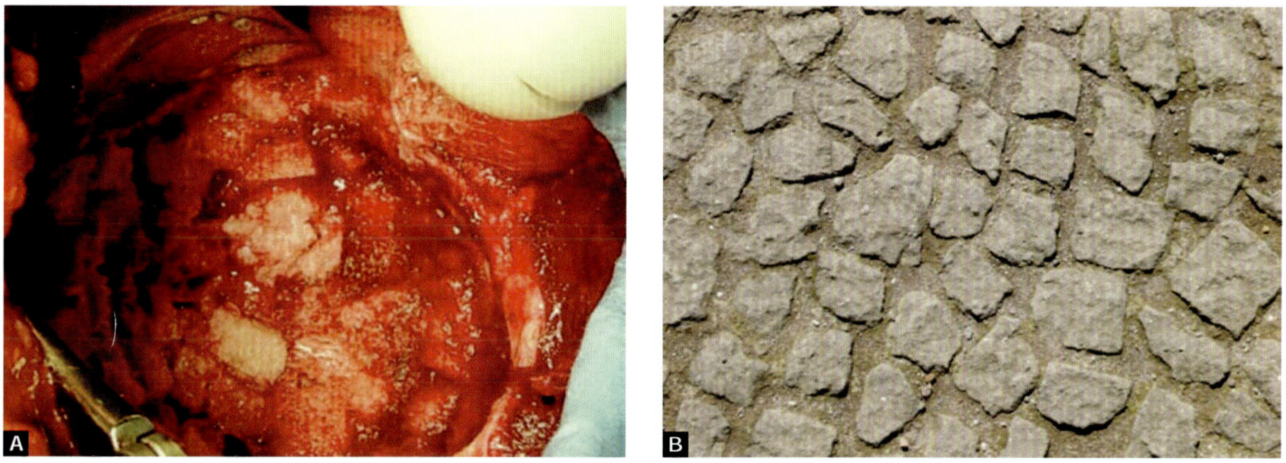

图32.17A和B　鹅卵石外观。

的最终结果应当就像用鹅卵石铺的路一样。有报道用髋臼锉反转的技术进行打压。然而，我们更喜欢采用技术发明者 Nijmegen 团队所描述的方法，即用专用打压器用力打压。

植入骨水泥臼杯

我们会优先使用骨水泥臼杯(图 32.18)。将骨水泥加压以嵌入植骨。我们使用抗生素骨水泥和三代骨水泥技术。然后植入超高分子量聚乙烯臼杯。我们使用的臼杯是高交联聚乙烯材料。

我们有打压植骨后采用微孔型非水泥臼杯获得臼缘压配稳定的成功经验(图 32.19)。打压植骨重建内壁和腔隙性缺损，但不影响臼缘的压配稳定。

绝大多数医生目前建议对于 Paprosky Ⅰ型和部分Ⅱ型缺损的翻修患者使用非水泥臼杯进行重建，随着微孔型金属臼杯获得了很大的成功，已有不少研究报道，对于 3A 型患者在打压植骨后使用非水泥型臼杯而获得了成功(图 32.20A 和 B)。

术后管理

髋臼侧打压植骨重建术后，一般要求术肢保护下足趾负重 6 周以上。然而，文献中有关打压植骨的术后管理却存在争议，有不少作者建议术后即可负重。这些作者发现术后不加限制即可负重的患者，假体能更快地到达应到的最终位置，并且不再发生进一步变化。

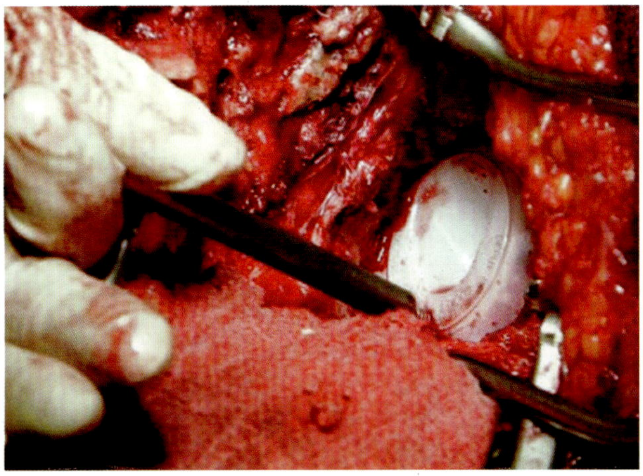

图32.18 植入骨水泥臼杯。

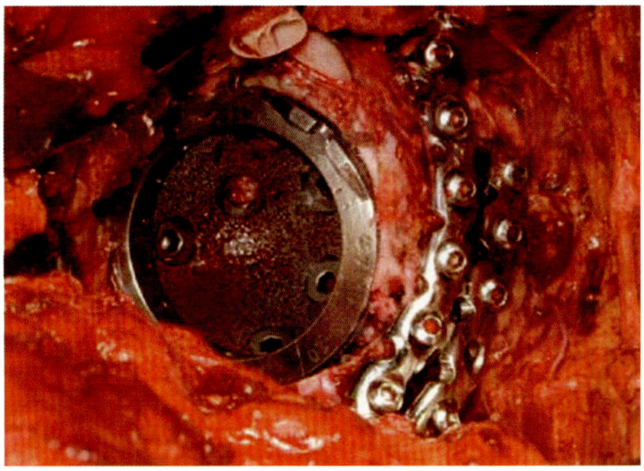

图32.19 创伤后急性骨盆连续性中断/假体周围骨折，结构性植骨并使用后柱钢板固定后使用非水泥型臼杯进行重建。

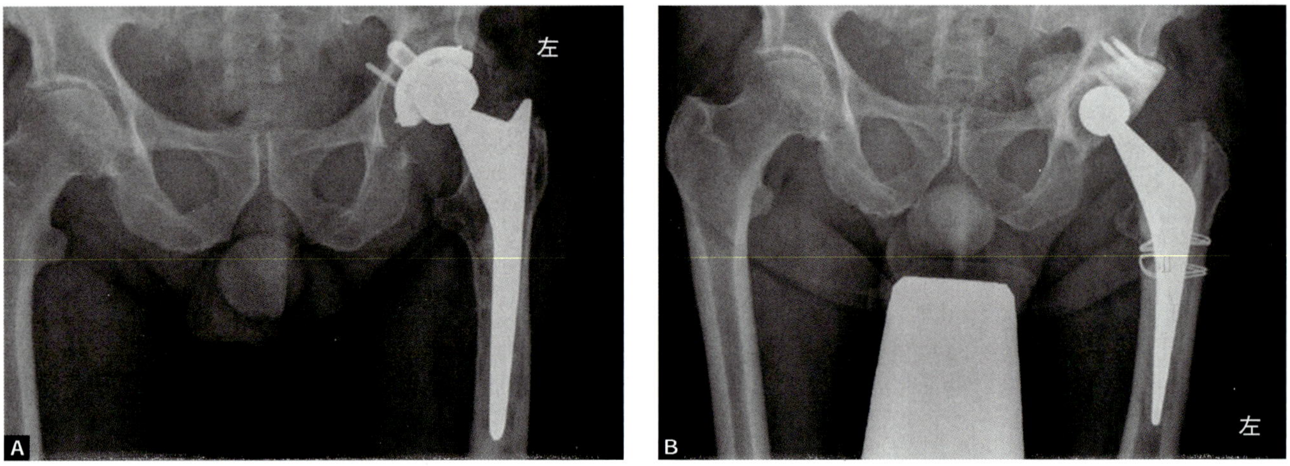

图32.20A和B 髋臼上缘节段性骨缺损，用金属补块填充固定后转化为腔隙性缺损，然后进行打压植骨。

股骨侧打压植骨

同样，打压植骨技术也被应用于重建股骨侧的骨缺损。遗憾的是，由于股骨侧打压植骨对手术技术要求更高，因此没有像髋臼侧打压植骨那样被广泛使用。手术技术上主要是将松质骨颗粒逐步打压入髓腔内缺损区域并重建一个新的随腔。股骨侧打压植骨通常建议使用抛光锥形骨水泥柄，也可以使用 Charnley 柄。

总结与结论

打压植骨是髋关节置换翻修中用于重建髋臼和股骨侧骨缺损的成功方法。该技术的开发者是 Nijmegen 团队和 Exeter 团队。打压植骨的过程是将颗粒状松解骨打压填实于股骨随腔和髋臼的腔隙性缺损区域，然后植入骨水泥假体。这样就形成了假体-骨水泥-移植骨的三层复合结构，从而整体固定于宿主骨上。髋臼侧和股骨侧打压植骨均被报道获得了优异的远期效果。优异远期效果的获得与植骨颗粒的大小有关，并依赖于对手术技术的掌握。对于需要打压植骨的初次置换患者，可以使用自体骨。髋关节翻修手术时通常使用新鲜冷冻的同种异体股骨头作为植骨材料。获得良好的初始稳定性是打压植骨技术的关键所在。打压不牢的植骨本身不稳定，同时也阻碍了与宿主骨之间的融合过程。用 8~10mm 的植骨颗粒在髋臼侧打压植骨能获得最佳的临床效果，而股骨侧通常使用较小的 3~5mm 的颗粒骨。打压植骨前将植骨颗粒进行清洗，可以去除其内可导致植骨颗粒之间滑动的脂肪和骨髓组织，从而提高了颗粒骨之间的剪切力。去除脂肪组织也有利于植骨颗粒被打实，并且颗粒之间可以更好地嵌插在一起。打压植骨配合使用骨水泥臼杯才能获得最好的结果。尽管有些使用非水泥型臼杯的报道，但 Nijmegen 的关节置换登记资料显示，髋关节翻修手术打压植骨后使用非水泥型臼杯的失败率最高。骨水泥被认为形成了移植骨区域的稳定层，不仅降低了植骨内部潜在的剪应力，获得良好的初始稳定性，同时也有利于随后的骨长入和骨重建过程。股骨侧打压植骨有标准化的打压工具，但有很高的技术要求。过度打压可以导致术中假体周围骨折，不仅髋臼侧可以发生，股骨也可以发生。Gie 等医生建议打压过程须用力。与用髋臼锉反转打压相比，使用标准的金属打压器和锤子进行打压植骨的重建更加稳定。在准备植骨颗粒时，需要将股骨头表面软骨去除。有不少作者报道，打压植骨配合使用骨水泥假体不仅恢复了骨量，同时也获得了优异的远期临床效果，对年轻患者而言也是一样。

（耿宵　译　田华　审）

参考文献

1. Slooff TJ, Huiskes R, van Horn J, Lemmens AJ. Bone grafting in total hip replacement for acetabular protrusion. Acta Orthop Scand. 1984;55:593-6.
2. Schreurs BW, Keurentjes JC, Gardeniers JW, et al. Acetabular revision with impacted morsellised cancellous bone grafting and a cemented acetabular component: a 20 to 25-year follow-up. J Bone Joint Surg [Br]. 2009;91-B:1148-53.
3. Nienke van Egmond, Daniel CJ, De Kam, Jean WM, Gardeniers, Willem Schreurs B. Revisions of extensive acetabular defects with impaction grafting and a cement cup. Clin Orthop Relat Res. 2011;469:562-73.
4. Gilbody J, Taylor C, Bartlett GE, Whitehouse SL, Hubble MJ, Timperley AJ, Howell JR, Wilson MJ. Clinical and radiographic outcomes of acetabular impaction grafting without cage reinforcement for revision hip replacement: a minimum ten-year follow-up study. Bone Joint J. 2014;96-B(2): 188-94.
5. Gill K, Wilson MJ, Whitehouse SL, Timperley AJ. Results using Trabecular Metal™ augments in combination with acetabular impaction bone grafting in deficient acetabula. Hip Int. 2013;23(6):522-8.
6. Charity J, Tsiridis E, Gusmão D, Bauze A, Timperley J, Gie G. Extended trochanteric osteotomy followed by cemented impaction allografting in revision hip arthroplasty. J Arthroplasty. 2013;28(1):154-60.
7. Lamberton TD, Kenny PJ, Whitehouse SL, Timperley AJ, Gie GA. Femoral impaction grafting in revision total hip arthroplasty: a follow-up of 540 hips. J Arthroplasty. 2011;26(8):1154-60.
8. Piccaluga F, González Della Valle A, Encinas Fernández JC, Pusso R. Revision of the femoral prosthesis with impaction allografting and a Charnley stem. A 2- to 12-year follow-up. J Bone Joint Surg Br. 2002;84(4):544-9.
9. Boldt JG, Dilawari P, Agarwal S, Drabu KJ. Revision total hip arthroplasty using impaction bone grafting with cemented nonpolished stems and charnley cups. J Arthroplasty. 2001;16(8):943-52.
10. Bishoy Youssef, George Pavlou Nikhil Shah, George Macheras, Eleftherios Tsiridis. Impaction bone grafting for periprosthetic fractures around a total hip arthroplasty Injury. Int J Care Injured. 2014;45:1674 80.
11. Bilgen OF, Bilgen MS, Oncan T, Danis M. Acetabular reconstruction by impacted cancellous allografts in cementless total hip arthroplasty revision. Acta Orthop Traumatol Turc. 2012;46: 120-5.
12. Lakstein D, Backstein D, Safir O, Kosashvili Y, Gross AE. Trabecular Metal cups for acetabular defects with 50% or less host bone contact. Clin Orthop Relat Res. 2009;467:2318-24.
13. Sierra RJ, Charity J, Tsiridis E, Timperley JA, Gie GA. The use of long-cemented stems for femoral impaction grafting in revision total hip arthroplasty. J Bone Joint Surg Am. 2008;90(6):1330-6.

第 33 章

利用结构性同种异体植骨进行髋臼侧翻修

Lulian Nusem, David A. F. Morgan

概述

在全髋关节置换术中对髋臼侧进行翻修的适应证包括无菌性松动、假体周围骨溶解、感染、不稳定、磨损和假体周围骨折。髋臼组件下的骨量缺失并不少见。在髋臼翻修中最具有挑战的部分是如何处理骨缺损,以及如何利用残余骨量来获得假体的固定和稳定性。为了解决这一困难,学者们提出类许多种重建方法。颗粒状松质骨打压植骨联合使用骨水泥臼杯可以有效恢复骨量[1,2]。这种方法主要适用于腔隙性骨缺损,但在节段性骨缺损或节段性骨缺损合并腔隙性骨缺损中,通过金属网将此类缺损转化为包容性骨缺损后也可以使用。非水泥型重建时可以不需要植骨,但需要时也可以使用颗粒骨植骨或结构性植骨。非水泥型重建要求宿主骨与假体至少存在 40%~50%的接触面积[3-6]。为了匹配骨缺损的形态并达到与宿主骨之间的机械性稳定,非水泥型金属臼杯可以设计成半球形或椭圆形[7]。非水泥臼杯可以与组配式的垫块联合使用[8,9]。非骨水泥假体可以设计成超大尺寸;在女性中,当其直径大于 62mm、在男性中大于 66mm 时则被定义为"超大臼杯"[10]。在全髋关节置换(THA)翻修术中,加强环和笼式支架在采用颗粒骨或结构性植骨后的骨重建期起到保护作用[11];一种改良方法的是联合应用多孔金属髋臼假体与髂坐骨支架,此技术称为臼杯–笼式支架重建技术[12]。笼式支架的作用是提供机械稳定性,从而为多孔金属臼杯提供骨长入和生物稳定性的机会[12]。在一些病例中,应用定制的三翼支架来作为桥接技术不足的补救措施[13]。

在髋臼骨缺损严重而影响新植入假体的固定和稳定性时,可以选择结构性同种异体植骨。植骨材料可以是股骨头[14]、远端股骨[15]、近端胫骨[16]或整个髋臼[17]。结构性同种异体植骨的优点包括植骨形状和大小的可选择性,以及可避免供体局部并发症。同时使得从假体到宿主骨的力学传递过程相对正常,并有恢复正常髋臼中心的潜在可能。理论上,它更有利于软组织的附着从而降低假体不稳定风险。随着植骨逐渐重塑,它可能通过局部血管再生和自我修复从而达到生物学重建[18],因此,理论上它能提供未来可能的再次翻修所需要的骨量。其缺点包括技术难度高、对移植物的免疫排斥或吸收、结构性植骨松动的风险、感染、传播系统性疾病及增加伤口深部感染率[19]。

在髋臼重建中,同种异体骨可作为半球形假体的局部支撑,这种情况下的植骨称为次要髋臼柱植骨(minor column graft)[20],而骨缺损严重的病例中,结构性植骨可配合其他装置一同使用,这种情况下的结构性植骨称为"主要髋臼柱植骨"(major column graft)[21]。

术前评估

术前评估的目的是发现导致关节置换手术失败的确切原因。进行术前评估需要获得之前手术的所有术中细节、手术结果以及围术期并发症的情况。其中尤其重要的信息如伤口引流时间延长、感染和不稳定等并发症。需要获得既往手术记录、假体记录及住院期间的相关情况。在需要进行翻修的全髋关节置换病例中,疼痛是最常见的主诉。应当记录疼痛的部位、类型、性质、持续时间、加重及缓解因素以及既往的处理情况。明确症状出现的时间很重要。如果症状出现在前次关节置换术之前,应更多考虑髋关节外的疼痛来源。如果在术后即出现症状,应更多考虑手术并发症如感染、假体骨整合失败、撞击和软组织刺激等。如果在术后有一段无症状期后才出现不适,那么磨损、骨溶解、感染和无菌性松弛可能是导致疼痛的原因。腹股沟或臀部深处的疼痛一般为髋臼假体异常所导致。启动时的疼痛则可能与假体松动有关。

体格检查包括检查既往切口周围的皮肤情况、镇痛下的评估步态或 Trendelenburg 征、髋关节活动度、肌肉力量、激惹试验如抗阻直腿抬高试验(Stinchfield 试验)、双腿不等长程度及神经血管状态。

多数情况下,术前骨盆正位及髋关节侧位片就可满足术前影像学评估需求。不管正位还是侧位片,都需要显示出整个假体。这些 X 线片可用以评估假体位置、松动情况、是否移位、聚乙烯磨损及骨质溶解情况。髂骨位或是闭孔斜位片(Judet 位)能协助评估假体与骨之间的界面情况,以及残余的髋臼骨量[22]。CT 可协助明确假体移位、骨质溶解及骨盆骨量丢失的状态[23]。增强 CT 可协助明确突入骨盆中的骨水泥和螺钉与髂血管、输尿管及膀胱之间的关系[24]。

在计划进行任何髋关节翻修手术之前,首先应排除感染的存在。实验室检查包括白细胞计数(WBC)、红细胞沉降率(ESR)和 C 反应蛋白(CRP)。当临床和(或)实验室数据提示感染可能(ESR>30mm/h、CRP>10mg/dL)[25],则应行髋关节穿刺[25]或活检[26]。关节液 WBC>4200/mL 以及多核细胞(PMN)百分数>80%则应考虑可疑感染[25]。对活检材料进行组织学检查,如过多个高倍视野下的多核细胞数≥5 个,则应考虑假体周围感染(PJI)[26,27]。关节液和(或)组织也可进行常规细菌培养和聚合酶链反应(PCR)[28]。成像技术如 ^{111}In 标记白细胞闪烁扫描和氟脱氧葡萄糖正电子发射断层成像(FDG-PET)也能协助诊断感染[29]。

髋臼骨缺损的分型方法

目前有许多分型方法用来描述髋臼缺损,以便为治疗方案的制订提供依据[3-4,16,30-37]。最常用的两种分型是由 D'Antonio 等[36,37]提出的美国骨科医师协会(AAOS)分型和由 Paprosky 等[16]描述的分型。

AAOS 分型(表 33.1)[36,37]髋臼骨缺损的模式和部位进行了归纳,但未将骨丢失量纳入评价。这一分类系统有两个主要类别:节段性和腔隙性。髋臼支撑边缘或内侧壁的完全缺失称为节段性骨缺损(非包容性缺损),而髋臼边缘完整的任意大小的容积性缺损则称为腔隙骨性缺损(包容性缺损)。节段性骨缺损和腔隙性骨缺损又均按照骨缺损部位(周围或中央)进行进一步分类。节段性中央缺损指内侧壁的全层缺失。腔隙性中央缺损指内侧壁厚度部分缺失或向盆腔内突变形。节段性和腔隙性缺损可能同时存在。骨盆连续性中断是指前后柱同时缺失,即髋臼上下方完全分离。关节融合并不是真正意义上的骨质缺损,但由于髋臼内被骨质填满,对定位真臼位置造成困难。

Paprosky 分型(表 33.2)[16]根据骨缺损的位置和程度提供了相应的处理建议。这一分型系统主要以是否存在完整的髋臼环及其对髋臼假体的支撑作为评估标准。按照残留髋臼结构对假体的支撑程度,缺陷分为完全支撑型(Ⅰ型)、部分支撑型(Ⅱ型)和无支撑型(Ⅲ型)。残留髋臼对假体的支撑程度决定了所需同种异体骨的量和种类。假体无移位提示为Ⅰ型骨缺损,存在完整的髋臼边缘;泪滴完整存在,提示存在完整的内侧壁;无坐骨溶解,提示后壁仍然存在。颗粒性骨可用来填补这些小的腔隙性缺损。Ⅱ型缺损提示髋臼边缘和(或)内侧壁出现一定程度的破坏并存在假体移位,但前后柱结构得

表33.1 髋臼缺损的AAOS分型

Ⅰ型节段性缺损	
	周围型
	上壁
	前壁
	后壁
	中央型
	内壁缺损
Ⅱ型腔隙性缺损	
	周围型
	上壁缺损
	前壁缺损
	后壁缺损
	中央型
	内壁完整
Ⅲ型 混合性缺损	
Ⅳ型 骨盆连续性中断	
Ⅴ型 关节融合	

表33.2 髋臼缺损的Paprosky分型

缺损类型	髋臼柱	髋臼缘	移位	泪滴	坐骨支骨溶解	植骨	固定
Ⅰ型	可提供支撑	完整	无移位	完整	无	颗粒植骨	
ⅡA型	部分提供支撑	扩大	<3cm	完整	无	颗粒植骨/股骨头植骨	螺钉
ⅡB型	部分提供支撑	扩大	<3cm	完整	轻度	股骨头植骨	螺钉/钢板
ⅡC型	部分提供支撑	扩大	<3cm	溶解	轻度	颗粒植骨/股骨头植骨	螺钉
ⅢA型	不能提供支撑	缺失	>3cm	溶解	中度	股骨远端/胫骨近端	螺钉/钢板
ⅢB型	不能提供支撑	缺失	>3cm	溶解	重度	股骨近端	钢板

以保留。ⅡC型缺损是指内侧壁缺损。腔隙性缺损可应用颗粒性骨填补，而较大的缺损可采用结构性植骨进行修复。Ⅲ型缺损提示存在显著的骨缺损、髋臼边缘破坏、髋臼假体失去支撑、假体移位、泪滴结构破坏及坐骨溶解。ⅢA型缺损的重建往往需要同种异体的远端股骨或近端胫骨进行植骨，而ⅢB型缺损则需要更大体积的植骨。

手术技术

手术技术对髋臼翻修最终成功与否至关重要，因此在术前值得花时间去思考手术的复杂性并同时查阅文献。正如一句谚语所说，只要保证你能安全到达终点，搭乘哪个航班并无所谓。类似的道理也适用于髋臼重建手术。

术前评估

术前评估的主要内容包括对患者的充分准备、获得内科医生的安全性建议、完善的影像学检查以及麻醉医生对患者的评估。

手术室环境

手术室环境应同样受到重视。层流、足够的空间以及完备的医疗设备仪器是至关重要的。

应当重视围术期预防性抗生素的使用方案。我们建议在手术开始前缓慢静脉输注万古霉素 1g,输液时间要超过 2 小时。12 小时后重复一次。此外,我们在麻醉诱导阶段应用 3mg/kg 剂量的庆大霉素,并在 24 小时后给予第二剂。我们术后 48 小时拔除引流,并在拔除前给头孢曲松钠 2g。

患者的体位是充分暴露术野的先决条件。术野不应被设备所遮挡,并能方便显露大腿。

手术入路

手术入路由既往手术入路、瘢痕位置和手术医师的偏好决定。我们可选择任一入路进行手术,但若不存在禁忌证,我们一般选择后入路。如果情况需要,我们可以进行转子间入路、前外侧入路或前入路。只要可能,我们会将前次手术瘢痕包含在本次切口中。当存在宽而丑陋的瘢痕时,可将它完全剔除,并进行美容缝合。

手术切口应该可以根据需要而延长,我们建议应辨认清楚特定的解剖层次,并在整个手术过程中注意保护。这使得缝合伤口变得更简单有效。术中留取拭子和(或)关节液用于之后进行微生物学检查,同时留取组织学样本。组织学分析对于评估现存或先前存在的感染极具价值。对于可疑感染的患者,是否应在留取样本后再给予静脉输注抗生素的问题仍存有争议。

通常首先清理股骨周围较为简单。之后股骨可前脱位或后脱位,从而逐步暴露髋臼。拉钩可放置于前、后、上、下各个方位,以获得一个能准确和完全暴露髋臼边缘的视野。

暴露髋臼

彻底地对髋臼进行清理为仔细评估和分析存在的缺损类型提供条件,并更利于进行之后的重建手术。这时可以确定选用哪种重建方法合适。术前详尽的计划可确保在手术室中做出合适的决策。

我们常规用电刀从后路暴露髋臼边缘。这样能使手术者事先警惕可能出现在附近的移位的坐骨神经。在这片区域进行牵拉应小心、轻柔。

手术方式的选择

髋臼假体的方向和固定必须精确而安全。关节界面应与水平线呈 40°角并前倾 15°~25°。联合应用臼杯-笼式支架和骨水泥臼杯会使得假体正确安放更加简单。

节段性缺陷(AAOS Ⅰ型)

前柱缺损

可采用金属支架、颗粒骨和丙烯酸骨水泥重塑髋臼结构。偶尔,当缺损十分巨大时,可以采用同种异体的髋臼前柱骨块进行植骨,然后通过上至髂骨下至耻骨的重建钢板进行桥接。在重建的髋臼前柱内用颗粒骨、填充残余缺损,然后使用臼杯-笼式支架和骨水泥臼。

后柱缺陷

考虑到后柱在负重及从坐位起立时的重要作用,我们非常重视后柱的重建。也同样应用大块同种异体骨植骨,根据缺损的不同可以用一个或多个钢板进行固定,之后再安放臼杯-笼式支架。在这种情况下,我们更倾向于将笼式支架贴在坐骨表面并用 1~2 个螺钉固定,而不是单纯地将其插入坐骨。

髋臼上缘缺损(图 33.1)

重建选项包括双杯设计的假体、颗粒骨或大块骨移植,如用阴铧塑形的股骨头将其固定于髂骨上(图 33.2)。

有时也可用小块髂骨进行植骨。我们也曾用远端股骨进行植骨并获得了成功,尤其是将其塑形后更方便使用。非常重要的一点是,需要用臼杯-笼式支架的延伸部分将植骨块覆盖(图 33.3A 和 B)。

髋臼内壁缺损(图 33.4A 和 B)

对于这种病例,可用金属网覆盖内壁缺损部位,金属网由内壁残余的宿主骨支撑。这样就将非包容性缺损转变为包容性缺损。然后可采用处理包

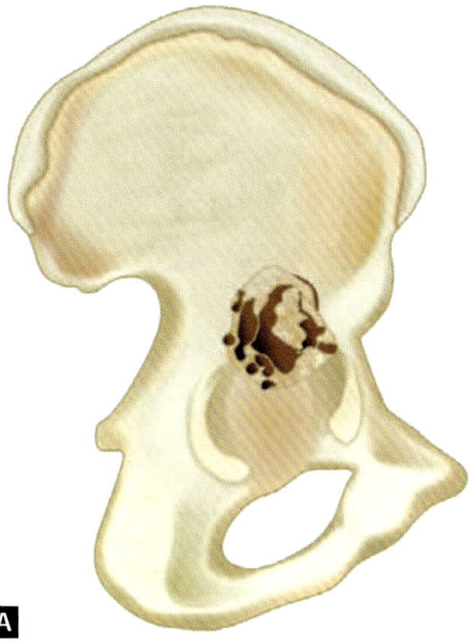

A

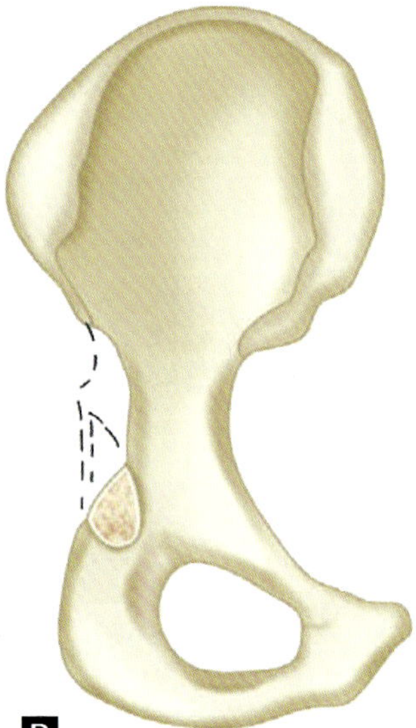

B

图33.1A和B 图像显示AAOS分型Ⅰ型，周围型上壁缺损。(A)侧位观。(B)前位观。

容性腔隙性缺损的技术进行处理（图 33.5 和图 33.6）。

包容性腔隙性缺损（AAOS Ⅱ 型）（图 33.7A和B）

此种类型的缺损最适合采用不同大小的粗糙谷物样的颗粒骨进行填充。有时需要不止一个股骨头，同时我们建议与脱钙骨基质或人工合成的骨形态发生蛋白复合物如 OP-1 混合使用。一旦缺损被植骨填充并被合适的器械压实，就可以放置髋臼假体了。可以使用大号非水泥臼杯，通过臼缘支撑获得稳定，也可以使用臼杯-笼式支架和骨水泥臼杯。臼杯-笼式支架有两个延长部分，上方部分用螺钉固定于髂骨，下方部分插入坐骨。当使用臼杯-笼式支架时，我们需要辅助使用骨水泥。我们称之为骨水泥螺钉技术。在髋臼被彻底清理、颗粒骨被放置妥当并压实后，我们开始放置笼式支架。首先在髂骨上钻一个螺钉孔，为下一步安置螺钉做准备。然后充分混合丙烯酸骨水泥。用丙烯酸骨水泥覆盖压实的颗粒骨，然后放置支架，应用一枚螺钉进行固定，在笼式支架内填入骨水泥，最后植入聚乙烯臼杯。这些操作一气呵成，从而使金属支架成为骨水泥的加固材料，使整个重建成为一体(图 33.8)。

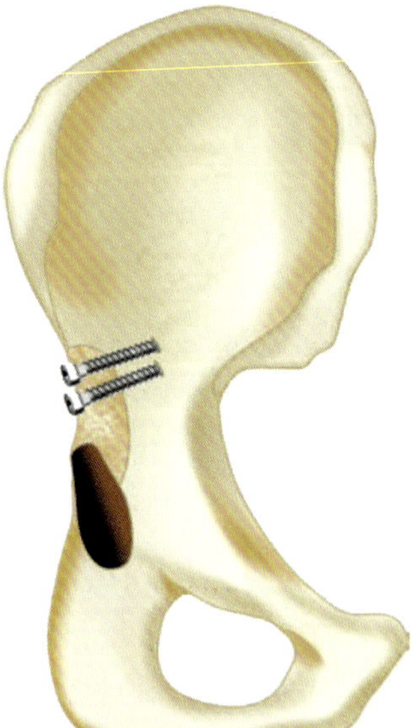

图33.2 图像显示对AAOS分型Ⅰ型即周围型上壁缺损的重建技术。

这项工作要求团队合作和良好的时间掌握。有时这个过程会很有压力感。所以，我们采用“疯狂(frenzy)”一词。界面可采用高交联聚乙烯、双动头，甚至为获得稳定性而采用限制性内衬。老年患者，尤其是关节周围肌肉力量和张力弱以及合并神经性障碍如帕金森病的病例更适合采用限制性装置。

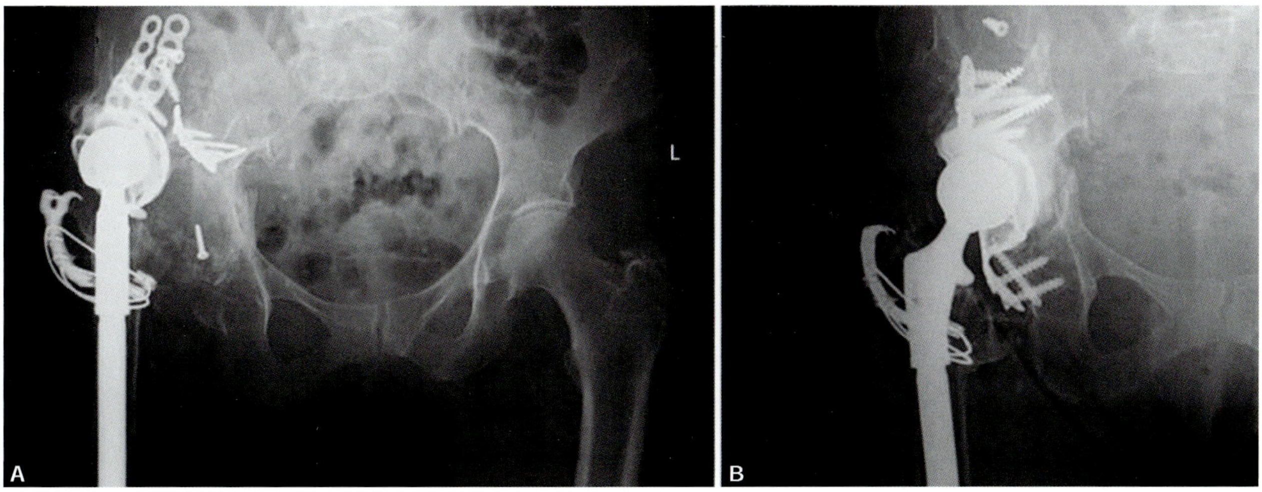

图33.3A和B　(A)术前影像学资料提示AAOS分型Ⅰ型缺损,周围型上壁缺损。(B)术后影像学显示应用大块同种异体骨和加强环进行了重建。

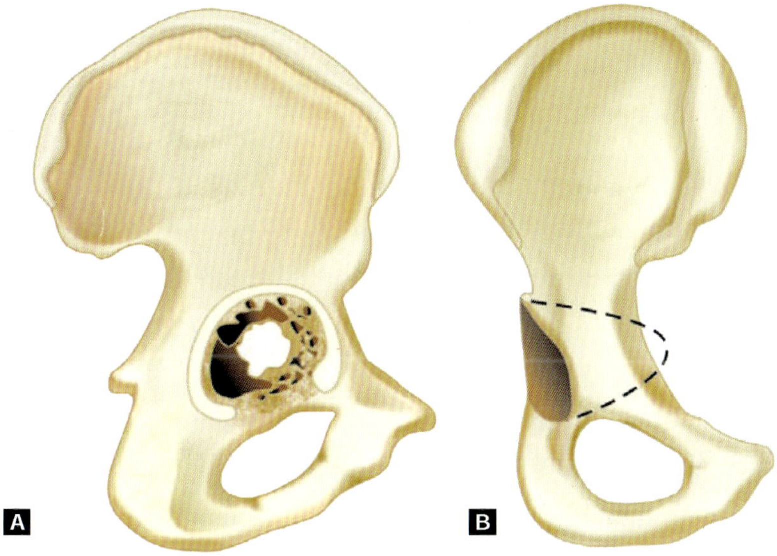

图33.4A和B　图像显示AAOS Ⅰ型内壁缺损。(A)侧位观。(B)前位观。

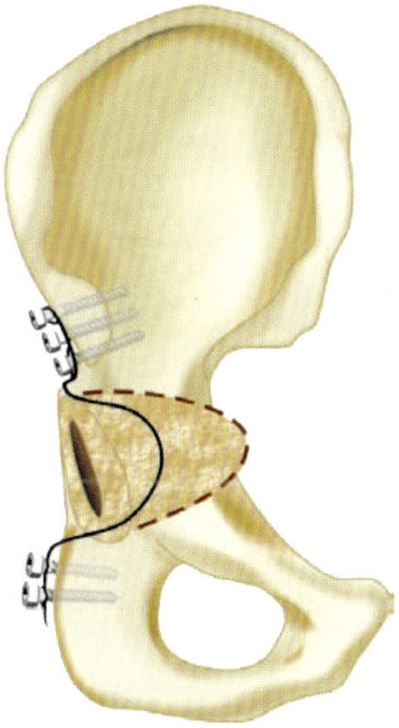

图33.5　图像显示AAOS分型Ⅰ型内壁缺损的重建技术。

混合型缺损(AAOSⅢ型)(图33.9A和B)

当缺损为腔隙性缺损、髋臼柱缺损及臼顶缺损的混合型时,采用大块植骨的方式更为有效,将其用螺钉或钢板固定于骨骼,然后用臼杯-笼式支架覆盖整个重建结构(图 33.10 和图 33.11)。

骨盆连续性中断(AAOSⅢ型)(图33.12A和B)

我们不仅应该意识到可能已经存在的骨盆不连续,同时有必要将此种缺损当作一个独立事件来处理。这种情况下必须使用钢板(通常在前方及后方同时使用)固定,同时,我们用脱钙骨基质或合成的骨形态发生蛋白填充于骨折部位。然后可采用颗粒骨和臼杯-笼式支架进行重建。笼式支架的近端

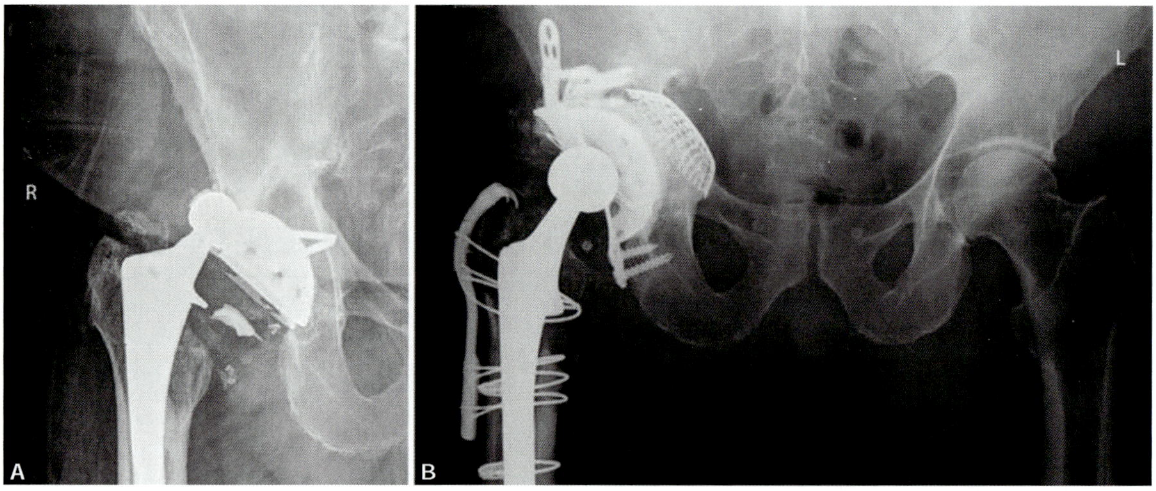

图33.6A和B (A)术前影像学资料显示AAOS分型Ⅰ型,中央型内壁缺损。(B)术后影像学显示内壁缺损应用金属网联合颗粒同种异体骨和加强环进行重建。

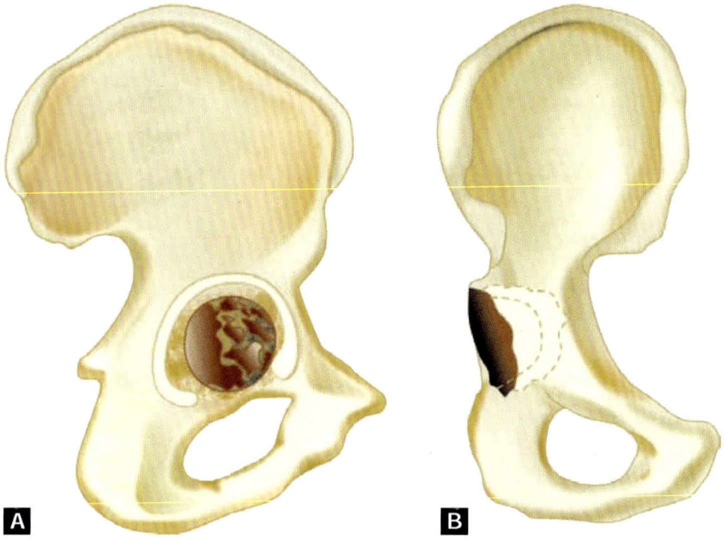

图33.7A和B 图像显示AAOS分型Ⅱ型缺损即髋臼腔隙性缺损。(A)侧位观。(B)前位观。

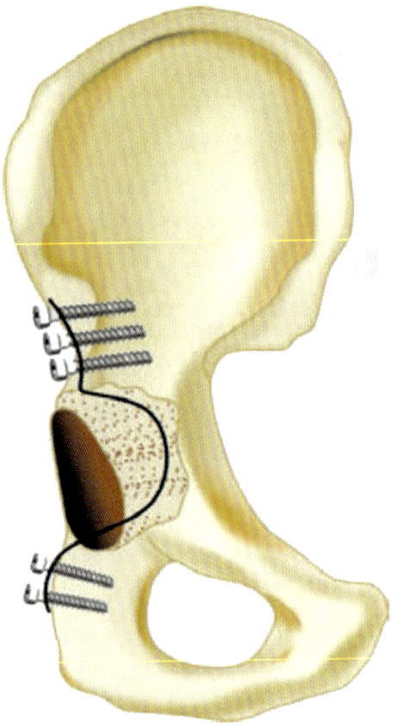

图33.8 图像显示AAOS分型Ⅱ型，内壁缺损的重建技术。

和远端都用螺钉进行固定。近端固定于髂骨,远端固定于坐骨结节(图 33.13)。

缝合

在重建结束开始缝合前，我们用过氧化氢、碘附和盐水的混合液冲洗创面。我们通过脉冲冲洗完成这一过程。

缝合与显露同样重要,应认清每个解剖层次并采用不可吸收线逐层缝合至深筋膜。在深筋膜下放置引流。在缝合过程中,我们分 3 次分别注射 0.2% 罗哌卡因和肾上腺素的 50mL 混合液。这样可以减少术后镇痛药物的用量并可促进早期活动。我们采用可吸收线缝合皮下组织，须保证真皮层的对合，同时应用干燥、无黏合性的敷料。除非存在特定的禁忌证,我们也会使用氨甲环酸,在手术开始时静脉滴注 1g,术后 8 小时及 16 小时再次分别滴注1g。

在髋臼重建完成时拍摄 X 线片,患者返回病房前须再次拍摄。

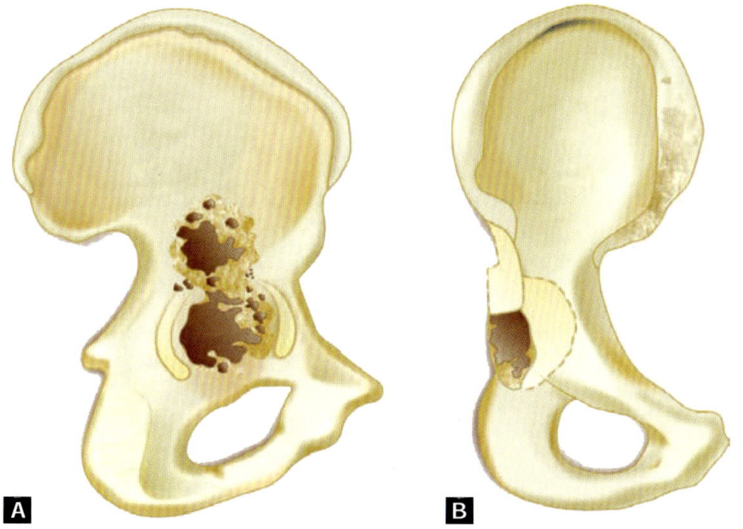

图33.9A和B　图像显示AAOS分型Ⅲ型缺损，即髋臼节段性缺损合并腔隙性缺损。（A）侧位观。（B）前位观。

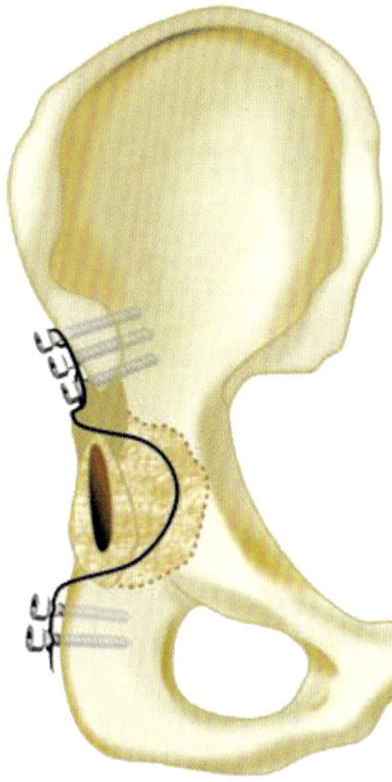

图33.10　图像显示AAOS分型Ⅲ型节段性缺损合并腔隙性缺损的重建技术。

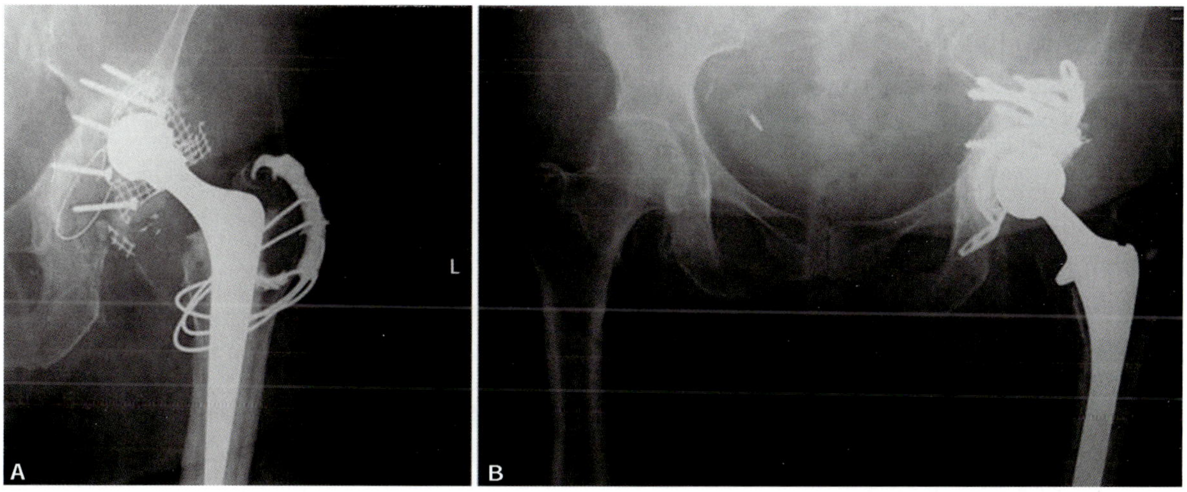

图33.11A和B　（A）术前影像学资料显示打压植骨重建失败后，髋臼侧出现AAOS分型Ⅲ型节段性缺损合并腔隙性缺损。（B）术后影像学显示同时应用大块和颗粒状同种异体骨联合加强环进行了髋臼重建。

临床结果

对于髋关节翻修中采用结构性植骨和整个髋臼大块植骨进行髋臼重建的各种临床研究的解读会很困难，这是因为缺乏统一的分类标准、所用植骨材料不同、假体和重建环不同、植骨材料的处理过程不同、手术准备不同以及固定方法不同。此外，不同中心的随访评价指标也不同。不同的研究者对于手术成功与失败的定义以及并发症和影像学的解释也不同。

与非水泥假体相比，在翻修手术中采用骨水泥假体的结果相对不理想。采用骨水泥假体进行翻修并随访 3~16.5 年，术后再翻修率为 33%~65%[14,17,38,39]，42 个月后生存率为 67%[40]。采用结构性植骨和非水泥半球形髋臼假体进行的翻修重建手术获得了一定程度的成功和中等的假体生存率。Garbuz 等[21]报道了 33 个髋关节翻修病例，均采用大块同种异体骨进行植骨，臼杯至少50%以上由异体骨支撑，术后至少随访 5 年，并依据以下标准来定义临床和

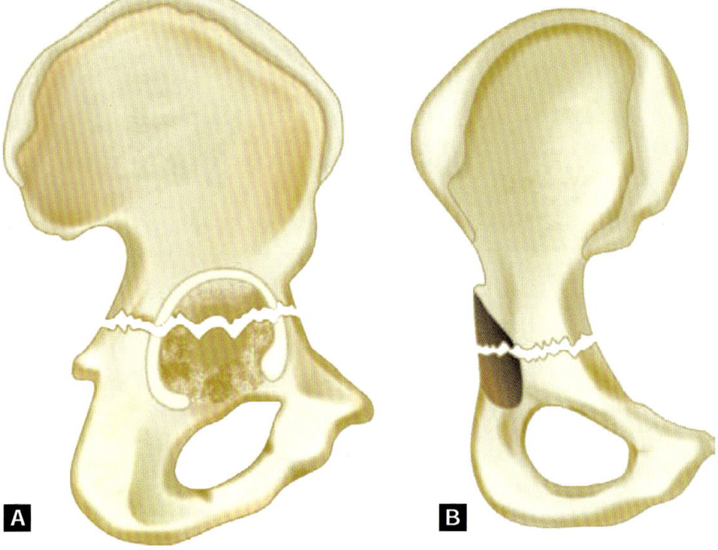

图33.12A和B 图像显示AAOS分型Ⅳ型缺损即骨盆连续性中断。(A)侧位观。(B)前位观。

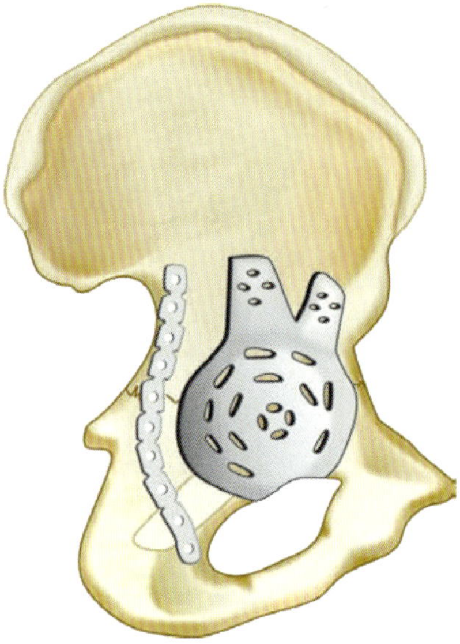

图33.13 图像显示AAOS分型Ⅳ型缺损即骨盆连续性中断的重建技术。

放射学的成功:HHS 评分提高至少 20 分,臼杯稳定,移植骨与宿主骨融合良好,无须再次手术。按照这一标准,作者报道成功率为 55%。同一组研究人员在另一组有关 29 髋的研究中,平均随访 7 年,异体结构性植骨支撑<50%的臼杯,手术成功率为 86%[41]。Paprosky 等[16]在 147 例髋臼翻修术中采用股骨头或远端股骨植骨,术后平均随访 5.7 年,4%的患者(均为ⅢB 型)出现了假体松动;而 Hooten 等[42]的研究,术后平均随访 29 个月,影像学假体松动率为 44%,再翻修率为 19%;DeWal 等[43]报道术后平均随访 6.8 年,假体松动率为 15%。术后平均随访 5 年,髋臼假体移位率为 6%[44]~70%[45]不等。最近,Lee 等[46]系统回顾了进行小块髋臼柱植骨重建非包容性缺损的 85 例髋臼翻修手术,其成功率为 30%~50%。术后平均随访时间为 16 年,18%的植骨在术后平均 6.1 年时失败。术后 15 年和 20 年的臼杯存活率为 61%和 55%,植骨存活率为 78%。

采用加强环或笼式支架的中期随访结果是令人满意的。Rosson 和 Schatzker[47]回顾分析来采用 Müller 环或 Burch-Schneider 防脱支架进行髋臼重建的 66 髋的临床结果。在平均 5 年的术后随访时间中,再翻修率为 7.5%(均为 Müller 环)。另外,作者还观察到植骨加用加强环后,失败率从 13%降至 6%。Berry 和 Müller[48]报道了应用植骨和 Burch-Schneider 防脱支架的 42 例髋臼翻修的结果。平均随访时间为 5 年,12%的患者术后因感染而失败,另外 12%因非感染性原因进行了再翻修。剩下的 76%没有髋臼失败或松动的证据。Zehntner 和 Ganz[49]对27 例髋翻修患者术后进行了平均 7.2 年的随访,所有患者均采用股骨头植骨和 Müller 加强环进行重建。作者发现节段性或混合性缺损的患者,翻修术后 50%发生了明显移位,但单纯腔隙性缺损翻修术后,这一比例只有 10%。Saleh 等[50]在 10 例缺损>50%的髋臼翻修中采用结构性植骨和重建环进行重建,术后平均随访时间为 10.5 年,77%的患者获得了成功。Gill 等[51]报道了 37 例髋关节翻修的患者,髋臼表面的 50%以上由同种异体的结构性植骨覆盖,同时使用了重建环,术后平均随访 7.1 年。作者定义的临床成功标准为疼痛缓解、恢复功能活动、未进行假体再次翻修,以及影像学提示植骨愈合和无骨吸收征象。采用这一标准,91.9%的患者获得临床成功。Goodman 等[52]对 61 例应用 Burch-Schneider 防脱支架进行髋臼翻修的患者进行了评估,平均随访时间 4.6 年。手术成功被定义为稳定、未经历再次翻修以及植骨愈合,其成功率为 76%。

文献报道,在缺损>50%髋臼周长的翻修术中,采用大块结构性植骨,无论是否同时使用重建环支撑,术后 10 年生存率为 65%~80%[48-50,52,53]。而当缺陷<50%髋臼周长时，术后 5 年和 10 年的生存率达到 88%[20]和 82%[54]。

然而，大多数的研究都报道了较高的并发症发生率。术后感染率为 0%~23%[14,21,54-56]，术后脱位率为 0%~11%[21,51,54,56]。也有发生血管损伤、坐骨神经麻痹的报道[51]。使用重建支架的患者中则会发生侧翼断裂以及固定失败[57]。

（赵然 译 田华 审）

参考文献

1. Busch VJ, Gardeniers JW, Verdonschot N, Slooff TJ, Scheurs BW. Acetabular reconstruction with impaction bone-grafting and cemented cup in patients younger than fifty years old: Aconcise follow-up, at twenty to twenty-eight years, of a previous report. J Bone Joint Surg. 2011;93-A:367-71.
2. Scheurs BW, Bolder SB, Gardeniers JW, Verdonschot N, Slooff TJ, Veth RP. Acetabular revision with impacted morsellised cancellous bone grafting and a cemented cup: A 15 to 20-year follow-up. J Bone Joint Surg. 2094;86-B:492-7.
3. Boscainos PJ, Kellett CF, Maury AC, Backstein D, Gross AE. Management of periacetabular bone loss in revision hip arthroplasty. Clin Orthop Relat Res. 2007;465:159-65.
4. Brubaker SM, Brown TE, Manaswi A, Mihalko WM, Cui Q, Saleh KJ. Treatment options and allograft use in revision total hip arthroplasty. J Arthroplasty. 2007;22:52-6.
5. Nusem I, Morgan DAF. Structural allografts for bone stock reconstruction in two-stage revision for infected total hip arthroplasty: Good outcome in 16 of 18 patients followed for 5-14 years. Acta Ortop. 2006;77:92-7.
6. Paprosky WG, Martin EL. Structural acetabular allograft in revision total hip arthroplasty. Am J Ortop (Belle Mead NJ). 2002;31:481-4.
7. Landor I, Vavrik P, Jahoda D, Pokorny D, Popelka S, Sosna A. Oblong implants for revision total hip arthroplasty. Acta Chir Orthop Traumatol Cech. 2009;76:462-72.
8. Sporer SM. How to do a revision total hip arthroplasty: revision of the acetabulum. J Bone Joint Surg. 2011;93-A:1359-66.
9. Sporer SM, Paprosky WG. The use of a trabecular metal acetabular component and trabecular metal augment for severe acetabular defects. J Arthroplasty. 2006;21:83-6.
10. Whaley AL, Berry DJ, Harmsin WS. Extra-large uncemented hemispherical acetabular components for revision total hip arthroplasty. J Bone Joint Surg. 2001;83-A:1352-7.
11. Brady OH, Masri BA, Garbuz DS, Duncan CP. Use of reconstruction rings for the management of acetabular bone loss during revision hip surgery. J Am Acad Orthop Surg. 1999;7:1-7.
12. Kosashvili Y, Backstein D, Safir O, Lakstein D, Gross AE. Acetabular revision using an anti-protrusion (ilio-ischial) cage and trabecular metal acetabular component for severe acetabular bone loss associated with pelvic discontinuity. J Bone Joint Surg. 2009;91-A:870-6.
13. Dennis DA. Management of massive acetabular defects in revision total hip arthroplasty. J Arthroplasty. 2003;18:121-5.
14. Piriou P, Norton M, Marmorat JL, Judet T. Acetabular reconstruction in revision hip surgery using femoral head block allograft. Orthopedics. 2005;28:1437-44.
15. Sporer SM, O'Rourke M, Chong P, Paprosky WG. The use of structural distal femoral allografts for acetabular reconstruction. Surgical technique. J Bone Joint Surg. 2005;87-A(Suppl 1):760-5.
16. Paprosky WG, Perona PG, Lawrence JM. Acetabular defect classification and surgical reconstruction in revision arthroplasty. A 6-year follow-up evaluation. J Arthroplasty. 1994;9:33-44.
17. Paprosky WG, Sekundiak TD. Total acetabular allografts. Instr Course Lect. 1999;48:67-76.
18. Berrey BH Jr, Lord CF, Gebhardt M, Mankin HJ. Fracture of allografts. Frequency, treatment, and end-results. J Bone Joint Surg. 1990;72-A:825-33.
19. Lord CF, Gebhardt MC, Tomford WW, Mankin HJ. Infection in bone allografts. J Bone Joint Surg. 1988;70-A:369-76.

20. Woodgate IG, Saleh KJ, Jaroszynski G, Agnidis Z, Woodgate MM, GrossAE. Minor column structural acetabular allograft in revision hip arthroplasty. Clin Orthop Relat Res. 2000;371:75-85.
21. Garbuz D, Morsi E, Gross AE. Revision of the acetabular component of a total hip arthroplasty with a massive structural allograft. Study with a minimum five-year follow-up. J Bone Joint Surg. 1996;78-A:693-7.
22. Southwell DG, Bechtold JE, Lew WD, Schmidt AH. Improving the detection of acetabular osteolysis using oblique radiographs. J Bone Joint Surg. 1999;81-B:289-95.
23. Egawa H, Powers CC, Beykirch SE, Hooper RH Jr, Engh CA Jr, Engh CA. Can the volume of pelvic osteolysis be calculated without using at computed tomography? Clin Orthop Relat Res. 2009;467: 181-7.
24. Fehring TK, Guilford WB, Baron J. Assessment of intrapelvic cement and screws in revision total hip arthroplasty. J Arthropalsty. 1992;7:509-18.
25. Schinsky MF, Della Valle CJ, Sporer SM, Paprosky WG. Preoperative testing for joint infection in patients undergoing revision total hip arthroplasty. J Bone Joint Surg. 2008;90-A:1869-75.
26. Malhotra R, Morgan DAF. Role of core biopsy in diagnosing infection before revision hip arthroplasty. J Arthroplasty. 2004;19:78-87.
27. Mirra JM, Amstutz HC, Matos M, Gold R. The pathology of joint tissues and its clinical relevance in prosthesis failure. Clin Orthop Relat Res. 1976;117:221-40.
28. Ince A, Rupp J, Frommelt L, Katzer A, Gille J, Löhr JF. Is "aseptic" loosening of the prosthetic cup after total hip replacement due to nonculturable bacterial pathogens in patients with low-grade infection? Clin Infect Dis. 2004;39:1599-1603.
29. Pill SG, Parvizi J, Tang PH, Garino JP, Nelson C, Zhuang H, Alavi A. Comparison of fluorodeoxyglucose positron emission tomography and (111)indium-white blood cell imaging in the diagnosis of periprosthetic infection of the hip. J Arthroplasty. 2006;21:91-7.
30. Engh CA, Glassman AH. Cementless revision of failed total hip replacement. Ortho Rev. 1990; 14(suppl 1):23-8.
31. Garbuz DS, Morsi E, Mohamed N, Gross AE. Classification and reconstruction in revision acetabular arthroplasy with bone stock deficiency. Clin Orthop Relat Res. 1996;324:98-107.
32. Gross AE, Allan DG, Catre M, Garbuz DS. Bone grafts in hip replacement surgery. The pelvic side. Ortop Clin N Am. 1993;24:679-95.
33. Gustilo RB, Pasternak HS. Revision total hip arthroplasty with Titanium ingrowth prosthesis and bone grafting for failed cemented femoral component loosening. Clin Orthop Relat Res. 1988; 235:111-9.
34. Saleh KJ, Holzman J, Gafni A, Saleh L, Jaroszynski G, Wong P, Woodgate I, Davis A, Gross AE. Development, test reliability and validation of classification for revision hip arthroplasty. J Orthop Res. 2001;19:50-6.
35. Paprosky WG, Lawrence JM, Cameron HU. Classification and treatment of the failed acetabulum: Asystemic approach. Contemp Orthop. 1991;22:121-30.
36. D'Antonio JA, Capello WN, Borden LS, Bargar WL, Bierbaum BF, Boettcher WG, Steinberg ME, Stulberg SD, Wedge JH. Classification and management of acetabular abnormalities in total hip arthroplasty. Clin Orthop Relat Res. 1989;243:126-37.
37. D'Antonio JA. Periprosthetic bone loss of the acetabulum. Classification and management. Clin Orthop N Am. 1992;23:279-90.
38. Kwong LM, Jasty M, Harris WH. High failure rate of bulk femoral head allografts in total hip acetabular reconstructions at 10 years. J Arthroplasty. 1993;8:341-6.
39. Shinar AA, Harris WH. Bulk structural autogenous grafts and allografts for reconstruction of the acetabulum in total hip arthroplasty: Sixteen-year-average follow-up. J Bone Joint Surg. 1997; 79-A:159-68.
40. Schelfaut S, Cool S, Mulier M. The use of structural periacetabular allografts in acetabular revision surgery: 2.5-5 years follow-up. Arch Orthop Trauma Surg. 2009;129:455-561.
41. Morsi E, Garbuz DS, Gross AE. Revision total hip arthroplasty with shelf bulk allograft. A long term follow-up. J Arthroplasty. 1996;11:86-90.
42. Hooten JP, Engh CA Jr, Engh CA. Failure of structural acetabular allografts in cementless revision arthroplasty. J Bone Joint Surg. 1994;76-B:419-22.
43. DeWal H, Chen F, Su E, Di Cesare PE. Use of structural bone graft with cementless acetabular cups in total hip arthroplasty. J Arthroplasty. 2003;18:23-8.
44. Paprosky WG, Magnus RE. Principles of bone grafting in revision total hip arthroplasty. Acetabular technique. Clin Ortop Relat Res. 1994;298:147-55.
45. Pollock FH, Whiteside LA. The fate of massive allograft in total hip acetabular revision surgery. J Arthroplasty. 1992;7:271-6.

46. Lee PTH, Raz G, Safir OA, Backstein DJ, Gross AE. Long-term results for minor column allografts in revision hip arthroplasty. Clin Orthop Relat Res. 2010;468:3295-3303.
47. Rosson J, Schatzker J. The use of reinforcement rings to reconstruct deficient acetabula. J Bone Joint Surg. 1992;74-B:716-20.
48. Berry DJ, Müller ME. Revision arthroplasty using an anti-protrusio cage for massive acetabular bone deficiency. J Bone Joint Surg. 1992;74-B:711-5.
49. Zehntner MK, Ganz R. Midterm results (5.5-10 years) of acetabular allograft reconstruction with acetabular reinforcement ring during total hip revision. J Arthroplasty. 1994;9:469-79.
50. Saleh KJ, Jaroszynski G, Woodgate I, Saleh L, Gross AE. Revision total hip arthroplasty with the use of structural allografts and reconstruction ring: A case series with a 10-year average follow-up. J Arthroplasty. 2001;15:951-8.
51. Gill JB, Sledge JB, Muller ME. The management of severe acetabular bone loss using structural allograft and acetabular reinforcement devices. J Arthroplasty. 2000;15:1-7.
52. Goodman S, Saastamoinen H, Shasha N, Gross AE. Complications of ilioischial reconstruction rings in revision total hip arthroplasty. J Arthroplasty. 2004;19:436-46.
53. Sporer SM, O'Rourke M, Chong P, Paprosky WG. The use of structural distal femoral allografts for acetabular reconstruction. Surgical technique. J Bone Joint Surg. 2006;88-A (Suppl 1):92-9.
54. Nusem I, Morgan DAF. Acetabular allografts for reconstruction of bone stock in revision hip arthroplasty. J Bone Joint Surg. 2002;84-B(Suppl 3):252.
55. MacDonald SJ, Bradford M, Paprosky WG. Acetabular transplants in revision total hip arthroplasty: American Academy of Orthopaedic Surgeons Annual Meeting, February 26, 1996; Paper 335.
56. Zmolek JC, Dorr LD. Revision total hip arthroplasty. The use of solid allograft. J Arthroplasty. 1993;8:361-70.
57. Gross AE, Goodman S. The current role of structural grafts and cages in revision arthroplasty of the hip. Clin Orthop Relat Res. 2004;429:193-200.

第 34 章

臼杯-笼式支架复合体处理骨盆连续性中断

Rajesh Chakravertty, Michael Drexler, Allan Gross

背景

髋臼的巨大骨缺损或骨折导致骨盆的上半部分与下半部分不连续时称为骨盆连续性中断[1]。术前放射学检查有助于识别骨盆连续性中断；然而，有些时候放射学检查并不能明确是否存在骨盆不连续，这时必须通过术中检查才能发现。在骨盆不连续的情况下，非水泥臼杯没有了骨盆的机械支撑从而失去了骨长入的基础[2]。传统的处理方法包括髋臼后柱钢板固定后使用非水泥型臼杯重建，或者髋臼防内陷支架稳定后使用水泥型臼杯重建。为了解决臼杯-笼式支架早期失败的问题，于是出现了臼杯-笼式支架复合体的概念。这个重建复合体首先植入一个骨小梁金属杯，使之与宿主骨接触，然后用髂骨坐骨支架提供支撑，最后植入骨水泥型臼杯。笼式支架的作用是将髋臼旋转中心置于正常位置，而骨小梁金属臼杯的目的是骨长入，从而获得最终的稳定[3]。

术前计划

对术中可能出现的未知情况做好准备非常重要。影像学检查包括前后位（AP）、侧位和斜位（Judet 位）的 X 线片，必要时需要增加 CT 扫描检查。术前的影像学资料往往会低估骨缺损的实际情况，因此，需要充分准备好合适的假体。术前需要对残留的宿主骨量进行评估，以保证有足够的宿主骨能用以支撑髂坐支架。同时，也需要对股骨假体进行充分评估，如果打算保留股骨假体，则需要准备好相应配套的股骨头。另外，须对手术可能需要的植骨材料（结构性/颗粒状）或者骨小梁金属补块加以考虑。下肢的不等长程度也需要在术前评估好。

手术

麻醉可以选择全麻或椎管内麻醉。

体位

采用侧卧位，骨盆固定可靠。铺单需要注意，由于术中为充分显露髋臼而可能需要延长切口，因此铺单需要在髂骨翼之上。

入路与显露

采用外侧皮肤切口，然后切开髂胫束。将肢体长度和偏心距术中测量工具固定于髂骨翼上。为充分显露髋臼，多数情况下需要进行大转子滑移截骨或大转子延展截骨。切除假性关节囊，将关节前脱位。取出髋臼侧所有金属内置物后，对髋臼的残余骨量进行评估。切口需要足够长以同时显露髂骨翼，但须注意保护臀上血管神经束。如果确认存在骨盆不连续，则需要对坐骨的情况进行评估，看是否足够支撑臼杯-笼式支架。为了显露坐骨，我们会沿着髋臼后柱向下寻找并确定相应位置。用钻向坐骨内钻入至少 2.5cm 的深度，以确认坐骨的正确方向。如果存在任何疑虑，需要术中透视或拍摄 X 线片。将臼杯-笼式支架的锥攻插入坐骨扩髓后，植入一试体支架，以确认有足够的髂骨可用以支撑支架。

这时，我们就可以开始准备髋臼了。锉磨要轻柔，找到臼缘支撑点，锉磨到骨面出血即可。这时需要评估是否需要结构性植骨或小梁金属补块。骨小梁金属臼杯一般需要置于相对直立和后倾的位置，以利于髂坐支架的安放。这样的放置并不会影响髋关节整体的稳定性，因为是使用骨水泥杯，植入时可调整到合适的外展和前倾角度。植入试体臼杯、支架和内衬，将髋关节复位。髋臼边缘需要有适当的接触和压配。同时需要检查肢体的长度、偏心距以及关节的稳定性。取出试模，如果需要的话，进行结构性植骨或使用骨小梁金属补块。植入骨小梁金属臼杯，并用多枚螺钉固定（图 34.1）。我们使用 Zimmer 的骨小梁金属杯，内面也是骨小梁金属，可以按需要重新钻孔，以确保固定牢靠。将支架插入坐骨，然后将其打入金属臼杯，上方与髂骨接触，用螺钉固定(图 34.2)。将聚乙烯内衬用骨水泥固定于

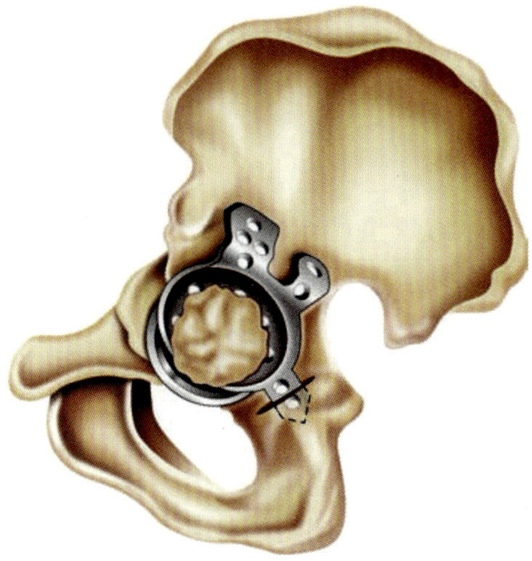

图34.2 笼式支架插入坐骨，然后将其打入金属臼杯，并使其与髂骨接触，用螺钉固定。(Reproduced with permission and copyright© of the British Editorial Society of Bone and Joint Surgery[3])

合适的外展和前倾位置(图 34.3)。骨水泥被挤入臼杯和笼式支架之间以填充二者之间的空隙。在髂骨处的臼杯和笼式支架之间也填入骨水泥辅助固定。

关闭伤口

如果进行了大转子滑移截骨，则用编织的双股 16 号钢丝进行修复，同时可以进行颗粒状自体骨

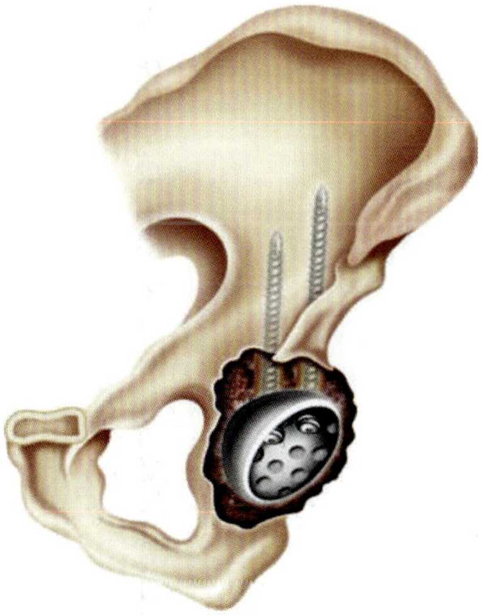

图34.1 骨小梁金属杯固定于与宿主骨最大接触的位置。通常需要置于直立和后倾的位置。(Reproduced with permission and copyright© of the British Editorial Society of Bone and Joint Surgery[3])

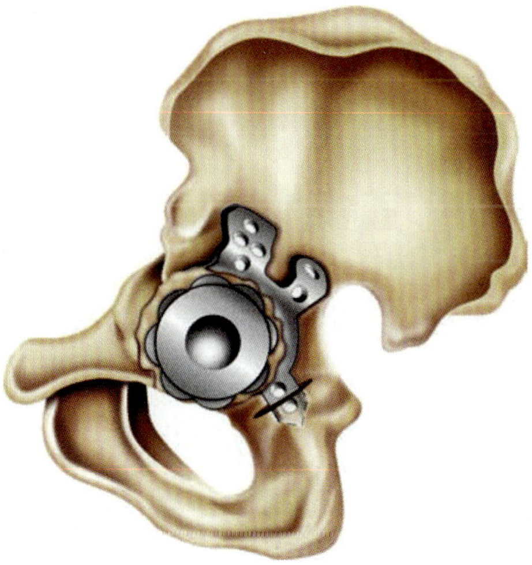

图34.3 用骨水泥将聚乙烯内衬固定于臼杯-笼式支架复合体内，并放置于合适的外展和前倾角度。(Reproduced with permission and copyright© of the British Editorial Society of Bone and Joint Surgery[3])

或同种异体骨植骨。修复外展肌，然后关闭髂胫束。

术后管理

患肢术后免负重 6 周，然后根据临床症状和影像学表现逐渐进行负重练习。

结果

我们报道了 26 例髋臼连续性中断患者使用臼杯–笼式支架复合体进行重建的结果，平均随访了 44.6 个月。其中 23 例患者(88.5%)没有失败的证据(放射学移位<5mm)，3 例患者术后一年随访时失败(放射学移位>5mm)。Harris 评分由术前的 46.6 分(29.5~68.5)显著提高到术后的 76.5 分(55.5~92.0)。并发症包括两例脱位(术后 5 周和术后 3 年)，一例感染和一例腓神经部分麻痹[3]。Alfaro 和 Fernandez 报道的 19 例患者中有 5 例骨盆连续性中断。平均随访 26 个月，没有一例患者因无菌性松动而失败。尽管采用臼杯–笼式支架复合体重建骨盆连续性中断时失败率有可能较高，但结果比单纯使用髋臼重建环要好[4]。Goodman 等的研究结果显示使用髋臼重建环的 55 例患者中 13 例失败（总体失败率 24%）。但是，其中 10 例骨盆连续性中断的患者，只用 5 例成功，且发生了 8 种并发症(2 例患者一直骨盆不连续，2 例重建环断裂，3 例脱位和 1 例感染)[5]。同样，我们有 20 例骨盆连续性中断单纯使用髂坐支架的患者，再次翻修率达到 29%[6]。

典型病例

68 岁女性，非水泥型臼杯失败并移位进入盆腔。可以看到骨盆连续性中断(图 34.4)。骨盆连续性中断通过臼杯–笼式支架复合体进行了重建（图 34.5）。

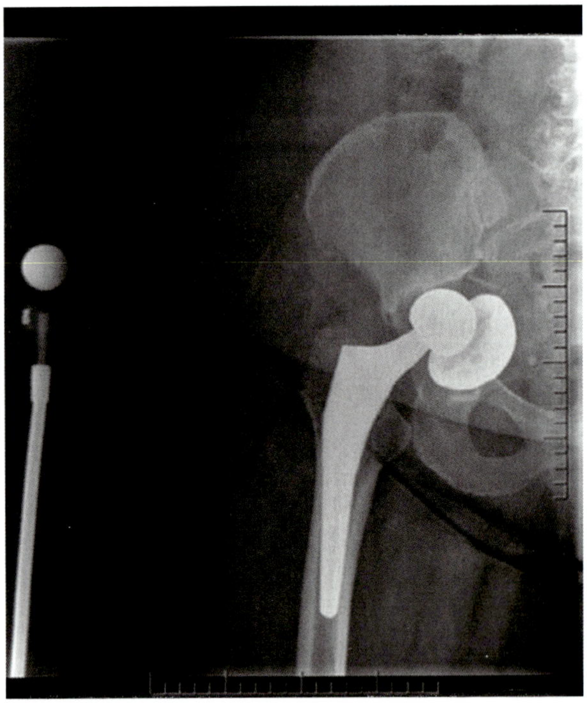

图34.4 非水泥型臼杯失败，并发骨盆连续性中断。可见骨盆骨折以及臼杯进入盆腔。

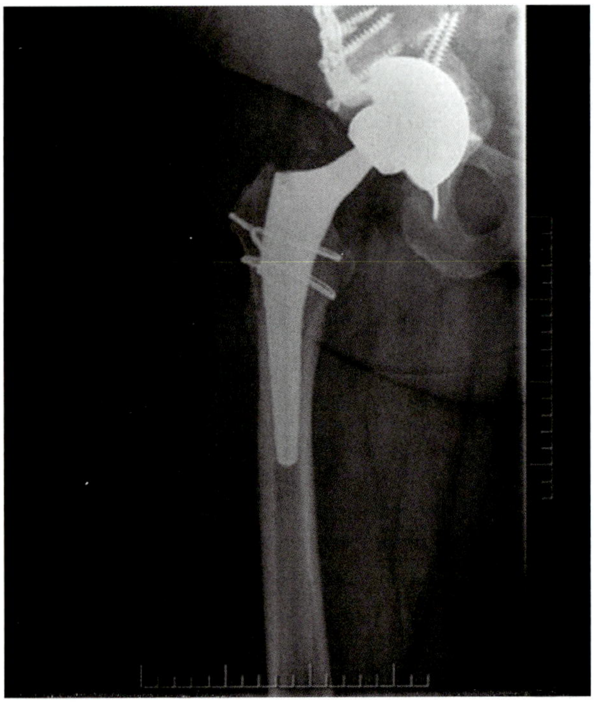

图34.5 术后放射学示采用臼杯–笼式支架复合体进行了重建，并进行了颗粒骨植骨。

（王程 译 田华 审）

参考文献

1. Berry DJ, et al. Pelvic discontinuity in revision total hip arthroplasty. J Bone Joint Surg Am. 1999;81(12):1692-702.
2. Della Valle CJ, et al. Cementless acetabular reconstruction in revision total arthroplasty. Clin Orthop Relat Res. 2004(420).pp.96-100.
3. Kosashvili Y, et al. Acetabular revision using an anti-protrusion (ilio-ischial) cage and trabecular metal acetabular component for severe acetabular bone loss associated with pelvic discontinuity. J Bone Joint Surg Br. 2009;91(7):870-6.
4. Ballester Alfaro JJ, J Sueiro Fernandez. Trabecular metal buttress augment and the trabecular metal cup-cage construct in revision hip arthroplasty for severe acetabular bone loss and pelvic discontinuity. Hip Int. 2010;20(Suppl 7):S119-27.
5. Goodman S, et al. Complications of ilioischial reconstruction rings in revision total hip arthroplasty. J Arthroplasty. 2004;19(4):436-46.
6. Rogers BA, et al. The reconstruction of periprosthetic pelvic discontinuity. J Arthroplasty. 2012;27(8):1499-1506 e1.

第 35 章

髋臼撑开技术治疗伴髋臼骨量丢失及陈旧性骨盆骨折患者髋关节翻修

Neil P. Sheth, Wayne G. Paprosky

概述

随着人工全髋关节置换手术量的不断增大,全髋关节翻修手术的数量逐年增加。在翻修手术时一项非常具有挑战性的工作就是如何处理骨量丢失的髋臼。严重的骨量丢失可能合并髋臼一侧的陈旧性骨折。目前的处理对策主要包括使用笼式支架重建、臼杯-笼式支架重建、使用个体化的定制髋臼重建、采用多孔增强超大杯重建等方法。作者介绍了一种采用髋臼撑开,同时应用大号的多孔半球形臼杯治疗伴髋臼骨量丢失及假体周围骨折的人工全髋关节翻修手术方法。

适应证/禁忌证

在处理髋臼周围骨量丢失的患者时,应注意排除是否合并骨盆骨折。如果骨折存在,则须判断其是新发的还是陈旧的。新发的骨盆骨折具有骨性愈合的潜力,而骨性愈合有利于假体的固定,从而更易于处理(图 35.1A 和 B)。陈旧性髋臼骨折的愈合能力较差,其类似慢性纤维性骨不连。针对此问题,目前内固定方法均跨越骨不连的部位并将固定点选择在髂骨和坐骨。本文介绍一种髋臼撑开技术,其适应证为同时合并髋臼周围骨量丢失与陈旧性骨盆骨折。

活动性感染仍是采用髋臼牵引撑开技术的绝对禁忌证,也是唯一的绝对禁忌。此时应考虑取出所有的内植物并植入抗生素骨水泥间隔器。而存在射线照射性骨坏死的病例,因为其缺乏足够的生物活性,无法满足多孔金属外杯的初始稳定,则是采用此类技术的相对禁忌。但是,在部分接受骨盆放疗的翻修病例中,多孔钽金属外杯也获得了不错的短期结果[1]。

术前准备

病史及体格检查

详细的现病史是术前准备的关键内容之一。其重要部分包括:详细了解患者全髋关节置换术后失败的特点以与全髋关节置换术后的生存曲线做对比;患者疼痛开始的时间;疼痛是否逐渐加重;疼痛是否从术后即开始并持续;患者是否存在进展性的畸形或不稳。这对于判断患者是否存在髋臼周围骨量丢失及是否存在陈旧性骨盆骨折非常重要。

全面的体格检查也非常重要。需要强调的是:既往手术切口的位置,是否有引流管,全面的神经与血管功能检查,肢体是否等长及其他肢体异常(如 Trendenlenburg 提示外展肌功能缺失)。

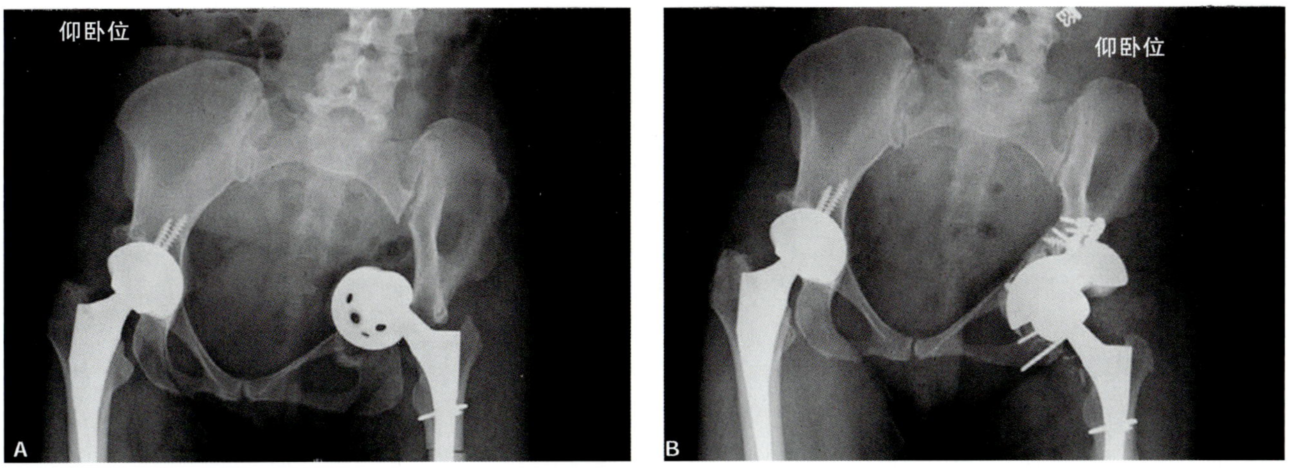

图35.1A和B (A)翻修术前骨盆正位X线片,存在急性骨盆不连续。(B)经后柱钢板内固定及髋臼侧翻修重建术后6个月的骨盆正位X线片。

影像学检查

术前影像学检查应包括站立骨盆正位、蛙式位正位及侧位、患侧髋关节穿桌侧位像。穿桌侧位像可提示陈旧性骨盆骨折的存在。同时,股骨正位片以观察全部的股骨假体以评估其情况也非常重要,特别是当术前计划翻修股骨假体时。

补充的骨盆斜位像(Judet 位)对判断骨量丢失的范围也有帮助。骨盆的三正交位片也可提供骨量丢失的信息[2]。CT 可明确判断髋臼周围骨量丢失的程度和范围[3]。

髋臼周围骨量丢失的分类

Paprosky 分类是目前判断不同骨量丢失类型的最常用的方法[4]。其为判断骨量丢失的类型及其处理对策提供了可靠的方法。

此分类有 4 个影像学标志,分别是:①旋转中心相对闭孔上缘连线的上移距离;②泪滴骨溶解的范围;③坐骨骨溶解的范围;④Kohler 线完整的程度(图 35.2)。

陈旧性的骨盆骨折常见于ⅡC 和ⅢA 型骨量丢失。但在ⅢB 型髋臼缺损中最为常见:旋转中心上移>3cm, 严重的泪滴及坐骨骨溶解,Kohler 线的改变。ⅢB 型骨缺损一般提示大于 60%的髋臼周围骨量丢失。在处理此问题时,需要更加复杂的重建手段,而不能仅仅依靠半球形髋臼。笔者认为,髋臼撑开技术结合增强组配式多孔假体是此型翻修手术的理想假体选择。

手术步骤

麻醉

处理骨盆骨缺损合并骨盆骨折,其手术过程复杂,出血量较大。在常规麻醉的基础上,须留置导尿

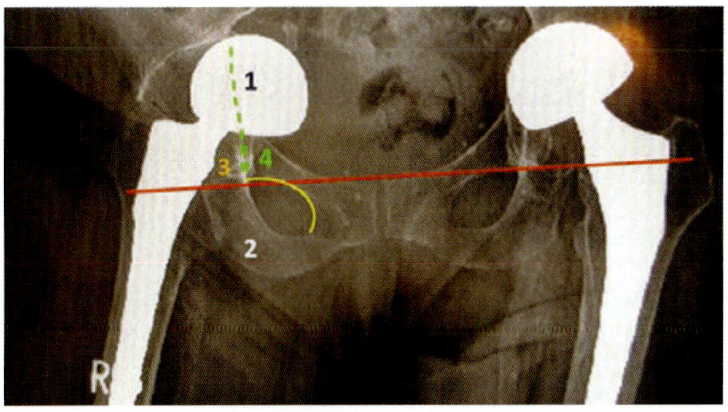

图35.2 骨盆前后位像显示4项Paprosky髋臼缺损分类的特征:①旋转中心位于闭孔线上方;②坐骨骨溶解;③泪滴骨溶解;④Kohler线变动。

管及动脉导管，以测量肾脏灌注、尿量以及准确监测动脉血压。深静脉置换也是必需的，以备术中输入血制品或补液复苏的需要。

术中体位

笔者推荐使用后入路处理髋臼周围骨量丢失以及合并的骨盆骨折。麻醉后，患者取标准侧卧位，患侧髋关节向上。一般一侧使用固定器固定耻骨联合，另一侧固定骶骨(图 35.3)。患者的位置应使双侧髂前上棘连线与地面垂直。同时，应使用辅助护具保护腋窝，使腋窝空虚以避免压迫臂丛神经。

最后应使用第三个固定器固定在胸前或后背，其位置应使躯干垂直于地面。位置固定后，骨骼凸起位置应放置泡沫护垫，尤其是外踝和腓骨头及肘关节处应特别注意。在下方的下肢应以约束带固定于屈髋 45°角，屈膝 90°角的位置。同时，应注意术前测量患肢与健侧的肢体长度，采用髌骨或胫骨结节作为标志。此时，患侧肢体已悬空并准备停当于标准位置(图 35.4A 和 B)。

手术入路/增强暴露

如前所述，笔者推荐在处理伴髋臼大量骨量丢失的患者时采用后侧入路。后侧入路可较好地显示髋臼，同时股骨也可以得到较好的松解。后侧入路可为处理髂骨后侧提供视野及空间。在翻修手术时，一般取前一次手术入路作为手术切口（图 35.5)。然而，由于髋关节周围血供丰富且组织愈合能力强，根据手术需要也可行多切口联合操作。一般手术切口应位于股骨后部，近段 1/3 延伸到大转子尖附近，2/3 延伸到远端。一般而言，切口越向上、向前，髋臼周围暴露越佳，而越向后、向下，股骨暴露越佳。但切口向下也有助于髋臼假体的植入，不合适的远端切口可能会导致在植入髋臼时软组织的缴入同时使髋臼杯的位置更为垂直。在髋臼周围骨量丢失的情况下，近段的暴露可提供更佳的视野而显得更为重要。

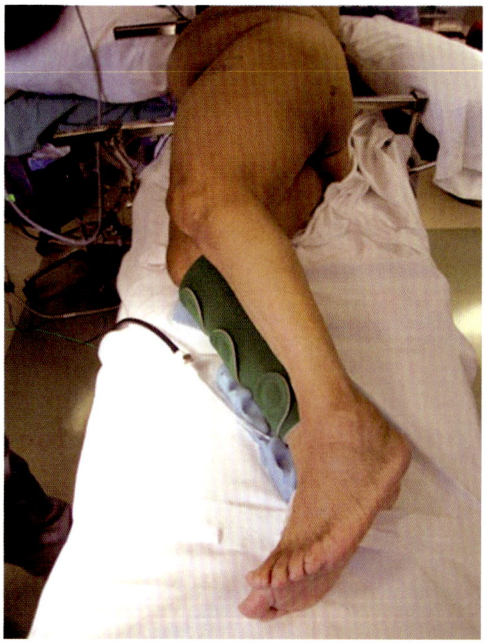

图35.3　患者标准侧卧位。

在全髋关节翻修术时，特别是当需要保留股骨假体的时候，髋臼的暴露是比较有挑战性的，扩大的暴露可增加股骨向前的移位。笔者建议使用六步法增强髋臼的暴露。第一步：向远端暴露以减少阔筋膜和髂胫束的张力。阔筋膜的松解同时会降低部分连接于阔筋膜的臀大肌的张力。第二步：松解位于股骨后侧臀大肌肌腱，可使股骨获得更大的前移。应注意不要损伤到坐骨神经及臀下动脉的分支。第三步：松解下关节囊，增加股骨远端漂移同时在下方闭孔侧置入拉钩以检测泪滴同时确定髋关节的旋转中心。第四步和第五步：松解前下方和前方关节囊，使其与髋臼分离以创造出允许股骨假体脱位的空间。最后一步：离断附着于髋臼前上方的骨直肌纤维(表 35.1)。

如果暴露仍不理想，可行近端股骨截骨(如扩大的股骨转子截骨术)以进一步暴露髋臼。须注意的是，瘢痕组织张力较高，因此翻修手术时需更广泛的暴露。

组织切除

髋臼周围的暴露是非常重要的且应在尝试切除任何髋臼组织之前完成。在准备好之前尝试移除髋臼杯可能会导致医源性的进一步骨量丢失从而使重建更为困难。

使用取出臼杯设计的专用取出骨刀可使取出

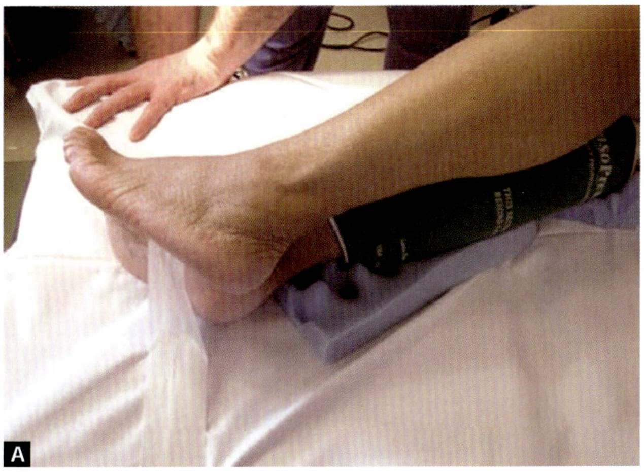

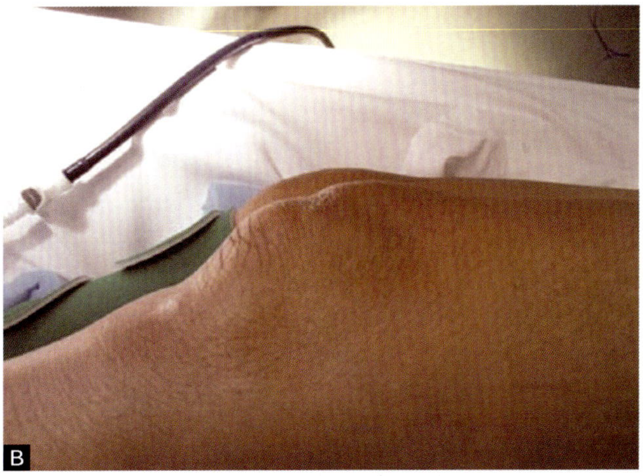

图35.4A和B　(A)患者术前肢体长度评估，根据足跟并排的长度。(B)髌骨可作为髋关节重建后监测肢体长度的标志。

髋臼的过程更简单，同时降低进一步破坏髋臼周围骨质的风险。根据杯的直径选择不同曲度及合适大小的骨刀可使臼杯-骨界面分离(图 35.6)。骨刀的大小一般比臼杯大一号（例如，54mm 的骨刀用于 52mm 的臼杯）。如果没有取出器械，可以使用 Moreland 器械(强生)的一系列弧形骨刀以安全取出假体(图 35.7)。

评估骨缺损类型及扩大髋臼

取出髋臼后，可评估剩余骨量。假设在髋臼取出过程中未造成医源性骨缺损，实际的骨缺损应与术前影像学检查类型相同。在术中须判断前上柱以及后下柱是否完整。柱缺损定义为腔内缺损，但后上侧骨丢失被认为是腔外缺损[5]。

类似于ⅢB 型髋臼缺损的大范围腔内骨缺损，在重建前需要使用增强块(补块)。在使用补块重建前上柱以及后下柱时，应首先将补块固定在位，然后植入翻修髋臼杯。在这种情况下，安置补块应首先考虑翻修假体植入的稳定性。如果前后柱合适但骨质较差而不能植入 4~5 颗固定螺钉，此时应考虑使用补块增强后上侧髋臼，在此处增强可为翻修假体提供额外的固定点。在忽略功能的前提下，植入的补块需要与翻修的臼杯使用骨水泥契合为整体(图 35.8)。使用术前设计的多孔金属臼杯及模块增强假体提供了个性化选择的可能。

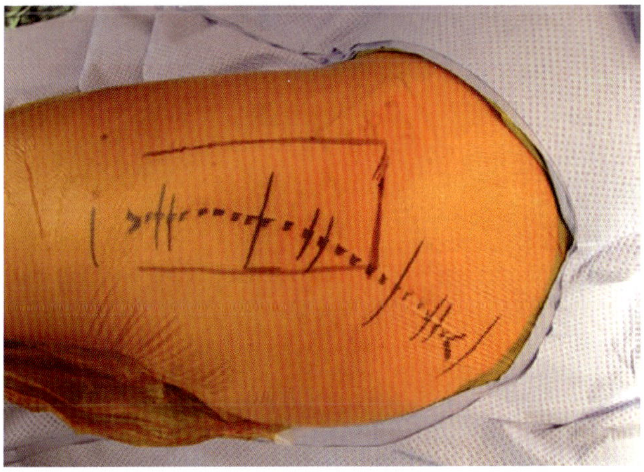

图35.5　患者前次手术切口被标记，翻修手术可使用此切口或新切口。

表35.1　髋关节翻修手术中增强股骨前移并增加髋臼暴露的系统手术入路

增加股骨前方位移的系统入路
· 检查髂胫束的紧张度
· 牵开臀大肌
· 下方关节囊松解
· 去除前方瘢痕组织
· 为股骨颈创造空间
· 松解骨直肌
– 前方髋臼盂唇
– 朝向股直肌反折头方向

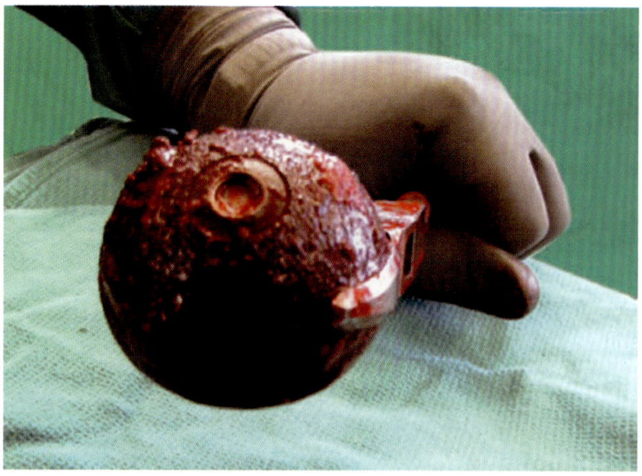

图35.6 使用臼杯取出骨刀取出固定牢靠的臼杯。

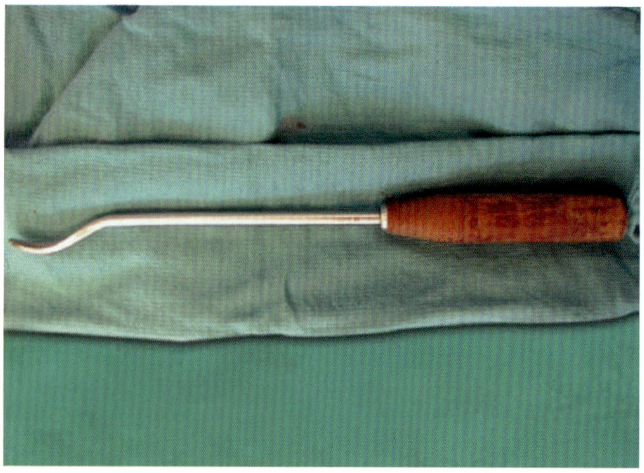

图35.7 当没有专用臼杯取出骨刀时，需要使用髋臼弧形骨刀器械(Depuy, Warsaw, IN)移除臼杯。

对陈旧性骨盆骨折的术中评估

在对髋臼骨量丢失进行评估前，术者应判断是否存在陈旧性骨盆骨折。术前影像学检查为术者判断是否存在陈旧性骨盆骨折提供了依据，术者应在术中对术前的评估进行验证。

陈旧性骨盆骨折应被视为纤维性的骨不连。经典的病例经常从髋臼下方边缘向坐骨大切迹延伸，导致上下髋臼分离。Cobb 量角器常被用来测量分离两侧髋臼的活动。术中，只有纤维骨不连的表层需要处理，应注意确认避免两侧断端分离。在存在陈旧性骨盆骨折时，笔者建议使用髋臼撑开技术，此技术可使周围或侧方髋臼边缘牵开，从而使中间不连续的两侧髋臼组织自发地闭合。

髋臼撑开技术以及牵引点

当不连续的髋臼两侧表面处理完毕并且决定髋臼需要扩大后，采用髋臼撑开技术以重建髋臼。两个 2.4mm 的克氏针钉于髋臼的前上柱和后下柱。类似于椎板撑开器的牵引器置于克氏针之间加压，髋臼周围组织即被牵引分离开（图 35.9）。在撑开下，使用半球形髋臼锉反转预处理髋臼(图 35.10)。当髋臼锉增大到与补块重建柱接触时，髋臼锉与柄分离(图 35.11)。此时髋臼锉临时作为髋臼杯的试模提供临时的支撑，并且可计划进一步增强组件固定的位置[6]。

笔者推荐使用金属小梁髋关节翻修系统(TMARS™-ZIMMER, Warsaw, IN) 作为伴严重骨丢失合并骨盆骨折患者髋关节翻修的手术器械。其用于处理此类患者时存在很多优点。TMARS 系统臼杯是椭圆形，允许周围额外 1mm 的接触面误差(66mm 的臼杯可安装外围为 68mm)。多孔的金属骨小梁与松质骨的特性十分相似，从而分散了翻修髋臼周围骨组织的应力。可在臼杯处额外开孔增加固定螺钉(图 35.12A 和 B)。另外，臼杯的边缘是可塑的，另其可以在任何方向安装，避免了其他臼杯

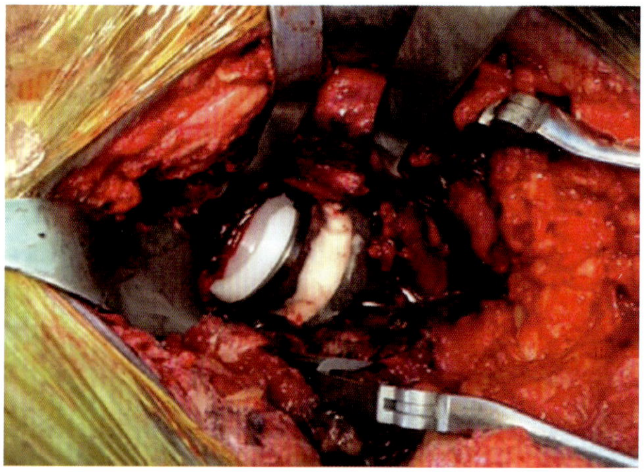

图35.8 当髋臼周围骨量丢失严重时，需使用补块等增强组件，同时必须使用骨水泥固定其与臼杯。

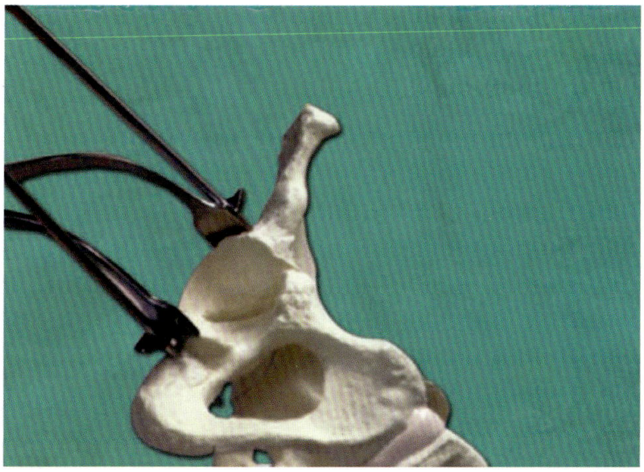

图35.9 在骨模型上显示髋臼撑开前克氏针的植入位置。

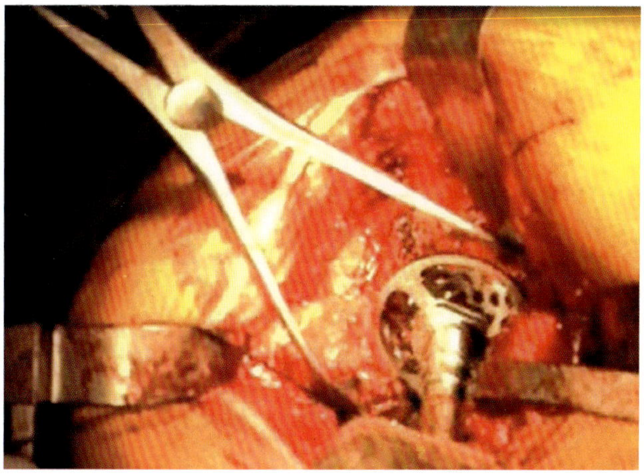

图35.10 髋臼撑开后,环钻对髋臼进行反向打磨。

安装时造成骨量丢失的情况。最后,边缘的胶质在螺钉固定后可提供类似锁定机制, 固定臼杯于髋臼上。

髋臼安装以及固定的原则

如果需植入补块以重建髋臼周围的骨质,那么在骨质表面与补块接触位置应予以涂布骨水泥。此外,在骨盆骨折处应填充处理的松质骨碎片,并使用髋臼锉压实。选择臼杯并将臼杯打入,注意此时应维持牵引在位(图 35.13)。我们推荐使用使用小块自体松质骨填充缺损并安放臼杯。当臼杯植入后,最少应予 4 颗螺钉固定,并确保 50%的臼杯表面与髋臼骨组织接触。须注意的是,至少 1 颗(最好 2 颗)螺钉应在固定在臼杯下半部(坐骨或耻骨上支)以避免臼杯固定失败。固定螺钉数量不足应在后上方应用补块以提供额外的固定。并在髋臼和补块间填充骨水泥以达最佳效果[7]。

在上述器械植入后,可尝试安装临时内衬及股骨头。当达到可接受的髋关节稳定度时,可将内衬安装,同时使用骨蜡覆盖螺帽处以备将来需要取出螺钉。在骨水泥固化的过程中,须使用加压器对内衬加压。最后将股骨头安置于轴颈上,如果使用的是陶瓷头,我们通常会使用钛金属耳轴袖套,以避免过多的应力直接从金属外杯传递到股骨头上。

关闭切口

后路进行髋关节翻修手术时,后关节囊应使用 5 号爱惜康缝线与后外展肌群缝合。须注意避免损伤坐骨神经。其余手术切口使用经典方式关闭。使用较粗的抗菌薇乔缝线(1 号)缝合深筋膜与 Scarpa 筋膜。应注意不要缝合脂肪组织以避免增加脂肪坏死及液化的风险。处理肥胖的患者时,两层筋膜间的无效腔需进行引流,因其在关节腔外,如果需要的话,引流管可留置数天(图 35.15A 和 B)。

应使用较细的抗菌薇乔缝线(2 号)关闭真皮层同时使用 2-0 的丝线缝合表皮组织。对特别肥胖的以及软组织包膜形成的患者,可使用负压吸引装

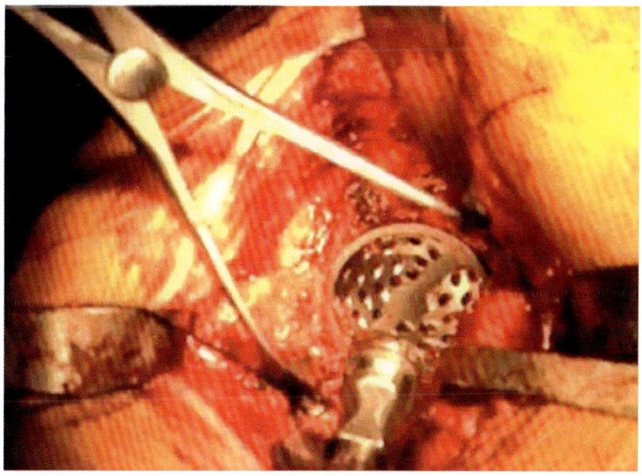

图35.11 当环钻头接触到前上柱或后下柱时, 环钻头会与环钻柄分离。

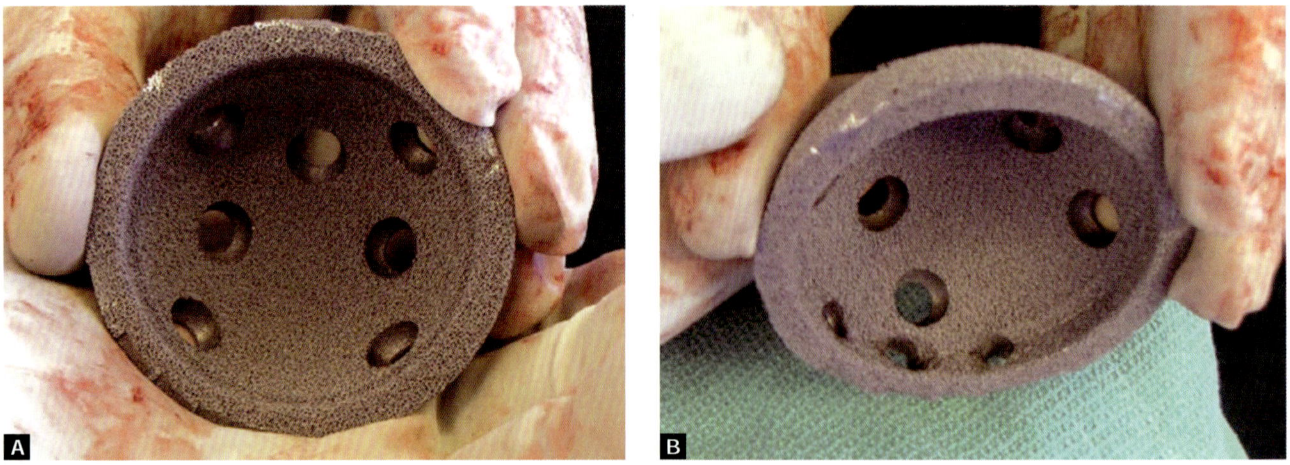

图35.12A和B （A）MARS臼杯存在多种置钉选择。（B）可使用金属穿孔器械穿孔以提供更多螺钉固定位置。

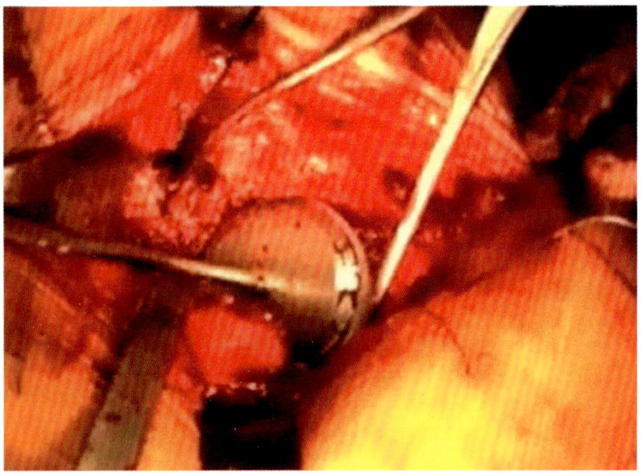

图35.13 在撑开下植入臼杯。

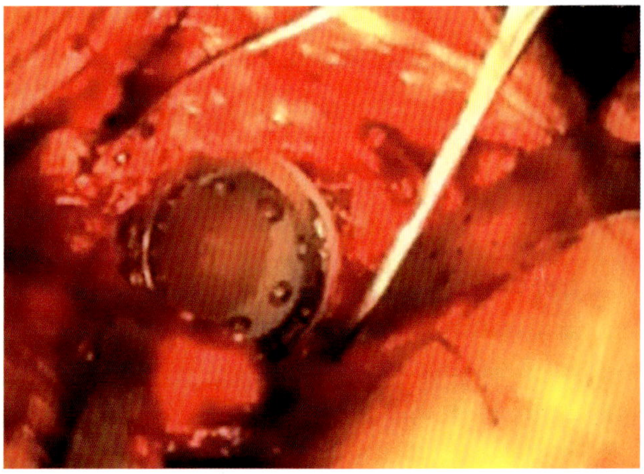

图35.14 在松开撑开器前评估臼杯的位置。

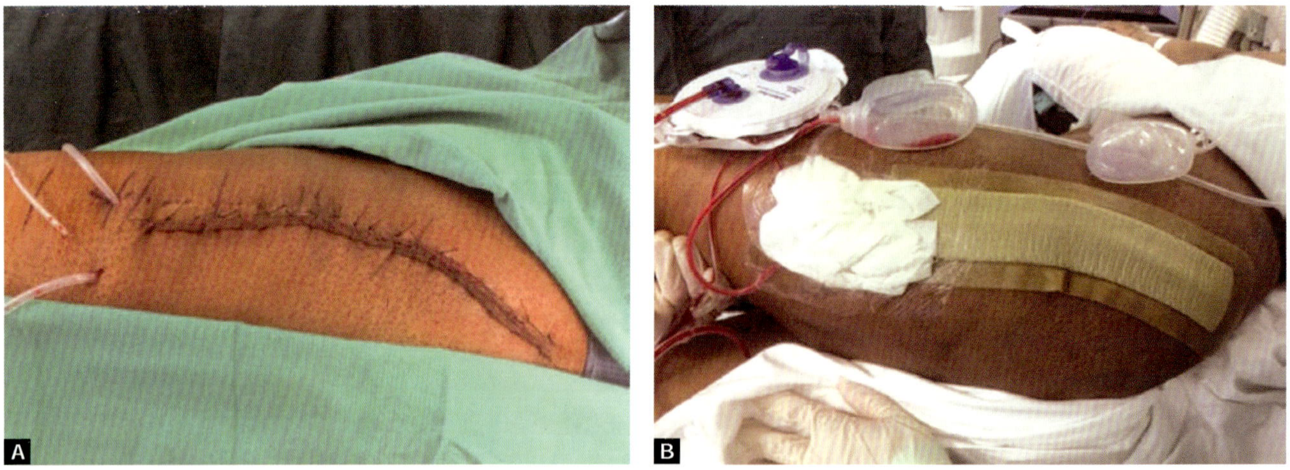

图35.15A和B （A）使用2-0尼龙线缝皮。在关闭切口前须在关节腔内放置引流，两块Jackson-pratt引流装置分别放置在Scarpa筋膜的深浅两侧，以降低血清肿的形成。（B）使用防水的银离子贴膜覆盖手术切口。

置以 75mmHg 的负压吸引 72 小时。这有助于表皮组织的愈合。72 小时后移除负压吸引并使用防水银离子贴膜覆盖手术切口 10 天。

注意/技巧

严重髋臼周围骨量丢失合并陈旧性骨盆骨折是髋关节翻修手术中最具挑战性的问题。手术需要广泛的暴露,由于暴露不足而对骨质造成医源性损伤并不少见。术中全程使用肌松药物可以促进暴露并保证手术安全进行。

在取出需翻修的假体时,须注意避免医源性的骨质破坏。术前评估髋臼的完整性是否足以支撑新的假体对决定手术方案很关键,其可进一步决定是否需要使用个体化定制多孔的金属补块以维持稳定并固定新的假体。清楚了解增强组件的作用并以正确的顺序及位置植入有助于避免首先将增强组件全部植入的错误。

在髋臼骨质严重丢失的患者中,都必须排除陈旧性骨盆骨折的可能性。如果忽略了,术中会造成骨盆的进一步破坏并导致骨不连处的不稳定。合理的处理方法是将骨盆骨折处表面的骨组织刮除,并在植入最终假体前以自体骨松质骨块对其进行填充。

在将补块固定于自体骨组织后,必须使用骨水泥将其与骨组织及臼杯进行固定以达到术中假体的稳定;这一步常常被遗忘,并且会导致术后早期固定失败。

当臼杯被打入正确的位置需使用最少 4 颗固定螺钉进行固定。常见的失误包括未进行下方固定或未使用螺钉固定到坐骨或耻骨支上方。这些固定螺钉可避免臼杯固定失败。同时,在髋臼后上方使用补块有助于对臼杯进行侧方支撑,避免外展时固定失败。

术后管理

对合并骨盆骨折的ⅢB 型髋臼缺损进行重建后,患者须使用助行器保持 6 周在 10%的负重下行走。除非患者进行大转子截骨,通常无须外展支具保护。在术后第 2 周及第 6 周,对患者髋关节进行影像学随访。如果术后第 6 周患者假体位置无移位,可使患者保持 50%的负重行走锻炼 6 周。术后 3 月再次复查影像学资料,如果无假体移位,可进行全负重锻炼,患者可使用拐杖行走,并建议患者使用拐杖的同时进行康复锻炼及肌肉训练 3 个月。在术后第 6 个月再次进行影像学复查并与前期资料进行对比。如无假体移位,可于术后 1 年再次进行复查。

并发症

全髋关节翻修术仍存在较高的并发症发生率。常见的并发症包括术后失稳、伤口愈合困难或不良、假体周围感染、假体周围骨折和神经肌肉损伤等[5]。采用髋臼牵引撑开技术,从本质上看,容易出现牵引撑开过度问题,这在整个学习曲线中都可能出现。所以,将有可能出现较高的神经肌肉损伤发生率(例如,坐骨神经麻痹)。但截至目前,这一推断仍停留于理论,尚无相关报道证实。

髋臼撑开技术的结果

仅有 Sporor 和 Paprosky 在文献中使用髋臼撑开技术治疗髋臼周围骨量丢失合并骨盆骨折进行了报道[6]。共有 20 例患者接受了最少 2 年的随访(2~7 年)。每例患者都在进行髋臼撑开后使用多孔钽杯翻修,其中一部分使用了组配式的多孔钽增强块。在最终随访时,1 例患者(5%)因假体松动进行了翻修。4 例患者(20%)术后早期出现了假体位移,但在后期随访中逐渐稳定。无术后不稳定病例。3 例患者存在包括感染、血管损伤、肠道损伤的并发症。笔者认为髋臼撑开技术可稳定重建合并髋臼骨量丢失及陈旧性骨盆骨折的髋关节翻修患者。

典型病例

门诊收治的 78 岁女性患者，主诉为左髋人工全髋关节置换术后慢性进展性的左髋部疼痛。患者于 1988 年手术,15 年后进行了翻修手术更换内衬

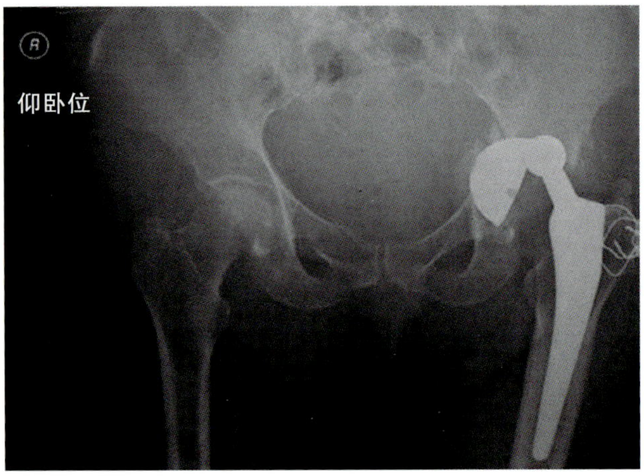

图35.16　术前骨盆正位像显示ⅢB型髋臼缺损伴有骨盆骨折。

与股骨头。近2年出现逐渐加重的左腹股沟区疼痛，站立后行走5步即出现。患者否认了发热病史，全身症状或手术切口愈合问题。患者自出现疼痛后已无随访记录并且出示了最新的影像学资料（图35.16）。

根据影像学表现与体格检查资料，患者需要进行左侧人工全髋关节置换术后髋臼翻修。术前炎症指标（血沉和C反应蛋白）正常，从而排除了低毒力假体周围感染的可能。笔者采用髋臼撑开技术为患者进行了髋臼重建手术。术后3个月影像学资料显示臼杯与定制多孔增强件在位良好（前上方植入楔形补块，后上方植入方形补块）（图35.17）。同一患者术后2年随访证实陈旧性骨盆骨折已愈合（图35.18）。患者负重正常并且已恢复正常生活。

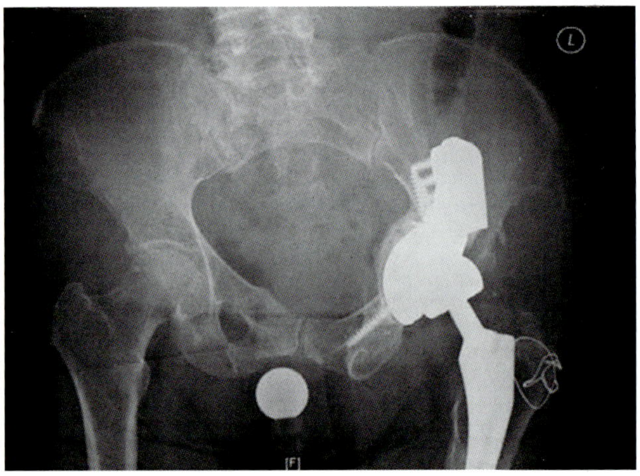

图35.17　采用髋臼撑开技术结合半球臼杯并多孔组配式补块重建术后3月骨盆正位像。

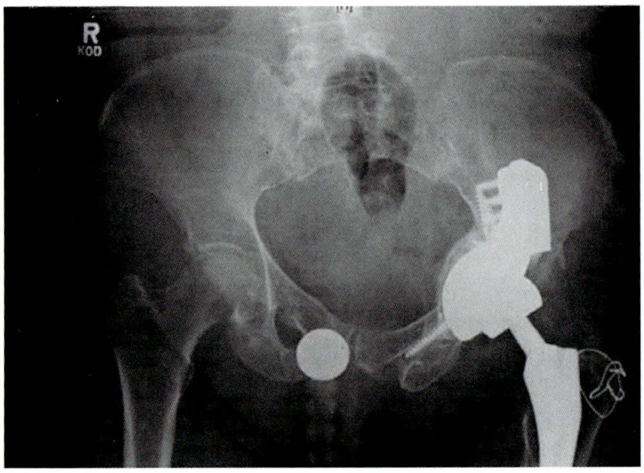

图35.18　患者术后2年骨盆正位像证实骨盆骨折已愈合。

（李超　译　黄迅悟　审）

参考文献

1. Joglekar SB, Rose PS, Lewallen DG, et al. Tantalum acetabular cups provide secure fixation in THA after pelvic irradiation at minimum 5-year follow-up. Clin Orthop Relat Res. 2012;470(11):3041-7.
2. Southwell DG, Bechtold JE, Lew WD, et al. Improving the detection of acetabular osteolysis using oblique radiographs. J Bone Joint Surg Br. 1999;81(2):289-95.
3. Puri L, Wixson RL, Stern SH, et al. Use of helical computed tomography for the assessment of acetabular osteolysis after total hip arthroplasty. J Bone Joint Surg Am. 2002;84-A(4):609-14.
4. Paprosky WG, Perona PG, Lawrence JM. Acetabular defect classification and surgical reconstruction in revision arthroplasty: A 6-year follow-up evaluation. J Arthroplasty. 1994;9(1):33-44.

5. Sheth NP, Melnic CM, Paprosky WG. Acetabular distraction: An alternative for severe acetabular bone loss and chronic pelvic discontinuity. Bone Joint Journal. 2014;96B(11):1-7.
6. Sporer SM, Bottros JJ, Huist JB, Kancherla VK, Moric M, Paprosky WG. Acetabular distraction: an alternative for severe defects with chronic pelvic discontinuity? Clin Orthop Relat Res. 2012;470: 3156-63.
7. Sheth NP, Nelson CL, Springer BD, Fehring TK, Paprosky WG. Acetabular bone loss in revision total hip arthroplasty: evaluation and management. J AM Acad Orthop Surg. 2013;21:128-39.

第 36 章

骨盆不连续型骨缺损的处理：两步法技术

Nikhil Shah, Henry Wynn-Jones, Anthony Clayson, Amol Chitre

概述

在髋关节翻修手术中，当半骨盆的上半部和下半部之间的结构连续性丧失，髋臼前后柱也会丧失对假体的支撑能力。髋臼被分开为近端/上半部分和远端/下半部分。这种骨性不稳定，无法满足髋臼假体的植入[1,2]。

现在描述该手术长期效果的文献非常少。尽管这是个罕见的问题，但是随着髋关节翻修术适应人群的变化，我们认为相关文献的增加是必然的。

骨盆不连续型骨缺损的手术处理是一个复杂的过程，也按照不同的理念进行了尝试[1-3]。这主要包括使用髋臼重建笼、金属骨小梁臼杯-笼式支架、加或不加钢板辅助的定制三翼髋臼假体[4]。这些策略都是试图通过一步法来解决问题，其基本概念是在骨盆不连续部位的上面或者下面进行固定，使得髋臼假体可以植入。但是，如果不连续的骨折部位没有愈合，重建必然会失败。一些技术，如髋臼分离术，并不能达到治愈骨盆不连续型骨缺损的目的[5]。

因此，不幸的是，大部分治疗策略只能在一定程度上获得成功。髋臼加强环或者加强笼联合植骨技术已用于慢性骨盆不连续型骨缺损的治疗。然而，此类器械的相关问题在文献中已经有详尽的描述，例如加强笼的破损、松动和脱位。非生物性的加强笼最终由于长期使用而导致失效。

虽然一步法的治疗策略对部分病例有效果，但是我们相信，对于更多严重的病例，应该考虑在我们部门已经实施了 8 年的两步法治疗策略。

临床情景

骨盆不连续型骨缺损可能以术中或术后髋臼假体周围骨折的形式急性发作[6,7]，也可能是伴有大量髋臼部位骨质流失的慢性病变。

在手术过程中，由于手术操作或其他原因，出现急性骨盆不连续[8]，此时可以进行钢板固定，并按照常规植入标准髋臼假体，然后根据情况选择是否进行植骨。

然而，慢性骨盆不连续型骨缺损，同时伴有广泛性的髋臼部位骨质流失时[9]，治疗会变得更具有挑战性。在植入髋臼假体之前，恢复流失的骨质变得至关重要。

精确的术前诊断有助于对该疾病进行恰当的评估以及制订细致的治疗方案。

我们的理念

基本前提是将骨盆慢性不连续型骨缺损视为髋臼骨不连，并伴有大面积的骨缺损和髋臼松动。因此，如同其他任何骨不连一样，我们尝试使用稳定的髋臼柱固定和植骨来进行治疗。这是两步法策略的第一步。

我们已经开发和应用髋臼骨折手术的技术成功治愈了骨盆不连续型骨缺损。这需要在关节翻修手术和骨盆髋臼创伤手术方面的培训和经验。

后柱一般采用髋臼重建钢板进行固定。如果有需要的话，对髋臼前柱使用打压植骨和(或)结构性骨移植的方法进行处理，以实现治愈骨盆不连续型骨缺损两步法中的第一步。

虽然很多简单的病例也可按照一步法策略，在可靠的髋臼柱固定基础上联合植骨技术进行处理，按照一步法策略，在可靠的髋臼柱固定基础上联合植骨技术进行处理，但不幸的是，许多文献和临床研究报道，这种一步法治疗的失败率很高。随着对这种技术操作经验的积累和超多孔材料(Trabecular metal, Zimmer, Warsaw, Indiana)的应用，我们谨慎地认为，一步法重建技术可能适用于更多的病例。然而，出于对疾病愈合过程中可靠性的考虑，我们仍然倾向于将两步法的理念作为治疗严重病例的默认方法。

这些年来，两步法理念[10]一直在发展，通过观察我们部门治疗的一些早期病例(包括被忽视的髋臼不愈合骨折的病例)，在没有假体植入的情况下，依靠钢板内固定结合植骨的方式便可以达到良好的愈合(图 36.1A~C)。

根据经验，我们建议把这种疾病情况下的两个重要问题分别解决，即先将骨折部位愈合，然后再在第二步植入髋臼假体。

这特别适用于合并有髋臼内凸的严重情况。

通过钢板固定联合植骨，可以最大限度恢复髋臼周围的骨量，以满足二次手术所需。我们还没有看到其他技术达到如此好的骨储备水平。

目前，我们对于更严重的病例(经过多次手术)并伴有广泛的骨质流失或者在一步法治疗中，髋臼固定被认为不足以支撑新的髋臼假体的患者，倾向于采用两步法[10]进行重建。

对于骨盆不连续病例，髋臼后柱钢板固定(类似于长骨凸面的张力带钢板)的生物力学强度远高于髋臼重建笼和非骨水泥髋臼加固定螺钉的组合。

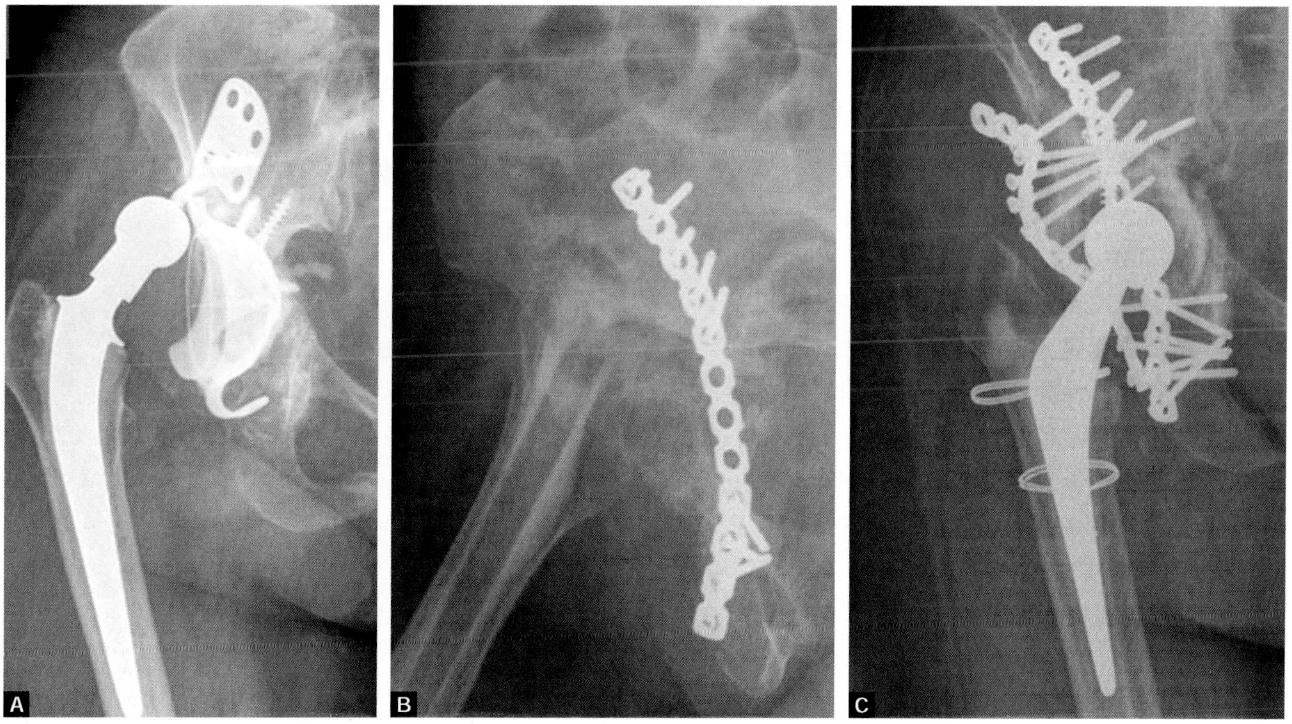

图36.1A~C (A)髋臼重建笼失败和经过多次手术的骨盆不连续型骨缺损。(B)第一步髋臼重建，去掉髋臼内植物，对缺损部位植骨以促进骨盆不连续部位的愈合。(C)待骨盆不连续骨性愈合后，进行第二步的骨水泥型全髋关节置换术。因为后柱部分仍存在节段性骨缺损，二期手术中，采用同种异体股骨头进行结构性植骨，并用第二块后柱钢板进行保护。

正如在治疗髋臼不愈合的手术中那样，固定的稳定性对于促进髋臼上部和下部的骨愈合是至关重要的，为关节置换术提供了长期的稳定性。患者需要严格遵守骨折手术的原则，以实现髋臼柱的稳定骨愈合，从而为髋臼假体的再植入提供稳定的环境。

我们更喜欢使用新鲜冰冻同种异体颗粒骨打压植骨技术填充骨缺损。这可以与同种异体股骨头结构性植骨相结合，来恢复位于后方或者后上方的节段性缺损，如果需要在更靠近后柱的区域进行植骨，则需要使用后柱钢板进行保护，以提供更好的剪切稳定性。

在这些病例中我们发现，采用成熟的打压技术并结合稳定的髋臼后柱钢板固定，即使没有植入髋臼假体，也会促进骨盆不连续区域的愈合。经验告诉我们，植骨将有助于在促进愈合的同时尽可能恢复髋臼骨量，以期在一段时间后，能够满足植入假体的要求。我们认为，这是在此类病例中恢复髋臼骨量的最好方法。

这与我们在 Wrightington 医院的理念是一致的，使得翻修手术看起来像进行初次置换一样，并可以恢复骨量，以备后续可能存在的翻修手术。我们有许多种方式可以应对这种极具挑战性的问题，并可以阐述我们的管理理念和技术。

最近，多孔钽髋臼假体(Trabecular metal-TM-Zimmer, Warsaw, Indiana)的引入已经显示出巨大的前景，并且加速了一步法治疗技术在更加困难的病例中的应用。当与钢板固定技术相结合时，多孔钽外杯拥有在骨盆不连续骨折部位的任一侧上实现髂骨和坐骨的骨整合的潜力，具有比以前的非骨水泥技术更高的可靠性。使用这些髋臼假体的条件是需要有足够的骨储存量，通过螺钉就可以在髂骨和坐骨上达到很好的固定效果。当骨储存量不够时，可以利用两步法，使多孔钽外杯获得足够的稳定性。杯笼重建的概念可能在这些情形下发挥作用。

髋臼的解剖学

Letournel 描述了髋臼中有呈倒 Y 形状排列的前柱和后柱[11]。这两个柱支撑着负重的髋臼顶。熟悉髋臼正常的解剖结构和手术病理学对于安全地进行手术至关重要。充分了解髋臼手术的其他入路，特别是 K–L 后入路(kocher langenbeck)非常重要。

如果不熟悉髋臼创伤固定技术，我们建议邀请髋臼创伤外科医生共同参与对这类患者的手术，以达到最佳的效果。

影像学评估

对患者进行全面的临床评估和咨询，并结合使用 X 线片和计算机断层扫描技术对髋臼不连续型骨缺损和骨丢失的程度进行详细的分析（图 36.2 和图36.3）。

一张高质量的骨盆前后位片有助于使用髂耻线和髂坐线对髋臼前后柱进行评估。髋臼前壁和后壁常常被髋臼假体所遮挡。Judet 位片有助于对髋臼柱进行评估，并计划手术固定的方式。另外，Paprosky 描述的放射标记在髋关节管翻修术中可以

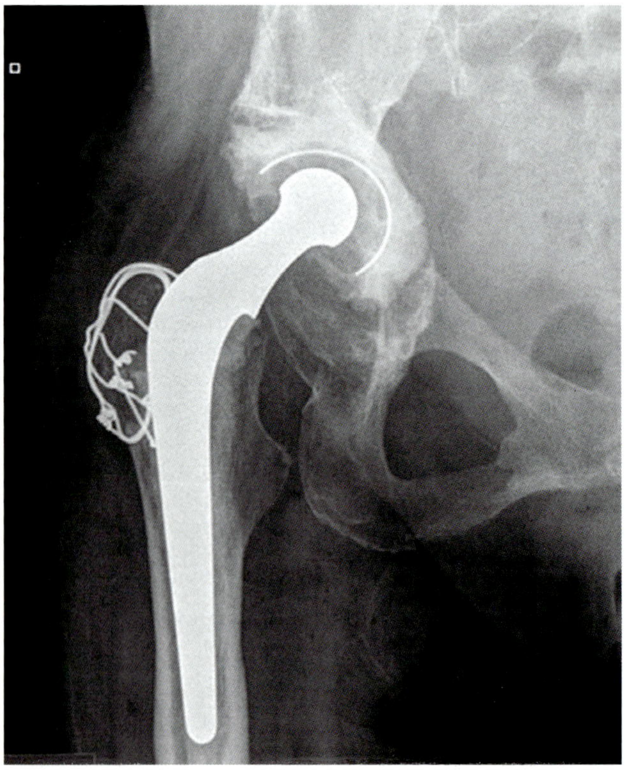

图36.2 前后位X线用以研究骨盆骨骼的解剖结构。(右侧骨盆的不连续型骨缺损。)参见图36.5A 和 B 的两步法髋臼重建。

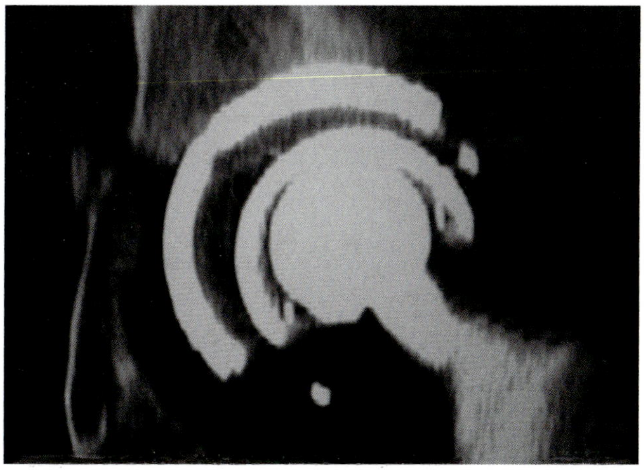

图36.3 在计算机断层扫描中概述了骨盆不连续型骨缺损。

用于评估骨缺损情况。

在骨盆不连续型骨缺损的病例中,通常使用专用软件分析计算机断层扫描和三维重建的结果,用来评估髋臼柱和髋臼壁内剩余的骨质结构。

在有髋臼杯内凸的病例中,需要进行额外的血管学研究,例如 CT 血管造影和血管方面的咨询。

多学科团队应该彻底地研究可用的影像,以制定髋臼重建的手术计划。

术前准备

人工关节感染的检查对于排除骨盆不连续处的感染,特别是对于存在髋臼内凸的病例,有着至关重要的意义。这种情况与深部感染的高发病率有关。

包括医生、麻醉师、微生物学家和放射科医生在内的多学科团队的投入是非常重要的。所有必需的髋臼骨折固定器械和关节置换所需的器械应该随时准备就绪。根据在初次置换和翻修手术中积累的丰富经验,我们将新鲜冷冻同种异体股骨头作为结构性骨移植物进行这类手术。整个团队均需要熟悉整个手术的策略。术中成像技术偶尔也可能作为参照。

抗生素预防感染、预防静脉血栓栓塞以及手术期间的细胞补救技术和氨甲环酸都会常规使用。

手术技术

如果软组织、骨骼的状态和质量允许一期手术完成髋臼固定、植骨填充和重建以及髋臼假体植入,特别是如果骨盆不连续型骨折部位边缘完整或能够通过移植物或者多孔钽外壳进行重建,可以实施一步法治疗的方案。

对于需要使用两步法治疗方案的更严重的病例,我们会考虑骨或者软组织的质量、深层感染、愈合的潜在风险,而髋臼重建笼失败的病例,则可能产生更为广泛的髋臼缘节段性骨缺损及重度骨缺损,这些因素都会影响髋臼假体的固定[10]。

在两步法治疗中,第一步会去除假体和内植物,并对骨盆不连续部位进行固定,同时通过植骨技术尽量恢复骨量。第二步包括实施全髋关节置换术,植入髋臼假体。

外科手术的策略包括:

- 髋臼的充分暴露和安全取出髋臼松动部分。
- 髋臼后柱稳定的固定。
- 植骨。
- 二期手术中再植入人工关节。
- 通过促进骨盆不连续部分的愈合恢复宿主骨对髋臼假体的支撑能力。
- 患者的功能性复健。
- 避免并发症。

手术体位和入路

我们已在本系列书的其他版本和其他一些文献中描述了我们常用的入路[10]。患者侧卧位,保证有足够的区域进行手术。经过常规的术前准备,确保常规进行铺单,并确保术肢可在术中自由移动,以满足手术操作的需要。训练有素的手术助手是非常重要的。在对侧的正常腿需要使用机械性预防手段。手术时,髋部应保持伸展状态,膝盖弯曲以放松坐骨神经。我们常规使用这种方式来减少坐骨神经受伤的可能性。

使用延长的 K-L 后入路(kocher langenbeck)暴露髋臼。在切开阔筋膜后,确定臀大肌肌腱并将其分开。确定并保护坐骨神经。小心采集组织样本,常规送检微生物学检测。将短外旋肌和关节囊分开,取出的关节液送微生物学检测。

顺着短外旋肌连接到髋臼后柱的边缘,并找到坐骨棘。紧贴髋臼后柱边缘进入骨盆,这样可有助于纠正髋臼后柱的旋转移位。

髋臼假体和内植物的移除

关节囊打开后,暴露髋臼的周围。轻柔脱位髋关节,以避免进一步骨折或骨骼的损伤。使用标准方法去除股骨柄,并将注意力转向髋臼。在髋臼外上和下方分别置入拉钩,并划定髋臼的范围。

通常情况下,松动的髋臼假体和内植物很容易取出,但是我们必须注意,要尽量减少额外的骨缺损。当暴露髋臼的后柱和不连续部位后,便可以从髋臼中切除瘢痕组织。清创的目的是去除所有异常筋膜和软组织, 直至显露所有新鲜出血的松质骨面。为了避免进一步的骨丢失,应尽可能减少髋臼锉操作。考虑到骨盆神经血管结构损伤的风险,清创的过程应该非常小心谨慎。

髋臼骨折的固定和重建

我们对骨质的流失进行了系统的评估。骨盆不连续型骨缺损通常显示会伴有明显的髋臼柱移位和下段旋转移位。内侧壁通常会缺失。髋臼柱会变薄,髋臼壁经常会受到侵袭。前壁和髋臼柱的侵袭会进一步降低宿主骨的质量,无法满足骨水泥型髋臼假体的植入。在髋臼前柱和(或)后柱可能存在缺失的骨段, 加上扁平的髋臼顶部以及明显的骨丢失,会进一步增加手术的难度。

在大多数情况下,充分暴露坐骨可以产生足够的骨床,能够将 2~3 枚 3.5mm 皮质螺钉钉入坐骨结节,然后进入坐骨支,允许钢板的固定。虽然也可以使用骨盆重建板进行锁定,但我们目前尚未发现重建板在这种情况下非常有用。

和髋臼横行骨折一样,髋臼不连续病例的髋臼下段常出现内侧移位和外旋移位。在保护坐骨神经后实施坐骨棘切除术有助于纠正髋臼后柱的旋转畸形。然后即可按照标准的髋臼固定手术步骤拧入 Schanz 钉,利用摇杆技术复位髋臼后柱的移位和旋转。

使用刮刀和凿子对骨折部位的边缘进行清理,去除断端多余的纤维组织。不幸的是,这会使得髋臼直径缩小, 进而可能限制第二阶段中假体的大小,反过来限制股骨头的尺寸。

在此之后, 我们应将髋臼后柱尽可能地复位。因为在骨盆不连续的部位存在骨质的流失, 所以,如前所述,在很多病例中,这种骨质的流失会导致髋臼直径或头尾径缩短。

螺钉辅助的骨盆复位钳钳夹复位,将有助于对骨盆不连续病例的复位。而且没必要追求所谓的解剖复位效果。由于髋臼前柱、髋臼壁间隙或中心内侧的缺损可以通过使用打压植骨的方法来解决,因此这些问题可以忽略不计。

同种异体股骨头可以用来重建慢性病例中髋臼上部或后壁或髋臼柱的缺损部分。并通过螺钉和髋臼后方钢板固定。髋臼重建钢板可沿髋臼后柱放置,即可获得可靠的固定。

有时,可能需要两块钢板才能获得良好的旋转稳定性。股骨头移植物可以作为节段性骨移植物结合在钢板以内。

在髋臼柱稳定以后进行打压植骨, 以避免表面骨折部位的扩大或脱位,从而实现稳定的手术效果。

骨移植

如果没有额外的骨质流失,则可以开始进行最终的髋臼准备和植骨[12]。将新鲜冷冻的股骨头手动分解成骨碎片、洗涤,在骨盆不连续部位被固定后填充在髋臼的底部。我们也会在骨盆不连续(分离)的断面上进行植骨。如果需要的话,也可以将骨移植物与去除矿物质的骨基质混合,填充到骨盆不连续的部位。

我们在初次置换和翻修手术方面拥有长期丰富的经验[13]。如果髋臼壁的后部和上部存在额外的骨质流失,则将新鲜冷冻的同种异体股骨头制成适合于缺损部位的形状。克氏针临时固定后,用半螺纹松质骨螺钉进行固定。骨移植物的凸面与宿主骨凹面的精确匹配有助于固定的稳定性。相互固定的部分可以咬合在一起,使重建的假体可以满足预期的尺寸和形状,以恢复缺失的部分。该步骤可以在植入髋臼假体前进行。

我们必须精确规划植骨的顺序,包括上方和下方的结构性植骨，后柱钢板保护下的同种异体股骨头植骨等。

如果骨丢失的部位位于髋臼柱的后侧，更大的剪切力可能会影响移植的股骨头，则需要使用第二块后柱钢板。骨盆重建板需塑形并固定在坐骨结节的下方，其上方部分则作为支撑钢板，保护移植的同种异体股骨头。根据我们的经验，这种双钢板技术提供了非常稳定的固定效果，并且避免了钢板断裂的问题。

因此，在完成了髋臼柱的固定和植骨之后，假体的植入也就准备就绪了。

如果存在髋臼中心部位缺损，可以将第二个股骨头制成约 2~3mm 厚的骨片[14]，通过打压植骨的方法把骨片彼此结合起来，填充到髋臼的缺损部位，形成稳定的基座，再加上钛网进行加固，可以在缺损部位获得惊人的稳定性。

使用一系列的打压器械将骨移植物压实，形成期望的重建基座。在进行击打的过程中需要非常小心，避免骨折部位的进一步碎裂。为达到这种效果，通常可能需要两个股骨头。我们经常可以看到大量的骨移植物突入骨盆底部的肌肉，但并没有发现这种操作会造成任何长期的问题。

如果骨盆不连续型骨缺损需要进行两步法重建时，需要先进行植骨，等巩固后再进行重建（图 36.4A~E）。

传统的观点[15]一直认为，打压植骨技术在植入骨水泥假体以后才能起作用。然而，我们已经尝试在没有植入假体的情况下使用这种技术。随着第一个十年随访的结束，我们发现，在进行髋关节置换术之前的第一阶段，即使没有植入髋臼骨水泥假体，打压植骨技术也有很好的效果，这使我们非常惊讶，印象十分深刻。

在进行第二步时，骨移植物和骨盆不连续部位应该已经愈合得很好，足以进行髋臼假体的植入。这也有助于建立骨水泥锚固孔，以允许骨水泥的重建。根据手术医生的选择和基于股骨头尺寸的考虑，在第二步可以使用骨水泥假体和（或）多孔钽金属表面的假体（图 36.5A 和 B）。

如果决定通过一步法进行重建的话（图 36.6A 和 B），则可以植入骨水泥假体或多孔钽金属表面假体。我们使用具有良好骨整合效果的金属骨小梁翻修假体，具有足够坚固的结构来支撑尚未愈合的植骨区。在这种情况下，无须采用骨片打压植骨，即可直接植入骨水泥型髋臼内衬。

股骨柄的翻修还是遵从标准的股骨侧翻修重建技术，更多的细节超出了本章的范围。短外旋肌和关节囊通过穿骨缝线与大转子顶端的骨骼连接在一起，伤口通过常规的方式进行关闭。

术后管理

通常在手术期间，偶尔在术后恢复期间，需要进行输血。术后的方案包括预防静脉血栓栓塞。根据我们的手术方案或微生物学家的指导，给予抗生素，预防细菌感染。这些预防措施在术后 2~3 天开始，最多持续 12 周。

术后进行常规的临床和影像学随访，直到骨盆不连续部位在放射学上被认定为完全愈合。对于有疑问的病例可能需要进行 CT 扫描予以确认。两步法治疗的第二步包含植入骨水泥型或金属骨小梁髋臼假体的植入和其他部件的翻修。

并发症

该技术的要求非常苛刻，我们也很好地认识和描述了手术的并发症。在术中，通过非常小心地暴露坐骨神经，并避免在坐骨大切迹处过度牵拉，以及髋臼下部过度移动，在螺钉插入的过程中也存在损伤主要神经血管结构的风险，因此，对盆腔髋臼解剖结构的认识和在髋臼外伤手术的经验对该疾病的治疗是非常有帮助的。如果需要安装髋臼杯，我们通常和血管外科的医生共同参与这个手术。

我们必须注意避免在去除假体和内植物过程中造成额外的骨缺损，还应该避免因为打压植骨导致的骨折线扩大。

我们仅在一步法重建中发现骨盆不连续型骨缺损存在不愈合的情况，还没有在两步法重建中发现这种现象。

在之前的系列文章中，我们发现，对于急性髋臼假体周围骨折进行固定的患者，如果保留股骨柄的

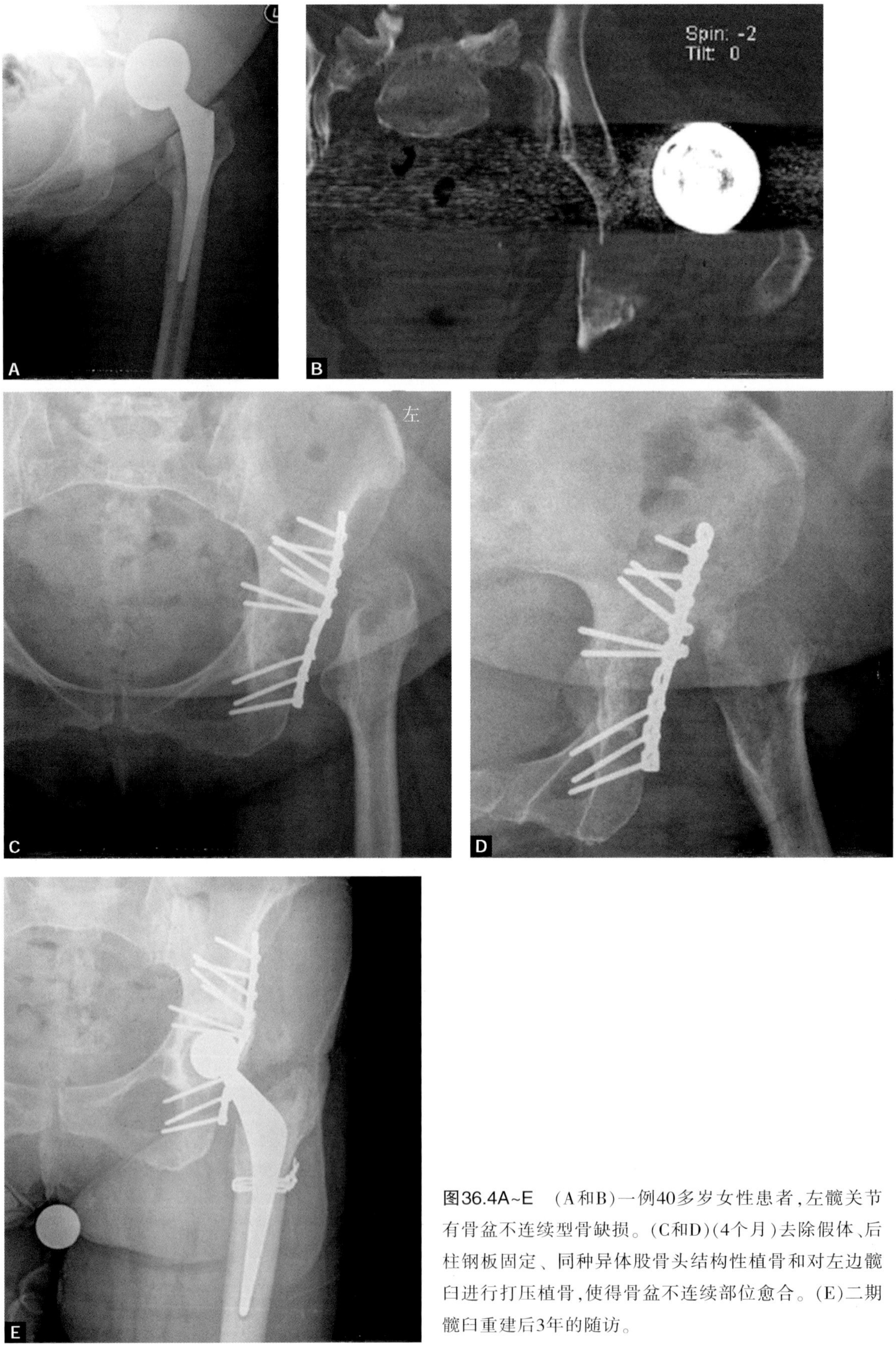

图36.4A~E (A和B)一例40多岁女性患者,左髋关节有骨盆不连续型骨缺损。(C和D)(4个月)去除假体、后柱钢板固定、同种异体股骨头结构性植骨和对左边髋臼进行打压植骨,使得骨盆不连续部位愈合。(E)二期髋臼重建后3年的随访。

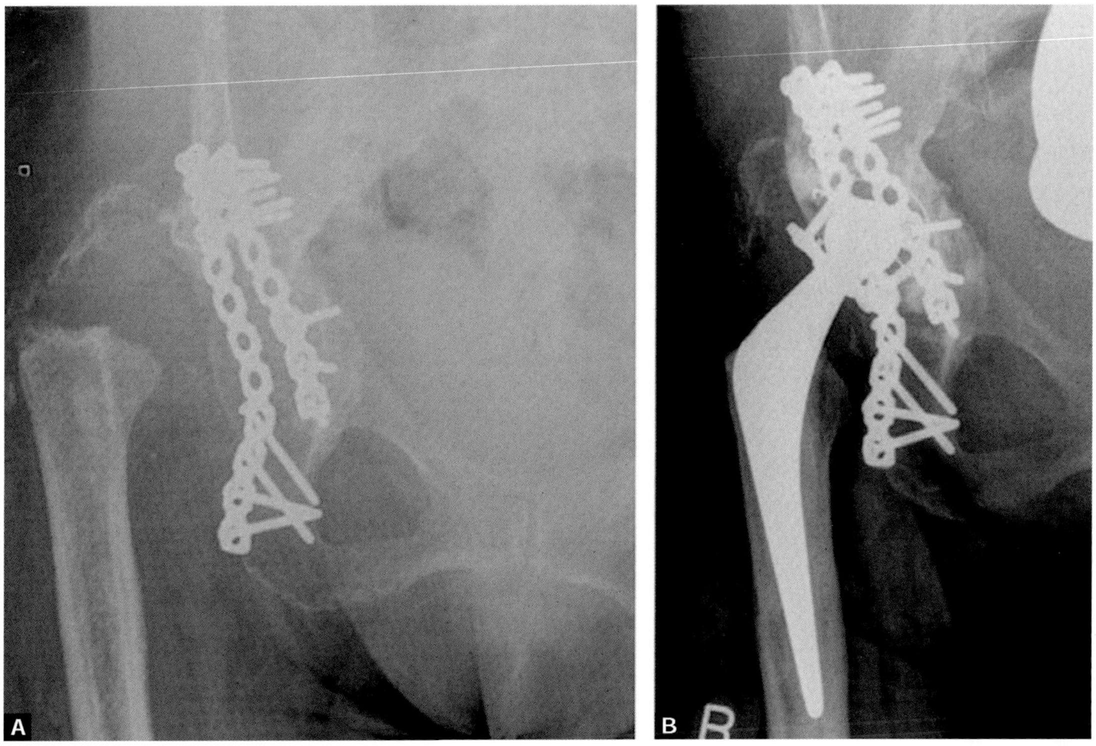

图36.5A和B　图36.2所示的骨盆不连续型骨缺损患者，经治疗后骨盆不连续区域已愈合，骨量恢复。

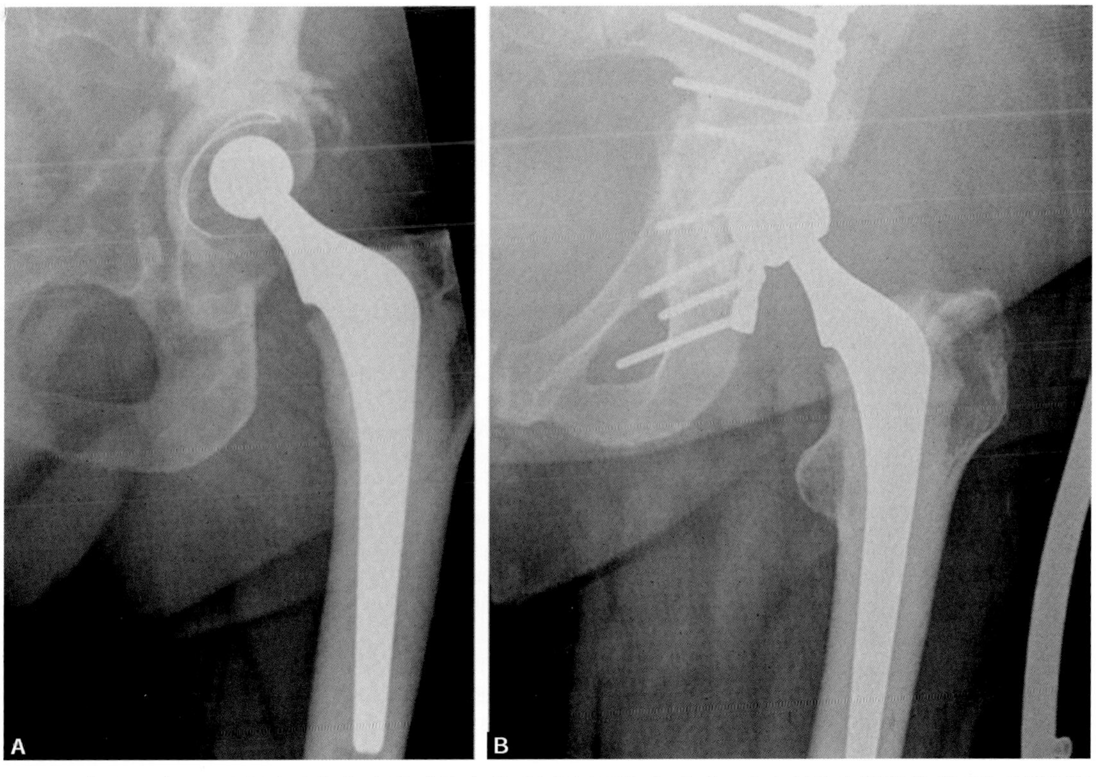

图36.6A和B　一步法重建。此病例为晚期复发性脱位患者，股骨侧翻修术后4年，此次行髋臼侧翻修并更换为限制性假体。图片显示骨盆不连续区域已坚强愈合。

话,会有很高的脱位发生率。目前,在两步法重建过程中,我们通常会在一期手术时对股骨侧进行翻修。

在两步法重建中,局限性之一是,一旦骨盆不连续性部位被修复和固定,就不可避免地缩短了髋臼的尺寸。这大大限制了在第二阶段、甚至第一阶段植入的髋臼假体的外径。这种限制使得不稳定性再次成为一个问题。但由于在髋臼假关节的间隙中的软组织会不可避免地发生瘢痕化、缩短和紧缩,因此,我们没有发现髋臼脱位是两步法重建中存在的问题。

当大多数髋臼柱被侵袭或者不足以支撑固定用的钢板时,也将极大地限制二步法重建技术的使用。在这种情况下,我们认为唯一的选择就是使用定制的三翼髋臼假体。

替代技术

在骨质流失非常严重的病例中,甚至无法使用髋臼后柱钢板固定,我们有短期的使用定制的三翼髋臼假体的经验。

在治疗骨盆不连续型骨缺损时,我们还有其他成功的理念,如由 Paprosky 提出的骨盆牵开技术和由 Gross 等还有梅奥诊所(Lewallen 等)描述的髋臼杯-笼式支架技术。

结论

盆腔不连续型骨缺损是一个具有挑战性的问题。有很多可用的理念和技术。对患者进行充分的咨询和知情同意是必要的。

我们的技术已经发展了很多年。在我们部门,使用两步法技术对长达 8 年的严重病例治疗的中期结果是非常令人鼓舞的。我们看到了患者有很好的疼痛缓解及显著的功能改善。使用这种技术需要医生有盆腔髋臼固定和关节置换术的经验。我们会继续监测和报告这种手术的长期效果。我们相信,这种技术为骨盆不连续型骨缺损的治疗增加了新的方法,是对现有治疗方案有益的补充。

(尚凯　译　尚守禄　审)

参考文献

1. Abolghasemian M, Tangsaraporn S, Drexler M, Barbuto R, Backstein D, Safir O, Kuzyk P, Gross A. The challenge of pelvic discontinuity: cup-cage reconstruction does better than. Conventional cages in mid-term. Bone Joint J. 2014;96-B:195-200.
2. Schwarzkopf R, Ihn HE, Ries MD. Pelvic discontinuity: modern techniques and outcomes for treating pelvic disassociation. Hip Int. 2015;25(4):368-74.
3. Issack PS, Nousiainen M, Beksac B, Helfet DL, Sculco TP, Buly RL. Acetabular component revision in total hip arthroplasty. Part II: management of major bone loss and pelvic discontinuity. Am J Orthop (Belle Mead NJ)? 2009;38(11):550-6.
4. Taunton MJ, Fehring TK, Edwards P, Bernasek T, Holt GE, Christie MJ. Pelvic discontinuity treated with custom triflange component: a reliable option. Clin Orthop Relat Res. 2012;70(2):428-34.
5. Brown NM, Hellman M, Haughom BH, Shah RP, Sporer SM, Paprosky WG. Acetabular distraction: an alternative approach to pelvic discontinuity in failed total hip replacement. Bone Joint J. 2014; 96-B(11 Supple A):73-7.
6. Helfet DL, Ali A. Periprosthetic fractures of the acetabulum. Instr Course Lect. 2004;53:93-8.
7. Gelalis ID, Politis AN, Arnaoutoglou CM, Georgakopoulos N, Mitsiou D, Xenakis TA. Traumatic periprosthetic acetabular fracture treated by acute one-stage revision arthroplasty. A case report and review of the literature.
8. Desai G, Ries MD. J Arthroplasty. Early Postoperative Acetabular Discontinuity after Total Hip Arthroplasty, 2011.
9. Chatoo M, Parfitt J, Pearse MF. Periprosthetic acetabular fracture associated with extensive osteolysis. The Journal of Arthroplasty. 1998;13(7):843-5.
10. Chitre A, Jones WH, Shah N. Anthony Clayson. Complications of total hip arthroplasty:

periprosthetic fractures of the acetabulum. Curr Rev Musculoskelet Med. 2013;6(4):357-63.
11. Tile M, Helfet DL, Kellam JF. Fractures of the pelvis and acetabulum (Hardcover - 1 May 2003) Publisher: Lippincott Williams and Wilkins; 3rd revised edition (1 May 2003) ISBN-10: 0781732131. ISBN-13: 978-0781732130.
12. Youssef B, Pavlou G, Shah N, Macheras G, Tsiridis E. Impaction bone grafting for periprosthetic fractures around a total hip arthroplasty. Injury. 2014;45(11):1674-80.
13. Bobak P, Wroblewski BM, Siney PD, Fleming, Hall R. Charnley low-friction arthroplasty with an autograft of the femoral head for developmental dysplasia of the hip. The 10- to 15-year results. J Bone Joint Surg [Br]. 2000;82-b:508-11.
14. Hirst P, Esser M, John CM, Murphy, Hardinge K. Bone grafting for protrusio acetabuli during total hip replacement: a review of the Wrightington Method in 61 Hips. From the Centre for Hip Surgery, Wrightington. J One Joint Surg Br. 1987;69-B(2):229-33.
15. van Egmond N, De Kam DC, Gardeniers JW, Schreurs BW. Revisions of extensive acetabular defects with impaction grafting and a cement cup. Clin Orthop Relat Res. 2011;469(2):562-73. Epub 2010 Oct 8.

第 37 章

感染后翻修：二期置换

Amrit Goyal, John H. Cooper

全髋关节置换术（THA）术后感染仍然是引发患者不适的一个灾难性的并发症。尽管在诊断和治疗方式上取得了显著的进步，但是对于手术医生而言，感染仍然是一个挑战。人工关节深部感染通常会导致功能受损，并会引起剧痛、制动延长、脱位和脓毒症，甚至因感染得不到控制而导致死亡[1,2]。随着手术技术的提高、抗生素药物治疗的提升，以及手术室设计和无菌技术的优化，目前感染率小于1%[3]。Kurtz 等[4]报告，使用国内住院患者的样本得到美国的感染率为 0.88%，而 Philips 等[5]的报告是，在髋关节初次置换术中人工关节深部感染的概率是 0.57%（34 例/5947 例），并且发现 64%的感染出现在术后 1 年之内（29%出现在术后前 3 个月）。

感染分期

1975 年，Coventry 将术后感染分为 3 期[6]。他描述的一期为急性暴发性术后感染，伴随发热、浆液性或脓性渗出，并且有红肿和肢体疼痛、活动受限。这可能是由血肿导致的感染或是浅层感染向深部延伸所致。通常，对伤口清创、灌洗并使用抗生素治疗对这期患者是有效的。二期常出现在术后 6 个月到术后 2 年，通常为低毒感染。这种类型的感染诊断困难，患者通常表现为关节疼痛或假体松动，尤其是骨水泥型假体。这种情况下需要使用抗生素压制，有时需要清创，或者取出假体以控制感染。三期，或者称其为晚期血源性感染，通常出现在术后 2 年之后，患者发热，同时髋关节有疼痛症状。患者常有近期牙病史或手术史或身体其他部位的感染播散。关节穿刺常可确诊，通常需要取出假体进行清创。

Schmalzried 等[7]研究了 3051 例全髋置换术中 47 例感染患者，根据临床和实验室检查将感染分成 4 型。1 型为外科污染，2 型为血源性播散，3 型为反复感染，4 型为来自某个感染源的持续播散。Tsukayama 等[8]基于临床结果推出了一个治疗方案，他们将感染分为 4 型：1 型为术中培养阳性，可以通过静滴一段时间（一般 6 周）抗生素来治疗；2 型是术后 1 个月内出现的早期感染，可以通过灌洗、清创，更换聚乙烯内衬加抗生素治疗；3 型为晚期慢性感染，出现在术后 1 个月以上，通常需要取出假体，行二期翻修手术；4 型为急性血源性感染，如果假体稳定，可以通过清创、抗生素治疗，如果假体松动，可以行一期或二期翻修手术。

治疗策略也取决于感染的微生物、微生物的毒力和抗生素的敏感性、患者的身体状况和残存的骨量。对于多数晚期感染，在允许行一期或二期手术再次植入假体的情况下通常需要取出假体。在某些情况下，如微生物耐药、严重的骨缺损、存在手术禁忌或者重建手术很大时，此时头颈切除术可能是最佳的选择[3]。Beswick 等[9]对 62 篇文章的 4197 例患者进行了Meta 分析，他们发现整个数据中的总体再感染率为10.1%，1225 例患者行一期翻修的再感染率为 8.6%，1188 例患者行二期翻修的再感染率为 10.2%。两种方法在统计学上没有差异。

本章将讨论感染、涉及髋关节假体周围感染二期翻修术的手术适应证、手术技术和结果。

诊断

表现为急性疼痛、流脓、红肿和发热的髋关节假体周围感染诊断起来很容易，但是感染并非总是显而易见的。通常，对于由任何原因即将行翻修术的患者，如果髋关节有疼痛的表现就应该考虑感染的可能。适宜的检查含临床检查、影像学、血清学以及微生物检查[10]。所有患者应有详尽的病史和体检，血清学检查含血细胞计数、血沉(ESR)和 C-反应蛋白(CRP)、放射学检查和明确病原体的关节穿刺。在 83%的感染患者中血沉>30mm/h 及 CRP>10mg/L[10]。在 ESR 和 CRP 升高的患者中应行关节穿刺，穿刺液应送检滑膜液白细胞(WBC)计数和分类，同时行菌培养和药敏检查。滑液 WBC 计数>3000 个/微升的关节周围感染的敏感性和特异性都很高[11]。为了获得最准确的结果，减少假阴性的可能，关节穿刺、菌培养和药敏检查理想情况下应该在停用所有抗生素 2 周以后进行。最常见的微生物是金黄色葡萄球菌和表面葡萄球菌，然后是革兰阴性菌[10]。术中冰冻切片，如果在翻修手术前不能肯定或排除感染的情况下，取自假体周围的组织能检测是否存在急性炎症反应，有助于感染的诊断[11]。

一期

如所有骨骼肌肉感染的病例一样，一期手术包括彻底清创、脓肿引流、去除所有失活组织和异物。通常采用原手术切口，切除窦道并扩大显露。在显露过程中小心检查发现含有脓液和坏死组织的任何潜在的无效腔。仔细清除所有的坏死组织、异物、生物膜、金属材料、缝线和骨水泥，去除任何潜在的感染组织[3,12-14]。术中关节液多点采样，常规组织活检行感染微生物的培养和药敏实验[10]。

假体取出

感染的假体可能松动也可能固定牢靠，即使是松动假体的取出有时也极具挑战。取出骨水泥型或非水泥型假体的手术技术如同在其他髋关节翻修术中一样[15]。骨水泥柄如果是光滑的或是抛光的，那就容易取出；如果是粗糙的或是骨水泥预涂的柄则与骨水泥的结合会很牢。Masri 等[16]推荐采用大转子延展截骨术(ETO)来取出固定牢靠的假体或骨水泥，因为这种情形下很难从股骨近端髓腔中取出上述物体。细致的手术操作、良好的术前设计和特殊的工具能将假体周围的骨丢失最小化。仔细保留截骨块上的肌肉附着以保留其血运。在股骨被一分为二后，很容易取出假体和骨水泥，使用钢丝环扎或钢缆可将截骨处闭合。

应努力将所有的骨水泥取干净，如果有大量污染的骨水泥存在的话，再感染的概率将会明显增加[8,17,18]。远端的骨水泥塞可能固定牢靠，取出将很困难。可以先钻一个孔，然后通过这个孔拧入一个大的倒钩，或是用高速钻或超声器械将远端塞抓住，然后采用回退的方法将其取出[3]。如果股骨存在畸形或是远端塞无法取出，在远端塞水平于股骨前皮质行“舟状截骨”将远端塞取出[19]。

对于非水泥固定的假体而言，晚期感染的病例中股骨柄可能通过骨长入的方式固定得很牢靠，近端涂层的柄可能取出得较快一些，但是广泛微孔涂层的柄取出会变得明显困难。具有弹性的骨刀和细的高速磨钻可以将假体和骨界面分开。如果是远端有骨长入的柄，强力推荐在一开始就行大转子延展截骨术(ETO)。Lim 等[20]通过其研究表明无论是感染性的还是非感染性的翻修手术，大转子延展截骨术后愈合结果没有差异[20]。Glassman 等[21]介绍一种方法，在干骺结合处通过前皮质窗使用金属切割钻将股骨柄切断，近端部分很容易取出而远端部分可以使用环锯取出来。

髋臼假体，无论是水泥的还是非水泥的，都可以使用弧形凿或骨刀将其取出。对于骨水泥臼杯，可以通过骨水泥劈切工具将假体和其下方的骨水泥分开。对于非水泥固定的臼杯，可以使用特制的骨凿，尽可能减少分离臼杯时导致的骨丢失。很多公司都设计了取出工具，使用薄而精细的弧形骨刀，通过旋转刀片将臼杯与骨床分离，只带出少量的宿主骨[22]。一旦假体取出，应行关节彻底清创，取出所有的骨水泥碎屑、感染的生物膜以及坏死组织。使用脉冲冲洗装置，用大量抗生素盐水冲洗，去除残渣和污染的组织。

含抗生素的间隔物

Buchholz 等[23]研究表明在关节腔内留置使用含抗生素的骨水泥会在局部释放抗生素，从而有效控制感染。热稳定抗生素，如万古霉素、庆大霉素和妥布霉素可以和骨水泥混合，做成关节型或非关节型间隔物。关节型间隔物能维持肢体的长度，功能和软组织张力，使得再植入假体变得容易[24]。抗生素骨水泥珠链可以用于骨缺损严重或外展肌功能失效的患者，后者使用关节型间隔物脱位概率较高[11]，还用于二期置换失败反复感染的患者(图 37.1A~D)。Hsieh 等[25]比较了珠链和关节型间隔物，发现两者的再感染率相似，但是在两期置换之间使用关节型间隔物功能结果更好，脱位率更低。

预制好的间隔物如 Prostalac(含抗生素的丙烯酸骨水泥假体)包含骨水泥的聚乙烯臼杯和组配型的股骨柄，可用于两次手术之间，而类似的临时假体可以用任何骨水泥型假体制备(图 37.2A~H)。术中可以使用抗生素骨水泥通过多种不同的方法制备间隔物。Cooper 等[11]使用预制好的铸模来制造术中骨水泥间隔物，可以获得大小不同的间隔物，同时能调节下肢长度和偏距。如果术前确定了微生物的类型，他们同时可以根据自己的需要选择敏感抗生素和药物浓度。取出的假体也可以高压灭菌后使用抗生素骨水泥作为间隔再植入体内[10]。也可以使用塑形的髓内针或钢板和骨水泥一起制成水泥型的间隔物，其作为一种非组配型的间隔物可以节省费用，或是在存在严重骨缺损的病例中结合假体作为一种新形式的间隔物(图 37.3A~C)[10]。添加到骨水泥中的抗生素可以根据微生物药敏结果或医生的爱好而定。Cooper 等推荐一般情况下每 40g 骨水泥中添加 3~4g 的万古霉素和 1.2~2.4g 的妥布霉素，而 Hsieh 等[26]认为每 40g 骨水泥中不要使用超过 8g 的抗生素，以减少副作用。Bori 等[27]发现间隔物延长使用超过一年会破坏髋臼，如髋臼内陷或臼顶缺损。同时，脱位也预示着预后变差和感染控制欠佳。

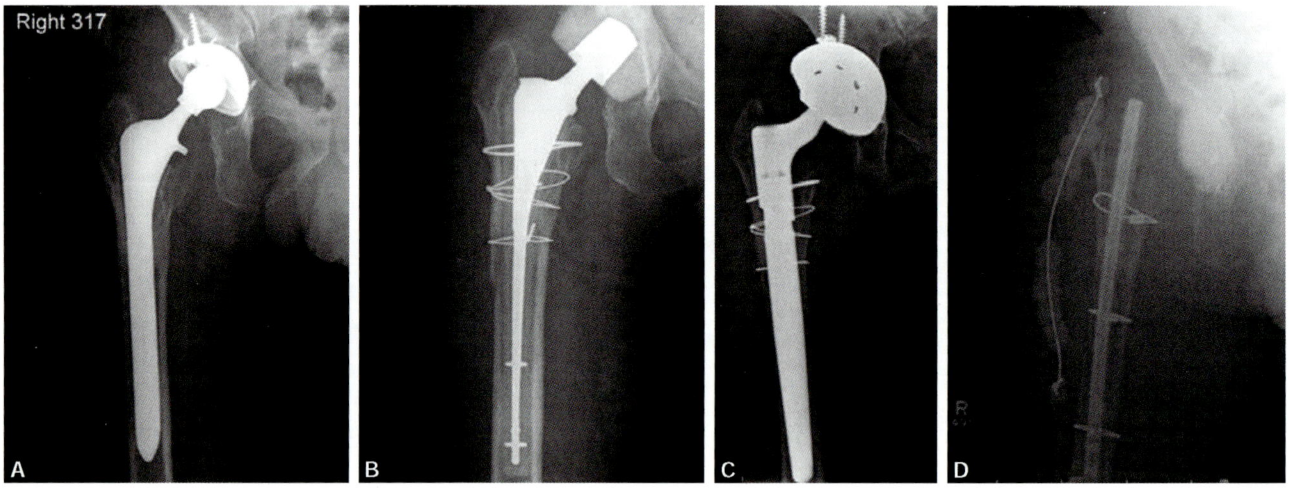

图37.1A~D 52岁免疫力低下男性假体周围关节感染的治疗过程图。(A)THA翻修术后感染。(B)通过大转子延展截骨术取出全涂层长柄假体之后植入关节型间隔物。(C)在彻底清除感染，植入初次间隔物之后3个月再次植入组配式非水泥假体。(D)再次植入假体之后10个月，一种新的微生物导致再次假体周围感染，取出假体使用不能活动的间隔物。

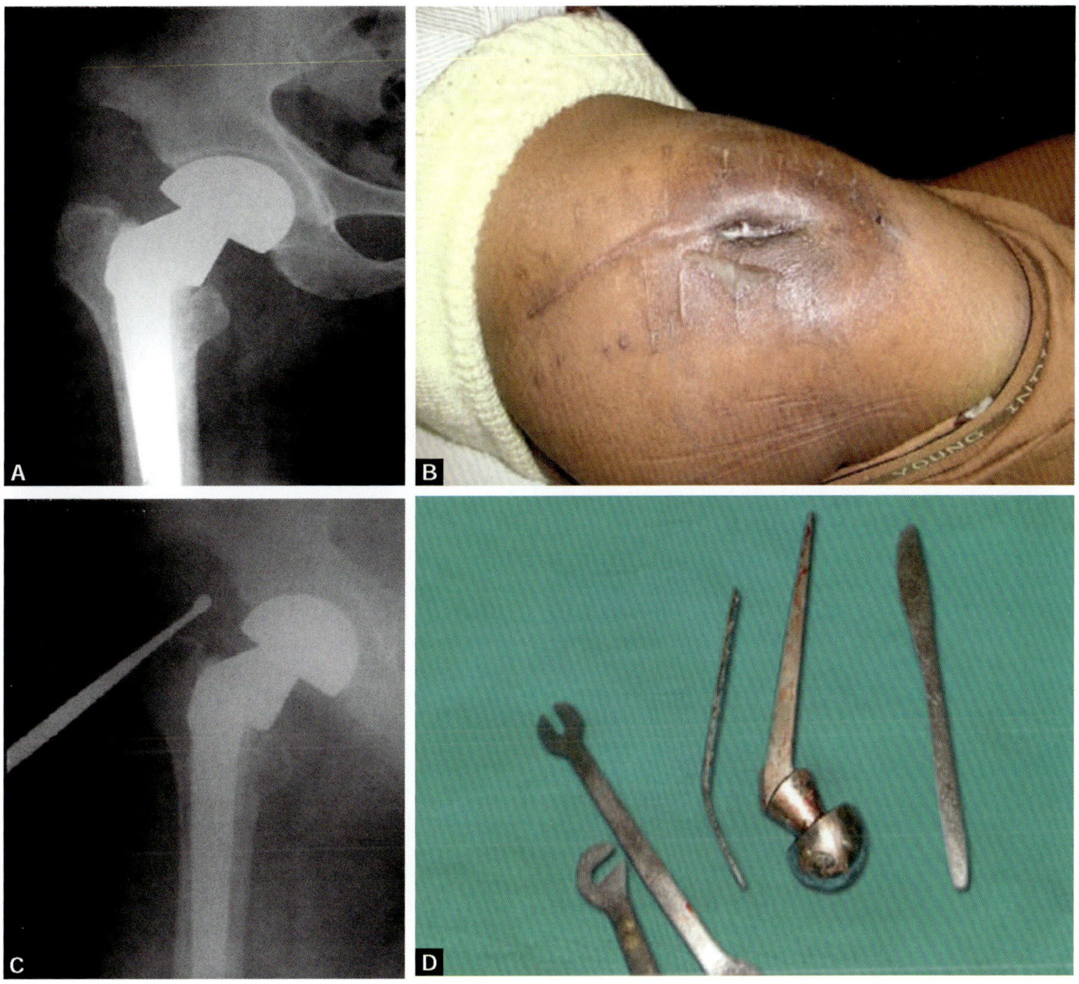

图37.2A~D　(A)50岁男性行骨水泥型半髋置换术。(B)术后3周感染。(C)伤口探查直达关节。(D)塑形11孔DCP钢板制成含抗生素的间隔物。

两次手术期间治疗方案

两次手术期间的目标是清除感染、保持功能，为下一次手术做准备。一个完备的队伍应包括感染疾病方面的专家、理疗师、营养学家、微生物学家和一名内科医生。根据使用的间隔物类型，应允许部分或完全负重，根据手术入路告诫患者注意前脱位或是后脱位。如果因骨缺损或外展肌无力使用的是非关节型的间隔物，那么在术后早期不要负重。

根据分离获得的病原菌和药敏结果开始给患者静滴抗生素。通常，联合用药 6 周，每周通过血清免疫标记物(ESR 和 CRP)来监测用药效果[12]。如果没有培养出微生物，那么应用广谱抗生素，如万古霉素联合头孢菌素。从外周置入的中心静脉导管(PICC)可以用于延长使用抗生素的患者。使用静脉抗生素的时间仍存有争议，目前尚无明确的指南[10]。感染的治疗效果临床上通过伤口的愈合、疼痛、红肿、肿胀的消退来判断。炎性标记物，如 ESR 和CRP 应显示为下降趋势并最终恢复正常。如果存有任何怀疑，应在抗生素停用 4 周后行髋关节穿刺[10]。如果感染持续存在，那么应推迟植入新假体的时间，再次清创灌洗更换间隔物是必要的[11]。对于反复和持续感染的患者，或伤口愈合差、严重的骨髓炎、微生物毒力强、免疫力低下以及存有严重的内科疾病的患者，二期植入假体是不可能的[17]。在行二期置换前，在没有抗生素释放的情况下应观测几周，以排除任何持续感染或感染复发的可能[10,11]。

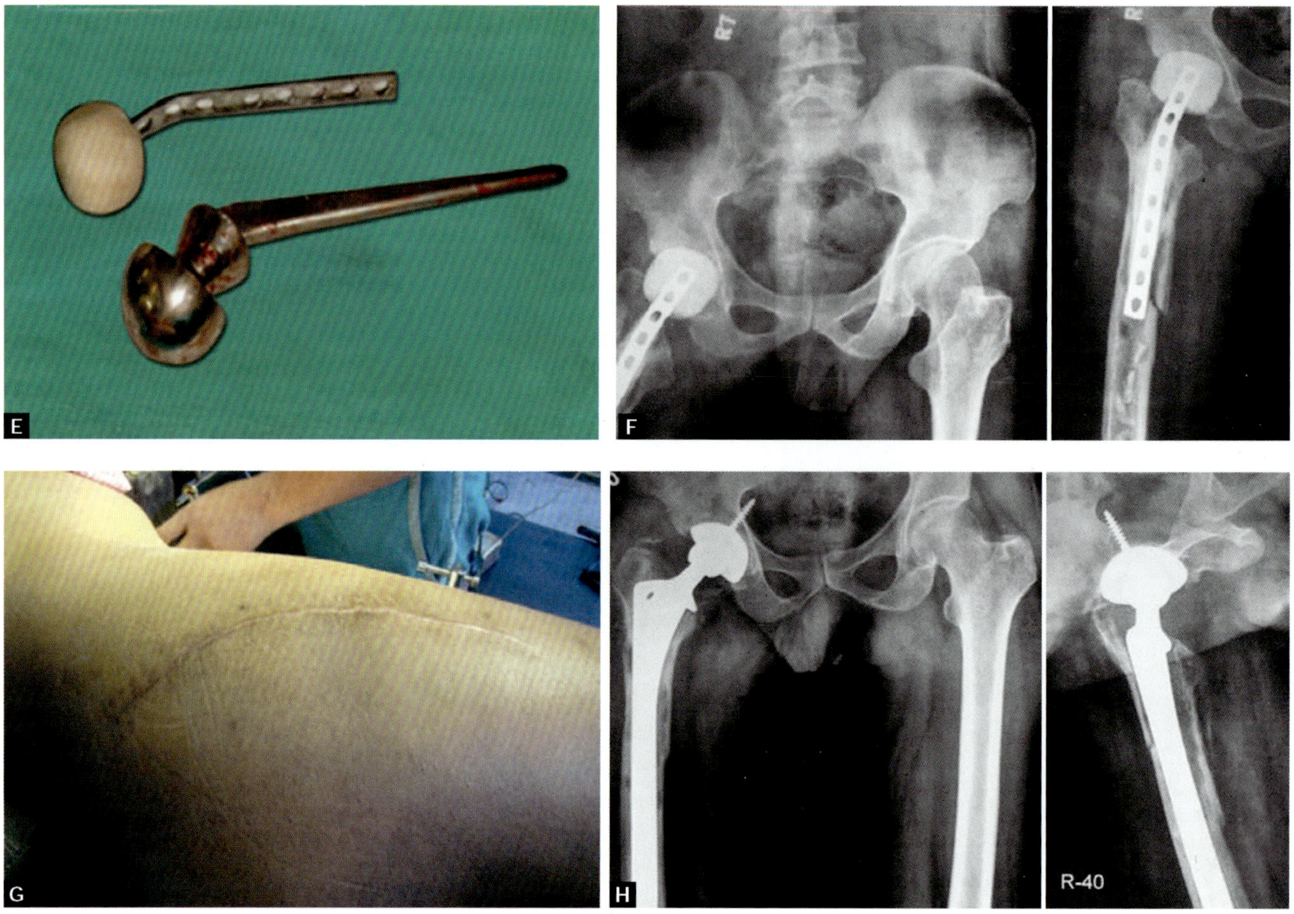

图37.2E~H （E）塑形11孔DCP钢板制成含抗生素的间隔物。（F）X线片显示骨水泥间隔物和ETO。（G）3个月后伤口愈合。（H）使用solution柄和Duraloc臼杯翻修术后1年随访X线片。

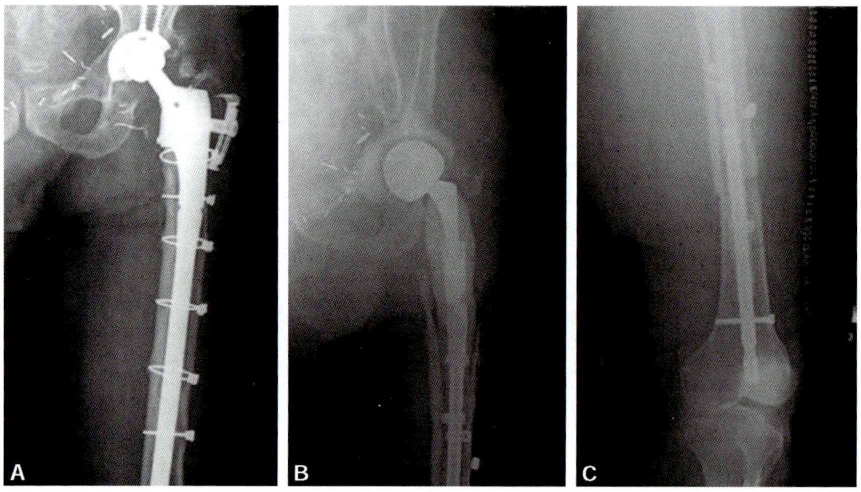

图37.3A~C （A）81岁合并多种内科疾病的老年男性多次行THA翻修术感染，股骨和髋臼侧有骨缺损。（B和C）通过长长的大转子延展截骨取出假体，植入具有关节面的抗生素预涂的低摩擦定制间隔物，可以即刻负重和活动。

二期再次植入假体

二期再次植入假体如同其他髋关节翻修手术一样。如果存在关节型间隔物那么翻修时显露会比较容易，但如果是珠链，则会因广泛的瘢痕和软组织挛缩使得显露变得困难[10]。在切开关节囊之前应行关节穿刺，进行滑液分析。从 5~7 个不同区域采集样本培养。组织可送行冰冻切片检查[11]，但是在二期再植入假体时对冰冻切片分析获得的急性炎症结果的解释还缺乏严格的研究数据支撑。

取出间隔物和所有的抗生素骨水泥。仔细取出所有脱落的骨水泥碎片和珠链。在抗生素间隔物或珠链中使用亚甲蓝染色的骨水泥或使用其他染色的骨水泥有助于分辨和取出[10]。彻底的清创灌洗，确保去除所有可疑和失活的组织。如果培养和滑液分析回报为阳性，那么应推迟再次植入假体的时间。

如果情况看起来不错，手术医生可以植入最终的假体，并根据患者的剩下的骨量来选择。如果使用骨水泥假体，通常使用含抗生素的骨水泥。在很多研究中使用非水泥假体也获得了不错的结果[12-14]。术后治疗和随访和其他类型的髋关节翻修术一样。每次的术后随访包含临床、影像学和血清学等几方面。

二期置换术结果

在不同的中心，采用二期置换术治疗人工全髋关节置换术后感染的具体方法不尽相同，但是他们大多报告采用二期置换术取得了良好的结果[28]。Hanssen 等[29]建议根据患者的不同情况和期望值来选择一个合适的治疗髋关节感染的方法。他们倾向于二期手术，尽可能地彻底清除感染。Hanssen 和 Rand[30]报告使用释放抗生素的间隔物或珠链的二期翻修术获得了 90%的治愈率。他们同时发现使用含抗生素的骨水泥一期置换术的成功率为 83%，而不用抗生素的骨水泥的成功率为 60%。因此，使用抗生素的骨水泥在一期置换术中首选，使用非水泥假体感染复发的概率更高。Wilsond 等[31]报告在二期置换时使用不含抗生素的骨水泥假体和非水泥假体 3 年随访结果成功率为 91%，他们认为在二期置换时不需要含抗生素的骨水泥。各种研究结果表明二期置换同一期置换比较具有优势。

Masri 等[14]建议二期置换术治疗髋关节感染，他们报告，使用这种方法 2 年随访时 29 例患者中有 3 例感染复发。他们发现使用一期置换术来重建髋关节是有条件的，需要使用含抗生素的骨水泥，同时感染的微生物毒力较弱并且能获得敏感的抗生素。骨水泥翻修长期疗效并不满意[15,32,33]，Hanssen 等[29]也推荐在骨水泥固定很困难的严重骨缺损的病例中或是微生物对常规抗生素耐药的情况下，如 MRSA（耐甲氧西林的金黄色葡萄球菌）的病例中采用非水泥固定的二期翻修术[29]。Salvati 等[34]回顾了他们处理感染的 12 年结果发现，一期置换术的感染复发率为 10%~15%，二期置换术为 6%，他们推荐后者。他们同时建议避免在有开放伤口、流脓的窦道、革兰阴性菌感染或术中发现存在严重感染的情况下选择一期置换术。着重强调彻底清创，去除所有的坏死组织以防止感染复发。Diwanji 等[12]发现植入间隔物能减少系统使用抗生素的时间，减少长期卧床的并发症，并且能改善两次手术之间的功能。Koo 等[35]认为多数情况下，对感染髋关节的微生物分离和培养很困难，因为患者既往使用口服或静脉抗生素治疗过，对于这些患者而言，二期置换术能获得更好的结果。

Aggarwal 和 Parvizi[36]推荐二期置换术为金标准，他们发现采用这种方法感染清除率为 85%~100%。Cooper 等[11]也发现很多报告的结果感染控制率在 80%~100%，并推荐二期置换术作为治疗髋关节置换术后感染的金标准。Hsieh 等[26]报告间隔期使用抗生素间隔物的 42 例感染病例中，40 例感染得到控制。Hope 等[37]报告使用二期手术 19 例患者都得到了成功治疗，而与之相对的是 72 例一期置换术的患者感染复发率为 13%。Younger 等[38]对 48 例使用 Prostalac 间隔物二期置换术的患者随访发现，只有 3 例感染复发，感染清除率为 94%。Toms 等[3]也认为二期置换术同一期置换术相比，治疗髋关节感染的疗效更确切、更可靠。

结论

尽管二期置换术长期以来被认为是治疗髋关节置换术后感染的金标准，但是仍缺乏前瞻性的多中心随机对照的大样本研究。我们建议对于多数慢性感染的髋关节置换术患者采用含抗生素的间隔物来行二期置换术，但是一期置换术在低毒力感染、骨缺损较轻以及某些特定人群的治疗中仍有其价值。精细的外科技术、适宜的术前计划以及多学科的团队合作在成功治疗这种困难的并发症时十分必要。

致谢

感谢 Anoop Khare 在临床影像学方面的帮助。

（窦勇　译　黄德勇　审）

参考文献

1. Andersson AE, et al. Patients' experiences of acquiring a deep surgical site infection: an interview study. Am J Infect Control. 2010;38(9):711-7.
2. Hunter G, Dandy D. The natural history of the patient with an infected total hip replacement. J Bone Joint Surg Br. 1977;59(3):293-7.
3. Toms et al. Two-stage exchange arthroplasty in the management of the infected total hip arthroplasty. In: RA Callaghan JJ, Rubash HE (Eds). The Adult Hip. Lippincott Williams & Wilkins, 2006. pp. 1281-95.
4. Kurtz SM, et al. Infection burden for hip and knee arthroplasty in the United States. J Arthroplasty. 2008;23(7):984-91.
5. Phillips JE, et al. The incidence of deep prosthetic infections in a specialist orthopaedic hospital: a 15-year prospective survey. J Bone Joint Surg Br. 2006;88(7):943-8.
6. Coventry MB. Treatment of infections occurring in total hip surgery. Orthop Clin North Am. 1975;6(4):991-1003.
7. Schmalzried TP, et al. Etiology of deep sepsis in total hip arthroplasty. The significance of hematogenous and recurrent infections. Clin Orthop Relat Res. 1992(280):200-7.
8. Tsukayama DT, Estrada R, Gustilo RB. Infection after total hip arthroplasty. A study of the treatment of one hundred and six infections. J Bone Joint Surg Am. 1996;78(4):512-23.
9. Beswick AD, et al. What is the evidence base to guide surgical treatment of infected hip prostheses? Systematic review of longitudinal studies in unselected patients. BMC Med. 2012;10:18.
10. Toms AD, et al. The management of peri-prosthetic infection in total joint arthroplasty. J Bone Joint Surg Br. 2006;88(2):149-55.
11. Cooper HJ, Della Valle CJ, The two-stage standard in revision total hip replacement. Bone Joint J. 2013;95-B(11 Suppl A):84-7.
12. Diwanji SR, et al. Two-stage reconstruction of infected hip joints. J Arthroplasty. 2008;23(5):656-61.
13. Haddad FS, et al. Two-stage uncemented revision hip arthroplasty for infection. J Bone Joint Surg Br. 2000;82(5):689-94.
14. Masri BA, et al. Cementless two-stage exchange arthroplasty for infection after total hip arthroplasty. The Journal of Arthroplasty. 2007;22(1):72-8.
15. Kavanagh BF, Ilstrup DM, Fitzgerald RH, Jr. Revision total hip arthroplasty. J Bone Joint Surg Am. 1985;67(4):517-26.
16. Masri BA, Mitchell PA, Duncan CP. Removal of solidly fixed implants during revision hip and knee arthroplasty. J Am Acad Orthop Surg. 2005;13(1):18-27.
17. Lieberman JR, et al. Treatment of the infected total hip arthroplasty with a two-stage reimplantation protocol. Clin Orthop Relat Res. 1994(301):205-12.
18. McDonald DJ, Fitzgerald RH, Jr, Ilstrup DM. Two-stage reconstruction of a total hip arthroplasty because of infection. J Bone Joint Surg Am. 1989;71(6):828-34.
19. Kerry RM, et al. The vascularized scaphoid window for access to the femoral canal in revision total hip arthroplasty. Instr Course Lect. 1999;48:9-11.
20. Lim SJ, Moon YW, Park YS. Is extended trochanteric osteotomy safe for use in 2-stage revision

of periprosthetic hip infection? J Arthroplasty. 2011;26(7):1067-71.

21. Glassman AH, Engh CA. The removal of porous-coated femoral hip stems. Clin Orthop Relat Res. 1992;(285):164-80.
22. Mitchell PA, et al. Removal of well-fixed, cementless, acetabular components in revision hip arthroplasty. J Bone Joint Surg Br. 2003;85(7):949-52.
23. Buchholz HW, et al. Management of deep infection of total hip replacement. J Bone Joint Surg Br. 1981;63-B(3):342-53.
24. Hofmann AA, et al. Ten-year experience using an articulating antibiotic cement hip spacer for the treatment of chronically infected total hip. J Arthroplasty. 2005;20(7):874-9.
25. Hsieh PH, et al. Two-stage revision hip arthroplasty for infection: comparison between the interim use of antibiotic-loaded cement beads and a spacer prosthesis. J Bone Joint Surg Am. 2004;86-A(9):1989-97.
26. Hsieh PH, et al. Two-stage revision hip arthroplasty for infection with a custom-made, antibiotic-loaded, cement prosthesis as an interim spacer. J Trauma; 2004;56(6):1247-52.
27. Bori G, et al. Dislocation of preformed antibiotic-loaded cement spacers (Spacer-G): etiological factors and clinical prognosis. J Arthroplasty, 2013.
28. Kraay MJ, et al. Cementless two-staged total hip arthroplasty for deep periprosthetic infection. Clin Orthop Relat Res. 2005;441:243-9.
29. Hanssen AD, Spangehl MJ. Treatment of the infected hip replacement. Clin Orthop Relat Res. 2004;(420):63-71.
30. Hanssen AD, Rand JA, Evaluation and treatment of infection at the site of a total hip or knee arthroplasty. Instr Course Lect. 1999;48:111-22.
31. Wilson MG, Dorr LD. Reimplantation of infected total hip arthroplasties in the absence of antibiotic cement. J Arthroplasty. 1989;4(3):263-9.
32. Pellicci PM, et al. Long-term results of revision total hip replacement. A follow-up report. J Bone Joint Surg Am. 1985;67(4):513-6.
33. Retpen JB, et al. Unsatisfactory results after repeated revision of hip arthroplasty. 61 cases followed for 5 (1-10) years. Acta Orthop Scand. 1992;63(2):120-7.
34. Salvati EA, et al. Reimplantation in infection: a 12-year experience. Clin Orthop Relat Res. 1982;(170):62-75.
35. Koo KH, et al. Impregnation of vancomycin, gentamicin, and cefotaxime in a cement spacer for two-stage cementless reconstruction in infected total hip arthroplasty. J Arthroplasty. 2001;16(7):882-92.
36. Aggarwal VK, Rasouli MR, Parvizi J. Periprosthetic joint infection: Current concept. Indian J Orthop. 2013;47(1):10-7.
37. Hope PG, et al. Deep infection of cemented total hip arthroplasties caused by coagulase-negative staphylococci. J Bone Joint Surg Br. 1989;71(5):851-5.
38. Younger AS, et al. The outcome of two-stage arthroplasty using a custom-made interval spacer to treat the infected hip. J Arthroplasty. 1997;12(6):615-23.

第 38 章

感染后翻修：一期置换

Akos Zahar, Thorsten Gehrke, Daniel Kendoff

概述

如何处理髋关节置换术后假体周围关节感染(PJI)对于关节外科医生来讲仍是一个挑战性的任务。初次关节置换术后的 PJI 据报道仍在 0.5%~2% 的范围内，但是对于髋关节翻修术而言可能上升至 10%以上[1-4]。

PJI 后，无论是一期还是多期翻修，其总体目标通常定位在彻底清除感染继而保留关节的功能。

尽管有一点已经被广泛接受，即迟发慢性感染应该行二期或多期翻修术，但是在我们自己过去 35 年的临床实践中，对于全髋置换术后感染的治疗采用了与前者不同的一期翻修术，并且取得了与前者相媲美的结果[5-8]。

通常两种翻修技术都应该考虑到患者的临床表现、局部组织情况和医生的经验。多数情形下的临床情景是，假体取出后伴以 6~8 周的系统抗生素治疗和延迟再次植入假体。

在髋关节翻修术中引入含抗生素的间隔物看起来能提高多期置换术的功能结果，并且逐渐得到普及[9-11]。

但是，仔细看看用于感染性的 TJA 治疗的当前适用文献和指南，却没有明确的证据表明二期或多期手术相较一期置换术有着更高的成功率。尽管在很多相关文献中将二期置换术定为治疗感染的金标准，但其中提及的大多数推荐方案，如抗生素使用时长、静态或活动间隔物、间隔物保留的时长、骨水泥或非水泥固定假体，都基于 4 级或 3 级证据研究，甚至是专家意见，而不是基于前瞻性随机研究或者可比数据得出的结论。

在我们看来，一个良好的一期置换术在清除感染成功率方面能提供可媲美的结果。显而易见，一期手术的优势主要体现在只需要一次手术，减少了住院时间，减少了总体的相关费用[8,12,13]。

为了使一期置换术实现上述的成功结果，必须有术前、围术期和术后详细地计划，并必须在所有患者中得以体现。下文将描述作者单位一期治疗 PJI 的经验和处理策略。

分型

从细菌定植到临床检测到感染的时长常常会持续数月或数年。局部的感染症状常常很晚出现。认识到一点很重要，即假体周围感染不仅仅反应假体界面的感染，也反映了周围骨质和软组织感染的情况。

(1)感染出现在术后前 3 周应该考虑为急性感染。

(2)感染出现在术后 3 周以后被定为慢性感染。

所以，对于急性全髋关节置换术后感染(<3 周)的病例，我们仍然采用局部清创，清理坏死软组织、冲洗和更换聚乙烯内衬的方法，而保留初次植

入的假体。这种情形下，系统使用抗生素的方法采用 Zimmerli 等[14]描述的方案。任何定义为晚期感染的病例(>3 周)应该完全将假体取出。

早期的分型指南多将 PJI 感染类型定为早期，急性期和晚期。由于诊断方法的进步和系统及局部治疗方案的改良，我们也将自己的分型体系和 McPherson 等[15,16]描述的分期体系整合在一起。

除了包括感染时间和类型，还包括患者当前的免疫状态和内科系统情况，同时也包括肢体局部的评估，任何局部可能存在的不利因素都在评估之列。

诊断

根据我们的经验，美国骨科医师协会(AAOS)提出并被国际共识组织在 2013 年认可的当前证据和最近的临床实践，我们要求对任何一个出现不明原因疼痛的全髋关节置换术患者应行下列术前检查[17]。

- 实验室监测 C-反应蛋白（CRP）和血沉(ESR)[18,19]。
- 受累关节穿刺液培养时间应延长至少 14 天；患者穿刺前停用抗生素至少 14 天以上[20]。
- 关节液分析含白细胞计数和中性核百分比[21-23]。
- 我们对培养阴性的病例，如果有明显的感染表现或既往外表培养阳性，应重复穿刺。
- 对于穿刺结果持续阴性，有着明显感染征象的患者应进行活检[24]。

关节穿刺

任何准备行一期置换术的病例都必须有明确的术前诊断性检查结果，它基于关节穿刺，并能准确地确定感染细菌。细菌培养阳性和详尽的抗菌谱是一期置换术的基础，选定含特定抗生素的丙烯酸骨水泥(ACLC)正是基于这一诊断工具，进而在手术部位获得抗生素高浓度的释放[26-29]。

诊断方案中须含严格施行的穿刺术在我们中心已经成为每个计划行关节翻修术病例的常规要求，包括所有的晚期和早期感染。另外，我们扩大了这个规则，对于所有初次或翻修的关节置换术存在不明原因的疼痛或功能不良时都会行穿刺，根据一项我们自己的穿刺研究显示，对于我们自己的患者计划行无菌性全髋关节翻修时发现 4%~7%的患者存在轻度的低毒感染[30]。

适应证

反对一期置换术的证据实际上很少，而我们采用一期置换术能治愈 85%的感染病例。须绝对遵守的基本要求是细菌明确，同时有满足下述条件和系统抗生素治疗的特定计划。

禁忌证

我们将以下情形排除在一期置换术之列，建议行二期置换术：

- 2 次或 2 次以上行一期置换术失败的。
- 感染波及神经血管束。
- 术前细菌种类不明确。
- 没有适宜的抗生素。
- 高度耐药细菌。

术前准备和计划

我们再次强调必须获得阳性细菌培养结果和抗菌谱才能行一期关节翻修术。前面提到的使用 ACLC 的骨水泥固定方式是治疗的一种选择，为的是从骨水泥中释放出高浓度治疗水平的抗生素[25,28,29]。

其他原创性的用于一期翻修术的方法也包括使用局部含抗生素的假体或是银离子涂层的假体，也取得了不错的效果。

一期置换术的成功要点不仅仅是取出所有与 ALAC 结合的刚性材料(包括水泥和远端塞)，更重要的是彻底清除所有感染的软组织和骨性结构。这包括关节囊前方和后方的彻底清创。

术前准备

假体和骨水泥

- 手术医生应该注意感染髋关节的假体情况，

知道如何取出它,有时必须使用与假体相关的特殊工具。

- 骨量不足,可能出现的术中并发症,如髋臼、股骨或胫骨干骨折,前皮质穿孔,股骨开窗以及股骨不连续等,这在选用何种股骨假体类型时都应考虑到。
- 骨缺损常常比影像学显示的要更加严重。有时可能需要全股骨置换的假体,尽管很少用到。
- 对于每个一期翻修的患者而言,在术中以粉末形式添加额外的抗生素于 ACLC 之中是必需的。通常需要 2~3 袋骨水泥(80~120g),需要一个大的混合设备以及合适的骨水泥枪。如果患者髓腔狭窄,需要另备细的枪头,从而能较好地使用逆行灌注水泥技术。
- 应了解在初次置换时使用的抗生素骨水泥类型(ACLC),新加入的额外抗生素必须考虑以前细菌的耐药性。
- 通常,厂家预制的抗生素骨水泥可以满足要求。如上所述,任何一个成功的一期翻修术,抗菌谱对于最后骨水泥中所含抗生素的选择都是至关重要的。

手术技术

皮肤切口和清创

- 应该切除在皮肤切口处旧的瘢痕,可以使用最后一次手术入路的手术切口(图 38.1A~B)。
- 在皮肤切口应包括窦道,彻底切除一直到关节囊(图 38.2)。
- 组织活检,最好取 5~6 个样本,从所有手术相关区域常规取材送检, 做微生物学和组织学检查[20,24]。随后系统使用已确定的额外抗生素。

假体取出和彻底清创

- 相对于取出骨长入型的非水泥假体而言,骨水泥型假体的取出较容易,损伤更小。
- 对于固定良好的非水泥假体,需要皮质开窗以显露界面(图 38.3)。高速钻和可弯曲的锯片有助于取出假体。
- 窄的直骨刀和锥形系列刀片可用于取出所有能触及的骨水泥,而不会导致进一步的骨丢失。
- 各种厚度和宽窄的骨刀(Lambotte 骨刀)是必备。
- 如果可能的话,应备取出假体的特殊或通用器械(图 38.4)。否则须备各种通用打器。
- 特殊的弧形凿、长的咬骨钳、刮匙、长钻头以及骨水泥劈裂刀可以用来取出骨水泥。对于髋关节而言,倒钩在很多病例中用得上。
- 对于骨和软组织的清创必须尽可能彻底,必须清理所有的骨溶解区域和失活的骨质(图 38.5)。
- 相于二期翻修术而言,这种激进的清创技术清除的组织更多。
- 我们建议在整个手术过程中使用脉冲冲洗,

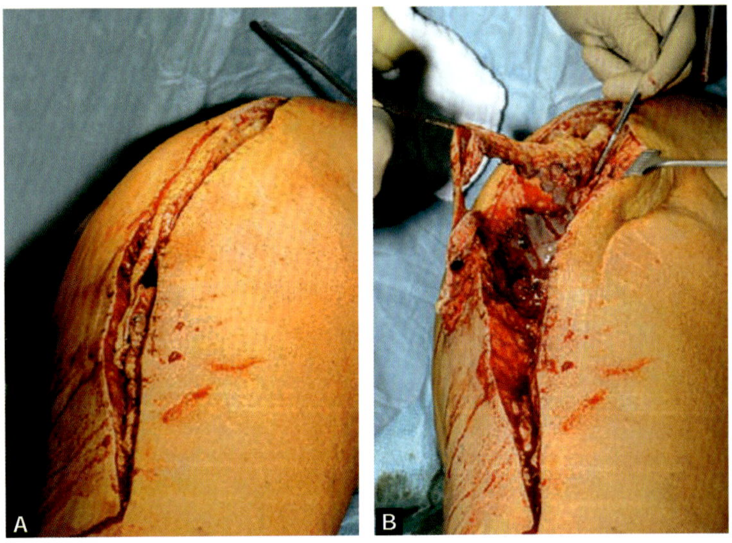

图38.1A和B (A)包括流脓的窦道,感染的软组织、陈旧瘢痕和缝线被彻底清除。对既往手术入路的清创于感染的控制是极其重要的。(B)切除皮下感染的软组织,清除所有的脓,流脓的窦道随后也被切除,从而彻底清创。不能残留任何感染膜。

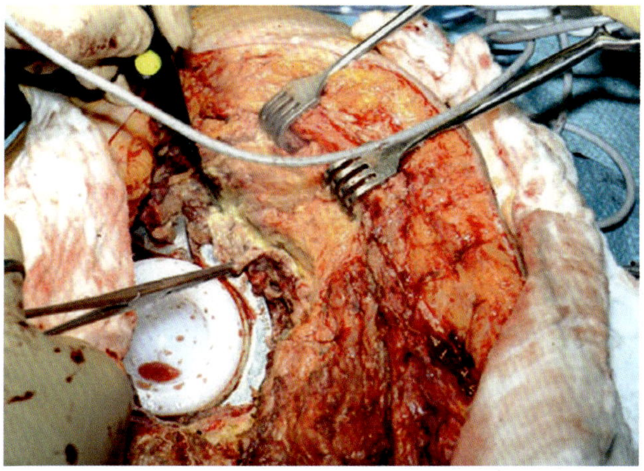

图38.2 假体周围的软组织被仔细地清除，软组织清创应彻底。清理软组织时电刀很有用，有助于看清楚感染和非感染组织之间的层次，同时止血也会减少术中失血量。

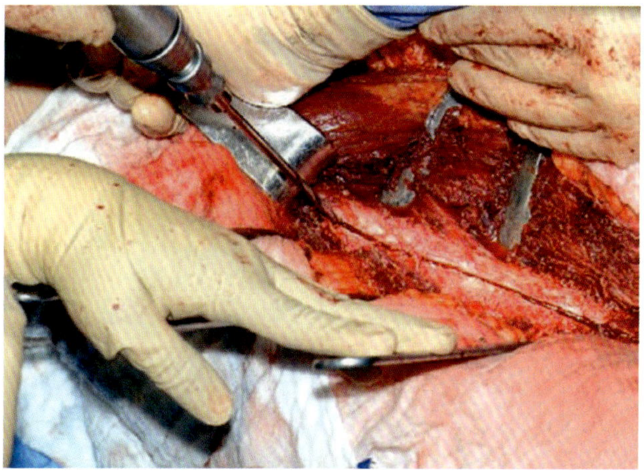

图38.3 对于固定牢靠的非水泥组配柄可能需要行纵行的股骨截骨术。通过截骨间隙插入一把小骨刀，利用骨的弹性弄松固定良好的假体。如果这种尝试失败了，这种纵行截骨可以转化为大转子延展截骨。

但在取出所有假体和彻底清创之后，髓腔应使用聚双胍-氢氯化物(聚盐酸己双胍)浸泡过的纱布填塞。

• 手术成员都重新刷手，使用新的手术器械植入新的关节。

• 当出血量超过 1L 或是手术时间超过 1.5 小时应该给第二组敏感抗生素。

再次植入假体

• 骨量不足时可能需要异体骨植骨，从理论上讲应该避免。我们宁愿使用抗生素骨水泥填充大的骨缺损，也不愿意使用异体骨(图 38.6A 和 B)。

• 近些年来，在我们的临床实践中也植入钽金属髋臼垫块作为植骨替代方法。不同深度和宽度的垫块可以较好地重建骨缺损，这种垫块具有优秀的组织相容性、适宜的强度和蜂窝状结构。这使用骨水泥假体和钽金属垫块的混合固定变得可行。另

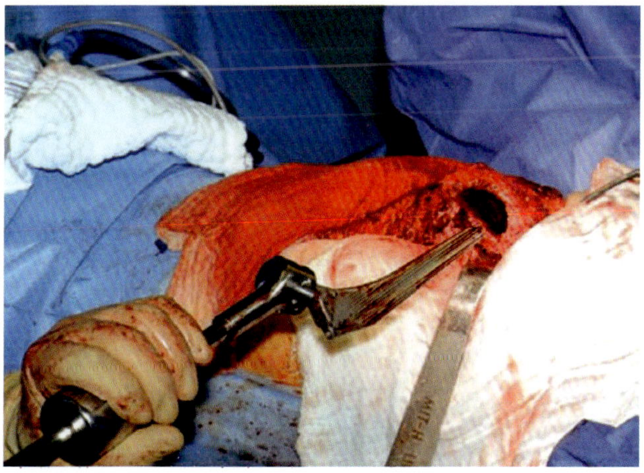

图38.4 没有行股骨纵行截骨时，使用特殊工具取出固定牢靠的假体。这个工具通过钻孔和小螺钉同股骨柄的锥相连接，然后使用滑锤将其取出。

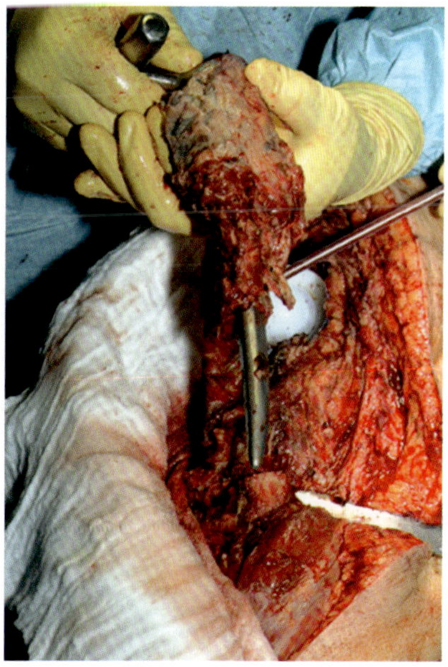

图38.5 没有活力和坏死的骨质被切除掉，感染假体连同所有的异物，如骨水泥、钢丝、螺钉、远端塞等一并去除。对于PJI的一期感染翻修骨质的彻底清创十分重要。

外，据推测，钽金属有一定的抗菌性，但是临床上尚未得到证实。近年来，股骨近端切除结合使用双动头或限制性臼杯应用得越来越多，但是股骨近端切除常合并臀肌无力而存在脱位风险。而术后脱位的风险增加，继而需要限制性更强的假体。

- 还应同时制备抗生素的骨水泥，并严格满足下述条件：
  - 合适的抗生素(抗菌谱，足量释放的特性)。
  - 杀菌的(除外克林霉素)。
  - 粉状(从来不用液态抗生素)。
  - 最大添加量占聚甲基丙烯酸乙酯粉末的10%(生物机械稳定性)。
- 抗生素(如万古霉素)可能改变骨水泥的聚合特性，导致加速聚合。
- 通常应该使用现代骨水泥技术，从而获得良好的骨水泥界面。

术后抗生素的使用

建议术后系统使用抗生素10~14天(除外链球菌)。但是在二期翻修术中延长使用静脉点滴敏感抗生素达6周，这种延长使用的合理性尚未被100%证实。相反，延长使用抗生素导致的系统性或局部的某些不良反应却有确切证据[13,14]。

术后护理和康复

在我们中心术后住院时间大约12~20天(平均14天)。对于一期翻修术而言康复方案不尽相同。由于软组织和骨破坏的情况以及感染的严重程度不同，多数情况下应制订个体化的计划。通常，我们建议在术后前3天就积极进行早期活动。负重应根据术中所见和骨缺损的情况而定。对于大多数患者而言，骨量充足、软组织损伤小的，可以即刻活动，完全负重。

术后并发症

对于一期翻修术而言术后感染持续或复发是最糟糕的并发症。对于非耐药细菌而言采用二期翻

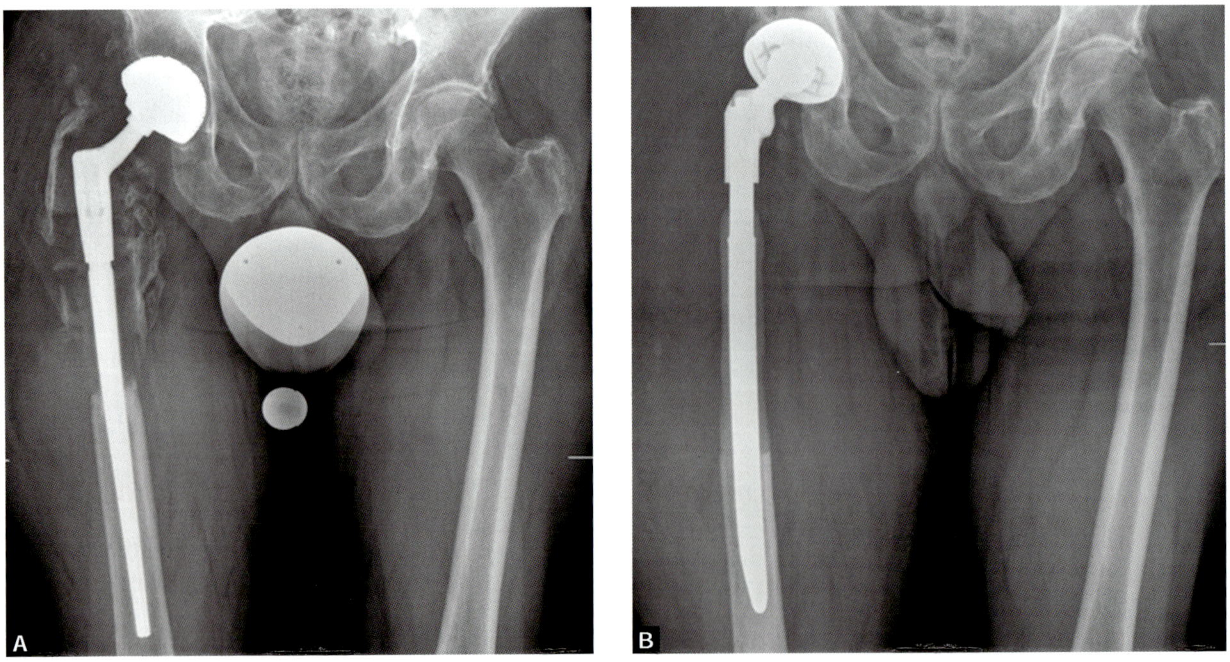

图38.6A和B (A)前后位的X线片显示右侧髋关节假体周围感染，股骨近端和部分骨干受累，存在骨溶解改变，可见骨硬化和异位骨化。感染后的非水泥组配翻修柄固定牢靠。PJI的细菌是人形球菌和痤疮杆菌。(B)同一患者行右髋一期感染翻修术。感染和坏死的骨质被切除掉，使用骨水泥组配柄重建。含美罗培兰、克林霉素、庆大霉素的骨水泥用于固定和涂在假体表面。

修术的失败率在 9%~20%，我们自己尚未发表的数据显示采用一期翻修术 8~10 年的随访结果与前者差不多(尚未发表)[31-34]。我们向患者交代病情时讲的是感染复发或新的感染出现的可能风险大约是 10%~20%。

尽管我们不能拿出大量可比数据评价一期翻修术和二期翻修术的功能结果，但是我们坚信无论是关节型的间隔物还是部分抑或完全制动型间隔物都不会获得更好的功能结果。

即使是广泛彻底的清创，我们认为对于一个经验丰富的医生而言，直接损伤坐骨神经和大血管的可能性是很低的，与二期翻修术结果差不多。术中或者术后骨折的风险与二期或多期翻修术的风险相近。

结果

二期翻修术已成为全世界最常用的手术技术，据报道再感染率在 9%~20%[31-34]。尽管被鼓吹为“金标准”，我们在自己的医疗中心 35 年来对 85% 的髋关节置换术后感染坚持和遵循了上面描述的一期翻修术方法。

更多发表的研究结果强调使用二期或多期翻修术，很少有研究或病例报告评估一期翻修术当前的适用情况[5-8,13,35-38]。

尽管大多数报告来自或与我们中心有关，但也有一些国际经验存在，他们的成功率相当高，在 90%~75%[13,36-40]。

除了显而易见的手术优势，避免二次大手术，还有一个大的优势是相对减少了术后系统使用抗生素的时间。在我们中心现在很少延长时间超过 14 天。Hoad-Reddick 等在一项研究中评估了缩短抗生素治疗的原则，作者总结道，延长使用抗生素看起来并不能改变感染再次复发或持续存在的概率，对于二期翻修术亦如此[41]。

结论

综上所述，在当前骨科学界明显有别的一期翻修术仍然用得很少。我们的回顾性研究表明一期翻修术有着明显的优势，主要包括只需要一次手术、住院时间短、减少系统使用抗生素、降低总体费用、提高患者满意度。成功的关键是确定病原体，详尽的院中检查、包括仔细的术前穿刺培养、术前计划、术中彻底清创和术后个体化的患者护理。

(张纪 译 黄德勇 审)

参考文献

1. Bozic KJ, Kurtz SM, Lau E, et al. The epidemiology of revision total knee arthroplasty in the United States. Clin Orthop Relat Res. 2010;468(1):45-51.
2. Bozic KJ, Ries MD. The impact of infection after total hip arthroplasty on hospital and surgeon resource utilization. J Bone Joint Surg Am. 2005;87(8):1746-51.
3. Kurtz SM, Lau E, Schmier J, Ong KL, Zhao K, Parvizi J. Infection burden for hip and knee arthroplasty in the United States. J Arthroplasty. 2008;23(7):984-91.
4. Kurtz SM, Ong KL, Lau E, Bozic KJ, Berry D, Parvizi J. Prosthetic joint infection risk after TKA in the Medicare population. Clin Orthop Relat Res. 2010;468(1):52-6.
5. Kordelle J, Frommelt L, Kluber D, et al. Results of one-stage endoprosthesis revision in periprosthetic infection cause by methicillin-resistant *Staphylococcus aureus*. Z Orthop Ihre Grenzgeb. 2000;138(3):240-4.
6. Siegel A, Frommelt L, Runde W. Therapy of bacterial knee joint infection by radical synovectomy and implantation of a cemented stabilized knee joint endoprosthesis. Der Chirurg; Zeitschrift fur alle Gebiete der operativen Medizen. 2000;71(11):1385-91.
7. Steinbrink K, Frommelt L. Treatment of periprosthetic infection of the hip using one-stage exchange surgery. Der Orthopäde. 1995;24(4):335-43.
8. Schmitz HC, Schwantes B, Kendoff D. One-stage revision of knee endoprosthesis due to

periprosthetic infection and Klippel-Trenaunay syndrome. Der Orthopäde. 2011;40(7):624-6, 628-9.
9. Fehring TK, Odum S, Calton TF, et al. Articulating versus static spacers in revision total knee arthroplasty for sepsis. The Ranawat Award. Clin Orthop Relat Res. 2000;380:9-16.
10. Haddad FS, Masri BA, Campbell D, McGraw RW, Beauchamp CP, Duncan CP. The PROSTALAC functional spacer in two-stage revision for infected knee replacements. Prosthesis of antibiotic-loaded acrylic cement. J Bone Joint Surg Br. 2000;82(6):807-12.
11. Pietsch M, Wenisch C, Traussnig S, et al. Temporary articulating spacer with antibiotic-impregnated cement for an infected knee endoprosthesis. Der Orthopäde. 2003;32(6):490-7.
12. Buechel FF. The infected total knee arthroplasty: just when you thought it was over. J Arthroplasty. 2004;19(4 Suppl 1):51-5.
13. Buechel FF, Femino FP, D'Alessio J. Primary exchange revision arthroplasty for infected total knee replacement: a long-term study. Am J Orthop (Belle Mead NJ). 2004;33(4):190-8; discussion 198.
14. Zimmerli W, Trampuz A, Ochsner PE. Prosthetic-joint infections. N Engl J Med. 2004;351(16): 1645-54.
15. Hanssen AD, Osmon DR. Evaluation of a staging system for infected hip arthroplasty. Clin Orthop Relat Res. 2002;403:16-22.
16. McPherson EJ, Woodson C, Holtom P, Roidis N, Shufelt C, Patzakis M. Periprosthetic total hip infection: outcomes using a staging system. Clin Orthop Relat Res. 2002;403:8-15.
17. Della Valle C, Parvizi J, Bauer TW, et al. Diagnosis of periprosthetic joint infections of the hip and knee. J Am Acad Orthop Surg. 2010;18(12):760-70.
18. Parvizi J GE, Menashe S, Barrack RL, et al. Periprosthetic infection: what are the diagnostic challenges? J Bone Joint Surg Am, 2006.
19. Schinsky MF, Della Valle CJ, Sporer SM, et al. Perioperative testing for joint infection in patients undergoing revision total hip arthroplasty. J Bone Joint Surg Am. 2008;90(9):1869-75.
20. Schafer P, Fink B, Sandow D, Margull A, Berger I, Frommelt L. Prolonged bacterial culture to identify late periprosthetic joint infection: a promising strategy. Clin Infect Dis. 2008;47(11): 1403-9.
21. Della Valle CJ, Sporer SM, Jacobs JJ, Berger RA, Rosenberg AG, Paprosky WG. Preoperative testing for sepsis before revision total knee arthroplasty. J Arthroplasty. 2007;22(6 Suppl 2):90-3.
22. Ghanem E, Parvizi J, Burnett RS, et al. Cell count and differential of aspirated fluid in the diagnosis of infection at the site of total knee arthroplasty. J Bone Joint Surg Am. 2008;90(8):1637-43.
23. Trampuz A, Hanssen AD, Osmon DR, Mandrekar J, Steckelberg JM, Patel R. Synovial fluid leukocyte count and differential for the diagnosis of prosthetic knee infection. Am J Med. 2004;117(8):556-62.
24. Fink B, Makowiak C, Fuerst M, Berger I, Schafer P, Frommelt L. The value of synovial biopsy, joint aspiration and C-reactive protein in the diagnosis of late peri-prosthetic infection of total knee replacements. J Bone Joint Surg Br. 2008;90(7):874-8.
25. Fink B, Vogt S, Reinsch M, et al. Sufficient release of antibiotic by a spacer 6 weeks after implantation in two-stage revision of infected hip prostheses. Clin Orthop Relat Res, 2011.
26. Hanssen AD, Spangehl MJ. Practical applications of antibiotic-loaded bone cement for treatment of infected joint replacements. Clin Orthop Relat Res. 2004;427:79-85.
27. Trampuz A, Osmon DR, Hanssen AD, et al. Molecular and antibiofilm approaches to prosthetic joint infection. Clin Orthop Relat Res. 2003;414:69-88.
28. Wahlig H, Dingeldein E, Buchholz HW, et al. Pharmacokinetic study of gentamicin-loaded cement in total hip replacements. Comparative effects of varying dosage. J Bone Joint Surg Br. 1984;66(2):175-9.
29. Fink B, Vogt S, Reinsch M, et al. Sufficient release of antibiotic by a spacer 6 weeks after implantation in two-stage revision of infected hip prostheses. Clin Orthop Relat Res. 2011; 469(11):3141-7.
30. Kordelle J, Klett R, Stahl U, Hossain H, Schleicher I, Haas H. Infection diagnosis after knee-TEP-implantation. Z Orthop Ihre Grenzgeb. 2004;142(3):337-43.
31. Azzam K, McHale K, Austin M, et al. Outcome of a second two-stage reimplantation for periprosthetic knee infection. Clin Orthop Relat Res. 2009;467(7):1706-14.
32. Goldman RT, Scuderi GR, Insall JN. 2-stage reimplantation for infected total knee replacement. Clin Orthop Relat Res. 1996;331:118-24.
33. Haleem AA, Berry DJ, Hanssen AD. Mid-term to long-term follow-up of two-stage reimplantation for infected total knee arthroplasty. Clin Orthop Relat Res. 2004;428:35-9.
34. Kilgus DJ, Howe DJ, Strang A. Results of periprosthetic hip and knee infections caused by resistant bacteria. Clin Orthop Relat Res. 2002;404:116-24.
35. von Foerster G, Kluber D, Kabler U. Mid- to long-term results after treatment of 118 cases

of periprosthetic infections after knee joint replacement using one-stage exchange surgery. Der Orthopade. 1991;20(3):244-52.
36. Parkinson RW, Kay PR, Rawal A. A case for one-stage revision in infected total knee arthroplasty? Knee. 2011;18(1):1-4.
37. Silva M, Tharani R, Schmalzried TP. Results of direct exchange or debridement of the infected total knee arthroplasty. Clin Orthop Relat Res. 2002;404:125-31.
38. Winkler H. Rationale for one stage exchange of infected hip replacement using uncemented implants and antibiotic impregnated bone graft. Int J Med Sci. 2009;6(5):247-52.
39. Lu H, Kou B, Lin J. One-stage reimplantation for the salvage of total knee arthroplasty complicated by infection. Zhonghua Wai Ke Za Zhi. 1997;35(8):456-8.
40. Selmon GP, Slater RN, Shepperd JA, et al. Successful 1-stage exchange total knee arthroplasty for fungal infection. J Arthroplasty. 1998;13(1):114-5.
41. Hoad-Reddick DA, Evans CR, Norman P, et al. Is there a role for extended antibiotic therapy in a two-stage revision of the infected knee arthroplasty? J Bone Joint Surg Br. 2005;87(2):171-4.

第 39 章

不稳定翻修

Amrit Goyal, William B. Macaulay

概述

全髋关节置换术后的髋关节脱位及半脱位仍然是令患者及外科医生感到非常头疼的问题。根据医疗环境的不同，报道的关节脱位的发生率从 1%~15%不等[1]。Khan 等[2]报道初次全髋关节置换术后关节脱位的发生率为 2.1%，而 Woo 及 Morrey[3]报道的发生率为 2.4%。在全髋关节翻修术后关节脱位的发生率比较高，达到了 5%~20%[4]。在很多大数据研究中，初次全髋关节置换术后关节脱位的发生率大概为 2%，全髋关节翻修术后关节脱位发生率大概为 6%[1]。在一些研究中，因为手术技术及植入器械的进步与发展，术后短期内的脱位率低于 1%[5]。有很多作者报道大多数关节脱位发生在术后 5 周之内[1-3]。

这一章节主要关注全髋关节置换术后关节不稳定情况的处理。通过讨论了解影响关节稳定的危险因素，通过预防这些危险因素可以增强全髋关节置换术后的关节稳定性。

关节脱位的相关因素

患者的危险因素

Ekelund[6]和 Morrey 等[7]发现，随着患者年龄的增长，关节脱位发生率会增加，但是并没有发现两者有直接的相关性[1]。一些相关的共存情况可能是其促进因素，例如协调障碍、认知功能障碍、痴呆、肌无力等[8]。

Coventry[9]和 Woo 等[3]报道发现女性患者相比男性患者脱位风险较高，这可能是因为女性关节的活动范围比男性大，周围软组织比男性柔软[1]。

神经肌肉功能障碍、认知障碍、精神类药物滥用等情况下，患者全髋关节置换术后关节不稳定的风险增加。脑瘫、肌肉萎缩症、酗酒、精神错乱、痴呆、小儿麻痹症、脊髓损伤、做过腰椎融合手术和卒中等被认为和全髋关节置换术后关节不稳定有关[8,11]。这些患者的关节不稳定有部分原因可能是未能遵守髋关节脱位的预防措施[1]。

因为骨折接受全髋关节置换术的患者术后关节脱位的发生率较高。Lee 等[12]报道在因股骨颈骨折而行全髋关节置换的患者中，术后关节脱位的发生率高达 10%。而骨性关节炎关节置换后关节脱位率较骨折患者低，原因可能是增生的关节囊能够增强关节稳定性[1,13]。有进行性发育不良的患者因为解剖结构的异常也会增加术后关节脱位的发生率[1]。之前有过髋部其他手术史的患者发生率也会提高，这可能与患者外展肌功能异常、畸形或骨质流失有关[3]。

手术相关危险因素

有很多手术技术相关的因素会影响全髋关节置换术后关节脱位的发生率。

手术入路

很多研究表明，全髋关节置换术后，外侧入路术后关节脱位的发生率比前外侧入路及经转子入路要高[1,13,14]。大部分的全髋关节置换术后脱位(75%~90%)是后侧入路[7]。Woo 和 Morrey[3]等曾经报道后侧入路关节脱位的发生率为 5.8%，前外侧入路关节脱位的发生率为 2.3%。Robinson[15]等也曾报道后侧入路关节脱位的发生率为 7.5%，而经转子入路未发生关节脱位。在后侧入路手术过程中会切除后侧关节囊及软组织，导致关节稳定性下降，如果能够保留这些结构将能对关节的稳定性起保护作用[1]。患者在侧卧位情况下，骨盆部位处于内收或屈曲状态，内部结构错位比所需前倾角小。随着对重建后方软组织的重视逐渐提高，在一些报道中的全髋关节置换术后关节脱位的发生率已经低于 1%[5,13,16]。

软组织张力

髋关节周围软组织张力在维持髋关节稳定中起重要作用。关节周围肌肉(外旋肌群、臀部肌肉组织)、关节囊、股骨及髋臼的相对位置、股骨偏心距、下肢长度、髋关节周围软组织的依从性，这些因素共同构成术后的髋关节稳定性[1,4,13,17]。术中完美闭合软组织可以明显降低术后关节脱位的发生率[5,13]。

股骨偏心距的减少会使术后关节脱位发生率明显增加。术前必须有一个正确的手术计划来修复股骨偏心距。Bourne 和 Rorabeck[18]建议采用高股骨偏心距柄增加股骨偏心距。另一种方法改变髋臼内衬厚度。但是，Incavo 等[19]报道，过度增加股骨偏心距会使术后滑膜炎及疼痛发生率增加到 15%。

腿的长度与关节不稳定并没有明确的相关关系[11]。臼杯靠近端放置与缩短肢体会减小软组织张力，但是通过调节其他变量可以维持平衡，例如调节假体的放置或调节假体颈部长度等[1,3]。Woo 和 Morrey[3]发现不稳定的髋关节患者下肢平均延长约 1.6mm，但是在 Coventry 等[9]的研究中，那 25% 的髋关节不稳定的患者下肢平均长度是缩短的。

转子处骨折不愈合、外展肌群撕裂或功能障碍都会增加关节脱位的风险。Woo 和 Morrey[3]报道有转子骨折不愈合的患者的全髋关节置换术后关节脱位发生率为 17.6%，没有转子骨折不愈合的患者的全髋关节置换术后关节脱位发生率为 2.8%。Kelley 等[20]发现在假体尺寸(>64mm)与股骨头尺寸(<26mm)非常不匹配的情况下，因为形成的假包膜远大于关节假体，导致术后脱位的发生率增加。如果术中出现严重的臀中肌撕裂，必须进行直接修复或在关闭伤口时进行外展肌群重建。

假体位置

假体的位置是影响植入物的稳定及预防长期过度磨损的重要因素[1,4,13]。Lewinnek 等[21]给出的假体安全范围是联合前倾 15°±10°角、外展 40°±10°角、股骨前倾 0°~15°角，在这个范围内关节可以获得最大活动度(ROM)，避免关节内撞击综合征，预防术后关节不稳定。全髋关节置换术术后髋关节前脱位多见于假体联合前倾角过大，后脱位见于臼杯后倾，外侧脱位多见于髋臼假体过度外展。股骨前倾角难以测量，但是在很多病例里都存在前倾角过大的情况[11]。最近有报道证明，即使是在某一个假体组件发生错位的情况下，假体联合前倾角度[22]仍是预测髋关节稳定的重要指标。

手术经验

Hedlundh 等[10]报道手术经验较少(少于 30 台全髋置换术)的医生的患者术后脱位的发生概率是经验丰富的医生的患者的两倍。

假体设计相关因素

从理论上来说，在假体股骨颈直径相同的情况下，股骨头尺寸大的比尺寸小的更稳定[1,13]。股骨头大的假体可以提供更好的头颈比例，能够提供更大的活动范围，并防止关节内的撞击。股骨头较大的假体在内衬中埋得更加深，从而能够提供更大的“跳跃距离”(图 39.1A 和 B)。股骨头尺寸、头颈比

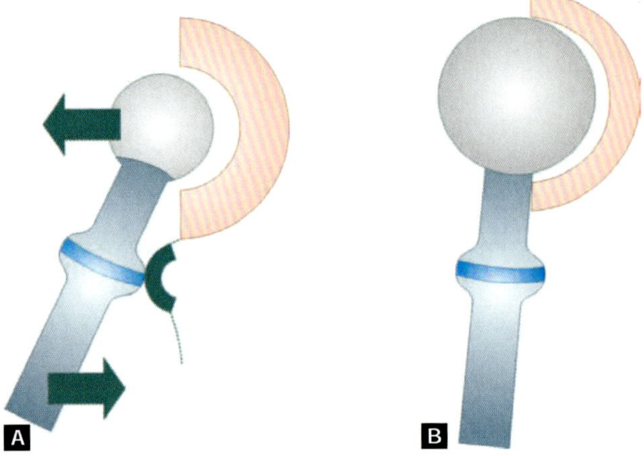

图39.1A和B (A)髋臼的骨赘或内衬本身会撞击股骨假体，导致股骨头脱出(箭头示)。(B)较大的股骨头能够获得较好的头颈比例，从而使在发生碰撞之前的关节活动范围增加。[American Academy of Orthopaedic Surgeons.Reprinted from *the Journal of the American Academy of Orthopaedic Surgeons*.2004;12(5):314–21(with permission).]

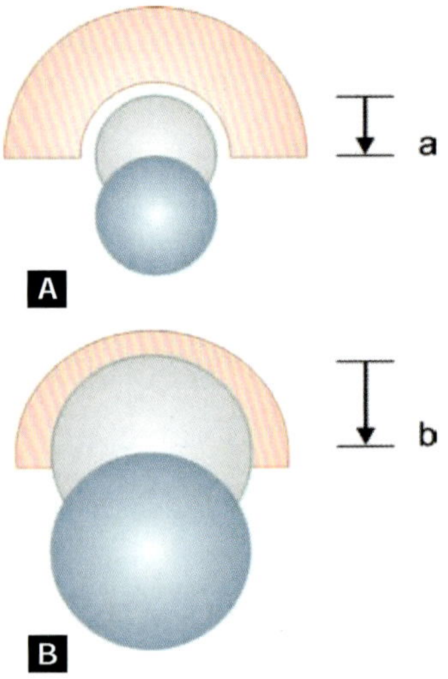

图39.2A和B (A)小股骨头在关节内移动一小段距离(a)就可能脱位，理论上会降低关节的稳定性。(B)大股骨头在脱位前必须移动较长的距离(b)，理论上更加稳定。[American Academy of Orthopaedic Surgeons.Reprinted from *the Journal of the American Academy of Orthopaedic Surgeons*.2004;12(5):314–21(with permission).]

例及跳跃距离的增加都可以提高全髋关节置换术后的关节稳定性，但在预防脱位上并没有显示任何统计学上的显著优势[3,7,23,24]。较大尺寸的头部同样会产生更大的体积磨损，为了适应头的大小，聚乙烯内衬的厚度也减少了，从而导致了过早损坏的发生[4]。然而，在一些报道中，通过使用新的高交联聚乙烯材料可以克服这些问题，从而能够使用较大尺寸的头部[25–28]。

有些报道发现较大的头颈比例可以增加关节活动范围、减少碰撞机会、提高关节稳定性（图39.2A 和B)[1,29]。现在已避免使用有边缘的模块化的股骨头，因为它明显增加了颈部尺寸使得头颈比例降低。有些模块化的股骨颈是可以使用的，这些股骨颈的前部及后部都被磨平，从而避免产生碰撞[1,13]。

髋臼后缘抬高的髋臼内衬被证明可以提高关节稳定性，尤其是在头部覆盖不足和轻度髋臼位置不正的情况下。Cobb 等研究表明，使用正常内衬的患者术后脱位发生率是 3.85%，增高边缘 10°，内衬的患者术后脱位的发生率为 2.19%。但是，使用这种内衬会提高碰撞的概率，导致聚乙烯的磨损、提早松动[30,31]。最近，有些患者使用了倾斜的内衬，这些内衬可以调整轻度的髋臼臼杯位置偏差，而且不会减少活动范围。非对称内衬可以增加髋关节偏心距和肌筋膜张力(图 39.3A~D)[13]。

患者评估

对 THA 术后脱位的患者进行病情评估时上文所述的所有影响因素都应该被考虑到。病史应该从可能导致脱位的诱发因素问起。很多脱位并不是摔倒或者创伤导致的，需要经过周密的评估、分析才能知道原因。

病史采集要完善，以前是否有半脱位或脱位史、手术的时机、髋关节有无翻修或手术病史、使用的假体的细节、手术细节等都应该被询问到。了解患者髋关节失稳的方向及有无神经肌肉或认知功能障碍的病史也非常重要[2,4,13,32]。

在 THA 术后第一个 3 周内发生的脱位叫作早期脱位。晚期脱位一般在手术 10 年以后发生，考虑过度活动后的聚乙烯材料磨损、髋关节假包膜拉伸松弛。同时，冷变形和碰撞会导致髋臼边缘磨损，从而导致脱位的发生[9,23]。目前，抗磨损相关的新聚乙烯材料能够稍微减缓动态磨损过程。

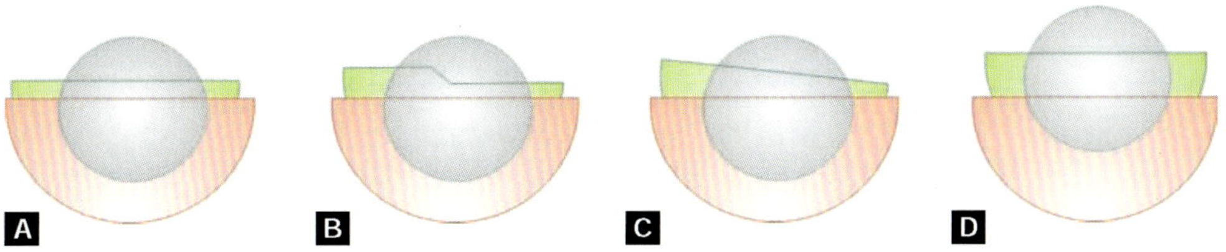

图39.3A~D 内衬类型简介。(A)标准内衬。(B)高边内衬。(C)斜形内衬。(D)外移内衬。

患者的体格检查应该包括一般情况,尤其重视髋部及骨盆的检测。体格检查时要注意检查及记录患者的肢体位置、肢体长度、活动范围、外展肌群功能、整个髋关节的力量、神经血管的状态、关节松弛度及步态等[4,13,32]。

如果怀疑有关节假体周围感染,必须观测全血细胞计数、血沉、C-反应蛋白等血清学指标予以排除。在血清学检查中发现全血细胞计数处于边界值时,可以进行关节液抽取、培养来排除感染的可能。

检查时需要复查 X 线片 (低位骨盆前后位,髋关节前后位,穿桌侧位相),分析假体的位置、方向、固定情况、磨损情况、骨质溶解情况、复位一致性等。同时还要注意股骨颈长度、股骨偏心距、头颈比例,以及大转子与骨水泥、骨赘之间可能存在的撞击[4,13,32]。通过 X 线片测量,可较容易获得髋臼外展角度,非常有利于测量髋臼窝的前倾角;尾倾 10°像有利于测量前倾角[21]。经过数字减影技术处理的 CT 片也可用于计算髋臼窝前倾角度[33]。

全髋关节置换术后不稳定的治疗

早期处理及复位

患者的治疗计划必须在对患者进行详细的病情评估、危险因素分析、脱位原因分析之后由主诊医师制订(流程图 39.1)。患者同样需要接受关于每个治疗措施所存在的风险及潜在益处的教育。在麻醉后进行闭合复位(在肌肉组织完全放松后)是治疗的第一步。复位的方法通常是由脱位的方向决定,有时需要借助 X 线透视辅助。Woo 和 Morrev 等[3]报道约有 95%的病例可以闭合复位。需要在透视后影像上证实,已达到同心复位标准。没有达到同心复位意味着可能是关节腔内出现了游离体、内衬碎片、软组织或骨水泥等,可能需要使用关节镜或通过开放手术取出残留结构[32,34]。髋关节通常用髋关节人字绷带(或者用外展支架)固定 4~6 周,防止髋关节外展或屈曲[35];在某些情况下,可能需要同时固定膝关节。应该告知患者要避免那些对髋关节会产生刺激的所谓的“舒服的位置”(屈曲>90°,内收内旋位)[13]。

多达 1/3~1/2 的患者在闭合复位/固定之后都会再次脱位,并且常因为再次脱位或慢性不稳定来进行髋关节翻修手术。大约 3%~6%的脱位患者无法闭合复位需要开放复位[2,11,36]。

关节翻修手术

关节翻修手术一般应用于下列情况:2 次或习惯性脱位、关节闭合复位后不稳定、脱位后无法复位、假体组件位置不良、软组织张力不足等[13]。

假体组件位置异常通常都需要进行翻修、重新调整髋臼窝的方向。Daly 和 Morrey 等[23]报道他们对假体位置不良导致关节失稳患者进行髋臼窝翻修手术,成功率约为 70%,其中包括了术后假体前倾和外展角度不佳的患者。在这些患者中,简单更换为高边聚乙烯内衬只能起到有限的作用。

所有关节内撞击的患者,导致撞击的骨赘或骨水泥都必须清除,同时应该更换较大尺寸的股骨头提高头颈比例。然而,Daly 和 Morrey 等[23]发现,他们 9 例因撞击而进行的翻修手术中有 4 例发生再脱位,考虑存在其他可能的原因。

组配式假体组件更换

当组件在合适的位置、对线良好时,更换部分

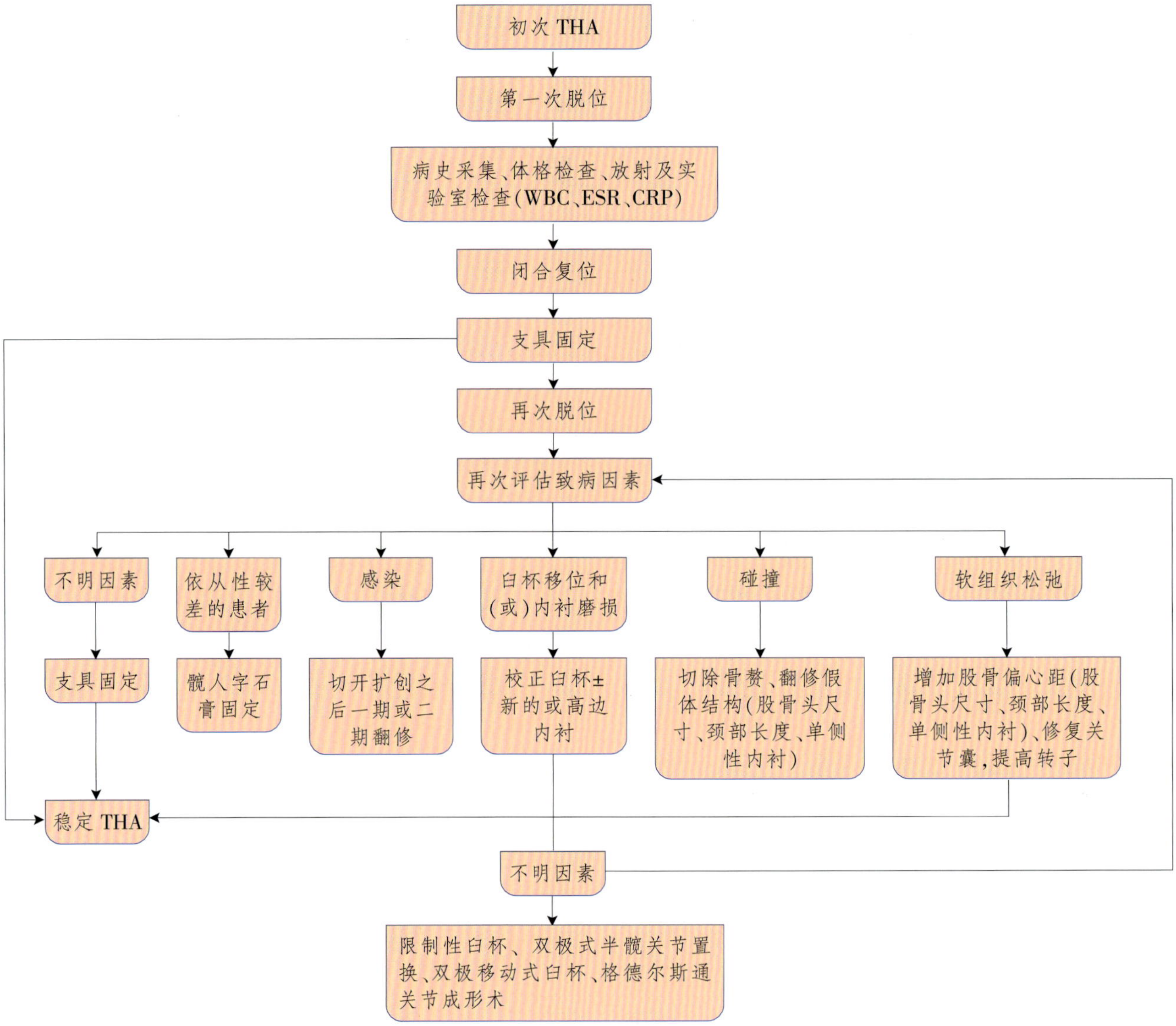

流程图 39.1 THA术后关节脱位的治疗。

组件(或称干燥或无出血翻修)会是一个合理的选择[17,37]。Toomey 等[37]报道,通过 5.8 年的随访发现,有 77%仅更换股骨头或髋臼内衬组件的翻修患者均取得了成功。在翻修时所有会产生碰撞的骨质或软组织都需要去除。组件更换手术包括增加头部尺寸以提高头颈比例、增加颈部长度、更换髋臼内衬(带后缘高边内衬、高偏距内衬)等,以期能够重建筋膜张力和股骨偏心距,预防进一步不稳定[4,13,17]。Alberton 等[38]报道,与使用 22mm 直径的股骨头相比,使用 28mm 与 32mm 直径的股骨头可以将术后脱位率从 11%降低到 6%。因为聚乙烯内衬磨损导致的晚期关节不稳定的病例中,通过更换内衬治疗后有 82%的案例获得成功[39]。另外,如果无法获得与原髋臼外杯相匹配的聚乙烯内衬,可将新内衬用骨水泥黏合在外杯内[40]。

软组织手术方式及转子截骨术的发展

有些植入物的位置良好及固定可靠,但是周围软组织松弛的病例,许多重建措施的处理可以得到可靠的预后[17]。这些措施主要包括关节囊修补、髋外展肌修复(无论是否用阔筋膜或者臀大肌加强,或用跟腱同种异体移植物、人工合成韧带修复)[41-43]。Stromsoe 和 Eikvar[43]报道了使用阔筋膜移植术修复因外展肌功能障碍导致的髋关节后脱位的病例,18

例病例中有 16 例取得了成功。任何屈曲或者内收挛缩都应该予以适当松解。

大转子骨折不愈合会增加关节脱位的发生率[3]，需要使用钢丝、螺钉、爪及钢板等装置固定以达到稳定的纤维或骨性愈合[32]。Nolan 等[44]报道在对 10 例不稳定病例行转子重新固定术后有 6 例是稳定的。转子截骨术已经被用来增加外展肌张力及增加关节稳定性[45,46]。Sir Tohn Charnley 在行初次全髋关节置换术时，常规将转子位置提高约 1cm 以增加稳定性。Ekelund 等[47]在 21 例将转子位置提高 18mm 的病例中有 19 例达到稳定(90%)。这项技术主要建议用于因为软组织过度拉伸导致的迟发型脱位的病例[9]。

限制性内衬

限制性内衬主要是通过不同的机制将股骨头固定于内衬内，使用限制性内衬后，需要对股骨头施加更大的应力才能使其跳出髋臼窝。使用限制性内衬的适应证主要包括关节不稳定多次翻修失败、髋关节外展肌缺陷、认知或神经肌肉功能障碍、脱位原因不明、假体固定良好且功能要求不高的患者。限制性内衬使用的关键在于，必须确定所有假体均安放于正确位置且固定良好，而且事先必须解决所有可能导致脱位的因素[4,13,32,48,49]。限制性内衬会限制关节活动范围，并且会对骨和假体交界面施加额外的剪切力而导致假体磨损加速、松弛，且可能导致远期固定失败[13,32]。

Callaghan 等[50]报道使用限制性内衬后成功率达到 94%。在 Su 和 Pellicci[51]的报道中，85 例髋关节不稳定的患者成功率达到 98%。经过 10.2 年随访，Goetz[52,53]报道失败率为 6%，Bremner[54]报道为 7%，失败主要因为习惯性脱位、人工关节松动、内衬失败等。如果脱位发生在有限制性内衬的情况下，开放复位几乎是普遍需要的[13]。Guyen[55]等对 43 例限制性内衬失败的机制进行了描述，主要包括发生在骨和假体交界处的失败、内衬及股骨头限制机制失效导致的失败、内轴承中股骨头脱位导致失败[17]。使用限制性内衬最合适的人群是那些需求不高、软组织张力不足、臼杯固定牢靠且位置良好的老年患者。

双极式半髋关节置换(BHA)

有些学者建议使用双极式半髋关节置换，因为 BHA 使用了较大的股骨头，使头颈比例、活动范围和跳出距离达到最大优化。Ries，Wiedel 和 Attarian[56,57]报道他们使用双极式半髋关节置换全部取得了成功。有一个病例，Ries 等[57]使用定制的内衬将一个 54mm 的双极头装入一个固定良好的72mm 臼窝。Grigoris 和 Beaule 等[58,59]报道使用非限制性三极装置治疗全髋关节置换术后不稳定的成功率为 95%，Levine 等[60]报道成功率为 93%。长期看来，术后会出现腹股沟疼痛、功能预后较差、髋臼基底部内移及侵袭。Parvizi 等[61]报道他们的手术成功率为81%，而且建议适用于有骨盆缺损、骨坏死或放疗后骨生长障碍的患者。

双动式臼杯

双动式臼杯设计包括一个薄的、内面抛光的非骨水泥外杯，内嵌可移动聚乙烯内衬，并由组配式股骨头假体与内衬之间形成第二关节面。这种设计使得关节有更大的活动范围、更好的头颈比例和跳出距离(在这一点上仅次于双极式半髋关节置换手术)，使得关节术后脱位风险更低[62]。关节在正常范围活动时主要使用股骨头和聚乙烯内衬之间的关节，而在髋关节做出极端动作时股骨颈接触边缘内衬后，使用聚乙烯内衬与髋臼杯之间的关节[63]。

Philippot 等[62,64]报道了 15 年内 384 例髋关节均使用了双动式髋臼假体，翻修率为 8.9%(13 例人工关节松动，14 例内部假体脱位，7 例内衬磨损)，生存率为 96.7%。Boyer 等[65]报道 22 年生存率为 80%，Farizon 等[66]报道 12 年随访生存率为95.4%。在他们的研究中，关节脱位的发生率范围是 0~3.6%，他们同样关注使用双动式髋臼假体的病例，因为存在 2 个摩擦界面及内部假体脱位导致的关节磨损现象。关机内脱位是这类假体的特殊并发症[63]，主要因为包容股骨头假体的聚乙烯内衬发生边缘磨损导致。

格德尔斯通(Girdlestone)关节成形术

对于因为各种原因(关节不稳定,尤其是伴随败血症或极端并发症，并且缺乏手术修复方式选择)导致多次关节翻修失败的病例,格德尔斯通关节成形术成为唯一的修复手段。手术中将股骨头及股骨颈切除,剩余的组织形成瘢痕组织,但是在术后会导致患者下肢缩短及严重的跛行。

结论

关节脱位仍然是 THA 失败的主要形式，脱位的发生会逐渐降低患者的自信，增加患者的花费。在进行每一步治疗时，注意预防术后脱位至关重要。术后关节脱位的发生取决于患者及手术技术在内的诸多因素,需要对这些因素有正确的认识。合适的手术计划、精细的手术技术、设计优良的人工关节系统以及术后患者的教育能够有效降低术后脱位的发生率。

(曹建华 译 朱小建 审)

参考文献

1. Sanchez-Sotelo J, Berry DJ. Epidemiology of instability after total hip replacement. Orthop Clin North Am. 2001;32(4):543-52, vii.
2. Ali Khan MA, Brakenbury PH, Reynolds IS. Dislocation following total hip replacement. J Bone Joint Surg Br. 1981;63-B(2):214-8.
3. Woo RY, Morrey BF. Dislocations after total hip arthroplasty. In J Bone Joint Surg Am. 1982. pp. 1295-306.
4. Padgett DE, Warashina H. The unstable total hip replacement. Clin Orthop Relat Res. 2004;420:72-9.
5. Pellicci PM, Bostrom M, Poss R. Posterior approach to total hip replacement using enhanced posterior soft tissue repair. Clin Orthop Relat Res. 1998;355:224-8.
6. Ekelund A, Rydell N, Nilsson OS. Total hip arthroplasty in patients 80 years of age and older. Clin Orthop Relat Res. 1992;281:101-6.
7. Morrey BF. Instability after total hip arthroplasty. Orthop Clin North Am. 1992;23(2):237-48.
8. Woolson ST, Rahimtoola ZO. Risk factors for dislocation during the first 3 months after primary total hip replacement. J Arthroplasty. 1999;14(6):662-8.
9. Coventry MB. Late dislocations in patients with Charnley total hip arthroplasty. J Bone Joint Surg Am. 1985;67(6):832-41.
10. Hedlundh U, et al. Muscular and neurologic function in patients with recurrent dislocation after total hip arthroplasty: a matched controlled study of 65 patients using dual-energy X-ray absorptiometry and postural stability tests. J Arthroplasty. 1999;14(3):319-25.
11. Fackler CD, Poss R. Dislocation in total hip arthroplasties. Clin Orthop Relat Res. 1980;151:169-78.
12. Lee BP, et al. Total hip arthroplasty for the treatment of an acute fracture of the femoral neck: long-term results. J Bone Joint Surg Am. 1998;80(1):70-5.
13. Soong M, Macaulay W, et al. Dislocation after total hip arthroplasty. J Am Acad Orthop Surg. 2004;12(5):314-21.
14. Morrey BF. Difficult complications after hip joint replacement. Dislocation. Clin Orthop Relat Res. 1997;344:179-87.
15. Robinson RP, Robinson HJ, Jr, Salvati EA. Comparison of the transtrochanteric and posterior approaches for total hip replacement. Clin Orthop Relat Res. 1980;147:143-7.
16. White RE, Jr, et al. Effect of posterior capsular repair on early dislocation in primary total hip replacement. Clin Orthop Relat Res. 2001;393:163-7.
17. Berend KR, et al. Achieving stability and lower-limb length in total hip arthroplasty. J Bone Joint

Surg Am. 2010;92(16):2737-52.
18. Bourne RB, Rorabeck CH. Soft tissue balancing: the hip. J Arthroplasty. 2002;17(4 Suppl 1):17-22.
19. Incavo SJ, et al. Efforts to improve cementless femoral stems in THR: 2- to 5-year follow-up of a high-offset femoral stem with distal stem modification (Secur-Fit Plus). J Arthroplasty. 2004; 19(1):61-7.
20. Kelley SS, et al. Relationship of femoral head and acetabular size to the prevalence of dislocation. Clin Orthop Relat Res. 1998;355:163-70.
21. Lewinnek GE, et al. Dislocations after total hip-replacement arthroplasties. J Bone Joint Surg Am. 1978;60(2):217-20.
22. Ranawat CS, MM. Modern techniques of cemented total hip arthroplasty. Techniques Orthop. 1991;6:17-25.
23. Daly PJ, Morrey BF. Operative correction of an unstable total hip arthroplasty. J Bone Joint Surg Am. 1992;74(9):1334-43.
24. Howie DW, Holubowycz OT, Middleton R. Large femoral heads decrease the incidence of dislocation after total hip arthroplasty: a randomized controlled trial. J Bone Joint Surg Am. 2012;94(12):1095-102.
25. Burroughs BR, Rubash HE, Harris WH. Femoral head sizes larger than 32 mm against highly cross-linked polyethylene. Clin Orthop Relat Res. 2002;405:150-7.
26. Clarke IC, Gustafson A. Clinical and hip simulator comparisons of ceramic-on-polyethylene and metal-on-polyethylene wear. Clin Orthop Relat Res. 2000;379:34-40.
27. Dorr LD, et al. Total hip arthroplasty with use of the Metasul metal-on-metal articulation. Four to seven-year results. J Bone Joint Surg Am. 2000;82(6):789-98.
28. Urban JA, et al. Ceramic-on-polyethylene bearing surfaces in total hip arthroplasty. Seventeen to twenty-one-year results. J Bone Joint Surg Am. 2001;83-A(11):1688-94.
29. Amstutz HC, et al. Range of motion studies for total hip replacements. A comparative study with a new experimental apparatus. Clin Orthop Relat Res. 1975;111:124-30.
30. Cobb TK, Morrey BF, Ilstrup DM. Effect of the elevated-rim acetabular liner on loosening after total hip arthroplasty. J Bone Joint Surg Am. 1997;79(9):1361-4.
31. Cobb TK, Morrey BF, Ilstrup DM, The elevated-rim acetabular liner in total hip arthroplasty: relationship to postoperative dislocation. J Bone Joint Surg Am. 1996;78(1):80-6.
32. Robbins GM, et al. Treatment of hip instability. Orthop Clin North Am. 2001;32(4):593-610, viii.
33. Mian SW, Truchly G, Pflum FA. Computed tomography measurement of acetabular cup anteversion and retroversion in total hip arthroplasty. Clin Orthop Relat Res. 1992;276:206-9.
34. Pellicci PM, Salvati EA, Robinson HJ. Mechanical failures in total hip replacement requiring reoperation. J Bone Joint Surg Am. 1979;61(1):28-36.
35. Turner RS. Postoperative total hip prosthetic femoral head dislocations. Incidence, etiologic factors, and management. Clin Orthop Relat Res. 1994;301:196-204.
36. Joshi A, et al. Prognosis of dislocation after total hip arthroplasty. J Arthroplasty. 1998;13(1): 17-21.
37. Toomey SD, et al. Modular component exchange for treatment of recurrent dislocation of a total hip replacement in selected patients. J Bone Joint Surg Am. 2001;83-A(10):1529-33.
38. Alberton GM, High WA, Morrey BF. Dislocation after revision total hip arthroplasty: an analysis of risk factors and treatment options. J Bone Joint Surg Am. 2002;84-A(10):1788-92.
39. Parvizi J, et al. Revision hip arthroplasty for late instability secondary to polyethylene wear. Clin Orthop Relat Res. 2006;447:66-9.
40. Beaule PE, et al. Cementing a liner into a stable cementless acetabular shell: the double-socket technique. J Bone Joint Surg Am. 2004;86-A(5):929-34.
41. Barbosa JK, Khan AM, Andrew JG. Treatment of recurrent dislocation of total hip arthroplasty using a ligament prosthesis. J Arthroplasty. 2004;19(3):318-21.
42. Lavigne MJ, Sanchez AA, Coutts RD. Recurrent dislocation after total hip arthroplasty: treatment with an Achilles tendon allograft. J Arthroplasty. 2001;16(8 Suppl 1):13-8.
43. Stromsoe K, Eikvar K. Fascia lata plasty in recurrent posterior dislocation after total hip arthroplasty. Arch Orthop Trauma Surg. 1995;114(5):292-4.
44. Nolan DR, et al. Complications of total hip arthroplasty treated by reoperation. J Bone Joint Surg Am. 1975;57(7):977-81.
45. Dennis DA, Lynch CB. Trochanteric osteotomy and advancement: a technique for abductor related hip instability. Orthopedics. 2004;27(9):959-61.
46. Kaplan SJ, Thomas WH, Poss R. Trochanteric advancement for recurrent dislocation after total hip arthroplasty. J Arthroplasty. 1987;2(2):119-24.
47. Ekelund A. Trochanteric osteotomy for recurrent dislocation of total hip arthroplasty.

J Arthroplasty. 1993;8(6):629-32.
48. Anderson MJ, Murray WR, Skinner HB. Constrained acetabular components. J Arthroplasty. 1994;9(1):17-23.
49. Lombardi AV Jr, et al. Preliminary report on the S-ROM constraining acetabular insert: a retrospective clinical experience. Orthopedics. 1991;14(3):297-303.
50. Callaghan JJ, et al. A constrained liner cemented into a secure cementless acetabular shell. J Bone Joint Surg Am. 2004;86-A(10):2206-11.
51. Su EP, Pellicci PM. The role of constrained liners in total hip arthroplasty. Clin Orthop Relat Res. 2004;420:122-9.
52. Goetz DD, et al. Salvage of a recurrently dislocating total hip prosthesis with use of a constrained acetabular component. A concise follow-up of a previous report. J Bone Joint Surg Am. 2004; 86-A(11):2419-23.
53. Goetz DD, et al. Salvage of a recurrently dislocating total hip prosthesis with the use of a constrained acetabular component. A retrospective analysis of fifty-six cases. J Bone Joint Surg Am. 1998;80(4):502-9.
54. Bremner BR, et al. Use of constrained acetabular components for hip instability: an average 10-year follow-up study. J Arthroplasty. 2003;18(7 Suppl 1):131-7.
55. Guyen O, Lewallen DG, Cabanela ME. Modes of failure of osteonics constrained tripolar implants: a retrospective analysis of forty-three failed implants. J Bone Joint Surg Am. 2008;90(7):1553-60.
56. Attarian DE. Bipolar arthroplasty for recurrent total hip instability. J South Orthop Assoc. 1999;8(4):249-53.
57. Ries MD, Wiedel JD. Bipolar hip arthroplasty for recurrent dislocation after total hip arthroplasty. A report of three cases. Clin Orthop Relat Res. 1992;278:121-7.
58. Beaule PE, et al. Tripolar arthroplasty for recurrent total hip prosthesis dislocation. Rev Chir Orthop Reparatrice Appar Mot. 2003;89(3):242-9.
59. Grigoris P, Grecula MJ, Amstutz HC. Tripolar hip replacement for recurrent prosthetic dislocation. Clin Orthop Relat Res. 1994;304:148-55.
60. Levine BR, et al. The use of a tripolar articulation in revision total hip arthroplasty: a minimum of 24 months' follow-up. J Arthroplasty. 2008;23(8):1182-8.
61. Parvizi J, Morrey BF. Bipolar hip arthroplasty as a salvage treatment for instability of the hip. J Bone Joint Surg Am. 2000;82-A(8):1132-9.
62. Philippot R, et al. The use of a dual-articulation acetabular cup system to prevent dislocation after primary total hip arthroplasty: analysis of 384 cases at a mean follow-up of 15 years. Int Orthop. 2009;33(4):927-32.
63. Plummer DR, Haughom BD, Della Valle CJ. Dual mobility in total hip arthroplasty. Orthop Clin North Am. 2014;45(1):1-8.
64. Philippot R, Boyer B, Farizon F. Intraprosthetic dislocation: a specific complication of the dual-mobility system. Clin Orthop Relat Res. 2013;471(3):965-70.
65. Boyer B, et al. Primary total hip arthroplasty with dual mobility socket to prevent dislocation: a 22-year follow-up of 240 hips. Int Orthop. 2012;36(3):511-8.
66. Farizon F, et al. Results with a cementless alumina-coated cup with dual mobility. A twelve-year follow-up study. Int Orthop. 1998;22(4):219-24.

第 40 章

初次全髋关节置换术后肢体长度差异的处理

Niladri Basu, Robert Pivec, Aditya V. Maheshwari

概述

下肢长度差异(LLD)是全髋关节置换术后最常见的并发症之一,可能导致患者术后(对手术效果)的强烈不满[1]。其潜在的结果包括神经麻痹、下腰痛、步态异常、失稳和无菌性松动,有时需要翻修手术[2-5]。如上所述,它是造成骨科医生被起诉的最常见的原因[6]。在关节协会的一项报告中,LLD 在美国[7]医疗不良事件中占 4.7%,而伴随而来的翻修手术也产生了非常大的医疗花费[8,9]。美国髋膝关节外科医生协会(AAHKS)的成员发现,LLD(7.9%)是仅次于神经损伤(13%)的第二大引起医疗纠纷的因素[10]。同样,来自英国的一项研究表明,LLD 占 THA 术后医疗纠纷的 8.7%,其平均成本大约 13 万美元[11,12]。

什么导致了肢体长度差异

由于 LLD 造成的临床功能障碍程度取决于患者个体因素及下肢长度差异的程度。然而,(学者们) 在造成 THA 术后的 LLD 的数据测量方面缺乏共识[13]。THA 术后的 LLD 的发生率被广泛报道,为 1%~27%,平均 LLD 为 1~15.9mm[7-9,14-17]。一般来讲,仅有 1/3 的患者会感觉到这一差异,其中只有一半的患者觉得(这样的差异)会带来困扰[14,17]。通常,LLD 只有在短缩 10mm 或增长 6mm 以上时才会被感觉到[16]。

定义 LLD 的关键特征之一是确定它是否属于真性或功能性, 这些将在后面的章节中讲述[18,19]。真性 LLD 应归功于关节假体本身, 是髋关节假体位置不佳的直接或间接结果[19]。功能性的 LLD 则是外在因素导致的,包括软组织挛缩、骨盆倾斜或脊柱固定后的功能障碍[20]。为了确定功能性 LLD 患者的下肢长度, 测量从剑突或脐到内踝的长度。而测量真性 LLD,则应在平衡骨盆后,测量从髂前上棘到内踝的长度[8,18-21]。CT 等可以提供更客观的测量方法,特别是当有额外的关节畸形或挛缩的情况[8]。另一种方法是分段法,患者站立时,在其较短的肢体上分段测量长度直到骨盆水平[22]。

LLD 的临床并发症

关于 LLD 的临床体征、症状以及细节的讨论,已经超出了本章的讨论范围。但是,关于 LLD 的临床影响,目前尚无统一意见。通常,患者可以耐受 1cm 以内的轻微差异,但在一些患者中,即使是很微小的差异,也可能成为其不满意的原因[14]。

大多数患有骨关节炎的患者都没有注意到病变髋关节的短缩。在 THA 术后,患肢的长度恢复可能会立刻让人产生一种 LLD 的感觉。Konyves 和 Bannisterls[15]的报道,在 90 例 THA 术前的患者中,

20%的患肢相对较长,71%的患肢相对较短,平均为5.7mm,9%为相同长度(范围-40~16mm)。术后,62%的患者患肢延长,平均为9mm,9%患者无变化,32%患者平均短缩6.5mm。患肢延长的患者中,43%在术后3个月时感觉得到差异,而在12个月时仅有35%,说明随着时间推移,情况有所改善。在术后患肢延长的患者中,在3个月时有21%的患者有所感知,在12个月时则下降为17%[15]。另外,在下肢长度差异的患者中,有自觉症状的患者12个月随访时的牛津髋关节评分均值(20分)相比无自觉症状的患者(15分,$P<0.05$)明显较差(分数越低越好)[15,23]。作者总结,患肢延长的LLD患者的术后功能差于自觉等长患肢。相反,White和Dougall[24]在一项200人的研究中发现,在6个月的随访中,术后下肢长度不等的患者,LLD与Haris髋关节评分、SF-36评分以及患者的满意度(斯皮尔曼等级相关系数,90.09;$P=0.25$)均无联系。

LLD的症状因人而异,取决于其程度和患者的自身因素。Kersic等[25]研究了119例单个医生完成的初次髋关节置换手术,发现下肢长度差异虽然小于1cm,但患者仍能感知到差异。根据WOMAC和牛津髋关节功能评分评估,患者的临床满意度受到轻微影响。作者通过线性回归分析还发现,在控制了年龄、性别与BMI后,WOMAC评分与下肢延长的绝对长度显著相关(β系数,8.9;$P=0.05$)。当LLD>1.5cm后,生物力学紊乱和总体的不满意导致了脱位率升高、步态失常、神经麻痹频发、关节失稳、无菌性松动、背痛、手术翻修及坐骨神经痛[15]。

尽管外科医生普遍认为,下肢延长越多,神经功能障碍越明显,但关于延长的安全阈值则没有任何共识。在Pritchett的一系列研究中,19例患者在术后出现明显下肢不等长,其中出现严重神经麻痹症状的患者的平均延长长度为2.4cm,范围为1.3~4.1cm[26]。Farrell等在一项研究中表示,由于LLD导致的术后神经功能障碍的患者,其患肢平均长度延长了1.7cm,范围为1.3~2.5cm[27]。同样,Edwards等发现腓总神经、坐骨神经麻痹的患者的患肢平均延长2.7cm,腓总神经麻痹平均为1.9~3.7cm,坐骨神经麻痹平均为4.4cm,范围为4.0~5.1cm[28]。结论认为,当患肢延长超过1.5cm时,患者开始出现神经麻痹的症状,当达到4cm时,超过25%的患者有明显的神经功能并发症[26]。

THA术后的患肢延长同样对步行和步态效率产生不利影响。当LLD超过2.5cm时,会发生显著的步态变化,患者可能反映跳跃步态等[29]。Gurney等报道,2~4cm的延长导致氧消耗显著增加,3~4cm的延长导致心率和股四头肌运动耗能显著增加,而在4cm短缩的LLD患者中,踝跖屈活动明显增加[30]。

将LLD的风险最小化:预防远比治疗更重要

在初次THA术前进行仔细的术前规划对于降低术后LLD的风险是至关重要的,这样可以提高患者的满意度,降低翻修的风险。术前评估包括确定高危患者,适当的咨询,详细的知情告知,术前规划和仔细的临床体检,包括脊柱、臀部和双膝。术前、术中的肢体长度评估的方法有很多种,在其他地方进行了详细的讨论,本章不再赘述[8,20,31]。

LLD的处理

THA术后LLD的评估

在THA术后,对患者肢体长度的差异进行评估后,应进一步了解感知差异的特点。详细的病史问询和体格检查,包括神经系统的评估是很重要的。

在无外界帮助的情况下,无须拐杖、矫形鞋等设备的介入进行彻底的物理治疗是很有必要的。要检查手术瘢痕,因为这将提供治疗方法的信息,并会在未来的可能需要的翻修中发挥作用。要评估髋关节运动的范围和所有可疑的挛缩带或挛缩组织。要进行Trendelenburg试验评估外展肌功能,以及骨盆和脊柱的功能,如果存在固定性侧倾畸形,还需要测量其角度。对侧的髋关节也应进行评估,因为医生可以考虑在对侧进行THA以匹配LLD的患肢。这种方法并发症少,且可以满足对侧THA的需求,避免LLD的翻修手术。

区分真性及功能性的LLD是非常重要的,因为两者的处理方法是不同的。通常情况下是两者的组合，因此衡量两者的实际组成成分是很重要的。这应该被记录下来，患者也应该被告知手术的目的是平衡真实的长度，而不是功能长度[31]。同样重要的是，要仔细分析患者初次髋关节置换的病历资料，包括审查手术报告，并确定延长是否不可避免，以保证稳定性。通常情况下，外科医生需要在手术过程中做出关键的手术选择，以保证长度和稳定性。不稳定导致的脱位可能由缺乏足够的软组织张力造成，而肢体延长则可能是由“髋部平衡”造成的。关节不稳是美国[32]第二大最常见的髋关节置换术后的翻修原因，因此必须保证髋部平衡，这可能导致 LLD 成为术后并发症。术前计划可以预防术后 LLD 的发生，完善知情同意等文件可以让患者更好地知道这种疾病[31]。

如初次的 THA 一样，术前计划在翻修手术中也是极其重要的。此部分内容已在其他章节[33,34]详细讨论，在此不再赘述。

表现性/功能性的 LLD 的处理

功能性差异通常可以采用保守治疗(尽管在少数情况下可能需要手术)，而真性差异则可能需要翻修手术。如果是表现性 LLD，可以用积极的理疗、伸展运动进行治疗，同时还可联合手法按摩和软组织动员技术，偶尔辅以类固醇或肉毒杆菌注射[35]。大多数情况下，经过 6 个月~1 年的前述治疗，表现性 LLD 都能得到有效缓解，尽管一小部分患者可能需要将足趾或足跟稍稍垫高(5%)，而手术行软组织松解(2%)和关节翻修则作为最后的手段[20]。对于外科医生来说，与理疗师探讨表现性延长的概念是很重要的，这样患者可以在各个层面上得到适当的建议。

在连续的 100 例初次行 THA[20]的患者中，14 例(14%)在术后 1 个月发现了骨盆倾斜和表现性 LLD。在术后 6 个月时，所以这些患者均恢复正常。同样，在 Abrahaw 和 Dimon[13]的研究中，术后 LDD 最常见于术前即存在 LDD 的患者，通常随着时间的推移，问题可以得到解决。

功能性 LLD 手术治疗的适应证比较少。Rodriguez 和 Ranawat[20]的一项研究中，发现所有 THA 术后患者在 15 年的随访中仅有 9 人在 4~6 月后出现持续的功能性 LLD(相当于 1/300 的概率)。其风险因素包括女性身材矮小、股骨颈内翻(伴或不伴屈曲挛缩畸形)、骨骼尺寸小、内凸畸形和运动范围受限的屈曲挛缩。共有 2 例患者需要软组织松解，其中 1 例患者需要同期进行翻修手术。其余 5 例患者需要在对侧肢体穿增高鞋，2 例患者需要额外的物理治疗来解决他们的不平衡感。当 LLD<5mm 时，作者建议只需要进行软组织松解，但在 LLD>2cm 的情况下可能需要进行假体翻修。

此类病例的翻修手术中，需要改变假体系统的对线，具体措施包括通过更换人工股骨头或股骨假体来减少股骨假体的偏距等。同时还需要探查所有相关解剖结构，包括前关节囊、臀小肌、股直肌、髂腰肌和阔筋膜张肌，以明确是否存在僵硬和是否需要行手术松解。在一项来自 AAHKS 的 90 名外科医生的调查中，有 9 名(10%)外科医生进行过软组织松解，6 名(6.7%)则报告了他们通过缩短假体的翻修手术治疗顽固功能性 LLD 的病例[20]。

真性 LLD 的处理

真性 LLD 的处理取决于对 LLD 的原因的理解。大部分情况下，肢体过长是导致症状的原因，其主要原因是由于假体位置不良，可能直接或间接导致 LLD 发生[36]。

直接原因包括假体髋臼假体安放位置不佳等，如髋臼假体安放过于靠下和(或)偏外(相对髋关节旋转中心)(图 40.1A 和 B)，或者股骨假体放置位置不良导致股骨头假体中心位于大转子定点近端(通常情况下，股骨头中心在大转子同一水平，但在股骨假体内翻或外翻情况下，这一情况会发生变化，所以需要与对侧髋关节及术前 X 线片进行比对才能最终确定)。在 Konyves 和 Bannister[15]的一项 90 例 LLD 病例的研究中，他们发现髋臼旋转中心在 68 例 (76%) 患者偏高，4 例 (4%) 正常，18 例(20%)偏低。旋转中心与术后 LLD 之间无相关性。在股骨侧，股骨柄的位置在 74 例(82%)患者肢体延长、3 例(3%)患者正常及 14 例(15%)患者短缩。股骨延长与术后 LLD 之间有显著的相关性 (*P*<

0.01)。98%(56 人中的 55 例)的患者在术后出现真性的 LLD 与股骨假体的位置有关。

间接原因包括假体位置不良导致术中不稳定(图40.2A~C)。这可能发生因髋臼假体后倾或过于内收放置的病例。因为术中出现关节失稳,从而使得外科医生通过加长股骨颈和增加股骨假体偏距的方式来加强软组织限制的程度,这样虽然在一定程度上增加了关节的稳定性,但也导致了 LLD 的发生。在 Parvizi 等[36]的研究中,21 例 THA 翻修手术(17 例初次手术和 4 例翻修手术)中,髋臼假体位置不良比股骨假体更常见。共有 15 例单独进行髋臼侧翻修,对股骨部分的翻修则为 3 例,同时进行髋臼和股骨翻修的也是 3 例。13 例臼杯既没有过度外展也没有开口朝向不佳,6 例臼杯较解剖位置低,另有 6 例位置靠近头端或与解剖位置不符而进行了翻修。

保守治疗

对于真性 LLD,康复治疗无法矫正畸形。然而,非手术治疗对大多数的患者都产生一定的效果,如使用矫形鞋增高。这些治疗无创且廉价,而且可以通过理疗师来准备和调整,大多数患者都可以接受,而且可以减轻大多数患者的症状[8,36-38]。在 Friberg 等[38]的一项研究中,涉及 1000 多例 LLD 患者,使用矫形鞋可以永久并几乎完全地缓解下腰痛[39]。类似的,Defrin 等[37]的研究显示,在 10mm 及以内的 LLD 患者中,矫形鞋的使用减少了慢性腰背痛和功能性残疾。尽管有这些效果积极的报告,但要注意尽早使用矫形鞋,因为可以防止软组织挛缩或骨盆倾斜。一些外科医生选择推迟到术后 6 个月再使用,是要确定患者感知到的下肢长度差异能否自行代偿缓解[8,20]。在这方面,患者教育及理疗师的作用同样重要。然而,应该注意的是,在全髋关节置换术后,即使在正确的矫形治疗后,下肢长度不一仍可能导致患者的不满和起诉。

手术治疗

对于需要翻修的经过绝对测量后确认的 LLD 的处理,目前还没有一致的意见。当保守治疗不能产生预期的效果且手术指征明确时,应考虑手术选择。翻修手术的并发症发生率要远高于初次手术,接近 30%[40]。可能的适应证包括严重的功能性损伤(严重髋部或腰部疼痛,髋关节不稳定性,步态问题,外展肌无力,神经症状等)、患者的低满意度,以及出于美容的需求(非常少见)而要求进行手术治疗的患者[1]。由于参考的文献不同,目前还不清楚翻修手术的时机[26]。如果患者有足下垂,并且没有证据表明出现了医源性神经损伤、脱位或出血等问题,那么术后即刻的下肢长度异常也可能是正常的。

在有症状的短缩<1cm 的病例中,可以用加长的股骨颈假体来增加肢体的长度。对于>2cm 的,可选择改变股骨柄长度、颈长,增加颈轴角度,也考虑使用更大规格的组配式假体[8]。对髋臼的翻修可能需要选择偏下、偏外放置更大直径的髋臼假体。

过长肢体的短缩操作是很有挑战性的,并需要关注与其相关的特殊并发症[26,36]。尽管有更好的假体,但术后的不稳定性仍是一个常见的并发症。我们应该记住,当对侧的髋部也有病变时,需要等到对侧手术后再考虑使用增高鞋或其他保守治疗方法,即腿的长度可以调整的时候才是合理的。可调节的假体提高翻修手术的灵活性。Dou 等[41]发现,与长度固定的假体相比,可调节的假体对术后腿部长度的调节更容易。翻修的选择包括使用延长的假体,使用较小的植入物,通过放置适当的臼杯来调整和(或)适应髋关节中心。此外,可能需要更多的手术来获得关节的稳定,包括大转子截骨术或延展术。此外,可能需要使用更大尺寸的股骨头假体,或使用限制性的内衬来获得稳定。尽管文献有限,但使用更先进的双动式髋臼关节假体似乎有希望来获得更多稳定性[26,31,36,42]。如果髋关节稳定且功能良好,那么股骨柄远端截骨术是矫正 LLD 的另一种选择。如果不稳定性是导致肢体延长的原因,那么应首先使用标准的影像学和 CT 来检查假体的位置和方向。

在纠正患肢短缩的操作中,Austin 等[43]建议直接测量从髂前上棘到内踝的肢体作为第一步。如果腿短,颈部的长度就会重新调整,如果髋关节不稳定,考虑使用限制性内衬。如果髋关节继续不稳定,

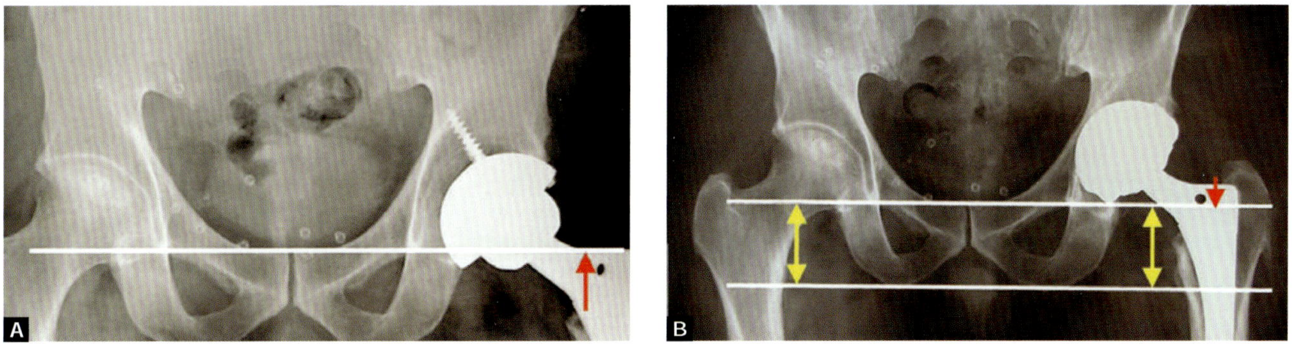

图40.1A和B　骨盆前后位片(A)显示由于髋臼假体外置导致术后肢体延长。患者因逐渐加重的后背疼痛导致跛行,长期治疗无效。翻修后骨盆前后位片(B)示髋臼杯被放置在更内侧和上方的位置。为了提高稳定性,选用了更大直径的人工股骨头。患者的下肢长度是相等的。请注意从泪滴区到小转子的垂直线(黄色箭头示)恢复至与对侧相等,而泪滴区与股骨柄近端孔(红色箭头)的相对位置变化则提示术肢长度有所缩短。她的症状在术后6周得以缓解。[*Courtesy*:Dr William T Long, MD(http://www.orthocsi.com]

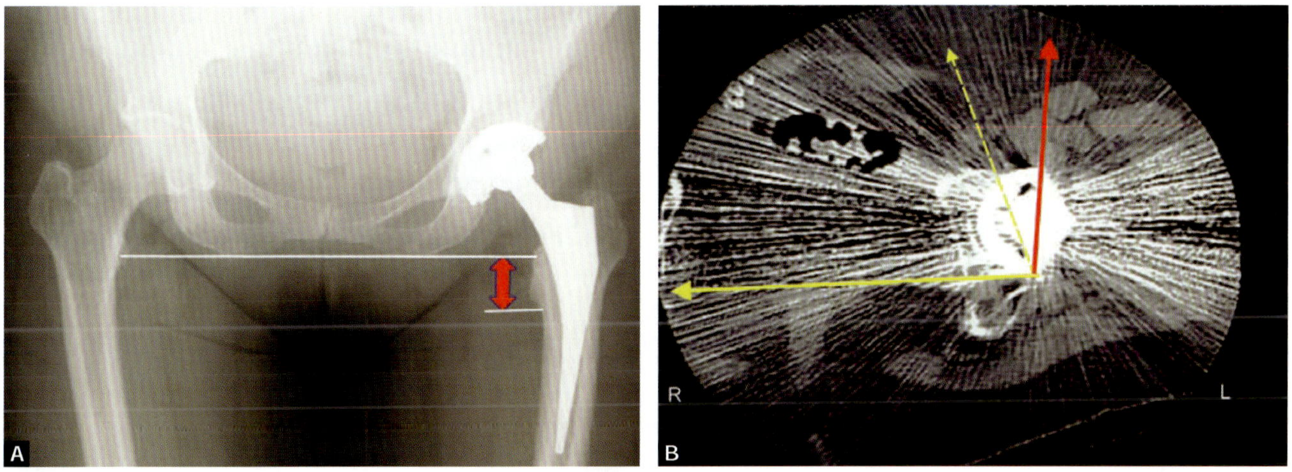

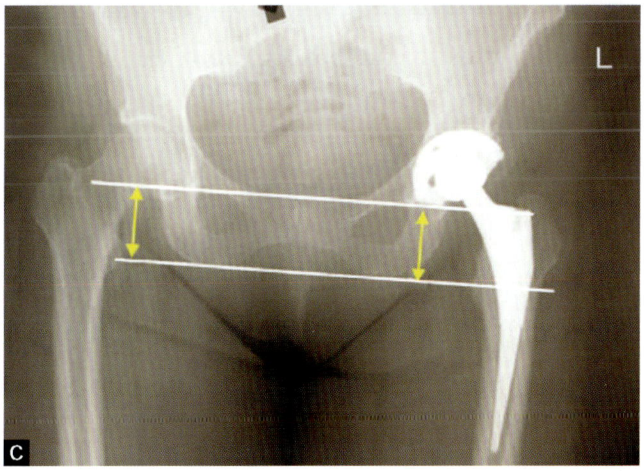

图40.2A~C　骨盆前后位片(A)及CT(B)显示髋臼假体呈25°后倾间接造成了3.5cm的肢体延长和持续的术后不稳。A图红色箭头显示肢体长度差异,B图红色箭头显示髋臼杯的后倾。B图黄色箭头显示该患者髋臼原本的解剖方位。翻修时,将髋臼假体上移和内移,同时增加前倾角(C),成功解决了关节失稳和肢体长度不等长问题。[Source:Parvizi J, Sharkey PF, Bissett GA, Rothman RH, Hozack WJ. Surgical treatment of limb length discrepancy following total hip arthroplasty. J Bone Joint Surg Am. 2003;85-A(12):2310-7.]

那么就会考虑使用其他的技术，如股骨转子滑移截骨或使用更高限制性的假体等。然而，重要的是所有关于肢体短缩的手术选择都应该谨慎考虑，因为过程复杂且多变，并发症的发生率较高（尤其是关节不稳）。

THA术后LLD的手术治疗效果

关于LLD手术治疗效果的文献报道很少。此前，Parvizi等[36]报道了平均8个月的随访（6天~6年），6954例THA中需要翻修的有症状的21例LLD患者。症状包括臀部和背部疼痛（52%）、髋关节不稳定（38%）、髋部疼痛和足外侧麻木（4.7%）。髋臼翻修的适应证包括臼杯被放置过低，或有超过20°的前/后，或超过50°的外展角，所有这些都已确认为LLD或不稳定的原因。髋臼假体的内衬、位置和颈的长度都需要评估，如股骨头旋转中心过于靠近大转子顶点近端，也需要进行翻修。在进行髋臼侧和（或）股骨侧翻修后，LLD从平均4cm（2~7cm）变为1cm（0.5~2cm）。21例患者中的15例（71.4%）均达到了肢体长度均衡。除两例患者外，其他（90.5%）在翻修术后均满意。

与之相似的，Pritchett[26]报道THA术后疼痛无缓解的神经症状伴随肢体长度>1.3cm的翻修手术。在17例平均延长2.4cm（1.3~4.1cm）行短缩手术的患者中，仅有11例（65%）在神经症状方面得到了改善。2例患者得到了部分恢复而6例无任何恢复。11例患者中，7例运动功能障碍的患者，肢体力量有不同程度的恢复，其中3人完全康复。在两例患者中，臼杯分别放在更高和更内侧以缩短LLD。5例患者减少了股骨颈颈长，10例需要对股骨假体进行彻底翻修。除此以外的4例患者需要额外加固股骨转子，另外4例需要限制性的臼杯以保持稳定。如术前出现坐骨神经痛或神经病变，那么延展术则更加需要注意。作者强调了该手术不可预测的结果，并建议对患者进行充分的咨询。

结论

LLD是患者不满和引起医疗纠纷的常见原因，其可接受的水平界限尚未确定。一般来说，短缩畸形的耐受性高于肢体延长畸形，而超过1.5cm的延长畸形与背痛、步态改变和神经症状有关。彻底的术前评估应识别那些可能在术后出现LLD的高危患者，并完善适当的医疗文件、提出适当的诊疗建议。LLD的大部分问题都是因没有在术前向高危患者做出相关的解释而引起。识别和区分真性和功能性LLD是很重要的，因为两者在处理方法上完全不同。术中股骨和髋臼假体放置的位置不佳，是导致术后真性LLD发生的重要因素之一。如果术后出现了不能耐受的LLD，最重要的是去识别并适当治疗。大部分情况下，LLD可以保守治疗，保守治疗不能产生预期的结果而手术指征明确时，可以考虑手术治疗。可能的指征包括严重的功能障碍（髋关节和背部疼痛，髋关节不稳定，步态问题，外展肌无力和神经症状），患者的低满意度，少数时候还包括美容的要求，外科医生可以通过减少LLD来改善病情。然而，我们反复强调的是，因为其不可预测的特点、患者各种各样的反应、高并发症发生率，尤其是不稳定的发生，所有关于肢体缩短的手术选择都应谨慎进行。

（吴旋　译　史法见　审）

参考文献

1. Beard DJ, Palan J, Andrew NG, Nolan J, Murray DW. Incidence and effect of leg length discrepancy following total hip arthroplasty. Physiotherapy. 2008;94(2):91-6.
2. Giles LG, Taylor JR. Low-back pain associated with leg length inequality. Spine. 1981;6(5):510-21.
3. Rosler J, Perka C. The effect of anatomical positional relationships on kinetic parameters after total hip replacement. International Orthopaedics. 2000;24(1):23-7.
4. Woo RY, Morrey BF. Dislocations after total hip arthroplasty. The Journal of Bone and Joint

Surgery American Volume. 1982;64(9):1295-306.

5. Amstutz HC, Ma SM, Jinnah RH, Mai L. Revision of aseptic loose total hip arthroplasties. Clinical Orthopedics. 1982;170:21-33.
6. White AB. AAOS committee on professional liability: study of 119 closed malpractice claims involving hip replacement. AAOS Bulletin, 1994.
7. Herndon JH. One more turn of the wrench. The Journal of Bone and Joint Surgery American Volume. 2003;85-A(10):2036-48.
8. Clark CR, Huddleston HD, Schoch EP, 3rd, Thomas BJ. Leg-length discrepancy after total hip arthroplasty. The Journal of the American Academy of Orthopaedic Surgeons. 2006;14(1):38-45.
9. Ong KL, Mowat FS, Chan N, Lau E, Halpern MT, Kurtz SM. Economic burden of revision hip and knee arthroplasty in Medicare enrollees. Clinical Orthopaedics and Related Research. 2006;446:22-8.
10. Upadhyay A, York S, Macaulay W, McGrory B, Robbennolt J, Bal BS. Medical malpractice in hip and knee arthroplasty. The Journal of Arthroplasty. 2007;22(6 Suppl 2):2-7.
11. Whittingham-Jones P, Williams D, Raja S, Bridle S, Bircher M. Negligence claims in UK total hip arthroplasty: a series of 167 consecutive cases. The Medico-legal Journal. 2012;80(Pt 4):157-61.
12. McWilliams AB, Douglas SL, Redmond AC, Grainger AJ, O'Connor PJ, Stewart TD, et al. Litigation after hip and knee replacement in the National Health Service. The Bone and Joint Journal. 2013;95-B(1):122-6. Epub 2013/01/12.
13. Abraham WD, Dimon JH, 3rd. Leg length discrepancy in total hip arthroplasty. The Orthopedic Clinics of North America. 1992;23(2):201-9.
14. Edeen J, Sharkey PF, Alexander AH. Clinical significance of leg-length inequality after total hip arthroplasty. American Journal of Orthopedics. 1995;24(4):347-51.
15. Konyves A, Bannister GC. The importance of leg length discrepancy after total hip arthroplasty. The Journal of Bone and Joint Surgery British. 2005;87(2):155-7.
16. Sarangi PP, Bannister GC. Leg length discrepancy after total hip replacement. Hip International. 1997;7:121-4.
17. Gofton JP, Trueman GE. Studies in osteoarthritis of the hip. II. Osteoarthritis of the hip and leg-length disparity. Can Med Assoc J. 1971;104(9):791-9. Epub 1971/05/08.
18. Nakanowatari T, Suzukamo Y, Suga T, Okii A, Fujii G, Izumi SI. True or apparent leg length discrepancy: Which is a better predictor of short-term functional outcomes after total hip arthroplasty? Journal of Geriatric Physical Therapy. 2013;37(4):169-74.
19. McWilliams AB, Grainger AJ, O'Connor PJ, Redmond AC, Stewart TD, Stone MH. A review of symptomatic leg length inequality following total hip arthroplasty. Hip international : the Journal of Clinical and Experimental Research on Hip Pathology and Therapy. 2013;23(1):6-14.
20. Ranawat CS, Rodriguez JA. Functional leg-length inequality following total hip arthroplasty. The Journal of Arthroplasty. 1997;12(4):359-64.
21. Machen MS, Stevens PM. Should full-length standing anteroposterior radiographs replace the scanogram for measurement of limb length discrepancy? J Pediatr Orthop B. 2005;14(1):30-7.
22. Sabharwal S, Kumar A. Methods for assessing leg length discrepancy. Clinical Orthopaedics and Related Research. 2008;466(12):2910-22.
23. Whitehouse MR, Stefanovich-Lawbuary NS, Brunton LR, Blom AW. The impact of leg length discrepancy on patient satisfaction and functional outcome following total hip arthroplasty. The Journal of Arthroplasty. 2013;28(8):1408-14.
24. White TO, Dougall TW. Arthroplasty of the hip. Leg length is not important. The Journal of Bone and Joint Surgery British Volume. 2002;84(3):335-8.
25. Kersic M, Dolinar D, Antolic V, Mavcic B. The impact of leg length discrepancy on clinical outcome of total hip arthroplasty: Comparison of four measurement methods. The Journal of Arthroplasty. 2014;29(1):137-41.
26. Pritchett JW. Nerve injury and limb lengthening after hip replacement: treatment by shortening. Clinical Orthopaedics and Related Research. 2004;418:168-71.
27. Farrell CM, Springer BD, Haidukewych GJ, Morrey BF. Motor nerve palsy following primary total hip arthroplasty. The Journal of Bone and Joint Surgery American Volume. 2005;87(12):2619-25.
28. Edwards BN, Tullos HS, Noble PC. Contributory factors and etiology of sciatic nerve palsy in total hip arthroplasty. Clinical Orthopaedics and Related Research. 1987;218:136-41.
29. Harkess JW, Jr. CJR. Arthroplasty of the hip. In: Canale TS, Campbell WC (Eds). Campbell's Operative Orthopaedics. St. Louis: Mosby. 2003;10:158-310.
30. Gurney B, Mermier C, Robergs R, Gibson A, Rivero D. Effects of limb-length discrepancy on gait economy and lower-extremity muscle activity in older adults. The Journal of Bone and Joint Surgery American. 2001;83-A(6):907-15.
31. Ranawat AS, Sancheti PK, Maheshwari AV. Limb length discrepancy after THA: Avoidance and

treatment. In: Brown T, Cui QJ, Mihalco W, Saleh K (Eds). Arthritis and Arthroplasty: The Hip. Philadelphia: Saunders. 2009;1:245-52.
32. Jafari SM, Coyle C, Mortazavi SM, Sharkey PF, Parvizi J. Revision hip arthroplasty: infection is the most common cause of failure. Clinical Orthopaedics and Related Research. 2010;468(8):2046-51. Epub 2010/03/03.
33. Barrack RL, Burnett RS. Preoperative planning for revision total hip arthroplasty. Instructional course lectures. 2006;55:233-44.
34. Schmidt RD. Preoperative planning for revision total hip arthroplasty. American Journal of Orthopedics. 2002;31(4):179-81.
35. Bhave A, Mont M, Tennis S, Nickey M, Starr R, Etienne G. Functional problems and treatment solutions after total hip and knee joint arthroplasty. The Journal of Bone and Joint Surgery American Volume. 2005;87(Suppl 2):9-21.
36. Parvizi J, Sharkey PF, Bissett GA, Rothman RH, Hozack WJ. Surgical treatment of limb-length discrepancy following total hip arthroplasty. The Journal of Bone and Joint Surgery American. 2003;85-A(12):2310-7.
37. Defrin R, Ben Benyamin S, Aldubi RD, Pick CG. Conservative correction of leg-length discrepancies of 10 mm or less for the relief of chronic low back pain. Archives of Physical Medicine and Rehabilitation. 2005;86(11):2075-80.
38. Friberg O. Clinical symptoms and biomechanics of lumbar spine and hip joint in leg length inequality. Spine. 1983;8(6):643-51.
39. Brady RJ, Dean JB, Skinner TM, Gross MT. Limb length inequality: clinical implications for assessment and intervention. J Orthop Sports Phys Ther. 2003;33(5):221-34. Epub 2003/05/31.
40. Kinkel S, Kaefer W, Reissig W, Puhl W, Kessler S. Revision total hip arthroplasty: the influence of gender and age on the perioperative complication rate. Acta Chir Orthop Traumatol Cech. 2003;70(5):269-73.
41. Dou Y, Zhou Y, Tang Q, Yang D, Liu J. Leg-length discrepancy after revision hip arthroplasty: are modular stems superior? The Journal of Arthroplasty. 2013;28(4):676-9.
42. Philippot R, Camilleri JP, Boyer B, Adam P, Farizon F. The use of a dual-articulation acetabular cup system to prevent dislocation after primary total hip arthroplasty: analysis of 384 cases at a mean follow-up of 15 years. International Orthopaedics. 2009;33(4):927-32.
43. Austin MS, Hozack WJ, Sharkey PF, Rothman RH. Stability and leg length equality in total hip arthroplasty. The Journal of Arthroplasty. 2003;18(3 Suppl 1):88-90.

第 41 章

使用组配式带凹槽的锥形假体治疗股骨假体周围骨折

Mittal Patel, Kenneth J. Jahng, Jose Rodriguez

概述

全髋关节置换术是一种非常成功的手术,效果良好。手术的例数正在持续增加,适应证范围也在逐渐扩大[1-10]。然而,随着手术数量的逐年增加,诸如假体周围骨折等并发症的发生率也随之上升。术后股骨假体周围骨折的发生率为 0.1%~18%[2-6]。大型国家关节登记系统的资料显示,初次全髋关节置换术后发生率为 0.4%, 髋关节翻修术后发生率为 2.1%。最近报道显示年发病率为 0.11%~0.13%[1]。

股骨假体周围骨折通常是由跌倒等低能量创伤引起,或者在日常活动中自发发生[7]。此类骨折经常与骨质量差、内植物松动及骨质流失有关,因此难以治疗。应详细询问病史及体格检查,以更好地处理患者的外伤及其他合并症[3]。

股骨假体周围骨折常使用温哥华分类系统[11](表 41.1)。此系统基于骨折的位置、股骨柄的稳定性和周围骨骼质量进行分类。B 型骨折发生于股骨柄假体周围,并进一步细分为 B_1、B_2 和 B_3。B_1 型骨折股骨柄固定牢固, 通常行开放复位内固定治疗。B_2 型和 B_3 型骨折假体松动,B_2 型骨折通常伴有轻度骨缺损;B_3 型骨折通常伴有严重的骨缺损。B_2 型和 B_3 型股骨假体周围骨折伴随股骨柄松动[1],通常使用翻修假体治疗。

使用骨水泥假体进行股骨假体周围骨折治疗,由于骨水泥可能渗入骨折断端,骨不连和假体松动的风险较高[10]。所以,通常选用非骨水泥固定的假体[8,12-21]。股骨假体周围骨折常见股骨近端粉碎骨折和骨缺损,组配式的带凹槽的锥形假体固定在股骨干中提供轴向和旋转稳定(Berry 2003)。

在本章中, 我们描述了保护周围的软组织,使用远端固定非骨水泥组配式的带凹槽的锥形假体治疗温哥华 B_2 和 B_3 型股骨假体周围骨折的技术。

适应证

温哥华 B_2 和 B_3 型股骨假体周围骨折。

治疗目标

- 恢复正常解剖,包括肢体长度、偏心距及前

表41.1 髋关节股骨假体周围骨折温哥华分类

分型与亚型	位置与特征
A 型	
AG	大转子
AL	小转子
B 型	
B_1	股骨柄或尖端周围;股骨柄固定稳定
B_2	股骨柄或尖端周围;股骨柄松动
B_3	股骨柄周围;股骨柄松动,近端骨存量差
C 型	股骨柄远端

倾角。

- 骨折部位的复位及固定。
- 保留血液供应和保证骨折愈合。

内植物

我们使用组配式、锥形、带凹槽、远端固定的非骨水泥固定的钛金属股骨柄。通常，使用 Link 公司 MP™ 重建髋关节柄 (Waldemar Link GmbH and Co)，该柄具有 3°锥度角，金刚砂喷射处理，表面粗糙度为 70μm。组配化设计允许独立调整偏心距、前倾角及长度。垫圈(spacers)也有助于调整长度。跨过骨折部位，假体固定于远端髓腔由近端部分提供轴向和旋转稳定性。避免使用近端稳定的非水泥股骨柄，因为这样的假体会增加假体松动、下沉及骨折的风险。

术前计划

术前模板测量可以预测假体需求、优化假体位置并恢复患者的正常解剖结构。拍摄骨盆正位片及髋关节股骨正侧位 X 线片，对骨折特点、假体松动、骨质溶解、骨质量和骨畸形或缺损进行评估。

为理解患者的解剖结构，以对侧肢体进行模板测量(图 41.1A)。远端股骨柄位于股骨髓腔中央。选择合适的直径以填充髓腔，与邻近的皮质接触以获得最佳的固定。放置股骨部件以确定旋转中心，方便恢复患侧旋转中心。标记近端组件与远端柄连接部位，即“零线”(zero line)位置。还应考虑股骨干的前弓与外弓、腿部长度和偏心距。

应对骨折模式的特征及解剖标志进行识别。通常，远端骨折片的近端尖端可用作恒定的标记(图 41.1B)。在损伤侧标记“零线”，并且测量其距离近端尖端的距离。对骨水泥固定的股骨柄周围骨折的病例，股骨柄远端和骨水泥鞘内假体尖端接触点之间的距离可用于计算骨折的缩短量。这些测量用于恢复长度和旋转中心。选择的翻修股骨柄长度应至少在骨折线及应力集中区下方 2 个骨皮层直径以桥接这些区域。也可以研究骨折前的 X 线处以确认解剖关系。

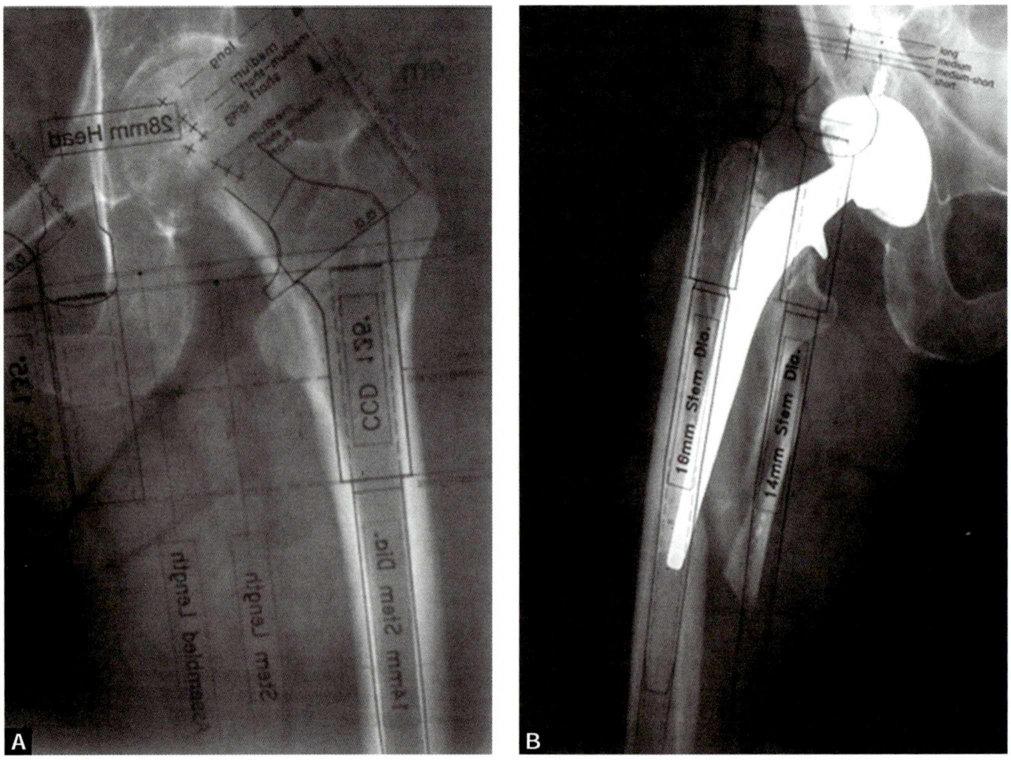

图41.1A和B　(A)正常侧模版测量。(B)远折段最近点的模板测量。

入路及技术

患者侧卧位取可延长切口的后外侧入路（图 41.2）。

避免剥离正常的软组织附着，仔细保留骨折块的血运。初步暴露后，肌肉沿骨折线分开，以显露假体（图 41.3）。近端骨折块与附着的软组织一起牵向前方。通常，假体已经松动，容易被去除。有时，需要做大转子延展截骨（ETO）以取出假体，如果存在骨水泥鞘，一并去除。

暴露远折段，并识别和标记最近点。钢丝或钢缆预防性环扎远端以预防骨质劈裂。

彻底去除远端中的水泥鞘非常重要，原因是在股骨髓腔准备过程中，残存的水泥可以改变髓腔锉的方向，导致偏心的磨锉和皮质穿孔。术中透视确认去除所有水泥。

首先，将假体远端插入髓腔固定重建股骨，然后将骨折块复位于其周围。按模板测量的深度标记髓腔锉，使得近端部分达到零线（图 41.4A 和 B）。可以将标记的髓腔锉放置于大腿侧方使用标记线来估计插入深度（图 41.5）。

使用术中透视引导，渐次增大髓腔锉磨锉到预定的直径和深度（图 41.6A 和 B）。磨锉在髓腔中心进行，避免造成皮质穿孔（特别是前方穿孔）的失误。髓腔锉的末端应该充满髓腔，并超过皮质缺损区至少 2 个股骨干直径，以保证选择合适的假体长度。磨锉也可手动进行，以减小皮质破裂的风险。

将股骨柄试模植入从远端骨折块的近端尖端模板测量的深度（图 41.7）。

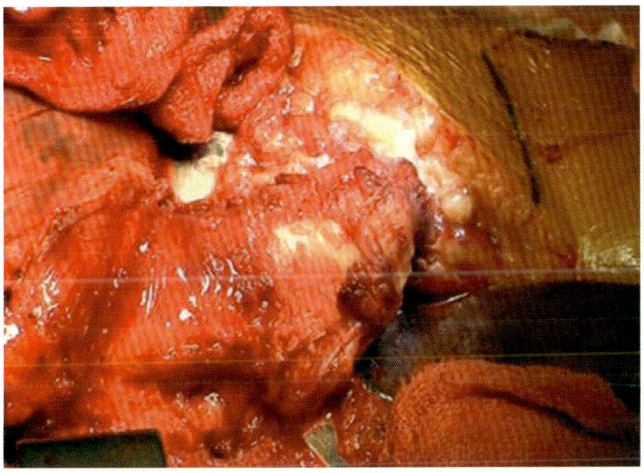

图41.2 可延长切口的髋关节后外侧入路。

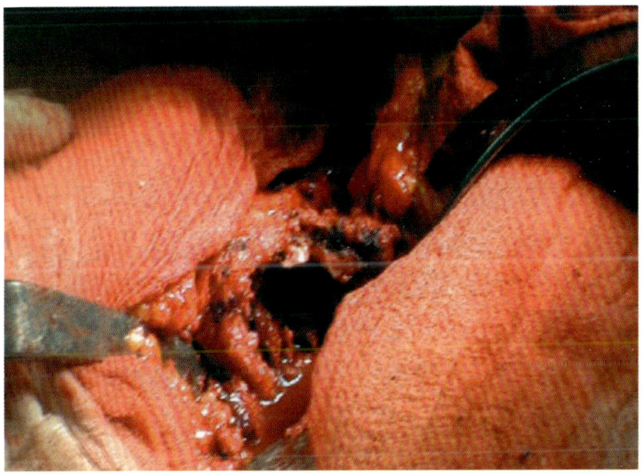

图41.3 暴露骨折部位。

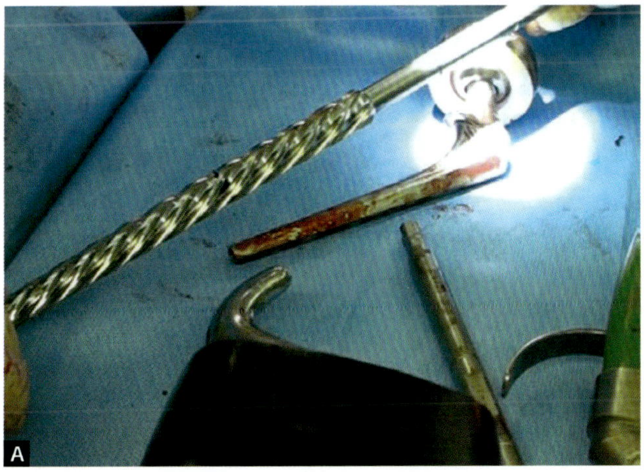

A

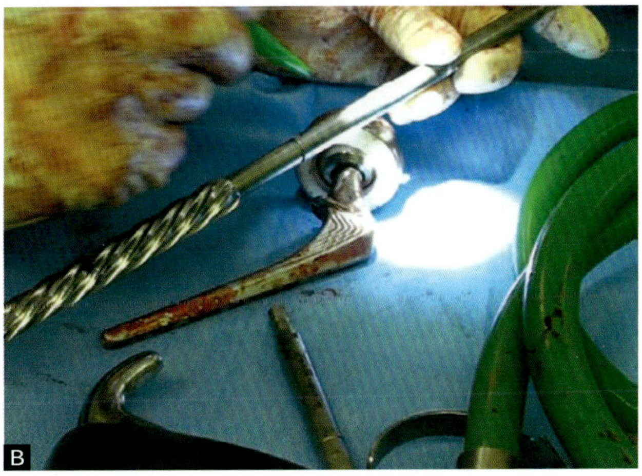

B

图41.4A和B 标记髓腔锉以便确定合适的深度。

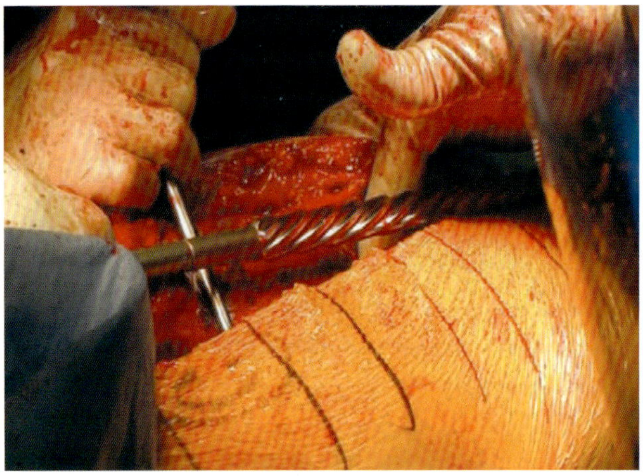

图41.5 髓腔锉放置于大腿侧方来估计插入的深度及方向。

然后使用植入的远端试模柄引导近端股骨的磨锉(图 41.8)。将股骨近端试模插入近端骨折,并于远端柄试模连接(图 41.9)。近端骨折碎片用钢缆或骨丝临时固定在假体上,进行试模复位试验。

此时,评估腿的长度、偏距、前倾和稳定性。模块化的设计允许对以上项目进行调整。垫圈(spacers)也有助于调整长度。

获得所需的植入位置之后,移除试模,并用脉冲枪彻底冲洗伤口以除去碎屑。

安装最终假体,并通过解剖标志确定位置。在最终拧紧螺丝时, 将前倾保持在所需位置 (图 41.10)。如果股骨近端完整,则在植入组件之前,将预防性钢缆或钢丝置于近端和远端碎片周围。如果近端股骨缺损,首先将植入物植入骨干,然后在假体周围复位近端碎片。髋关节的外展和内旋有助于复位大的骨折块,包括大转子。

植入假体应该轻柔。如果假体在植入过程中不再前进,应该去除假体。应再次检查骨内膜表面是否有骨突起或未磨掉的骨质。如果需要,可以磨锉远端髓腔。可以再将远端髓腔磨锉 0.5mm 以方便植入。

根据使用的假体,可以安装额外的转子固定装置,例如爪形钢板。

复位髋关节并评估稳定性。伤口用稀释的碘附溶液和盐水冲洗。在周围的软组织注射局部疼痛控制的鸡尾酒注射液。

用爱惜邦缝合线(Ethibond)修复腱结构,包括臀大肌和短外旋肌。使用倒刺缝线关闭深层肌筋膜,可吸收薇乔线缝合皮下组织。

使用 3-0 倒刺缝线皮内缝合闭合皮肤,如果皮肤质量差,可能需要尼龙缝线。

术后护理

采用后侧入路髋关节置换的常规预防。根据骨折的类型及固定的牢固程度先足尖着地负重,根据影像学检查骨愈合的情况逐渐增加负重。

并发症

手术中的并发症可能发生在手术的各个阶段,

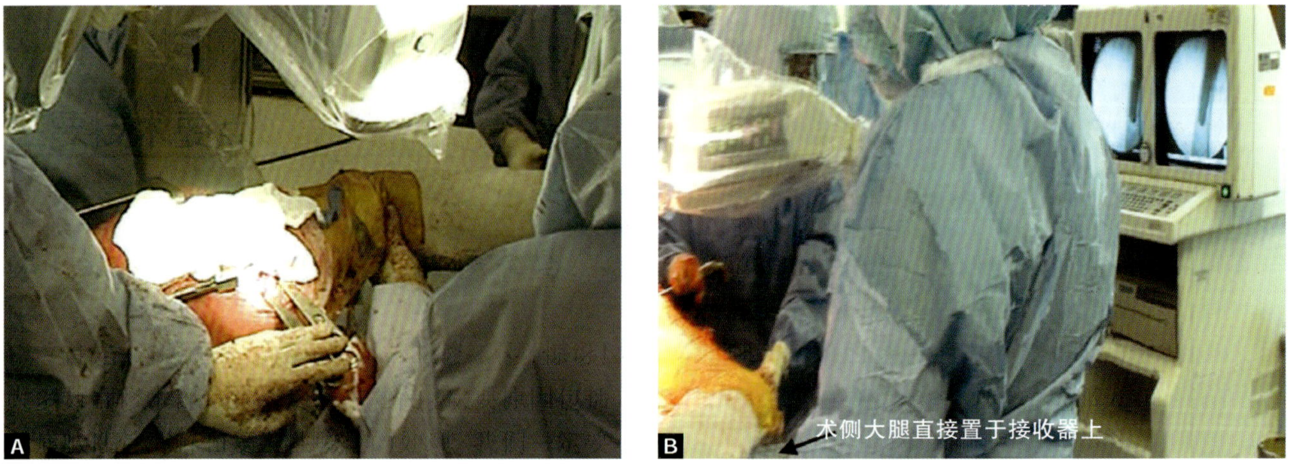

图41.6A和B 术中透视引导髓腔磨锉避免皮质穿孔。

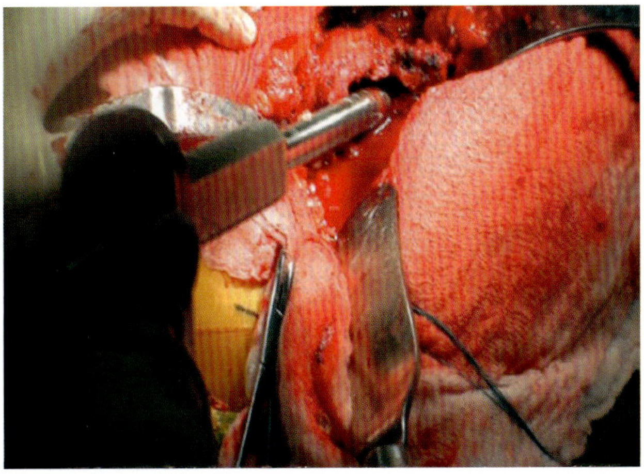

图41.7　股骨柄试模植入远端骨髓腔。

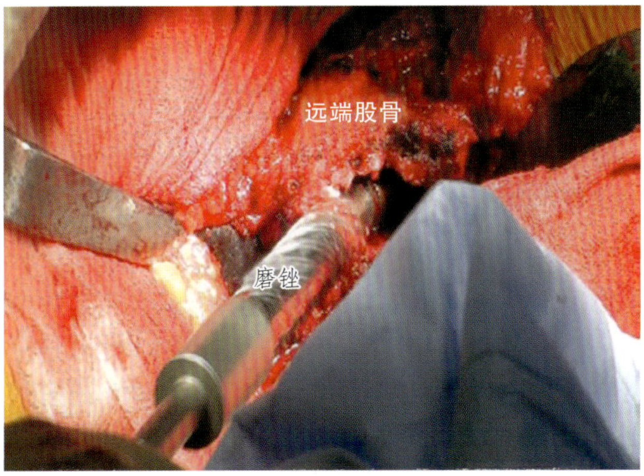

图41.8　在引导下磨锉近端部位。

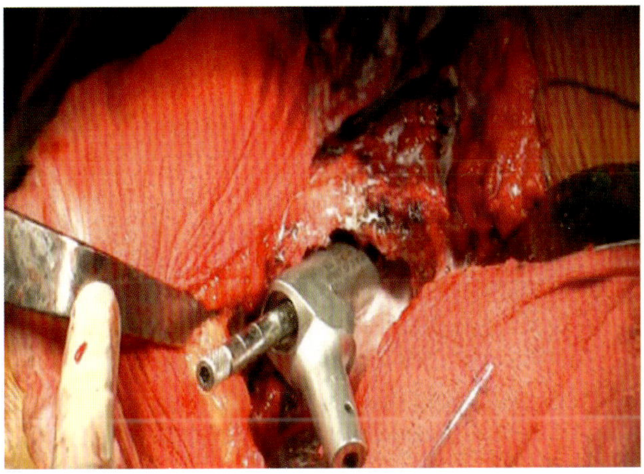

图41.9　安装近端部分试模。

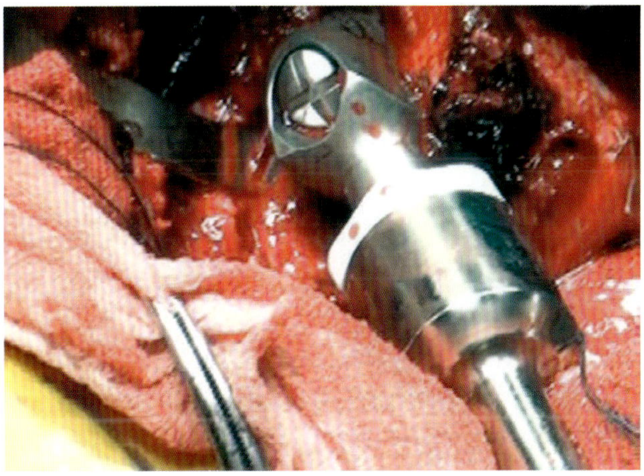

图41.10　拧紧近端部分的螺丝时维持前倾角。

但可以通过仔细的操作来避免。暴力去除原来的骨水泥或强力磨锉远端髓腔，有可能发生股骨皮质穿孔。考虑到这一点，骨水泥应该巧妙地移除，同时保留周围的骨。远端髓腔的磨锉应手动进行，注意触觉的反馈，是否置于髓腔中央应通过术中透视确认。通过预防钢缆或钢丝环扎以及温和地锤击植入假体来避免骨折线向远端扩展。重要的是术中识别这些骨折线。如果暴露不充分，最初的髋关节脱位的操作即可发生骨折线向远端扩展。因此，我们选择可延长后外侧入路，利用骨折部位进行暴露，必要时做大转子延展截骨。近端骨折碎片的复位和固定可能是困难的，大腿在外展和内旋放置有助于复位转子骨折碎片。

术后并发症包括伤口延迟愈合，其可能的原因是既往手术造成组织瘢痕。可以通过避免组织绞窄的细致缝合来预防，必要时使用负压伤口引流。感染是在存在异物植入及周围失活组织手术需要考虑的问题。应小心保护骨折碎片的血运，并严格遵守无菌方案。术后早期采取髋关节预防措施减少髋关节脱位。深静脉血栓形成、肺炎和褥疮溃疡也可以通过早期术后行走和物理治疗来预防。

术后晚期可能出现骨折部位不愈合。可以通过保留骨折块的血运及避免软组织剥离来减少发生的机会。股骨柄的下沉发生在假体型号侧小的情况下[2,22]。术前和术中 X 线片有助于确定最佳股骨柄直径。常规术后随访以发现并治疗可能的术后并发症。

我们的结果

我们在使用组配式锥形假体全髋关节翻修方面有丰富的经验[23,24]。回顾了我们医院1998年至2006年14例温哥华 B_2 型和 B_3 型假体股骨骨折患者使用组配式、锥形、带凹槽、远端固定的非骨水泥固定的股骨柄(Link公司MP™重建髋关节柄)翻修的结果。患者的平均年龄为67.3岁(36~96岁),均为女性。有12例温哥华 B_2 型和2例温哥华 B_3 型骨折。既往手术有9例患者使用骨水泥股骨假体,5例使用非骨水泥假体。

平均手术时间为194分钟(160~248分钟)。最近随访的Harris髋关节平均得分[25]为83.9(63.7~99.8)。4例患者在最后随访期间无疼痛,5例轻微或偶有疼痛,其余均轻度至中度疼痛。放射学评价,在3个月至1年的时间内,所有病例的骨干碎片完全愈合。2例有转子骨折片不愈合。所有髋远端部位均存在远端部位的焊点区域,无透光区。所有假体没有超过2mm的下沉。

有2例髋关节脱位,均有转子骨不连。一例通过闭合复位进行治疗,另一例通过应用限制性内衬和假体近端组件翻修。有2例表浅感染,局部清创和抗生素治疗。没有症状性深静脉血栓形成或肺栓塞的病例。

典型病例

一例80岁的温哥华 B_2 型骨折女性病例。同侧肢体曾行全膝关节置换。做大转子延展截骨(ETO)去除以前的假体,使用组配式锥形假体进行翻修。术后骨折愈合,患者功能良好(图41.11至图41.13)。

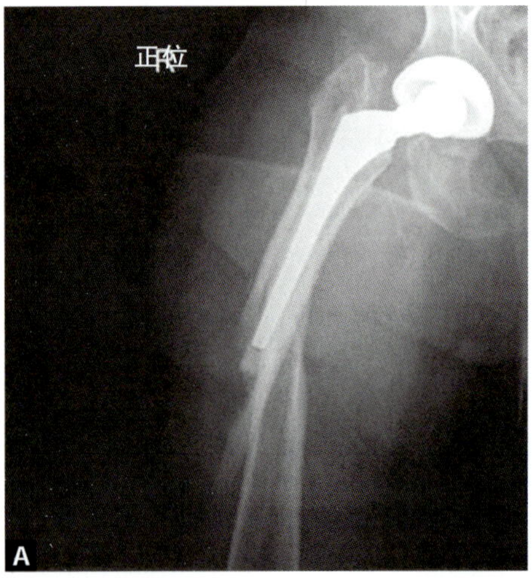

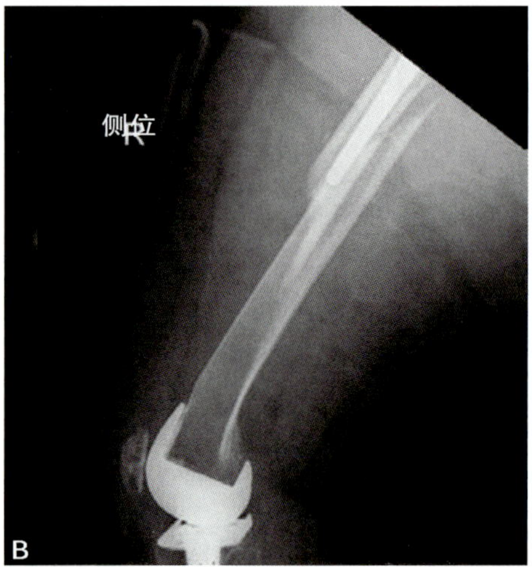

图41.11A和B　术前X线片。

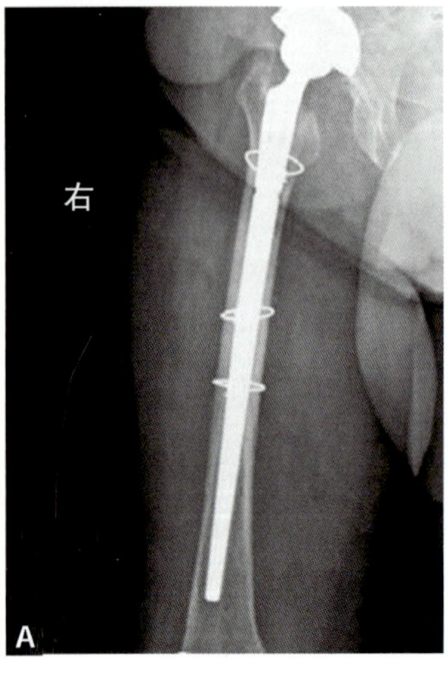

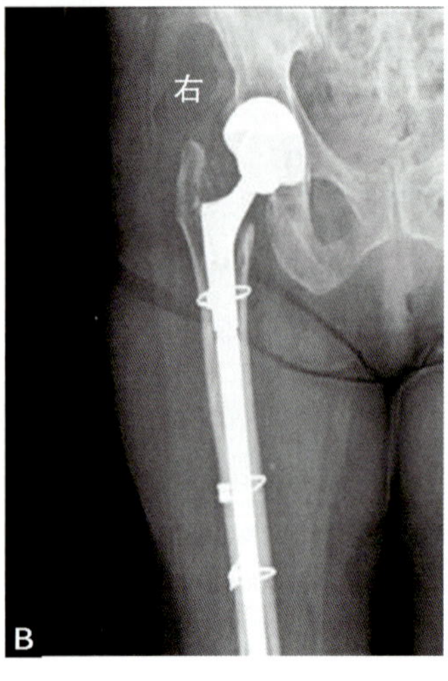

图41.12A和B　术后6周X线片,仍可看到骨折线。

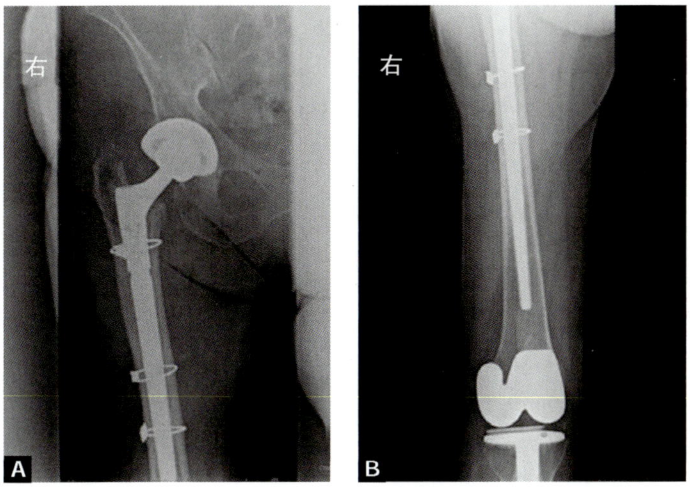

图41.13A和B　术后两年半随访。

（张二洋　译　李钊　审）

参考文献

1. Lindahl H, Garellick G, Regnér H, Herberts P, Malchau H. Three hundred and twenty-one periprosthetic femoral fractures. J Bone Joint Surg Am. 2006;88(6):1215-22.
2. Shah RP, Sheth NP, Gray C, Alosh H, Garino JP. Periprosthetic fractures around loose femoral components. J Am Acad Orthop Surg. 2014;22(8):482-90.
3. Sarvilinna R, Huhtala HS, Sovelius RT, Halonen PJ, Nevalainen JK, Pajamäki KJ. Factors predisposing to periprosthetic fracture after hip arthroplasty: a case (n = 31)-control study. Acta Orthop Scand. 2004;75(1):16-20.
4. Morrey BF, Kavanangh BF. Complications with revision of femoral component of total hip arthroplasty: Comparision between cemented and uncemented techniques. J Arthroplasty 1992;7(1):71-9.
5. Kavanagh BF. Femoral fractures associated with total hip arthroplasty. Orthop Clin North Am. 1992;23(2):249-57.
6. Berry DJ, Dorr LD, Long WT, et al. Early femur fractures after THA. Increased prevalence associated with modern American practice. Presented at 75th Annual Meeting of the AAOS, San francisco, CA, 2008. (poster 106).
7. Monitjo H, Eber FR, Lennox DA. Treatment of proximal femur fractures associated with total hip arthroplasty. J arthroplasty. 1989;4(2):115-23.
8. Berry DJ. Treatment of Vancouver B3 periprosthetic femur fractures with a fluted tapered stem. Clin Orthop Related Res. 2003;417:224-31.
9. Lewallen DG, Berry DJ. Periprosthetic fractures of the femur after total hip arthroplasty. Treatment and results to date. Instr Course Lect. 1998;47:243-9.
10. Beals RK, Tower SS. Periprosthetic fractures of the femur. An analysis of 93 fractures. Clin Orthop. 1996;327:238-46.
11. Duncan CP, Masri BA. Fractures of the femur after hip replacement. Instr Course Lect. 1995;44:293-304.
12. Peters CL, Rivero DP, Kull LR, et al. Revision total hip arthroplasty without cement: Subsidence of proximally porous-coated femoral components. J Vone Joints Surg Am. 1995;77:1217-26.
13. Macdonald SJ, Paprosky WG, Jablonsky WS. Periprosthetic femoral fractures treated with a long stem cementless components. J Arthroplasty. 2001;16:379-83.
14. Ko PS, Lam JJ, Tio MK, et al. Distal fixation with wagner revision stem in treating Vancouver type B2 periprosthetic femur fractures in geriatric patients. J Arthroplasty. 2003;18:446-52.
15. Mulay S, Hassan T, Birtwistele S, et al. Management of types B2 and B3 femoral periprosthetic fractures by a tapered, fluted and distally fixed stem. J Arthroplasty. 2005;20:751-6.
16. Gracia-Cimbrelo E, Munuera L, Gil-Garay E. Femoral shaft fractures after cemented total hip

arthroplasty. Int Orthop. 1992;16(1):97-100.
17. Tsiridis E, Haddad FS, Gie GA. The Management of periprosthetic femoral fractures around hip replacement. Injury Int J Care Injured. 2003;34:95-105.
18. Moran MC. Treatment of periprosthetic fractures around total hip arthroplasty with an extensively coated femoral componet. J Arthroplaty. 1996;11:981-8.
19. Bohm P, Bischel O. Femoral revision with the Wagner SL, revision stem. J Bone Joint Surg Am. 2001;83-A:1023-31.
20. Garbuz DD, Masri BA, Duncan CP. Periprosthetic fractures of the femur: principles of prevention and management. Instr Course Lect. 1998;47:237-42.
21. Michael C, Moran MD. Treatment of periprosthetic fracture around total hip arthroplasty with an extensively coated femoral component. J Arthroplasty. 1996;11:981-7.
22. Munro JT1, Garbuz DS, Masri BA, Duncan CP. Tapered fluted titanium stems in the management of Vancouver B2 and B3 periprosthetic femoral fractures. Clin Orthop Relat Res. 2014;472(2):590-8. doi: 10.1007/s11999-013-3087-3.
23. Rodriguez JA, Fada R, Murphy SB, et al. Two to five year follow up of femoral defects in femoral revision treated with the link MP modular stem. J Arthroplasty. 2009;24:751-8.
24. Rodrigues JA, Goyal A, Thakur RR,Deshmukh AJ, Ranawat AS, Ranawat CS. Preoperative planning and surgical technique in the management of periprosthetic femoral fractures using a tapered modular fluted prosthesis with distal fixation. Operative Techniques in Orthopaedics, 2009. pp.137-42.
25. Harris WH. Traumatic arthritis of the hip after dislocation and acetabular fractures: Treatment by mold arthroplasty. An end-result study using a new method of result evaluation. J Bone and Joint Surg Am. 1969;51-A:735-55.

第 42 章

半髋关节置换术后全髋关节置换翻修术

Krishna Kiran Eachempati, Sunil Apsingi, AV Gurava Reddy, Rajesh Malhotra

概述

半髋关节置换术(单极或双极)是老年股骨颈骨折患者常见的手术方法,在缓解疼痛、恢复活动、降低发病率和死亡率方面具有良好的短期效果[1-3]。虽然有些人主张用双极半髋关节置换术治疗髋关节关节炎的各种病情,但结果并不乐观,并且大部分已被放弃,支持给予全髋关节置换术(THA)[4]。

半髋关节置换术转为全髋关节置换术翻修的比例是变化的,在高活动度水平的患者中可高达37%甚至55%[5]。

半髋关节置换术后全髋 THA 翻修的适应证:

- 无论假体柄固定松动与否,髋臼侵袭和内陷均引起腹股沟疼痛。原始外伤可能造成髋臼软骨的磨损,下肢的延长而对软骨产生过度的压力,髋臼和假体头直径之间的不匹配产生应力集中,以及硬质金属头对软性髋臼软骨的穿透磨损。关节软骨的退变与半髋关节置换术后的时间长度相关。
- 股骨假体松动和下沉引起大腿疼痛通常可见于非水泥型 Austin Moore 或双极假体。
- 脱位。
- 植入物断裂导致功能丧失。
- 假体周围骨折。
- 感染。
- 其他原因。

半髋关节置换术后改全髋置换翻修术充满技术挑战,据报道,与初次全髋关节置换术相比,其具有更高的松动率和并发症发生率[6-9]。

术前评估

术前规划在翻修术中至关重要。应按照标准方法检查所有计划给予翻修手术的患者。必须记录包括初次手术指征和症状持续时间的详细病史记录。术前下肢缩短程度必须记录在案。在规划手术过程中,知道初次的手术入路、活动范围和下肢外展肌力是必不可少的。必要时提前规划术中进行大转子截骨术或大转子滑移截骨术。必须获得骨盆前后位X线片、髋关节前后位和股骨侧位 X 线片,重要的是评估髋臼和股骨骨质量,存在的骨缺损以及大转子的状况。在 ESR 和 CRP 水平升高的情况下,必须进行包括红细胞沉降率(ESR)和 C 反应蛋白(CRP)在内的常规炎性标记物测定,3 周以后复查。假体的选择取决于股骨距的存在/不存在、股骨近端骨质缺损程度、皮质穿孔(如果有的话)以及髋臼侵袭程度。当髋臼和近端股骨接近正常时,可以使用初次全髋关节置换(THR)假体。股骨距骨吸收的患者中,应当考虑股骨距替代型假体。在股骨近端骨溶解的患者中,如果少量骨溶解,应选择初次假体。在假体尖端的皮质侵袭/穿孔患者中,须选择翻修股骨侧,假体柄的远端通过缺损处至少 5cm。长期松动的股骨柄可以使股骨近端重建塑型，这些患者可能需要组配柄或骨水泥柄完成翻修(图 42.1 至图 42.4)。

感染病例可通过二期重建进行治疗（图 42.5 和图 42.6)。

髋臼侧内凸的情况下，髋臼重建器械如加强环/笼式支架也需要充分准备，也需要准备同种异体骨相关材料和器械。

手术技术

翻修手术时应考虑以下术中步骤：

- 我们常规后入路进行操作。
- 切开皮肤和皮下组织，距皮下组织 1~2cm 处切开臀肌筋膜。切开阔筋膜张肌，分离臀大肌。
- 原手术入路显露过程中，由于手术瘢痕形成，可造成手术困难。坐骨神经可能难以识别。在原后入路进行手术的病例中，可外旋下肢、大转子、关节囊和瘢痕组织，从股骨后转子间嵴“整体”向上抬高，从而很好地暴露髋关节，避免无意识地损伤坐骨神经。确定臀中肌的后缘，并沿着臀中肌的后缘从股骨转子间切开。
- 术中须用注射器收集液体并送培养和革兰染色。部分或完全地松解臀大肌周围，以便更好地暴露和恢复肢体长度。
- 接下来，瘢痕组织必须在假体脱位之前从假体周围松解完毕。
- 松解髋部前侧关节囊是有用的，以便髋内旋超过 90°时使假体头脱位。此外，参考假体头与髋臼前、后、上缘的关系，防止对神经血管结构的意外损伤。
- 然后小心地屈曲、内收和内旋髋关节，确保股骨和假体平移，假体关节脱位。对假体周围瘢痕组织进行仔细的松解，有助于脱位。
- 在出现髋臼内凸、股骨假体松动、股骨近端骨质缺损或假体球头与髋臼之间紧密固定的情况下，必须注意避免在脱位期间造成髋臼和股骨骨折。有些病例可能需要大转子延展截骨来帮助脱位和暴露。
- 下一步是清除梨状窝和假体近端周围区域，特别是骨和纤维组织包围的假体肩部，以便见到假体的取出孔。在孔中形成骨块的情况下，应使用薄的骨凿去除骨块。否则可能在取出假体的过程中导致假体周围的骨折。使用骨钩或通用拔出器等装置在髓腔的方向施加柔和的力便可取出假体。
- 再下一步是清除在松动非水泥假体周围的所有纤维膜，以暴露出血的鲜活骨。松动的柄在远端与骨基座连接紧密，需要在柄远端附近行局部开窗。在柄周围形成的反应骨应给予清除。在骨皮质缺损的情况下，应使用一种带锁髓内钉导丝来避免误导。然后，使用空心柔性铰刀进行磨锉。使用光纤头灯来显现纤维膜，用一定角度的刮匙和金属毛刷去除纤维膜。这种膜可能减少骨水泥与骨的接触面积，增加骨吸收的速率，但损害随后的假体固定。这种纤维膜代谢非常活跃，产生前列腺素 E_2、胶原酶和白细胞介素 1b，所有这些都可能导致邻近骨的吸收[10–12]。
- 有时在骨水泥型半髋置换的情况下可能需要去除骨水泥。这可以使用标准的骨水泥去除技术来实现。
- 在植入物断裂的情况下，断裂的柄可以以两种方式取出:股骨内取出或经股骨入路取出。
- 股骨内取出包括顺行(图 42.7A~P)或逆行。逆行技术需要建立标准的逆行股骨髓内钉入口，用髓内杆向近端推动断裂的股骨柄。有时可以向远侧推动断裂的股骨柄，以便作为骨水泥限制器。然而，股骨内取出的方法是烦琐和耗时的。当使用这种方法时，需要特殊的器械(如取出钩、空心铣刀、硬质合金钻头、螺钉)，并且这种技术总是带有骨皮质穿

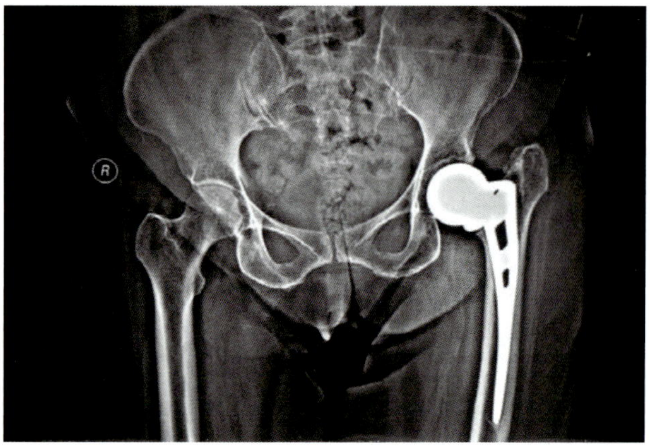

图42.1 具有明显沉降的Austin Moore假体。

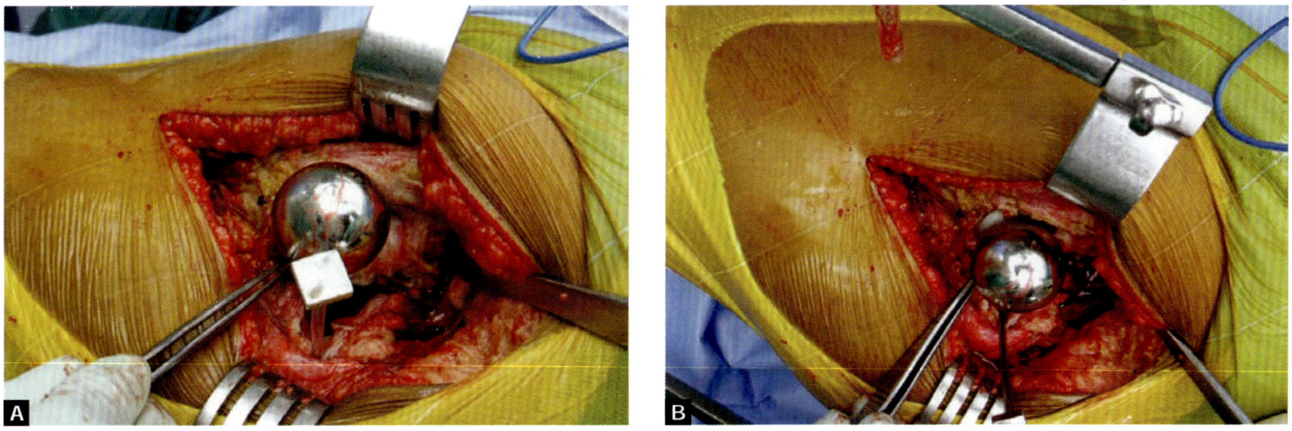

图42.2A和B　假体松动后倾位置。可见明显的松动后倾。

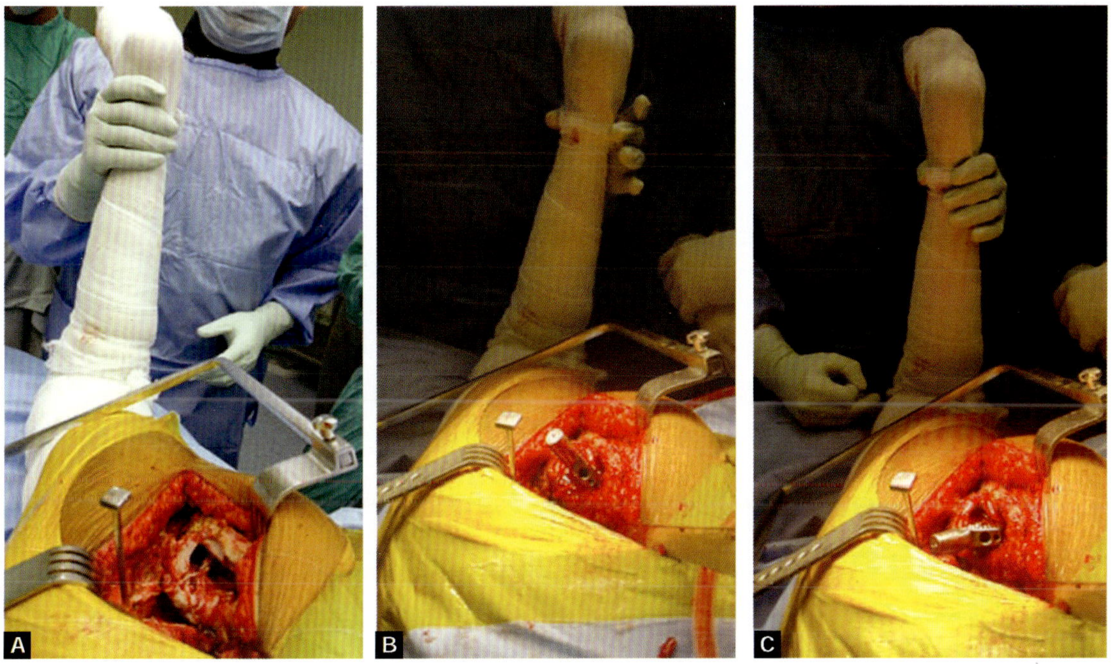

图42.3A~C　(A)去除假体后明显的后倾。(B)柄前倾试验。(C)恢复正常。

孔的风险。有时可以使用皮质开窗取出断裂的假体和骨水泥。

- 经股骨入路手术包括大转子滑移截骨术、大转子延展截骨术(图 42.8A~D)或股骨远端骨皮质开窗术，可用这些方法取出断裂的假体(图 42.9A~E)。然而，经股骨入路需要准备加长型股骨柄假体，且柄的远端需截骨处至少两个骨道直径。
- 使用加长型骨水泥柄(骨质疏松)(图42.10A~E)或非骨水泥柄(图 42.11A 和 B)或组配柄。组配柄非常有用，特别是面对股骨距缺损和异常情况的病例(图 42.12A~D)。
- 组配型股骨柄对于假体周围骨折患者也有重要意义(图 42.13A~E)。
- 髋臼侧准备按照标准指南进行，通常与初次 THR 相似。髋臼可以是正常的、硬化的、骨质疏松的，或可以具有不同程度的内凸。在骨质疏松患者中必须小心进行磨锉，以避免内侧壁穿孔或后柱骨质丢失。对于髋臼内凸患者可能需要内侧壁的植骨。

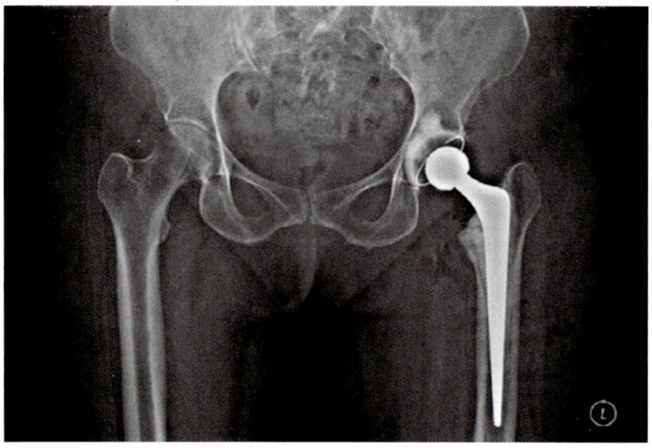

图42.4　带骨水泥的加长柄植入。

- 关闭创面按照标准指南进行。术后康复方案需要个体化,根据患者情况选择负重程序。在髋臼内凸、术中使用大转子延展截骨术的病例,通常需要限制负重 6~8 周。

并发症

- 复发性脱位:据报道,经保守治疗的病例,其再脱位率为 10%~22%, 而翻修术后的再脱位比例为 10%[13,14]。两者具有显著性差异,较小的股骨头假体具有较高的脱位风险。
- 假体周围骨折:在假体取出以及翻修过程中可能发生骨折。
- 髋臼或股骨假体松动:假体松动为晚期并发症,往往由于硬化骨与非骨水泥假体结合失败形成。
- 感染:与常规手术相比,由于手术时间的延长,感染的风险会更高。如果初次股骨头置换术后感染,则整个翻修手术本身具有较高的感染风险。

注意事项

- 翻修手术脱位的风险较大,需要注意软组织平衡和避免使用过小的股骨球头,以最大化维持髋部稳定性[14]。双动杯对于具有更高的脱位风险的患者可能是有用的选择。
- 半髋术后给予全髋关节置换翻修,不确定因素较多,应尽可能更换更为匹配的股骨假体。据报道,保留原假体柄的翻修手术,两个假体匹配失败风险较高[15]。
- 柄的松动可能产生黏附在假体周围较厚的纤维膜,翻修术中可能不能够完全去除,这些残留的纤维膜会影响以后的骨水泥固定[16]。

结论

Alazzawi 等[17]报道,与单极半髋置换相比,双极股骨头半髋关节置换术后翻修比例较低。作者在 164 例患者至少随访 1 年中得出, 只有 4 例双极股骨头假体给予全髋假体翻修,其中 3 例为感染,脱位和骨折,剩余 1 例(0.6%)为腹股沟疼痛给予翻修。

Pankaj A.等[16]报道了 44 例半髋关节置换术患者翻修时给予全髋关节置换手术, 其中多数患者(86.5%)需要给予股骨侧假体翻修。平均随访时间为 6.4 年,髋关节 Harris 评分从术前 38 分(15~62 分)增加到 86 分(38~100 分)。22 例(50%)患者在家无须照顾,可下地行走,17 例(38%)需要拐杖支持行走。18 例患者中约有 15 例(83%)手术前有腹股沟疼痛,术后疼痛消失,剩余 3 例(17%)仅报告部分改善。术中和术后并发症方面出现医源性股骨骨折 2 例、股骨穿孔 2 例、部分大转子撕脱骨折 2 例、髋臼骨折 3 例、术后脱位 1 例、松动 1 例(2.3%),72 个月假体平均生存率为 97.4%。

Diwanji SR[18]评估了 25 例双极股骨头半髋置换术后给予 THA 翻修的功能结果, 发现在症状性半髋关节置换术后给予 THA 翻修可有效地缓解疼痛和改善功能。平均随访时间为 7.2 年, 髋关节 Harris 评分从翻修术前的 41 分(34~67 分)改善为最后一次随访的 85 分 (65~95 分)。美国西部 Ontario 和 McMaster 大学骨关节炎指数评分(WOMAC)从翻修术前的 81 分(41~96 分)改善到最后一次随访的 17 分(8~36 分)。WOMAC 疼痛部分评分从平均 15 分(7~20 分)提高到 4 分(0~11 分)。WOMAC 僵硬部分评分从平均 6 分(2~8 分)改善到 3 分(0~4 分),功能部分评分平均 59 分(36~68 分)改善到 17 分(8~36 分)。并发症包括 2 例复发性脱位, 在 2 例脱位中,1 例髋臼松动,1 例大转子不愈合。只有 1 例患者需要髋臼部分翻修。围术期并发症与标准 THA 近似。

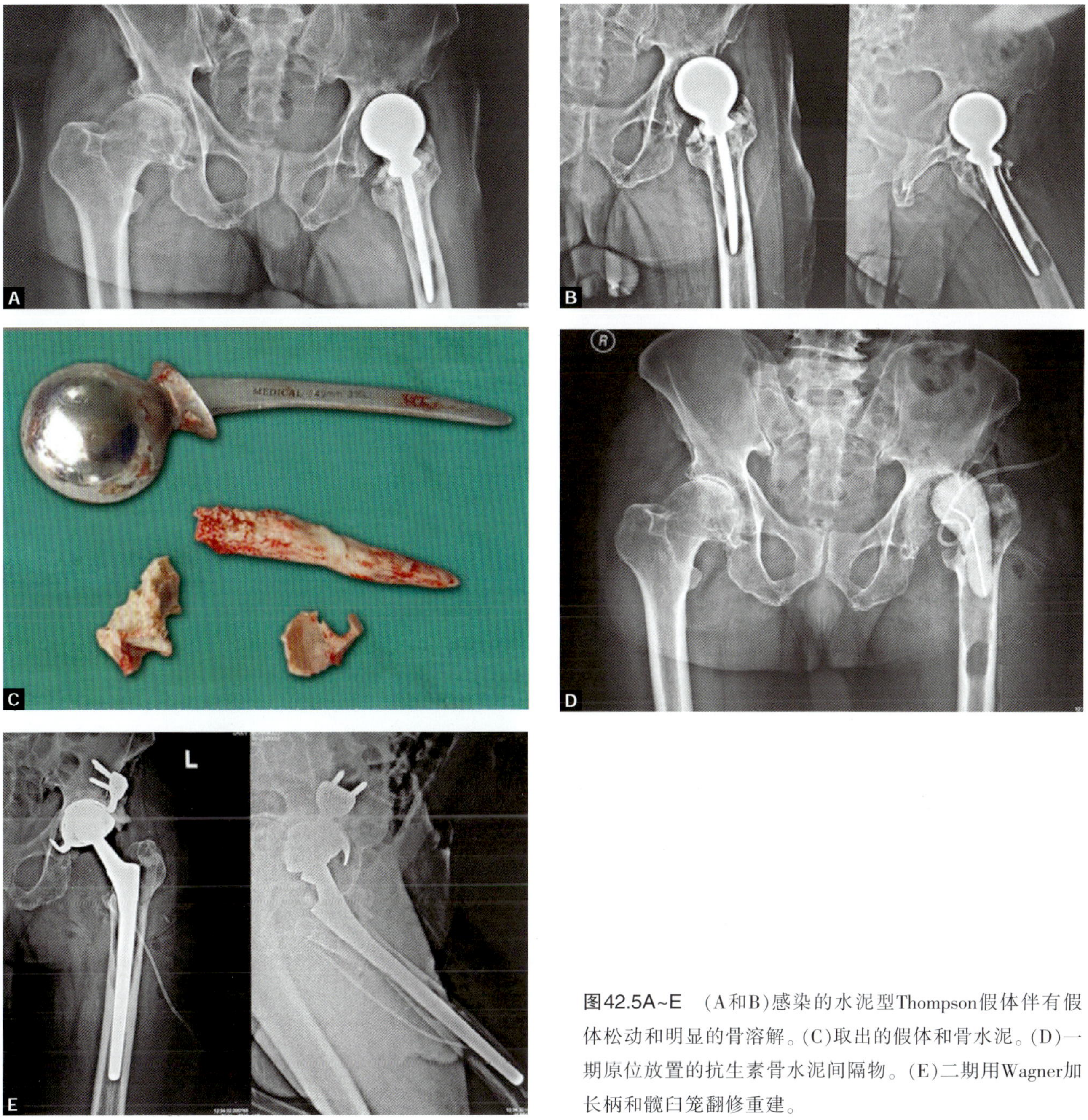

图42.5A~E （A和B）感染的水泥型Thompson假体伴有假体松动和明显的骨溶解。（C）取出的假体和骨水泥。（D）一期原位放置的抗生素骨水泥间隔物。（E）二期用Wagner加长柄和髋臼笼翻修重建。

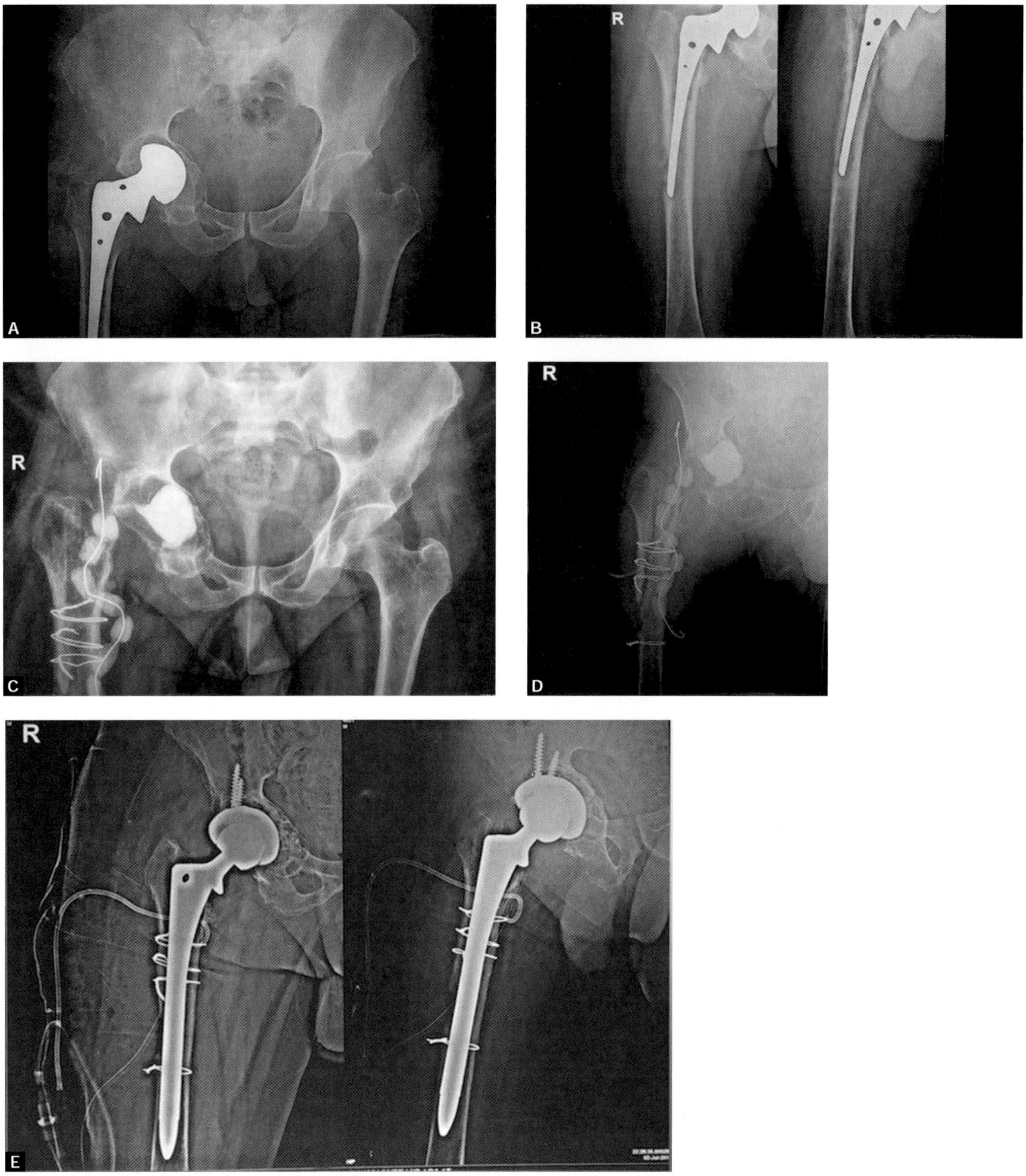

图42.6A~E （A）半髋术后，髋臼内凸。（B）注意柄的尖端撞击股骨外侧壁。（C和D）一期翻修用延长的股骨转子截骨，取出假体，清创，放置抗生素骨水泥块/骨水泥头用于局部抗生素释放。（E）二期用solution柄和pinnacle髋臼杯翻修。

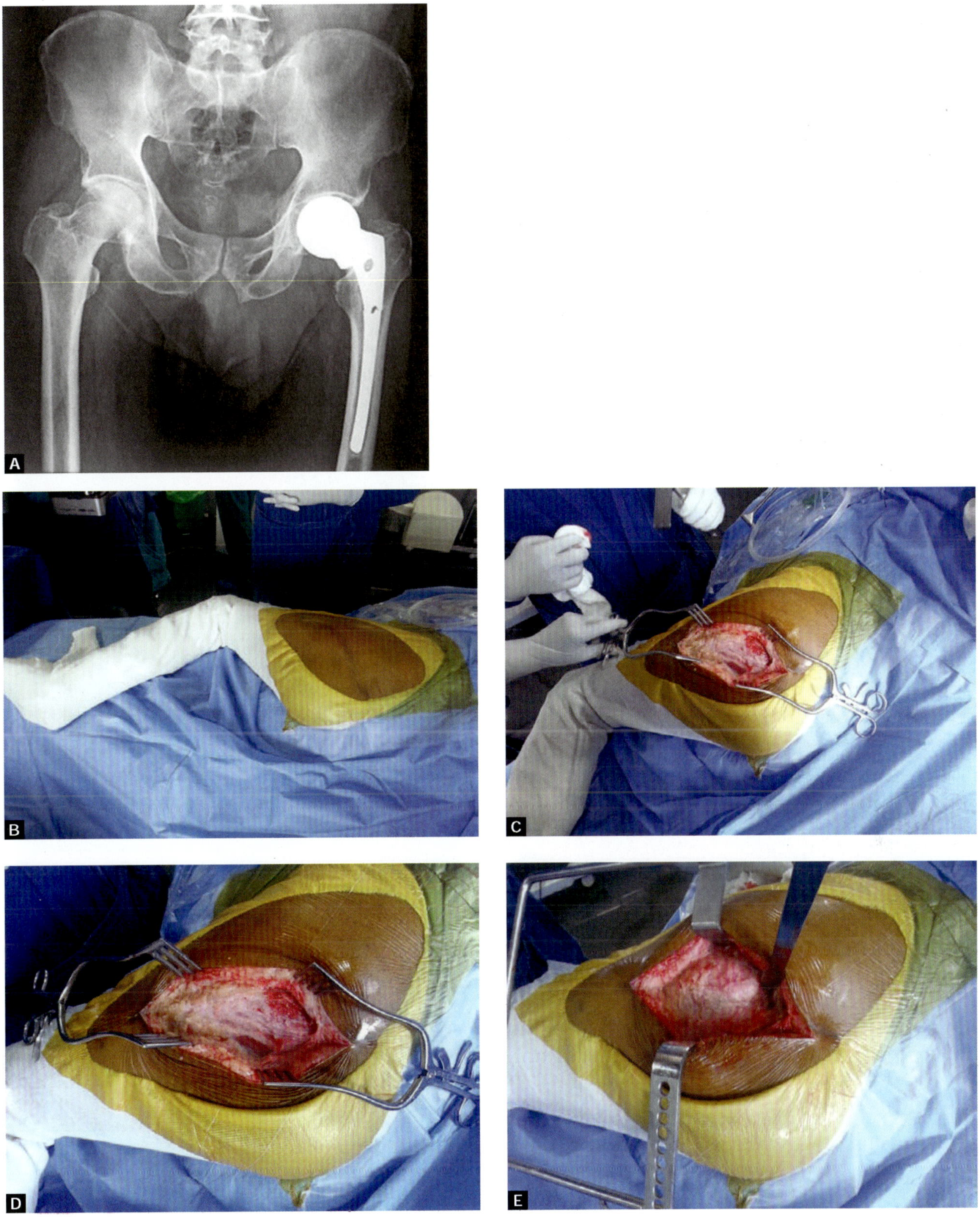

图42.7A~E　(A)断裂的AMP。(B)体位和铺巾。(C)表面暴露。(D)深层暴露。(E)关节囊切开。(待续)

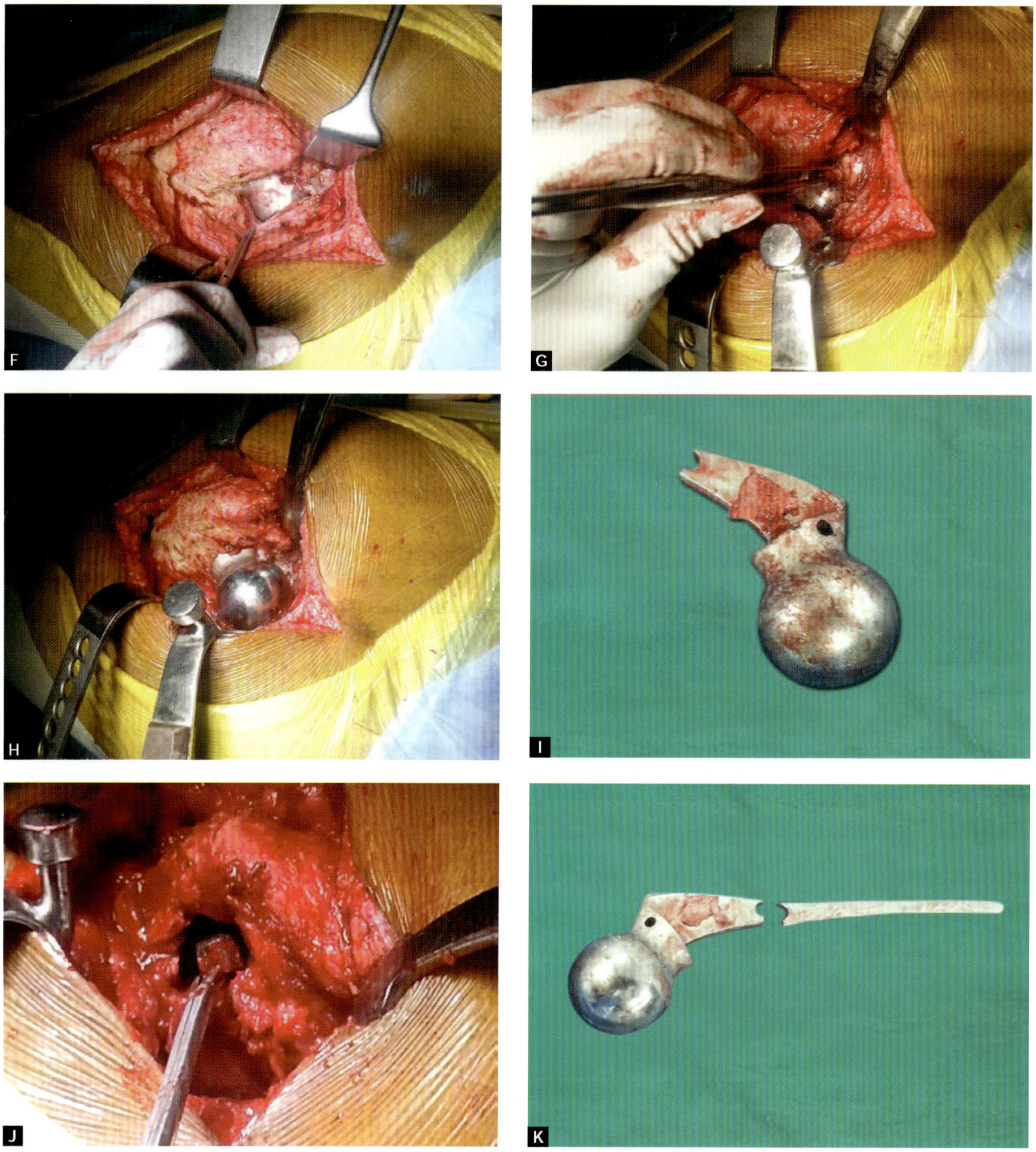

图42.7(续)F~K (F)假体可见明显内凸。(G)切除周围的瘢痕组织。(H)假体近端的小心脱位。(I)取出的近端部分。(J)远端部分股骨内取出。(K)取出的断端假体。(待续)

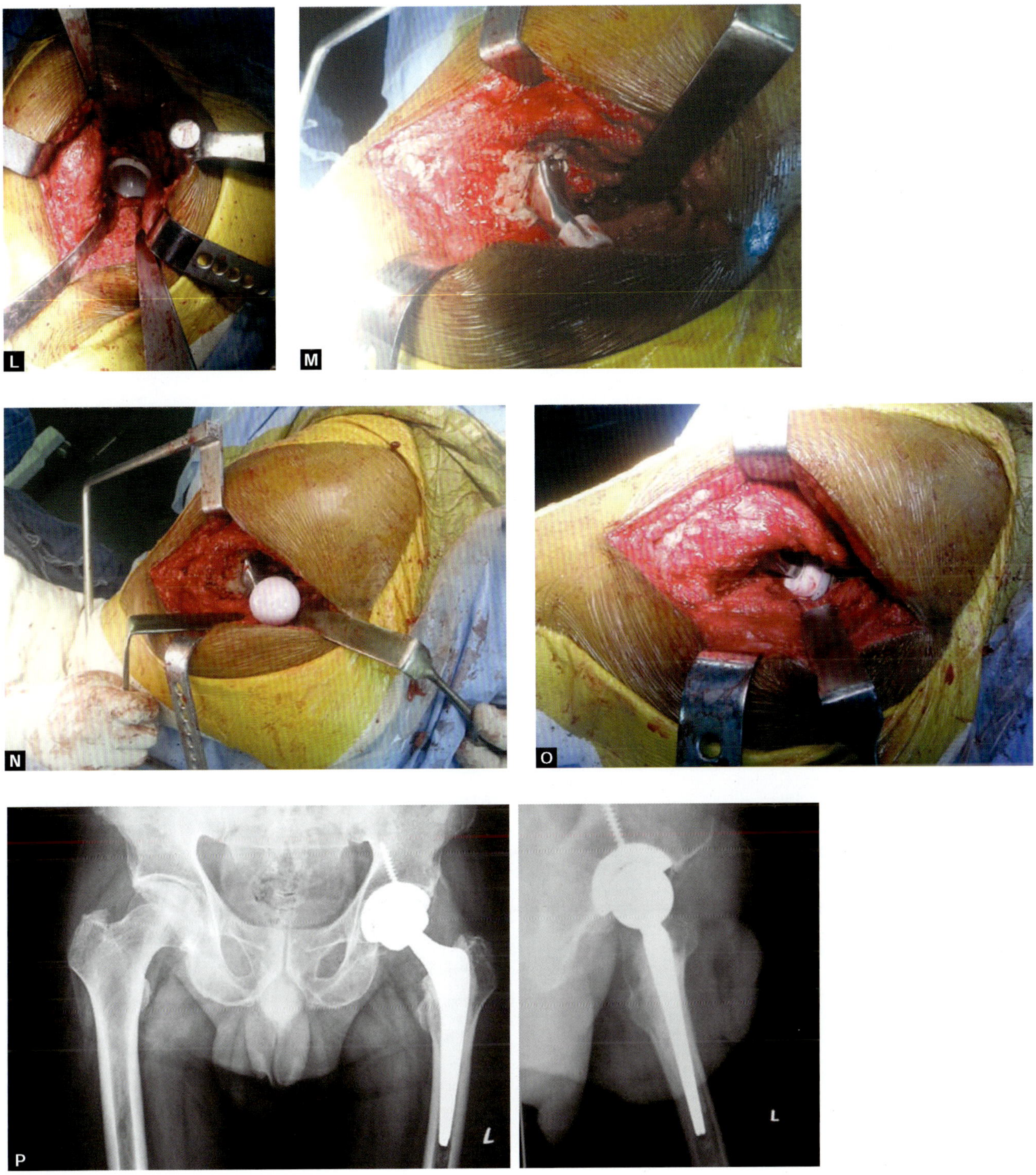

图42.7(续)L~P　(L)植入髋臼杯。(M)植入股骨假体。(N)假体头安装。(O)最后复位。注意偏心距恢复(P)随访的放射照片。

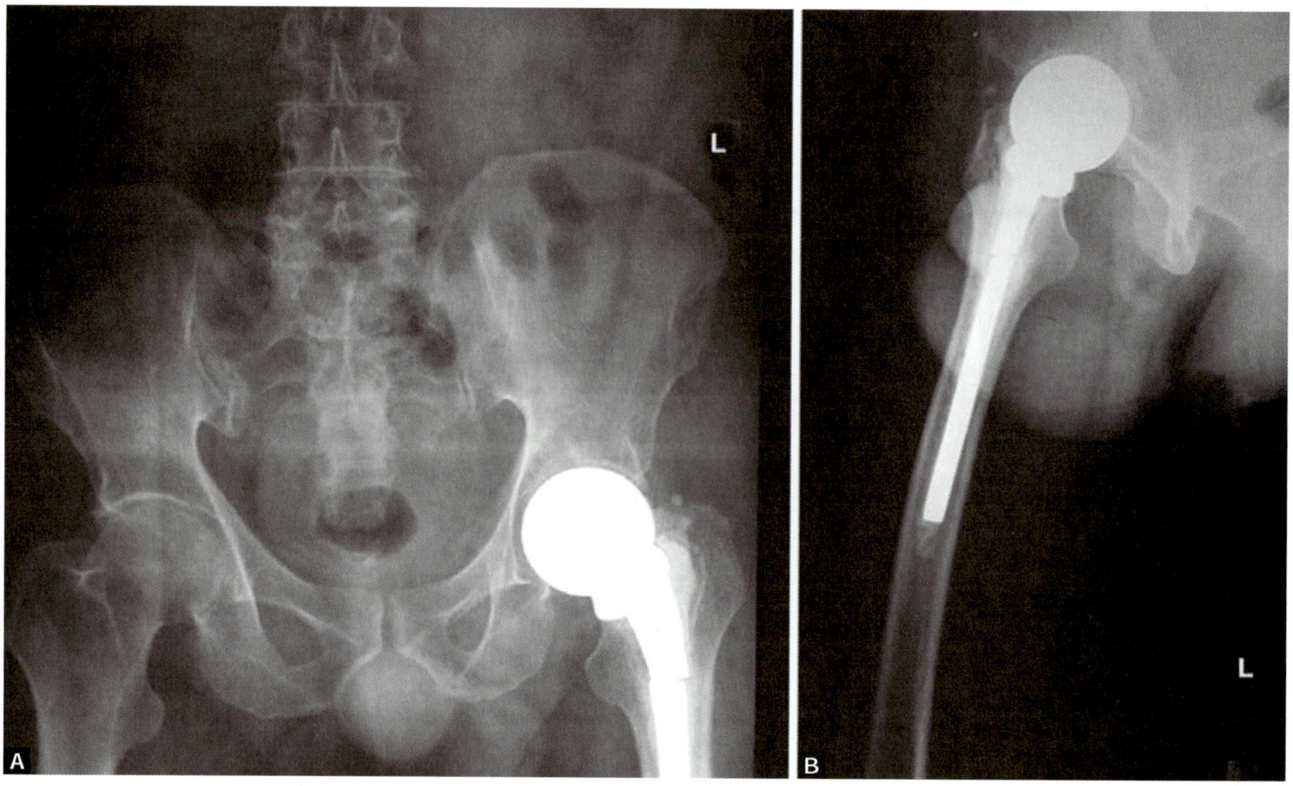

图42.8A和B 断裂的骨水泥柄。(待续)

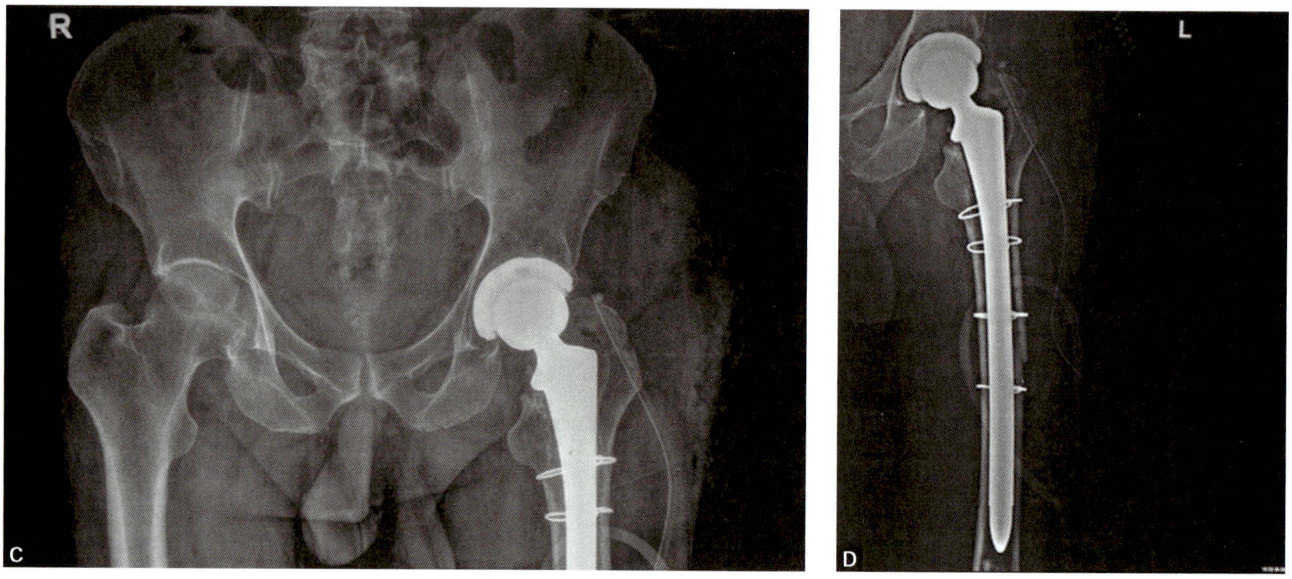

图42.8(续)C和D 大转子延展截骨加长柄关节置换SS线捆扎。

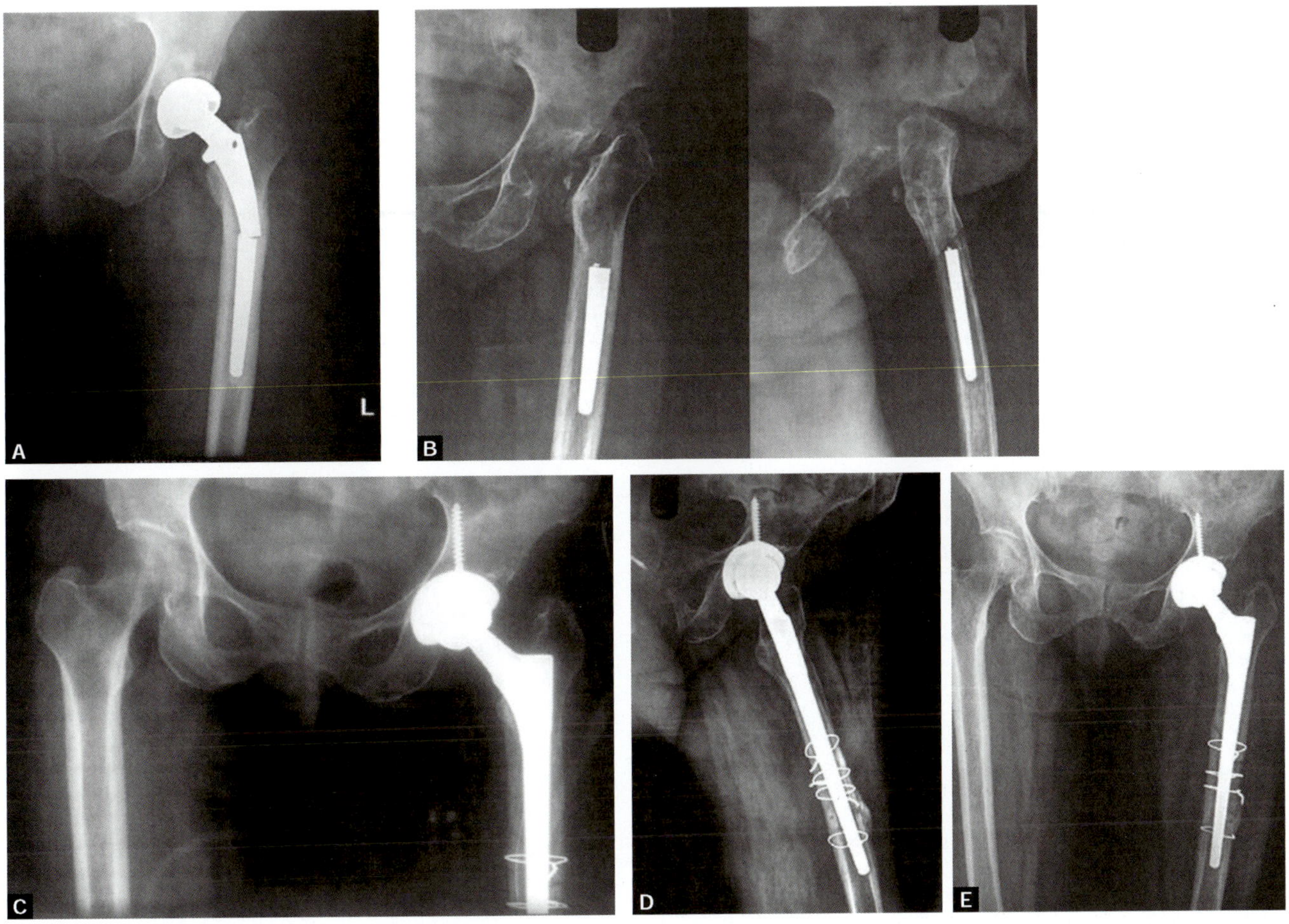

图42.9A~E (A和B)断裂的双极假体，取除断裂柄近端和留下断裂柄远端在原位。(C~E)皮质开窗，取出断裂假体，Wagner型加长柄和非骨水泥髋臼杯假体植入。注意皮质开窗处用钢丝捆扎。

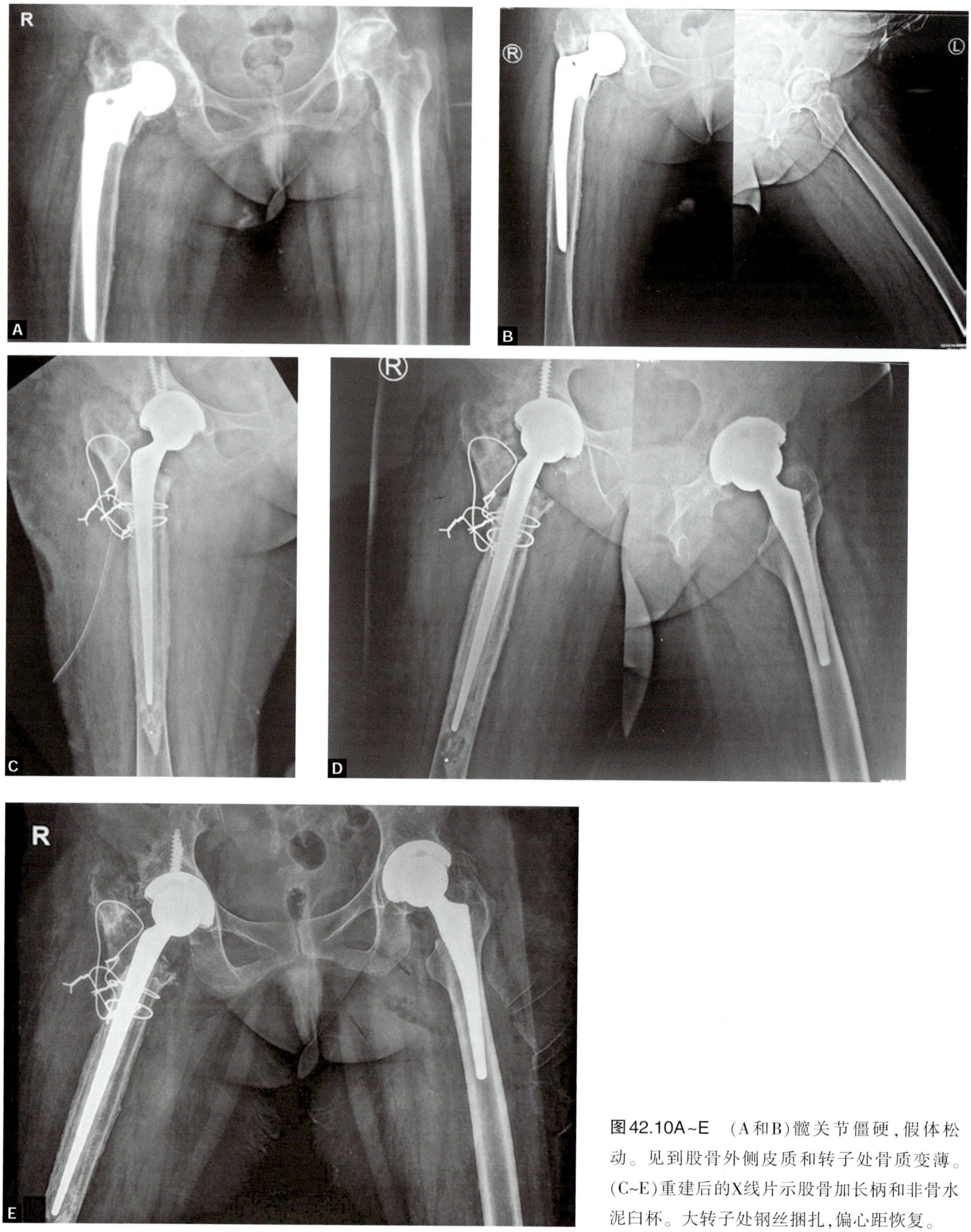

图42.10A~E (A和B)髋关节僵硬，假体松动。见到股骨外侧皮质和转子处骨质变薄。(C~E)重建后的X线片示股骨加长柄和非骨水泥臼杯。大转子处钢丝捆扎，偏心距恢复。

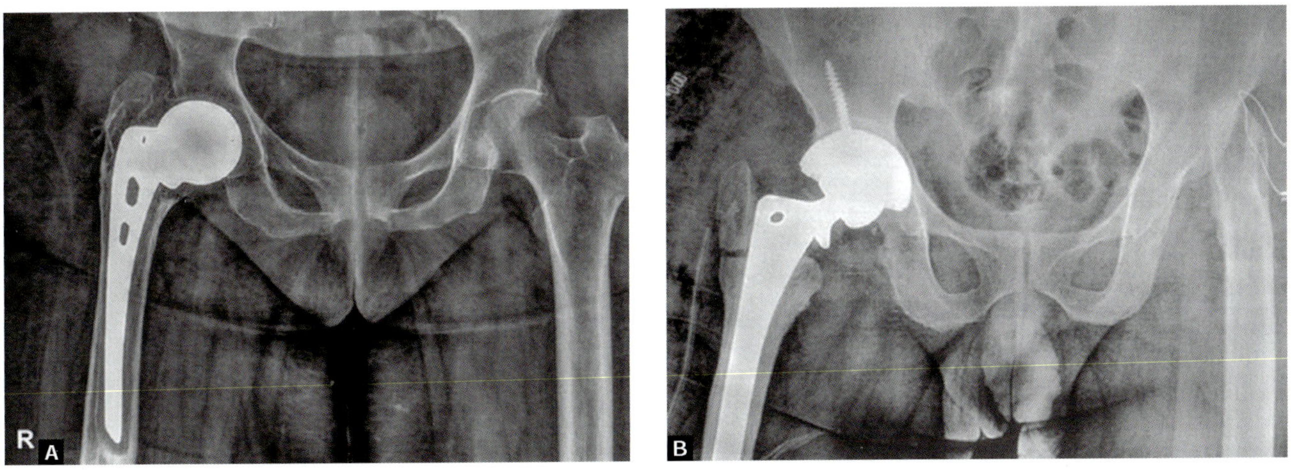

图42.11A和B　(A)髋关节僵硬，假体在位。(B)Depuy Solution®加长柄翻修。

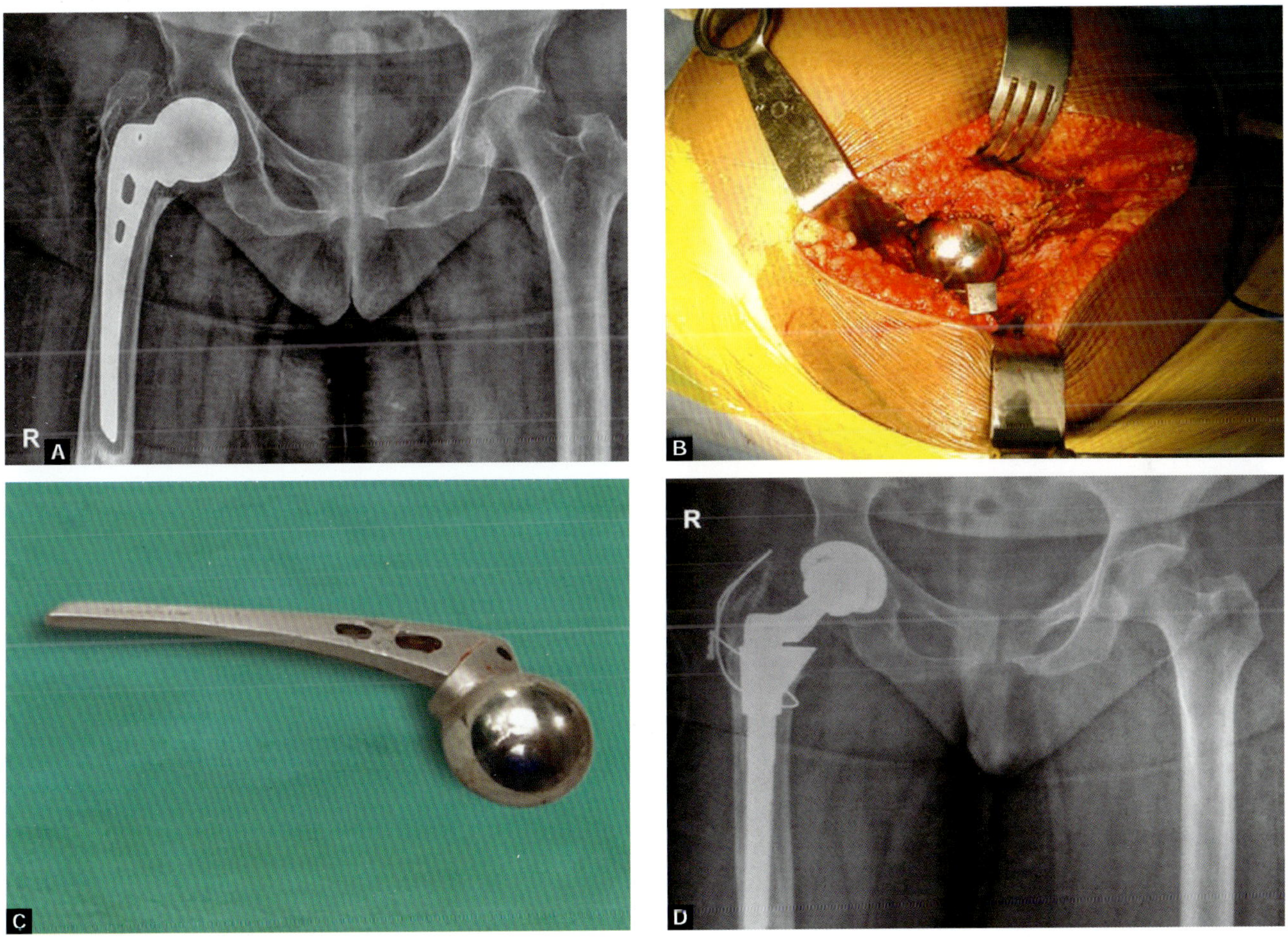

图42.12A~D　(A)具有松动和基座形成的AMP假体。可见大转子骨质溶解和骨质量不良。(B)假体下沉。(C)取出的假体。(D)翻修术后X射线。

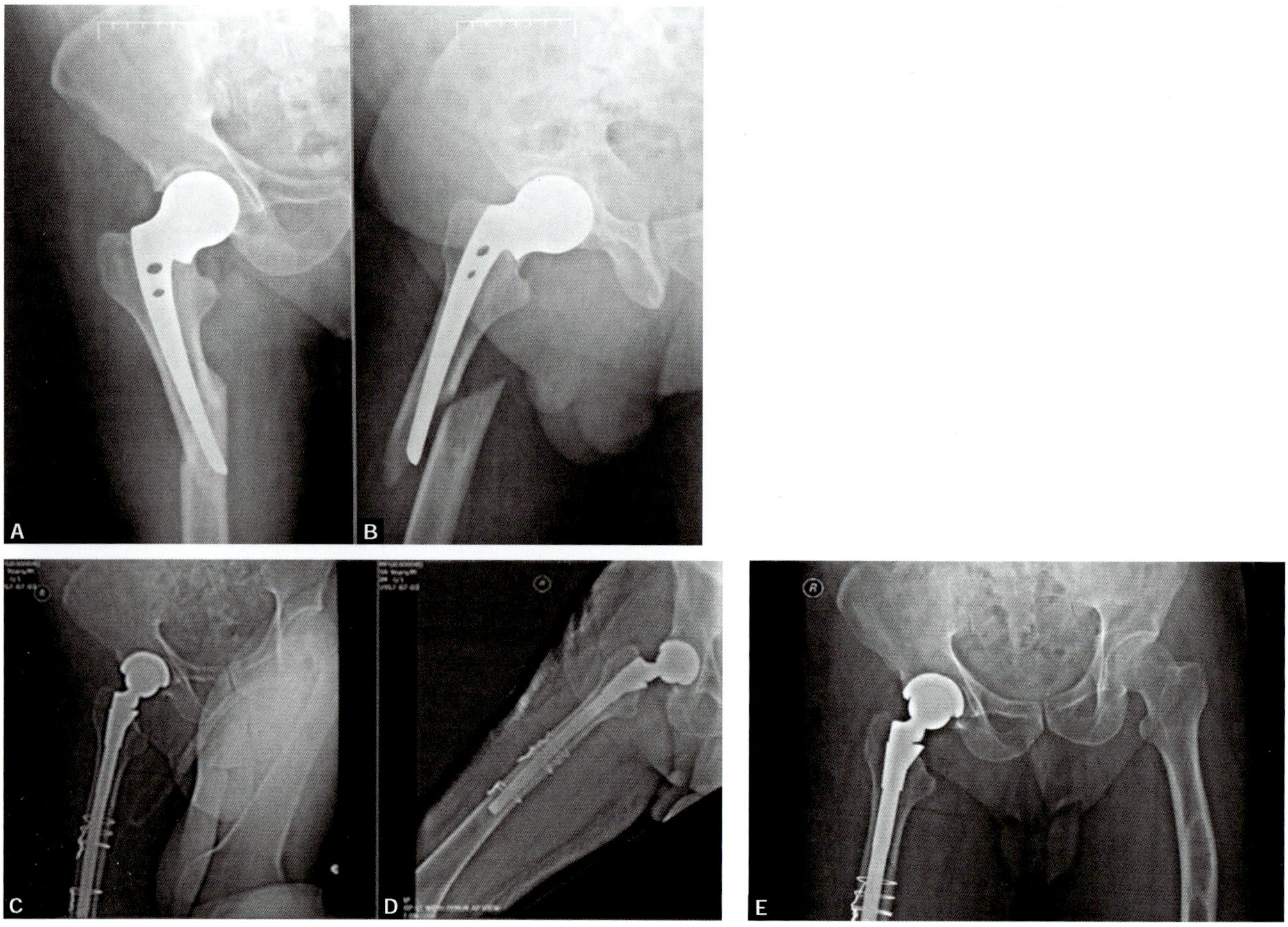

图42.13A~E （A和B）半髋术后温哥华Vancouver B_2型假体周围骨折。（C~E）用带垫块髋臼杯和S-ROM假体柄翻修。

（赵开晨 译 赵罡 审）

参考文献

1. Yau WP, Chiu KY. Critical radiological analysis after Austin-Moore hemiarthroplasty. Injury. 2004;35:1020-4.
2. Wachtl SW, Jacob RP, Gautier E. Ten-year patient and prosthesis survival after unipolar hip hemiarthroplasty in female patients over 70 years old. J Arthroplasty. 2003;18:587-91.
3. Clayer M, Brucknr J. The outcome of Austin-Moore hemiarthroplasty for fracture of the femoral neck. Am J Orthop. 1997;26:681-4.
4. Pellegrini VD Jr, Heiges BA, Bixler B, Lehman EB, Davis CM 3rd. Minimum ten-year results of primary bipolar hip arthroplasty for degenerative arthritis of the hip. J Bone Joint Surg Am. 2006;88:1817-25.
5. Kofoed H, Kofod J. Moore prosthesis in the treatment of fresh femoral neck fractures. A critical review with special attention to secondary acetabular degeneration. Injury. 1983;14(6):531-40.
6. Sierra RJ, Cabanela ME. Conversion of failed hip hemiarthroplasties after femoral neck fractures. Clin Orthop Relat Res. 2002;399:129-39.
7. Hammad A, Abdel-Aal A. Conversion total hip arthroplasty: Functional outcome in Egyptian population. Acta Orthop Belg. 2006;72:549-54.
8. Bilgen O, Karaeminogullari O, Kulecioglu A. Results of conversion total hip prosthesis performed following painful hemiarthroplasty. J Int Med Res. 2000;28:307-12.

9. Sharkey PF, Rao R, Hozack WJ, Rothman RH, Carey C. Conversion of hemiarthroplasty to total hip arthroplasty: Can groin pain be eliminated? J Arthroplasty. 1998;13:627-30.
10. Goldring S, Schiller A, Roelke M, Rourke CM, O'Neil DA, Harris WH. The synovial like membrane at the bone-cement interface in loose total hip replacement and its proposed role in bone lysis. J Bone Joint Surg. 1983;65:575-8426.
11. Goodman S, Fornasier V, Kei J. The effects of bulk versus particulate ultra-high molecular weight polyethylene on bone. J Arthroplasty. 1988;3(Suppl):S41-6.
12. Gown M, Wood DD, Ihrie EJ, McGuire MK, Russell R. An interleukin-1 like factor stimulates bone resorption in vitro. Nature. 1983;306:378-80.
13. Fichman SG, Mäkinen TJ, Vincent A, Lozano B, Safir O, Kuzyk PR. Complications following conversion of a hip hemiarthroplasty to a total hip arthroplasty. Int Orthop. 2015;39(12):2335-9. doi: *10.1007/s00264-015-2827-2*. Epub 2015 Jul 2.
14. Sah AP, Estok DM 2nd. Dislocation rate after conversion from hip hemiarthroplasty to total hip arthroplasty. J Bone Joint Surg Am. 2008;90(3):506-16. doi: *10.2106/JBJS.G.00479*.
15. Figved W, Dybvik E, Frihagen F, Furnes O, Madsen JE, Havelin LI, Nordsletten L. Conversion from failed hemiarthroplasty to total hip arthroplasty: a Norwegian Arthroplasty Register—analysis of 595 hips with previous femoral neck fractures. Acta Orthop. 2007;78(6):711-8. *doi: 10.1080/17453670710014473.*
16. Pankaj A, Malhotra R, Bhan S. Conversion of failed hemiarthroplasty to total hip arthroplasty: A short to mid-term follow-up study. Indian J Orthop. 2008;42(3):294-300. doi: 10.4103/0019-5413.41852
17. Alazzawi S, Sprenger De Rover WB, Brown J, Davis B. The conversion rate of bipolar hemiarthroplasty after a hip fracture to a total hip arthroplasty. Clin Orthop Surg. 2012;4(2):117-20. doi: *10.4055/cios.2012.4.2.117*. Epub 2012 May 17.
18. Diwanji SR, Kim SK, Seon JK, Park SJ, Yoon TR. Clinical results of conversion total hip arthroplasty after failed bipolar hemiarthroplasty. J Arthroplasty. 2008;23(7):1009-15. doi: *10.1016/j.arth.2007.09.006*. Epub 2008 Mar 4.

第 43 章

全髋关节翻修术：主要技术要点及术后注意事项

David A.F. Morgan, Gauguin P. Gamboa

概述

这篇文章所囊括的观点基于历经 40 年的经验总结。我们起初在位于牛津的纳菲尔德骨科中心，为了获得更多的经验和指导，我们又去了位于多伦多市的 Mt Sinai 医院，在那里我们得到了艾伦教授团队的帮助。此后，我们致力于优化以下所提供的技术要点。

这部分内容，我们已经进行了无数次的提炼、修正和改进，虽然其中的一部分仍略显粗糙。然而，从本质上来讲，好的翻修术技术源于经验。不幸的是，这些都来源于失败的病历总结，用这篇文章彻底转变我们的习惯。我们希望每位外科医生汲取我们的失败经验而变得更出色，你可以坐下放松、翘起双腿、愉悦畅饮着去享受这篇文章。

主要技术要点

第1点：必须进行髋关节翻修术吗？

首先，问题的关键是哪些不必翻修。不必惊讶！大多数翻修术都是针对疼痛进行的。次要原因包括无症状性骨溶解和复发性脱位的处理。我们一定要相信，有明确的手术适应证，才能获得较高的手术成功率。否则，手术失败的可能性必然大大增加。所以第一条经验是，一定要明确，你是在正确的时间、为有明确手术适应证的患者进行手术。

第2点：把翻修术排在手术单的最后

与初次手术干预不同，翻修术面临一系列不可预知的因素。其手术操作更复杂，手术时间往往延时。手术团队效率因此而降低。我们曾经给一例 84 岁患 Paget 病（畸形性骨炎）的女性患者进行髋关节翻修术。我们将笼式支架顺利植入髋臼的合适位置后，需要向髂骨上钻孔以固定支架。但是，由于 Paget 病，使我们很难界定皮质骨、松质骨和深层组织之间的界限，钻头如同在坚硬的奶酪中，根本无法确定钻头的位置。所以退钻时，我们发现钻头被包裹在约 6cm 长的髂外静脉中。面对从钻孔里汹涌而出的血液，手术团队所有成员均是一头冷汗。所幸的是，我们迅速发现了这一错误，迅速建立腹膜外入路，及时重建了受损血管。但这也多花费了整整 3 小时。这还不是最糟糕的，因为后面还有 5 台髋关节置换手术等着我们。这真是一段漫长的、记忆犹新的痛苦回忆。试想，如果我们将这台翻修手术放到手术单的最后，这一天虽然仍然很艰辛，但可能会更容易接受一些。所以，从那天起，我们一直按照这一规则安排手术顺序。

第3点：手术入路

第 8、11、12 和 13 章已详细讲解了这一问题。实际上，手术入路的选择如同度假地，去哪里并不是特别重要，重点是要安全往返。我们偏爱最熟悉的手术方式，除非有禁忌证，那么它就是明智和安全的。

第4点：瘢痕

尽可能利用原手术切口，同时切除瘢痕组织以获得更好的外观。如果原切口不在术区，可以不特意切除。一定要确定你的手术切口处于最佳位置。

第5点：进入关节腔

从皮肤组织的表面直接进入关节，我们需要优化最适合关节通道的解剖层面。皮肤及皮下相对容易处理。阔筋膜层非常重要，如果前次手术未仔细缝合修复，可能会变得非常稀薄甚至缺损。所以翻修手术中，必须仔细分离和鉴别，以便于术后缝合。关节囊及其相邻的瘢痕组织是另一需要仔细分离和鉴别的区域，需要尽可能保留其完整性，以便于重建。如果采用后入路，须特别关注坐骨神经，任何操作前均需要妥善保护，而且在手术闭合伤口前需再次检查和确认。当然，翻修手术入路必须参考前次手术的入路确定。如果前次手术采用的是前外侧入路，而且软组织并没有很好地修复，翻修手术时应尽量避免采用后方入路。

第6点：效率与时间

如同生活中的所有事物一样，效率的高低是用投入的时间来衡量的。

切开厚重的瘢痕、显露严重畸形的人工关节会非常困难。保持良好势头。有计划、有条不紊地工作。在出现一些状况时，你可能会降低效率，但是，时间始终要掌握在自己的手里。逐步切除瘢痕、肉芽组织及假瘤组织始终是翻修显露的核心要素。对股骨侧和骨盆侧的软组织进行有序松解也是必要的操作。我们更喜欢使用电刀（在联合凝血和切割模式下）、Pennybacker 咬骨器和牵开器。小心使用手术刀，尤其是在解剖结构紊乱、无法明确术野内神经血管解剖的情况下。在我们的经验中，就曾经误伤过髂外动脉的分支。此时使用电刀操作会有一定优势，因为一旦靠近重要的神经结构，相应的肌群会产生收缩，从而提醒你神经结构的存在。此时，应更加细致地操作，不要吝惜时间。电刀特别有用，当其靠近重要的神经结构时会引发警报提醒你小心。

第7点：股骨侧松解

沿股骨周径进行软组织松解是最优选择。由近及远、逐步进行，并且在确定安全的情况下，可以尽可能向远端进行。股骨颈残端附近、小转子区域（包括髂腰肌肌腱）、股外侧肌的股骨近端附着区、股骨粗线上附着的软组织等是松解的重点，臀大肌肌腱往往需要部分切断。最终的目的是能将股骨近端顺利抬出伤口外，以便于进一步探查。同时，也有利于髋臼显露。

第8点：保护大转子

大转子有骨折和（或）撕脱的危险。在某些情况下，可以对大转子上附着的重要软组织结构进行一定程度的剥离。而降低大转子周围软组织张力，最重要的是顺着髂骨外板进行松解。这是沿骨膜下的操作。使股骨近端上移，可极大减小大转子的压力。骨水泥易与大转子粘连，但残留的骨水泥会起到一定的保护作用。建议手术最后再移除大转子部骨水泥，它们正在提供某种形式的结构支撑。如果股骨侧暴露非常困难，先移除股骨头处理髋臼后再处理股骨近端。股骨头向前或向后脱出，利用假体取出器取出股骨头和假体柄，以上这些都要在髋臼重建完成的前提下进行。

第9点：取出股骨假体

记住效率与时间的概念。完整的股骨近端相对容易重建。避免螺旋、崩裂或横断骨折。记住，髓腔内面相对比骨水泥及金属更软。在界面上保持温和地操作是很重要的。股骨穿孔常出现在距大转子顶点下 12~15cm 后外侧部。这通常见于处理髓腔时、入口偏内、同时未能考虑股骨前弓存在的情况。需要警惕这些陷阱。

第10点：暴露髋臼

开始显露髋臼是非常困难的。我们首先松解股直肌直头和反折头。利用牵开器显露髋臼前上缘和髂骨翼。如采用股骨后侧入路，则向前牵拉软组织。相反，如采用前侧入路，将牵开器放置于上方更易于牵开软组织。

接下来，我们将霍夫曼拉钩置于臼底髋臼切迹，并向远侧拉开。

最后，如用后侧入路，股骨已在前侧脱出，用一个 Hibbs 牵开器充分显露后侧。理想情况下，关节囊组织位于霍夫曼拉钩与坐骨神经之间，如采用前侧入路，霍夫曼拉钩小心绕过股骨近端前侧和髋臼后侧，在骨膜下的位置注意保护坐骨神经。

这 3 个拉钩显露髋臼，使用电刀小心地松解切除增生组织使其逐步安全暴露。我们也行髂骨上松解外展肌，在骨盆外侧插入第四把拉钩。

骨溶解与解剖畸形常常很难界定边界。此时需要将无影灯照向髋臼，观察闭孔外侧面。然后以此为中心，向周围逐次松解，可能能解决这一问题。

第11点：避免损伤血管

髂外动脉及股动脉位于前侧，上侧有臀上动脉，闭孔动脉位于髋臼切迹。髂总动脉位于臼底深面。注意它们的位置，在这些方向上的每一个动作都要小心。

有时有人会说，如果你让手术刀的尖端保持在髋臼边缘，就是安全的。我们不太相信这个建议。考虑到前柱和(或)后柱缺损的频繁发生，理论上所指的安全界限是不存在的。神经血管束可能脱入髋臼间隙。

第12点：避免神经损伤

坐骨神经从坐骨大切迹上侧至股骨近端下部的位置非常容易损伤，它位于髋臼后侧，在坐骨结节平面、臀大肌与股骨之间走行，在那里经常能触及坐骨神经。有时术者及助手都识别这种结构是有益的。小心地牵开，用软组织作为保护，用电刀手术更加安全。

前侧的股神经同样容易损伤。它位于神经血管束的最外侧，在松解髂腰肌时可能造成损伤。

闭孔神经在理论上是脆弱的，因为它出闭孔后也有可能损伤，但概率很小。

第13点：一些容易出现的失误

充分的清创对于稍后的重建非常重要。

髋臼 3 个区域需要进行彻底松解，不要有所疏漏。包括后下区的坐骨结节区、上部的髂骨区及前部的髂腰肌区。

对于股骨侧，移除所有大转子部的残余组织，再去重建清理小转子区，如果采用直接外侧入路，则须特别小心不要遗漏股骨近端内侧。

第14点：确保稳定

外科医生应该清楚，如果关闭切口前假体不稳，以后也不可能更稳。

如果没有牢固的支撑，髋臼假体必将松动。往往需要增加螺钉或加大假体甚至使用加强环或笼式支架来解决。

股骨假体旋转和下沉将严重影响重建术后的效果及护理风险，关节的稳定性也至关重要。术后半脱位或脱位可能需要进一步干预。

在初次重建时应更谨慎地使用限制性假体，因为它会增加日后的手术成本。

第15点：手术时间和手术难度与感染的关系

更长的手术时间及更大的手术难度增加了通过空气感染的风险，更易导致败血症的风险。反复冲洗术区、常规更换手套、尽量减少软组织损伤、合理使用抗生素都有帮助。此外，我们通常在关闭切口前彻底冲洗全关节。我们混合使用碘酊和过氧化氢，过氧化氢通过氧化四处扩散。水和氧分解并产热。氧使碘酊产生大量碘酊泡沫，使污染创面快速缩小。虽然可能产生细胞毒性物质，但我们在过去 30 年中并没有发生过任何有害的影响。我们的感染率一直非常低。

第16点：关闭创面

严格执行第 5 点意味着你将有充分的软组织层避免渗漏，最少也要缝合 4 层，包括关节囊、阔筋膜、皮下组织和皮肤。逐层关闭确保减少渗出。放置引流管排出术后积液。懈怠永远是手术医生的敌人。

术者应认真地用 20~30 分钟完成这个操作过程，漂亮的缝合也会极大增加重建手术的成就感。

术后注意事项(要点)

我们把术后管理分为 3 个阶段：

第1阶段

这一阶段是指手术结束至术后 2 周内。缝皮完成后，医生告知患者术后注意事项。必须把患者安全送入复苏室，小心保护患肢，注意引流管，加压辅料区域必须平整。进入复苏室完成交接。这不只是麻醉医生的责任。接诊护理人员应该注意抗生素预防的情况，良好的镇痛及术后立刻拍 X 线片可以应对突发静脉血栓事件。

从复苏室回到病区，术区医护人员必须熟练应对处理这类复杂手术的患者。保护其关节稳定、良好的伤口护理、关节活动范围及安全管理缺一不可。术后 48 小时内常规使用抗生素。48 小时后拔出引流管。如无特殊情况，患者术后当天可以活动。术后抗凝 6 周。该计划贯彻首尾。

第2阶段

此阶段指术后 2 周至术后 2 个月。伤口痊愈，继续预防血栓，制订出院康复计划是很重要的。患者及其家属必须按医嘱执行。通过电话复诊大多数问题都能够解决，如有必要可安排门诊复查。

第3阶段

此阶段指术后 2 个月。我们回访我们的患者，包括临床专科检查及 X 线片。通过康复计划评估患者的康复情况，制订一个逐步向社会、家庭生活和工作过渡的计划。我们每年随访一次所有我们做过翻修手术的患者。

（邓攀　译　李军　审）

第 44 章

全髋关节置换术的前景

Mojieb Manzary

对一直以来世界范围内的全髋关节置换手术进行统计分析,其结果明确显示全髋关节置换手术正在成指数增长,特别是在低于65岁的年富力强的人群中[1-4]。

近期的研究预测数据已经超越了从前,尤其是全髋关节置换术[1-4]。这些数据带给我们前所未有的挑战,也就是说,我们未来的患者群体将会越来越年轻化,他们相较于现在的患者群体更为活跃,因此对术后生活也具有相对更高的需求[1-4]。

本章总结了一些现代髋关节置换术在未来将会遇到的重要挑战,以期对该领域未来的进步有所贡献。

磨损特性,硬对硬界面

除了感染、不稳定性以及假体周围骨折等因素以外,影响THA植入假体寿命的主要因素是人造关节摩擦界面产生磨损颗粒引起骨溶解,导致继发性无菌性松动[5-8]。

目前已发生的非骨水泥髋关节假体的骨质溶解,主要被认为是与传统超高分子量聚乙烯(UHMWPE)相关的一个临床问题[7,8]。

手术治疗磨损引起的骨质溶解主要集中在以下两点:①内衬的早期更换,无论是否进行溶骨性骨缺损的骨移植;②对髋臼假体的翻修[5-8]。

由于骨质溶解才是源头驱动力,因而要解决这一核心问题,须发展较低的或超低磨损关节摩擦界面。

因此,人们研发了新一代的超高分子量聚乙烯(UHMWPE)产品。

这些措施中包括:①采用增加传统聚乙烯的交联率;②采用陶瓷对陶瓷界面;③采用陶瓷对高交联聚乙烯界面(硬对硬界面)。

尽管金属对金属界面拥有相当低的磨损率,但是金属离子及其相关产品均会引发一系列的副作用,如:过敏性反应,炎性假瘤的形成,无菌淋巴细胞为主的血管炎的相关病变(ALVAL)以及ADTR等。这导致金属类摩擦界面材料的实用性并不强,尤其是相较于其他副作用较小的、更好的硬对硬摩擦界面材料而言。因此,金属对金属的摩擦界面不太可能在当代THA手术相关的医疗器械领域拥有一席之地。

对聚乙烯理想性能的需求(图44.1)推动了以旨在提高聚乙烯作为摩擦材料性能的研发,尤其以交联材料最为重要。

传统聚乙烯的交联作用主要是靠高剂量辐射导致超高分子量聚乙烯在非晶相交联,但这样也会促进晶体相内自由基的形成(图44.2)。

由于结构的限制,这些自由基不能被结合,在未来被长期困在结构内部。

通常认为,这些残余的自由基会迁移到材料的晶体相与非晶相的交界面,同氧气发生一连串的反

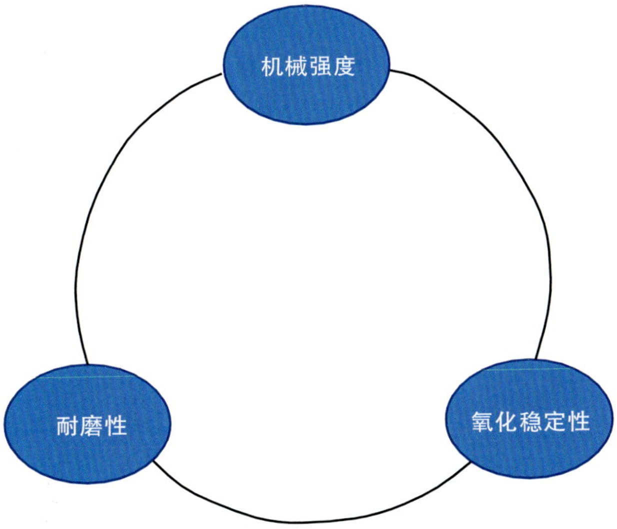

图44.1 性能理想的聚乙烯可带来的改进。

应，并引起材料的氧化退化，长期使用会导致聚乙烯内衬的脆化。

第一代交联聚乙烯内衬，是辐照后的 UHMW-PE 通过退火或熔化来进行辐射后热处理，来提高其抗氧化性(图 44.3)。

然而，这种辐照后的辅助过程也会造成聚乙烯内衬结晶度的损失，从而同时降低了材料的疲劳强度和氧化风险。而这取决于所采用的辐射过程是熔融还是退火(图 44.3)。

再次的熔融过程可将自由基降低到无法检出的水平，从而防止材料的氧化。但该过程也确实降低了材料的结晶度，是以损失材料的机械性能作为妥协的。

对辐照后的聚乙烯进行退火(仅加热到熔点以下)仅可降低部分自由基，仍有自由基残留可导致氧化。

如上文所述，疲劳强度随着结晶度的增加而降低，随着交联程度的增加而降低。

通常传统的、非辐照的、超高分子量聚乙烯(UHMWPE) 产品在其未老化的形态下具有很高的结晶度和抗疲劳强度。但随着时间的推移，在空气中对传统聚乙烯内衬伽玛灭菌后产生的常见氧化副产物，会导致内衬抗疲劳性能的严重恶化。

尽管交联会降低磨损特性，但也会降低聚乙烯内衬的机械性能。所以在交联程度和所能承受机械

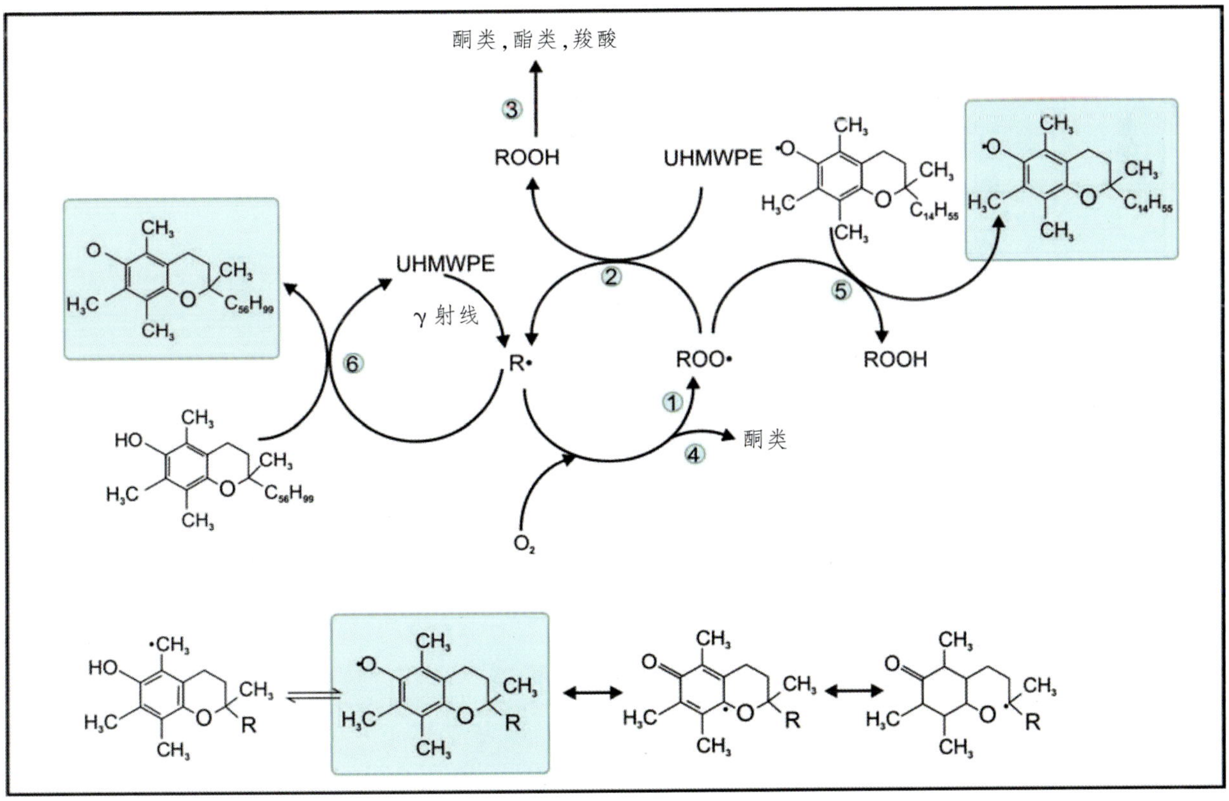

图44.2 聚乙烯交联形成自由基。

强度降低的极限之间必须达到一种微妙的平衡。尽管交联程度将会降低设备的属性，但其也会机械地削弱多孔衬套。

有一种方法可达到这种平衡，那就是在交联过程中引入维生素 E。

维生素 E，长期以来被认为是人体内最丰富、最有效的断链抗氧化剂，其主要生理作用是与细胞膜中的自由基发生反应，保护不饱和脂肪酸免受氧化降解(图 44.4)。

基于维生素 E 的这些已知特性，可知其对超高分子量聚乙烯(UHMWPE)具有稳定作用。因而维生素 E 可作为另一种方法来提供抗氧化性，而不必牺牲聚合物的抗疲劳强度(图 44.5)。

向辐照过的超高分子量聚乙烯 (UHMWPE)粉末中引入维生素 E 有两种主要的方法。

第一种方法：在材料交联和固化过程之后加入维生素 E，用以消耗在交联辐照过程中产生的残留在聚乙烯树脂内的自由基。之后，进行同质化过程以使整个植入材料获得足够浓度的抗氧化剂。

其缺点是，聚合物在照射过程和储藏的过程中，聚合物并没有获得氧化抗性的保护，直到向其加入维生素 E(图 44.6)。

第二种方法：在固化之前，直接在树脂粉末中加入维生素 E，最后再对混合物进行电离辐射的交联过程(图 44.7)。

这种方法的缺点是，维生素 E 的存在会降低交联过程的效率。因而，辐射剂量和维生素 E 的浓度配比必须合适，以确保超高分子量聚乙烯(UHMW-

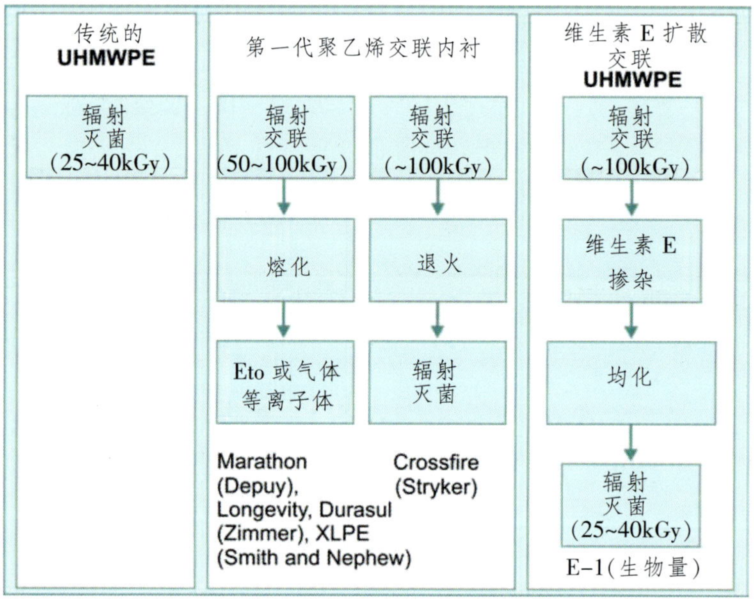

图44.3 通过以浸出自由基为目的的过程对超高分子量聚乙烯进行改性。

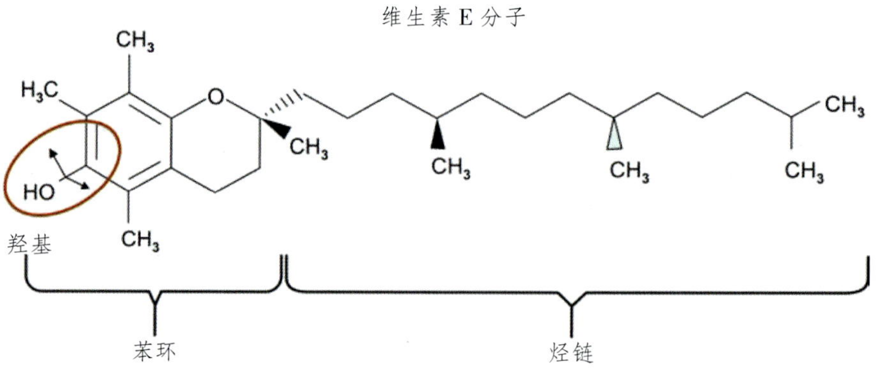

图44.4 维生素E分子扮演抗氧化剂的作用与自由基发生反应。

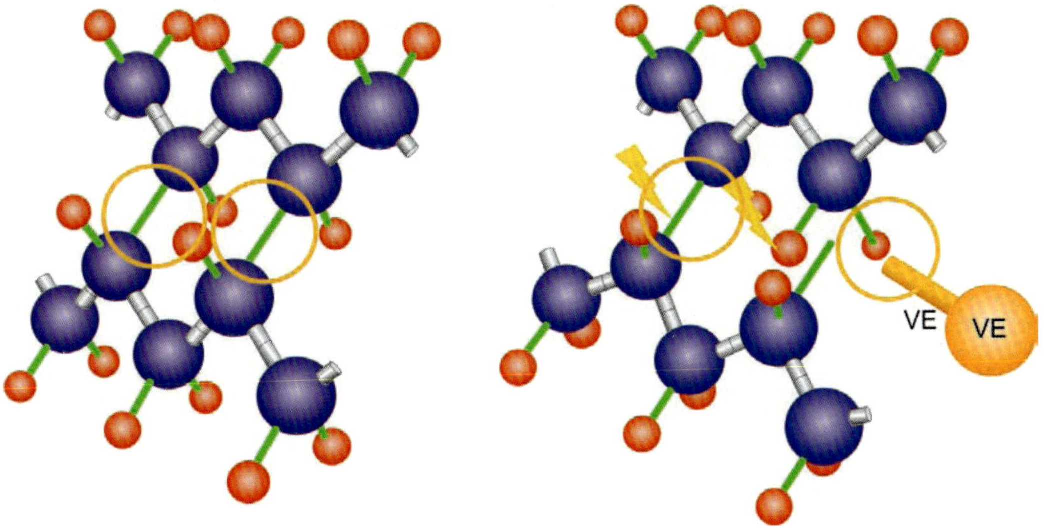

图44.5　维生素E对超高分子量聚乙烯的稳定。

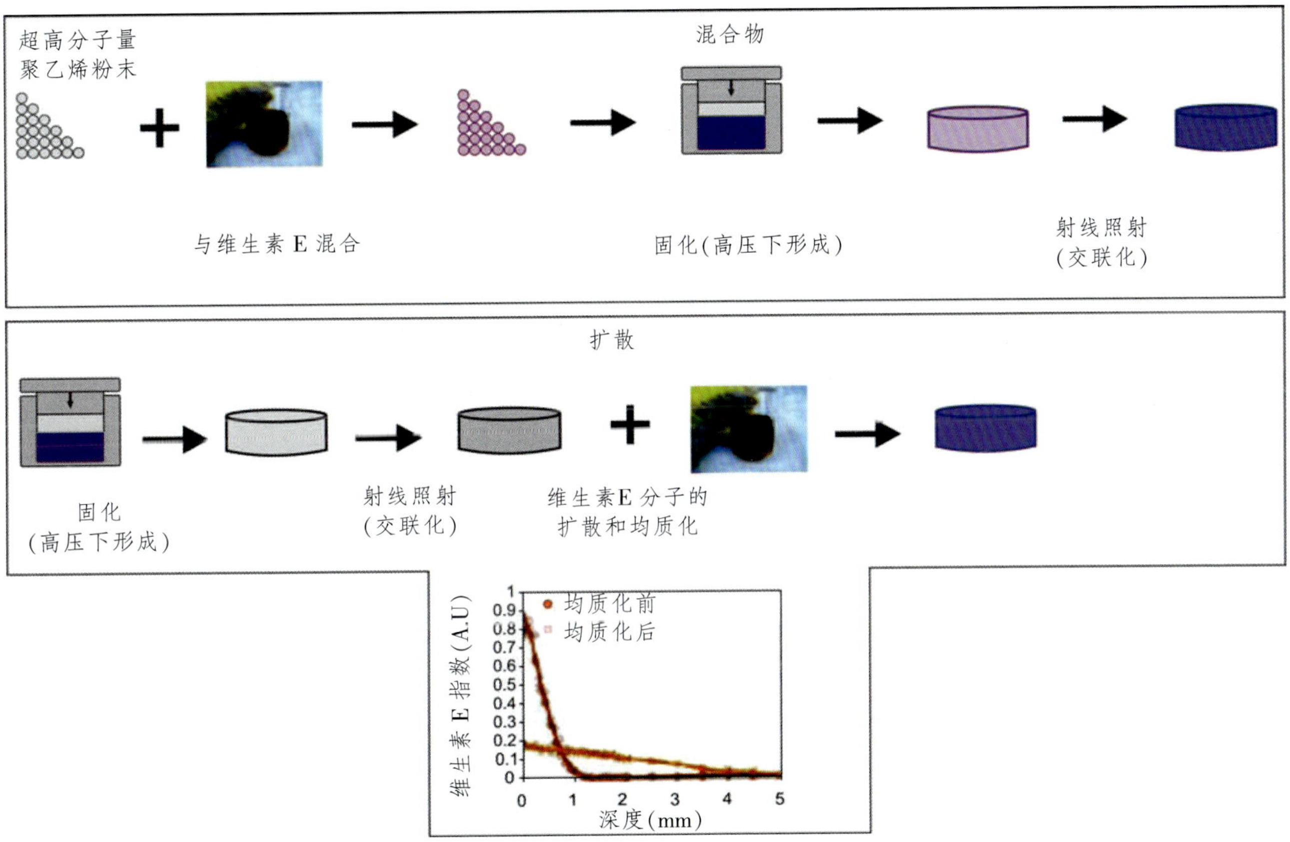

图44.6　将维生素E整合入超高分子量聚乙烯材料的不同技术。

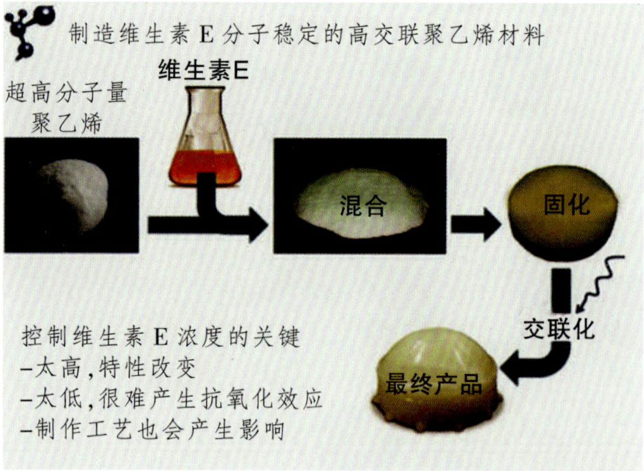

图44.7 在进行固化和交联化处理前,将维生素E与树脂粉末混合。

PE)最终产品中兼具耐磨损特性和抗氧化性。

多项离体研究结果表明,相较于辐射熔化的UHMWPE,维生素E稳定的交联UHMWPE的机械属性可提升至少30%(图44.8和图44.9)。

有证据同样表明,维生素E稳定的UHMWPE加速老化后仍保持了其强度,相比较而言,传统的(伽马射线灭菌)稳定的UHMWPE却表现出显著的老化(图44.10)。

研究表明,维生素E稳定的UHMWPE的磨损率可表现出和传统UHMWPE同样的优越性(相比于辐射-熔化的UHMWPE)(图44.11)。

值得关注的问题是,维生素E会进入软组织,以及可能发生的生物学效应。

在模拟的生产条件下,可检测的维生素E趋于稳定,具有一致的浓度变化,即每3年0.7%。

动物学研究表明,在假体周围的软组织中,并未发现维生素E的存在具有任何生物学效应。

综上所述,在过去的一二十年里,高交联聚乙烯内衬已经成为初次和翻修THA的金标准[6-8]。

其可以显著降低磨损率。另一项发现表明,我们现在可以使用更大的股骨头,以最小化脱位发生率,同时配合交联聚乙烯内衬使用,从而无须担心在传统聚乙烯内衬中常出现的过度磨损。

这无疑会导致人们在股骨头较大的情况下使用更薄的交联聚乙烯内衬,其会潜在增加边缘载荷、轮廓冲击、边缘骨折的发生率,特别是在翻修或脱位的病例中(图44.12)。

陶瓷对陶瓷界面

虽然在一些中心,陶瓷对陶瓷的摩擦界面已经使用了相当长的一段时间。但是人们也认识到由于材料碎裂所带来的危险性,尤其是陶瓷衬套的碎裂,其在后期将会变得非常敏感。

在这些情况下,耳轴通常会被腐蚀,需要更换一个固定良好的股骨假体。

新一代的陶瓷假体,即第四代假体,具有较低的碎裂风险。这种陶瓷称为Delta-Biolox,其可表现出较高的抗碎裂能力(图44.13A和B)。

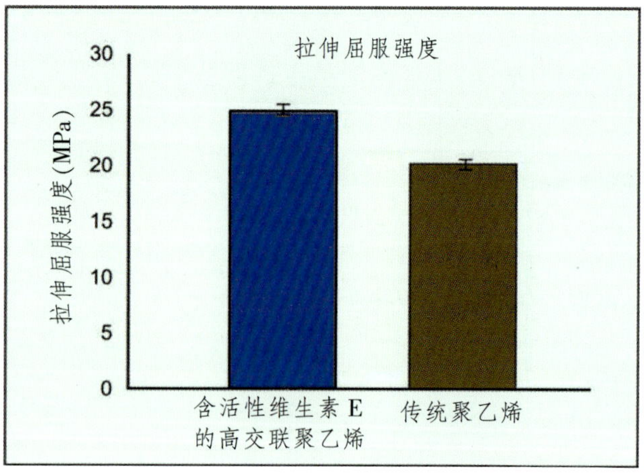

图44.8 改善维生素E稳定的高交联超高分子量聚乙烯材料的拉伸屈服强度。

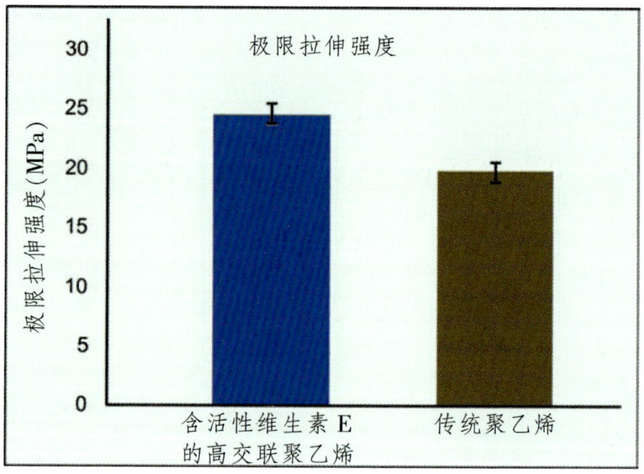

图44.9 改善维生素E稳定的高交联超高分子量聚乙烯材料的极限拉伸强度。

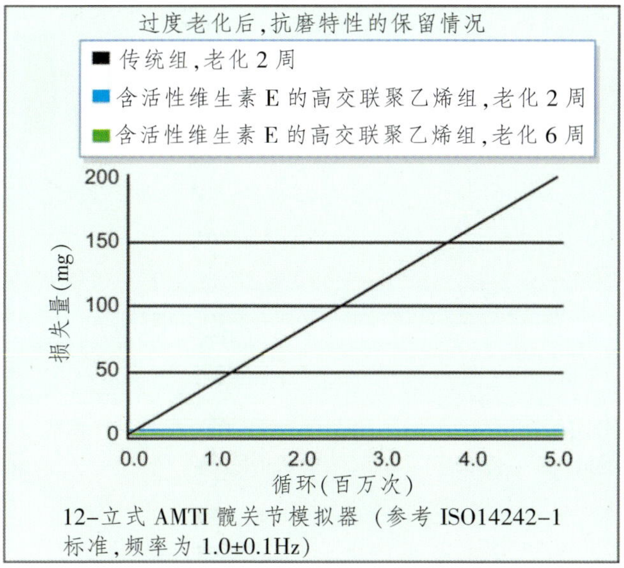

图44.10 过度老化后,抗磨特性的保留情况。

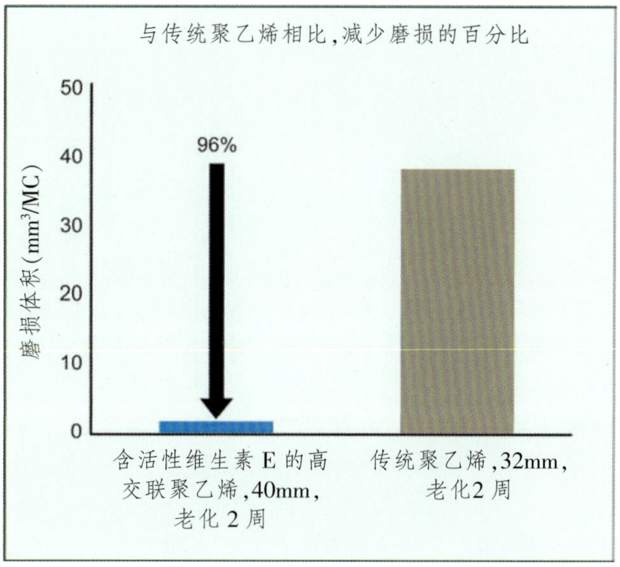

图44.11 维生素E稳定的高交联聚乙烯的耐磨性。

但是其吱吱作响的问题仍然存在,这被认为跟假体的不良对线有关。

无菌性松动

在陶瓷对陶瓷摩擦界面(CoC)上无菌性松动的高发问题,根本上是由其固定问题引起的,而非摩擦界面的磨损。

放射学分析数据表明,相对于金属对聚乙烯摩擦界面(MoP)而言,陶瓷对陶瓷摩擦界面(CoC)发生骨溶解的概率较低。

陶瓷的前景

基于陶瓷制造原材料性能的提升以及陶瓷制造工艺的改进,关于早期陶瓷材料碎裂高发问题已得到显著控制。比如等静压,可降低晶粒的尺寸和提高陶瓷密度,从而改善陶瓷的机械性能。

与早期使用的材料相比,当代的氧化铝是一种完全不同的材料。在 21 世纪初,氧化铝/氧化锆复合材料开始应用。

氧化锆在室温条件下具有单斜晶体结构。但是在温度大于 110℃时,氧化锆会变成体积更小的四方结构。

氧化锆的这些特性使其能够在裂纹出现时扩展到更大的体积状态,从而产生压缩应力,以防止裂纹的扩展。

另一种为了防止裂纹扩展而加入陶瓷中的冶金添加剂是氧化锶,即将氧化锶和氧化铝结合而成铝酸锶。

这些物质使裂纹方向偏移,增加了裂纹继续扩展所需要的能量。

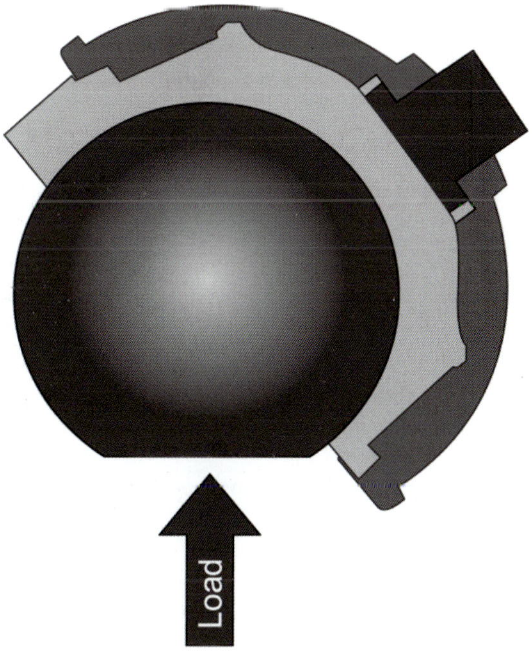

图44.12 HXPE允许使用更大的股骨头,但内衬容易边缘载荷并在杯缘处骨折错位。

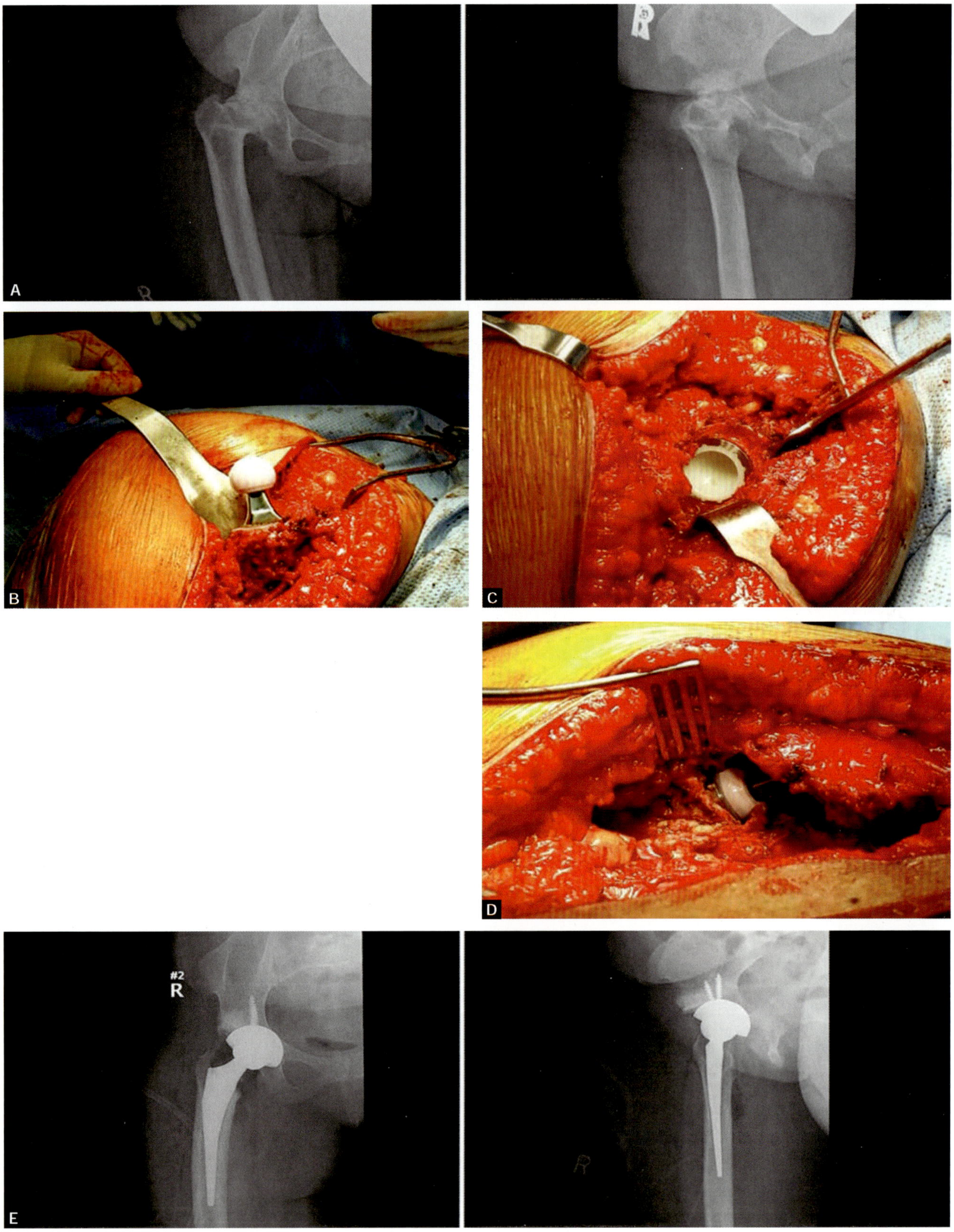

图44.13A~E （A）34岁女性的术前X线片，既往因DDH行股骨及髋臼周围截骨术。（B）陶瓷股骨头。（C）维生素E多孔内衬对多孔钽髋臼外杯。（D）维生素E超高分子量聚乙烯内衬对陶瓷股骨头。（E）术后维生素E聚乙烯内衬对陶瓷股骨头。

尽管制造商们宣称,陶瓷股骨头碎裂的风险是 5 万分之一,但临床研究报道,股骨组件的坏损率在1.5%~2%,包括股骨头和内衬。据报道,现代陶瓷头股骨头碎裂的发病率在 0.5%左右。

内衬损坏的发病率多数是由于假体对线不良或者是极限运动带来的边缘应力引起的。

打入内衬的过程中,也有可能发生内衬损坏的情况。陶瓷在荷载点是非常脆弱的,而头颈耳轴或髋臼结合部位的锥形连接产生的残片会增加荷载。

由于耦合轴承的强大吸力,位置不合适的内衬会从髋臼中滑落;其以倾斜的角度重置后便会导致碎屑的产生。碎屑会自主移动至锥端,从而造成点加载,也可能引起内衬内裂缝的形成。

这里的另一个因素是钛合金锥体的几何形状,其圆柱状的外形比其边缘小了 6mm,而这也有可能导致陶瓷内衬的安放位置不正确。

其中一个解决方案是,用一个钛合金轴套包住陶瓷内衬,使其恰好与陶瓷边缘无缝对接。尽管这种方法消除了内衬劈裂这个并发症,却产生了一个全新的问题。在那种特殊类型的陶瓷植入物中,由于很难完全检查衬套四周的情况,其会像不适当的植入或者是位置不正确那样吱吱作响。

设计问题同样也会影响到内衬的脱位或倾斜。

除了上述问题以外,采用的钛合金内衬的设计以及内衬接合的锥角也容易引起这种并发症。

最常见的锥角是 19°, 但是如果选择一个较小的角度,锥体切入的角度也会比较小,这有可能增加倾斜的发病率。

增加锥度会比较容易插入,但其要求更大的力量使其就座。

陶瓷所发出的响声在临床上并不是一个主要问题,并且仅通过活动调节便可以避免。只有在少数情况下,才可以进行更换摩擦界面的翻修手术。

已知一些机械作用会增加摩擦界面的摩擦力,其多数与边缘荷载有关。

对那些体重较大的患者和较为活跃的患者而言, 他们的假体位置更易于造成撞击和边缘应力。当边缘应力结合损坏的摩擦面,以及足以产生黏滑运动(即摩擦振动)的较高的接触压力时,缺少润滑。而这些通常在新的 CoC 中不会出现。

那么, 要用到 THA 中的 CoC 界面的未来会怎样? 这种新器械的潜在风险是什么? 关于全髋关节置换术,由制造商预装的三角运动装置似乎克服了一些外科手术组装中相关的问题,包括插入和倾斜引起的碎片。这将允许在 3mm 的陶瓷内衬上加入 2mm 的钛合金外壳, 形成共计 5mm 厚度的壁,这样,一个 46mm 的髋臼部件可以容纳直径 36mm 的陶瓷内衬。这种预装设计的一个缺点是不能使用辅助螺钉来实现稳定性。另外,与薄的钛金属外杯相比,原始材料的获取更加困难。

对薄壁髋臼假体的发展已经允许使用较大的股骨头,多家制造商均可提供长达 48mm 的股骨头。

理论上,在 THR 中采用大直径(>36mm)的优点是改进的运动范围,减少脱位的风险,也许还能改善自体的感受。但是在临床上,这些优势很难被实现。

关于内衬的理想直径问题看上去仍要在骨科界里持续争论一段时间。

当代氧化铝/氧化锆复合陶瓷材料要比早期使用的材料强度更大。对一个当代陶瓷置换头的初步测试表明,该材料的强度足以作为置换头,并且具有相当高的安全系数。

尽管目前的材料对于薄壁 CoC 髋臼部件和表面置换设计来说已经足够坚固, 但临床数据表明,该部件除了碎裂之外,还存在其他风险。

我们从文献中了解到,边缘应力会导致条带状磨损,这与内衬表面摩擦力增加有关。即使在位置准确且功能良好的植入物上仍可观察到边缘载荷的现象,其有可能是实现正常髋关节功能所不可避免的一部分。因此,在设计新的内植物时必须考虑到边缘载荷,令杠杆臂在摩擦力和锥体或固定界面之间进行活动,尤其是现在直径较大的装置逐渐增加。植入体的设计还必须仔细考虑降低运动的范围,或将摩擦界面的边缘移动到髋臼组件内。否则便会增加产生边缘应力的可能性。

在设计新器械时降低风险是必须考虑的,制造商通常广泛使用的标准测试协议(ISO 或 ASTM 标准)用以控制风险。

尽管已经有大量关于股骨假体测试的指南,但对于髋臼假体的测试却很少,特别是关于边缘应力以及术中组装的。

制造商的风险管理流程通常是保密的，在授权欧盟 CE 认证之前，会由公告机构进行审查(国内会由 NMPA 审查)。但是该程序也并非无懈可击，正如近期一次引人注目的产品召回所证明的那样。通过同行评审制度，提高风险的透明度，并在产品开发过程中降低风险。其可提供额外的机制以防止错误设计被发布[9-13]。

定制的植入物

在特殊情况下，偶尔也会采用定制的植入物(图 44.14)，比如，当特殊情况下需要改变骨骼的几何形状或骨量时，可以替代传统的植入物。通常在 THA 的修复中需要面对这些情况。

一种常见并且重要的情形是骨盆损坏，尽管确实存在不同的植入物可以选择，比如：带有多孔钽材料的杯笼结构，同种异体髋臼移植以及髋臼周围钢板等。

在 57 例定制 triflange(三翼状假体)组件的案例中，有 46 例(81%)显示骨盆愈合。

并发症的发病率(如 21%的不稳定性，本系列已报道)与采用其他已发表的治疗骨盆损坏的手术方式相似[14,15]。

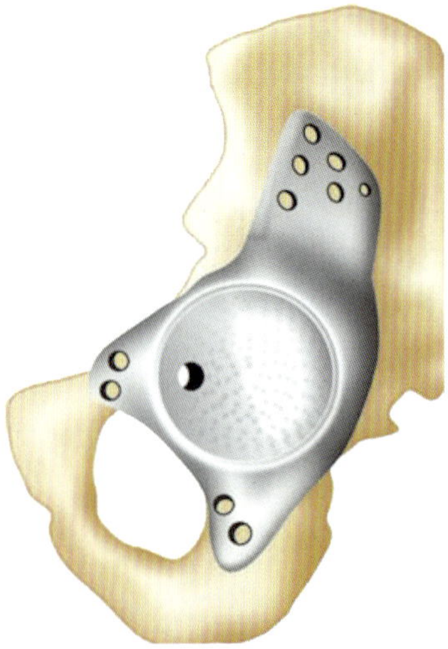

图44.14 定制三翼假体的植入。

全髋关节置换手术患者专用器械/假体系统

类似于我们现在见到的全膝关节置换手术(TKR)中定制的切削夹具和(或)假体系统，在未来，我们不是不可能有希望基于术前影像学手段(CT 或 MRI)定制工具甚至是假体；随后，外科医生就可以在手术中熟练地使用一个简单的工具，不用花费时间便可以准确地定位髋臼假体，而不会产生不稳定性而引起令人不安的并发症。

实际上，在这个过程中，外科医生先获得患者髋/骨盆的术前图像，模拟手术部位的定位，从而在客户定制之前，确定骨头上的所有削切和铰孔数量。

其最终产品要尽可能精准地符合术前模拟时的需求。

计算机导航技术的经验是非常多变的，其由于成本、时间消耗以及准确性等问题而没有被广泛接受。

在全髋关节置换手术中，用计算机导航技术的优点是可减少假体对线不良、放置位置错误和下肢不等长的问题。

采用计算机导航手术已显著降低了下肢不等长超过 10mm 的患者的人数，并且计算机导航手术组中的差异显著小于光学导航手术组。

目前，其中一个能够帮助外科医生精准放置髋臼的定位仪器是一个基于 CT 而建立的系统，髋关节六分仪(赖特医疗技术)(图 44.15)，可在手术中很方便地进行安装，外科医生仅需要根据其指南调整其髋臼假体的手柄。

该系统会在术前记录髋/骨盆的 CT 扫描，但如果需要的话，外科医生可以微调位置。

诊断和感染治疗中的挑战

超声

对于出现假体周围感染征象超过 2~3 周的患者，采用二期翻修手术仍然是金标准。二期翻修的第一步就是完整去除假体并彻底清除，植入含抗生素的骨水泥间隔器。

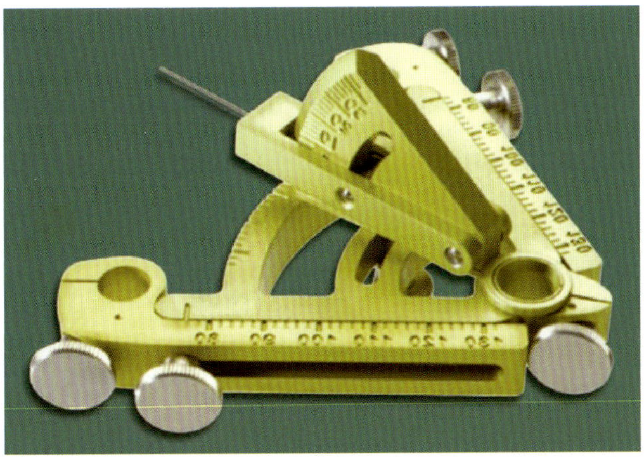

图44.15　髋六分仪。

确定感染微生物种类,选择最佳类型和剂量的抗生素至关重要。

虽然有一些众所周知的常见病原体时常出现在关节假体周围感染(PJI)中,但是在相当比例的PJI案例中,所要面对的挑战仍然是如何准确地找出引发感染的微生物,即通常术语所说的培养物阴性的关节周围感染。

鉴定关节液和组织中微生物,通常引起的失败原因可能是,由于先前使用了抗生素,在植入物表面形成了保护性的生物膜,细菌改变了新陈代谢而进入休眠状态,形成了小菌落的变异体。

据报道,对滑膜液和组织中的微生物采用传统的方法,高达39%的微生物无法被检出。

对取出假体进行较低强度的超声波处理,以分解覆盖其上的生物膜(图 44.16 和图44.17)。其后对超声波处理液进行培养。

Evangelopoulos 等研究发现超声波处理液培养和传统的组织培养的阳性培养率分别是 70.5%和 47.1%[16]。

在另一项关于 331 例患者的研究中,包括 THA 和TKR,超声波处理液培养和标准的组织培养的敏感性分别为 78.5%和 60.8%。

在 14 天内接受抗生素治疗的患者, 采用超声波处理的效果甚至更为显著。

同样的研究表明,其对多种微生物引起的混合感染也更为敏感[8]。

带有抗菌涂层的假体

尽管在创伤骨科领域, 已有相关产品问世,如用以治疗感染性骨折和(或)骨不连的具有抗生素涂层的髓内钉的出现,但其是否可被用在全髋关节置换术中仍有待观察,特别是对感染性松动的翻修手术。

理想假体系统的股骨柄和髋臼外杯须具有抗菌涂层。

这种理想的涂层可应用于假体表面,尤其是其中的多孔涂层。

涂层不应该危及假体-宿主骨界面的骨长入/长上潜能,这在设计之初就应该明确。

银纳米颗粒便是这样的材料,它们被发现对微

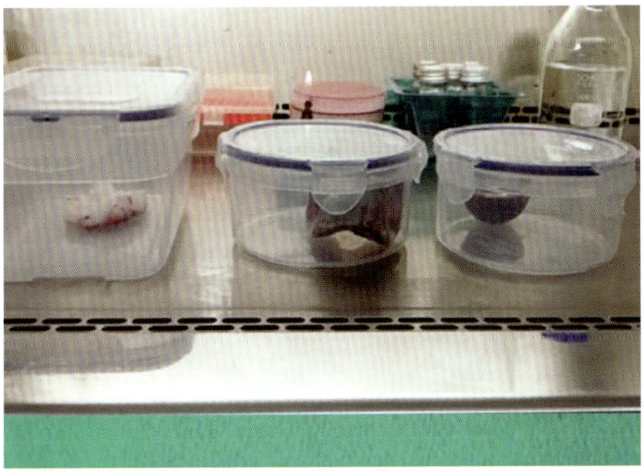

图44.16　提取被感染THA/TKR植入组件,并通过密闭容器转移至超声波破碎仪。

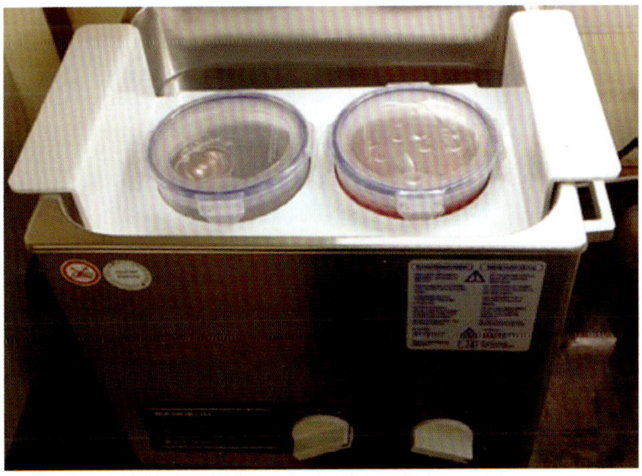

图44.17　超声波仪(超声波发生器)。

生物具有排斥作用。银纳米颗粒确切的作用机制仍不清楚，但实验证据显示这些颗粒确实存在着预防细菌黏附和生长的能力。

它们对植入物在人体内的寿命影响，很大程度上取决于其在植入物表面的固定方式。

将银纳米颗粒与植入物进行紧密的结合可能会有助于解决该问题，同时可令其缓慢地释放至植入物周围，以防止其在人体内增至中毒的浓度水平[17]。

组件腐蚀

随着金属对金属界面的大直径股骨头假体的使用，一个新的问题开始浮现，即组配式耳轴区的腐蚀作用，其并非仅存在于金属对金属的结合关节中。

一直以来，腐蚀问题都是骨科界的难题。Sir John Charnley 指出，腐蚀问题一直是创伤和关节领域内植物系统设计的关键性挑战之一。在同一植入体中不能两次使用不同的金属，以避免发生电偶腐蚀，这是身为一个接受过骨科教育的住院医生的基本科学理念。

但在实际应用中，多种不同的金属常被组合起来以改善整个植入物的设计。

例如，在髋关节置换术中，行业标准便是将钴铬合金头安装在钛合金的柄上。

电偶腐蚀

电偶腐蚀是两种不同金属之间的电化学电位差。

理论上，一种金属会成为阳极，另一种会成为阴极。活性金属，即阳极，受到较耐腐蚀的金属的侵袭，从而导致腐蚀。鉴于这一基本知识，规定在骨科植入物中不能使用多种金属。

因而，钝化层是必不可少的组成部件，这样可避免由多种合金组成的植入体产生电偶腐蚀。金属并不是惰性的。在其内部形成的或者是对表面处理后形成的氧化物膜可保护植入体免受腐蚀。本质上，金属氧化物膜充当绝缘体的角色，以保护金属使其不直接暴露在电化学的环境中。

不是所有的金属都能形成稳定的钝化膜。典型的稳定的“钝化”金属包括钛、铬和钼合金。

骨科植入物的腐蚀实际上与钝化膜的破裂有关。

化学和机械磨损会侵袭保护植入物绝缘的氧化膜，这是发生磨损和腐蚀的关键。本质上，磨损和腐蚀相互交织、相互依存，共同加速元件破裂。

钝化层

钝化层动力学是影响 3 种腐蚀形式（点蚀、缝隙腐蚀和条纹腐蚀）的关键因素。关于点蚀，是因为金属氧化物膜的局部溶解和空腔的形成速率比金属氧化物层的积聚速度更快。缝隙腐蚀基于类似的机制，但发生在液体扩散受限的停滞区域。

关于缝隙腐蚀，是因为氯离子浓度增加、低 pH 值和低氧张力增加金属氧化物膜的溶解度，从而加速了钝化层的破坏。机械性缝隙腐蚀，其机制是通过破坏钝化面以致缝隙腐蚀大量出现。最易被腐蚀的是不锈钢和钴铬合金，它们具有最脆弱的钝化层，导致其均对腐蚀有较低的阈值。

当在金属部件上形成稳定的钝化膜并消除可能引起缝隙或微动磨损的运动和局部化学反应时，可以潜在地避免电偶腐蚀。

若有一个稳定的钝化层，且消除不同金属间的影响，则不同的金属合金就可用于同一植入物。

髋关节置换植入物

在全髋关节置换术设计中有一个关于混合金属应用的经典案例。在引入多孔涂层的非骨水泥假体后，混合金属首先表现出优势，例如 Harris-Galant 柄、多孔涂层解剖柄(PCA)和解剖型髓内自锁定柄(AML)设计，其要求金属合金提供良好的摩擦面，且益于骨长入。

最初，这些假体的材质是完全的钴铬合金或钛与钴铬合金的混合物。因为早期研究报告了髋关节疼痛的初步结果，并表达了对钴铬股骨颈高刚度的担忧，于是，修改为钴铬合金头+钛合金股骨柄的组合。

全髋关节置换术的股骨头组件需要由多种材料构成。

钴铬合金对于股骨头的设计是一种非常优秀的材料。作为摩擦面，它的硬度对于降低磨损是非常理想的。鉴于与骨骼相比其具有明显的高弹性模量,所以它不适于作为股骨柄。

另一方面，钛合金更适于作为股骨柄组件,因为它更有益于骨长入且与骨骼有更接近的弹性模量,也可产生更少的植入体应力屏蔽。钛合金也更具生物相容性、抗疲劳性,从制造角度考虑,钛合金更易塑造可能的几何形状和作为基体以促进骨长入。

这两个部件的关键连接就在股骨头和颈部之间的组配式锥形界面处。此锥形本质上是将头锁定于颈上的。高摩擦力可以阻止组件区微动,但是连接处容易暴露于关节液中,从而受到影响。因为易于磨损和毁坏,这样的组件连接处会成为髋关节设计的弱点。

多种研究已经证明头-颈锥形界面钝化层的主要腐蚀类型并不是点蚀,而是缝隙腐蚀和条纹腐蚀。

即便抛开点蚀,腐蚀过程依然很值得注意。

机械辅助缝隙腐蚀（MACC）可能导致许多问题，包括由于机械完整性丧失造成的植入物失败、由于关节面间被捕获粒子引起的第三体磨损、骨质溶解和局部肉芽肿反应。最近固定的金属聚乙烯髋关节植入物中形成假瘤,很可能是机械辅助缝隙腐蚀的结果。

由于接触面面积更大，锥体连接处的受力更强,在金属与金属对接面的条纹腐蚀可能会增加在股骨颈处引入模块化设计，增加另一个锥形连接，接触腐蚀引发的碎屑会显著增加(图 44.18)。

尽管已经有 40 余年的经验，但腐蚀仍然是骨科植入物的一个重要问题。尽管钝化层防止了某些特定合金之间发生的微动腐蚀,但是在许多新的设计中,微动腐蚀是造成碎片的主要原因。当符合一定条件时,缝隙腐蚀和微动腐蚀会导致早期植入的失败。所有的外科医生在增加模块时都必须谨慎,因为其会给植入系统带来更多的碎片。

尽管这些问题在大头金属对金属材料中引起很大的注意;但也经常出现在许多金属对聚乙烯的关节体系中。

这主要因为采用直径大于 36mm 的较大金属头,以及采用钴铬合金头锥连接在钛合金或钴铬合金上。

一次偶然的发现是，在陶瓷头对钛合金界面，或者钴合金轴径连接内衬或陶瓷内衬时,并没有发生金属腐蚀。其与金属对金属的关节具有同样的设计,这一发现有利于陶瓷对陶瓷摩擦界面和陶瓷对高交联聚乙烯摩擦界面的使用。

组件间金属连接处的腐蚀,不仅出现在莫氏锥度轴颈,也出现在各种植入物的组件间连接处。包括组配式翻修股骨柄组配式连接的颈部及柄体。

众所周知,柄体袖套连接处被认为是最容易被腐蚀的区域,组配式股骨假体正是其中的代表。因为其具有极高的灵活性，方便调节下肢长度、偏心距、前倾角,填充股骨近端骨缺损,同时还可以在假

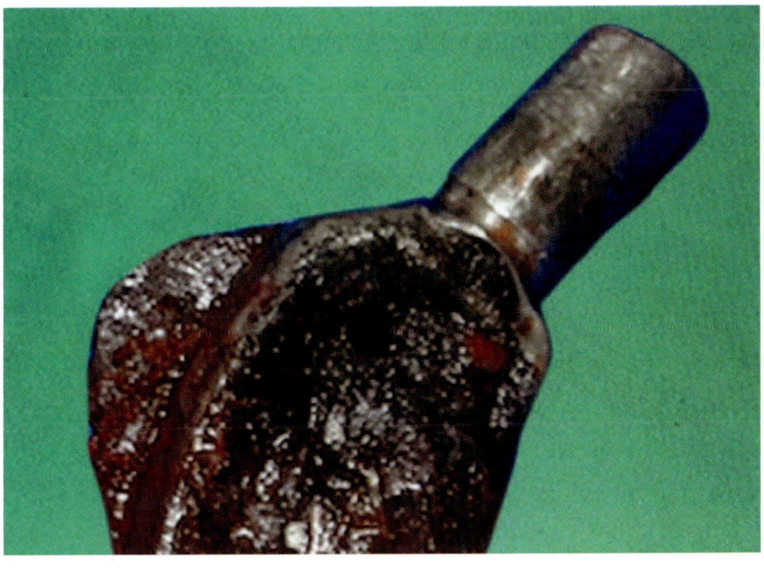

图44.18 组配式假体的腐蚀。

体远端获得可靠固定，在翻修手术中被频繁使用，但袖套连接处是腐蚀问题的重灾区。

为避免金属腐蚀所导致的股骨柄袖套断裂，解决方案之一便是增加组件结合区的厚度。但是这必然增加组件的几何尺寸，对于小体格患者而言，根本无法使用。

因而，在这些翻修手术中采用陶瓷头可能是避免磨损和腐蚀问题的一种选择。

除使用组配式股骨柄进行翻修手术外，近来人们再次开始使用非组配式的又长又尖的股骨柄，其原型叫作 Wagner Cone。

虽然这种柄在过去的 20~30 年中一直被使用，但由于组配式股骨柄具有如上所述的灵活性，其一直处在组配式股骨柄的阴影之下，被其遮住了光芒。

这些非组配式锥形柄的优点是具有股骨远端长柄，而回避了组件间连接处薄弱（易断裂和腐蚀）、组件过多的问题。因此，骨科医生可以根据实际情况选择最优组合，或者选择一体式股骨柄[18-21]。

多孔钽材料

固定材料，用于与骨质结合，使得假体获得和保持与宿主骨的牢固整体，这一直是一个挑战。

虽然在全髋关节置换术中，骨水泥的固定可能还具有除了固定以外的其他作用。但是在全髋关节翻修术中，多数情况下，非骨水泥的固定才是优先选择。

虽然钛金属或钴铬珠的标准多孔涂层确实可提供令人满意的固定效果，但是它并不能持久地以有活力的个体而存在，回顾性研究的结果显示，骨生长的范围仅有 15%~30%。

多孔钽材料的发现及其在全髋关节置换术中的应用是一个重大突破，特别是其在全髋关节置换术和全膝关节置换术中的应用。

该材料具有特殊的生物力学特性，即很高的摩擦系数。其摩擦系数较传统多孔钽材料高出 40%~75%，该特性可获得足够的初始压配稳定性，以及 4~6 周的稳定骨长入。这一特征对患者早期的负重和运动具有重要作用。

Bobyn 等的工作证实了这些发现[22]。

该材料同样具有耐腐蚀的特性。相比于钴铬合金、钛合金以及钢等其他传统材料，其弹性模量更接近于宿主的骨骼，具有防止过度应力遮挡从而保护骨骼的功能。

该金属的孔隙度可达其他材料的两倍，可刺激骨小梁内的骨生长，以形成稳定的机械构造（图 44.19A~C）。

已经有各种文献研究支持采用其作为髋臼杯或是作为加强块填充常见的髋臼骨缺损。

采用同种异体骨移植来填充骨缺损，在短期内科获得较高的成功率，但是其长达约 7 年的长期结果却显示其愈合率仅有 55%~78%，这样的事实使我们需要寻找新的替代选项。这样的空白可有效地被骨小梁金属补块填充，其具有不同的大小、形状和厚度，可作为异体骨移植的替代物。

另外，还可以将这些多孔钽材料设计成髋臼支撑柱和垫片，以提供纵向支撑。

Gross 等报道，他们将钽材料（TM）髋臼外杯和加强块用于 THA 翻修手术，共计 34 例，其中髋臼柱轻度缺损 18 例，髋臼柱明显缺损 14 例，骨盆不连续 2 例[23]。

在随后至少 64 个月的随访中，仅在 2 例骨盆不连续病例中出现了无菌性松动，另有 1 例出现感染性松动。

所有病例均恢复了髋关节中心，牛津髋关节评分均显著提升。

该作者又报道了一组髋关节置换失败髋臼骨缺损的患者，均使用金属骨小梁髋臼杯进行翻修。其中 53 例患者髋臼-宿主骨接触面积<50%，另外 49 例患者髋臼-宿主骨接触面积>50%。

接触面积>50%病例并未发生机械松动；接触面积<50%组内，有 4 例（7.5%）机械松动[24]。

Paprosky 和 Spore 是较早报道此类新型金属材料的学者。共计 28 例全髋关节置换术后翻修病例均为 Paprosky ⅢA 型髋臼缺损，3 年随访显示骨愈合率达到 100%[25]。

将多孔钽髋臼外杯与笼式支架相结合的特殊用法已经被应用于骨盆不连续。Gross 和 Paprosky 均发表了一系列关于该技术的文章。

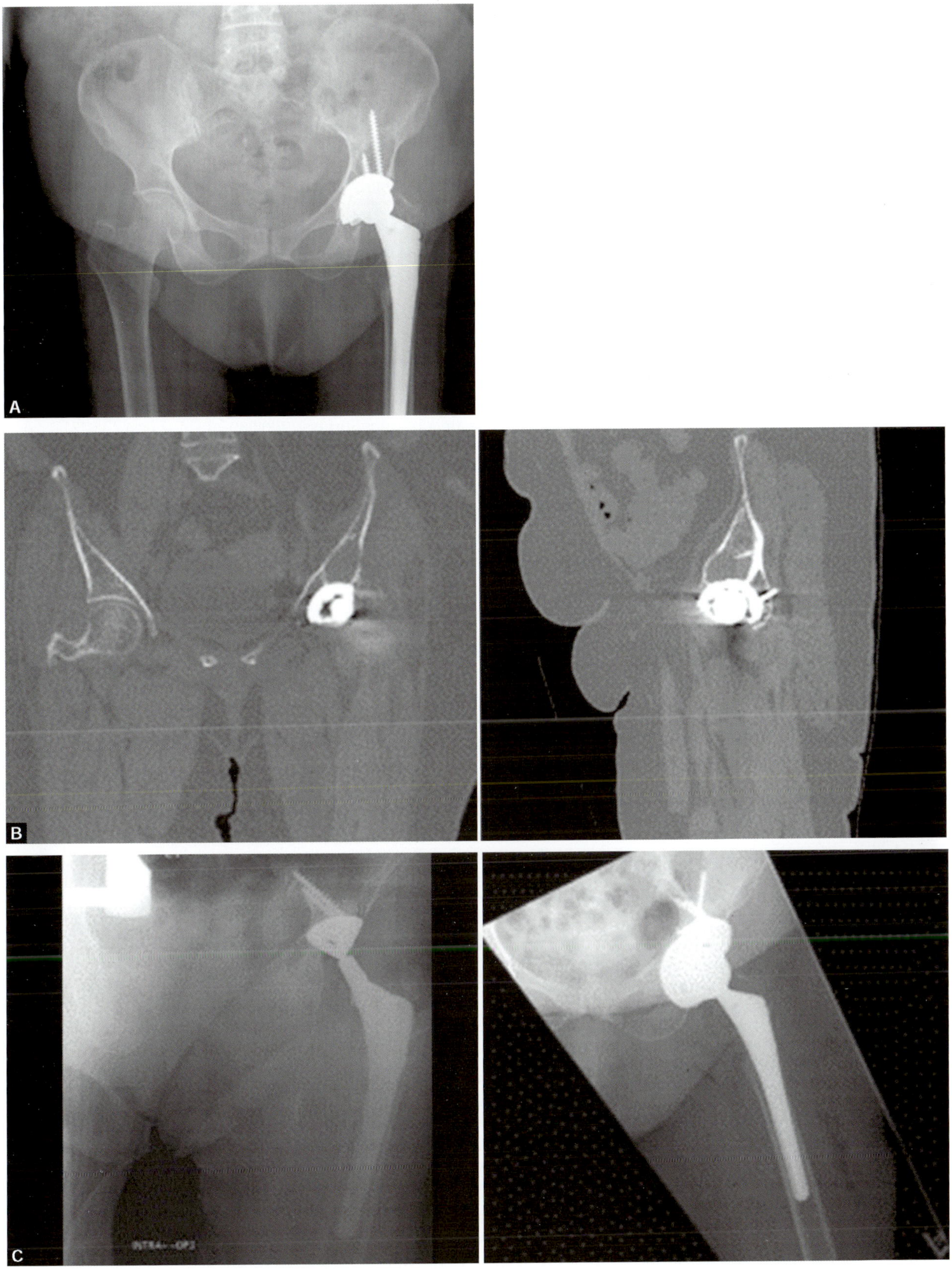

图44.19A~C 多孔钽金属臼杯在THA翻修中的临床应用。钽金属加强块应用于髋臼骨缺损的翻修术中。

Gross 等发表了他们关于 26 例骨盆不连续型骨缺损的全髋关节翻修的经验，完整的影像学资料显示，26 例中的 23 例发生骨愈合[26]。

（崔强　译　全健　审）

参考文献

1. Cram P, Lu X, Callghan J, Vaughan-Sarrazin M, Cai X, Li Y. Long term trends in hip arthroplasty use and volume. The Journal of Arthropalsty. 2012;27(2):278-85.
2. Kamath AF, Sheth NP, Hosalkar HH, Babatunde OM, Lee GC, Nelson CL. Modern total hip arthroplasty in patients younger than 21 years. The Journal of Arthroplasty. 2012; 27(3):402-8.
3. Kurtz S, Lau E, Ong K, Zhao K, Kelly M, Bozic K. Future young patient demand for primary and revision joint replacement. Clinical Orthopedic and Related Research. 2009;467:2606-12.
4. Kurtz S, Ong K, Schmier J, Mowat F, Saleh K, Dybvik E, et al. Future clinical and economic impact of revision total hip and knee arthroplasty. The Journal of Bone and Joint Surgery. 2007;89-A(3): 144-51.
5. Archibeck M, Jacobs J, Roebuck K, Glant T. The Basic Science of Periprosthetic Osteolysis. AAOS Instructional Course Lecture. 2001;50:185-95.
6. Bracco P, Oral E. Vitamin E-stabilized UHMWPE for total joint implants: a review. Clinical Orthopaedics and Related Research. 2011;469(8):2286-93.
7. Oral E, Muratoglu OK. Vitamin E diffused, highly crosslinked UHMWPE: a review. International Orthopaedics. 2011;35(2):215-23.
8. Oral E, Wannomae K, Rowell S, Muratoglu O. Diffusion of vitamin E in ultra-high molecular weight polyethylene. Biomaterials. 2007;28(35):5225-37.
9. Amanatullah DF, Landa J, Strauss EJ, Garino JP, Kim SH, Di Cesare PE. Comparison of surgical outcomes and implant wear between ceramic-ceramic and ceramic-polyethylene articulations in total hip arthroplasty. Journal of Arthroplasty. 2011;26(Suppl. 6):72-7.
10. Jeffers JRT, Walter WL. Ceramic-on-ceramic bearings in hip arthroplasty: State of the art and the future. Journal of Bone and Joint Surgery - British. 2012;94:735-45.
11. Kiyama T, Kinsey TL, Mahoney OM. Can squeaking with ceramic-on-ceramic hip articulations in total hip arthroplasty be avoided? Journal of Arthroplasty. 2013;28(6):1015-20.
12. Lewis PM, Al-Belooshi A, Olsen M, Schemitch EH, Waddell JP. Prospective randomized trial comparing alumina ceramic-on-ceramic with ceramic-on-conventional polyethylene bearings in total hip arthroplasty. Journal of Arthroplasty. 2010;25(3):392-7.
13. Sharma V, Ranawat AS, Rasquinha VJ, Weiskopf J, Howard H, Ranawat CS. Revision total hip arthroplasty for ceramic head fracture. A long-term follow-up. Journal of Arthroplasty. 2010; 25(3):342-7.
14. Christie MJ, Barrington SA, Brinson MF, Ruhling ME, DeBoer DK. Bridging massive acetabular defects with the triflange cup: 2- to 9-year results. Clinical Orthopaedics and Related Research. 2001;393:216-27.
15. Taunton M, Fehring T, Edwards P, Bernasek T, Holt G, Christie M. Pelvic discontinuity treated with custom triflange component, a reliable option. Clinical Orthopedic and Related Research. 2012;470:428-34.
16. Evangelopoulus D, Stathopoulos I, Mourassi G, Koufus S, Albarni A, Karampinas P, et al. Sonication: A valuable technique for diagnosis and treatment of periprosthetic joint infections. The Scientific World Journal. 2013;2013:2-5.
17. Menno L, Knetsch W, Koole L. New strategies in the development of antimicrobial coatings: The example of increasing usage of silver and silver nanoparticles. Polymers. 2011;3:340-66.
18. Cook RB, Bolland BJRF, Wharton JA, Tilley S, Latham JM, Wood RJK. Pseudotumour formation due to tribocorrosion at the taper interface of large diameter metal on polymer modular total hip replacements. Journal of Arthroplasty. 2013;28(8):1430-6.
19. Gill I, Webb J, Sloan K, Beaver R. Corrosion at the neck-stem junction as a cause of metal ion release and pseudotumour formation. Journal of Bone and Joint Surgery - British. 2012;94:895-900.
20. Huot Carlson JC, Van Citters DW, Currier JH, Bryant AM, Mayor MB, Collier JP. Femoral stem

fracture and in vivo corrosion of retrieved modular femoral hips. Journal of Arthroplasty. 2012; 27(7):1389-96.

21. Shahrdar C. Pseudotumor in large-diameter metal-on-metal total hip articulation. Journal of Arthroplasty. 2011;26(4)L665.
22. Bobyn JD, Stackpool GJ, Hacking SA, Tanzer M, Krygier JJ. Characteristics of bone ingrowth and interface mechanics of a new porous tantalum biomaterial. J Bone Joint Surg [Br]. 1999;81-B:907-14.
23. Abolghasemian M, Tangsataporn S, Sternheim A, Backstein D, Safir O, Gross AE. Combined trabecular metal acetabular shell and augment for acetabular revision with substantial bone loss: a mid-term review. The Bone and Joint Journal. 2013;95-B(2):166-72.
24. Sternheim A, Backstein D, Kuzyk P, Goshua G, Berkovich Y, Safir O, Gross AE. Porous metal revision shells for management of contained acetabular bone defects at a mean follow-up of six years. The Journal of Bone and Joint Surgery. British volume. 2012;94(2):158-62.
25. Sporer SM, Paprosky WG, O'Rourke M. Managing bone loss in acetabular revision. J Bone Joint Surg Am. 2005;87:1620-30.
26. Kosashvili Y, Backstein D, Safir O, Lakstein D, Gross AE. Acetabular revision using an anti-protrusion (ilio-ischial) cage and trabecular metal acetabular component for severe acetabular bone loss associated with pelvic discontinuity. The Journal of bone and joint surgery. British volume. 2009;91(7):870-6.

索　引